H. Hees/F. Sinowatz
Allgemeine und Spezielle Pathologie

H. Hees / F. Sinowatz

Allgemeine und Spezielle Pathologie

Kurzlehrbuch

3. durchgesehene Auflage

Deutscher Ärzte-Verlag Köln

Priv.-Doz. Dr. med. Dr. phil. Herbert Hees
Institut für Anatomie
der Universität Regensburg
Universitätsstraße 31, 93053 Regensburg

Prof. Dr. med. Dr. med. vet. Fred Sinowatz
Institut für Tieranatomie
der Universität München
Veterinärstraße 13, 80539 München

Mit 134 Abbildungen, 7 Farbtafeln und 10 Tabellen

ISBN 3-7691-0331-9

Die Deutsche Bibliothek – CIP-Einheitsaufnahme

Allgemeine und spezielle Pathologie: Kurzlehrbuch /
H. Hees/F. Sinowatz. –
3., durchges. Aufl. – Köln: Dt. Ärzte-Verl., 1996
ISBN 3-7691-0331-9
NE: Hees, Herbert; Sinowatz, Fred

Die Wiedergabe von Gebrauchsnamen, Handelsnamen, Warenbezeichnungen usw. in diesem Werk berechtigt auch ohne besondere Kennzeichnung nicht zu der Annahme, daß solche Namen im Sinne der Warenzeichen- oder Markenschutz-Gesetzgebung als frei zu betrachten wären und daher von jedermann benutzt werden dürfen.

Das Werk ist urheberrechtlich geschützt. Jede Verwertung in anderen als den gesetzlich zugelassenen Fällen bedarf deshalb der vorherigen schriftlichen Genehmigung des Verlages.

Copyright © by
Deutscher Ärzte-Verlag GmbH, Köln 1988, 1993, 1996

Satz: Fotosatz Schmidt + Co., Weinstadt
Druck: medio DRUCK & LOGISTIK, Köln
Bindung: Buchbinderei Lottmann, Pulheim

Inhaltsverzeichnis

Vorwort		7
A	**Allgemeine Pathologie**	
1	Gesundheit, Alterung, Krankheit und Tod *(H. Hees)*	11
2	Zell- und Gewebeschäden *(H. Hees)*	23
3	Störungen des Kreislaufes *(H. Hees)*	53
4	Entzündungen *(H. Hees)*	69
5	Allgemeine Immunologie und Immunpathologie *(F. Sinowatz)*	84
6	Angeborene Mißbildungen *(F. Sinowatz)*	107
7	Regeneration *(F. Sinowatz)*	113
8	Tumoren *(F. Sinowatz)*	118
B	**Organpathologie**	
9	Kreislaufsystem *(H. Hees)*	141
10	Blut, Knochenmark und lymphatisches Gewebe *(F. Sinowatz)*	165
11	Atmungsapparat *(H. Hees)*	183
12	Verdauungsapparat *(H. Hees)*	207
13	Niere und Harnwege *(F. Sinowatz)*	249

14	Weibliche Genitalorgane (H. Hees)	265
15	Brustdrüse (H. Hees)	289
16	Männliche Genitalorgane (H. Hees)	298
17	Zentrales und peripheres Nervensystem (F. Sinowatz)	309
18	Endokrine Drüsen (F. Sinowatz)	330
19	Knochen und Gelenke (F. Sinowatz)	345
20	Muskulatur (F. Sinowatz)	358
21	Haut (F. Sinowatz)	364

Farbtafeln 374

Weiterführende Literatur 381

Abkürzungsverzeichnis 382

Anhang
1. Auszug aus dem Gegenstandskatalog für Studierende der Medizin 383
2. Auszug aus dem Lehrinhaltskatalog für die Ausbildung Technischer Assistenten in der Medizin 387

Sachverzeichnis 388

Vorwort

Das vorliegende Lehr- und Arbeitsbuch wendet sich an Medizinstudenten und Angehörige des medizinischen Hilfspersonals. An den Schulen für medizinisch-technische Assistenten ist die Pathologie ein Hauptfach, welches meist zusammen mit der Histologie behandelt wird.

Von den Medizinstudenten kann das Buch als „Einstieg in die Pathologie" bzw. als Repetitorium für das Fach Pathologie (2. Abschnitt der Ärztlichen Prüfung) benutzt werden.

Grundkenntnisse der Histologie werden in diesem Buch vorausgesetzt. Es enthält freilich mehr als nur Examenswissen. Ausgehend von der Allgemeinen Pathologie wird zunächst ein Grundwissen um das Wesen krankhafter Veränderungen aufgebaut, welches dann – nach Auswahl des Lehrenden – anhand konkreter Erkrankungen der einzelnen Organe und Organsysteme vertieft werden kann.

Das Buch enthält auch Originalphotos von pathologischen Präparaten, allerdings bilden die schematischen Zeichnungen den Schwerpunkt des Buches, weil sich Wesentliches für den Lernenden so meist einprägsamer darstellen läßt. Es sei aber ausdrücklich darauf hingewiesen, daß es von großem Vorteil ist, parallel zu diesem Lehrbuch einen geeigneten histopathologischen Atlas zu benutzen (siehe Literaturverzeichnis).

Wir danken allen, die bei der Entstehung des Buches mitgewirkt haben, ganz besonders auch allen Lesern, die uns Hinweise und Verbesserungsvorschläge für die 3. Auflage übermittelt haben und bitten weiterhin um konstruktive Kritik.

Regensburg Herbert Hees
München Fred Sinowatz

November 1995

A
Allgemeine Pathologie

1 Gesundheit, Krankheit, Alterung und Tod

Übersicht 1:

1.1	Grundbegriffe, Entstehung von Krankheiten	11
1.2	Krankheitsursachen	13
1.2.1	Äußere Krankheitsursachen	13
1.2.2	Innere Krankheitsursachen	13
1.3	Verlauf und Ausgang von Krankheiten	14
1.3.1	Verlaufsformen von Krankheiten	14
1.3.2	Ausgang von Krankheiten	15
1.4	Der Tod	16
1.4.1	Begriff	16
1.4.2	Todesursachen	17
1.5	Feststellung des Todes	17
1.6	Todeszeichen	18
1.6.1	Totenflecke (Livores)	18
1.6.2	Totenstarre (Rigor mortis)	19
1.6.3	Autolyse und Fäulnis	19
1.7	Alterung	19
1.8	Methoden der Pathologie	20
1.8.1	Zytodiagnostik	20
1.8.2	Gewebsdiagnostik (Histopathologie)	20
1.8.3	Leichenöffnung (Obduktion, Autopsie, Sektion)	21
1.9	Statistische Begriffe zu Krankheit und Tod	21

1.1 Grundbegriffe, Entstehung von Krankheiten

Die **Pathologie** (griechisch pathos: Leiden) handelt von Krankheitsvorgängen und Krankheitszuständen und untersucht vor allem die durch diese bedingten Veränderungen an Zellen, Geweben und Organen sowie am gesamten Organismus.

Sie entstand aus der Gegenüberstellung anatomischer Kenntnisse, die an Leichen gewonnen wurden und klinischer Beobachtungen am Patienten. Wegbereitend war GIOVANNI BATTISTA MORGAGNI (Anatom in Padua, 1682–1771) mit seinem Werk „De sedibus et causis morborum" (Von dem Sitz und den Ursachen der Krankheiten).

Gesundheit ist eine dem idealen Mittelmaß nahekommende Harmonie der Lebensprozesse, die sich in normalen Strukturen, einem regelrechten Stoffwechsel, ungestörten Wachstums- und Erneuerungsvorgängen sowie einer uneingeschränkten Reaktions- und Regulationsfähigkeit des Organismus äußert.

Nach der Definition der WHO ist Gesundheit ein Zustand vollkommen körperlichen, geistigen und sozialen Wohlbefindens und nicht allein das Fehlen von Krankheiten und Gebrechen.

Dies ist allerdings eine zu weit gefaßte Definition: Nimmt man sie wörtlich, so dürfte es schwer sein, auf der Erde einen im Sinne dieser Begriffsbestimmung wirklich Gesunden zu finden.

Krankheit ist ein zwischen Krankheitsbeginn und Krankheitsende ablaufender Prozeß der Gesundheitsstörung. Krankheit ist die Störung des harmonischen Gleichgewichts in Bau und/oder Funktion des Organismus oder seiner Teile, von welcher auch eine Störung des psychischen Bereiches ausgehen kann. Die Regelungs- und Steuerungsfähigkeit ist herabgesetzt.

Eine bündige und umfassende Definition des Begriffes Krankheit ist nicht zuletzt deswegen schwierig, weil zwischen Gesundheit und Krankheit fließende Übergänge bestehen. Ein Mensch kann sich krank fühlen, obwohl sich bei ihm keine krankhaften Störungen nachweisen lassen. Andererseits können eindeutig krankhafte Veränderungen bestehen, obwohl der Patient kein subjektives Krankheitsgefühl hat. Daneben gibt es Unterschiede zwischen den Geschlechtern, zwischen den verschiedenen Altersgruppen sowie Ungleichheiten im Erbgefüge. Zustände, die z.B. beim älteren Menschen in den Normbereich fallen, können beim Kind einen deutlichen Krankheitswert besitzen. Aus dem Gesagten geht auch hervor, daß formale oder juristische Kriterien (z.B. ob jemand arbeitsfähig ist) für die Bestimmung der Begriffe „Gesundheit" oder „Krankheit" wertlos sind.

Symptome sind sichtbare, tastbare oder hörbare sowie mit besonderen Methoden (Röntgenologie, Laborchemie, Funktionsuntersuchungen) feststellbare Krankheitszeichen von unterschiedlichem diagnostischen Wert. Man unterscheidet:
– subjektive Symptome: vom Patienten selbst bemerkt
– objektive Symptome: vom Untersucher als Befunde festgestellt.

Charakteristische (kardinale, pathognomonische) Symptome weisen als typische Krankheitszeichen auf eine bestimmte Krankheit hin oder sind für diese sogar beweisend.

Uncharakteristische Symptome (z.B. Appetitlosigkeit, Schwitzen, Schwächegefühl) zeigen eine allgemeine Gesundheitsstörung an, ohne daß sie für sich genommen eine bestimmte definierbare Erkrankung erkennen lassen.

Frühsymptome sind Krankheitszeichen, die schon sehr früh, also in den Anfangsstadien des Krankheitsverlaufes auftreten, *Spätsymptome* solche, die sich erst bei fortgeschrittener Krankheit zeigen. Als *Erstsymptome* benennt man Krankheitszeichen, die im Verlauf einer Krankheit als erste Symptome festgestellt werden und somit überhaupt erst auf das Vorliegen einer Erkrankung aufmerksam machen. Es ist für die Heilungswahrscheinlichkeit ohne Zweifel günstiger, wenn die Erstsymptome einer Erkrankung gleichzeitig auch Frühsymptome sind.

Das **Syndrom** ist ein Symptomenkomplex, d.h. eine Gruppe von Symptomen, welche häufig in dieser Zusammenstellung auftritt. Die Ursachen von Syndromen sind oft vielfältig (plurikausal). Die Identifizierung ist bisweilen schwierig, da gleiche klinische Bilder auf unterschiedlichen Faktoren oder Faktorenkombinationen beruhen können. Teilbereiche eines Syndroms können auch Bestandteile anderer Syndrome sein.

Ätiologie ist die Lehre von den Krankheitsursachen. Im weiteren Sinn bezeichnet man mit diesem Begriff auch die auslösenden Ursachen von Krankheiten. Bei vielen Erkrankungen sind die Ursachen nicht oder nicht sicher bekannt. Häufig liegt nicht nur eine Ursache vor (monokausales Krankheitsbild), sondern verschiedene Bedingungen und Faktoren, so daß man viele Krankheiten nur multifaktoriell als Wirkung mehrerer oder vieler Ursachen verstehen kann. Auch in diesen und gerade in diesen Fällen kennt man oft nur einen Teil des gesamten Ursachengefüges.

Als **kausale Pathogenese** (griech. genesis: Entstehung) wird das gesamte Ursachen- und Wirkungsgefüge zwischen auslösenden Faktoren und der Krankheitsbereitschaft eines Individuums bezeichnet.

Unter **formaler Pathogenese** versteht man die Änderungen in Struktur und

Funktion der einzelnen Systeme eines Organismus während des Krankheitsablaufes, die unmittelbar oder mittelbar vom Krankheitsgeschehen betroffen sind. Viele Erkrankungen haben einen stadienhaften Verlauf, bei dem für einzelne Stadien jeweils eine bestimmte Symptomenkombination und/oder ein bestimmtes histologisches Bild typisch sein kann.

Disposition ist die Krankheitsbereitschaft des Organismus, die eine ständige oder vorübergehende Verminderung der normalen Anpassungsfähigkeit (Adaptation) des Organismus an Störungen seines regulierten Gleichgewichts (Homöostase) zur Folge hat. Auf die Krankheitsbereitschaft können sich auswirken:

Innere Faktoren:
- genetische Faktoren
- Lebensalter
- Geschlecht
- psychische Faktoren
- Störungen des Immunsystems
- gleichzeitig bestehende oder vor kurzem erst überwundene andere Erkrankungen
- mit Defekt abgeheilte frühere Erkrankungen.

Umweltfaktoren:
- Ernährung
- klimatische Bedingungen
- soziale Verhältnisse (Not, Wohn- und Arbeitsbedingungen, familiäre Verhältnisse, Unsicherheit, Orientierungslosigkeit, Reizüberflutung und manches andere)
- Umwelt: Die Menschen zerstören selbst in zunehmendem Maße ihre natürliche Umwelt und damit ihre Lebensbedingungen durch törichtes Verhalten im privaten, beruflichen und industriellen Bereich. Dies wird sich ohne Zweifel schon bei uns, erst recht aber bei künftigen Generationen als krankheitsbegünstigender Faktor ersten Ranges auswirken.

1.2 Krankheitsursachen

1.2.1 Äußere Krankheitsursachen

So werden jene Faktoren bezeichnet, die aus der Umwelt auf den Organismus einwirken und unter bestimmten Bedingungen Krankheiten auslösen können:

Biologische Krankheitsursachen:
(Mit Ausnahme der Viren handelt es sich um belebte Krankheitsursachen.)
a) Bakterien und bakterienähnliche Organismen
b) Viren
c) Pilze
d) Parasiten
e) sonstige Erreger (Protozoen, Würmer)

Sonstige äußere Krankheitsursachen:
a) Ernährungsschäden
- reduzierte Nahrungsaufnahme,
- übermäßige Nahrungsaufnahme
- Mangel oder Überschuß einzelner Nahrungsstoffe
b) Physikalische Ursachen:
- mechanische (traumatische) Einwirkung
- elektrischer Strom
- thermische Faktoren (Hitze, Kälte)
- Luftdruck, Luftzusammensetzung, Klima und Wetter
- Strahleneinwirkung
c) Chemische Ursachen (entweder durch direkte Einwirkung oder auf dem Umweg über verseuchte Nahrungsmittel).

1.2.2 Innere Krankheitsursachen

Unter diesem Begriff faßt man alle jene krankheitsauslösenden Ursachen zusammen, die im Organismus selbst angelegt sind, wobei äußere disponierende Faktoren hinzukommen können:
a) genetische Defekte, die so schwerwiegend sind, daß sie durch die Regulationssysteme des Organismus nicht dauernd kompensiert werden können (Erbkrankheiten). Oft wird auch nur eine bestimmte Disposition vererbt (Familiäre Häufung bestimmter Krankheiten weckt immer den Verdacht auf eine genetische Disposition).
b) krankmachende Faktoren, die in der Psyche des Patienten zu suchen sind.

1.3
Verlauf und Ausgang von Krankheiten

1.3.1
Verlaufsformen von Krankheiten

Krankheiten können plötzlich auftreten und einen schnellen heftigen Verlauf nehmen *(akute Form)* oder sich andererseits langsam, schleichend, oft lange unbemerkt entwickeln und einen mehr oder minder langen Verlauf haben, der oft erst mit dem Tod endet oder diesen sogar vorzeitig herbeiführt *(chronische Form)*. Zwischen diesen beiden Grundformen gibt es aber verschiedene Übergänge: Akute Erkrankungen können sich z.B. ohne abzuheilen,

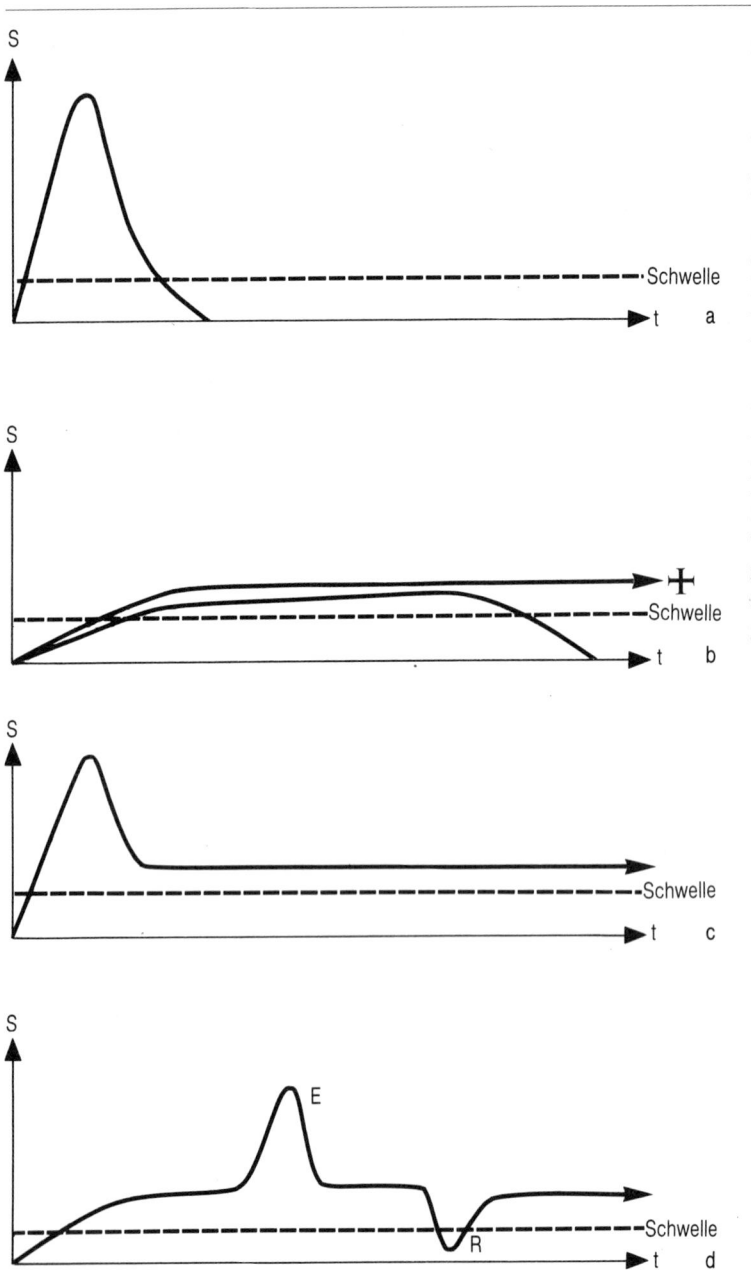

Abbildung 1-1:
Verlaufsformen von Krankheiten.
a) Akute Erkrankung;
b) Chronische Erkrankung;
c) Akute Erkrankung mit Übergang in die chronische Verlaufsform;
d) Chronische Erkrankung mit Exazerbation (E) und Remission (R) als vorübergehende Verschlimmerung oder Besserung des chronischen Krankheitsbildes.
S Schwere des Krankheitsbildes, zunehmende Symptomatik; t Zeit; † Tod; die Schwelle bezeichnet das Auftreten des subjektiven Krankheitsgefühls.

direkt in der chronischen Form fortsetzen.
Der Krankheitsverlauf selbst kann einigermaßen gleichförmig sein oder von einzelnen *Exacerbationen* (Verschlimmerungen, Steigerungen) oder *Remissionen* (Besserungen) unterbrochen werden, deren Auftreten oder zeitliche Abstände in einzelnen Fällen krankheitstypisch sein können (Abb. 1-1).

1.3.2
Ausgang von Krankheiten
Führt der Krankheitsverlauf nicht zu einer Heilung **(Sanatio)**, so können ein Leiden oder der Tod die Folge sein (Abb. 1-2).

Heilung. Nach dem Ablauf der Krankheit ist der ursprüngliche Zustand wiederhergestellt. Eine vollständige Wiederherstellung *(Restitutio ad integrum)* ist aber seltener. Meist bleibt irgend ein Defekt zurück *(Defektheilung)*. Dieser Defekt behindert aber den Patienten nicht weiter und beeinflußt sein weiteres Schicksal nicht entscheidend (z.B. Hautnarbe, Fehlen eines Zehengliedes), ist zumindest aber nicht Ursache von Folgeerkrankungen oder Anlaß für ein vorzeitiges Ableben.

Heilung in einem bestimmten Zeitabschnitt (z.B. *5-Jahres- Heilung*) ist ein Begriff, der in der Therapie bösartiger Tumoren verwendet wird: Symptomfreiheit des Patienten in einem Zeitabschnitt von 5 Jahren nach der Therapie.

Ein **Rezidiv** liegt vor, wenn die gleiche Krankheit nach einem zeitlichen Intervall erneut auftritt. Dabei kann die eigentliche Krankheitsursache nicht beseitigt gewesen sein oder aber die Krankheit war vor ihrem erneuten Auftreten völlig abgeheilt. Bei verschiedenen Krankheiten wird mehrfaches Rezidivieren häufig beobachtet.

Leiden. Ein krankhaftes Geschehen kann zu einem irreparablen Defekt führen, der ein Leiden (griech.: pathos, lat.: vitium) zur Folge hat. Voraussetzung für das Leiden ist ein schwerwiegender Defekt, welcher vom Organismus evtl. sogar über längere Zeit kompensiert werden kann. Beispiele: Eine Herzinfarktnarbe hat eine dauernde Verschlechterung der Herzleistung zur Folge; eine schwere Nierenentzündung ist zwar abgeheilt, hat aber zu Ausscheidungsstörungen und zur Niererin-

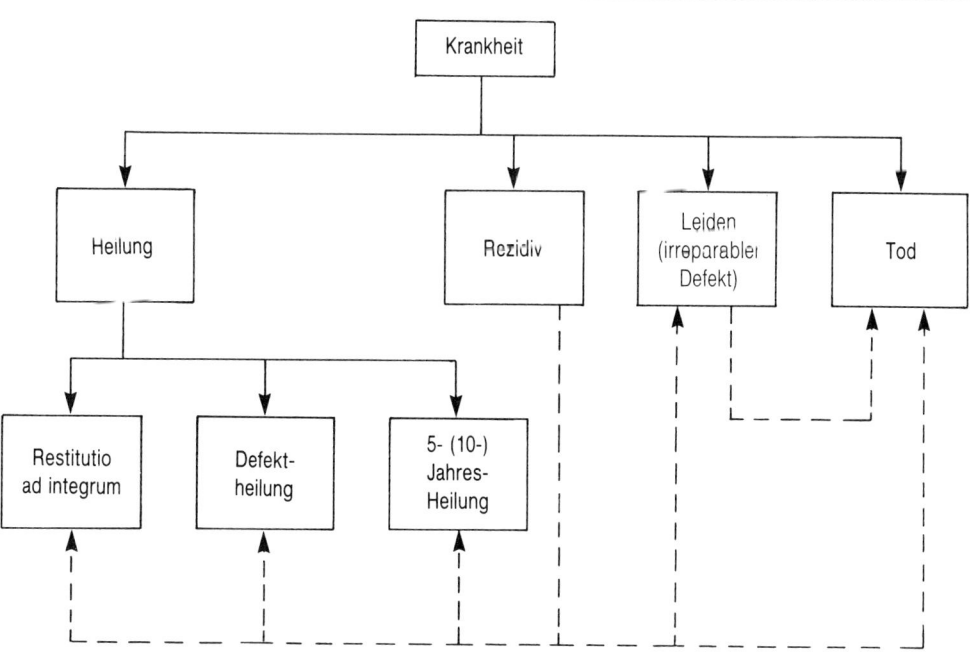

Abbildung 1-2:
Ausgang von Krankheiten.

suffizienz geführt; eine rheumatische Endokarditis führt später zu einem erworbenen Herzfehler (Klappeninsuffizienz) und damit zum frühen Tod des Patienten.

Schließlich ist noch der **Tod** als möglicher Krankheitsausgang zu nennen (siehe nächster Abschnitt).

1.4 Tod

1.4.1 Begriff

Der Tod (griech.: thanatos, lat.: mors) ist eine Urerfahrung der Menschheit, mit der sich wohl jeder auf seine persönliche Weise auseinandersetzen muß. Horaz sagt: Omnis una manet nox (auf alle wartet ein und dieselbe Nacht). Seit der Mensch begonnen hat zu denken, beschäftigt er sich mit dem Problem des Todes und auch mit dem, was möglicherweise nach dem Tode kommen könnte.

Der Tod tritt entweder sehr schnell und plötzlich ein (sog. Sekundentod), so daß an der Leiche zunächst keine besonderen Veränderungen nachweisbar sind, oder es geht ihm eine mehr oder minder lange **Agonie** voraus, ein Zustand reduzierten Lebens, der mit immer länger werdenden Phasen der Bewußtlosigkeit in den *Individualtod* überleitet.

Unter dem Begriff **biologischer Tod** versteht man den irreversiblen Stillstand von Atmung und Kreislauf, verbunden mit dem Aufhören der Funktionen des Zentralen Nervensystems. Mit dem Ausdruck *Sterben* bezeichnet man alle Vorgänge, die zum Tod führen (Abb. 1-3).

Der **klinische Tod** (Stillstand von Atmung und Kreislauf) kann durch *Reanimation (Wiederbelebung)* rückgängig gemacht werden, indem die Atmungs- und Kreislauffunktion künstlich wieder ingangesetzt und aufrechterhalten werden. Wenn diese Reanimation erst nach der bei einer normalen Raumtemperatur relativ kurzen Zeitspanne von 8–10 min erfolgreich ist, muß mit irreversiblen Ausfallserscheinungen im Zentralen Nervensystem gerechnet

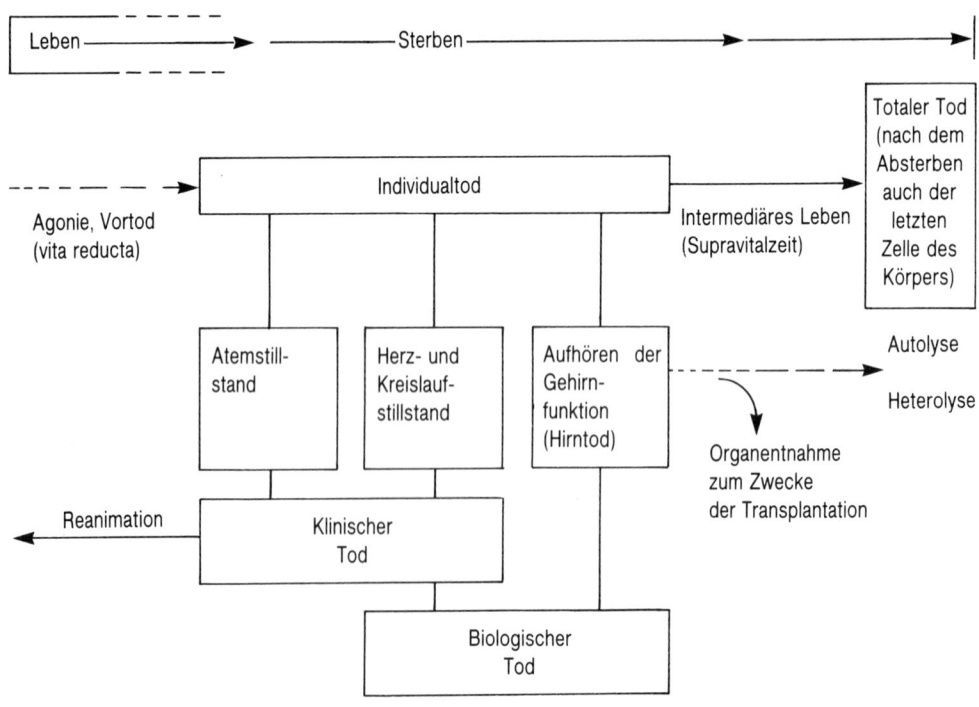

Abbildung 1-3:
Sterben und Tod.

werden, die umso schwerer sind, je mehr Zeit seit dem Eintritt des klinischen Todes verstrichen war.

Der **Hirntod** ist der irreversible Verlust der Großhirn- und der Hirnstammfunktion. Einem endgültigen Versagen der Kreislauf- und Atmungsfunktion folgt zwangsweise der Hirntod (totaler Hirninfarkt). Die moderne Intensivtherapie, besonders aber die Möglichkeit der künstlichen Beatmung, hat dazu geführt, daß die vitalen Funktionen auch nach dem Hirntod aufrechterhalten werden können.

Zum Begriff „Mensch sein" gehört ein funktionierendes Zentralnervensystem. Der Hirntod, der im wesentlichen mit dem irreversiblen Funktionsausfall der Großhirnrinde gleichzusetzen ist, ist somit der Tod des individuellen Menschen. Atmungs- und Kreislauffunktionen in einem solchen Fall dennoch aufrechtzuerhalten, wäre „eine inhumane und nutzlose Handlung an einem toten Menschen... Gemeinsames Zeichen aller Formen des zentralen Versagens ist der irreversible Zusammenbruch des zentralen, neurogenen und/oder neurohumoralen Regulationssystems. Der Zusammenbruch des Regulationssystems bedeutet zugleich den Ausfall spezifisch menschlicher Hirnrindenfunktion, das heißt den Tod des gesamten Gehirns. Die Forderung, den kompletten Funktionsverlust des gesamten Gehirns einschließlich des Hirnstammes festzustellen, erscheint danach irrelevant.

Allein bei bulbärem Tod, das heißt dem irreversiblen Ausfall der Atemfunktion und komplettem Verlust der gesamten Hirnstammtätigkeit, ist durch künstliche Beatmung die Kreislauffunktion des hirntoten Organismus für eine kurze Zeitspanne aufrechtzuerhalten.

„Die künstliche Beatmung sollte ausschließlich in geeigneten Fällen für eine Organexplantation vorgenommen werden" (W. PIA).

Vom allgemeinen Tod des Gesamtorganismus ist begrifflich der Tod einzelner Zellen, Gewebe oder Organteile zu trennen (siehe Abschnitt 2.4.3). Mit dem Eintritt des Individualtodes ist der Mensch als Einzelwesen tot. Einzelne Gewebe und Organe behalten aber darüber hinaus für mehr oder minder lange Zeit ihre Funktionsfähigkeit bei. Während der *Supravitalzeit* *(intermediäres Leben)*, die sich dem Individualtod anschließt, ist somit die Entnahme von Geweben für Transplantationszwecke möglich.

Beim sog. **Scheintod** erzeugen bestimmte Zustände (Unterkühlung, O_2-Mangel, Vergiftungen) eine vita minima, bei der Atem- und Kreislauffunktion mit einfachen Mitteln nicht mehr nachweisbar sind.

1.4.2
Todesursachen

Die **unmittelbare Todesursache** ist stets das Versagen der zentralen Regulationseinrichtungen des Gehirns, vor allem des Hirnstammes. Viele Mechanismen können dazu führen, letztlich ist es aber immer Sauerstoffmangel, der diese Zentren irreversibel schädigt.

Hinter dieser unmittelbaren Todesursache stehen die verschiedensten Krankheiten welche als **mittelbare Todesursachen** bezeichnet werden (z.B. Herzinfarkt, Lungenembolie).

1.5
Feststellung des Todes

In der Praxis stellt man beim klinischen Tod fest:
– keine Arterienpulse
– keine Herztöne
– keine wahrnehmbaren Atemexkursionen.

Die Feststellung des Hirntodes beruht nach den Richtlinien der Bundesärztekammer auf nachstehenden **Voraussetzungen**:
– Vorliegen einer akuten schweren primären oder sekundären Hirnschädigung
– Ausschluß von Intoxikation, neuromuskulärer Blockade, primärer Unterkühlung, Kreislaufschock, endokrinem oder metabolischem Koma als mögliche Ursache oder wesentliche Mitursache des Ausfalls der Hirnfunktion im Untersuchungszeitraum.

Der Hirntod ist der vollständige und irreversible Zusammenbruch der Gesamtfunktion des Gehirns bei noch aufrechterhaltener Kreislauffunktion im übrigen Körper. Dabei handelt es sich ausnahmslos um Patienten, die wegen Fehlens der Spontanatmung kontrolliert beatmet werden müssen.

Die **maßgeblichen Symptome** sind:
- Bewußtlosigkeit (Koma)
- Ausfall der Spontanatmung
- Lichtstarre beider wenigstens mittel-, meistens maximal weiten Pupillen, wobei keine Wirkung eines Mydriatikums vorliegen darf
- Fehlen des okulo-zephalen Reflexes
- Fehlen des Kornealreflexes
- Fehlen von Reaktionen auf Schmerzreize im Trigeminusbereich
- Fehlen des Pharyngeal-/Trachealreflexes.

Das Vorliegen aller dieser Befunde muß übereinstimmend von zwei Untersuchern festgestellt werden.

Wird eine **zusätzliche EEG-Untersuchung** durchgeführt und ergibt sich während einer kontinuierlichen Registrierung über mindestens 30 Minuten eine hirnelektrische Stille (Null-Linien-EEG), so kann – außer bei Säuglingen und Kleinkindern – der Hirntod ohne weitere Beobachtungszeit festgestellt werden.

Bei Säuglingen und Kleinkindern bis zum zweiten Lebensjahr muß wegen der physiologischen Unreife des Gehirns die EEG-Registrierung nach 24 Stunden wiederholt werden, bevor der Hirntod festgestellt werden kann.

Wurde bei einer zur Klärung der Art der Hirnschädigung durchgeführten beidseitigen **Angiographie** bei einem ausreichenden Systemblutdruck ein zerebraler Zirkulationsstillstand nachgewiesen, so kann bei Vorliegen der oben genannten maßgeblichen Symptome ebenfalls der Hirntod ohne weitere Beobachtungszeit festgestellt werden.

Dauer der Beobachtung. Wenn auf das EEG verzichtet werden muß und wenn auch kein angiographischer Befund vorliegt, müssen die maßgeblichen Ausfallsymptome
a) bei Erwachsenen und bei älteren Kindern
- nach *primärer* Hirnschädigung während mindestens 12 Stunden
- nach *sekundärer* Hirnschädigung während 3 Tagen

mehrmals übereinstimmend nachgewiesen werden, bis der Hirntod festgestellt werden kann.

b) Bei Säuglingen und Kindern bis zum zweiten Lebensjahr soll in allen Fällen mit primärer Hirnschädigung die Beobachtungszeit 24 Stunden betragen.

Nachdem die Kriterien des Hirntodes von zwei Untersuchern vollständig dokumentiert sind, ist damit der Tod festgestellt.

Weil verschiedene Teilfunktionen der Gewebe auch noch eine gewisse Zeit nach Eintritt des Todes erhalten bleiben können, kommt es zu sog. **supravitalen Reaktionen**:
- idiomuskulärer Wulst: Bis zu 2 Stunden nach dem Tod kann sich die Skelettmuskulatur durch mechanische Reizung noch kontrahieren
- Pupillenreaktion: Bis ca. 20 Stunden nach dem Tod ist manchmal noch durch Medikamente eine Pupillenerweiterung auslösbar
- elektrische Reizung der Skelettmuskulatur bewirkt etwa 1–2 Stunden postmortal eine Muskelkontraktion.

Diese supravitalen Reaktionen haben neben den sicheren Todeszeichen (siehe unten) eine Bedeutung bei der Bestimmung des Todeszeitpunktes.

1.6
Todeszeichen

Nach Eintritt des Todes zeigen sich an der Leiche die sog. *sicheren Todeszeichen*: Totenflecke, Totenstarre, Autolyse und Fäulnis.

Die nachträgliche Feststellung des Todeszeitpunktes anhand von sicheren Todeszeichen und sonstigen Umständen ist in der Gerichtsmedizin sehr wichtig, sie setzt große Erfahrung des Gutachters voraus.

1.6.1
Totenflecke (Livores)

Nach dem Tode (postmortal) versackt das Blut in die am tiefsten gelegenen Kapillargebiete. Infolge starker Blutfülle in diesen Gefäßen sind dunkelblaue bis grauviolette Verfärbungen der Haut sichtbar (Farbtafel VI, 25). Diese Totenflecke bilden sich vor allem zuerst an den abhängenden (tiefergelegenen) Teilen der Leiche aus, z.B. bei Erhängten an den Beinen. Im allgemeinen treten einzelne Totenflecke schon 30–60 min. nach dem klinischen Tod auf, nach etwa 120 min. beginnen sie zusammenzufließen. Nach Umlagerung der Leiche ändern sie ihren Ort (vollständig bis zu 5, teilweise bis zu 12 Stunden postmortal). Sie können, wenigstens teilweise etwa 8–12 Stunden nach dem Tod mechanisch weggedrückt werden. Dann kommt es zur Hämolyse, der Blutfarbstoff (Hämoglobin) tritt in das Gewebe über; die Totenflecke sind dann nicht mehr wegdrückbar.

Intensität, Farbe und zeitliches Auftreten der Totenflecke hängen aber von vielen Faktoren ab, so daß kaum allgemeine Regeln gegeben werden können.

1.6.2
Totenstarre (Rigor mortis)
Hierunter versteht man eine Kontraktion der gesamten Muskulatur des Körpers, die nach dem Tode eintritt. Es ist nicht nur die Skelettmuskulatur betroffen, sondern auch die Herzmuskulatur und die glatte Muskulatur in den Wänden der Hohlorgane. Wahrscheinlich entsteht die Totenstarre durch postmortale Spaltung des in den Muskelzellen noch vorhandenen ATP (Adenosintriphosphat).

Die Totenstarre beginnt am Kiefergelenk 1–2 Stunden postmortal und ist nach 6–9 Stunden in allen Gelenken vorhanden. Die Reihenfolge des Erstarrens ist etwa: Kiefergelenk, Kopf und Hals, Rumpf, Beine, Arme. Wird sie innerhalb von 7–8 Stunden nach Todeseintritt mechanisch gebrochen, so tritt sie erneut auf. Im allgemeinen löst sich die Totenstarre spontan 36–48 Stunden postmortal, wobei in den Sprunggelenken eine gewisse Reststarre zurückbleibt. Herzmuskel und Zwerchfell beginnen bereits nach 30 min. zu erstarren.

Die Totenstarre ist umso stärker ausgeprägt, je kräftiger die Muskulatur entwickelt war. Sie überwiegt in der Beugemuskulatur. Bei der sog. *Enthirnungstotenstarre* (kataleptische Totenstarre) nach Verletzung des Hirnstammes und der Medulla oblongata (z.B. nach Kopfschuß) erstarrt sofort die gesamte Muskulatur.

1.6.3
Autolyse und Fäulnis
Durch diese Vorgänge werden die Zell- und Gewebestrukturen nach dem Tode enzymatisch abgebaut und zwar zum Teil *autolytisch* durch körpereigene Enzyme. Diese Enzyme werden beim Zusammenbruch der Lysosomenmembranen in den Zellen frei und beschleunigen den Abbau zellulärer und extrazellulärer Strukturen. Am ehesten zeigen Magenwand, Pankreas und Nebennieren autolytische Veränderungen.

Zum anderen Teil geschieht der Abbau auch *heterolytisch* durch Fäulnisprozesse. Die Ursache sind bakterielle Enzyme. Mikroorganismen, die schon intravital auf Haut und Schleimhäuten lebten oder als Krankheitserreger in den Körper eingedrungen waren, breiten sich nach dem Tod ungehindert im gesamten Organismus aus.

Im Fäulnisprozeß werden Ammoniak sowie Schwefel- und Kohlenwasserstoffe freigesetzt. Die Haut verfärbt sich grünlich, innere Organe nehmen eine graugrüne oder braunschwarze Farbe an. Ein weiteres Zeichen der Fäulnis ist das „Durchschlagen des Venennetzes": Die subkutanen Venen, die durch intravasale Gasbildung erweitert sind, werden auf der Haut sichtbar (Farbtafel VI, 25).

Aus Eiweißen und Aminosäuren entstehen biogene Amine, die den Fäulnisgeruch der Leiche verursachen. Sie und andere Zerfallsprodukte (die sog. „Leichengifte") sind, entgegen einem offenbar unausrottbaren Aberglauben, völlig harmlos. Äußerst gefährlich ist indessen die Ansteckung mit hochvirulenten Keimen von septischen Leichen auch bei nur geringfügigen Verletzungen. Sie war vor der antibiotischen Ära in vielen Fällen tödlich und ist auch heute keineswegs harmlos.

1.7
Alterung

Wenn auch fortgeschrittenes Alter durch vielfach damit verbundene Beschwerden die Lebensqualität des einzelnen entscheidend beeinträchtigen kann, so darf der Alterungsprozeß dennoch nicht als Krankheit aufgefaßt werden, sondern vielmehr als Vorgang, dem jeder unterliegt, falls er lange genug lebt.

Man muß unterscheiden zwischen *kalendarischem* (oder chronologischem) Alter einerseits und *biologischem* Alter andererseits. Letzteres weist auch innerhalb einer Art beträchtliche Unterschiede auf. Der Beginn des Alterns kann nicht genau festgelegt werden, da sich reine Wachstumsvorgänge mit abbauenden Prozessen zunehmend überlagern, bis schließlich die letzteren überwiegen.

Es ist eine große Anzahl altersabhängiger Veränderungen an verschiedenen Teilsystemen und Organen beschrieben worden:
– Stabilität der DNS wird größer
– Anteil des Heterochromatins nimmt zu
– Erhöhung der Kollagenkonzentration (Fibrose) in vielen Organen
– Veränderungen im Proteoglykanmuster der Bindegewebsgrundsubstanz (Vermehrung der Sulfatgruppen gegenüber den Aminozuckern)
– zeitliche Verlängerung der Mitosezyklen, Behinderungen und Störungen im Ablauf der Zellteilung, langsamere Regeneration
– Anhäufung von Abnutzungs- und Alterungspigmenten (Lipofuszin) in den Zellen
– Zunahme der Gefäßwanddicke sowie des Durchmessers von bestimmten Basalmembranen und damit eine Erschwerung von Austauschprozessen
– Verringerung des Immunpotentials.

Über die Ursachen dieser Veränderungen wurden viele Theorien entwickelt, von denen aber keine allein die Alterungsvorgänge befriedigend erklären kann:
– Theorie der genetischen Determination: Das Alter des Organismus soll im wesentlichen genetisch festgelegt sein
– Theorie der Wirkung freier Radikale: Altersveränderungen sollen durch stark reaktionsfreudige chemische Gruppen bedingt sein (z.B. Oxydative Veränderungen an langlebigen Makromolekülen)
– somatische Mutationstheorie: Störungen am genetischen Material der Körperzellen sollen die Lebenserwartung zumindest mitbestimmen
– Theorie der zytoplasmatischen Fehlleistungen: Störungen im Ablauf von Biosynthesen führen zu „Fehlerkatastrophen", welche Funktionsstörungen und Zelltod bewirken.

1.8
Methoden der Pathologie

1.8.1
Zytodiagnostik

Exfoliativzytologie. Man gewinnt dabei Zellen von einer Schleimhautoberfläche. Aus den Veränderungen der Zellstrukturen lassen sich Schlüsse auf die vorliegende Erkrankung ziehen. Das Untersuchungsmaterial erhält man aus Sputum oder Urin bei Spontanentleerungen oder durch Spülung von Körperhöhlen (z.B. Magen) wie auch durch Abstrich (z.b. Mundschleimhaut, Vagina, Portiooberfläche).

Zytologie von Körperhöhlenflüssigkeiten. Man untersucht die in Gelenkergüssen, Pleuraergüssen, im Aszites oder im Liquor cerebrospinalis enthaltenen Zellen auf pathologische Veränderungen. Die Flüssigkeiten werden durch Punktion gewonnen.

1.8.2
Gewebsdiagnostik (Histopathologie)

Für die pathologische Diagnostik ist die Untersuchung zusammenhängender Gewebsbereiche wesentlich. Die Zytodiagnostik hat ihren Wert als relativ schnell durchzuführende, den Patienten wenig belastende Suchmethode. Letztlich beweisend für pathologische Veränderungen ist aber nur die histologische Untersuchung von Gewebsproben, die bei entsprechendem Verdacht stets im Anschluß an die zytologische Untersuchung durchzuführen ist.

Jedes Gewebsstück, das aus therapeutischen Gründen entnommen wurde, muß histopathologisch untersucht werden. Wenn eine solche Untersuchung unterbleibt, so kann dies als ärztlicher Kunstfehler gewertet werden.

Das Untersuchungsmaterial wird gewonnen:
– durch Stanzung mit Punktionskanülen (z.B. Niere, Leber, Knochenmark, Prostata)
– mit speziellen Instrumenten (z.B. Endoskopie: Magen, Rektum, Bronchialsystem)
– durch Probeexzision (PE). Dies ist ein chirurgischer Eingriff zum Zwecke der Materialentnahme. Das Untersuchungsmaterial wird in Paraffin eingebettet. Anschließend fertigt man histo-

logische Schnitte an und untersucht sie mikroskopisch.

Ein besonderes Verfahren ist die **Schnellschnittdiagnostik**. Man verwendet dabei Gefrierschnitte, die sich in sehr kurzer Zeit (5–10 min.) herstellen lassen. Diese Methode wird ausschließlich für die intraoperative Bestätigung oder den Ausschluß eines bösartigen Tumors benutzt. Der Chirurg wartet während des Eingriffs auf das Ergebnis der Untersuchung, weil dadurch das weitere operative Vorgehen entscheidend beeinflußt wird. Die Beurteilung von Schnellschnitten setzt eine große Erfahrung des Pathologen voraus, weil die Aussagekraft eines Gefrierschnittes, bedingt durch die Methode, geringer ist als bei fixierten Paraffinschnitten.

1.8.3
Leichenöffnung (Obduktion, Autopsie, Sektion)

Hierbei lassen sich makroskopische Organ- und Gewebeveränderungen erkennen. Die innere Leichenschau ist nicht nur für die Ausbildung der Ärzte, insbesondere der Pathologen von großer Bedeutung, sondern auch für die Überprüfung klinischer Diagnosen und pathogenetischer Zusammenhänge. Der behandelnde Arzt erhält so wichtige Informationen, die er bei künftigen ähnlichen Fällen berücksichtigen kann und die somit auch seinen Patienten zugutekommen.

Die Zahl der klinischen Fehldiagnosen liegt weltweit immer noch zwischen 40 und 60%. Leider fehlen in der Bundesrepublik Deutschland entsprechende gesetzliche Grundlagen, die eine Leichenöffnung zumindest bei allen in einer Klinik verstorbenen Personen zwingend anordnen.

Besondere Methoden, wie Morphometrie, Histochemie, Autoradiographie, Zellkulturen, immunologische Verfahren, biochemische Methoden und die Elektronenmikroskopie ergänzen die herkömmlichen Arbeitsverfahren der Pathologie. Letztere Methode gewinnt zunehmend größere Bedeutung in der Diagnose pathologischer Veränderungen auf zellulärer und ultrastruktureller Ebene. Für die Beurteilung pathologischer Routinepräparate ist allerdings die Lichtmikroskopie immer noch ausreichend.

1.9
Statistische Begriffe zu Krankheit und Tod

Krankheiten und Todesursachen unterliegen zeitlichen und örtlichen Schwankungen. Diese Tatsachen werden von der Krankheitsstatistik untersucht.

Beispiele:
- Abnahme von Infektionskrankheiten seit der Jahrhundertwende: Fortschritte der Bakteriologie, Antibiotika-Therapie, Schutzimpfungen
- Zunahme des Diabetes mellitus in Ländern oder Zeiten mit Nahrungsmittelüberfluß, Rückgang in Hungerperioden
- Zunahme des Bronchialkarzinoms durch erhöhten Zigarettenkonsum und zunehmende Luftverschmutzung
- gehäuftes Auftreten von Erkrankungen bei Angehörigen bestimmter Berufsgruppen (Silikose bei Steinarbeitern; Bronchialkarzinom bei Bergleuten im Uranbergbau).

Morbidität. Erkrankungshäufigkeit. Sie wird ausgedrückt durch die Anzahl der an einer bestimmten Krankheit leidenden Personen, bezogen auf eine Bevölkerungsgruppe innerhalb einer bestimmten Zeitspanne. Beispiel: 125 Erkrankte/100000 Einwohner im Jahr 1984.

Inzidenz. Neuerkrankungsziffer. Zahl der an einer bestimmten Krankheit neu Erkrankten in einem Jahr.

Prävalenz. Zahl der an einer bestimmten Krankheit leidenden Personen, bezogen auf einen bestimmten Stichtag („Krankenbestand").

Penetranz. Manifestationswahrscheinlichkeit. Anzahl der an einer bestimmten Krankheit manifest Erkrankten, bezogen auf die Gesamtzahl der exponierten Personen. Beispiel: Von 200 Personen, die mit einer bestimmten chemischen Substanz in Berührung kamen, erkrankten 20 an toxischem Lungenödem. Die Manifestationswahrscheinlichkeit beträgt also in diesem Fall 10%.

Mortalität. Anzahl der an einer bestimmten Krankheit Verstorbenen, bezogen auf eine Bevölkerungsgruppe innerhalb eines bestimmten Zeitabschnittes. Der Begriff bezeichnet die Häufigkeit einer Krankheit als Todesursache.

Letalität. Anzahl der an einer bestimmten Krankheit Verstorbenen, bezogen auf die Gesamtzahl der gleichzeitig an dieser Krankheit Erkrankten während einer Beobachtungszeit. Wenn also von 100 Erkrankten 4 Personen an dieser Krankheit gestorben sind (z.B. im Verlauf eines Jahres) dann ist die Letalität dieser Krankheit 4%. Die Letalität ist damit ein Gradmesser für die Schwere einer Krankheit und für die Wahrscheinlichkeit, an ihr zu sterben. Sie bildet eine wichtige Grundlage für prognostische Aussagen, die selbst bei genauer Berücksichtigung aller Gegebenheiten des Einzelfalles stets nur auf statistischer Basis gemacht werden können.

2 Zell- und Gewebeschäden

Übersicht 2:

2.1	**Schädigung der Zelle**	24
2.1.1	Allgemeines	24
2.1.2	Zellkern	24
2.1.2.1	Funktionell bedingte Kernveränderungen	25
2.1.2.2	Kernschädigung, Kernuntergang	25
2.1.2.3	Atypische Kerne, Kerneinschlüsse	26
2.1.3	Zellmembran	27
2.1.3.1	Änderung der Durchlässigkeitsverhältnisse	27
2.1.3.2	Oberflächenveränderung	27
2.1.3.3	Membranruptur	27
2.1.4	Mitochondrien	27
2.1.5	Rauhes endoplasmatisches Retikulum (RER)	29
2.1.6	Glattes endoplasmatisches Retikulum (GER)	30
2.1.7	Golgiapparat	31
2.1.8	Lysosomen	32
2.1.9	Peroxisomen (Microbodies)	32
2.1.10	Mikrofilamente und Mikrotubuli	33
2.1.11	Zentriolen	33
2.1.12	Kinozilien	33
2.1.13	Grundzytoplasma	33
2.1.13.1	Störungen des Wasser- und Elektrolythaushaltes	33
2.1.13.2	Einlagerung von Lipiden (Zellverfettung)	34
2.1.13.3	Cholesterinester-Verfettung	35
2.1.13.4	Glykogen	35
2.1.13.5	Glykosaminoglykane (Mukopolysaccharide)	36
2.1.13.6	Proteine	36
2.1.14	Zellverbidungen	36
2.2	**Pathologie der Interzellularsubstanz**	36
2.2.1	Kollagen	36
2.2.2	Elastin	39
2.2.3	Proteoglykane	40
2.2.4	Pathologische Einlagerungen in die Interzellularsubstanz	40
2.2.4.1	Kalziumablagerungen	40
2.2.4.2	Uratablagerungen	41
2.2.4.3	Amyloidablagerungen (Amyloidose)	41
2.3	**Pigmente**	43
2.3.1	Melanin	43
2.3.2	Lipopigmente	43

2.3.3	Hämpigmente	44
2.3.4	Anorganische Pigmente	44
2.4	**Reaktionen der Zelle auf schädigende Einflüsse**	**44**
2.4.1	Adaptation der Zelle	45
2.4.1.1	Funktionssteigerung	45
2.4.1.2	Funktionsminderung	46
2.4.2	Degeneration	47
2.4.3	Zelltod, Nekrose	47
2.4.3.1	Allgemeines	47
2.4.3.2	Reaktionen des Organismus auf eine Nekrose	48
2.4.3.3	Formen der Nekrose	50
2.4.3.4	Sonderformen der Nekrose	50
2.5	**Beispiele von Zell- und Gewebeschäden**	**51**
2.5.1	Schäden durch Vergiftungen	51
2.5.2	Schäden durch Strahleneinwirkung	51
2.5.3	Thermische Schäden	52
2.5.4	Schäden durch Sauerstoffmangel	52

2.1 Schädigung der Zelle

2.1.1 Allgemeines

Die Schädigung der Zellen bei pathologischen Vorgängen ist nicht immer so schwerwiegend, daß sofort eine sichtbare krankheitsauslösende Wirkung vorhanden wäre oder die Zelle zugrundegehen würde. Häufig können sich geschädigte Zellen wieder erholen, wenn die schädigende Ursache verschwunden ist, die Schädigung nicht zu schwer gewesen ist oder nicht allzu lange gedauert hat.

Ob ein histologisch feststellbarer Gewebeschaden bzw. eine Erkrankung des Organismus eintritt hängt ab von:
- Art, Einwirkungsdauer und Stärke der Schädigung
- Anzahl der betroffenen Zellen
- Anfälligkeit des Organismus am Ort des Schadens (Empfindlichkeit eines Organs oder Gewebes).

Zellschädigungen ergeben sich also bei:
- Überfunktion, wenn der Zelle erhöhte Leistungen abverlangt werden und sie diese auf Dauer nicht kompensieren kann, ohne Schaden zu nehmen. Die Zelle wird degenerieren und zugrunde gehen.
- Unterfunktion mit verminderter Leistungsfähigkeit bei Ernährungs- und Energiebildungsstörungen der Zelle. Es treten degenerative Veränderungen ein, die zum Zelltod führen können
- Dysfunktion (Fehlfunktion): Es werden z.B. falsche Stoffwechselprodukte gebildet, intrazelluläre Ablagerungen stören die Zellfunktion, fehlerhafte Zelldifferenzierung, Teilungsstörungen.

Zellschädigungen können alle Strukturbestandteile einer Zelle treffen. Primär biochemische Funktionsstörungen sind histologisch erst erkennbar, wenn sie zu morphologischen Veränderungen in der Zelle geführt haben.

2.1.2 Zellkern

Schädigungen des Zellkerns, von dem alle Funktionen der Zelle gesteuert werden, sind in der Zellpathologie von besonderer Bedeutung. Bereits unter physiologischen Beanspruchungen ergeben sich im histologischen Bild des Zellkerns gewisse Schwankungen. Er reagiert auf erhöhte oder verminderte Anforderungen an die Zelle, die eine Änderung der Stoffwechselaktivität bedingen. Der Übergang von funktionellen Anpassungsreaktionen zu pathologischen Kernveränderungen ist allerdings fließend und kann im einzelnen nicht genau bestimmt werden.

Histologisch erkennbar sind folgende Veränderungen:
- Volumenänderungen (Verschiebung der Kern-Plasma-Relation)
- quantitative und qualitative Änderungen im Kernplasma:
Änderung in den Anteilen und auch im Verteilungsmuster von Eu- und Heterochromatin, Kerneinschlüsse, Änderungen im färberischen Verhalten
- Zunahme der Kernzahl pro Zelle
- Änderungen in Größe, Zahl und Struktur der Kernkörperchen
- Veränderungen der Kernhülle.

2.1.2.1 Funktionell bedingte Kernveränderungen.
Bei gesteigerten Anforderungen an die Zelle reagiert der Kern mit Vergrößerung: Volumenzunahme, funktionelle Kernschwellung. Das Chromatin wird aufgelockert, das Kernplasma erscheint heller, der Euchromatinanteil nimmt zu. Die Kernkörperchen vergrößern sich ebenfalls. In bestimmten Geweben kann es auch zur Zellvermehrung kommen: Stimulierung der mitotischen Zellteilung.

Funktionssteigerung in einer Zelle kann eine **Polyploidisierung** bewirken: Der normalerweise diploide Chromosomensatz der Zelle (d.h. von jedem Chromosom sind zwei Stück vorhanden) kann um ein geradzahliges Vielfaches vermehrt werden. Es entstehen dann polyploide Kerne (4- oder 8facher Chromosomensatz, bzw. noch höhere Ploidiegrade). Dem Vorgang liegt eine Endomitose zugrunde, bei der kein Spindelapparat ausgebildet wird und die Kernhülle erhalten bleibt. Je nach dem Grad der Polyploidie entstehen *Riesenkerne*, die oft eine sehr unregelmäßige Gestalt haben. Auch unter pathologischen Bedingungen können polyploide Zellkerne entstehen.

Bildung mehrkerniger Riesenzellen. Solche Zellen können auf zweierlei Arten entstehen:
- polyploide Kerne zerfallen durch Amitose in mehrere hinsichtlich des Chromosomengehaltes ungleichwertige Kerne, ohne daß die Zelle selbst sich teilt.
- durch Fusion: mehrere gleichartige einkernige Zellen verschmelzen.

Riesenkerne und Riesenzellen können zwar die Folge eines durch gesteigerte Anforderungen erhöhten Stoffwechsels sein, sie treten aber andererseits sehr häufig unter eindeutig pathologischen Bedingungen auf, also bei gestörten, fehlgesteuerten und zellgefährdenden Funktionen (Entzündungsreaktionen, Tumorwachstum).

Bei verminderter Leistung von Zellen (Unterfunktion) kommt es zu einer Verkleinerung der Kerne und Kernkörperchen, das Chromatin verdichtet sich, der Anteil an Heterochromatin nimmt zu. Im Extremfall erbringt die Zelle gerade noch die Leistungen, welche zur Erhaltung ihrer Struktur notwendig sind, weitergehende Funktionen im Interesse des Gesamtorganismus kann sie nicht mehr ausüben.

2.1.2.2 Kernschädigung, Kernuntergang
(Abb. 2-1). Bei Schädigung von Zellen kann es, meist im Rahmen eines allgemeinen Zellödems zu einer *degenerativen Kernschwellung* kommen: Das Kernvolumen nimmt zu, Kernplasma und Nukleolus sind aufgelockert und aufgehellt.

Herdförmige Verklumpungen des Chromatins können sich an der Kernwand und um den Nukleolus ablagern. Wenn diese *Margination des Chromatins* stärker ausgeprägt ist, kann sie lichtmikroskopisch als *Kernwandhyperchromatose* erkannt werden. Dies ist ein erstes Zeichen der irreversiblen Kernschädigung.

Bei schweren Schädigungen kann sich die Zelle nicht mehr erholen. Der Kern geht zugrunde. Man unterscheidet verschiedene Formen des Kernuntergangs:

Karyorrhexis. Die Verlagerung des Chromatins an die Innenseite der Kernwand (Margination) nimmt zu. Die Kernhülle ist zunächst noch unversehrt; der perinukleäre Raum ist bisweilen erweitert. Später treten Defekte der Kernwand auf und der nunmehr verkleinerte Kern zerfällt in einzelne Brocken, die zunehmend dichter und kleiner werden.

Karyopyknosis. Das verdichtete Chromatin zieht sich zur Kernmitte hin zusammen. Der Kern schrumpft, schließlich bleibt nur noch eine kleine dichte Scholle zurück. Pyknotische Kerne können in kleinere Bröckchen zerfallen (sekundäre Karyorrhexis).

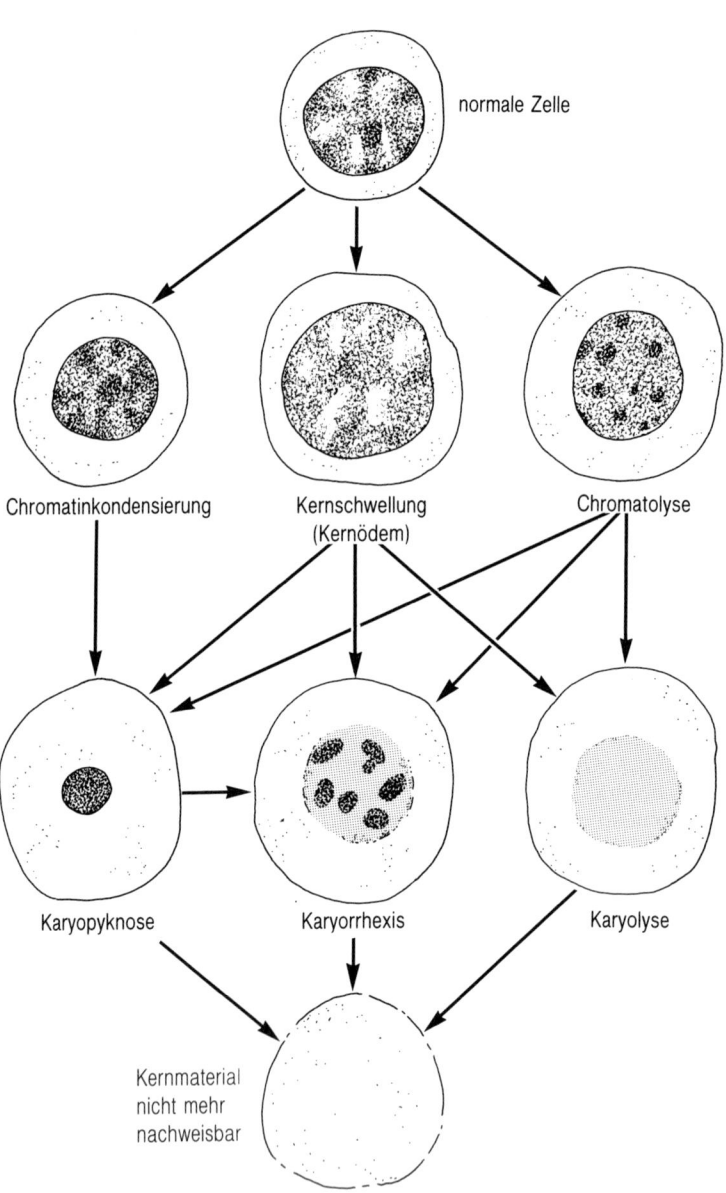

Abbildung 2-1: Kernschädigung – Kernuntergang.

Karyolyse. Auflösung des Kerns. Das veränderte Kernplasma verschwindet, bis schließlich auch ultrastrukturell keinerlei Kernsubstanz mehr nachweisbar ist. Der Karyolyse gehen meist, aber nicht notwendigerweise, Karyorrhexis oder Pyknose voraus.

2.1.2.3 Atypische Kerne, Kerneinschlüsse.

Pathologische Veränderungen können sich auch in einer Atypie der Kerne äußern: Die Kerne weichen hinsichtlich Größe, Beschaffenheit und Anfärbbarkeit vom Normalzustand ab. Von *Kernpolymorphie* spricht man dann, wenn die Kerne eines Zellverbandes, die alle einander ähnlich sein müßten, starke Abweichungen in ihren histologischen Merkmalen zeigen. Poly-

morphie der Kerne eines Gewebes ist ein typisches Kennzeichen bösartiger Tumoren.
Zellfremdes Material oder auch Zytoplasmabestandteile können in den Zellkern aufgenommen werden. Dies ist möglich durch:
- Einstülpungen der Kernhülle
- Aufnahme durch Kernporen oder direkt durch die Kernhülle
- Einlagerung der Substanzen während der Telophase einer Zellteilung (also noch vor Ausbildung einer neuen Kernhülle).

Die Einschlußkörper sind meist durch Teile der Kernwand vom Chromatin getrennt. Bei eingeschlossenen Zellorganellen zeigen sich oft degenerative Veränderungen. Kerneinschlüsse findet man bei Metallvergiftungen (Blei, Wismut, Gold), Virusinfektionen oder in Form glykogenhaltiger Partikel in Leberzellkernen bei Diabetes mellitus (diabetische Lochkerne).

2.1.3
Zellmembran

Schäden an der Zellmembran wirken sich auf verschiedene Weise aus. Sie bleiben nie ohne Rückwirkungen auf Struktur und Funktion der Zelle.

2.1.3.1 Änderung der Durchlässigkeitsverhältnisse.
Eine der wichtigsten Eigenschaften der Zellmembran ist ihre selektive Permeabilität. Bei Störungen in Stoffwechsel oder Energiebildung aber auch durch direkte Schädigung der Membran (Giftwirkung) kommt es zur Fehlfunktion oder zum Ausfall der aktiven (energieabhängigen) Transportsysteme bzw. zu Defekten in der Ultrastruktur der Zellmembran.

Die Natrium- und Kaliumkonzentrationen des Intrazellulär- und Extrazellulärraumes gleichen sich aus (Elektrolytumverteilung). In der Zelle entsteht ein gegen den Extrazellulärraum erhöhter osmotischer Druck: Wasser strömt in die Zelle ein (allgemeines Zellödem).

Folge einer Permeabilitätsstörung kann einerseits das Ausströmen großmolekularer Verbindungen (z.B. Enzyme) aus der Zelle sein, andererseits aber auch die Anhäufung von Stoffwechselprodukten in der Zelle, die entweder direkt oder erst in höherer Konzentration die Zelle schädigen (Störungen der Endo- und Exozytose).

2.1.3.2 Oberflächenveränderung.
Pathologische Vorgänge können auch zu einer Verformung der Zelloberfläche führen: Aus- oder Einstülpungen der Membran, wie sie sonst nicht vorkommen, Abschnürungen von Zellbereichen, Verformung oder Verlust von Zellfortsätzen oder Zerstörung einzelner Baubestandteile der Membran. Ein Verlust oder die Zerstörung von Membranrezeptoren hat Störungen des Informationsflusses zur Folge: Nichterregbarkeit, Nichtansprechen auf hormonelle Reize, Versagen interzellulärer Erkennungsmechanismen.

2.1.3.3 Membranruptur.
Bei schweren Schädigungen einer Zelle sieht man Einbrüche in die Membranstruktur (Kontinuitätsunterbrechungen, Ruptur). Die Membran kann zu sog. *Myelinfiguren* aufgerollt sein (spiralige Figuren, die der Myelinhülle um Nervenzellfortsätzen ähnlich sehen). An der Bruchstelle strömt das Zytoplasma in den Extrazellulärraum aus. Eine Erholung der Zelle ist in diesem Fall natürlich nicht mehr möglich.

2.1.4
Mitochondrien

Mitochondrien (Abb. 2-2) reagieren häufig sehr rasch auch schon auf leichtere Zellschädigungen.
- Vermehrung der Mitochondrien einer Zelle (kann einhergehen mit Vergrößerung oder Verkleinerung der Einzelorganellen) eine rasche Reaktion auf Zellschäden oder als Folge einer chronischen Leistungssteigerung der Zelle (z.B. bei Hypertrophie oder Tumorwachstum)
- Verminderung des Mitochondrienbestandes einer Zelle durch Hemmung der Neubildung oder gesteigerten Abbau der Organellen, bei Atrophie oder Involution
- Megamitochondrien entstehen durch Wachstum einzelner Mitochondrien oder durch Fusion mehrerer Organellen, man findet sie u.a. bei chronischen Hungerzuständen oder bei Vergiftungen (Urämie oder Alkoholabusus)

2 Zell- und Gewebeschäden | 28

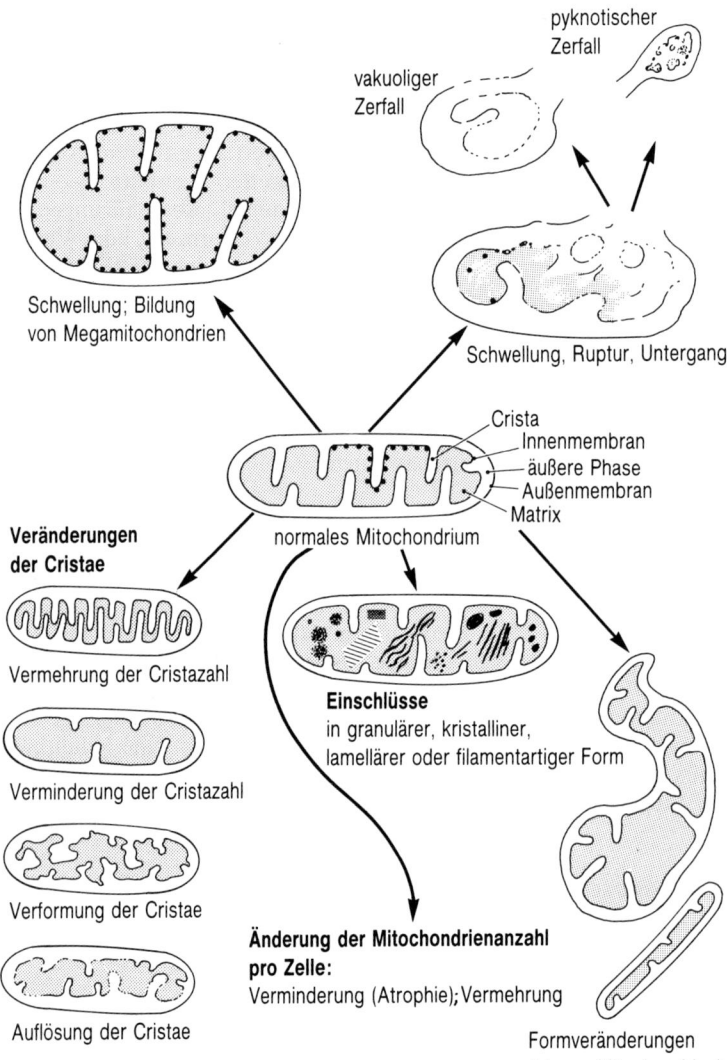

Abbildung 2-2: Pathologische Veränderungen an den Mitochondrien.

- Veränderungen der Mitochondrienform (bizarre Mitochondrien): starke Verlängerung, abnorme Verkürzung, Verdrehungen; bei chronischem Alkoholismus, in Tumorzellen sowie nach Bestrahlungs- oder Zytostatikatherapie
- Veränderungen der Cristae mitochondriales:
Vermehrung (Vergrößerung der inneren Oberfläche) bei gesteigerten funktionellen Beanspruchungen und in Erholungsphasen nach Zellschäden; Verminderung der Crista-Zahl bei Leistungseinbußen; Formwandel der Cristae (z.B. Verdickung, Verkürzung, Verlängerung, Verschmelzung usw.); Auflösung der Cristae (Dissolution, Cristolyse)
- Veränderung der Mitochondrienmatrix durch Kondensation, Schwellung, Ausfallen von Matrixproteinen oder auch durch Einschlüsse: granuläres, elektronendichtes Material (z.B. in malignen Tumorzellen); Eisen in Form von Ferritin; Glykogen (bei Myopathien); filamentartiges oder lamelläres Material

2.1 Schädigung der Zelle

(unspezifische Reaktionsprodukte bei Mitochondrienschäden); kristall- und virusähnliche Partikel (in leukämischen Myeloblasten); Kalziumphosphate (Mitochondrienverkalkung: Die Mitochondrien spielen bei der Gewebeverkalkung eine wichtige Rolle. Durch die veränderten Membranen strömt Kalzium ein, die Organellen gehen schließlich zugrunde)
- Mitochondrienzerfall: Bei schwerer Schädigung der Organellen kommt es zu folgenden Veränderungen: Matrixkondensation, Schwellung des Raumes zwischen Innen- und Außenmembran, Auflösung der Cristae und der Matrix, Ruptur der Membranen und schließlich Zerfall des Mitochondriums in kleine vakuolige Gebilde. Mitochondrien können auch durch progressive Schrumpfung, Verdichtung und scholligen Zerfall zugrunde gehen.

2.1.5
Rauhes endoplasmatisches Retikulum

Bei gesteigerter Proteinsynthese findet man eine Zunahme der Membransysteme des rauhen endoplasmatischen Retikulums (RER) in der Zelle, also bei funktioneller Anpassung, Wachstumsprozessen, Regeneration oder Tumoren. Parallel hierzu kommt es auch zu einer Vermehrung der Ribosomen. In Hungerzuständen oder bei gestörter Proteinsynthese verringert sich dagegen die Zahl der RER-Räume in der Zelle (Abb. 2-3).

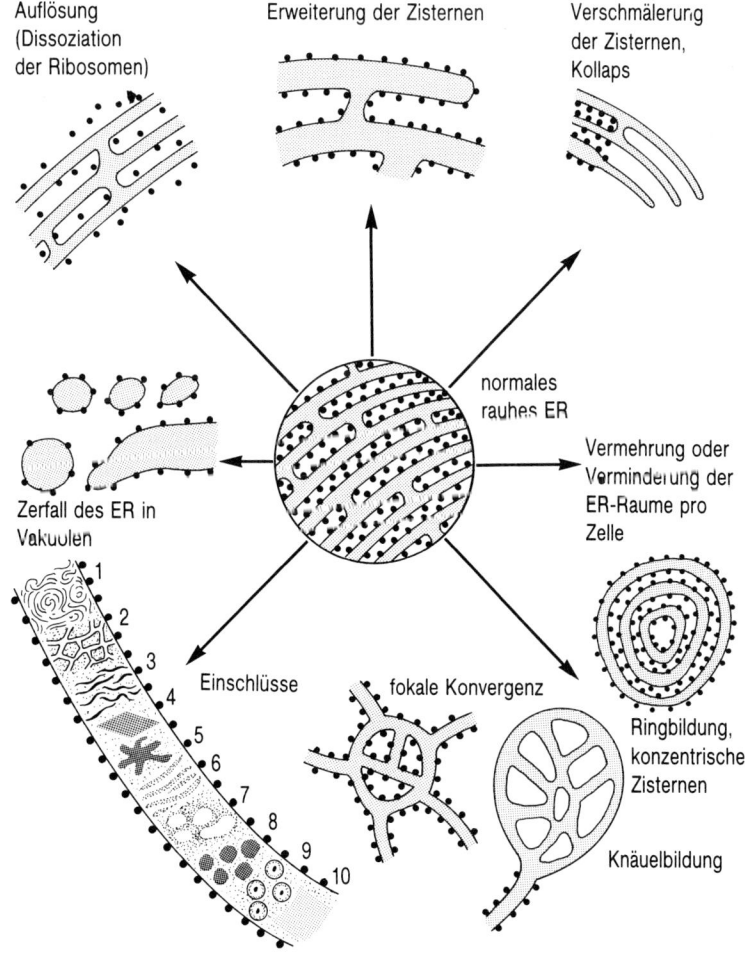

Abbildung 2-3:
Pathologische Veränderungen am rauhen endoplasmatischen Retikulum (RER).
1 hyalin; 2 tubulär; 3 filamentär; 4 kristallin; 5 seesternförmig; 6 gebändert; 7 vesikulär; 8 granulär; 9 partikulär; 10 amorph.

Schon bei leichteren Zellschädigungen lösen sich die Ribosomen von den Membranen ab; allerdings sind diese Veränderungen nach Aufhören der Schädigung rasch rückbildungsfähig. Bei schwereren Schäden zerbricht das RER-Membransystem in kleinere Einheiten *(Fragmentation)*, die sich später zu Bläschen umbilden *(Vesikulation)*.

Bei sehr schweren Zellschädigungen, die zu einem Zusammenbruch der Zellatmung führen, strömt nach Versagen der Natriumpumpe Wasser in die Zelle ein: Aus den lichtmikroskopisch noch nicht sichtbaren RER-Bläschen werden wassergefüllte Hohlräume: *Vakuolige Degeneration*. Gleichzeitig besteht eine Mitochondrienschwellung. Wenn der Zellstoffwechsel vollständig zusammenbricht, werden die Vakuolen sehr groß *(Ballonierung)*. Spätestens auf dieser Stufe ist die Schädigung nicht mehr rückbildungsfähig.

Eine Verschmälerung der Zisternenräume *(Zisternenkollaps)* mit Ablösung von Ribosomen findet man z.B. bei vergiftungsbedingten Membranschädigungen.

Zu atypischen Formveränderungen der Zisternen kommt es bei bestimmten malignen Tumoren oder bei Stoffwechselkrankheiten:
- Paarung der RER-Zisternen (bei Osteosarkom, Rhabdomyosarkom, Retikulumzellsarkom)
- fokale Konvergenz: Zusammenlaufen mehrerer radiär angeordneter RER-Zisternen auf einen Mittelpunkt (z.B. bei Hepatomen oder Glykogenspeicherkrankheit)
- konzentrische Anordnung der Zisternen (z.B. bei Fruktosurie, Hepatomen, Karzinomen)
- Knäuelbildung von RER-Zisternen mit Ablösung von Ribosomen (z.B. Hepatoblastom, Morbus Hodgkin).

Einschlüsse in die RER-Zisternen können für bestimmte Erkrankungen typisch sein:
- amorphe Einschlüsse deuten auf Störungen der Synthese- oder Sekretionsleistungen hin. Man findet sie z.B. bei Tumorzellen, angeborenen Stoffwechselstörungen oder auch bei Blockierung der Proteinsynthese, z.B. durch Medikamente oder Gifte
- granuläre Einschlüsse (bei Fettleber oder starker Herabsetzung der Körpertemperatur über längere Zeit (Hibernisierung)
- multivesikuläre Einschlüsse (bei membranöser Glomerulonephritis, Achondroplasie, Rhabdomyosarkom, Sekretstau)
- seesternartige Einschlüsse (bei Osteosarkom und malignen Lymphomen)
- partikuläre Einschlüsse (Virusbefall der Zelle)
- tubuläre Einschlüsse (bei Autoimmunerkrankungen, malignen Lymphomen, Morbus Hodgkin, bei bestimmten Viruserkrankungen: Röteln, Herpes, Poliomyelitis)
- filamentförmige Einschlüsse (bei Hepatitis B, Hepatom)
- hyaline Einschlüsse (bei chronisch aggressiver Hepatitis in Leberzellen)
- bandförmige Einschlüsse (bei Therapie mit Immunostatika)
- kristalline Einschlüsse (bei Sekretionsverzögerung, angeborenen Stoffwechselstörungen, Phäochromozytom, malignen Lymphomen).

2.1.6
Glattes endoplasmatisches Retikulum

Vermehrung der Membranräume des glatten endoplasmatischen Retikulums (GER) oder mäßige Ausweitung der einzelnen Räume sind als Anpassungsreaktion festzustellen bei chronischer Belastung mit bestimmten Medikamenten (Schlafmittel, Psychopharmaka). Eine starke vakuolige Erweiterung ist dagegen Ausdruck einer schweren Zellstoffwechselstörung bei Sauerstoffmangel, chronischer Hepatitis oder Alkoholismus.

Eine Verminderung der GER-Räume in der Zelle wird u.a. beobachtet bei Glykogenspeicherkrankheit, Fettleber, Hungerzuständen und nach Zytostatikabehandlung. Formveränderungen des GER kommen vor als (Abb. 2-4):
- Anullierung: Gefensterte Zisternen als abartige Kernmembranbildungen im Zytoplasma (in embryonalen Zellen oder in Tumorzellen)
- konzentrische Anordnung der Zisternen (bei Antibiotika Therapie, Fructose-Infusionen oder während der Entstehung maligner Tumoren: Belastung

Abbildung 2-4:
Pathologische Veränderungen am glatten endoplasmatischen Retikulum (GER).

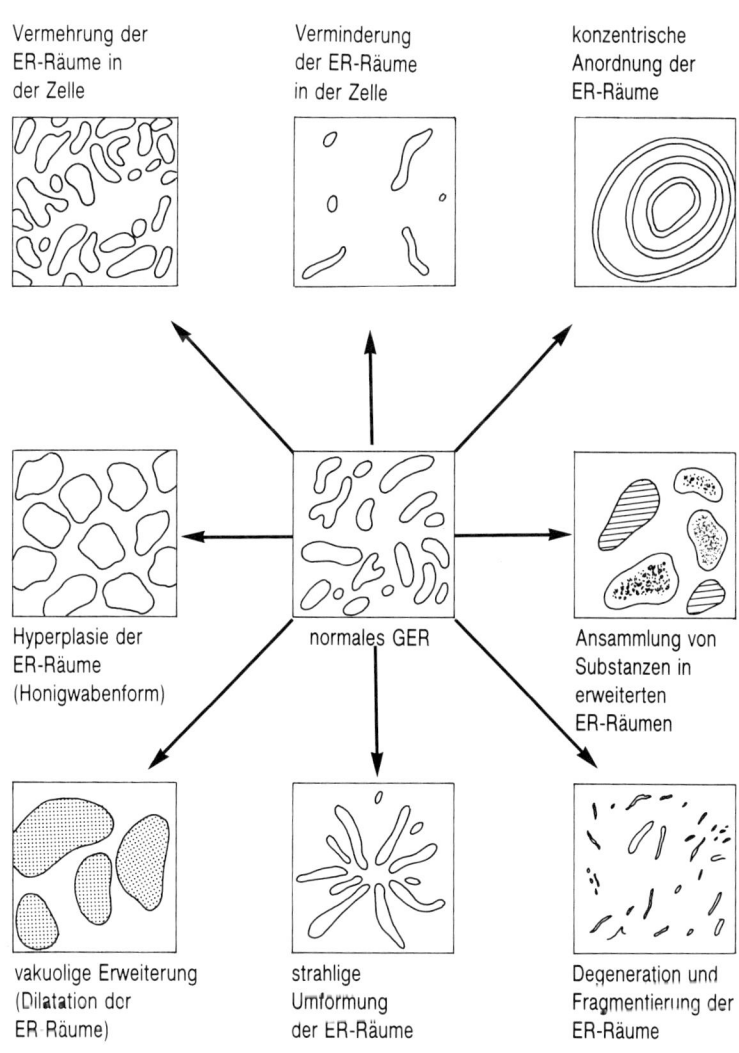

mit aromatischen Stoffen (Karzinogenese)
– strahlige Umformung (z.B. bei Virusinfektionen)

In den GER-Räumen kann es auch zu pathologischen Ansammlungen von Proteinen oder Lipiden kommen (z.B. bei chronischem Alkoholismus). Schwere Zellschädigungen führen zur Degeneration und zum Zerfall des GER.

2.1.7
Golgi-Apparat, Sekretionsprodukte

Eine Hypertrophie des Golgi-Apparates beobachtet man bei erhöhter Proteinsynthese und gesteigerter Sekretion, etwa in Drüsenzellen, aktiven Plasmazellen (Antikörperproduktion) oder in prokollagenbildenden Fibroblasten und Osteoblasten. Hält die Ausschleusung der Sekretionsprodukte mit der gesteigerten Neusynthese nicht Schritt, so kommt es zur Erweiterung der Golgi-Zisternen (zunehmende Speicherung). Eine Atrophie des Golgi-Apparates findet man bei stark verminderter Synthesetätigkeit der Zelle bei lokalisierten oder generalisierten Atrophien, bei starken Hungerzuständen, insbesondere auch bei Eiweißmangel sowie in den Zellen entdifferenzierter Tumoren.

Sekretionsgranula. Bei verstärkter Sekretionstätigkeit nimmt auch die Zahl der Sekretgranula in der Zelle zu. Ihr Inhalt zeigt aber einen geringeren Kondensationsgrad als bei weniger aktiven Zellen. Beschaffenheit und Zahl der intrazellulären Granula geben mitunter Aufschluß über Herkunft und Differenzierungsgrad von Zellen. Dies ist besonders in der Tumordiagnostik von Bedeutung.

Schleimvakuolen. Bei gesteigerter Schleimproduktion und -ausschleusung findet man RER und Golgi-Apparat deutlich ausgeprägt. Wenn ein besonders zäher (visköser) Schleim sezerniert wird, sind besonders große Schleimvakuolen vorhanden, z.B. bei chronischer Bronchitis oder Mukoviszidose. Große Schleimvakuolen bilden sich aber auch bei Ausschleusungsstörungen der Schleime, wobei es sich nicht unbedingt um zähes Material handeln muß. Bei Siegelringzell-Karzinomen findet man große Schleimtropfen in den Tumorzellen.

2.1.8
Lysosomen

Lysosomen sind wichtige Organellen für den Abbau von zelleigenen oder zellfremden phagozytierten Substanzen. Die verzögerte oder unkontrollierte Freisetzung ihrer lytischen Enzyme kann zu schweren Zellschädigungen führen.

Verzögerte Freisetzung lysosomaler Enzyme ist Ursache oder Folge zahlreicher pathologischer Prozesse:
– Erschwerung oder Blockierung der Phagozytose
– Störungen in der Verschmelzung von primären Lysosomen mit den Phagosomen: verzögerter Abbau des phagozytierten Materials
– Vorhandensein pathologischer Lysosomen (Riesengranula), die ebenfalls nur sehr langsam mit den Phagosomen verschmelzen
– Störung des Stoffabbaues in den sekundären Lysosomen
– vorzeitige Exozytose unvollständig abgebauten Materials. Dies kann zu chronischen Entzündungen führen
– nicht oder unvollständig abgebaute Stoffe bleiben in der Zelle liegen.

Gesteigerte Freisetzung lysosomaler Enzyme: Durch vorzeitige und unkontrollierte Auflösung der lysosomalen Membranen werden Enzyme freigesetzt, welche im Zytoplasma eine diffuse Autolyse verursachen, da sie vom intakten Zellbereich nicht mehr durch eine schützende Membran abgegrenzt sind, wie das beim kontrollierten Abbau in den sekundären Lysosomen der Fall ist.

Bestimmte phagozytierte Substanzen (Quarz, Oxalate, Silikate, Uratkristalle) zerstören nach der Bildung von sekundären Lysosomen in der Zelle die umhüllende Membran, so daß die lysosomalen Enzyme in das Zytoplasma und nach der Zerstörung der Zelle auch in den Extrazellulärraum gelangen können. Die auf diese Weise wieder frei gewordenen Substanzen werden aufs neue phagozytiert und der Prozeß wiederholt sich.

Mangel an lysosomalen Enzymen: Bei Mangel oder Fehlen eines oder mehrerer lysosomaler Enzyme (meist infolge eines Gendefektes) ergibt sich ein Stau von Stoffwechselprodukten in der Zelle. Die vorhandenen Lysosomen sind überladen und vergrößert. Die unverdaubaren Stoffe werden in zunehmendem Maße in der Zelle gespeichert. Man findet intrazellulär dicht gelagerte Speichervakuolen mit homogenem oder heterogenem Inhalt bzw. auch korpuskuläre Einschlüsse. Schließlich muß die Zelle zugrundegehen, weil die übrigen Organellen und Funktionssysteme verdrängt werden, so daß der Zellstoffwechsel erlischt oder weil sich nach dem Zerreißen der Lysosomenmembranen der zellschädigende Inhalt in das Zytoplasma ergießt und zur Autolyse führt.

2.1.9
Peroxisomen (Microbodies)

Diese kleinen, von einer einfachen Membran umhüllten Organellen sind am Kohlehydrat- und Fettstoffwechsel beteiligt und dienen zur Beseitigung der in der Zelle anfallenden Peroxide.

Eine Verminderung der Peroxisomenanzahl pro Zelle kommt u.a. bei Hyperlipidämie, Fettleber, Infektionskrankheiten und entdifferenzierten Tumoren vor. Eine

Vermehrung der Peroxisomenzahl wurde beobachtet nach Gabe von Medikamenten zur Senkung des Blutfettgehaltes, bei Bleivergiftungen und bei chronisch verringerter Zellatmung.

Veränderungen des Peroxisomeninhaltes (Matrix):
- Matrixauflösung bei Entzündungen oder Ischämie. Im letztgenannten Fall reagieren die Peroxisomen noch früher auf die Zellschädigung als die Mitochondrien
- Bildung von „Loch-Peroxisomen" (helle Bereiche in der Matrix): bei Degeneration – Einschlüsse (nach Gabe bestimmter Medikamente, z.B. Aspirin oder Antihistaminika).

2.1.10
Zytoskelett

Die Strukturproteine des Zytoskeletts sind an vielen Funktionen beteiligt: Aufrechterhaltung der Zellform, insbesondere auch der bleibenden Zellfortsätze, Interzellularverbindungen, Bewegungsvorgänge, intrazelluläre Transportprozesse, Sekretion.

Eine Vermehrung der Mikrofilamente und Mikrotubuli wird beobachtet bei gesteigerten mechanischen Beanspruchungen der Zelle, aber auch gelegentlich in Tumorzellen. Zerreißung und Depolymerisation dieser Strukturen findet man u.a. auch bei Zellschädigung durch Chemikalien. Colchicin hemmt die Bildung von Mikrotubuli.

Unregelmäßig gekrümmte und ineinander verschlungene Mikrotubuli kommen bei verschiedenen, v.a. degenerativen Hirnveränderungen vor.

Art und Anordnung der Intermediärfilamente sind in vielen Geweben zellspezifisch, verändern sich aber in Tumorzellen. Eine Anhäufung dieser Filamente beobachtet man bei entzündlich-degenerativen Veränderungen von Knorpel- und Endothelzellen.

2.1.11
Zentriolen

Eine Vermehrung der Zentriolenzahl wurde bei polyploiden Kernen gefunden und auch bei aneuploiden Kernen, wie sie in malignen Tumorzellen und in mehrkernigen Riesenzellen vorkommen.

Für Teilungsstörungen der Zentriolen (asymmetrische Teilungen oder Mehrfachteilungen) gelten ähnliche Ursachen wie bei Mitosestörungen. Ionisierende Strahlen und Chemikalien können eine Zerstörung der Zentriolen bewirken.

2.1.12
Kinozilien

Zu Funktionsstörungen (Verlangsamung oder Aufhören der Zilienbewegung) kommt es bei thermischen Schäden, bei Einwirkung von Chemikalien oder durch Trockenheit. Strukturschäden der Kinozilien (Störung des Aufbaues, Verkürzung, Verlust) kommen bei Chemikalieneinwirkung, reiner Sauerstoffbeatmung oder bei Virusinfekten vor.

2.1.13
Grundzytoplasma

Wie bei den Zellorganellen sind auch im Grundzytoplasma der Zellen und bei seinen Einschlüssen verschiedene pathologische Veränderungen möglich.

2.1.13.1 Störungen des Wasser- und Elektrolythaushaltes. Sie beruhen meist auf einer gestörten Permeabilität der Zellmembran:
- Hyperhydratation: Kolloidosmotisches Ödem des Grundplasmas, Aufhellung, Volumenzunahme, Zellschwellung, die Organellen werden auseinandergedrängt
- Dehydratation: Verarmung des Zytoplasmas an Wasser, Verdichtung, Membraneinziehungen, Zellschrumpfung.

Hyper- oder Dehydratation kommen kaum isoliert nur im Grundzytoplasma vor. Meistens sind hiermit auch entsprechende Veränderungen des Zellkerns und der übrigen Organellen verbunden. Grundsätzlich sind diese Störungen noch rückbildungsfähig.

Nach dem mikroskopischen Bild unterscheidet man verschiedene Arten von Wasseransammlung im Zytoplasma (Abb. 2-5):
- hydropische Zellschwellung (trübe Schwellung): ohne Vakuolenbildung
- hydropisch-vakuoläre Schwellung: Entstehung mehrerer Vakuolen im Zytoplasma, die zunächst noch relativ klein sind

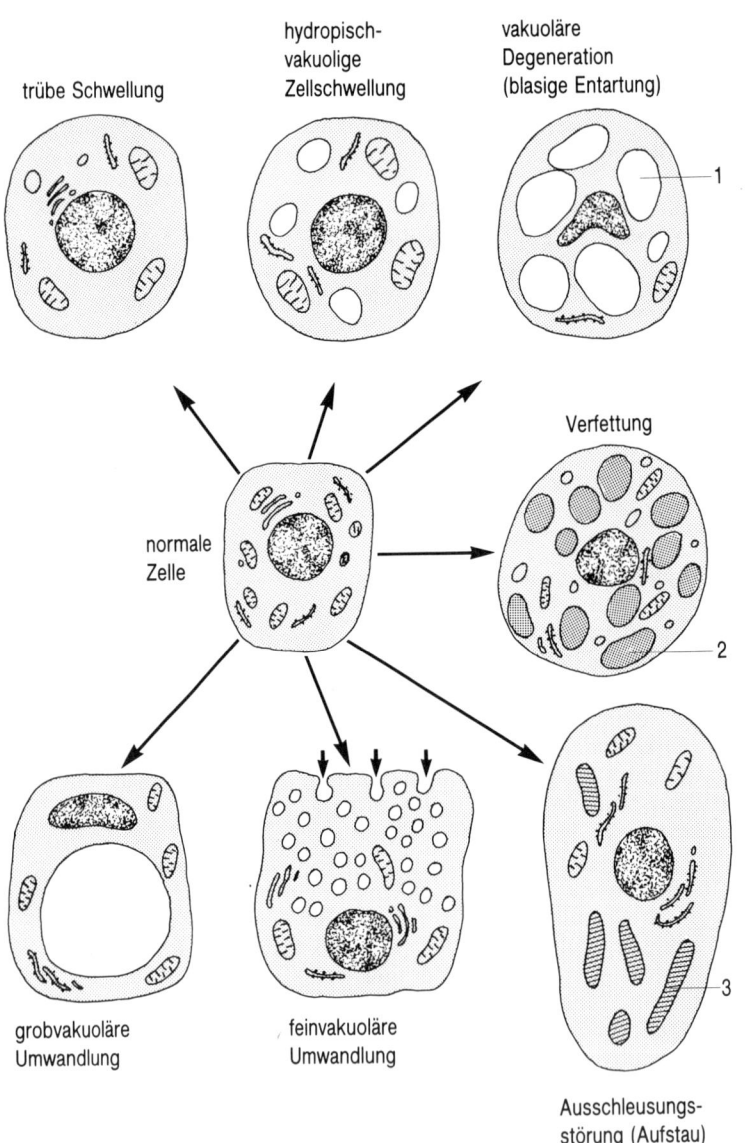

Abbildung 2-5:
Pathologische Veränderungen im Grundzytoplasma.
1 Vakuolen; 2 Fett-Tropfen; 3 retinierte Substanzen.

- blasige Entartung: Mehrere große Vakuolen liegen im Zytoplasma, gleichzeitig Verkleinerung des Kernes
- grobvakuoläre Umwandlung: Auffallend große Vakuolen, die durch zusammenfließen mehrerer kleinerer entstanden sind, der Kern ist im wesentlichen unverändert
- feinvakuoläre Umwandlung: Das Zytoplasma der deutlich vergrößerten Zelle enthält zahlreiche kleine Vakuolen, die ihm ein schaumiges Aussehen verleihen.

2.1.13.2 Einlagerung von Lipiden (Zellverfettung).

Als pathologische Verfettung (fettige Degeneration, fettige Dystrophie) einer Zelle gilt die lichtmikroskopisch feststellbare Anhäufung von Lipiden (vorwiegend Triglyzeriden) in Parenchymzellen, in denen man sie sonst kaum findet. Intrazelluläre Fetttropfen treten bei den meisten

Zellschädigungen auf. Sie sind ein sicheres Zeichen für einen gestörten Stoffwechsel. Ursachen:
- Überangebot an Lipiden (alimentäre Verfettung)
- Fettabbaustörungen (herabgesetzte Fettsäureoxidation bei Sauerstoffmangel, Vergiftungen oder enzymatischen Störungen)
- Mangel an lipotropen Substanzen. Dies sind Stoffe, die für Transport und Emulgierung von Lipiden notwendig sind (Cholin und Lecithin). Bei Fehlen dieser Phospholipide bilden die Neutralfette große Tropfen im Zytoplasma.
- erhöhte Lipidsynthese
- verminderte Synthese von Lipoproteinen. Man unterscheidet verschiedene Arten der Zellverfettung:
- nach der Größe der Fettropfen: kleintropfige oder großtropfige Zellverfettung
- nach der Lokalisation der Fettropfen in der Zelle: perinukleäre, perisinuosidale, diffuse Verfettung
- nach der Lokalisation der verfetteten Zellen innerhalb eines Gewebes oder Organs: Einzelzellverfettung, fleckförmige, zentrale, lobuläre, diffuse Verfettung.

Degenerative Verfettung kann auftreten bei:
- Sauerstoffmangel
- Vergiftungen (z.B. Benzol, Pilzgifte, Phosphor, CCl$_4$)
- Ernährungsschäden (Unterernährung, Überernährung, konsumierende Erkrankungen)
- Alkoholabusus
- Diabetes mellitus.

Das verfettete Gewebe zeigt schon makroskopisch einen gelblichen Farbton. Stark verfettete Organe sind vergrößert, die Schnittflächen erscheinen glänzend. Für den mikroskopischen Fettnachweis benützt man Gefrierschnitte und Fettfärbungen.

Im Unterschied zur degenerativen Verfettung bezeichnet man als lokale resorptive Verfettung das Auftreten von *Lipophagen*. Es handelt sich dabei besonders um Makrophagen, welche sich mit Fetten oder Ölen beladen, die sie durch Pinozytose aus dem Extrazellulärraum aufgenommen haben und die noch nicht abgebaut sind. Das resorbierte Fett kann aus nekrotischen Fettgewebszellen oder aus zerfallenen Myelinscheiden stammen; es kann sich auch um exogen zugeführte Lipide handeln.

Die **Adipositas (Obesitas)** ist eine allgemeine Fettsucht (Fettleibigkeit). Die vorhandenen Fettdepots des Körpers vergrößern sich, die Zahl der Fettzellen hat stark zugenommen.

Die **Lipomatosis** ist dagegen die lokale Verfettung eines Organs, d.h. die Durchwachsung mit Fettgewebe, wobei sich Bindegewebszellen in Fettzellen umwandeln (z.B. Lipomatosis cordis, Herzverfettung).

2.1.13.3 Cholesterinester-Verfettung. Man versteht darunter die Einlagerung von Cholesterinestern im Zytoplasma von Zellen, meist von Makrophagen (Histiozyten), die durch die vielen fein verteilten Fettvakuolen ein schaumiges Aussehen haben *(Schaumzellen)*. Der Kern ist oft zentral gelagert. Die Cholesterinester liegen vorwiegend in Lysosomen. Cholesterinesterverfettung von Zellen kann verschiedene Ursachen haben:
- Hypercholesterinämie: primär (genetischer Defekt) oder sekundär (u.a. bei Diabetes mellitus, Hyperthyreose, Stauungsikterus)
- Fehlen von Transportproteinen für Lipide
- gestörter Transport von Lipiden
- vermehrter Anfall von Cholesterinestern
- massiver Zelluntergang
- Stoffwechselveränderungen (z.B. in Tumorzellen)
- Resorption ausgedehnter Blutungen.

2.1.13.4 Glykogen. Erhöhung oder Verminderung des Glykogengehaltes in den Zellen beruht auf:
- erhöhtem oder verringertem Angebot von Glucose als Vorläufersubstanz des Glykogens
- Störungen oder Defekte der glykogenaufbauenden oder glykogenabbauenden Enzymsysteme (letzteres bei den Glykogenspeicherkrankheiten: Glykogenosen)
- erhöhtem oder vermindertem Verbrauch. Glykogenschwund wird z.B. nach Virusinfektionen beobachtet oder

in Zellen, die durch plötzliche Funktionssteigerung oder Mangeldurchblutung in ein Versorgungsdefizit gelangt sind.

Bei verschiedenen Tumoren findet man in den Zellen einen ungewöhnlich hohen Glykogengehalt. Die Glykogenose Typ I führt zu Ablagerungen von Glykogen im Zytoplasma und im Zellkern (Lochkerne) der Leberzellen, während beim Typ II der Glykogenose das Glykogen in den Lysosomen von Leber-, Herz- und Skelettmuskelzellen gespeichert wird.

Bei Entzündungen kommen oft sehr glykogenreiche Granulozyten, Fibroblasten und Gefäßendothelzellen vor. Zellschädigung und Nekrose treten nur bei sehr erheblich vermehrten Glykogenablagerungen ein. Nach dem Zelltod wird das vorhandene Glykogen sehr schnell abgebaut.

2.1.13.5 Glykosaminoglykane (Mukopolysaccharide). Diese Biomoleküle sind Bestandteile der Grundsubstanz des Bindegewebes und deswegen in erster Linie im Extrazellulärraum zu finden. Intrazellulär werden sie festgestellt:
- wenn die in Fibroblasten gebildeten Glykosaminoglykane nicht ausgeschieden werden konnten und sich daher in diesen Zellen stauen
- in Tumorzellen (bei Chondromen, Chondrosarkomen, Myxomen, Mesotheliomen und Synovialomen)
- bei den Mukopolysaccharidosen, die auf lysosomalen Abbaustörungen der Mukopolysaccharide beruhen.

2.1.13.6 Proteine. Pathologische Proteinablagerungen in geschädigten Zellen werden auch als *hyaline Degeneration* bezeichnet. Hyaline Ablagerungen in einer Zelle enthalten vornehmlich Proteine, daneben aber auch Fettstoffe und Kohlehydrate. „Hyalin" ist somit nicht die Bezeichnung für eine definierte Substanz, sondern ein färberisch-lichtmikroskopischer Begriff, auf den folgende Eigenschaften zutreffen: homogen, glasigdurchscheinend (hyalin), stark lichtbrechend und mit sauren Farbstoffen anfärbbar (z.B. Eosin).

Übermäßiges Proteinangebot kann auch in normalen Zellen Hyalinablagerungen bewirken. Ansonsten ist aber intrazelluläres Hyalin als Reaktion auf Zellschädigungen zu deuten. Bei fokalem Zytoplasmauntergang entstehen hyaline Kugeln. Bei Alkoholikern kann man im Zytoplasma der Leberzellen *Mallory-Körperchen* finden: Bandförmige oder verzweigte oder klumpige Gebilde, häufig in Kernnähe. Bei chronischen Entzündungen lassen sich in Plasmazellen oft zahlreiche *Russell-Körperchen* feststellen: Sie enthalten Immunglobuline und liegen in erweiterten Räumen des RER.

2.1.14
Zellverbindungen

Schlußleistensysteme (kontinuierliche Interzellularverbindungen) finden sich besonders an Grenzgeweben. Sie verhindern z.B. daß irgendwelche Stoffe aus dem Lumen eines Hohlorgans unkontrolliert in das Bindegewebe oder in umgekehrter Richtung fließen (Schrankenfunktion). *Desmosomen* sind punktuelle Interzellularverbindungen. Sie dienen v.a. dem Gewebszusammenhalt.

Zur Schädigung oder Auflösung (Dissoziation) von Zellverbindungen kann es kommen:
- bei Sauerstoffmangel
- durch Einwirkung proteolytischer Enzyme
- bei Verarmung der Extrazellulärflüssigkeit an Kalzium-Ionen
- bei entzündlichen Vorgängen
- durch Einwirkung von Chemikalien
- durch unphysiologisch hohe mechanische Druck- und Zugbeanspruchungen
- bei thermischen oder Strahlenschäden
- bei Tumoren (vor allem bei wenig differenzierten malignen Formen).

2.2
Pathologie der Interzellularsubstanz

2.2.1
Kollagen

Mengenmäßig ist Kollagen das häufigste Protein des Körpers und das wichtigste Grundelement der Binde- und Stützgewebe. Wie nahezu alle Substanzen des Körpers unterliegt auch das Kollagen einem ständigen Umbau. Störungen der Kollagensynthese, der Zusammensetzung und Reifung des Kollagens sowie auch seines Abbaues haben daher weitreichende Bedeutung. Häufig lassen sich diese Störungen auf einen Gendefekt oder auf immunpathologische Prozesse zurückführen.

Pathologische Veränderungen des Kollagens haben einen großen Formenreichtum:
- unregelmäßiger Aufbau der Fibrillen: dünne, wenig zugfeste oder abnorm dicke Fasern; unregelmäßige Fasern mit Verdickungen; Störung der Bänderung (Querstreifung)
- Vernetzungsstörungen: fehlende, verminderte oder gesteigerte Vernetzung der einzelnen Fasern, schleimige Entartung
- erhöhte, unkontrollierte Kollagenbildung (Fibrosen)
- Unvermögen der Fibroblasten, bestimmte Kollagentypen zu bilden
- pathologische Stoffablagerungen im Kollagen: Lipide (bewirken Gefügeveränderungen und Verlust der Zugfestigkeit) Kalziumphosphate (Verkalkung der Kollagenfasern)
- gesteigerter Kollagenabbau: Auflockerung der bindegewebigen Strukturen des Körpers
- unvollständiger Kollagenabbau: Enzymresistente Bruchstücke bleiben liegen
- Bildung von Antikörpern gegen Kollagen (Autoimmunerkrankung).

Diese Kollagenstörungen führen zu:
- Verlust der Zugfestigkeit der Gewebe
- leichter Zerreißbarkeit der Haut
- Gewebsrupturen
- Hyperelastizität bestimmter Gewebe
- Aussackungen in den Wänden von Hohlorganen infolge Wandschwäche (Aneurysmen, Divertikel)
- vorzeitiger Gewebeverschleiß
- Überstreckbarkeit von Gelenken
- Skelettdeformierungen
- abnormer Knochenbrüchigkeit, um nur die wichtigsten Veränderungen zu nennen.

Einige Formen der Kollagenstörungen seien hier genauer behandelt: **Fibrosen** (Sklerosen, Indurationen) sind lokale oder diffuse Vermehrungen von Kollagenfasern im Gewebe. Übersteigerte Kollagensynthese mit reduziertem Abbau ist die Ursache. Es besteht eine stärkere Vernetzung als bei normalem Kollagen und ein hoher Anteil des Kollagen-Typs III.

Das Gewebe ist verhärtet: „Hölzerne Haut" durch Sklerosierung des subkutanen Bindegewebes; Erweiterung der interstitiellen Räume, einzelne Parenchymbereiche innerer Organe werden durch breite Bindegewebsstraßen voneinander getrennt; Verdickung der Wände von Blutgefäßen und Hohlorganen (Abb. 2-6).

Folgen sind neben der allgemeinen Gewebs- und Organverhärtung die Erschwerung bzw. das Erliegen von Austauschvorgängen (z.B. zwischen Kapillaren und Gewebe, Gasaustausch in der Lunge).

In die Gruppe der Fibrosen gehört auch die **Osteopetrose**. Überschießende Bildung von Knochengrundsubstanz (Kollagen Typ I) durch Osteoblasten; gleichzeitig besteht eine verringerte Osteoklastentätigkeit. Fibrosen können genetische Ursachen haben, aber auch eine Reaktion auf andere pathologische Veränderungen darstellen: Chronische Entzündungs- oder Fremdkörperreize, Erhöhung des Druckes von Körperflüssigkeiten (chronische Stauungszustände), aber auch chronische Stoffwechselstörungen.

Fibrinoide Degeneration (Kollagennekrose). Das Kollagen zeigt ein geändertes färberisches Verhalten: Es ist verstärkt eosinophil und läßt sich wie Fibrin anfärben. Fibrinoide Degeneration kommt immer als Begleiterscheinung von Gewebsnekrosen und Entzündungen vor. Man kennt drei Formen:
- Quellungsfibrinoid: Homogene Verbreiterung der denaturierten Fasern, die an den Enden unter Verlust der Querbänderung in feine Filamente aufgefasert sind. Das Kollagen hat seine Zugfestigkeit eingebüßt.
- Präzipitationsfibrinoid: Die Querbänderung ist erhalten. Die Fasern sind durch Ablagerungen von Immunkomplexen völlig bedeckt und erscheinen auseinandergedrängt, zwischen ihnen liegen Zelltrümmer.
- Nekrosefibrinoid: Man findet es vorzugsweise in Geweben, die eine Oberfläche begrenzen. Kollagene und auch elastische Fasern liegen nur noch als Bruchstücke vor (Proteolyse). Die Querbänderung ist verlorengegangen,

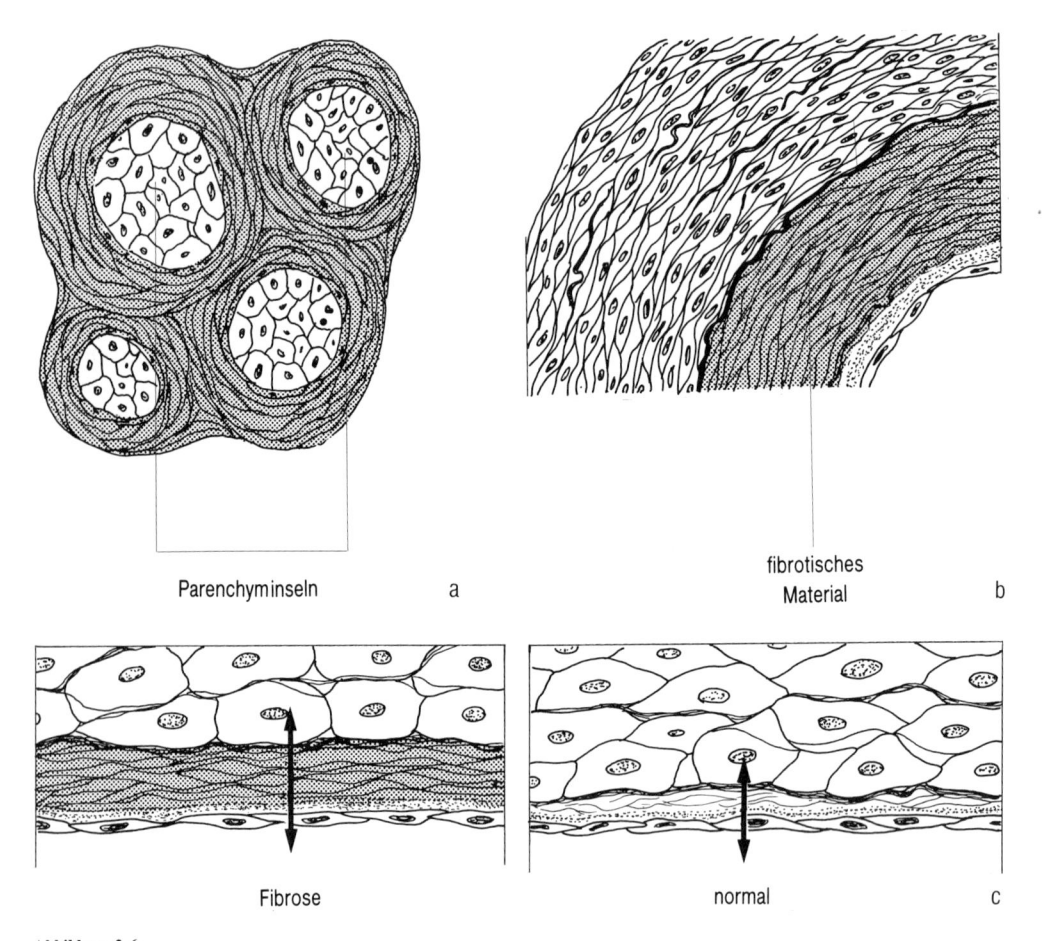

Parenchyminseln a   fibrotisches Material b

Fibrose   normal c

Abbildung 2-6:
Fibrosen.
a) Fibrose als Endzustand eines pathologischen Organumbaues: Parenchyminseln werden vom pathologisch vermehrten Bindegewebe (Kollagen) eingehüllt. Die Organfunktion ist stark reduziert oder aufgehoben. (Beispiel: Leberzirrhose)
b) Intimafibrose in der Wand von Blutgefäßen: Fibrotisches Material wird in der Tunika intima der Blutgefäße abgelagert. (Beispiel: Arteriosklerose)
c) Folge von Fibrosen: Verlängerung der Transitstrecken; Verschlechterung des Stoffaustausches; Mangelernährung der Zellen und Gewebe; Aufstau ausscheidungspflichtiger Stoffe in Geweben und Organen.

die Bruchstücke liegen in einer Masse aus Fibrin, Zelltrümmern und Serumbestandteilen.

Hyalin. Es handelt sich um glasig-homogene Strukturveränderungen im Interzellulärraum. Hyalin ist stark eosinophil (van-Gieson-Färbung). Nie ist es Begleiterscheinung einer Entzündung.

Das *bindegewebige Hyalin* enthält kollagene Fibrillen in wirrer filzartiger Anordnung, also ohne regelrechte Faserbildung. Dazwischen liegen Proteoglykanablagerungen. Man findet es im Bereich seröser Häute (Pleura, Leberkapsel, Milz, Gallenblase) oder im bindegewebigen Stroma von Organen (z.B. bei fibröser Mastopathie, bei Uterusmyomen, in Silikosenarben usw.).

Das *vaskuläre Hyalin* ist eine abnorme Ablagerung von Basalmembranmaterial (Kollagen-Typ IV) in der Wand kleiner Blutgefäße. Unter dem Endothel liegen die hyalinen Massen, welche auch zwischen die Muskelzellen eindringen können. Man findet vaskuläres Hyalin in Milz- und Pankreasgefäßen bei alten Menschen, in Gefäßen der Niere und des Auges bei Diabetes mellitus, in Nierengefäßen bei Bluthochdruck und in Gefäßen des Ovars und des Uterus bei Östrogenmangel.

Das sog. *epitheliale Hyalin* ist kein pathologisches Kollagen. Es handelt sich dabei vielmehr um präkeratinhaltige intrazellulär liegende Differenzierungen des Zytoplasmas.

Pathologische Veränderungen an Basalmembranen. Basalmembranen enthalten Kollagen der Typen IV oder V. Bei diabetisch veränderten Blutgefäßen (Mikroangiopathie) oder bei Bluthochdruck findet man homogene Verdickungen der Basalmembran. Ungleichmäßige Verdickungen entstehen durch An- oder Einlagerung von Immunkomplexen.

Eine Basalmembranverdoppelung findet man z.B. bei Fibroadenomen der Mamma oder bei der membranoproliferativen Glomerulonephritis. An weiteren Veränderungen sind zu nennen: Verdünnung oder Ruptur der Basalmembran sowie Kalk- oder Amyloideinlagerung.

2.2.2 Elastin

Das Elastin ist ein Polymerisationsprodukt von kautschukartiger Beschaffenheit. Wir kennen drei Formen:
- Oxytalanfasern. Sie sind wahrscheinlich die unreifsten Elastinstrukturen. Vorkommen: in allen Bindegeweben bei mechanischer Beanspruchung und bei Fehlregeneration. Zusammensetzung: Mikrofibrillennetz in vorwiegend längs paralleler Anordnung, keine Zwischensubstanzen
- Elauninfasern. Sie sind dünner als elastische Fasern und kommen vor allem bei Epithelien vor, wo sie von den elastischen Fasern des subepithelialen Gewebes abzweigen und in die Basalmembran einstrahlen (Verfestigung des Epithels)
- elastische Fasern: breite Faserbündel oder membranartige Strukturen (in Gefäßwänden), auch als feine elastische Fäden in der Interzellularsubstanz von elastischen Geweben.

Pathologische Veränderungen des Elastins erstrecken sich ähnlich wie beim Kollagen auf Bildungs- und Vernetzungsstörungen, vermehrte und verringerte Faserbildung sowie auf Abbaustörungen.

Elastinvernetzungsstörungen. Sie gehen einher mit Vermehrung von Mikrofibrillen und Verringerung des Elastingehaltes: Fragmentierung und Auffaserung elastischer Membranen in Gefäßwänden, Gefäßwandausweitungen und -rupturen sind die Folgen; Entstehung von Hernien, Elastizitätsverlust der Haut und Lungenemphysem können entstehen.

Vermehrte Elastinbildung (Elastosen). Mikroskopisch fällt ein Gewirr basophil gefärbter elastischer Fasern auf, die dann verklumpen und entzweibrechen. Schließlich bleibt nur noch ein schollig-amorphes Material übrig. Häufig liegen gleichzeitig auch Kollagenstörungen vor.

Als *Fibroelastosen* bezeichnet man die Umwandlung von glatten Gefäßwand- und Endokardmuskelzellen in faserproduzierende Zellen, welche einen Überschuß an elastischen aber auch kollagenen Fasern bilden. Die gebrochenen und aufgespleißten Fasern liegen, mit Proteoglykanmassen verfilzt, neben globulären Elastinhaufen und degenerierenden sowie nekrotischen Muskelzellen. Endokard und Gefäßwand erscheinen verdickt und von grauweißem Aussehen.

Oxytalanfaservermehrung. Wenn in ausgereiftem nichtelastischem Bindegewebe Oxytalanfasern entstehen, so handelt es sich entweder um sklerosierende Vorgänge bei einer Degeneration der Interzellularsubstanz, die schließlich zum Funktionsausfall des Organs führt, oder es liegt eine fehlerhafte Gewebsregeneration (Umbau) bei unphysiologischen Belastungen vor. Eine Oxytalanfaservermehrung wird festgestellt bei: Otosklerose, Parodontose, Arteriosklerose, Pleuraverschwartung, Hodenatrophie, Keloidbildung, Narbenbildung an der Cornea.

Verringerte Elastinbildung. Sie tritt vorwiegend im Alter auf und führt zu einem Elastizitätsverlust der Gewebe: Altershaut,

Aortenveränderungen, Altersemphysem der Lunge. Der Bestand an elastischen Fasern verringert sich und die Fasern brechen auseinander.

Elastolysestörungen. Reifes Elastin hat normalerweise eine sehr lange Halbwertszeit. Gesteigerter Elastinabbau liegt z.B. vielen entzündlichen Gefäßprozessen zugrunde. Die Fasern erscheinen fragmentiert und herdförmig aufgelöst.

Pathologische Einlagerungen. In elastische Fasern können Kalzium oder Lipide eingelagert werden. Das Kalzium bindet sich an die zentralen Proteoglykanbereiche der Fasern. Bei Lipideinlagerung kommt es zur Fragmentierung der Fasern.

2.2.3 Proteoglykane

Proteoglykane sind wichtige Biomoleküle, die als Bestandteile der Interzellularsubstanz eine wichtige Rolle spielen. An einem zentralen Proteinanteil sind Seitenketten aus Glykosaminoglykanen (Mukopolysacchariden) in unterschiedlicher Anzahl und Struktur gebunden.

Störungen in der Proteoglykansynthese führen zur Bildung atypischer Proteoglykane. Die veränderte Molekülzusammensetzung verhindert die Proteoglykan-Kollagen-Bindung. Die Fasern werden durch Ansammlung von Mukopolysacchariden auseinandergedrängt. Das Wasserbindungsvermögen ist erhöht und das Gewebe schwillt an: *Mukoide Degeneration*.

Weiterhin gibt es **Störungen in der Sekretion** (intrazelluläre Stauung) oder eine fehlerhafte Sekretion von Proteoglykanen hinsichtlich Menge und Ablagerungsort.

Mukoviszidose: Schlecht abbaubarer hochviskoser Schleim staut sich in zystisch erweiterten Drüsenausführungsgängen: Pankreas, Speicheldrüsen, Schleimdrüsen im Verdauungs- und Atemtrakt. Durch den Sekretstau entstehen Zysten, Darmverschluß, Atemstörungen und eine biliäre Leberzirrhose. Chronische Entzündungsprozesse führen zur Fibrosierung der Drüsen.

Myxödem: In der Grundsubstanz des Bindegewebes sind Proteoglykane mit einem erhöhten Gehalt an Dermatansulfat und Hyaluronat vorhanden. Es wird mehr Wasser im Gewebe gebunden und die Haut fühlt sich teigig an.

Beim *Asthma bronchiale* wird in den Bronchialdrüsen ein zäher Schleim gebildet, der das Lumen vor allem der kleineren Bronchien ventilartig verschließt. Folge: Atmungsbehinderung durch Verlegung (Obstruktion) der Atemwege, Lungenüberblähung.

Störungen im Proteoglykanabbau. Der Abbau der Proteoglykane geschieht zum größten Teil intrazellulär. Die hieran beteiligten Enzyme sind in den Lysosomen enthalten. Bei überstürztem Abbau von Proteoglykanen kann es z.B. zu einer akuten Erstickungsgefahr kommen, weil das knorpelige Stützgerüst der Atemwege zusammenbricht.

Ein fehlerhafter Proteoglykanabbau ist die Ursache der *Mukopolysaccharidosen*. Infolge von Gendefekten fehlen bestimmte Abbauenzyme. Die weitere Zerlegung der Proteoglykane ist dadurch blockiert. Die Spaltprodukte werden in den Lysosomen gespeichert und bei einigen Formen dieser Krankheit auch mit dem Urin ausgeschieden. Hauptsächliche Folgen: Wachstumsverzögerung, Skelettdeformitäten, Hepato-Splenomegalie (Vergrößerung von Milz und Leber durch Speicherung der Spaltprodukte), Schwachsinn (Zelldegeneration im ZNS).

2.2.4 Pathologische Einlagerungen in der Interzellularsubstanz

Bei bestimmten Erkrankungen, besonders bei Stoffwechselstörungen kommt es zu abnormen Stoffablagerungen, nicht nur in den Zellen, sondern auch in der Interzellularsubstanz. Es handelt sich dabei vorwiegend um Wasser (Ödeme: siehe Abschn. 3.8), Kalzium, Urate, Lipide (bei fettiger Degeneration), Amyloid oder Pigmente.

2.2.4.1 Kalziumablagerungen. Pathologische Kalziumsalzablagerungen können als Kalziumphosphat oder Kalziumpyrophosphat vorkommen. Häufig ist dies durch hormonelle Störungen bedingt.

Bei **Hyperkalzämie** (erhöhte Kalziumkonzentration im Serum) entstehen heterotope Ablagerungen von Kalziumphosphat, welche lokalisiert oder generalisiert auftre-

ten können. Das Kalziumphosphat fällt also am „falschen Ort" aus: vorwiegend in der Niere (Nephrokalzinose), in der Wand von Blutgefäßen oder im Herzmuskel. Auch ohne nachweisbare Störung des Mineralstoffwechsels entstehen pathologische Kalziumphosphat-Ablagerungen, so z.B. in der Skelettmuskulatur (Myositis ossificans) oder bei Sklerodermie oder Dermatomyositis. In veränderten Geweben können ebenfalls lokale Verkalkungen auftreten:
- nekrotisches Gewebe: Kalkeinlagerung in Tuberkel, in abgestorbene Feten (Lithopädion), in tote Parasiten,
- Thromben, eingedickte Exsudatmassen und Sekrete (Speichelsteine)
- Narbengewebe
- Knorpel (im höheren Alter)
- Ganglienzellen (bei Zerebralsklerose)

In verschiedenen Geweben, die durch Alterungsprozesse verändert sind (z.B. Prostata, Plexus chorioideus) oder auch in manchen Tumoren findet man *Psammomkörper*. Dabei handelt es sich um kleine konzentrisch geschichtete Körperchen (möglicherweise abgestorbene Epithelien) mit Kalkeinlagerungen. Manchmal haben die Psammomkörper eine buckelige Oberfläche.

Ein genetisch bedingter Pyrophosphatasemangel verursacht Ablagerungen von Kalziumpyrophosphat im Gelenkknorpel, in der Gelenkkapsel und in den Zwischenwirbelscheiben. In der Synovia lösen die Kristalle heftige Schmerzanfälle aus (Pseudo-gicht). Da sie sich auch im Gelenkknorpel ablagern, können sie eine Knorpeldegeneration (Arthrose) verursachen.

2.2.4.2 Uratablagerungen.

Bei erhöhtem Harnsäurespiegel kann es zum Ausfallen von Harnsäurekristallen kommen: Natriumsalze der Harnsäure (Urate) lagern sich im Binde- und Stützgewebe ab. Uratkristalle findet man in Gelenken (Gelenkknorpel, Synovialis), im periartikulären Gewebe, in Schleimbeuteln, im elastischen Knorpel (Ohr), im Knorpel der Atemwege, in Arterienwänden, im Herzmuskel und in der Niere (Folge: Niereninsuffizienz).

Das Gewebe reagiert auf die Uratablagerungen mit der Bildung sogenannter Gichtknoten *(Tophus)*. Die Kristalle werden von einem zellulären Wall aus Histiozyten und mehrkernigen Riesenzellen umgeben. Histologisch entspricht der Tophus einem Fremdkörpergranulom. Bleiben die Gichtknoten länger bestehen, so bildet sich an ihrer Peripherie eine fibröse Kapsel aus. Die Haut über den Tophi ist gerötet, gespannt und schmerzhaft, so daß der Eindruck eines akut entzündlichen Prozesses erweckt wird.

2.2.4.3 Amyloidablagerungen (Amyloidose).

Als Amyloid bezeichnet man eine homogen und glasig erscheinende Substanz mit Glykoproteidstruktur, welche systemisch oder lokal im Extrazellulärraum abgelagert wird. Die betroffenen Organe erhalten dadurch eine glasig-wachsartige bzw. speckige Beschaffenheit. Amyloid verhält sich färberisch wie Stärke (amylum). Es läßt sich am besten mit dem Farbstoff Kongorot nachweisen: Zu diesem Farbstoff hat es eine besondere Affinität. Nach der Bindung von Kongorot wird die Doppelbrechung des Amyloids verstärkt, worauf es sich in polarisiertem Licht grün darstellt.

Struktur. Alle Amyloidarten bestehen aus einem locker gebauten Maschenwerk von unverzweigten Fibrillen (ca. 1 µm Länge; ca. 10 nm Durchmesser), welche im Querschnitt eine röhrenförmige Struktur zeigen. Während sie in Zellnähe hochgradig geordnet sind, liegen sie in weiterem Abstand unregelmäßig vor.

Die Amyloidfibrillen bestehen aus einem tubulären Proteinkern, um den zwei Filamente (Durchmesser 2,5–3,5 nm) als Doppelhelix gewunden sind.

Amyloidarten. Obwohl Amyloid sich färberisch einheitlich verhält, kann man doch hinsichtlich Pathogenese und chemischer Zusammensetzung verschiedene Amyloidarten unterscheiden. Allen gemeinsam sind die β-Faltblattstrukturen der Filamente sowie die in unterschiedlicher Menge vorkommende Amyloid-P-Komponente (AP), ein Glykoprotein, das auch im Serum vorkommt (SAP) und einen zyklischpentameren Aufbau zeigt.
- **Klassisches Amyloid (AA).** Es leitet sich von einem α-Globulin (Amyloidprotein A) und zum kleineren Teil vom C-Protein ab. Das AA-Protein aggregiert zu β-Fibrillen. Es verbindet sich leicht mit

Albumin und Lipoproteinen (HDL). AA-Amyloid ist typisch für sekundäre Amyloidosen.
- **Endokrines Amyloid (AE).** Es enthält Polypeptide, die als Prohormone oder deren Bruchstücke von endokrin aktiven Zellen oder Tumorzellen gebildet werden und sich ebenfalls zu β-Fibrillen vereinigen können. Es kommt vor in endokrinen Drüsen, die Peptidhormone produzieren oder in Tumoren dieser Organe, bzw. in Tumoren der APUD-Zellen
- **Familiäres Amyloid (AF).** Es besteht aus verschiedenen Präalbuminvarianten, die zu β-Fibrillen aggregieren. Es kommt bei der vererbten Form der systemischen Amyloidose vor, welche meist mit einer distalen Polyneuropathie einhergeht.
- **Altersamyloid (AS).** Es kommt vor als kardiomyopathische Form (Vorstufe ist Präalbumin) und als zerebrale Form: Vorstufe ist Präalbumin mit Proteinaseinhibitorwirkung oder β-Protein und γ-Spurprotein.
- **Immunamyloid (AL).** Es leitet sich hauptsächlich von den variablen Abschnitten der Immunglobulin-Leichtketten her, wobei λ-Ketten häufiger als κ-Ketten vorkommen. Diese Proteine können die Basalmembranen durchdringen und werden u.a. als Bence-Jones-Protein mit dem Urin ausgeschieden. Ein Überschuß solcher Leichtketten kann zu β-Fibrillen kondensieren, wenn sie identisch aufgebaut sind. Das AL-Amyloid ist typisch bei den primären Amyloidoseformen und den Paraamyloidosen.
- **Hämodialyse-Amyloid (AH).** Die Vorstufe besteht aus $β_2$-Mikroglobulin. Dieses Amyloid entsteht bei Patienten mit Langzeithämodialyse: Ablagerungen in der Membrana synovialis des Karpaltunnels und im Knochen (zystische Knochenläsionen).
- **Hautamyloid (AD).** Die Vorstufe besteht möglicherweise aus Präkeratin.

Einteilung der Amyloidosen.
1. *Systemische (generalisierte) Amyloidosen*
    a) Primäre idiopathische Amyloidosen
    Sie sind selten, es sind keine Grundkrankheiten und kein Erbfaktor nachweisbar; manchmal werden AA-Proteine, meist aber AL-Proteine, abgelagert.
    b) Amyloidose bei monoklonalen Gammopathien
    Multiples Myelom, B-Zell-Lymphom, Makroglobulinämie Waldenstein. Es werden AL-Proteine abgelagert.
    c) Sekundäre Amyloidosen (Begleitamyloidosen)
    Dies ist die häufigste Form der systemischen Amyloidosen. Man findet sie als Begleiterkrankung bei chronischen oder neoplastischen Krankheitsprozessen:
    – chronische Infektionskrankheiten
    – chronische nichtinfektiöse Krankheitsprozesse: Chronische Polyarthritis, Spondylarthritis ankylosans, Colitis ulzerosa, Arthropathia psoriatica; Ileitis regionalis, Kollagenosen
    – maligne Neoplasien: Lymphogranulomatose, chronische Lymphadenose, andere maligne Tumoren.
    Abgelagert werden AA-Proteine.
    d) Heredofamiliäre Amyloidosen
    – familiäres Mittelmeerfieber: autosomalrezessiv vererbt, Befall der Niere häufig. Abgelagert werden meist AA-Proteine
    – andere Amyloidosen dieser Gruppe sind noch seltener; sie werden autosomal-dominant vererbt und sind meist mit Polyneuropathien, Kardiomyopathien oder Nephropathien vergesellschaftet. Abgelagert werden AF-Proteine.
2. *Lokale Amyloidosen*
    Hierunter fallen lokale Amyloidablagerungen in endokrinen Organen oder hormonaktiven Tumoren dieser Organe. Abgelagert werden AE- Proteine. Die Ablagerungen von AS-Proteinen in verschiedenen Organen gehören ebenfalls in diese Gruppe.

Im Anfangsstadium einer Amyloidose wird das Amyloid in enger Verbindung zu Retikulinfasern, Basalmembranen oder Kollagenfasern (z.B. an Gefäßwänden) abgelagert. Die frühere Einteilung in perikollagene und periretikuläre Amyloidoseformen

hat allerdings keine praktische Bedeutung mehr. Wie das Amyloid abgelagert wird (systematisch oder lokal), hängt von mehreren Faktoren ab:
- Fähigkeit des Gewebes zum Amyloidabbau: Nach Wegfall des Antigenstimulus kann Amyloid wieder abgeräumt werden. Manche Gewebe (z.B. Glomerula der Niere) können Amyloid aber nur in geringem Umfang abbauen.
- Amyloidtyp: Amyloid, das von Immunglobulinen abstammt, wird nur langsam abgebaut, andere Amyloidformen dagegen schneller.
- Lage der amyloidbildenden Zellen: Plasmazellen im Knochenmark bilden freie Leichtkettenproteine, die eine systemische Amyloidose bewirken (z.B. Plasmozytom). Plasmazellen in der Nähe von Gewebsmakrophagen verursachen häufig lokalisierte Amyloidosen.

Amyloidablagerungen bewirken vor allem:
- Einengung und Verschluß von Gefäßen
- Druckschädigung von Parenchymzellen
- Erschwerung von Austauschprozessen zwischen Zellen und Extrazellulärraum (Filtration, Diffusion).

AL-Amyloidosen zeigen eine bunte Symptomatik: Karpaltunnelsyndrom (Amyloid im Lig. carpi transversum mit Druckschädigung des N. medianus), Makroglossie (Amyloid in der Zunge), papilläre Hautveränderungen, Beschwerden in den großen Gelenken.

Bei den AA-Amyloidosen besteht meist ein nephrotisches Syndrom (Amyloid in den Glomerula). Die Prognose ist allerdings besser als bei den AL-Amyloidosen.

Die mittlere Überlebenszeit liegt zwischen 6 Monaten und 4 Jahren. Häufige Todesursachen sind: Herzversagen, Niereninsuffizienz, Blutungen im Magen-Darm-Trakt oder Sepsis.

2.3
Pigmente

Als Pigmente bezeichnet man alle intra- oder extrazellulär amorph oder in Körnchenform abgelagerten Stoffe, die eine Eigenfarbe besitzen und deshalb auch in lebendem ungefärbtem Gewebe erkennbar sind. Manche Pigmente sind unschädliche Substanzen, andere können aber Allergien hervorrufen bzw. Zell- und Gewebeschäden auslösen.

Exogene Pigmente gelangen von außen in den Organismus, sie haben primär mit dem Zellstoffwechsel nichts zu tun. *Endogene Pigmente* entstehen im Körper, sie sind spezifische Zellprodukte.

2.3.1
Melanin

Melanin, das Pigment der Haut, der Haare und des Auges ist ein Tyrosinderivat, das in den Melanozyten gebildet wird. Es absorbiert die Strahlenaktivität des Sonnenlichtes. Bei (erblichen) Enzymdefekten kann es zum vollkommenen Pigmentmangel (Albinismus) kommen. Melanin findet sich vermehrt:
- in der Haut nach Sonnenbestrahlung
- nach chronischer Arsen-Zufuhr
- beim Morbus Addison
- in Tumoren: Pigmentnaevi, maligne Melanome.

2.3.2
Lipopigmente

Lipochrome sind gelbe Farbstoffe, die dem Fettgewebe seine Farbe geben. *Lipofuszin* und *Ceramid* liegen intrazellulär als gelbe bis gelbbraune Granula. Sie stellen Abnutzungs- oder Alterungspigmente dar. Man findet sie in gealterten Organen und auch in solchen, die funktionell überbeansprucht worden sind. Lipofuszin kommt häufig vor in:
- Leber
- Herzmuskelzellen
- Nebenniere
- Bläschendrüse (Glandula vesiculosa)
- Ganglienzellen
- glatten und quergestreiften Muskelzellen.

Das Pigment entsteht aus sekundären Lysosomen dieser Zellen und enthält noch Reste von zellulären Strukturen, deren Lipidbestandteile nicht oder nur zum Teil abgebaut werden konnten. Lipofuszin kann schon bei jungen Menschen auftreten, ist aber mit zunehmendem Alter immer reichlicher zu finden.

2.3.3
Hämpigmente

Porphyrine. Diese Stoffe sind Bestandteile des Hämoglobins. Fehlen bestimmte Enzyme der Porphyrinsynthese (primäre Porphyrien) oder liegen vergiftungsbedingte Störungen vor, so werden atypische Porphyrine gebildet. Nach ihrer Einlagerung in Knochen, Knorpel, Haut oder Leber werden diese Gewebe braun gefärbt. Nach der Phagozytose dieser Substanzen und entsprechender Lichtexposition kann es infolge Instabilität der Lysosomenmembranen zur nekrotischen Zerstörung der betreffenden Gewebe kommen.

Hämoglobin. Diese Moleküle können bei Hämolyse in Form rotbrauner Granula in den Tubulusepithelien der Niere abgelagert werden oder in der Tubuluslichtung als grobkörnige oder hyaline Zylinder auftreten.

Myoglobin, der rote Muskelfarbstoff, kann nach ausgedehnter Muskelzerstörung ebenfalls als rückresorbierbare Einlagerung in den Tubulusepithelien der Niere liegenbleiben bzw. als Zylinder erscheinen.

Hämatoidin. Kann nach Blutungen in das Gewebe das Hämoglobin nicht in Phagozyten abgebaut werden, so wird bei seinem Zerfall das Eisen abgespalten. Der Rest des Moleküls, der den Pyrrolring enthält, kristallisiert als braunrotes Pigment (Hämatoidin). Wird Hämoglobin intrazellulär in Phagozyten abgebaut, entsteht:
- *Biliverdin*, ein graues, eisenfreies und pyrrolhaltiges Pigment
- *Bilirubin* (durch Reduktion), ein gelbes Pigment.

Hämosiderin. Dieses Pigment entsteht intrazellulär in Makrophagen. Es enthält Eisen, aber kein Pyrrol. Hämosiderin wird als goldgelbe Körnchen abgelagert. Zellschädigungen treten aber hierbei nicht auf. Hämosiderinablagerungen im Gewebe weisen also auf alte Blutungen hin. Nach Behandlung mit Kaliumhexacyanoferrat II und HCl nimmt das Pigment eine blaue bis blaugrüne Farbe an.

Hämatin. Dieses schwarzbraune Pigment entsteht dann, wenn Hämoglobin im Magen mit HCl zusammentrifft. Magen- und Darminhalt werden dabei schwarz gefärbt. Zeichen von Blutungen in den oberen Verdauungstrakt sind daher:

- Erbrechen von schwarzen Blutmassen (Kaffeesatzerbrechen)
- Meläna: Teerstuhl.

Bilirubin ist ein normales Hämoglobinabbauprodukt, das mit der Galle in den Darm ausgeschieden wird. Beim Ikterus gelangt Gallenfarbstoff in das Blut und wird auf diesem Weg im Körper verteilt. Die Organe, in denen er abgelagert wird, nehmen eine mehr oder minder stark gelbliche bis gelbgrünliche Farbe an *(Ikterus: Gelbsucht)*. Gelingt es, die Ursache des Ikterus zu beseitigen, so verschwindet auch der Gallenfarbstoff wieder aus den Zellen. Solange er aber im Zytoplasma vorhanden ist, wirkt er zellschädigend: Er kann fettige Degeneration und in schweren Fällen den Zelltod verursachen.

2.3.4
Anorganische Pigmente

Sie können als endogene Pigmente Stoffwechselendprodukte sein; meist gelangen sie aber als exogene Pigmente auf verschiedenen Wegen in den Körper, nämlich durch Einatmung, Injektion, Verletzung, orale oder transkutane Aufnahme.

Das Kohlepigment bewirkt im Laufe des Lebens eine zunehmende schwarze Pigmentierung der Lunge und der regionalen Lymphknoten: *Anthrakose*. Kohlestaubpartikel schädigen Zellen und Gewebe im allgemeinen nicht, sie verhalten sich biochemisch inert.

Kupferablagerungen sind dagegen zellschädigend. Bei der Wilson-Krankheit (Störung des Kupferhaushaltes durch unzureichende Synthese des kupferbindenden Proteins Coeruloplasmin) wird Kupfer in Leber, Basalganglien, Hirnrinde und Cornea abgelagert.

2.4
Reaktionen der Zelle auf schädigende Einflüsse

Die Fähigkeit der Zelle, auf veränderte Umweltbedingungen durch Anpassung zu reagieren, hat für die Einzelzelle selbst sowie für Organe und den gesamten Organismus lebenserhaltende Bedeutung (Abb. 2-7). Bisweilen überschreiten aber solche Einflüsse an Dauer, Art und Stärke die

2.4 Reaktionen der Zelle auf schädigende Einflüsse

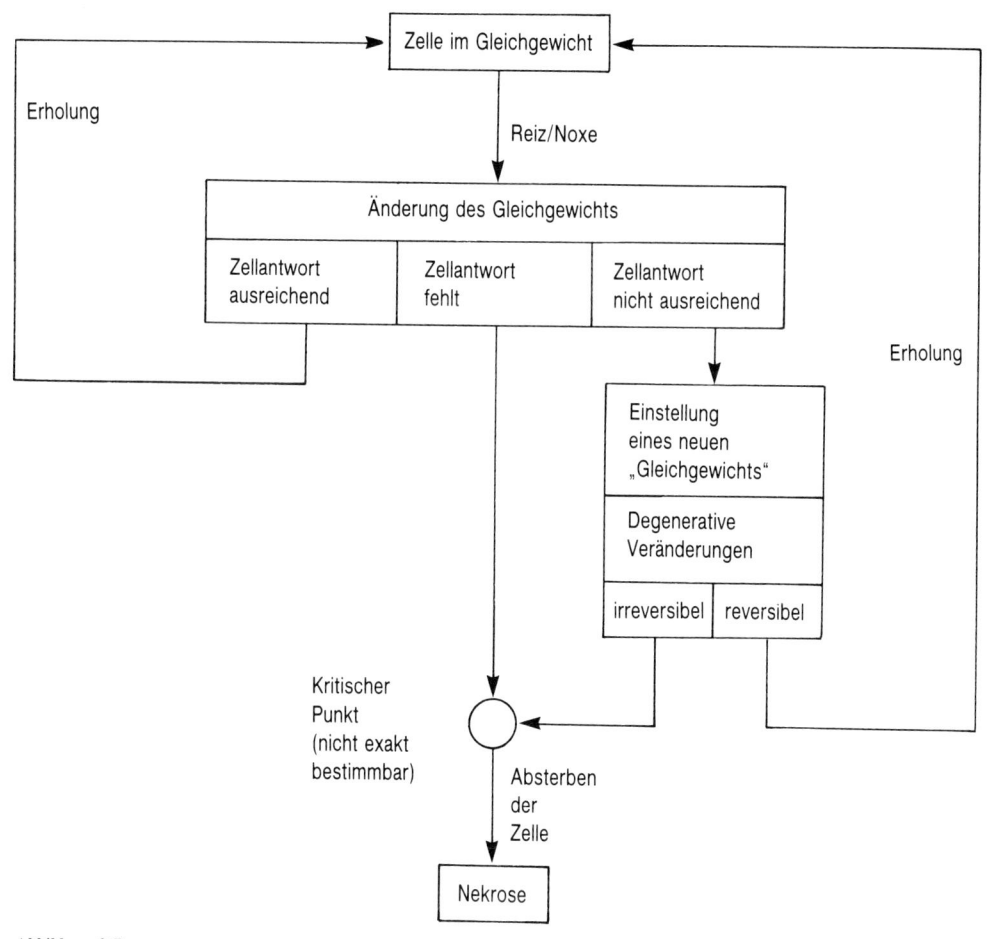

Abbildung 2-7:
Degeneration und Nekrose.

Toleranzgrenzen, d.h. die dem Organismus mögliche Regulationsbreite. Zellschädigungen verschiedenen Ausmaßes oder in schwereren Fällen der Zelltod sind die Folgen. Zu beachten ist dabei, daß zwischen dem Zustand der physiologisch (normal) funktionierenden Zelle, der funktionell angepaßten Zelle, der reversibel geschädigten und der irreversibel geschädigten (im Untergang begriffenen) Zelle nur unscharfe Grenzen bestehen.

Weder mit anatomischen noch mit biochemischen Methoden sind die Übergänge zwischen diesen Zuständen genau bestimmbar, vor allem kann auch der sogenannte „point of no return" nicht genau angegeben werden, der Punkt ohne Umkehr, die Grenzmarke zwischen reversibler und irreversibler Zellschädigung, von der ab, wenn sie erst erreicht wurde, eine Erholung der Zelle nicht mehr möglich ist. Der Übergangsbereich zwischen Leben und Tod bleibt also verschwommen (Abb. 2-7).

2.4.1
Adaptation der Zelle

Zellen können sich an geänderte Umweltbedingungen anpassen. Dies ist ein elementarbiologischer Vorgang.

2.4.1.1 Funktionssteigerung. Eine Zunahme der Stoffwechselaktivität, also der einer

Zelle abverlangten Leistungen, drückt sich histologisch aus in:
- Vermehrung von Mitochondrien
- Zunahme des ER und der Ribosomen
- Vermehrung und Vergrößerung der Lysosomen (besonders in phagozytierenden Zellen)
- Zunahme der Zahl an Myofilamenten
- Vergrößerung der Zellkerne.

Insgesamt ergibt sich also eine Zunahme des Zytoplasmas. Diesen Zustand bezeichnet man als *Hypertrophie*. Auch die Größenzunahme eines Organes durch Volumenvergrößerung der Einzelzellen (nicht durch Zunahme der Zellzahl), wird als Hypertrophie bezeichnet. Nimmt dagegen die Größe eines Gewebes durch Vermehrung der Zellzahl zu, so spricht man von *Hyperplasie*.

2.4.1.2 Funktionsminderung. Einschränkung der Stoffwechselaktivität führt zur Verminderung der Zellsubstanz und besonders auch der Organellen. Diese Funktionseinschränkung geht meist auf eine Mangelversorgung oder eine biochemische Schädigung der Zelle durch Intoxikation oder Störung des Zellstoffwechsels zurück, kann aber auch durch erzwungene Inaktivität eines Gewebes oder Organs ausgelöst werden.

Die **Verkleinerung von Zellen** und entsprechend auch die **Verkleinerung von Geweben** durch Verringerung des Volumens der Einzelzellen (bei gleichbleibender Zellzahl) wird als *Atrophie (zelluläre Atrophie)* bezeichnet. Besteht die Gewebe- oder Organverkleinerung in einer Verminderung der Zellzahl, so spricht man von *numerischer Atrophie*. Sie kommt in Dauergeweben aber nur bei hochgradigen Stoffwechseleinschränkungen vor. Beide Vorgänge werden aber meist kombiniert auftreten.

Bei einer Organatrophie sind die einzelnen Gewebebestandteile in unterschiedlichem Ausmaß betroffen. Die spezifischen, organtypischen *Parenchymzellen* atrophieren meist in stärkerem Ausmaß als die bindegewebigen Stützgerüste und das Zwischengewebe *(Stroma)*.

Atrophische Organe haben oft eine zähe Beschaffenheit, weil dann der bindegewebige Anteil überwiegt. Manche atrophischen Gewebe zeigen eine dunklere Anfärbung, da in den Zellen vermehrt braunes Lipofuszin-Pigment abgelagert wird (z.B. Herzmuskel, Leber). Ausgedehntere Atrophien führen zur Veränderung der makroskopisch erkennbaren Organgestalt.

Es gibt allerdings Gewebe und Organe, die nur in einer bestimmten Lebensperiode gut ausgebildet und voll funktionsfähig sind und sich dann allmählich zurückbilden. Dieser Vorgang wird als physiologische Atrophie oder *Involution* bezeichnet (z.B. Umwandlung des Thymus in einen Fettkörper, senile Atrophie des Uterus).

Pathologische Atrophien kommen generalisiert oder lokalisiert vor.

Generalisierte Atrophien: Reduzierte Nahrungsaufnahme, Erkrankungen des Verdauungstraktes und schwere Allgemeinerkrankungen mit negativer Stickstoffbilanz können Ursachen der Hungeratrophie (Inanitionsatrophie) sein. Hierbei werden vor allem Fettgewebe und Skelettmuskulatur betroffen. Zuerst kommt es zum Abbau der Kohlehydrat- und Fettdepots, dann werden auch Proteine im Energiestoffwechsel abgebaut. Unterfunktionszustände wichtiger endokriner Drüsen führen zur endokrinen Atrophie.

Bei einer Atrophie der Hypophyse werden auch Schilddrüse, Nebennieren und Gonaden atrophisch. Eine besondere Form ist die Osteoporose, die Verarmung des Körpers an Knochensubstanz (Knochenatrophie).

Lokalisierte Atrophien: Mangeldurchblutung eines Gewebes führt zur gefäßbedingten ischämischen Atrophie. Häufigste Ursache ist eine Verengung des Gefäßlumens oder ein Gefäßverschluß. Unterschreitet die Blutzufuhr eine bestimmte Grenze, so kommt es durch Sauerstoffmangel zu einem fortschreitenden Substanzverlust vor allem der Parenchymzellen.

Ein langsam sich steigernder Druck auf Gewebe führt zur *Druckatrophie*. Druck kann durch gestautes Blut oder durch rasch wachsende Tumoren ausgeübt werden. Abnahme oder Aufhören der Zellfunktion führt zur *Inaktivitätsatrophie*. Beispiele:
- Lähmung von Nerven oder Ruhigstellung einer Gliedmaße im Gipsverband verursacht Muskelatrophie

2.4 Reaktionen der Zelle auf schädigende Einflüsse

- Zahnverlust bewirkt Atrophie des Alveolarfortsatzes im Kieferknochen
- Wegfall hormoneller Reize führt zur Atrophie der Zielgewebe
- Verschluß des Ausführungsganges einer Drüse bewirkt eine Funktionshemmung und eine Atrophie des Drüsenparenchyms.

Auch ohne pathologische Vorgänge kommt es im Verlauf des Alterungsvorganges zur mehr oder minder rasch voranschreitenden *senilen Atrophie*. Diese kann nicht rückgängig gemacht werden. Dagegen sind die durch Inaktivität oder Mangelernährung bedingten Atrophien weitgehend reversibel, wenn die Ursachen beseitigt werden können und der Gewebsabbau nicht schon sehr weit fortgeschritten war.

2.4.2 Degeneration

Zell- und Gewebeschäden, wie auch der Zelltod sind letztlich Folgen einer gestörten Energiebildung. Ist diese Störung allgemein oder sehr schwer, so wird innerhalb sehr kurzer Zeit der Tod des Gesamtorganismus eintreten, ohne daß man an Zellen oder Geweben pathologische Veränderungen nachweisen könnte. Ist jedoch die Energiebildungs- oder -verwertungsstörung mit dem Leben – zumindest noch für eine gewisse Zeit – vereinbar, so zeigen sich an Zellen und Geweben degenerative Veränderungen unterschiedlichen Ausmaßes, bedingt durch:
- Art und Dauer der Störung
- begleitende Umstände
- Verwundbarkeit der Zellen.

Die Verwundbarkeit der Zellen (Vulnerabilität) ist sehr unterschiedlich. Ein Maß hierfür ist die (temperaturabhängige) Wiederbelebungszeit (WBZ, Toleranzzeit). Wird diese Zeitspanne nicht überschritten, so bilden sich nach Beseitigung der Schadensursache die degenerativen Veränderungen zurück: Gestalt und Funktion der Zellen kehren nach einer gewissen Erholungszeit wieder in den Normalbereich zurück.

Die WBZ des Gehirns ist am kürzesten, sie beträgt bei vollständigem Sauerstoffmangel etwa 8–10 min., aber erst nach ca. 20 min. tritt ein vollständiger Ausfall der Hirnfunktion ein. Die WBZ des Herzmuskels beträgt bis zu einer Stunde (bei tiefen Temperaturen: Hypothermie etwa 6 Stunden). Niere und Leber haben eine WBZ von etwa drei Stunden.

Bei der Degeneration einer Zelle werden ihre Strukturen in vielfacher Weise verändert und gestört:
- Schwellung, Deformation und Auflösung von Organellen
- Schwund von Zellfortsätzen
- Lösung von Zellverbindungen
- Formveränderungen der Zelle
- Flüssigkeitsansammlungen im Zytoplasma, Ablagerung von Fett, Proteinen, Pigmenten und anderen Stoffen im Zytoplasma
- Einbrüche in die Zellmembran
- Kernuntergang
- Ruptur der Lysosomenmembranen und diffuse Autolyse der Zellstrukturen.

Die zuletzt genannten drei Veränderungen liegen mit Sicherheit schon jenseits des „point of no return" und zeigen in der Regel den Beginn des Zelluntergangs an.

Das Zellödem (Zellhydrops) ist der leichteste Grad einer Störung des Wasserhaushalts der Zelle. Der stärkste Grad ist die *hydropische Degeneration*. Eine Abgrenzung gegenüber der Nekrose ist oft nicht möglich.

Bei der fettigen Degeneration bestehen pathologische Fettablagerungen im Zytoplasma. Häufig folgt auf das Zytoplasmaödem eine fettige Degeneration und auf diese dann der Zelltod.

2.4.3 Zelltod, Nekrose

2.4.3.1 Allgemeines. Wenn Zellen ihre Anpassungsfähigkeit überschritten haben und irreversibel geschädigt sind, sterben sie ab. Der Zelltod ist gleichbedeutend mit dem Aufhören der Zellfunktionen. Häufig erlöschen aber nicht alle Funktionen gleichzeitig. Einige bestehen noch für eine mehr oder minder längere Zeit, nachdem die Zelle schon eine tödliche Schädigung erlitten hat. Wir wissen nicht genau, welche Zellfunktionen und welche biochemischen Reaktionen oder Reaktionsketten so lebenswichtig sind, daß durch ihren Ausfall der erste irreparable Schaden verursacht wird.

Der Zelltod wird histologisch als **Nekrose** erst erkennbar, nachdem die geschädigte Zelle schon abgestorben ist. Zwischen der Einwirkung der schädigenden Ursache und dem Erkennbarwerden der strukturellen Folgen liegt also eine mehr oder minder lange Latenzzeit.

Als *Nekrose* werden die morphologischen Veränderungen bezeichnet, die dem Zelltod folgen und somit die Feststellung des eingetretenen Zelltodes ermöglichen. Von einer Nekrose spricht man nur, wenn die abgestorbenen Zellen von lebendem Gewebe umgeben sind, das auf die Nekrose entsprechend reagieren kann. Für den Tod des Gesamtorganismus wird der Begriff Nekrose in der Pathologie nicht verwendet.

In einer sterbenden Zelle setzt die Atmung aus. Die anaerobe Glykolyse läuft dann noch eine gewisse Zeit weiter. Die hierbei entstehende Milchsäure senkt den intrazellulären pH-Wert. Abbauende Enzyme werden dadurch aktiviert.

Nach dem Absterben der Zelle geht die Basophilie des Zytoplasmas verloren, weil die RNS der Ribosomen abgebaut wird. Nekrotische Zellen sind verstärkt eosinophil (azidophil). Dies ist ein lichtmikroskopisches Nekrosezeichen. Die starke Eosinophilie ist einerseits durch den Verlust der Basophilie bedingt, andererseits ist sie eine Folge der Proteindenaturierung (es werden vermehrt saure Farbstoffe an reaktive chemische Gruppen gebunden). Bei bestimmten Zellen gibt es weitere färberische Veränderungen, so verlieren z.B. nekrotische Herz- und Skelettmuskelzellen ihre Querstreifungsmuster. Aus zugrundegegangenen Zellen strömt das Zytoplasma in den Extrazellulärraum ab. Dabei gelangen auch *Enzyme* in die extrazelluläre Körperflüssigkeit. Diese Tatsache macht sich die klinisch-chemische Diagnostik zunutze, indem sie Enzymaktivitäten z.B. im Serum bestimmt und damit Organschädigungen nachweisen kann.

2.4.3.2 Reaktionen des Organismus auf eine Nekrose (Abb. 2-8).
Abbau der Nekrose durch Heterolyse. Nekrotisches Gewebe wird durch lytische Enzyme abgebaut, die nicht aus dem zugrundegegangenen Gewebe stammen, sondern aus aktiven Zellen, deren Aufgabe es ist, nekrotisches Gewebe abzuräumen.

Die Heterolyse ist also eine vitale Reaktion des Körpers auf eine Nekrose. Um das nekrotische Gebiet bildet sich oft ein *hämorrhagischer Randsaum:* Die Kapillaren in der Umgebung des Nekrosebereiches erweitern sich, Erythrozyten treten aus. Schließlich sammeln sich auch Granulozyten in der Randzone der Nekrose an. Sie bilden einen Wall und demarkieren das nekrotische Gewebe (Demarkationszone). Durch die lysosomalen Enzyme wird die Nekrose vom Randbereich zum Zentrum hin fortschreitend abgebaut. Später treten Makrophagen auf. Sie phagozytieren die Bestandteile des nekrotischen Gewebes, die von Enzymen der Granulozyten nicht abgebaut werden konnten.

Liegt die Nekrose an der Oberfläche eines Gewebes oder Organes, so kann das abgestorbene Gewebe in der Demarkationszone aus dem Zusammenhang mit dem übrigen Gewebe gelöst und abgestoßen werden: *Sequestrierung.*

Auf den Abbau und die Resorption des nekrotischen Materials folgt die Reparation des Schadens. Hierbei gibt es mehrere Möglichkeiten, die zu verschiedenen Endzuständen führen.

Vollständige Regeneration. Die zugrundegegangenen Zellen werden durch gleichartige organspezifische Zellen ersetzt. Dies ist aber an zwei Voraussetzungen gebunden:
– es darf sich nicht um permanent postmitotische Zellen handeln, d.h. nicht um solche Zellen, die sich infolge ihres hohen Differenzierungsgrades nicht mehr teilen können
– das organspezifische interstitielle Bindegewebsgerüst muß im wesentlichen erhalten geblieben sein. Dies ist im allgemeinen auch nur dann der Fall, wenn die Nekrose nicht sehr groß war.

Es ist also z.B. eine vollständige Regeneration bei Leberzellnekrosen möglich, wenn die Architektur der Leberläppchen erhalten geblieben ist.

Narbenbildung (unvollständige Regeneration). Sind die oben genannten Bedingungen nicht erfüllt, so kann der Körper das zugrunde gegangene organspezifische Gewebe nur durch Bindegewebe ersetzen (Narbe). Dieses Narbengewebe garantiert zwar den mechanischen Zusammenhalt im

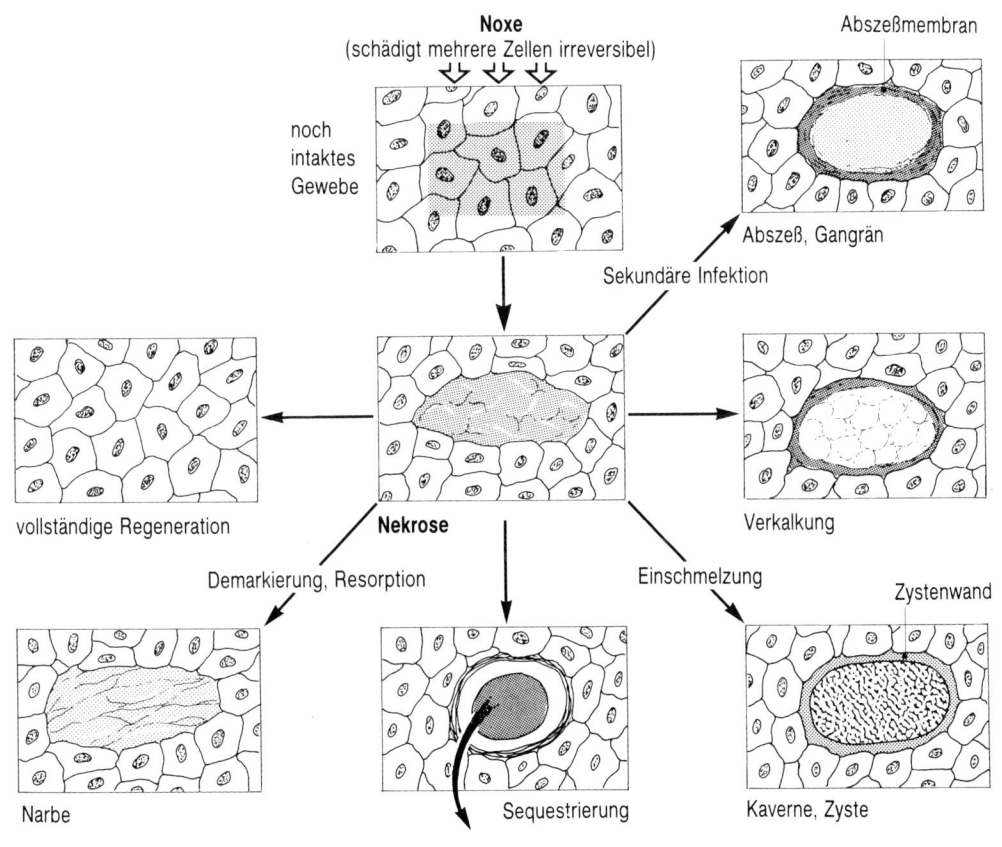

2.4 Reaktionen der Zelle auf schädigende Einflüsse

Abbildung 2-8:
Reaktion des Organismus auf eine Nekrose.

Gewebsverband, ist aber ansonsten funktionell minderwertig, d.h. es kann die spezifischen Leistungen der nekrotisch gewordenen Parenchymzellen nicht übernehmen. Die unvollständige Regeneration findet also immer statt, wenn es sich um postmitotisch fixierte Zellen handelt (z.B. Herzmuskelzellen, Nervenzellen), aber auch bei anderen, an sich noch zur Teilung fähigen Zellsystemen, wenn bei einer ausgedehnten Nekrose das Grundgerüst des Organs zerstört wurde, das als Leitschiene für das regenerative Wachstum der Parenchymzellen hätte dienen müssen. Es entstehen dann höchstens noch funktionslose Regeneratknoten von Parenchymzellen, aber der Wiederaufbau einer geordneten Organstruktur ist nicht mehr möglich.

Narben können Folgeschäden verursachen. Beispiele:
- Kompression von Nerven und Blutgefäßen und entsprechende Druckschäden;
- Narben in Hohlorganen führen zu Engstellen (Stenosen);
- Narben- und Verwachsungsstränge bei Verätzungen und Verbrennungen im Rumpfbereich verursachen Seitabweichungen der Wirbelsäule (Narbenskoliosen).

Bildung von Kavernen oder Zysten. In verschiedenen Geweben herrschen bei der Beseitigung von Nekrosen die lytischen (auflösenden) Prozesse vor. Das abgestorbene Material wird schnell aufgelöst, resorbiert und z.T. verflüssigt. Es entstehen abgegrenzte *Zysten*: Ein- oder mehrkammerige, durch eine Kapsel begrenzte Hohlräume oder, in der Lunge, *Kavernen.* Zysten werden besonders häufig bei Nekrosen im ZNS oder im Pankreas gefunden.

Verkalkungen. Kalziumsalze lagern sich bevorzugt in nekrotisches Gewebe ein, das nicht schnell genug aufgelöst und resorbiert worden ist. Die verkalkte Nekrose wird gegen das umgebende Gewebe durch einen Wall aus Granulationsgewebe abgegrenzt. Man findet Verkalkungen häufig bei tuberkulösen Nekrosen, bei Fettgewebsnekrosen, aber auch bei nekrotischem Zerfall von gutartigen Muskeltumoren des Uterus (Myome).

2.4.3.3 Formen der Nekrose.
Koagulationsnekrose. Sie ist eine Gerinnungsnekrose. Die Proteine werden denaturiert. Dabei verlieren sie ihre normale räumliche Struktur. Durch den Wasserverlust werden die lytischen Enzyme weitgehend unwirksam. Eine Autolyse unterbleibt daher. Das Gewebe erscheint trokken, fest und von trüber gelblicher oder gelb- grauer Farbe. Mikroskopisch findet man:
- Umwandlung des Zytoplasmas in eine strukturlose (homogene) acidophile opake Masse
- Verlust der Zellkerne
- Zellgrenzen und allgemeine Gewebsarchitektur bleiben zunächst noch schattenhaft erhalten.

Später verschwinden dann auch noch diese letzten Strukturreste und es bleibt eine amorphe granuläre Trümmerzone zurück. Schließlich wird, nach unterschiedlich langer Zeit das untergegangene Gewebe hydrolytisch aufgelöst und resorbiert.

Koagulationsnekrosen findet man besonders als Folge ischämischer Infarkte (siehe Abschnitt 3.7). Verschiedene Chemikalien, besonders Säuren und Salze verursachen ebenfalls Koagulationsnekrosen (unter Bildung von Ätzschorfen).

Kolliquationsnekrose. Das abgestorbene Gewebe verflüssigt sich durch rasche und vollständige enzymatische Auflösung. Es ist von weicher Beschaffenheit, trübe und blaßgrau gefärbt. Kolliquationsnekrosen findet man vorzugsweise in Geweben mit einem hohen Anteil an Fettsubstanzen, die nicht koagulieren können, so besonders im Gehirn und im Rückenmark. Zu Kolliquationsnekrosen kommt es auch, wenn sehr enzymreiche Gewebe nekrotisch werden (z.B. das Pankreas), oder wenn alkalische Lösungen (Laugen) auf das Gewebe einwirken.

2.4.3.4 Sonderformen der Nekrose.
Gangrän (Brand). Die nekrotischen Bezirke sehen durch ihre dunkle Verfärbung aus, als seien sie verbrannt. Die Farbe rührt von Sulfiden her, z.B. von Eisensulfid (FeS).

Bei der **feuchten Gangrän** verwandelt sich das nekrotische Gewebe unter der Einwirkung von Fäulniskeimen rasch in eine weich-zerfließende, schmutziggraugrün-schwärzliche und jauchig stinkende Masse. Im nekrotischen Gewebe kann es auch zur Gasbildung kommen. Feuchte Gangrän wird an den Gliedern beobachtet, besonders auch an inneren Organen (Atemtrakt, Verdauungstrakt).

Die **trockene Gangrän (trockener Brand, Mumifikation)** ist eine Sonderform der Koagulationsnekrose. Flüssigkeitsverdunstung an der Oberfläche führt zu fortschreitender Eintrocknung und Schrumpfung. Die betroffenen Gebiete können schließlich ein mumienhaftes Aussehen annehmen. Die trockene Gangrän kommt vorwiegend bei ischämischen Nekrosen an den Gliedmaßen vor.

Die **käsige Nekrose** ist ebenfalls eine Sonderform der Koagulationsnekrose. Zellen und Gewebe werden zu einer eosinophilen und völlig strukturlosen Masse umgewandelt. Das nekrotische Gewebe ist mattweiß oder trübe und hat eine trockene, brüchig-krümelige, weiche, oft schmierige Beschaffenheit. Käsige Nekrosen entstehen im Zentrum von Granulomen. Denaturierten Proteinen sind hier verschiedene Lipide beigemengt. Besonders typisch ist die käsige Nekrose für die Wirkung von Tuberkelbakterien, man findet sie aber auch bei anderen Infektionskrankheiten (z.B. Lues, verschiedene Pilzinfektionen).

Enzymatische Nekrose. Bei vorzeitiger Aktivierung von lytischen Enzymen am falschen Ort kommt es zu Gewebsnekrosen durch Selbstandauung (Autodigestion). Sekretstau oder Stoffwechselstörungen können als Ursachen dahinterstehen. Ein typisches Beispiel ist die akute Pankreasnekrose: Lipasen und Proteasen zerstören das Gewebe. Die freigewordenen Fettsäuren reagieren mit Ca^{2+}-Ionen unter Bildung von Kalkseifen. Bei Zerstörung von Gefäßen entstehen massive Blutungen.

Fibrinoide Nekrose. Die Nekrose besteht aus eosinophilen und granulären fibrinoiden Substanzen mit dazwischenliegenden zugrundegegangenen Zellen. Man beobachtet solche Nekrosen besonders bei immunpathologischen Prozessen an Gefäßwänden und im Bindegewebe.

Traumatische Fettgewebsnekrosen. Durch mechanische Einwirkung bei Verletzungen reißen Zellmembranen. Neutralfette gelangen in das Interstitium. Zum Teil werden sie hydrolysiert (die freiwerdenden Fettsäuren bilden Kalkseifen), zum Teil phagozytiert: Das Zytoplasma der Phagozyten bekommt durch die vielen Fettvakuolen ein schaumig-wabiges Aussehen *(Schaumzellen)*. Es können auch Fremdkörpergranulome entstehen.

2.5 Beispiele von Zell- und Gewebeschäden

2.5.1 Schäden durch Vergiftungen

Gifte sind Stoffe, die an Zellen und Geweben Veränderungen bewirken, die eine Störung in der Leistungs- und Reaktionsfähigkeit oder aber eine Zerstörung von Zellen und Geweben zur Folge haben. Der Giftstoff muß allerdings, um wirken zu können, in Kontakt mit den Zellen kommen, d.h. er muß gelöst sein und resorbiert werden.

Eine Giftwirkung wird nur dann zustandekommen, wenn die Dosis genügend hoch ist. Bei vielen Giften sind die Wirkungen graduell von der resorbierten Giftmenge abhängig. Eintrittspforten für Giftstoffe sind vor allem die Haut und die Schleimhäute des Verdauungstraktes und der Atemorgane. Die Giftwirkung ist abhängig von:
– den chemischen Eigenschaften des Giftstoffes
– der resorbierten Giftmenge
– der Art der Verabreichung und der Resorptionsgeschwindigkeit
– der Verweilzeit im Körper (Einwirkungszeit)
– dem Ort der Giftwirkung (Gewebe, Organe).

Nicht immer ist der Wirkort eines Giftes mit dem Aufnahmeort identisch, weil Giftstoffe rasch über den Kreislauf im Körper verteilt werden können. Der Wirkort eines Giftes ist oft auch der Ort seiner Ausscheidung (Niere, Harnblase, Darm), weil dort mitunter schon in kurzer Zeit besonders hohe Konzentrationen entstehen können.

Giftwirkungen auf Zellen und Gewebe:
– Membranstörungen (Zell- und Organellenmembranen)
– Zerstörung von Zellbestandteilen
– Hemmung von Enzymen
– Blockade von Syntheseleistungen (α-Amanitin hemmt die Transkription im Zellkern: Proteinsynthese kommt zum Erliegen)
– Denaturierung und Ausfällung von Eiweißen
– Zellverfettung, Vakuolenbildung, Quellung oder Schrumpfung von Zellen
– Bildung von Einschlußkörpern in Zellkernen oder Organellen
– Zerstörung von Zellverbindungen
– Veränderung oder Zerstörung von Bestandteilen der Interzellularsubstanz.

Die Herkunft der Giftstoffe ist vielfältig. Neben Chemikalien (Lösungsmittel, giftige Gase, Schwermetalle, Cyanide, Säuren und Laugen) kommen auch Stoffe tierischer und pflanzlicher Herkunft in Frage. Außerdem ist daran zu denken, daß eine Giftwirkung auch von physiologischen Bedarfsstoffen ausgehen kann, wenn sie im Überschuß vorhanden sind *(Dosis facit venenum:* Die Dosis macht das Gift).

2.5.2 Schäden durch Strahleneinwirkung

Die Sensibilität von Zellen und Geweben gegenüber ionisierenden Strahlen hängt von ihrer Teilungsaktivität und vom Grad ihrer Differenzierung ab. Am empfindlichsten sind Zellen, die sich sehr häufig teilen: die Vorformen der reifen Blutzellen im Knochenmark, die Zellen des Darmepithels und die Basalzellen der mehrschichtigen Plattenepithelien. Weniger strahlenempfindlich sind z.B. die reifen Blutzellen, Bindegewebszellen und Endothelien. Weitgehend resistent gegen ionisierende Strahlen sind die Zellen der parenchymatösen Organe (Leber und Niere) und vor allem die Nervenzellen.

Strahlenschäden entstehen nicht nur durch direkte Bestrahlung sondern auch nach Inkorporation (Einverleibung) radioaktiver Substanzen (z.B. Radium-226); im letzteren Fall bilden sich häufig maligne Tumoren.

Das Spektrum der Strahlenschäden reicht von ultrastrukturellen Veränderungen an Zellen und Geweben bis hin zu schwersten Schädigungen des Gesamtorganismus. Besonders sind zu erwähnen:
- Chromosomenschädigungen (Verklebungen, Verklumpungen, Brüche von Chromosomen, Zerstörung einzelner Gene oder größerer Teilbereiche eines Chromosoms
- Mitosestörung, Senkung der Mitoserate, Störung der physiologischen Zell- und Gewebserneuerung
- Insuffizienz des Immunsystems
- Blutbildveränderung: Agranulozytose, Anämie, Gerinnungsstörungen
- Epithelverlust (besonders im Darm), Resorptionsstörungen
- Gewebsnekrosen, Geschwürsbildung, Verbrennungen
- Entstehung maligner Tumoren.

2.5.3
Thermische Schäden
Hitze oder Kälte können eine krankheitauslösende Wirkung haben, die entweder lokal bleibt oder sich auf den Gesamtorganismus erstreckt.

Bei Erhöhung der Außentemperatur entwickelt sich eine *Hyperthermie*, vor allem dann, wenn bei hoher Luftfeuchtigkeit die Regulationsmöglichkeiten eingeschränkt sind. Beim *Hitzschlag* tritt der Tod durch eine Lähmung des Atemzentrums ein.

Die Schwere der durch *Verbrennungen* oder *Verbrühungen* (heiße Flüssigkeiten und Dämpfe) verursachten Gewebeschäden wird durch verschiedene Faktoren bestimmt:
- Intensität und Dauer der Einwirkung
- Temperatur
- Art und Aggregatzustand des einwirkenden Mediums.

Man unterscheidet folgende Grade:
- *1. Grad:* Rötung, Hyperämie, Gefäßerweiterung
- *2. Grad:* Gewebeschäden: Exsudation, Blasenbildung
- *3. Grad:* Nekrosen (durch unmittelbare Zellschädigung oder als Folge einer Kreislaufstörung), Verbrennungsgeschwüre nach Abstoßung der Nekrosen
- *4. Grad:* Verkohlung bei besonders starker Hitzeeinwirkung.

Die thermische Schädigung der Zellen hat die nachstehend genannten pathologischen Grundveränderungen zur Folge:
- Denaturierung und Gerinnung (Koagulation) von Proteinen
- Membranschädigung (Desintegration)
- Störung vor allem der aufbauenden (anabolen) Stoffwechselschritte; die abbauenden (katabolen) Prozesse sind weniger hitzeempfindlich.

2.5.4
Schäden durch Sauerstoffmangel
Sauerstoffmangel *(Hypoxydose)* spielt bei der Zellschädigung eine wichtige Rolle, weil er die lebensnotwendige Energiebildung (biologische Oxidation) beeinträchtigt:
- *Blockierung der Zellatmung* durch Gifte (z.B. Blausäure): schneller Eintritt des Todes, so daß das histologische Bild der Zellen nicht wesentlich verändert ist.
- *hypoxämische Hypoxydose:* reduziertes Sauerstoffangebot für die Zellen bei voll erhaltener Kreislauffunktion, aber unzureichendem Sauerstofftransport (zu wenig Erythrozyten bei Anämien, oder Ausfall von Sauerstoffträgern durch Methämoglobinbildung). Dieser Zustand hat häufig eine hydropische Zellschwellung oder eine Verfettung zur Folge.
- *ischämische Hypoxydose:* Mangelversorgung der Gewebe mit Blut, Durchblutungsstörungen (z.B. Arterienverschluß), in diesem Fall ist zusätzlich auch der Abtransport von Stoffwechselendprodukten behindert; schnelle Ausbildung von Nekrosen.
- *hypoxische Hypoxidosen:* Verringerung des Sauerstoffgehaltes in der Atemluft.

3
Störungen des Kreislaufes

Übersicht 3:

3.1	**Strömung, Stillstand und Stase des Blutes**	54
3.2	**Thrombose**	55
3.2.1	Ursachen	55
3.2.1.1	Gefäßwandveränderungen	55
3.2.1.2	Strömungsveränderungen	55
3.2.1.3	Änderung der Blutzusammensetzung	55
3.2.2	Arten der Thromben und ihre Entstehung	55
3.2.2.1	Abscheidungsthrombus	55
3.2.2.2	Gerinnungsthrombus	56
3.2.2.3	Kombination aus beiden Arten: Gemischter Thrombus	56
3.2.2.4	Hyaline (kapilläre) Thromben	56
3.2.3	Lokalisation der Thromben	56
3.2.4	Schicksal der Thromben	56
3.2.4.1	Weiteres Wachstum	56
3.2.4.2	Regressive Veränderungen	56
3.2.4.3	Organisation von Thromben	56
3.2.4.4	Rekanalisation	57
3.2.4.5	Verkalkung	57
3.2.4.6	Ablösung von Thromben	57
3.3	**Embolie**	57
3.3.1	Begriff	57
3.3.2	Arten	57
3.3.3	Wege der Embolie	58
3.3.3.1	Venöse Embolie	58
3.3.3.2	Arterielle Embolie	58
3.4	**Hämorrhagie (Blutung)**	58
3.4.1	Blutungstypen	58
3.4.1.1	Zerreißungsblutung (Rhexisblutung)	58
3.4.1.2	Durchtrittsblutung (Diapedesisblutung)	59
3.4.2	Umfang und Sitz der Blutungen	59
3.4.3	Folgen einer Blutung	59
3.4.4	Blutstillung	60
3.5	**Hyperämie**	60
3.5.1	Aktive Hyperämie	60
3.5.2	Passive Hyperämie (Stauung)	60

3.6	Ischämie	61
3.6.1	Ursachen	61
3.6.2	Folgen	62
3.7	**Infarkt**	62
3.7.1	Begriff, Ursachen	62
3.7.2	Arten	63
3.7.2.1	Ischämische (blasse) Infarkte	63
3.7.2.2	Hämorrhagische Infarkte	63
3.8	**Ödem**	63
3.8.1	Begriff	63
3.8.2	Ursachen	63
3.8.2.1	Störungen des Gleichgewichtes in der Elektrolytverteilung	63
3.8.2.2	Störungen des Flüssigkeitsaustausches in den Kapillargebieten	63
3.8.3	Klinische Formen der Ödeme	65
3.8.4	Ödemflüssigkeit	66
3.8.5	Folgen der Ödeme	66
3.9	**Allgemeine Kreislaufinsuffizienz**	66
3.9.1	Herzinsuffizienz	66
3.9.2	Schock	67

3.1
Strömung, Stillstand und Stase des Blutes

Das Blut ist eine Suspension verschiedenartiger Zellen in einer vorwiegend eiweiß- und elektrolythaltigen Lösung. Sein Strömungsverhalten gehorcht physikalischen Gesetzen. Die größeren Bestandteile des Blutes, die Leukozyten, bewegen sich im schneller fließenden Axialstrom, nach außen zu die Erythrozyten und am nächsten zur Gefäßwand schließlich die Thrombozyten. Bei Verlangsamung der Strömung kann das sogenannte Geldrollen-Phänomen (Sludge) auftreten: Die Erythrozyten lagern sich aneinander, wie Münzen in einer Geldrolle. Diese Aggregate haben nun ein größeres Volumen als die Leukozyten, welche in den Randstrom abgedrängt werden. Gleichzeitig erlangen die Leukozyten die Fähigkeit zur Haftung am Endothel.

Man unterscheidet drei Formen des Blutstillstandes: Der **einfache Blutstillstand** ist eine Störung der Blutströmung bei verminderter oder aufgehobener Blutzufuhr. Die Gefäßwände zeigen noch keine Störungen und auch die Zusammensetzung des Blutes ist noch unverändert.

Bei der **Stase** besteht neben der Störung der Blutbewegung zusätzlich eine Störung der Durchlässigkeit (Permeabilität) in Kapillaren und Venolen. Die Blutzusammensetzung ändert sich: Durch einen vermehrten Flüssigkeitsabstrom ins Gewebe erhöht sich die Viskosität des Blutes. Die Strömung verlangsamt sich und die Erythrozyten verklumpen. Die eingedickte Blutsäule kann sich schließlich nicht mehr bewegen und verstopft die Gefäße. Die Austauschprozesse kommen zum Erliegen. Bei einer Stase treten meist auch Erythrozyten durch die Gefäßwände: Diapedesis-Blutungen.

Bei der **Stagnation** bewirkt ein Abflußhindernis eine pralle Füllung der Venen und Kapillaren, im Extremfall bis zum Strömungsstillstand. Sekundär entstehen dann Gefäßwandschäden (Sauerstoffmangel), Diapedesisblutungen, hämorrhagische Infarkte und Nekrosen.

3.2 Thrombose

Blutgerinnung und Fibrinolyse sind komplexe lebensnotwendige Vorgänge, die in mehreren Stufen ablaufen und an das ausreichende Vorhandensein verschiedener Proteine im Blut gebunden sind. Im strömenden Blut besteht normalerweise zwischen den gerinnungsfördernden und gerinnungshemmenden Vorgängen ein Gleichgewicht. Störungen ergeben sich durch krankhafte Verstärkung oder Verminderung eines der beiden Teilprozesse. Von einer Thrombose spricht man, wenn das Blut während des Lebens (intravital) und innerhalb der Gefäße (intravasal) gerinnt.

3.2.1 Ursachen

3.2.1.1 Gefäßwandveränderungen. Entzündungen, Tumorwachstum, sklerotische Vorgänge, Verletzungen oder Sauerstoffmangel schädigen die Gefäßwand. Das Endothel ist verändert, die Oberfläche der Gefäßinnenwand ist nicht mehr glatt. Thrombozyten bleiben haften und agglutinieren. Das entstehende Fibrin begünstigt die Anlagerung weiterer Thrombozyten. Der Gerinnungsprozeß schreitet fort: Ein Thrombus bildet sich.

3.2.1.2 Strömungsveränderungen. Der Blutstrom ist normalerweise gleichmäßig (laminare Strömung). Um die Mittelachse des Gefäßes konzentrisch angeordnete Flüssigkeitsschichten strömen gleitend aneinander vorbei, wobei die Strömungsgeschwindigkeit in Gefäßmitte größer ist als im Randstrom. In erweiterten Gefäßen (Aneurysmen, Varizen), in Herzräumen bei Klappenfehlern oder auch in verengten Gefäßen entstehen Wirbelbildungen, welche die laminare Strömung stören und die Entstehung von Thromben begünstigen. Fördernd in dieser Richtung ist andererseits auch die Strömungsverlangsamung (z.B. bei Stauung oder Blutdrucksenkung). Thrombozyten häufen sich im Randstrom an, gewinnen Kontakt zum Endothel und agglutinieren.

3.2.1.3 Änderung der Blutzusammensetzung. Thromben entstehen häufig bei einer pathologischen Erythrozytenvermehrung, mit der auch eine Thrombozytose (Erhöhung der Thrombozytenzahl) verbunden ist: Polyzythaemia vera. Blutviskosität und Zellzahl sind stark erhöht, die Agglutinationsbereitschaft ist vermehrt. Diese Faktoren begünstigen die Thrombose.

3.2.2 Arten der Thromben und ihre Entstehung

3.2.2.1 Abscheidungsthrombus (Abb. 3-1). Im Bereich von Gefäßwandschädigungen bleiben zunächst kleine, in das Lumen vorspringende Thrombozytenkonglomerate haften, denen sich Leukozyten anlagern. In den Zwischenräumen spannen sich Fibrinfäden aus, deren Maschenwerk dann von Erythrozyten ausgefüllt wird. Das Blut strömt am wachsenden Thrombus vorbei. Kleine Wirbelbildungen begünstigen dessen weiteres Wachstum. Plättchenmassen, Fibrinverschmelzungen und Zellhaufen sind dabei schichtenweise angeordnet.

Makroskopisch sieht man eine Querriffelung und die grauweiß bis graue Farbe des Thrombus, entsprechend seinem Aufbau aus vorwiegend ungefärbten Blutbestandteilen (weißer Thrombus). Mit zunehmendem Wachstum des Thrombus wird das Lumen des Gefäßes stark eingeengt.

Abbildung 3-1: Abscheidungsthrombus. 1 lädierte Gefäßwand mit angelagerten Thrombozytenkonglomeraten; 2 Fibrinmaschenwerk mit eingelagerten Erythrozyten; 3 Thrombozytenkonglomerate mit angelagerten Leukozyten.

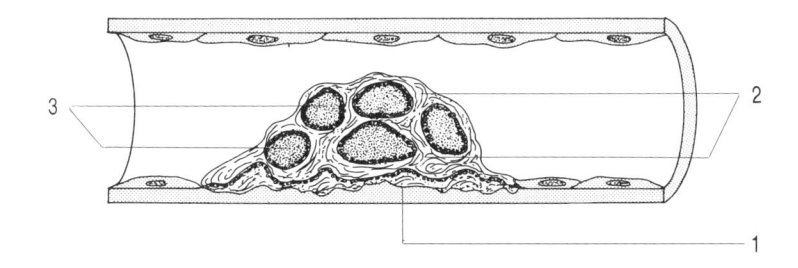

3.2.2.2 Gerinnungsthrombus.
Er entsteht durch plötzliche Gerinnung des Blutes in einem Gefäß (z.B. bei einer nicht gelösten Stase). Der Thrombus hat keinen typischen Aufbau, etwa dem Abscheidungsthrombus entsprechend. In ein Maschenwerk aus Fibrinfäden sind die Blutkörperchen in etwa der gleichen Verteilung eingelagert, wie sie auch im strömenden Blut vorkommen. Der hohe Erythrozytengehalt bedingt die gleichmäßige tiefrote Farbe des Gerinnungsthrombus (roter Thrombus). Der Gerinnungsthrombus füllt das Gefäßlumen vollständig aus und bildet oft einen genauen Ausguß des Gefäßes mit allen Ausbuchtungen und Vorsprüngen.

3.2.2.3 Kombination aus beiden Arten: Gemischter Thrombus.
Ein Abscheidungsthrombus hat zunächst einen totalen Gefäßverschluß bewirkt. Die folgende Stagnation der Blutsäule führt dann zu einem sich anschließenden Gerinnungsthrombus.

3.2.2.4 Hyaline (kapilläre) Thromben.
Sie bestehen aus kompaktem Fibrin oder aus aneinandergepreßten Thrombozyten, denen etwas Fibrin beigemischt ist. Sie wandeln sich nach und nach in hyaline Massen um, welche die Gefäße ausfüllen. Man findet sie beim Schock, bei Diphtherie, Scharlach und nach Einwirkung von Schlangengiften.

3.2.3 Lokalisation der Thromben
Wenn auch Thromben im gesamten Gefäßsystem vorkommen können, so finden sie sich doch in den Venen besonders häufig, wobei die Venen der unteren Extremität eindeutig bevorzugt sind. Daneben kommen sie häufiger vor in: Beckenvenen, Hirnsinus, Brückenvenen, Pfortader (bei Leberzirrhose), Nierenvenen und in Herzhöhlen (gehäuft in den Herzohren).

3.2.4 Schicksal der Thromben
3.2.4.1 Weiteres Wachstum.
Thromben können in Richtung des Blutstroms oder dagegen weiterwachsen. Bei fortschreitendem Wachstum ist oft später keine Verbindung zur Gefäßwand mehr vorhanden. Der Thrombus hat dann eine strangförmige Gestalt, sitzt mit einem Fußpunkt am Endothel fest, während sein freies Ende im Gefäßlumen flottiert. Dies ist besonders gefährlich, weil ein solcher Thrombus am Fußpunkt sehr leicht abreißen und mit dem Blutstrom verschleppt werden kann (Embolus).

3.2.4.2 Regressive Veränderungen.
Nach längerem Bestehen werden die Thromben sekundär verändert. *Verfestigung:* Der Thrombus wird durch Wasserentzug kleiner, fester und von trockener Beschaffenheit. Mikroskopisch erscheint er homogener und von undeutlicherem Aufbau als ein frischer Thrombus. *Erweichung:* Im Zentrum eines Thrombus werden beim Zerfall von Leukozyten lytische Enzyme frei, die den Thrombus erweichen. Sind Bakterien im Thrombus vorhanden oder haben sie sich dort sekundär angesiedelt, so liegt eine eitrige (purulente) Erweichung vor. Die Vermischung der erregerhaltigen weichen Massen mit dem strömenden Blut ist sehr gefährlich (Pyämie).

3.2.4.3 Organisation von Thromben
(Abb. 3-2). Zunehmende bindegewebige Durchwachsung, Bindegewebszellen der Gefäßwand proliferieren, Kapillaren sprossen in das Thrombusmaterial ein. Diesem Prozeß liegt eine chronische resorbierende Entzündung zugrunde. Der Thrombus wird durch das Granulationsgewebe abgebaut (Voraussetzung für eine Rekanalisation). Als Endzustand kann dann eine faserreiche

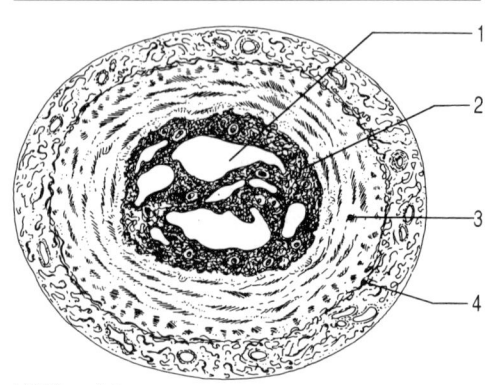

Abbildung 3-2:
Thrombus in Organisation
1 Restlumen (Rekanalisierung); 2 Granulationsgewebe; 3 Thrombotische Massen; 4 Venenwand

Verdickung der Wand des ansonsten wegsamen Gefäßes vorliegen. Bei allseitig an der Gefäßwand anhaftenden Thromben ist es freilich auch möglich, daß das neugebildete Bindegewebe das Lumen völlig verschließt.

3.2.4.4 Rekanalisation. In Thromben können sich Spalten bilden, die im günstigen Fall mit Endothel ausgekleidet werden, sich bei höherem Blutdruck erweitern und auf diese Weise eine wenigstens teilweise Rekanalisierung des Gefäßes bewirken.

3.2.4.5 Verkalkung. Wenn bei der bindegewebigen Umwandlung eines Thrombus vor allem die zentralen Teile nicht resorbiert wurden, so können diese verkalken, z.B. bei Thromben auf Herzklappen oder in Venen (Phlebolithen, Venensteine).

3.2.4.6 Ablösung von Thromben. Solange ein Thrombus nicht organisiert worden ist, kann er sich ganz oder teilweise von der Gefäßwand ablösen. Mit dem Blutstrom werden diese abgelösten Stücke verschleppt. Irgendwo preßt sie dann der Blutdruck in ein engeres Gefäß hinein, wo sie steckenbleiben und dieses Gefäß verschließen. Mechanischer Druck auf Gefäße, Muskelkontraktionen sowie lokale oder allgemeine Blutdrucksteigerungen können die Thrombenablösung begünstigen.

3.3
Embolie

3.3.1
Begriff

Wird ein körperliches Gebilde durch den Blutstrom in ein Gefäß hineingepreßt, in welchem es aufgrund seines Durchmessers steckenbleibt, so spricht man von einer *Embolie*. Der das Gefäß verschließende Körper wird als *Embolus* bezeichnet (Mehrzahl: Emboli). Das Gefäß kann dabei nicht nur verschlossen, sondern auch verletzt werden, wenn der Körper eine entsprechende Oberflächenbeschaffenheit hat. Stammt der Embolus aus einem Entzündungsherd oder aus einem Tumor, so kann er an der Stelle, wo er nach der Verschleppung festsitzt, neben dem Gefäßverschluß den gleichen Krankheitsprozeß entstehen lassen, der an seinem Ursprungsort herrscht. Diese Verschleppung eines Krankheitsprozesses von seiner Ursprungsstelle an einen anderen Ort wird als *Metastasierung* (im weiteren Sinne) bezeichnet.

3.3.2
Arten der Embolie

Emboli können eine feste Beschaffenheit haben:
– abgerissene Thromben
– Gewebspartikel
– Fremdkörper
– Gruppen von Tumorzellen,

sie können flüssig sein:
– Fetttropfen
– Fruchtwasser

oder gasförmig (Luft oder andere Gase).

Der Embolus kann nicht infiziert (blande) oder erregerhaltig (infiziert, septisch) sein. Emboli sind entweder dem normalen Blut fremd und dann aktiv oder passiv in die Blutbahn eingedrungen oder sie sind im Blut selbst entstanden (z.B. Thromben).

Kleinere **Fettembolien** kommen bei jeder Fraktur vor und verursachen keine weiteren Schäden. Eine massive Fettembolie ereignet sich allerdings nur dann, wenn bestimmte Voraussetzungen vorliegen:
– Mobilisierung größerer Fettmengen aus zertrümmertem Gewebe (besonders Knochenmark und Fettgewebe)
– eingerissene und eröffnete Venen
– gleichzeitig ein gesteigerter Gewebsdruck, der höher sein muß als der venöse Blutdruck, damit er das mobilisierte Fett in das Venensystem pressen kann.

Eine Fettembolie ist tödlich, wenn etwa die Hälfte der Lungenkapillaren verlegt wurde.

Die **Fruchtwasserembolie** ist ein dramatisches Ereignis mit oft tödlichem Ausgang für Mutter und Kind. Sie ist nur möglich, wenn es zu einem Defekt der Eihäute in der Nähe offener mütterlicher Venen kommt. Die Ätiologie ist nicht einheitlich. Begünstigende Umstände sind:
– erhöhte Wehentätigkeit des Uterus nach dem Blasensprung
– Sectio (Kaiserschnitt, operative Entbindung)

- Uterusruptur
- hoher Zervixriß
- vorzeitige Plazentalösung
- intrauteriner Fruchttod.

Folgen sind eine Insuffizienz des Atmungs- und Kreislaufapparates und schwere Blutgerinnungsstörungen.

Luft und andere Gase im Blut verursachen Schaum- und Blasenbildung und damit eine Gefäßverstopfung. **Venöse Luftembolien** blockieren meist die Lungendurchblutung: Die Luft sammelt sich im rechten Herzen, welches mit Blutschaum und Luftblasen angefüllt und stark erweitert ist. Die Unterbrechung des Kreislaufes führt dann zum Tod. Etwa 100–150 ml Luft sind im allgemeinen letal.

Bei arteriellen Luftembolien wird der Tod schon durch wesentlich kleinere Luftmengen verursacht. Er tritt durch Verschluß von Gehirnarterien und Herzkranzarterien ein.

Am häufigsten werden Embolien aber durch losgerissene Thromben oder Thrombenteile verursacht **(Thrombembolien)**. Thromben bleiben um so früher in einem sich verzweigenden Gefäß stecken, je größer sie sind.

3.3.3
Wege der Embolie

3.3.3.1 Venöse Embolie. Die in den Venen des großen Kreislaufes entstandenen Thromben gelangen in das rechte Herz und von dort aus in die Pulmonalarterien (Abb. 3-3). Bei normalen Verhältnissen bleiben sie also bereits in den Lungenkapillaren stecken und können nicht in das linke Herz und in die Aorta übertreten. Bei einem offenen Foramen ovale bzw. bei einem Vorhof- oder Kammerseptumdefekt ist dies aber dennoch möglich: **paradoxe Embolie**.

3.3.3.2 Arterielle Embolie. Entstehungsorte der Thromben können sein: Linker Vorhof oder linker Ventrikel des Herzens, Aorta oder eine große Arterie. Relativ selten ist die Entstehung von Thromben in den Lungenvenen. Als Ausbreitungsweg steht das gesamte Arteriensystem des großen Kreislaufes zur Verfügung. Die Gefäßverschlüsse können daher auch in den Kapillargebieten aller möglichen Organe liegen.

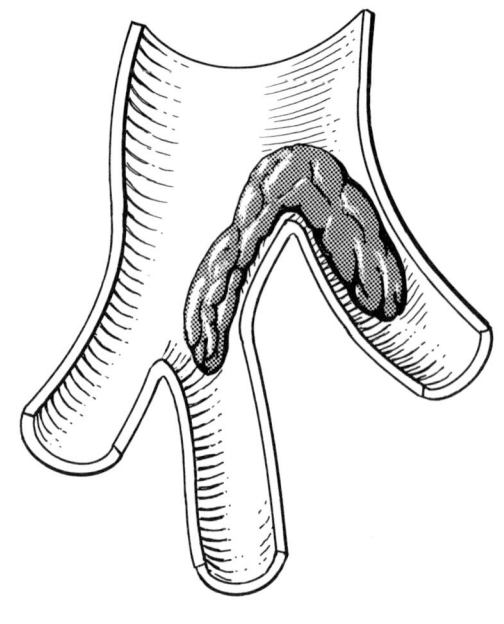

Abbildung 3-3:
Pulmonararterienast mit reitendem Embolus (nach „Eder-Gedigk").

Häufig sind betroffen: Milz, Niere, Gehirn, Herzkranzgefäßsystem und die untere Extremität.

3.4
Hämorrhagie (Blutung)

Als Hämorrhagie (Extravasation) bezeichnet man den Austritt von Blut aus dem Gefäßsystem:
- in Gewebsspalten
- in Körperhöhlen
- auf die freie Körperoberfläche.

3.4.1
Blutungstypen

3.4.1.1 Zerreißungsblutung (Rhexisblutung). Es besteht ein lokaler Gefäßwandschaden, ein Einriß, eine Ruptur. Ursachen können sein: Verletzungen, arrodierende Vorgänge (Entzündung, Ulkus, Tumor) oder auch degenerative Veränderungen der Gefäßwand. Hoher Blutdruck begünstigt die Ruptur eines vorgeschädigten Gefäßes.

Aus verletzten Arterien spritzt das Blut im Rhythmus des Herzschlages, es hat eine hellrote Farbe (gute Sauerstoffsättigung).

Flächenförmige Wunden bluten aus allen verletzten Gefäßen gleichzeitig. Bei venösen Blutungen fließt das Blut kontinuierlich und langsamer, es hat eine blaurote Farbe (schlechte Sauerstoffsättigung).

3.4.1.2 Durchtrittsblutung (Diapedesisblutung). Hierbei besteht kein Einriß der Gefäßwand, sondern nur eine Läsion des Endothels, die sich wieder schließen kann. Die Erythrozyten werden passiv durch den Blutdruck aus dem Gefäß herausgepreßt, sie treten gewissermaßen durch die intakt erscheinende Gefäßwand hindurch. Ursachen: Sauerstoffmangel, toxische Schäden, allergische Erscheinungen, Vitamin-C-Mangel. Diapedesisblutungen werden durch eine Strömungsverlangsamung begünstigt.

3.4.2
Umfang und Sitz der Blutungen
Die Menge des austretenden Blutes hängt hauptsächlich von der Art und Größe des Gefäßes ab, aus dem es blutet, aber auch von Art und Umfang der Läsion. Hämorrhagien werden unterschiedlich benannt, je nach ihrem Sitz und ihrem Verhalten zum Gewebe. Nachstehend sind einige Beispiele genannt:

Hämatom: Bluterguß, große lokalisierte Blutmenge, die oft eine Schwellung und Verfärbung des Gewebes mit sich bringt. *Sugillation (Suffusion):* Blutige Durchtränkung des Gewebes, ohne scharfe Begrenzung. *Petechien:* Kleine, punktförmige Hautblutungen. *Purpura:* Zahlreiche kleinste Blutungen in Haut und/oder inneren Organen.
Apoplexie: Gehirnblutung. *Epistaxis:* Nasenblutungen. *Hämoptoe (Hämoptyse):* Bluthusten bei Lungenblutungen. *Hämatemesis:* Bluterbrechen bei Blutungen in den oberen Verdauungstrakt. *Meläna:* Durch Blutbeimengungen aus dem Verdauungstrakt schwarz verfärbter Stuhl. *Hämaturie:* Blutabgang mit dem Urin.
Metrorrhagie: nicht durch eine Menstruation bedingte Blutung aus der Gebärmutter (Uterus). *Menorrhagie:* Übermäßig starke Menstruationsblutung. *Hämatosalpinx:* Blutansammlung im Eileiter (Salpinx), z.B. bei Abstoßung einer Eileiterschwangerschaft oder bei Endometriose.

Hämatometra: Blutansammlung in der Gebärmutter bei Verschluß der ausführenden Genitalwege. *Hämatokolpos:* Blutansammlung in der (erweiterten) Scheide durch zurückgehaltenes Menstrualblut bei völligem Verschluß der Scheide (Hymenalatresie).
Hämatothorax: Blutansammlung im Pleuraraum. *Hämoperikard:* Blutung in den Herzbeutel (Herzbeuteltamponade). *Hämatoperitoneum (Hämaskos):* Blutungen in die Bauchhöhle. *Hämarthros:* Blutung in eine Gelenkhöhle.

Eine allgemeine Blutungsneigung, d.h. das Auftreten spontaner, schwer stillbarer Blutungen in zahlreichen Geweben und Organen, wird als *hämorrhagische Diathese* bezeichnet. Sie kann erblich oder erworben sein.

3.4.3
Folgen einer Blutung
Die Folgen einer Blutung für den Organismus hängen ab:
– vom Sitz der Blutung
– von der Schnelligkeit des Blutverlustes
– von der Menge des verlorenen Blutes.

Schwere akute Blutverluste bedingen in kurzer Zeit einen Kreislaufzusammenbruch und den Tod. Schwere chronische Blutverluste (langanhaltende Blutungen, oft wiederholte einzelne Blutungen) können zu einer Eisenmangelanämie führen.

Blutungen in das Gewebe haben durch den Druck, den sie ausüben, örtliche Folgen. Der Druck kann sich auch gegen das verletzte Gefäß selbst auswirken und das Fortschreiten der Blutung verlangsamen oder verhindern. Meist hat der Druck jedoch negative Auswirkungen. Beispiele:
– Kompression des Herzens von außen bei Blutungen in den Herzbeutel: Die erneute Füllung der Herzräume in der Diastole wird verhindert
– Kompression der Lunge bei Blutung in die Pleurahöhle: Erschwerung der Einatmung (Inspiration)
– Erstickung bei massiven Blutungen in das Lungengewebe
– Erhöhung des Schädelinnendruckes durch subdurale Hämatome (Blutungen unter die harte Hirnhaut): Drucknekrose von Nervenzelle, neurologische Ausfallserscheinungen
– Gewebszerreißung.

3.4.4
Blutstillung

Zwei Mechanismen führen zur Stillung einer Blutung, die Kontraktion der Gefäßwandmuskulatur und die Blutgerinnung. Nach der Durchtrennung eines Gefäßes kann (unter der Voraussetzung einer normalen Beschaffenheit der Wandung) die Lichtung stark eingeengt werden, etwa auf ⅓ des ursprünglichen Durchmessers.

Bei durchtrennten kleineren Arterien ist durch elastische Retraktion der Gefäßwand und durch eine Einstülpung der Stümpfe (Invagination) sogar ein vollständiger Lichtungsverschluß und damit ein Aufhören der Blutung möglich (Abb. 3-4). Weil dieser Mechanismus bei den muskelschwächeren und an elastischem Gewebe ärmeren Venen nicht sehr ausgeprägt ist, können Blutungen aus größeren Venen besonders gefährlich sein.

Bei der Blutgerinnung kommt es zur Bildung eines Plättchenthrombus, zur Fibrinbildung und zur Kontraktion des Fibrins (siehe hierzu auch die Lehrbücher der Hämatologie).

3.5
Hyperämie

Den vermehrten Blutgehalt eines Organs oder Organteiles nennt man Hyperämie. Ursachen:
- vermehrte arterielle Blutzufuhr: Aktive Hyperämie
- verringerter venöser Blutabstrom: Passive Hyperämie (Stauungshyperämie).

Abbildung 3-4:
Blutstillmechanismus bei kleineren Arterien nach Durchtrennung.
a) Durchtrennung einer kleinen Arterie.
b) Retraktion durch die elastischen Elemente in der Gefäßwand.
c) Beginnende Invagination des Gefäßstumpfes.
d) Vollständiger Verschluß des durchtrennten Gefäßes mit Bildung eines Thrombus.

3.5.1
Aktive Hyperämie

Diese Form ist arteriell bedingt. Erweiterung von Arteriolen, Kapillaren und Venolen, erhöhte Strömungsgeschwindigkeit des Blutes. Die Blutfülle des Organs ist erhöht, das Gewebe wird aber im allgemeinen nicht geschädigt. Rötung, Erwärmung und vorübergehende Anschwellung des Gewebes sind meist die einzigen Folgen.

Auslösend für eine aktive Hyperämie sind: gesteigerte Aktivität von Geweben und Organen, thermische Reize, mechanische Ursachen (Stoß, Schlag), chemische Reize (Äther, Säuren, Kohlendioxid usw.) und auch psychische Faktoren (Erröten).

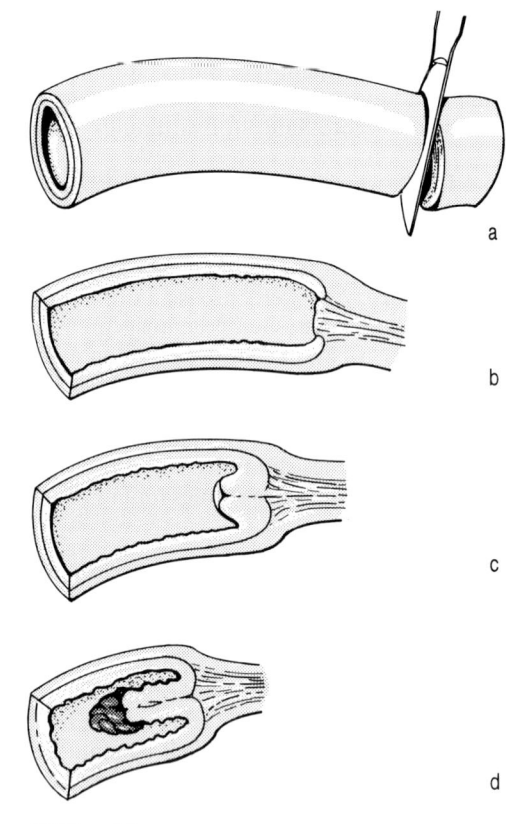

3.5.2
Passive Hyperämie (Stauung)

Sie kommt durch eine Verzögerung des Blutabflusses zustande, Venen und Kapillaren sind überfüllt und erweitert, während von der arteriellen Seite ständig neues Blut nachströmt, so daß die Blutfülle ständig zunimmt (Stauungshyperämie; Vergleich mit einem Staubecken, das sich zunehmend füllt, wenn der Abfluß unterbunden ist und der Zufluß unvermindert anhält).

Die Stauungshyperämie kann allgemein sein, d.h. viele Organe betreffen, wenn eine Herzinsuffizienz vorliegt oder sich nur auf

Abbildung 3-5:
Langsame Entwicklung eines Kollateralkreislaufes im Venensystem. **a)** Zwei Venen 1 und 2 sind nur durch eine dünne Kollateralvene 3 verbunden. Die Vene 1 ist verschlossen. Das Blut kann nicht vollständig über 3 abfließen. In allen Venen, die in Strömungsrichtung des Blutes vor dem Hindernis liegen und keine ausreichende andere Abflußmöglichkeit haben, kommt es zu einer Stauung. **b)** Erst wenn sich durch den funktionellen Reiz die Kollaterale 3 erweitert hat, kann das Blut wieder vollständig abfließen.

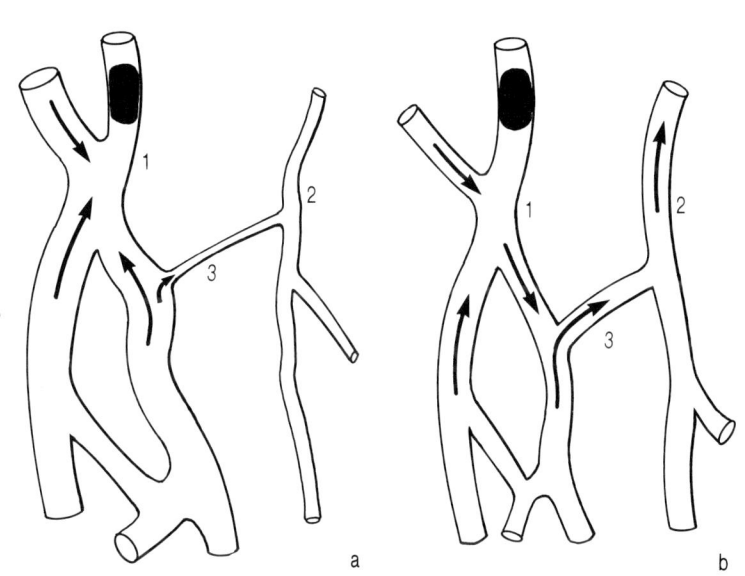

einen örtlich begrenzten Gewebebereich erstrecken. Letzteres ist bei Verschluß oder Kompression einzelner Venen der Fall.

Die Folgen einer Stauungshyperämie sind sehr unterschiedlich, abhängig vor allem auch von der Geschwindigkeit, mit der sich der Blutstau ausgebildet hat und auch von der Möglichkeit eines Abflusses über Seitenwege *(Kollateralen)*.

Bei weitlumigen und gut verzweigten Kollateralverbindungen zwischen den ableitenden Venen können keine wesentlichen Störungen auftreten. Ist eine Vene verlegt, so steht zwar in ihr das Blut still, es kann aber ohne weiteres über Seitenzweige abfließen: Mittels Kollateralgefäßen umgeht der Blutstrom das Hindernis: *Umgehungskreislauf*. Bei engen und nur spärlich vorhandenen Kollateralen verursacht der Verschluß einer Vene zunächst einen Blutstau, der aber nicht von Dauer ist, wenn diese engen Kollateralen sich erweitert haben, bis auch über sie ein ausreichender Abfluß möglich ist.

Bei akutem Verschluß großer Organvenen sind die Folgen:
– Blutstau und bläuliche Verfärbung des Gewebes (Zyanose)
– Schwellung und später schwarzrote Verfärbung des Organs
– Druckschädigung vor allem der Parenchymzellen
– Blutaustritte in das Gewebe (Diapedesisblutung)
– schließlich: Nekrose, hämorrhagischer Infarkt, Stauungsinfarkt.

Bildet sich der Gefäßverschluß nur langsam aus, so ist die Bildung eines Umgehungskreislaufes möglich (Abb. 3-5).

Eine Folge chronischer Stauungen ist vor allem der zunehmende Schwund der Parenchymzellen (Druck, Sauerstoffmangel) und eine Fibrosierung des gestauten Organs (zyanotische Induration).

3.6
Ischämie (örtliche Blutleere)

Herabgesetzte Blutzufuhr bedingt bei der Ischämie die verminderte Durchblutung eines Organs oder eines Teiles davon. Der Verschluß einer zuführenden Arterie verursacht nur dann eine örtliche Blutleere, wenn eine Zufuhr auf anderen Wegen nicht möglich ist.

3.6.1
Ursachen

Als Ursachen einer Ischämie gelten (Abb. 3-6):
– teilweiser oder völliger Verschluß einer Arterie (Stenose, Thromben, Embolie, Entzündungen, Arteriosklerose)

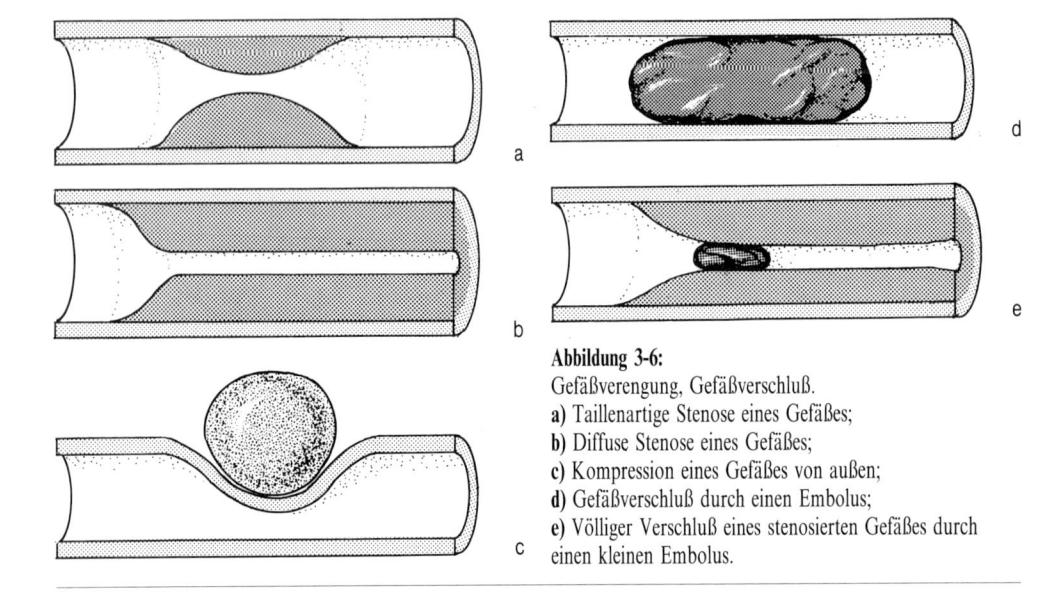

Abbildung 3-6:
Gefäßverengung, Gefäßverschluß.
a) Taillenartige Stenose eines Gefäßes;
b) Diffuse Stenose eines Gefäßes;
c) Kompression eines Gefäßes von außen;
d) Gefäßverschluß durch einen Embolus;
e) Völliger Verschluß eines stenosierten Gefäßes durch einen kleinen Embolus.

- Kompression einer Arterie von außen (z.B. Ligatur, Tumor, Torsion)
- Angiospasmen (anfallsartige Kontraktionen der Gefäßmuskulatur)
- allgemeine Störungen (vermindertes Blutvolumen, Blutdruckkrisen).

3.6.2
Folgen

Das Ausmaß der Ischämieschäden wird durch mehrere Faktoren bestimmt:
- Grad der Durchblutungseinschränkung: In leichteren Fällen können keine Höchstleistungen mehr erbracht werden, in schwereren Fällen reicht die Restdurchblutung schon nicht mehr für normale Alltagsbelastungen aus und in schwersten Fällen nicht einmal mehr im Zustand körperlicher Ruhe.
- Dauer der Blutleere: Kurzdauernde Ischämien (kürzer als 5 min.) verursachen im allgemeinen keine Schäden
- Empfindlichkeit des betroffenen Gewebes: Höhere differenzierte Gewebe reagieren besonders empfindlich auf den Sauerstoffmangel, der eine zwangsweise Ischämiefolge ist.
- Gefäßarchitektur: Vorhandensein oder Fehlen paralleler Versorgungswege, Entwicklungsmöglichkeiten arterieller Kollateralverbindungen.

Selbst der Verschluß größerer Arterienäste wird keine Folgen haben, wenn ein funktionell ausreichender Umgehungskreislauf besteht.

Sind zwischen Arterien keine oder nur unzureichende Kollateralen vorhanden, so spricht man von *Endarterien*. Die Verlegung eines solchen Gefäßes hat im Regelfall eine ischämische Nekrose (ischämischer Infarkt) des von dieser Endarterie versorgten Gewebebezirkes zur Folge.

Man unterscheidet:
- *anatomische Endarterien*: Es sind keine Kollateralen vorhanden (Abb. 3-7a)
- *funktionelle Endarterien*: Es sind zwar Kollateralen vorhanden (anatomisch nachweisbar), aber so spärlich oder so schwach, daß sich auch nach längerer Zeit in den meisten Fällen kein ausreichender Kollateralkreislauf ausbilden kann (Abb. 3-7b).

3.7
Infarkt

3.7.1
Begriff, Ursachen

Infarkte sind Nekrosen von Organteilen, seltener von ganzen Organen, als deren Ursache Durchblutungsstörungen anzusehen sind, denen in den meisten Fällen ein plötzlicher und vollständiger Gefäßverschluß zugrundeliegt.

3.8 Ödem

Eine örtliche Kreislaufinsuffizienz ohne Gefäßverschluß kann ebenfalls Infarktursache sein. So sind z.B. arteriosklerotisch eingeengte Herzkranzarterien im Gegensatz zum Ruhezustand nicht mehr in der Lage, bei Belastung des Herzens (und/oder Blutdruckabfall) eine größere Blutmenge dem Herzmuskel zuzuführen. Gewebsnekrosen sind die Folge.

3.7.2
Arten
3.7.2.1 Ischämische (blasse) Infarkte. Die Hauptursache ist ein Arterienverschluß. Häufig befallene Organe sind: Herzmuskel, Milz, Niere. Ischämische Infarkte sehen blaßgelblich und fest aus. Nach dem Versorgungsgebiet der verschlossenen Arterie haben sie meist eine keilförmige oder vieleckige Begrenzung. Um das blutleere, blasse Zentrum des Infarktbereiches liegt ein rötlicher (hyperämischer, hämorrhagischer) Randsaum: Kapillarblut strömt aus benachbarten, normal durchbluteten Gebieten ein. Der kapillare Blutdruck reicht aber nicht aus, um das Blut durch den gesamten ischämischen Bezirk hindurchzupressen, so daß es sich in der Randzone ansammelt.

3.7.2.2 Hämorrhagische Infarkte. Die häufigste Ursache ist hier ein Venenverschluß bei fehlendem Umgehungskreislauf. Die Abflußbehinderung führt zu einer Stauung. Stase, Austritt des Blutes aus den Gefäßen, Druckschädigung des Gewebes und Nekrosen sind das Ergebnis.

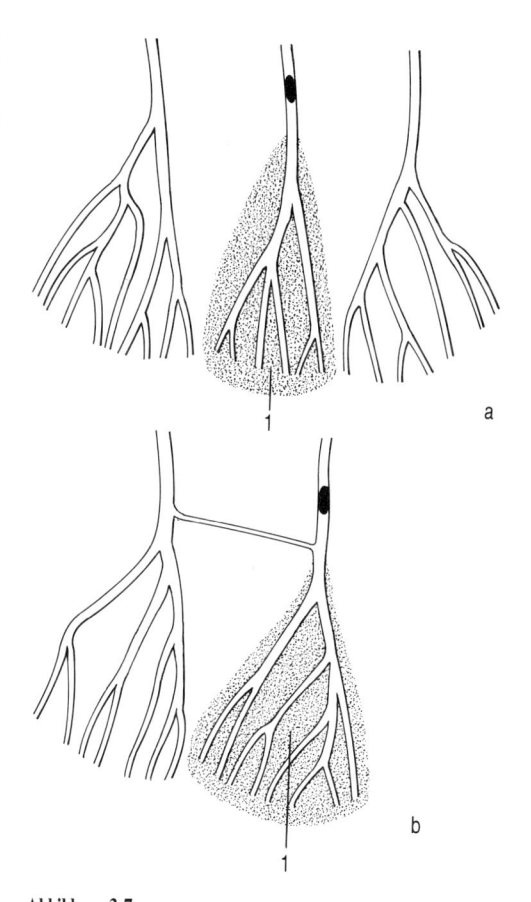

Abbildung 3-7:
Endarterien.
a) Anatomische Endarterien; **b)** Funktionelle Endarterien; 1 Nekrosezone.

3.8
Ödem

3.8.1
Begriff
Eine das physiologische Maß überschreitende Ansammlung von extrazellulärer Flüssigkeit in Spalträumen des Gewebes und in Körperhöhlen wird als Ödem bezeichnet.

3.8.2
Ursachen der Ödembildung
3.8.2.1 Störungen des Gleichgewichtes in der Elektrolytverteilung zwischen Intra- und Extrazellulärraum: Wasserabstrom aus den Zellen (Hyperhydratation im Interstitium, Dehydratation in den Zellen).

3.8.2.2 Störungen des Flüssigkeitsaustausches in den Kapillargebieten. Aus den Kapillaren strömt insgesamt mehr Flüssigkeit in das Gewebe ab, als aus dem Gewebe wieder rückresorbiert oder über das Lymphgefäßsystem abtransportiert werden kann. Ursächliche Bedeutung haben hierbei verschiedene Faktoren:
Störung der Kapillardurchlässigkeit. Das Kapillarendothel verhält sich wie eine semipermeable Membran. Es ist durchlässig für Wasser, Elektrolyte und Stoffe mit niederer Molekularmasse, undurchlässig dagegen für Proteine mit hoher Molekular-

masse. Die Durchlässigkeit des Endothels wird gesteigert durch: Histamin, gallensaure Salze, Kinie, Bakterientoxine, Schlangen- und Insektengifte, Allergene, Arzneimittel, sonstige Chemikalien, Sauerstoffmangel und auch durch Verletzungen des Endothels.

Behinderung des Abstromes der Gewebsflüssigkeit über die Lymphbahnen. Ein Ausfall kleinerer Lymphbahnen hat im allgemeinen keine Folgen. Verlegungen größerer Lymphwege, die nicht mehr so ausgiebig miteinander anastomosieren, können Ursache eines vermehrten Flüssigkeitsgehaltes in den betroffenen Gewebsabschnitten sein. Lymphbahnen werden durch Verletzungen, chirurgische Eingriffe (radikale Tumoroperationen), Entzündungen, Tumorwachstum oder durch Bestrahlung geschädigt.

Erhöhung des hydrostatischen Drucks in Kapillaren und Venen. Dieser hängt vom arteriellen Blutdruck ab, sowie vom Kontraktionszustand der Arteriolen und vom venösen Abfluß. Bei Erhöhung tritt im Anfangsteil der Kapillarstrecke mehr Flüssigkeit in das Gewebe über, während gleichzeitig der gefäßeinwärts gerichtete Rückstrom im venösen Teil des Kapillargebietes verringert ist.

Herabsetzung des hydrostatischen Gewebsdruckes. Diese Druckkomponente ist niedrig im Vergleich zum hydrostatischen Kapillardruck, sie hängt von der Gewebselastizität ab. In Gebieten mit niedrigem Gewebsdruck ist die Entstehung von Ödemen begünstigt. In faserreichen Geweben kommt es bei Ödemen schnell zu einem Anstieg des hydrostatischen Gewebsdruckes, der dann einem weiteren Flüssigkeitsaustritt aus den Gefäßen entgegenwirkt, da er ja gefäßeinwärts gerichtet ist.

Verminderung des kolloidosmotischen Druckes. Der kolloidosmotische Druck (KOD) des Blutplasmas hängt vom Gehalt an Plasmaproteinen (vor allem Albumin) ab. Er ist gefäßeinwärts gerichtet und bestimmt das Wasserbindungsvermögen des Plasmas, er zieht gewissermaßen die Flüssigkeit aus dem Gewebe in die kapilläre Strombahn zurück. Wenn der Eiweißgehalt des Plasmas stark vermindert wird, so sinkt auch der KOD unter seinen Normalwert: Der Flüssigkeitsrückstrom aus dem Gewebe ist, je nach Höhe des Eiweißmangels, mehr oder minder stark beeinträchtigt: Ödeme entstehen. Als Ursachen eines verminderten Eiweißgehaltes im Plasma sind zu nennen:
– herabgesetzte Eiweißsynthese bei Lebererkrankungen
– starke Eiweißverluste über die Niere bei Nierenerkrankungen, die durch verstärkte Neusynthese nicht mehr ausgeglichen werden können
– Eiweißverluste bei Ergüssen in Körperhöhlen (z.B. Aszites).

Erhöhung des Wasserbindungsvermögens im Gewebe. Bei Steigerung des KOD der Gewebsflüssigkeit. Dieser Druck begünstigt den gefäßauswärts gerichteten Flüssigkeitsstrom, ist aber wesentlich geringer als der Blut-KOD.

Der Flüssigkeitsstrom zwischen Blut und Gewebe wird durch den **effektiven Filtrationsdruck** bestimmt. Dieser besteht in der Differenz zwischen gefäßauswärts und gefäßeinwärts gerichteten Drücken.

Zusammenfassend gesagt, wird der Austritt intravasaler Flüssigkeit in das Gewebe bewirkt durch:
– den hydrostatischen Blutdruck und
– den KOD der Gewebsflüssigkeit.
Von der Summe dieser beiden Druckwerte werden subtrahiert:
– der KOD des Plasmas und
– der hydrostatische Druck der Gewebsflüssigkeit, weil diese beiden Kräfte die Rückresorption der Flüssigkeit in das Kapillarbett begünstigen.
Ist die Differenz positiv, so strömt Flüssigkeit in das Gewebe ab, wie dies normalerweise auch im Anfangsteil der Kapillarstrecke (arterielle Schenkel) der Fall ist, weil die gefäßauswärts gerichteten Kräfte überwiegen. Ist die Differenz dagegen negativ, so strömt Flüssigkeit in das Kapilarbett zurück: im Endteil der Kapillarstrecke (venöser Schenkel), weil jetzt die gefäßeinwärts gerichteten Kräfte überwiegen.

Eine Verschiebung dieses Gleichgewichts zugunsten der gefäßauswärts gerichteten Strömung führt zur Entstehung von Ödemen. Die Tabelle 3-1 zeigt, daß es bei schweren Eiweißverlusten auch noch am Ende der Kapillarstrecke zu einem Flüssigkeitsausstrom kommen kann.

Tabelle 3-1:
Druckkräfte im Kapillargebiet und Entstehung von Ödemen

Befund Kapillarteil	Normalfall		Eiweißverlust	
	arteriell (mm Hg)	venös (mm Hg)	arteriell (mm Hg)	venös (mm Hg)
hydrostatischer Blutdruck	+32	+12	+32	+12
Blut-KOD	−25	−25	−10	−10
hydrostatischer Gewebsdruck	−1	−1	−3	−3
Gewebs-KOD	+3	+3	+4	+3
Summe	+9	−9	+23	+2
Ergebnis	Flüssigkeits- ausstrom	Flüssigkeitsrück- strom	Flüssigkeits- ausstrom	immer noch Flüssig- keitsausstrom: Ödeme!

Einer der vorstehend genannten pathogenetischen Faktoren genügt im Grunde schon zur Entstehung von Ödemen. Meist wirken aber mehrere dieser Ursachen zusammen. Unter normalen Verhältnissen wird dem Flüssigkeitsaustritt in das Gewebe durch den Rückstrom in das Kapillarbett und den Abtransport der Restflüssigkeit über die Lymphbahnen die Waage gehalten, so daß die im Gewebe verbleibende Flüssigkeitsmenge, von physiologischen Schwankungen abgesehen, konstant bleibt.

3.8.3
Klinische Formen der Ödeme

Entzündliche Ödeme. Gesteigerte Durchlässigkeit der Kapillarendothelien, bewirkt durch: Bakterientoxine, Immunreaktionen, Histamin, Eiweißzerfallprodukte. Daneben besteht auch eine Erhöhung des Gewebs-KOD.

Toxisches Ödem. Es beruht ebenfalls auf einer gesteigerten Kapillarpermeabilität. Kapillarschädigung durch: Chemische Schadstoffe (Reizgase u.ä.), Insekten-, Schlangen- oder Pflanzengifte, zurückgehaltene harnpflichtige Substanzen und Arzneimetaboliten.

Lymphödem. Es kann bei Verlegung, Veródung oder operativer Entfernung größerer Lymphbahnen entstehen.

Stauungsödem. Es hat vorwiegend mechanische Ursachen: Druckanstieg im venösen Kapillarschenkel und in den Venolen bei Störungen des venösen Abflusses oder bei Herzinsuffizienz (kardiales Ödem). Es beginnt in den unteren Körperabschnitten.

Renales Ödem. Ödeme sind eine häufige Begleiterscheinung bei Nierenerkrankungen. Je nach Art der Nierenschädigung entstehen die Ödeme durch: Natrium-Retention, Eiweißverluste (Hypalbuminämie), Blutdrucksteigerung, allgemeine Kapillarschädigung. Renale Ödeme zeigen sich zuerst im Gesicht.

Hungerödem (kachektisches, marantisches Ödem). Die Ursache ist eine ernährungsbedingte Albuminverarmung und damit die Herabsetzung des Plasma-KOD mit allen oben beschriebenen Folgen.

Ödem bei Leberschäden. Die Produktion von Albuminen ist z.B. bei Leberzirrhose drastisch verringert, die Leber ist nicht mehr in der Lage, den laufenden Eiweißbedarf zu decken. Die andauernde Hypalbuminämie führt zu Ödemen (Blut-KOD ist zu niedrig). Bei Störungen der Leberzirkulation strömt Lymphe von der Leberoberfläche in die Bauchhöhle (Aszites). Dadurch wird der Eiweißmangel weiter verstärkt.

Schwangerschaftsödem. Die Hauptursache ist eine erhöhte Aldosteronproduktion durch die Nebennierenrinde. Die Niere reagiert auf dieses Hormon durch vermehrte Natrium-Retention. Außerdem kann durch den Druck des schwangeren Uterus auf die Beckenvenen und die untere Hohlvene ein Stauungsödem in den Beinen entstehen.

3.8.4
Ödemflüssigkeit

Beschaffenheit, chemische Zusammensetzung und spezifisches Gewicht der Ödemflüssigkeit sind unterschiedlich, je nach:
- Ursachen des Ödems
- Dauer des Bestehens
- Lage des Ödems im Körper.

Man unterscheidet:
- *Transsudate*: Spez. Gewicht < 1,015; klar, leicht gelblich gefärbt. Ergüsse in Körperhöhlen, entstanden infolge eines erhöhten hydrostatischen Druckes oder eines herabgesetzten Plasma-KOD.
- *Exsudate*: Spez. Gewicht > 1,018; trübe, eiweißreich; das Eiweiß kann als gallertige Masse ausfallen; entstanden infolge einer gesteigerten Kapillardurchlässigkeit mit Eiweißverlust ins Gewebe (z.B. bei entzündlichem oder toxischem Ödem).

3.8.5
Folgen der Ödeme

Im Vordergrund steht die mechanische Behinderung von Organfunktionen, z.B.:
- Lungenödem: Gasaustauschstörung, die Alveolarlichtungen sind mit Flüssigkeit gefüllt
- Glottisödem: Einengung des Luftweges, Erstickung
- Pleuraerguß: Verdrängung des Mediastinums, Lungenkompression
- Perikarderguß: Vorhofkompression, Einflußstauung
- Aszites: Gefäßkompressionen (besonders betroffen ist die untere Hohlvene)
- Hirnödem: Drucksteigerung im Schädelinneren, Druckatrophie von Nervenzellen, Schädigung von Leitungsbahnen, neurologische Ausfälle, Tod.

3.9
Allgemeine Kreislaufinsuffizienz

Bisher wurden lokale, organbezogene Kreislaufstörungen behandelt. Es kann aber bei verschiedenen Erkrankungen oder Verletzungen auch zu einer Insuffizienz des gesamten Kreislaufsystems kommen.

3.9.1
Herzinsuffizienz

Das Herz ist nicht mehr in der Lage, das venöse Blutangebot auf die arterielle Seite hinüberzuschaffen. Seine Förderleistung ist vermindert. Es besteht ein Mißverhältnis zwischen der Leistungsfähigkeit (Belastbarkeit) des Herzens und der von ihm geforderten Leistung.

Am Ende der Diastole ist das Kammervolumen vergrößert, das Schlagvolumen kann aber nicht mehr erhöht werden, so daß auch das im Herzen enthaltene Volumen am Ende der Systole (endsystolisches Volumen oder Residualblut) zunehmen wird. Auf der arteriellen Seite besteht ein Füllungsdefizit, auf der venösen Seite ein Blutüberangebot: *Stauung*.

Dies bedeutet: Erhöhung des Venendrucks, Überfüllung und Erweiterung von Venen und Kapillaren, Dilatation der Vorhöfe. Ursachen der Herzinsuffizienz:
a) Abnahme der Kontraktionskraft des Herzens (myogene Insuffizienz) durch
- unphysiologische Mehrbelastung der Muskulatur:
- erhöhte Druckarbeit: bei Hypertonie (Bluthochdruck) oder Stenosen der Herzklappen
- erhöhte Volumenarbeit: So wird z.B. bei der Aortenklappeninsuffizienz die linke Herzkammer von zwei Seiten gefüllt, normalerweise vom linken Vorhof her und durch einen pathologischen Blutrückstrom von der Aorta durch die nur teilweise geschlossene Aortenklappe.
- Schädigung des Herzmuskels durch Sauerstoffmangel, Vergiftungen oder Entzündungen
b) Behinderung der Füllung des Herzens während der Diastole (Herzbeuteltamponade) oder der Entleerung während der Systole.
c) Herzrhythmusstörungen
- Arrhythmie: regelloser Herzschlag
- Tachykardie: erhöhte Herzfrequenz
- Bradykardie: erniedrigte Herzfrequenz.

Das insuffiziente Herz ist erweitert. *Akute myogene Insuffizienz*: Dehnung der Muskelfasern, die Kammerwände sind dünner als normal. *Chronische myogene Insuffizienz*: Hypertrophie des Herzmuskels (Verdickung der Kammerwände) und Erweiterung der Kammern.

Man unterscheidet zwischen Links- und Rechtsherzinsuffizienz. Der Blutrückstau erstreckt sich auf das der jeweiligen Herzhälfte vorgeschaltete Venen- und Kapillargebiet.

Linksherzinsuffizienz. Infolge der schlechteren Förderleistung der linken Kammer kommt es zur Erweiterung des linken Vorhofes und zu einer Lungenstauung, später auch zu einer Mehrbelastung des rechten Herzens, das gegen einen größeren Lungenwiderstand anpumpen muß: Erweiterung, Hypertrophie und schließlich auch Insuffizienz der rechten Kammer. Das akute Lungenödem bei Linksherzinsuffizienz ist lebensbedrohend.

Rechtsherzinsuffizienz. Die verminderte Förderleistung des rechten Herzens führt zu einer Erweiterung des rechten Vorhofes und einer venösen Stauung im großen Kreislauf. Die gestauten Organe sind vergrößert, dunkelrot und von fester Beschaffenheit. Folgen: Verlangsamung des Blutstromes, Sauerstoffmangel, Ödeme (besonders in der unteren Extremität), Stauungsergüsse, erhöhte Thrombosebereitschaft, Degeneration des Parenchyms, Nekrosen.

3.9.2
Schock

Der Schock ist eine akute Insuffizienz vor allem des peripheren Kreislaufes. Es besteht ein starkes Mißverhältnis zwischen dem Herz-Zeit Volumen (geförderte Blutmenge pro Minute, Produkt aus Schlagvolumen und Herzfrequenz) und dem Herzbedarf der Gewebe: Unzureichende Durchblutung der peripheren (terminalen) Kreislaufgebiete, zunehmende Ischämie, metabolische Störungen (Azidose, gesteigerter Proteinabbau, Störungen des Fettstoffwechsels sowie des Flüssigkeits- und Elektrolythaushaltes).

Diese pathologischen Veränderungen im Stoffwechsel, hervorgerufen durch eine hämodynamische Fehlregulation, sind die Mechanismen, die letztendlich für den Ablauf des Schocks entscheidend werden. Störungen des Stoffwechsels und der Hämodynamik beeinflussen sich wechselseitig im Sinne einer Verschlechterung der Kreislaufsituation. Das Wesentliche am Schock ist die Verringerung der kapillären Durchblutung, unabhängig von der schockauslösenden Ursache. Ziel der Schocktherapie ist es daher auch, die Mikrozirkulation möglichst schnell wieder ingangzusetzen.

Im Kapillargebiet entstehen im Verlauf eines Schocks Thrombozyten- und Erythrozytenaggregate. Durch die Stase in den minderdurchbluteten Geweben nehmen Sauerstoffmangel und Azidose laufend zu. Schließlich tritt eine allgemeine Gefäßlähmung ein, die peripheren Gefäße erweitern sich, das Blut versackt in den Randgebieten und der Blutdruck fällt stark ab. Mikrothromben bilden sich in den Kapillaren.

Die erhöhte Gerinnungsbereitschaft des Blutes löst eine *disseminierte intravasale Gerinnung* aus, die mit erhöhter Fibrinolyse einhergeht. Dadurch werden die Gerinnungssubstanzen rasch verbraucht. Eine *erhöhte Blutungsbereitschaft (hämorrhagische Diathese)* kann die Folge sein. Der venöse Rückfluß verringert sich weiter, der Volumenmangel nimmt zu und der Schock ist irreversibel geworden.

Schockursachen sind u.a. der plötzliche Verlust einer größeren Blut- oder Plasmamenge *(hämorrhagischer Schock)*, Vergiftungen, stark verringerte Herzleistung *(kardiogener Schock)*, Immunreaktionen *(anaphylaktischer Schock)*, Schädigung des Kreislaufzentrums und der Gefäßmotorik *(neurogener Schock)* wie auch Verletzungen und postoperative Zustände *(traumatischer oder postoperativer Schock)*.

Histologisch nachweisbare Folgen des Schocks: Vermehrung der intrazellulären Flüssigkeit, interstitielle Ödeme, Nekrose von Parenchymzellen (besonders im ZNS und im Herzmuskel), Lipidschwund in der Nebenniere, herdförmige Blutungen an serösen Häuten.

Lunge. Hyaline Thromben und eingeschwemmte Megakaryozytenkerne in den Kapillaren, Hyperämie, interstitielles Ödem, Erythrozytenaustritt, Mikroatelektasen, hyaline Ablagerungen an der Basalmembran der Bronchioli.

Niere. Erweiterung der proximalen Tubuli, Tubulusepithelzellen abgeflacht und nekrotisch, intertubuläres Ödem, Mikrothromben in den Kapillarschlingen der Glomerula.

Leber. Stark erweiterte Disse-Räume, Fibrinthromben in den Sinusoiden, scharf begrenzte Bezirke von degenerierendem Lebergewebe, zentrale venöse Stauung, Leberzellnekrosen um die Zentralvenen der Leberläppchen.

Magenschleimhaut. Epitheldefekte, hämorrhagische Nekrosen.

Darm. Prallgefüllte Mesenterialgefäße, Schleimhautödem, Blutungen.

4 Entzündungen

Übersicht 4:

4.1	**Allgemeines**	70
4.2	**Einteilung der Entzündungen**	70
4.3	**Die Entzündungsreaktion**	71
4.3.1	Ablauf	71
4.3.2	Am Entzündungsgeschehen beteiligte Zellen (Entzündungszellen)	73
4.3.3	Mediatorstoffe	74
4.4	**Exsudative Entzündungen**	75
4.4.1	Die seröse Entzündung	75
4.4.2	Die serös-schleimige Entzündung	76
4.4.3	Die fibrinöse Entzündung in serösen Höhlen	76
4.4.4	Die fibrinöse Entzündung im Bereich von Schleimhäuten	76
4.4.4.1	Pseudomembranöse Entzündung	76
4.4.4.2	Membranös-nekrotische (diphtherische) Entzündung	76
4.4.4.3	Ulzerierende (nekrotisierende, verschorfende) Entzündung	77
4.4.5	Die eitrige Entzündung	77
4.4.6	Die hämorrhagische Entzündung	79
4.4.7	Die gangräneszierende Entzündung	79
4.4.8	Die Folgen der exsudativen Entzündung	79
4.5	**Chronische Entzündungen**	79
4.5.1	Die granulierende Reaktion	80
4.5.2	Die granulomatöse Entzündung	81
4.5.2.1	Granulome vom Sarkoidosetyp	81
4.5.2.2	Granulome vom Tuberkulosetyp	81
4.5.2.3	Granulome vom Pseudotuberkulosetyp	81
4.5.2.4	Granulome vom rheumatischen Typ	81
4.5.2.5	Granulome vom rheumatoiden Typ (Rheumaknoten)	82
4.5.2.6	Fremdkörper-Granulome	82
4.5.3	Die proliferative Entzündung	83

4.1
Allgemeines

Die Entzündung ist in erster Linie eine lokale Abwehrreaktion des Organismus gegen Schädigung seiner Gewebe. Primär hat die Entzündung keinen Krankheitswert. Im Organismus ereignen sich häufig solche Abwehrvorgänge, die vielfach nicht einmal bemerkt werden, geschweige ein Krankheitsgefühl hervorrufen. Bisweilen nimmt aber das Abwehrgeschehen schwerere Formen an, es treten Allgemeinsymptome hinzu, der Patient fühlt sich krank, man kann jetzt von einer entzündlichen Erkrankung sprechen.

Schon im Altertum waren fünf **Kardinalsymptome** der Entzündung bekannt, die auch heute noch gelten und die besonders bei Entzündungen oberflächennahe gelegener Organe deutlich wahrgenommen werden können:

- *Rubor (Rötung)*: Mehrdurchblutung des entzündeten Gewebes
- *Calor (Überwärmung)*: Eine Folge der gesteigerten Durchblutung
- *Tumor (Volumenzunahme des Gewebes, Gewebsschwellung)*: Entzündliche Ödeme, zellige Infiltrate und eine Bindegewebsvermehrung lassen das entzündete Gewebe anschwellen
- *Dolor (Schmerz)*: Reizung von schmerzleitenden Nervenfasern durch die Teilvorgänge des Entzündungsgeschehens
- *Functio laesa (Störung oder Ausfall von Organfunktionen)*: Zerstörung von Zellen, schmerzbedingte Schonhaltung.

Entzündung nennt man zusammenfassend die vielfältigen pathologischen Reaktionen, die im wesentlichen bestehen aus:
- Zell- und Gewebeschädigung durch das entzündungsauslösende Agens
- lokale Reaktionen der Gefäße und des Gefäßbindegewebes: Kreislaufstörungen, Austritt von Blutplasma (Transsudation), Durchtritt von Blutzellen durch die Gefäßwand und Proliferation ortsständiger Zellen
- Reaktionen des gesamten Organismus.

Art, Schwere und Verlauf einer Entzündung werden bestimmt durch:
- Art der Schädigung (bei Mikroorganismen auch durch die Virulenz: Grad der Pathogenität, d.h. Eindringvermögen, Angriffskraft, Vermehrungstendenz und Toxinbildungsvermögen der Erreger)
- Ausbreitung und Ausbreitungsgeschwindigkeit der Erreger im Körper
- Dauer der Einwirkung
- allgemeine Widerstandskraft des Organismus (abhängig von Alter, Ernährungszustand, Vorschädigungen, Begleiterkrankungen, Immunitätslage usw.)
- Lokalisation der Entzündung im Organismus (betr. Organ oder Gewebe).

4.2
Einteilung der Entzündungen

Nach dem zeitlichen Ablauf der Entzündung unterscheidet man:
- *perakute Entzündung*: plötzlicher Beginn, Dauer nur wenige Tage, kurzer dramatischer Verlauf, führt oft in kurzer Zeit zum Tode
- *akute Entzündung*: plötzlicher Beginn, Dauer im allgemeinen weniger als 3 Wochen, kurzer stadienhafter Verlauf, wenn keine schweren Komplikationen auftreten, ist meist eine Heilung möglich.
- *subakute Entzündung*: Beginn nicht genau festzulegen, Dauer mehrere Wochen, weniger dramatischer Verlauf als bei der akuten Entzündung, Heilung oft unsicher
- *chronische Entzündung*: kann aus einer akuten Entzündung hervorgehen, aber auch schleichend beginnen, der tatsächliche Beginn bleibt deshalb in vielen Fällen unbekannt, Verlauf über sehr lange Zeit, oft lebenslang, Verlauf meist in Schüben, Defektheilung ist möglich, bei *primär chronischen Entzündungen* meist keine Heilung.

Nach der Beschaffenheit der entzündlichen Exsudate unterscheidet man seröse, serösschleimige, eitrige und hämorrhagische Entzündungen. Nach der Ausbreitung unterscheidet man:
- lokalisierte Entzündungen: Sie bleiben auf den Ort ihrer Entstehung beschränkt
- generalisierte (allgemeine) Entzündung: Das entzündungsauslösende Agens

kann direkt intrakanalikulär, auf dem Lymphweg oder über die Blutbahn in mehrere andere Organe verschleppt werden (die Entzündung „metastasiert")
- Folgeentzündungen: Die Entzündungsursache löst eine immunpathologische Reaktion aus, die dann weiterhin und unabhängig von ihr das Entzündungsgeschehen bestimmt.

Weiterhin lassen sich die Entzündungen einteilen nach der Art des Exsudats (siehe Abschnitt 4.4) und nach den Entzündungsursachen: biologische, physikalische oder chemische Ursachen.

4.3 Die Entzündungsreaktion

4.3.1 Ablauf

Nach dem Eintritt der Gewebsschädigung reagiert der Organismus mit
- Exsudation
- Anhäufung von Entzündungszellen
- Entstehung von kapillarreichen Reparationsgeweben
- Proliferation von Fibroblasten.

Die akute exsudative Reaktion besteht aus vier Teilschritten:
- Änderung der Durchblutung im Bereich der Mikrozirkulation
- Permeabilitätszunahme der Blutgefäße
- Austritt des Exsudats
- Auswanderung (Emigration, Transmigration) von Entzündungszellen aus den Gefäßen an den Schadensort.

Änderung der Mikrozirkulation. In der *ersten Phase* (Sekunden bis Minuten) kommt es zu einer nur kurzdauernden und vorübergehenden Konstriktion der Arteriolen durch Einwirkung von Katecholaminen. Dieser Vorgang ist aber offensichtlich nicht bei allen Entzündungsvorgängen nachzuweisen. Wenige Minuten danach setzt die *zweite Phase* ein: Entzündungsmediatoren (Prostaglandine der E- und F-Reihe, Bradykinin, Histamin und Serotonin) verursachen eine Dilatation von Arteriolen, Kapillaren und postkapillären Venolen. Dadurch wird der lokale Filtrationsdruck erhöht und die Exsudatabgabe gefördert. Die Blutfülle im Entzündungsgebiet erklärt die Entzündungszeichen Rubor und Calor. Die Prostaglandine der E-Reihe machen die Schmerzrezeptoren für Bradykinin empfindlich (Dolor!). In der *dritten Phase* verursacht Histamin eine Konstriktion der kleinen Venen.

Insgesamt kommt es also in der terminalen Strombahn des Entzündungsgebietes zur Strömungsverlangsamung, Erhöhung des Filtrationsdruckes und zur Steigerung der Permeabilität. Zusammen mit verschiedenen Plasma- und Zellfaktoren führt die Strömungsverlangsamung zunächst zu einer geldrollenartigen Anordnung der Erythrozyten.

Permeabilitätszunahme und Exsudation. In Kapillaren und postkapillären Venolen verlassen Exsudat und Entzündungszellen das Gefäßbett, indem sie durch die erweiterten Interzellularräume zwischen den Endothelzellen in das Bindegewebe übertreten. Endothelzellen enthalten kontraktile Proteine und sind daher in der Lage, sich unter dem Einfluß von Mediatorstoffen zu kontrahieren. Dadurch erweitern sich die Lücken zwischen den Endothelzellen, die Interzellularverbindungen lockern sich, die Basalmembranen werden durchlässiger. Toxische Substanzen schädigen und zerstören einzelne Endothelzellen. Auch dies begünstigt die Exudation und den Zelldurchtritt durch die Kapillarwände.

Blutserum und Plasmabestandteile treten in das Gewebe über. Zusammen mit den proteolytischen Veränderungen in der Interzellulärsubstanz führt dies zur Anschwellung des entzündeten Gewebes (Tumor!). Das im Gewebe gerinnende Fibrin grenzt das Entzündungsgebiet gegen das übrige Gewebe ab (Demarkation) und fixiert Erreger an die Fibrinfäden. Die entzündliche Ödemflüssigkeit ist andererseits auch ein gutes Nährmedium für die Entzündungszellen. Leider ist dies auch zum Vorteil für die Erreger.

Leukozytenemigration. Alle Entzündungszellen entstehen im blutbildenden Knochenmark und gelangen über den Kreislauf in das Entzündungsgebiet. Bei ihrem Übertritt in das entzündete Gewebe wirken folgende Teilvorgänge zusammen:
- *Margination*: Leukozyten bewegen sich normalerweise im Axialstrom des Blutes. Etwa 5–15 Minuten nach Entzündungsbeginn bewegen sie sich be-

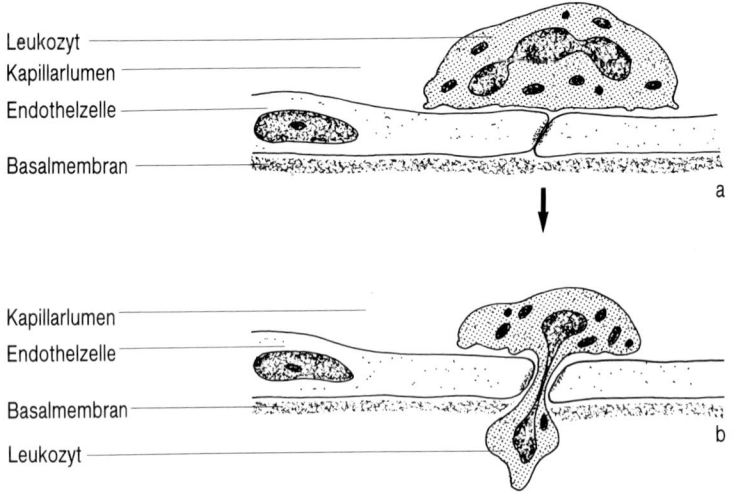

Abbildung 4-1:
Transmigration eines Leukozyten.
a) Ein Leukozyt haftet am Kapillarendothel; **b)** Nach der (vorübergehenden) Auflösung der Interzellularverbindungen schickt er sich an, das Gefäß über einen Interzellularspalt zwischen zwei Endothelzellen zu verlassen, dabei durchdringt die Zelle auch die Basalmembran.

reits vorwiegend im Randstrom, weil Erythrozyten- und Thrombozytenaggregate als nunmehr größere Partikel in den Axialstrom gelangen und die Leukozyten aus diesem verdrängen. Außerdem begünstigt die Komponente C5a des Komplementsystems die Margination.

- *Adhäsion*: Zunächst bleiben nur einige Leukozyten an den Endothelzellen kleben, werden aber durch die Strömung immer wieder weggespült. Etwa nach 30 Minuten ist aber das Endothel der Kapillaren und postkapillären Venolen dicht mit Leukozyten besetzt. Die Glykokalix der Endothelzellen und Veränderungen an den Leukozytenmembranen sind hierfür wesentlich.
- *Emigration*: Nach ihrer Adhäsion bewegen sich die Granulozyten amöboid zur nächsten Endothelzell-Lücke. Unter Ausstülpung pseudopodienähnlicher Zellfortsätze und mit sanduhrartiger Verformung schieben sie sich durch die Lücke, lösen die Basalmembran auf und gelangen in den Extravasalraum, wo sie entlang von Bindegewebsfasern und Fibrinfasern zum Entzündungsherd vordringen. Dabei spielen chemotaktische Vorgänge eine Rolle. Chemotaktisch wirken: Bakterielle Faktoren (z.B. Endotoxine), Membranphospholipide, denaturierte Proteine. Granulozyten wandern am schnellsten,

sie sind bereits 90 Minuten nach Entzündungsbeginn am Ziel, Monozyten erst nach mehr als 5 Stunden.

Ist die akute exsudative Reaktion mit Abbau und Phagozytose von Zelltrümmern, Gewebsfragmenten und Erregern erfolgreich gewesen, kann sich die Entzündung jetzt zurückbilden. In diesem Fall verschwinden die Entzündungszellen, das Exsudat wird resorbiert und es kommt ggf. zur völligen Wiederherstellung des früheren Zustandes **(Restitutio ad integrum)**.

Beim Andauern der Entzündung tritt eine Gewebsvermehrung ein: *Proliferation*. Makrophagen, Fibroblasten und Fibrozyten vermehren sich, Faserneubildung, Aussprossung neuer Kapillaren. Dieses gefäßreiche und mit Entzündungszellen durchsetzte neu entstandene Gewebe bezeichnen wir als **Granulationsgewebe**.

Nach dem Aufhören des schädigenden und entzündungsauslösenden Einflusses verschwinden die Entzündungszellen. Es kommt dann auch zur Rückbildung der neu entstandenen Kapillaren. Die Kollagenfasern bleiben jedoch bestehen. Dieses faserreiche, zell- und gefäßarme Bindegewebe wird als **Narbe** bezeichnet. Zu einer Narbenbildung wird es immer dann kommen, wenn:

- in nicht regenerationsfähigem Gewebe entzündungsbedingte Nekrosen entstanden sind. Bindegewebe ersetzt dann die verlorengegangenen organtypischen

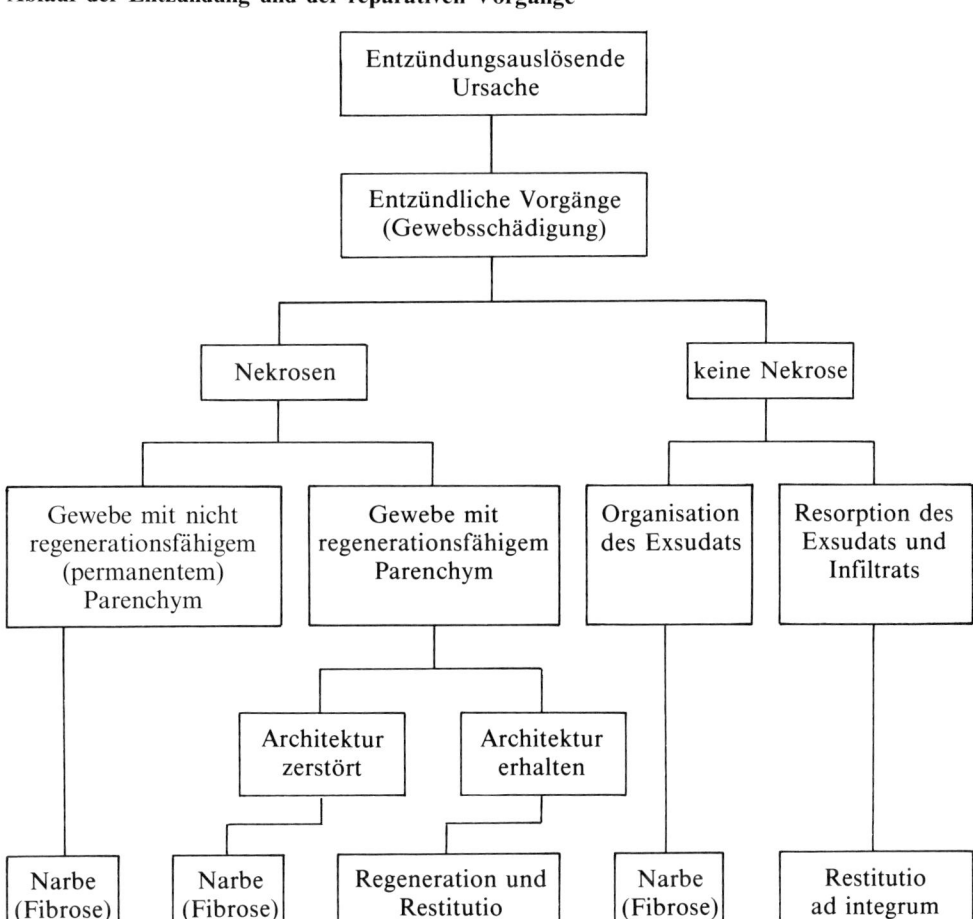

Ablauf der Entzündung und der reparativen Vorgänge

```
                    Entzündungsauslösende
                           Ursache
                              │
                   Entzündliche Vorgänge
                    (Gewebsschädigung)
                    ┌─────────┴─────────┐
                 Nekrosen           keine Nekrose
           ┌────────┴────────┐      ┌──────┴──────┐
    Gewebe mit nicht   Gewebe mit    Organisation  Resorption des
    regenerationsfähigem regenerations-  des Exsudats  Exsudats und
    (permanentem)      fähigem                        Infiltrats
    Parenchym          Parenchym
                    ┌─────┴─────┐
               Architektur  Architektur
                zerstört     erhalten
    ┌─────┐   ┌─────┐   ┌──────────┐   ┌─────┐   ┌──────────┐
    Narbe     Narbe    Regeneration   Narbe     Restitutio
   (Fibrose) (Fibrose) und Restitutio (Fibrose) ad integrum
                      ad integrum
```

Zellen (z.B. im Gehirn oder im Herzmuskel)
- in regenerationsfähigem Gewebe die Nekrosen so ausgedehnt waren, daß der Grundbauplan zerstört wurde. Es kommt dann möglicherweise zu Regenerationsversuchen, die aber kein funktionell zufriedenstellendes Ergebnis haben, so daß auch hier eine Narbe entsteht (z.B. ausgedehnte Leberzellnekrosen mit Zerstörung der Leberläppchenarchitektur)
- zwar keine Nekrose, dafür aber eine ausgedehnte Exsudation stattgefunden hat und dieses Exsudat nicht resorbiert werden konnte. Die bindegewebige Exsudation mündet auch hier in eine Narbenbildung (z.B. Pleuraverschwartung nach einer Pleuritis)

In der Übersicht oben sind diese Vorgänge zusammengestellt.

4.3.2
Am Entzündungsgeschehen beteiligte Zellen (Entzündungszellen)

Die **Kapillarendothelien** können sich aktiv kontrahieren und geben daher den Weg in das Bindegewebe frei.

Thrombozyten (Blutplättchen) sind Entstehungsort oder Träger für wichtige Entzündungsmediatoren (Prostaglandine und Kinine). Außerdem sind sie an der Aktivierung des Gerinnungssystems beteiligt.

Granulozyten haben vielfache Aufgaben: Sie können phagozytieren, Fremdzellen töten, Substanzen abbauen und lysosomale Enzyme freisetzen.

Neutrophile Granulozyten enthalten bakterizide Proteine (kationische Proteine, lysosomale Enzyme, Myeloperoxidase und Lysozym), können das Komplementsystem aktivieren und Gewebsbestandteile auflösen.

Eosinophile Granulozyten enthalten besonders Peroxidase. Man findet sie besonders bei allergischen Reaktionen, parasitären Infektionen und unter Epithelien, die schon normalerweise bakteriell besiedelt sind (Nasen-, Darm- und Vaginalschleimhaut).

Die *basophilen Granulozyten* enthalten Heparin und Histamin; sie sind auch bei immunpathologischen Vorgängen beteiligt.

Monozyten und Makrophagen leisten den Hauptteil der Phagozytosetätigkeit, sie sezernieren Elastase und Kollagenase, sowie Heparin und Histamin.

Lymphozyten und Plasmazellen sind als Träger der spezifischen Immunität ebenfalls am Ort des Entzündungsgeschehens vertreten.

4.3.3
Mediatorstoffe

Die entzündlichen Vorgänge werden nicht so sehr direkt durch die oben genannten Entzündungsursachen ausgelöst und gesteuert, als vielmehr durch sog. *Mediatorstoffe*. Dies sind körpereigene chemische Substanzen, die als zelluläre Produkte im Verlauf des Entzündungsgeschehens freigesetzt oder aktiviert werden und dann spezifische Gewebsreaktionen auslösen.

Mediatorstoffe sind Produkte von Zellen, die am Entzündungsgeschehen beteiligt sind. Sie werden entweder in bereits aktiver Form in bestimmten Zellen gespeichert und nach Bedarf freigesetzt oder sie sind bereits in inaktiver Form im Plasma gelöst, müssen deshalb also durch Proteasen aktiviert werden, ehe sie im Entzündungsprozeß wirksam werden können.

Histamin wird von Mastzellen und basophilen Granulozyten produziert. Antigen-Antikörper-Komplexe, direkte Zellschädigung, bestimmte Proteine und andere Substanzen, wie z.B. das Choleratoxin, führen zu Histaminausschüttung. Histamin hat folgende Wirkungen:
– Kontraktion der glatten Muskulatur
– Erweiterung von Arteriolen und Venolen
– Durchlässigkeitssteigerung der Blutgefäße
– Sekretionssteigerung bei exokrinen Drüsen
– chemotaktische Wirkung auf eosinophile Granulozyten.

Histamin ist als Entzündungsmediator vor allem bei allergisch bedingten Entzündungen bedeutsam.

Serotonin ist ein biogenes Amin aus den enterochromaffinen Zellen des Dünndarms und aus den Thrombozyten. Es hat eine histaminähnliche Wirkung auf die Durchlässigkeit der Gefäße.

Produkte der neutrophilen Granulozyten. Sie stammen aus den Lysosomen dieser Zellen: Kationische Proteine steigern die Gefäßpermeabilität und wirken chemotaktisch auf Granulozyten und Makrophagen. Saure Proteasen können Zellmembranen und Zellproteine auflösen. Neutrale Proteasen (Elastase, Kollagenase, Katepsin G) lösen elastische Fasern, Basalmembranen, Knorpel und Fibrin auf.

Lymphokine sind verschiedene lösliche Produkte von sensibilisierten Lymphozyten. Sie haben folgende Funktionen:
– Zerstörung von Zielzellen (Lymphotoxine)
– Stimulierung der Mitose bei Lymphozyten (mitogene Faktoren und Lymphozytenaktivatoren)
– Beschränkung der Makrophagenwanderung (MIF: Migrationshemmfaktor). Die Makrophagen bleiben am Entzündungsort und phagozytieren (Makrophagen-Aktivierungsfaktor)
– chemotaktische Wirkung auf Makrophagen (Makrophagen- Anlockungsfaktor)
– Erhöhung der Permeabilität von Kapillaren und Venolen
– chemotaktische Wirkung auf einzelne Granulozyten.

Die zahlreichen Lymphokine haben also drei Hauptwirkungen: Zerstörung von Zielzellen, Beeinflussung der verschiedenen Entzündungszellen und Erhöhung der Gefäßdurchlässigkeit.

Prostaglandine (PG) können von fast allen Zellen aus mehrfach ungesättigten Fettsäuren produziert werden. Sie beeinflussen die meisten Entzündungsvorgänge; ihre Konzentration im entzündlichen Exsudat ist immer erhöht. Ihre Wirkungen sind:
- Steigerung der lokalen Durchblutung durch Vasodilatation mit nachfolgender Hyperämie und Entzündungsreizen (PGE_1, PGE_2 und schwächer $PGF_{2\alpha}$)
- Sensibilisierung der Schmerzrezeptoren und Anstieg der Körpertemperatur mit Fieber (PG der E-Reihe)
- Chemotaxis ($PGF_{2\alpha}$)

Die meisten Entzündungszellen stimulieren die PG-Synthese und sind andererseits auch selbst PG-Produzenten. Steroide unterdrücken die PG-Synthese. Freigesetzte Prostaglandine werden ziemlich rasch abgebaut.

Slow reacting substance of anaphylaxis (SRS-A). Diese Substanz hat eine bronchokonstriktorische Wirkung und verstärkt die Gefäßpermeabilität. Sie hat keinen Einfluß auf die Chemotaxis. SRS-A kann nicht durch proteolytische Enzyme aktiviert werden sondern nur durch eine Arylsulfatase-B aus den eosinophilen Granulozyten.

Bradykinin hat ein breites Wirkungsspektrum
- Permeabilitätssteigerung
- Aktivierung von Schmerzrezeptoren
- Abfall des Blutdrucks
- Bronchokonstriktion
- Beeinflussung des Energiestoffwechsels.

Die Aktivitäten weiterer Kinine
- Lysylbradykinin
- Methionyllysylbradykin
- Leukokinin (aus Granulozyten und Makrophagen)

unterscheiden sich nur quantitativ von denen des Bradykinin.

Zur Rolle des Komplementsystems, welches eine wichtige Rolle bei Entzündungsvermittlung und Erregerabwehr spielt, siehe Kapitel 5.

4.4 Exsudative Entzündungen

4.4.1 Die seröse Entzündung

Das Exsudat besteht vor allem aus Blutserum, welches aus den Gefäßen im Entzündungsgebiet ausgetreten ist (Abb. 4-2). Das Exsudat hat eine höhere Albuminkonzentration, aber eine geringere Globulinkonzentration als das Blutplasma. Die seröse Entzündung ist oft ein Durchgangsstadium zu anderen, schwereren Entzündungen, tritt aber auch als eigene Form auf. Beispiele: Entzündungen seröser Häute (Pleuritis, Perikarditis, Peritonitis), Arthritis (Reizergüsse in Gelenken), Cholera.

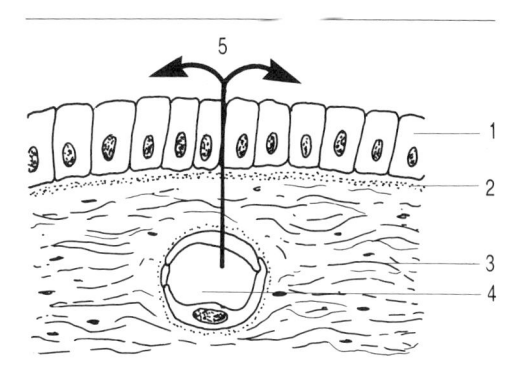

Abbildung 4-2:
Seröse Entzündung.
1 Epithel; 2 Basalmembran; 3 Bindegewebe; 4 Kapillare; 5 Exsudat.

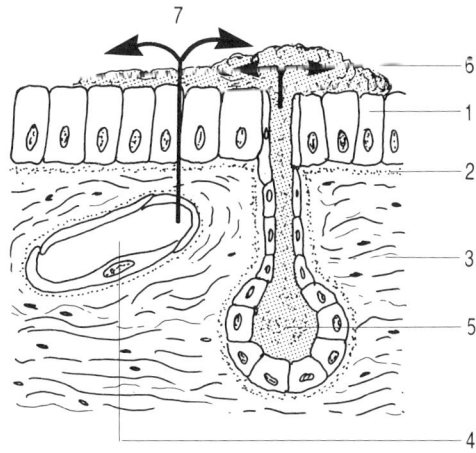

Abbildung 4-3:
Serös-schleimige Entzündung.
1 Epithel; 2 Basalmembran; 3 Bindegewebe; 4 Kapillare; 5 Drüse; 6 austretender Schleim; 7 Exsudat.

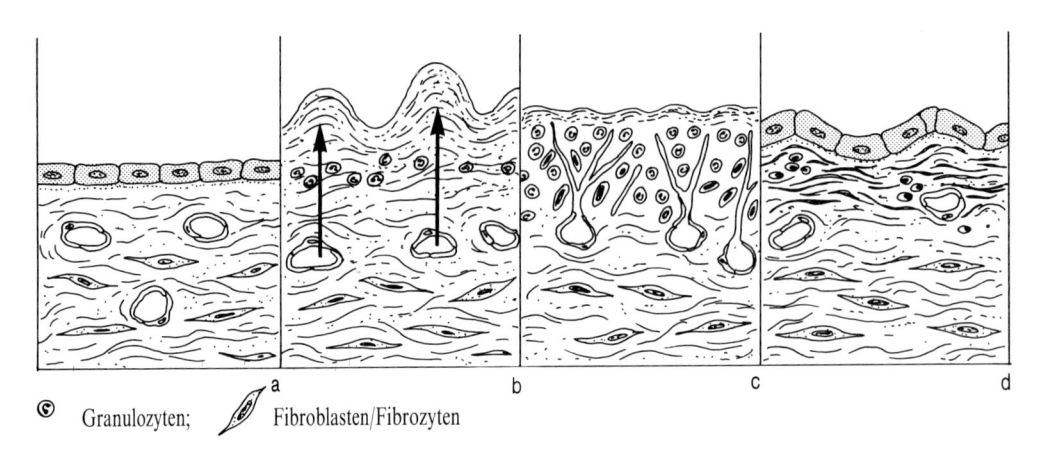

○ Granulozyten;   ⬭ Fibroblasten/Fibrozyten

Abbildung 4-4:
Fibrinöse Entzündung in serösen Häuten.
a) Normales Gewebe;
b) Nekrose der Mesothelzellen, Exsudation von Plasma, Gerinnung des Fibrins, Transmigration von Leukozyten;
c) Entwicklung eines Granulationsgewebes, Organisation des Fibrins;
d) Narbengewebe.

4.4.2
Die serös-schleimige Entzündung
Diese Form wird auch als serös-katarrhalische Entzündung bezeichnet. Das Exsudat besteht aus Serum mit beigemengtem Schleim und abgeschilferten Epithelzellen. Diese Entzündungsform kommt nur an Schleimhautoberflächen vor (Abb. 4-3). Beispiele: Schnupfen (Rhinitis catarrhalis acuta), Enteritis.

4.4.3
Die fibrinöse Entzündung in serösen Höhlen
Das Exsudat besteht aus Blutplasma, es enthält also auch Fibrinogen, aus dem dann außerhalb der Gefäße durch Gerinnung Fibrin entsteht. Diese Entzündung kommt vor als fibrinöse Pleuritis, Perikarditis oder Peritonitis.

Im Bereich der Fibrinauflagerungen sind die Mesothelzellen zerstört. Auf dem darunterliegenden Bindegewebe bildet sich ein Fibrinfilz von unterschiedlicher Dichte, der im Lauf der Zeit immer homogener wird. Durch proliferierendes Granulationsgewebe wird das Fibrin aufgelöst (Beginn etwa am 5. Tag) und durch Bindegewebe ersetzt (Abb. 4-4).

4.4.4
Die fibrinöse Entzündung im Bereich von Schleimhäuten
Bei diesen Entzündungen kommt es neben der fibrinösen Exsudation meist noch zu Schleimhautnekrosen.

4.4.4.1 Pseudomembranöse Entzündung.
Auf der Schleimhaut bildet sich ein flächenartiges Fibringerinnsel (Pseudomembran). Darunter bleibt die Schleimhaut meist intakt, so daß man die Pseudomembranen leicht ablösen kann. Im Fall von Epithelnekrosen bleibt zumindest die Basalmembran (unter der Pseudomembran) erhalten (Abb. 4-5).

Das Bindegewebe der Schleimhaut ist ödematös angeschwollen, es enthält Lymphozyteninfiltrate. Wenn sich nach ca. 5–6 Tagen die Pseudomembranen auflösen oder abgestoßen werden, kann das Epithel vollständig regenerieren. Beispiele: Grippetracheitis, Ruhr.

4.4.4.2 Membranös-nekrotische (diphtherische) Entzündung.
Ein flächenartig ausgebreitetes fibrinöses Exsudat verbindet sich mit einer Nekrose der Schleimhaut, wodurch eine Membran entsteht (griech. diphthera = abgezogene Tierhaut, Fell). Die

Schleimhautnekrose reicht bei dieser Entzündungsform über die Basalmembran hinaus bis in das Bindegewebe hinein. Dadurch haften auch die „echten" Membranen stärker am Gewebe als die Pseudomembranen (Abb. 4-6). Beispiele: Diphtherie von Kehlkopf und Luftröhre, verschiedene Entzündungen des Darms.

4.4.4.3 Ulzerierende (nekrotisierende, verschorfende) Entzündung. Hierbei steht die Schleimhautnekrose im Vordergrund. Wird sie abgestoßen, so entsteht ein Schleimhautdefekt: *Ulkus (Geschwür)*, an dessen Grund eine schmale Fibrinzone liegt (Abb. 4-7).

Die ulzerierende Entzündung kann aus einer membranösen Entzündung hervorgehen, wenn die Membranen abgestoßen werden und ein Schleimhautdefekt zurückbleibt. Die Ulzera können durch Schleimhautregeneration abheilen, meist unvollkommen. Beispiele: Typhus, Ruhr, Colitis ulcerosa.

4.4.5
Die eitrige Entzündung

Von einer eitrigen Entzündung spricht man, wenn das Exsudat vorwiegend neutrophile Granulozyten enthält. Eitrige Entzündungen werden fast immer durch Bakterien hervorgerufen.
Formen:
- eitrig-katarrhalische Entzündung an Schleimhautoberflächen,
- eitrige Entzündung in Körperhohlräumen: Empyem
  eitrige Entzundung in Geweben oder Organen: Abszeß, Phlegmone.

Das *Empyem* ist eine eitrige Entzündung in einem Körperhohlraum. Es entsteht meist dadurch, daß die eitrige Entzündung eines Organs in den abgrenzenden Hohlraum durchbricht (Abb. 4-8). Beispiele: Pleuraempyem, Empyem der Gallenblase, Gelenkempyem.

Phlegmone. Verschiedene Bakterien (z.B. Streptokokken) besitzen Enzyme, welche die Interzellularsubstanz im Bindegewebe auflösen können. Die eitrige Entzündung kann sich daher diffus-flächig im interstitiellen Bindegewebe ausbreiten (Abb. 4-9). Das Bindegewebe ist ödematös verändert,

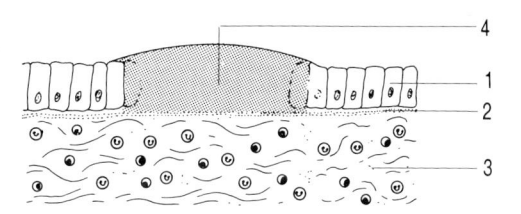

● Lymphozyten; ⊕ Granulozyten.

Abbildung 4-5:
Pseudomembranöse Entzündung.
1 Epithel; 2 Basalmembran; 3 Bindegewebe; 4 Epitheldefekt (Pseudomembran).

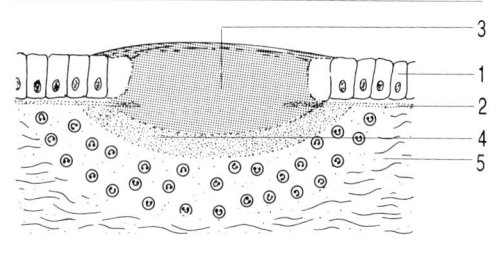

⊕ Granulozyten.

Abbildung 4-6:
Membranös-nekrotische Entzündung.
1 Epithel; 2 Basalmembran; 3 Epitheldefekt; 4 Schleimhautnekrose; 5 Bindegewebe.

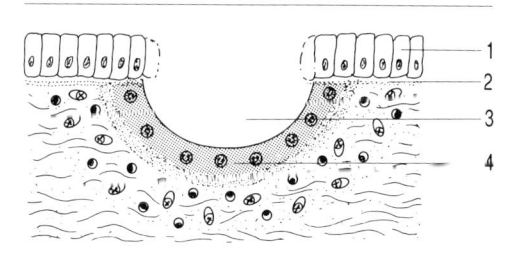

⊕ Lymphozyten; ● Granulozyten;
● Plasmazellen.

Abbildung 4-7:
Ulzerierende Entzündung.
1 Epithel; 2 Basalmembran; 3 Ulkus; 4 Ulkusgrund.

zwischen den auseinandergedrängten Fasern befindet sich Ödemflüssigkeit (mit Bakterien), Fibrin und vor allem eine starke zelluläre Infiltration. Die Gefäße sind stark hyperämisch. Beispiele: Haut (Erysipel), Mediastinalphlegmone, Appendizitis acuta (Ausbreitung in der gesamten

4 Entzündungen 78

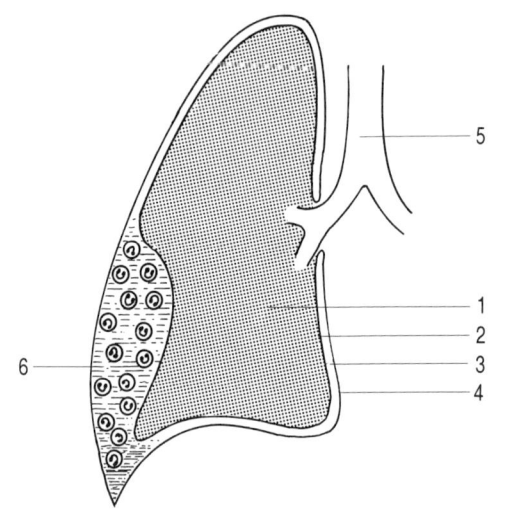

Abbildung 4-8:
Empyem (Pleura-Empyem).
1 Lungengewebe; 2 Pleura visceralis (überzieht die Lunge); 3 Pleurahöhle; 4 Pleura parietalis (bedeckt die Thoraxwand von innen); 5 Atemwege, 6 Eiteransammlung in der Pleurahöhle.

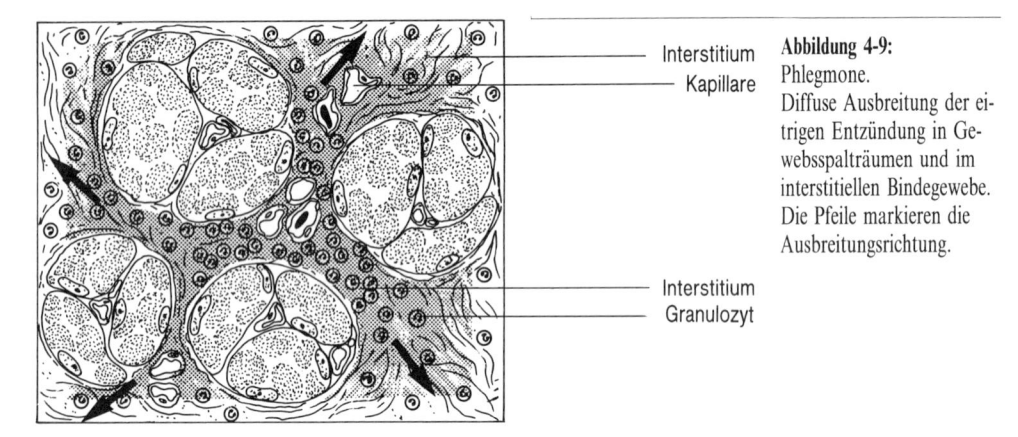

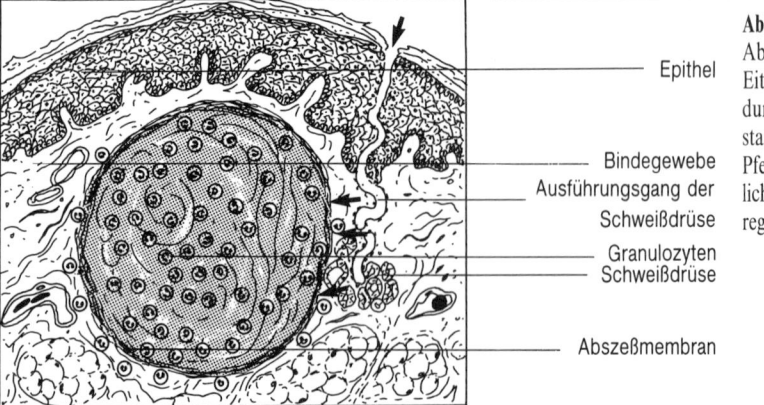

Abbildung 4-9:
Phlegmone.
Diffuse Ausbreitung der eitrigen Entzündung in Gewebsspalträumen und im interstitiellen Bindegewebe. Die Pfeile markieren die Ausbreitungsrichtung.

Abbildung 4-10:
Abszeß.
Eiteransammlung in einem durch Gewebszerfall entstandenen Hohlraum. Die Pfeile markieren einen möglichen Invasionsweg der Erreger.

Schleimhaut des Wurmfortsatzes), Cholezystitis acuta (Ausbreitung in der Gallenblasenwand).

Abszesse bilden sich, wenn bei einer Entzündung infolge einer Durchblutungsstörung eine Nekrose eintritt. Granulozyten lösen das nekrotische Gewebe auf. Es entsteht ein mit Eiter und Bakterien gefüllter Hohlraum. In der Anfangsphase wird der Abszeß von Granulozyten und Makrophagen gegen das übrige Gewebe abgegrenzt. Später bildet sich dann durch eine granulierende Reaktion eine Abszeßmembran aus (Abb. 4-10). Beispiele: Lungenabszeß, Hirnabszeß, Nierenabszeß, Furunkel (Haarbalgabszeß).

4.4.6
Die hämorrhagische Entzündung
Das entzündliche Exsudat enthält größere Mengen an Erythrozyten. Die entzündliche Reaktion hat also die Gefäße so geschädigt, daß eine Diapedese (Erythrozytenaustritt durch die Gefäßwand) möglich wurde. Diese Entzündungsform ist relativ selten. Vorkommen: vor allem bei Lobärpneumonien, Grippepneumonien oder als hämorrhagische Pleuritis.

4.4.7
Die gangräneszierende Entzündung
Wenn anaerobe Erreger Zugang zu einer nekrotisierenden oder abszedierenden Entzündung finden, so kommt es zur fauligen Zersetzung des Gewebes (Bildung von Aminen und Merkaptanen; Fäulnisgeruch) oder zur verstärkten Gasbildung.

Beispiele: Lungengangrän (die Gangränhöhle wird von einer unregelmäßigen zundrigen, braungrün gefärbten Wand begrenzt, sie ist mit übelriechender Flüssigkeit gefüllt), putride Endometritis, Plaut-Vincent-Angina, Noma, Gasbrand (Clostridium perfringens).

4.4.8
Die Folgen der exsudativen Entzündung
Nach Auflösung des entzündlichen Exsudats werden die gelösten Bestandteile zusammen mit der interstitiellen Flüssigkeit über die Lymphbahnen in die regionalen Lymphknoten abtransportiert. Erreger, die im Entzündungsgebiet nicht phagozytiert worden sind, können diesen Weg nehmen

und dabei in den Lymphgefäßen eine entzündliche Reaktion hervorrufen (Lymphangiitis), die im Bereich der Haut als roter Streifen auffällt (laienhaft: Blutvergiftung). In den Lymphknoten können die Erreger dann abgebaut werden, wobei eine resorptive Entzündung entsteht (unspezifische Lymphadenitis).

Die größte Menge des entzündlichen Exsudats sowie zerstörte Zell- und Gewebsbestandteile werden im Entzündungsgebiet von *Makrophagen* aufgenommen (phagozytiert), welche das Material entweder schon am Entzündungsort oder erst nach Abtransport in die regionären Lymphknoten abbauen.

Meist wird bei exsudativen Entzündungen auch Gewebe zerstört. Wenn keine Komplikationen eintreten, beginnt schon während der Auflösung des Exsudates die *Regeneration*.

Durch die Entzündung (Erreger, deren Bestandteile, entstehende Autoantigene) können immunologische Vorgänge ausgelöst werden, die *immunpathologische Reaktionen* und Folgekrankheiten bedingen.

Gelangen die Erreger direkt oder über die Lymphbahnen in das Blutgefäßsystem, dann kann unter bestimmten Bedingungen eine Aussaat der Mikroorganismen im gesamten Körper entstehen, eine generalisierte exsudative Entzündung: *Sepsis, Septikopyämie*.

Die schnelle Ausbreitung bestimmter Bakterien im Organismus wird vor allem durch die Tatsache bedingt, daß diese Mikroorganismen über Enzyme verfügen, die bestimmte Gewebsstrukturen auflösen können (Hyaluronidase, Kollagenase usw.).

4.5
Chronische Entzündungen

Wenn die akute Entzündungsreaktion als lokaler Abwehrvorgang erfolglos war, so wird die Entzündung chronisch, weil die Abwehrlage des Organismus unzureichend ist, weil die Erreger die akute Entzündungsreaktion überstanden haben oder den Organismus immer wieder von neuem befallen. Dabei können sich folgende Entzündungsformen ausbilden: granulierende Reaktion, granulomatöse Entzündungen, proliferative Entzündungen.

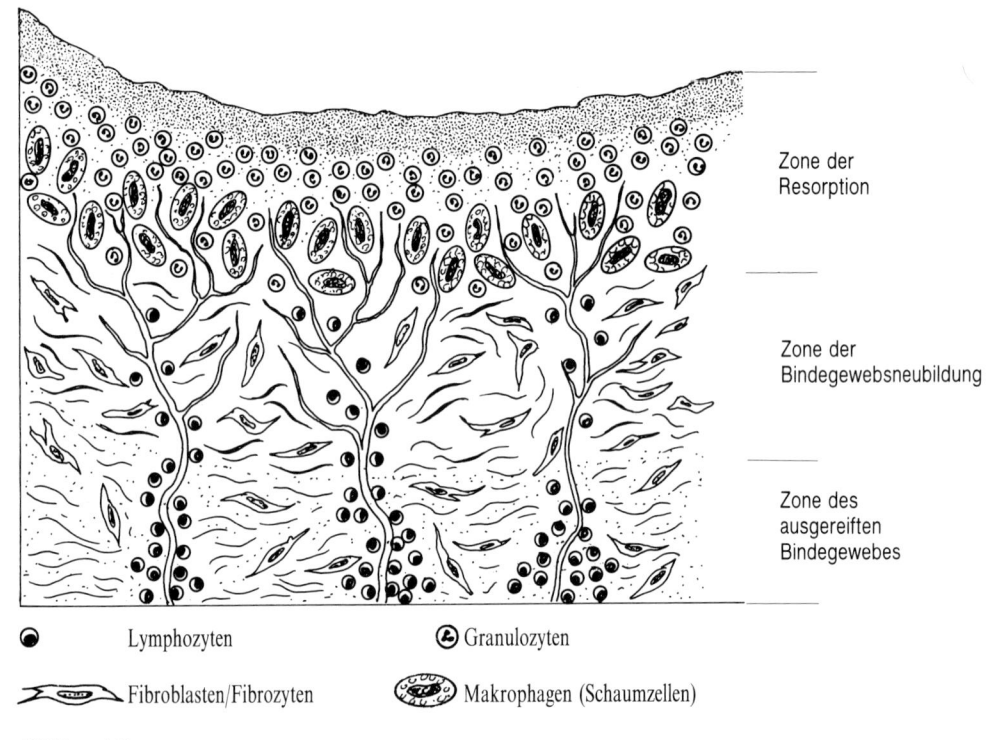

Abbildung 4-11:
Granulationsgewebe.
1 Zone der Resorption; 2 Zone der Bindegewebsneubildung; 3 Zone des ausgereiften Bindegewebes.

4.5.1
Die granulierende Reaktion

Eine Neubildung von Bindegewebe tritt immer dann auf, wenn größere Defekte im Gewebe entstanden sind, also nicht nur bei Entzündungen, sondern auch im Reparationsstadium von Wunden und Nekrosen. Durch die granulierende Reaktion entsteht das *Granulationsgewebe* (Farbtafel VI, 27).

Werden Abszesse im akuten Stadium nicht entleert, so bildet sich um die Nekrose eine *Abszeßmembran* aus Granulationsgewebe, das den Abszeß gegen die unveränderte Umgebung begrenzt. Diese Membran umfaßt drei Zonen (Abb. 4-11):
– Resorptionszone (innen): Sie enthält hauptsächlich Makrophagen, welche Lipide gespeichert haben (Schaumzellen) und hat eine gelbliche Farbe
– Zone der Bindegewebsneubildung: kapillarreiches Granulationsgewebe
– Zone des ausgereiften Bindegewebes: Umformung des Granulationsgewebes zum ausgereiften Bindegewebe. In dieser Zone finden sich noch herdförmige Lymphozyteninfiltrate.

Bei abszedierenden Entzündungen kann sich der Abszeßinhalt spontan nach außen oder in ein Hohlorgan entleeren (äußere oder innere Fistel). Die Wand des Fistelganges wird durch Granulationsgewebe gebildet, das meist aus den beiden letzten der oben genannten Schichten besteht. Beispiele: Analfistel, Darmfistel, Zahnfistel, Hautfistel.

Chronische Ulzera (Geschwüre) werden ebenfalls durch eine granulierende Reaktion abgegrenzt, bei der sich die folgenden Schichten finden:
– Zone der fibrinoiden Nekrose am Ulkusgrund
– Zone der Bindegewebsneubildung
– Zone des ausgereiften Bindegewebes.

4.5.2
Die granulomatöse Entzündung

Sie führt zur Bildung von Granulomen im Gewebe. Granulome sind herdförmige Ansammlungen von Zellen (besonders Makrophagen und mehrkernige Riesenzellen), die im Verlauf einer Entzündung entstehen. Granulome können verschiedene Zellen enthalten: Lymphozyten, Granulozyten und vor allem Zellen, die hauptsächlich von Makrophagen abstammen.

Die **Makrophagen** leiten sich von den Monozyten des Blutes her. Sie sind aktiv beweglich und reagieren auf chemotaktische Reize. Makrophagen nehmen extrazelluläres Material durch Phagozytose auf und bauen es ab. Daneben bilden sie Substanzen, die im Entzündungsgeschehen eine wichtige Rolle spielen, z.B. das *Interferon* (bei Virusinfektionen), Proteasen, zytotoxische Substanzen und Komponenten des Komplementsystems.

Bei längerer Stimulierung wandeln sich die Makrophagen zu **Epitheloidzellen** um. Diese haben einen Kern in der Form einer „Katzenzunge" mit locker strukturiertem Chromatin. Die Zellen berühren sich gegenseitig mit ihren Ausstülpungen und bilden einen dichten Zellverband (ähnlich den Epithelzellen). Epitheloidzellen besitzen ein gut entwickeltes ER; sie sind sekretorisch aktiv. Ihren Produkten (Makroglykoproteine) schreibt man eine Lymphokininwirkung zu.

Durch Fusion mehrerer mononukleärer Makrophagen entstehen **mehrkernige Riesenzellen** mit bis zu 40 Kernen. Bei ungeordneten Riesenzellen liegen die Kerne ungleichmäßig im Zytoplasma (z.B. *Fremdkörper-Riesenzelle*). In den geordneten Riesenzellen (z.B. *Langhans-Riesenzelle*) liegen sie dagegen ringförmig angeordnet in der Zellperipherie. Die Riesenzellen haben eine hohe Phagozytose- und Sekretionsaktivität (lytische Enzyme).

Granulierende Entzündungen halten vom Organismus Fremdkörper, Mikroorganismen oder Parasiten fern, indem sie diese vom übrigen Gewebe abgrenzen. Das Granulom versucht zunächst, die Erreger durch Makrophagen zu zerstören. Gelingt dies nicht, so entwickelt sich eine allergische Reaktion vom verzögerten Typ und es entstehen *Epitheloidzellgranulome*.

4.5.2.1 Granulome vom Sarkoidosetyp. Sie bestehen aus einer herdförmigen Ansammlung von Epitheloidzellen und geordneten Riesenzellen (Langhans-Riesenzellen). In letzteren können Einschlüsse, z.B. als sternförmige Körper vorhanden sein. In der Randzone der Granulome finden sich Ansammlungen von Lymphozyten (Abb. 4-12 a).

In Sarkoidosegranulomen fehlt eine zentrale Nekrose. Sie zeigen aber eine deutliche Neigung zur Fibrosierung, die von der Peripherie des Granuloms ausgeht. Vorkommen: Sarkoidose (Morbus Boeck), Berylliose, Enteritis regionalis, Lymphogranulomatose, in Lymphknoten, die im Abflußgebiet von Karzinomen liegen.

4.5.2.2 Granulome vom Tuberkulosetyp. Sie sind dem Sarkoidosetyp ähnlich. Im Zentrum des Granuloms befinden sich eine *käsige Nekrose*. Diese ist von einem Wall aus Epitheloidzellen umgeben, in welchem auch mehrkernige Langhans-Riesenzellen vorkommen. Um das Granulom bildet sich ein Mantel aus Lymphozyten (Abb. 4-12 b). Vorkommen: Tuberkulose, Lepra, Lues (Gumma).

4.5.2.3 Granulome vom Pseudotuberkulosetyp. In der Mitte des Granuloms befindet sich eine Ansammlung neutrophiler Granulozyten, die zum Teil zerfallen sein können. Manchmal ist das Zentrum des Granuloms sogar zellfrei (zentrale Nekrose). Es folgt nach außen ein Wall aus kleinen Histiozyten, die sich bei längerem Bestehen des Granuloms zu Epitheloidzellen umbilden. Vorkommen: Pseudotuberkulose, Tularämie, Lymphogranuloma inguinale, Katzenkratzkrankheit.

4.5.2.4 Granulome vom rheumatischen Typ. Diese Granulome treten ausschließlich bei rheumatischem Fieber auf *(Aschoff-Geipel'sche Knötchen)*. Sie liegen bevorzugt neben kleineren Venen und Venolen im Herzmuskel. Im Zentrum der Granulome befindet sich eine fibrinoide Nekrose, die von *Anitschkoff-Zellen* umgeben ist: Große Makrophagen (Histiozyten), die reich an lysosomalen Enzymen sind. Ihr großer Kern enthält zentral einen dicken, leicht spiralisierten Chromatinfaden, den recht-

4 Entzündungen

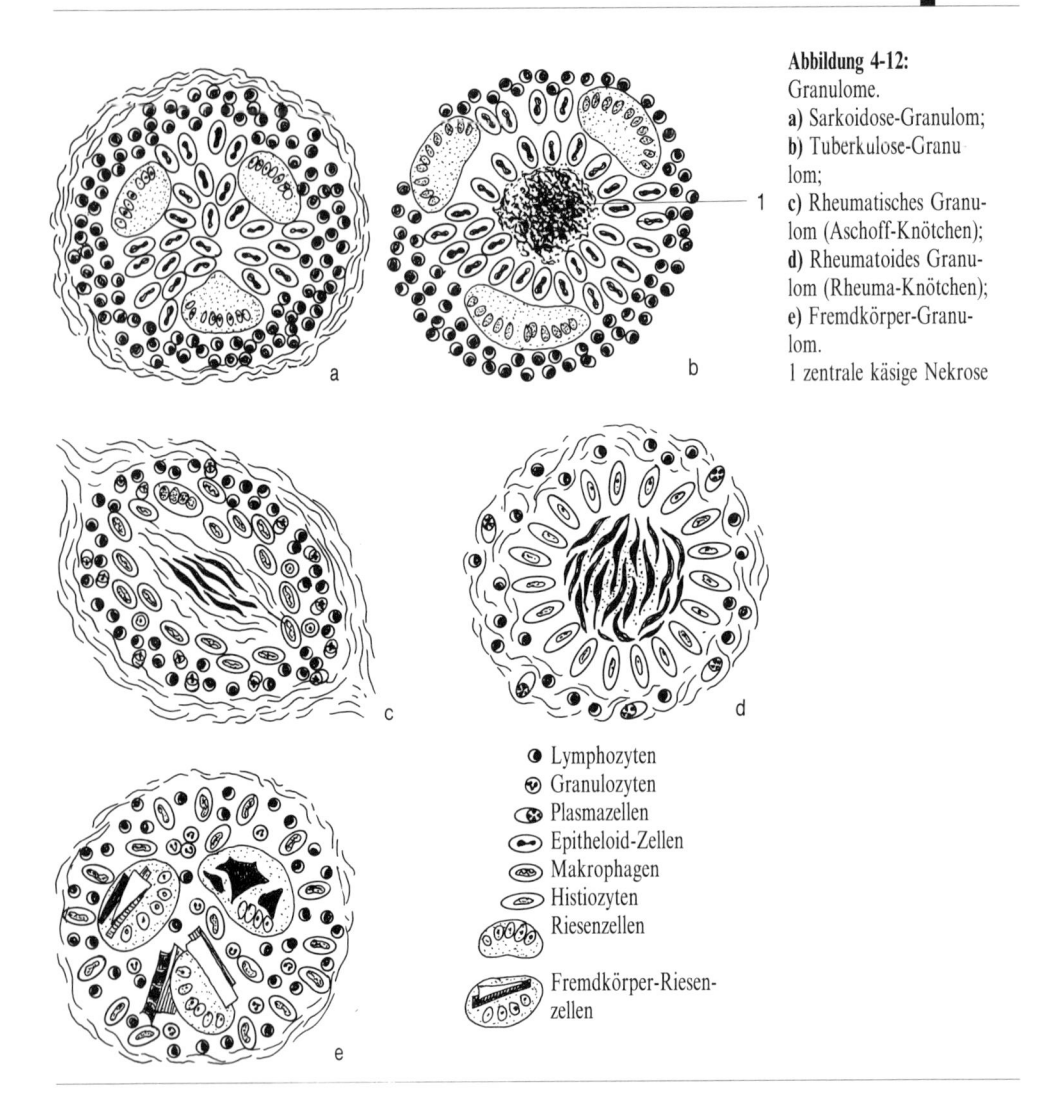

Abbildung 4-12:
Granulome.
a) Sarkoidose-Granulom;
b) Tuberkulose-Granulom;
c) Rheumatisches Granulom (Aschoff-Knötchen);
d) Rheumatoides Granulom (Rheuma-Knötchen);
e) Fremdkörper-Granulom.
1 zentrale käsige Nekrose

- Lymphozyten
- Granulozyten
- Plasmazellen
- Epitheloid-Zellen
- Makrophagen
- Histiozyten
- Riesenzellen
- Fremdkörper-Riesenzellen

winklig abzweigende dünne Fibrillen mit der Kernmembran verbinden. Nach außen ist das Granulom von einem Infiltrat aus Lymphozyten, Plasmazellen und einzelnen Granulozyten umgeben (Abb. 4-12 c).

4.5.2.5 Granulome vom rheumatoiden Typ (Rheumaknoten). Sie sind wesentlich größer als die rheumatischen Granulome und meist schon mit bloßem Auge zu sehen. In ihrem Zentrum enthalten sie eine große fibrinoide Nekrose mit Trümmern zugrundegegangener Zellen. Die Nekrose wird von einem Wall aus Histiozyten abgegrenzt, die zur Nekrose eine palisadenartige Stellung einnehmen. Nach außen schließt sich eine Kapsel aus meist noch jungem Bindegewebe an (Abb. 4-12 d). Vorkommen: bei chronischer Polyarthritis (rheumatoide Arthritis) im Bindegewebe der Haut, im Herzen, in Sehnen, in der Dura mater (harte Hirnhaut), in der Lunge, in Speicheldrüsen und Gefäßen.

4.5.2.6 Fremdkörper-Granulome. Unbelebte, von außen in das Gewebe gelangte korpuskuläre Gebilde (Silikate, Metallteilchen u.ä.) oder im Organismus unter pathologischen Bedingungen entstandene vorwiegend kristalline Substanzen (Pyrophosphate, Natrium-Urat, Cholesterin-Kristalle) liegen im Zentrum des Granuloms.

4.5 Chronische Entzündungen

Makrophagen inkorporieren kleinere Partikel. Mehrkernige Riesenzellen umgeben die größeren Fremdkörper und grenzen sie so gegen das Gewebe ab (Abb. 4-12 e). Fremdkörpergranulome bleiben über lange Zeit bestehen. Eine spontane Rückbildung ist meist nicht möglich, weil das Fremdmaterial nicht verdaut werden kann und oft noch eine Fibrose auslöst.

Lysosomale Enzyme versuchen, die Fremdkörper aufzulösen. Die Makrophagen zerfallen (häufig infolge mechanischer Schädigung durch die phagozytierten Fremdkörper), das phagozytierte Fremdmaterial wird frei, um von anderen Makrophagen erneut aufgenommen zu werden. Eine Entzündungsreaktion beginnt, die eine Gewebszerstörung und meist eine überschießende Reparation, selten eine maligne Entartung, zur Folge hat.

4.5.3
Die proliferative Entzündung

Diese Entzündungsform ist gekennzeichnet durch eine Zunahme der Fibroblasten mit vermehrter Bildung von Interzellularsubstanz (Kollagenfasern oder Basalmembranmaterial).

Nahezu bei jeder exsudativen Entzündung läuft in der Wiederherstellungsphase eine zeitlich begrenzte proliferative Reaktion ab, die zur vollständigen Regeneration oder zu einer Narbenbildung führt.

Wenn sich das Exsudat bei einer fibrinösen Entzündung nicht auflöst, so kann sich eine proliferative Entzündung entwickeln. Das Exsudat wird dann bindegewebig organisiert. Beispiele: chronische Pneumonie, fibrinöse Perikarditis.

Die proliferative Reaktion kann aber auch im Vordergrund des Entzündungsgeschehens stehen und dabei meist in Schüben progredient fortschreiten.

Der chronische Verlauf dauert häufig über Jahre oder auch für den Rest der Lebenszeit und führt schließlich zu einem vollständigen Umbau der Organe und Gewebe, der in schweren Fällen mit dem Leben nicht mehr vereinbar ist. Diese Vorgänge können auf einzelne Organe beschränkt sein (z.B. Leberzirrhose) oder in mehreren Geweben oder Organen ablaufen (z.B. rheumatoide Arthritis).

Bei der proliferativen Entzündung kommt es vor allem zu einer Schädigung des Bindegewebes *(fibrinoide Nekrosen, Bildung von Granulomen)* und einer Vermehrung und funktionellen Transformation der Bindegewebszellen (Produktion anderer Kollagentypen, gesteigerte Synthese lysosomaler Enzyme).

5 Allgemeine Immunologie und Immunpathologie

Übersicht 5:

5.1	Definitionen	85
5.2	**Humorale Immunität**	86
5.2.1	Ablauf humoraler Immunreaktionen	86
5.2.2	Immunglobuline	89
5.3	**Zellgebundene Immunreaktionen**	91
5.3.1	T-Zell-Rezeptor (TCR)	91
5.3.2	Differenzierung der T-Zellen im Thymus	92
5.4	**Dritte-Population-Zellen (third population cells)**	93
5.5	**Monozyten-Makrophagensystem**	93
5.6	**Komplementsystem**	93
5.7	**Haupthistokompatibilitätskomplex und Immunantwort**	94
5.8	**Zellkooperation bei der Antikörperantwort**	96
5.9	**Immunisierung und Immunität**	96
5.9.1	Aktive Immunisierung	96
5.9.2	Passive Immunisierung	98
5.9.3	Immunologische Toleranz	98
5.9.4	Transplantationsimmunität	98
5.9.5	Immunsuppression	98
5.10	**Pathogene Immunreaktionen**	100
5.10.1	Überempfindlichkeitsreaktionen	100
5.10.2	Autoimmunkrankheiten	103
5.10.2.1	Pathogenese von Autoimmunkrankheiten	103
5.10.2.2	Formen von Autoimmunkrankheiten	103
5.10.3	Immundefekte	105
5.10.3.1	Angeborene Immundefekte	105
5.10.3.2	Erworbene Immundefekte	105

5.1 Definitionen

Neben einer *natürlichen Resistenz* gegen bestimmte Mikroben und *unspezischen Abwehrmechanismen* (Entzündung, Phagozytose, unspezifische humorale Abwehrstoffe) verfügt der Organismus über eine als *Immunität* bezeichnete spezifische Reaktionsbereitschaft. Diese beruht auf der Fähigkeit „selbst" von „fremd" zu unterscheiden und gezielt darauf zu reagieren. Diese drei großen Bereiche des Abwehrsystems wirken auf vielfältige Weise zusammen.

Die angeborene *natürliche Resistenz* gegen Krankheitserreger wird beim Menschen von unterschiedlichen Faktoren wie Ernährungszustand, hormoneller Status und psychischer Verfassung beeinflußt. Durch physikalische, chemische und mikrobielle Barrieren werden pathogene Keime am Eindringen in die Grenzflächenorgane Haut, Respirationstrakt, Gastrointestinaltrakt und Urogenitaltrakt gehindert.

Das unspezifische Abwehrsystem wird durch Granulozyten, Monozyten und Makrophagen vertreten. Unterstützt werden die phagozytären, bakteriziden und zytotoxischen Funktionen dieser Zellen durch bestimmte Serumproteine, das sog. Akute-Phase-Protein (z.B. C-reaktives Protein) und folgende Kaskadensysteme: Komplement-System, Gerinnung und Fibrinolyse und Kinine. Weiter sind auf der humoralen Seite noch eine Reihe von Substanzen wie Interferone, Prostaglandine und Leukotriene sowie auf zellulärer Seite Thrombozyten, Endothelzellen und Erythrozyten involviert.

Während unspezifische Abwehrmechanismen bei allen eindringenden Erregern und bei anderen entzündungsauslösenden Ursachen in gleicher Weise wirksam werden, sind die *Immunreaktionen* durch eine spezifische, selektive Antwort gegen einzelne Erreger gekennzeichnet. Lymphozyten sind die einzigen Zellen des Immunsystems, die Antigene erkennen und auf sie reagieren können. Sie sind damit allein für die Spezifität der Immunreaktionen verantwortlich. Spezifische Immunreaktionen werden dabei durch bestimmte Populationen von Lymphozyten, den sich aus ihnen differenzierenden Zelltypen (z.B. den Plasmazellen) sowie deren Sekretionsprodukten (humorale Antikörper, Lymphokine, hämopoetische Wachstumsfaktoren) vermittelt. Während der ersten Auseinandersetzung mit einem bestimmten Antigen („*Sensibilisierung*") entsteht ein „*immunologisches Gedächtnis*". Beim zweiten und jedem weiteren Kontakt mit diesem Antigen kann dann das Immunsystem wesentlich schneller und effektiver reagieren (*anamnestische Reaktion*).

Substanzen, die eine spezifische Immunantwort auslösen können, werden als *Antigene* bezeichnet. Bei den meisten Antigenen handelt es sich um Makromoleküle, deren Molekulargewicht über 3000 liegt (körperfremde Proteine, Polysaccharide und Lipoproteine von Bakterien, etc.). Ein Antigen braucht nicht notwendigerweise in allen Spezies eine Immunantwort hervorzurufen, d.h. die Immunogenität ist speziesabhängig. Die Begriffe „Antigen" und „Immunogen" werden häufig synonym verwendet. Dies ist strenggenommen nur innerhalb einer Spezies (z.B. Mensch) zulässig.

Antigene sind, vor allem wenn sie aus der natürlichen Umwelt stammen, oft sehr komplex. Teile eines Makromoleküls, die als Antigen wirken, bezeichnet man auch als *determinante Gruppen* oder *Epitope*. Große Antigene haben oft viele verschiedene Determinanten, wobei gleichartige Epitope auch in verschiedenen Antigenen vorkommen können. Dies ist die Grundlage der *Antikörper-Kreuzreaktivität*. Ungekoppelte Nukleinsäuren und Lipide sind in der Regel nicht immunogen. Niedermolekulare Verbindungen, die an sich nicht immunogen wirken, können durch Kopplung an ein Trägerprotein antigene Wirkung bekommen (*Haptene*). Dies ist z.B. bei allergischen Reaktionen gegen verschiedene Medikamente (z.B. Penicillin-Allergie) von Bedeutung.

Neben körperfremden Antigenen kann unter bestimmten Umständen auch körpereigenes Material eine Immunantwort bewirken (*Autoimmunkrankheiten*).

Träger der Immunantwort sind vor allem die Lymphozyten und die sich aus ihnen differenzierenden Zellen. Sie können zwischen körpereigenen und fremden Substanzen unterscheiden und sind damit „immunkompetent". Lymphozyten kommen nicht nur im Blut vor, sondern finden sich zum weitaus größeren Prozentsatz in den lymphatischen Organen und im Bindegewebe. Lymphozyten können die Gefäßbahn verlassen und nach einer gewissen Zeit wieder in diese zurückkehren. In den lymphatischen Organen, zu denen Lymphfollikel, Lymphknoten, Tonsillen, Thymus und Milz zählen, liegen die Lymphozyten als „freie Zellen" in einem Maschenwerk aus Reticulumzellen. Mit letzteren stehen sie auch in enger funktioneller Wechselwirkung. Die im Blut zirkulierenden Lymphozyten können sich in der Regel in funktioneller und morphologischer Hinsicht noch weiter differenzieren.

Nach ihrer Herkunft und ihrer immunologischen Funktion können zwei große Gruppen von Lymphozyten unterschieden werden:
– *B-Lymphozyten* und
– *T-Lymphozyten*

B- und T-Lymphozyten können im Ruhezustand morphologisch nicht voneinander unterschieden werden. Wie später noch näher ausgeführt wird, ist die Unterscheidung der T-Lymphozyten (bzw. auch der verschiedenen T-Zellformen) und der B-Lymphozyten nur mit immunologischen Methoden möglich. Die einzelnen Populationen der Lymphozyten besitzen in ihrer Zellmembran unterschiedliche Antigene. Mittels monoklonaler Antikörper gegen diese Membranantigene (CD = Cluster designation) können Lymphozyten unterschieden werden. Alle T-Lymphozyten tragen das CD3-Antigen, Helfer-T-Zellen das CD4-Antigen und zytotoxische T-Lymphozyten das CD8-Antigen.

5.2
Humorale Immunität

5.2.1
Ablauf humoraler Immunreaktionen

Ein Teil der Lymphozytenvorläufer, die sich im Knochenmark aus Stammzellen gebildet haben, gelangen beim Vogel in ein lymphatisches Organ, das eine dorsale Ausstülpung des Enddarms im Bereich der Kloake darstellt und als Bursa fabricii bezeichnet wird. Dort kommt es dann zur Differenzierung dieser Zellen in immunologisch „kompetente" *B-Lymphozyten (bursa-abhängige Lymphozyten)*. Beim Mensch und den Säugetieren fehlt eine Bursa. Wahrscheinlich findet bei diesen die Differenzierung zu B-Lymphozyten im Knochenmark selbst (= Bursaäquivalent) statt. Bei diesen Spezies werden die B-Zellen auch „Bone-marrow-Lymphozyten" genannt. Die reifen, immunkompetenten B-Lymphozyen besitzen eine komplexe Oberflächenstruktur mit zahlreichen verschiedenen Membranproteinen und Rezeptoren, die für die Erkennung der Antigene und die Steuerung der Immunantwort wichtig sind. Der membranständige Antigenrezeptor besteht dabei aus Immunglobulin der Klasse IgM und IgD. Weiter weisen die B-Lymphozyten Rezeptoren für das Fc-Fragment von Immunglobulinen der Klasse G und Komplement-Rezeptoren auf. Es kommen in der Zellmembran der B-Lymphozyten eine Reihe von funktionell noch nicht näher definierten, B-Zell-spezifischen Membran-Antigenen, wie CD19, CD20, CD22, Lektinrezeptoren und Antigene des Haupthistokompatibilitätskomplexes (**m**ajor **h**istocompatibility **c**omplex = MHC) vor.

Immunologisch kompetente B-Lymphozyten gelangen mit dem Kreislauf in die lymphatischen Organe, vor allem in die Lymphknoten und die Milz, wo sie dann in bestimmten Bereichen lokalisiert werden können. In den Lymphknoten finden sie sich vor allem in den Lymphfollikeln, in der Milz, in den Milzfollikeln und um die periarteriolären Lymphscheiden (die ihrerseits im wesentlichen T-Lymphozyten enthalten). Bei Kontakt mit einem Antigen wandeln sich die B-Lymphozyten in Immunoblasten und dann zu Plasmazellen um. Die Antigen-abhängige Aktivierung und Differenzierung der ruhenden B-Lymphozyten wird durch Bindung der antigenen Determinate des Antigens an den Immunglobulinrezeptor des B-Lymphozyten erreicht. Zusätzlich sind für die Umwandlung der B-Lymphozyten zu Plasmazellen noch verschiedene, von aktivierten T-Zellen und Makrophagen gebildete Zytokine notwendig.

Die Plasmazellen sind die Endzellen der B-Lymphozyten-Reihe. Sie besitzen ein

5.2 Humorale Immunreaktionen

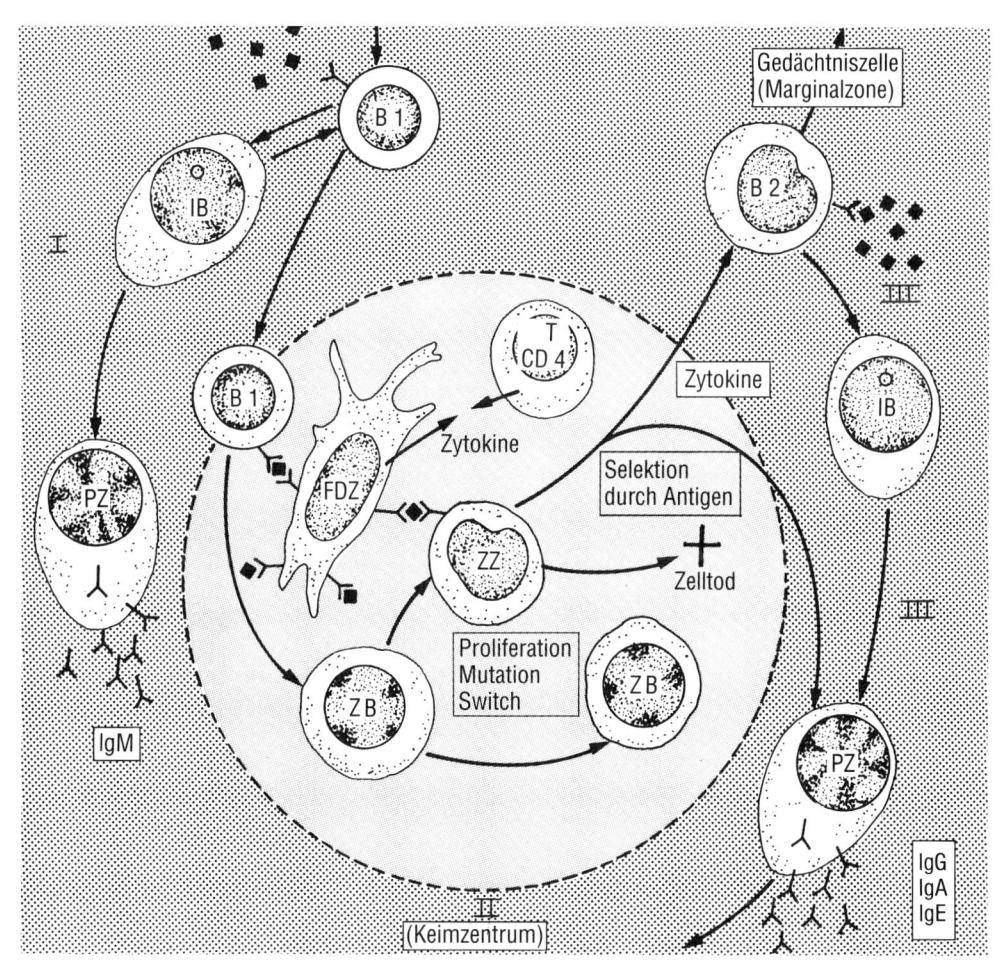

Abbildung 5-1: Antigenabhängige Differenzierung der B-Lymphozyten (modifiziert nach GRUNDMANN, 1992)
B B-Lymphozyten; IB B-Immunoblasten; PZ Plasmazellen; ZB Zentroblasten; ZZ Zentrozyten; T T-Lymphozyten; FDZ Follikuläre dendritische Zellen. I Primärreaktion; II Sekundärreaktion; III anamnestische Reaktion: Transformation der Gedächtniszellen zu Immunoblasten und Plasmazellen.

Beim erstmaligen Kontakt mit einem Antigen (Primärreaktion) werden die ruhenden B-Lymphozyten, die am Rande der Primärfollikel gelegen sind, zu B-Immunoblasten transformiert (Primärreaktion). Sie proliferieren und bilden als kurzlebige lymphoide Plasmazellen Antikörper vom IgM-Typ. In der späten Primärreaktion wird durch Präsentation des Antigens an die follikulären dendritischen Zellen die Sekundärreaktion ausgelöst, die zur Bildung eines Keimzentrums im Lymphfollikel führt (Keimzentrumsreaktion). Diese Umwandlung erfolgt im konzertierten Zusammenwirken von B-Lymphozyten, T-Lymphozyten und follikulären dendritischen Zellen. Die B-Lymphozyten werden dabei zu großen, blastischen Zellen, die im Keimzentrum liegen, den Zentroblasten, umgewandelt. Durch klonale Proliferation entsteht aus jedem Zentroblasten eine große Zahl kleiner Zentrozyten. Diese Vermehrung der Zentroblasten ist mit somatischen Mutationen am variablen Teil der Immunglobulin-Gene verbunden. Die Zentrozyten weisen daher unterschiedliche Immunglobulin-Membranrezeptoren auf. Von den follikulären dendritischen Zellen werden jene Zellklone selektiert, welche die beste Antigenbindungsspezifität aufweisen. Zentrozyten mit Rezeptoren, die gegenüber dem Antigen nur geringe oder fehlende Bindung zeigen, gehen zugrunde. Durch noch nicht näher identifizierte Signale differenzieren sich die Zentrozyten zu Plasmazellen oder es bilden sich B-Lymphozyten, die in die Marginalzone der Sekundärfollikel gelangen und dort in der Go-Phase verbleiben (Gedächtniszellen). Die von den Zentrozyten abgeleiteten Plasmazellen produzieren Immunglobuline der Klassen IgG und IgA. Die Gedächtniszellen können sich bei erneutem Kontakt mit dem gleichen Antigen sehr schnell zu Plasmazellen differenzieren und mit einer spezifischen Immunglobulinproduktion antworten (anamnestische Reaktion).

stark entwickeltes rauhes endoplasmatisches Reticulum und einen Zellkern, dessen Chromatin eine „radspeichenartige" Anordnung aufweist. Plasmazellen produzieren spezifische Antikörper, die ins Gewebe und Blut gelangen (*humorale Immunität*) und dort die Antigene in Form von Antigen-Antikörperkomplexen binden und unschädlich machen. Diese Komplexe werden dann von phagozytierenden Zellen (Makrophagen, eosinophile Granulozyten) abgebaut.

Die Immunreaktion der B-Lymphozyten erfolgt vorwiegend in den B-Zell-Arealen (Lymphfollikel der Lymphknoten; Milzfollikel etc.) der peripheren lymphatischen Organe. Beim erstmaligen Kontakt mit einem Antigen werden die ruhenden B-Lymphozyten, die am Rande der Primärfollikel gelegen sind, zu B-Immunoblasten transformiert (Primärreaktion). Sie proliferieren klonal und bilden als kurzlebige, lymphoide Plasmazellen Antikörper vom IgM-Typ. Antikörper vom IgM-Typ treten also als erstes Zeichen einer Immunreaktion auf. Außerdem vermehren sich während der Primärreaktion die reagierenden Lymphozyten. Bei erneutem oder persistierendem Kontakt mit dem gleichen Antigen proliferieren sie erneut.

3 bis 5 Tage nach dieser ersten Phase folgt eine Reaktion des Lymphfollikels, die zur Ausbildung eine Reaktionszentrums führt (*Keimzentrumsreaktion*). Die homogen erscheinenden, lymphozytenreichen Primärfollikel werden dabei zu Sekundärfollikeln umgewandelt. Diese Umwandlung erfolgt im konzertierten Zusammenwirken von B-Lymphozyten, Reticulumzellen, sog. follikulären dendritischen Zellen (= FDZ), Makrophagen und T-Helferzellen. Die FDZ weisen zahlreiche verzweigte Ausläufer auf, an deren Membranen das Antigen lange persistieren kann. Aufgabe der FDZ ist es, den B-Lymphozyten das nicht denaturierte Antigen zu präsentieren und auf diese Weise die B-Lymphozyten zu stimulieren. Die B-Lymphozyten werden dabei zu großen blastischen Zellen, die im Keimzentrum liegen (Zentroblasten), transformiert. Durch klonale Proliferation entstehen aus den Zentroblasten eine große Zahl kleiner Zentrozyten. Mit jeder Mitose kommt es wahrscheinlich zu neuen somatischen Mutationen des Antigenrezeptors, die die ursprünglichen Bindungseigenschaften des Ausgangszellklons ändern. Außerdem beeinflussen die FDZ durch Membrankontakt und Bildung von Zytokinen die Entwicklung von Vorstufen der Plasmazellen und von langlebigen Gedächtniszellen. Letztere bewirken beim erneuten Kontakt mit dem gleichen Antigen die sekundäre Immunreaktion des B-Zell-Systems (sekundäre Plasmazellreaktion). Sie führt rasch zur Bildung von typischen Plasmazellen, die Antikörper vom IgG-Typ sezernieren.

Die Keimzentrumsreaktion verläuft in mehreren Phasen, wobei neben den FDZ auch die T-Lymphozyten eine wichtige Rolle spielen. Zunächst proliferieren die Zentroblasten. Nach 48 bis 72 Stunden weist das Keimzentrum einen zonalen Aufbau zum Randsinus hin auf. An seiner Basis liegen die Zentroblasten, die sich apikal, in Richtung zum Randsinus hin, zu Zentrozyten differenzieren. In der apikalen Zone treten die sich entwickelnden Zentrozyten und Zentroblasten mit dem Antigen, das ihnen von den FDZ präsentiert wird, in Kontakt. Dabei werden jene Zellklone selektiert, welche die beste Antigenbindungsspezifität aufweisen. Zentrozyten mit Rezeptoren, die gegenüber dem Antigen nur geringe oder fehlende Bindung zeigen, gehen zugrunde und werden von Makrophagen abgebaut.

Durch bisher noch nicht näher identifizierte Signale, die möglicherweise von den FDZ stammen, differenzieren sich die Zentrozyten entweder über Plasmoblasten zu Plasmazellen oder es bilden sich B-Lymphozyten, die in die Außenzone der Sekundärfollikel gelangen und dort in die nicht proliferative G0-Phase übergehen. Die von den Zentrozyten abgeleiteten Plasmazellen produzieren Immunglobine der Klassen IgG und IgA. Die B-Lymphozyten der Follikelaußenzone können sich bei erneutem Kontakt mit dem gleichen Antigen sehr schnell zu Plasmazellen differenzieren und mit einer hochspezifischen Immunglobulinproduktion antworten (anamnestische Reaktion). Bei der humoralen Immunantwort unterscheidet sich damit eine Primärantwort von einer Sekundärantwort nicht nur durch die Geschwindigkeit und Stärke der Immunreaktion, sondern auch dadurch, welche Klasse von Immunglobulin gebildet wird. Beim ersten Kontakt mit einem bestimmten Antigen bilden die Plasmazellen bevorzugt Antikörper der IgM-Klasse, bei wiederholten Kontakten dagegen solche der IgG-Klasse.

5.2.2
Immunglobuline
Immunglobuline (Antikörper) werden von B-Lymphozyten und den sich daraus differenzierenden Plasmazellen produziert und dienen der Antigenerkennung. Sie können membranständig vorkommen oder sezerniert werden, wobei sich die beiden Formen nur geringfügig unterscheiden. Die Membranform bildet den Antigenrezeptor der B-Lymphozyten. Grundsätzlich hat jedes Immunglobulinmolekül zwei Aufgaben: zum einen besitzen sie die Fähigkeit, sich hochspezifisch an Antigene, wie Viren, Bakterien, Toxine, etc. zu binden, zum anderen ermöglichen sie über unspezifische Effektormechanismen die Inaktivierung und/oder Eliminierung der gebundenen Antigene.

Alle Immunglobuline (Ig) zeigen einen prinzipiell gleichartigen Aufbau aus vier Polypetidketten. Aufgrund des Molekulargewichtes lassen sich dabei zwei identische leichte Ketten (L-Ketten = light chains) und zwei identische schwere Ketten (H-Ketten = heavy chains) unterscheiden, die zusammen ein Molekül mit Y-förmiger Struktur aufbauen. Sequenz- und Röntgenstrukturanalysen haben ergeben, daß H- und L-Ketten zu globulären Regionen gefaltet sind, die jeweils etwa 110 Aminosäuren umfassen. L-Ketten weisen zwei solcher Domänen auf, H-Ketten beim Menschen je nach Subklasse 4-5 Domänen. Solche charakteristischen Domänen lassen sich auch bei anderen Molekülen, die an Immunreaktionen beteiligt sind, nachweisen, z.B. beim T-Zell-Rezeptor, den Klasse I- und II-Molekülen des Haupthistokompatibilitätskomplexes und auch bei anderen, für Zellinteraktionen wichtigen Oberflächenstrukturen. Man faßt diese Moleküle zur „Immunglobulin-Supergenfamilie" zusammen. Vieles spricht dafür, daß diese Moleküle evolutionär miteinander verwandt sind.

Jeweils die N-terminale Domäne der H- und L-Kette bilden zusammen die Antigenbindungsstelle. Bei Vergleich unterschiedlicher Immunglobulinmoleküle der gleichen Klasse läßt sich hier eine hohe Frequenz der Aminosäurevariationen nachweisen. Dieser Bereich wird bei den schweren Ketten mit V_H, bei den leichten Ketten mit V_L bezeichnet. Die sterische Konfiguration dieser variablen Region unterscheidet sich bei verschiedenen Antikörpern stark. Dies ist die Grundlage für die unterschiedliche Bindungsspezifität der verschiedenen Immunglobuline. Die weiter zum Carboxylende hin gelegenen Domänen weisen innerhalb einer Klasse von Immunglobulinen und jeweils innerhalb der Arten von L-Ketten identische Aminosäuresequenzen auf. Sie bilden den „konstanten" Teil (constant region = C-Region) eines Immunglobulinmoleküls.

Wird ein Immunglobulin mittels der proteolytischen Enzyme Papain oder Pepsin gespalten, so erhält man drei Fragmente. Zwei davon können Antigene noch monovalent binden (Fab = fragment antigen binding). Sie enthalten die ganze L-Kette und die V_H- und C_{H1}-Domäne der schweren Kette. Das dritte Fragment enthält die restlichen konstanten Domänen (F_C) der beiden schweren Ketten. Der F_C-Teil ist für die unspezifischen Effektorfunktionen verantwortlich, welche nach der Antigen-Bindung ablaufen können. Sehr wichtig ist dabei unter anderem die Aktivierung des Komplementsystems (über den klassischen Weg), der zur Lyse von Antikörper-behafteten Bakterien und Zellen führt. Die Spaltung durch proteolytische Enzyme erfolgt nach der ersten konstanten Domäne des Ig. Dies ist ein Bereich des Moleküls, in dem es eine relativ hohe Flexibilität aufweist. Dieser Bereich wird daher auch als Gelenkregion (engl.: „hinge region") bezeichnet.

Bei den schweren Ketten können fünf verschiedene Arten unterschieden werden, die mit den griechischen Buchstaben Alpha, Gamma, My, Delta und Epsilon bezeichnet werden. Durch die Art der schweren Kette wird festgelegt, zu welcher Immunglobulinklasse ein bestimmtes Immunglobulin gehört. Beim Menschen und den meisten höheren Säugetieren werden dadurch die 5 Klasen der Immunglobuline IgA, IgD, IgG, IgE und IgM definiert. Bei den L-Ketten gibt es für alle Klassen nur zwei Ausprägungen, nämlich die Kappa- bzw. Lambda-Ketten, welche mit jedem H-Kettentyp kombinierbar sind. In einem bestimmten Immunglobulinmolekül tritt dabei aber nur eine Art der L-Kette (also entweder Kappa- oder Lambda-Ketten) auf. Plasmazellen bilden entweder Lambda- oder Kappa-Leichtketten, wobei das Verhältnis der Lambda- oder Kappa-Ketten produzierenden Plasmazellen im Gewebe etwa 1 : 2-3 beträgt. Bei monoklonalen, neoplastischen Proliferationen, wie z.B. bestimmten malignen Lymphomen, leiten sich alle Zellen von einer Stammzelle ab, die entweder Kappa- oder Lambda-Ketten bildet. Sie lassen sich daher immunzytochemisch von polyklonalen Proliferationen unterscheiden, bei denen beide Typen von Leichtketten vorkommen und die in der Regel reaktiver Natur sind.

Die verschiedenen Klassen der Immunglobuline unterscheiden sich voneinander durch ihr Molekulargewicht, elektrische Ladung, Zusammensetzung der Aminosäuren und Kohlenhydratanteile. Auch innerhalb der einzelnen Klassen sind die Immunglobuline sehr heterogen.

Immunglobulin G (IgG) bildet beim Menschen den Hauptanteil (etwa 75%) der Serumimmunglobuline. Dabei lassen sich vier Subklassen unterscheiden, deren relative Konzentration sehr unterschiedlich ist (IgG1: 60-70%; IgG2: 14-20%; IgG3: 4-8%; IgG4: 2-6%). IgG kommen auch im Extrazellulärraum und im Liquor in einer Konzentration vor, die etwa jener im Serum entspricht. IgG werden in der späten Primärreaktion und besonders bei sekundärem Antigenkontakt gebildet und üben wichtige Effektorfunktionen aus. Sie sind entscheidend an der Abwehr von Viren und Bakterien und an der Neutralisierung von Toxinen beteiligt. Weiter können sich an IgG-Moleküle, die mit zellulären Oberflächenantigenen reagiert haben, Killer-Zellen mittels ihrer Fc-Rezeptoren binden und damit diese Zellen abtöten (antibody mediated cellular cytotoxity = antikörpervermittelte zelluläre Zytotoxizität).

IgG ist der einzige Antikörpertyp, der die Plazentarschranke passiert und vom mütterlichen Blut in den kindlichen Kreislauf gelangen kann. Dadurch wird die mütterliche Immunität auf den Fetus übertragen. Diese IgG gewähren auch den Neugeborenen und Säuglingen während der ersten Lebenswochen, in denen ihr eigenes Immunsystem erst allmählich funktionsfähig wird, einen immunologischen Schutz gegen Infektionen.

Immunglobuline der Klasse M (IgM) stellen die phylogenetisch und ontogenetisch am frühesten auftretenden Antikörper dar. Auch im Verlauf einer Immunreaktion tritt IgM sehr früh auf und gilt, z.B. bei einer Virusinfektion als ein Indiz für eine Erstinfektion. Bei anderen Antigenen, besonders gegen Polysaccharide, wird IgM auch noch längere Zeit nach der Infektion gebildet. IgM liegt in der B-Lymphozytenmembran als Monomer vor und agiert dort als Antigenrezeptor. Es wird bei der B-Zellentwicklung als erste Ig-Klasse membrangebunden exprimiert. Die sezernierte Form von IgM macht im Serum etwa 10% der Immunglobuline aus und liegt als Pentamer vor. Jedes IgM-Pentamer hat 10 Antigenbindungsstellen und besitzt daher eine hohe Avidität für multimere Antigene. IgM aktiviert sehr stark das Komplementsystem. Es ist die wichtigste Antikörperklasse gegen gramnegative Bakterien.

Immunglobulin A (IgA) findet sich auf Schleimhäuten und ist zuständig für die primäre Immunabwehr lokaler Infektionen. IgA wird von Plasmazellen, die unmittelbar unter dem Epithel der Schleimhaut liegen, sezerniert und durch das Epithel geschleust. Bei der Passage der Epithelzellen erhalten die IgA noch eine zusätzliche Proteinkette, das Sekretions- oder Transportstück. Dies ist ein Glykoprotein, das von den Epithelzellen synthetisiert wird und durch das zwei IgA-Moleküle zu einem Dimer verbunden werden. Die zusätzliche Proteinkette hilft beim Transport der IgA zur Schleimhautoberfläche und übt gleichzeitig eine Schutzfunktion gegen die in den sekretorischen Flüssigkeiten reichlich vorhandenen Proteasen aus. Auch in Tränen, Speichel und in den Sekreten von Nase, Bronchien, den Harnwegen und den ausführenden Geschlechtswegen lassen sich Immunglobuline vom IgA Typ nachweisen.

IgA verleihen einen direkten Schutz gegen lokale Infektionen der Schleimhäute, wobei sie eine besonders starke virusneutralisierende Wirkung haben. Die komplementaktivierende Wirkung von IgA ist dagegen gering. Im Serum bilden die IgA mit circa 15% das zweithäufigste Immunglobulin.

Immunglobulin D (IgD) kommt als membranständiges Ig auf vielen B-Zellen und in geringen Mengen auch im Serum (0,2% der gesamten Immunglobuline) vor. Die genaue Bedeutung des Membran-IgD als auch jene der Serumfraktion ist nicht bekannt. IgD könnte eine Rolle bei der antigeninduzierten Differenzierung von Lymphozyten spielen.

Immunglobulin E (IgE), das nur etwa 0,004% der Serumimmunglobuline ausmacht, spielt bei Allergien eine wichtige Rolle. Bei primärer Antigenexposition bilden sich bei entsprechend disponierten Menschen spezifische IgE-Antikörper. Die Fc-Teile des IgE binden sich mit hoher Affinität an IgE-Rezeptoren an der Oberfläche von Mastzellen und basophilen Granulozyten, wo sie lange persistieren. Bei einem nachfolgenden Antigenkontakt bindet sich das Antigen (Allergen) an die membrangebundenen IgE-Moleküle. Dies bewirkt eine Konformationsänderung der IgE, die ihrerseits zur Degranulation der Mastzellen und Freisetzung des Granulainhaltes führt. In den Granula der Mastzellen sind pharmakologisch wirksame Mediatoren wie Histamin, Heparin, Serinproteinasen, ein Eosinophilen-chemotaktischer Faktor und verschiedene Zytokine enthalten, die die charakteristischen Symptome der Allergie auslösen.

5.3
Zellgebundene Immunreaktionen

Der Thymus nimmt wesentlichen Anteil bei der Ausbildung der zellulären Immunreaktivität. Lymphozyten, die sich vorübergehend im Thymus aufhalten, bekommen dort eine spezifische Prägung. Sie verlassen dieses Organ als immunkompetente T-Lymphozyten, die dann bestimmte Bereiche der Lymphknoten (parakortikale Zone) und der Milz (periarterioläre Lymphscheiden) besiedeln.

Im Blut überwiegen die T-Lymphozyten gegenüber den B-Lymphozyten bei weitem. Im Unterschied zu den B-Lymphozyten sind die T-Lymphozyten in ständiger Bewegung und zirkulieren ständig zwischen Blut und lymphatischen Organen bzw. dem Bindegewebe. Nach einer Reaktion mit einem Antigen verbleibt bei T-Lymphozyten dieses an Rezeptoren ihrer Oberfläche gebunden.

5.3.1
T-Zell-Rezeptor (TCR)

T-Zellen binden, im Unterschied zu B-Zellen, über das CD2-Molekül an Schaferythrozyten. Diese Eigenschaft wurde früher zur Unterscheidung von T- und B-Zellen verwendet. Heute gilt der *T-Zell-Antigenrezeptor* (TCR) als der definitive T-Zell-Marker, wobei man zwei Typen unterscheiden kann, TCR1 (= Gamma-Delta-Typ) und TCR2 (Alpha-Beta-Typ). Überwiegend liegen T-Zellrezeptoren vom Alpha-Beta-Typ vor. TCR2 ist ein Heterodimer mit einem Molekulargewicht von 90 000. Er besteht aus zwei Peptidketten, einer Alpha-Kette, die beim Menschen von einem Gencluster auf Chromosom 14 kodiert wird und einer Beta-Kette, die von einem Gencluster auf Chromosom 7 kodiert wird. Jede Kette besitzt dabei eine konstante (C) und ein variable (V) Region. Die Alpha- und Beta-Kette sind in der Nähe der Membran über eine Disulfidbrücke miteinander verknüpft. Genetische Untersuchungen zeigten, daß durch Genkombination ungefähr 2500 verschiedene Alpha-Ketten und wenigstens 4000 verschiedene Beta-Ketten-Sequenzen möglich sind. Die möglichen Kombinationen für ein Alpha-Beta-Heterodimer sind größer als 10^7 Sequenzen. Funktionell scheinen sich die Alpha- und Beta-Ketten der TCR2-Untereinheit gemeinsam entwickelt zu haben, um Antigen, das mit MHC-kodierten Molekülen assoziiert ist, auf der Oberfläche von Zellen zu erkennen.

Der zweite Typ (TCR1 = Gamma-Delta-Typ) des T-Zell-Rezeptors wird nur von wenigen zirkulierenden Lymphozyten exprimiert. Er findet sich vor allem bei intraepithelialen Lymphozyten in der Haut und in der Schleimhaut des Magen-Darmtraktes. T-Lymphozyten mit Gamma-Delta-Rezeptoren sollen zytotoxische und antibakterielle Aktivität aufweisen. Sie finden sich vermehrt bei Epitheloidzellgranulomen.

Die Bindung von Antigen und MHC-Molekül an den T-Zell-Rezeptor hat keine direkte T-Zellaktivierung zur Folge. Sie bewirkt aber eine Konformationsänderung in den mit den T-Zellrezeptor assoziierten CD3-Glykoproteinen, die als Signalproteine fungieren. Durch diesen Mechanismus können auch Antikörper, die direkt an CD3 binden und verschiedene Lektine, unabhängig von einer Antigenbindung, direkt eine Stimulation aller CD3-tragenden T-Lymphozyten bewirken. Dadurch ist eine erhebliche Antigen-unabhängige Reaktionsverstärkung durch Lymphokinproduktion möglich.

5.3.2
Differenzierung der T-Zellen im Thymus
Im Thymus, dem zentralen Organ des Immunsystems, reifen die primitiven, lymphoiden Vorläuferzellen zu immunkompetenten T-Lymphozyten heran. Dabei entstehen die verschiedenen, funktionell spezialisierten Subpopulationen der T-Lymphozyten und hier werden auch die Gene der klonal diversen T-Zell-Rezeptoren rearrangiert. Diese Vorgänge erfolgen in enger Kooperation zwischen den reifenden T-Lymphozyten und den spezialisierten epithelialen Zellen in den peripheren Rindengebieten des Thymus. Da die Entwicklung der T-Zell-Rezeptoren mehr oder weniger zufällig erfolgt, entstehen auch selbstreaktive Rezeptoren, die durch Reaktion mit körpereigenen Antigenen zur Schädigung des Organismus führen würden. Durch Selektionsprozesse im Thymus wird aber gewährleistet, daß normalerweise nur jene T-Lymphozyten, die „Selbst" und „Nicht-Selbst" unterscheiden können, überleben und vom Thymus aus in die Zirkulation und in die peripheren lymphatischen Organe auswandern. Dabei werden zunächst durch *positive Selektion* jene Vorstufen der T-Lymphozyten ausgesucht, die mit den, an den Epithelzellen des Thymusstromas exprimierten Histokompatibilitätsantigenen der Klassen 1 und 2 reagieren. Nur diese Zellen durchlaufen die weiteren Reifungs- und Differenzierungschritte, während nicht reagierende Zellen durch programmierten Zelltod (Apoptose) eliminiert werden. Dadurch wird sichergestellt, daß die T-Lymphozyten das „Selbst"-bestimmende polymorphe Histokompatibilitätsantigensystem erkennen. In einem zweiten Schritt (negative Selektion) werden dann jene T-Zellklone ausgeschaltet, die mit autoantigenen Peptiden reagieren. Die Autoantigene werden dabei zusammen mit Determinanten des MHC-Komplexes von den dendritischen Zellen des Thymusstromas den sich differenzierenden T-Zellen präsentiert. Solche T-Zellen, die mit den Autoantigenen reagieren, werden eliminiert. Funktionell ausdifferenzierte T-Zellen verlassen dann den Thymus über postkapilläre Venulen, die an der Rinden-Mark-Grenze liegen. Sie gelangen über die Blutzirkulation in spezifische, T-abhängige Gebiete der peripheren lymphatischen Organe und nehmen dort ihre Funktion auf.

Phänotypische Analysen der Membranantigene der Lymphozyten haben gezeigt, daß es während der T-Zellreifung zu kontinuierlichen Änderungen dieser Moleküle kommt. Dabei treten eine Anzahl von Differenzierungsantigenen neu auf, andere, wie das CD1-Antigen, gehen dagegen verloren. Reife T-Lymphozyten können durch die Expression von Membran-Antigenen in (zumindest) zwei Zellinien unterteilt werden: CD4 positive Helfer-Zellen und CD8 positive zytotoxische Lymphozyten. Beide Zellinien lassen sich mittels monoklonaler Antikörper weiter differenzieren. Neben diesen antigenspezifischen Rezeptoren gibt es noch andere Oberflächenmoleküle, die auf allen T-Lymphozyten exprimiert werden (Pan-T-Zell-Antigene). So besitzen alle T-Zellen Rezeptoren für Schaferythrozyten (CD2). Dieses Molekül ist zusammen mit dem TCR/CD3-Komplex und verschiedenen anderen Glykoproteinen der Zellmembran an der Aktivierung von T-Zellen beteiligt. CD3 überträgt die über den Rezeptor erkannte Antigenbindung auf zytoplasmatische und nukleäre Stoffwechselprozesse. Dies führt schließlich zur T-Zellaktivierung. Weitere Pan-T-Zell-Antigene sind CD5 (das aber auch auf einer Subpopulation von B-Zellen exprimiert wird) und CD14.

5.4
**Dritte-Population-Zellen
(third population cells = TPC)**
Die „Dritte-Population-Zellen" machen bis zu 20% der Lymphozyten des Blutes aus. Sie besitzen keine der konventionellen T- und B-Zell-Antigene. Zur Darstellung von TPC in gereinigten Lymphozytenpopulationen wird meist der monoklonale Antikörper gegen CD16 verwendet. Viele von den TPC besitzen große, azurophile Granula. Diese Zellen werden auch als large granular lymphocytes (= LGL) bezeichnet. In den Granula sind verschiedene Proteine und Lipoproteine gespeichert (z.B. Perforin), die nach Kontakt und Bindung der LGL an ihre Zielzellen freigesetzt und in deren Zellmembran eingelagert werden. Dies führt zur Ausbildung von Poren in den Membranen der Zielzellen, die dadurch zugrunde gehen. Solche Lymphozyten mit der Fähigkeit, spontan, antigenunabhängig und genetisch nicht restringiert bestimmte Zielzellen zu zerstören, werden „Natural killer cells = NK-Zellen" genannt. Sie können bestimmte Tumorzellen, virusinfizierte Zellen und IgG-beschichtete Zellen töten. Die zellytischen Aktivitäten werden dabei „natürliche Killeraktivität" bzw. antikörperabhängige zelluläre Zytotoxizität (antibody dependent cellular cytotoxicity: ADCC) genannt. NK-Zellen können auch Interferon-Gamma und andere Zytokine freisetzen. Die Bildung und Differenzierung von NK-Zellen erfolgt unabhängig von den Reifungs- und Selektionsprozessen im Thymus. Sie kommen daher auch bei Individuen mit schweren Thymusdefekten und bei der thymuslosen Nacktmaus, die keine T-Lymphozyten besitzt, vor.

5.5
Monozyten-Makrophagensystem

Monozyten und die sich aus ihnen differenzierenden Makrophagen nehmen bei den Abwehrreaktionen des Organismus eine zentrale Stellung ein. Zum einen zerstören sie als „professionelle" *Makrophagen* eindringende Keime und andere Antigene nach Phagozytose mittels ihres lysosomalen Systems, zum anderen spielen sie als *Antigen-präsentierende Zellen* bei den spezifischen Immunreaktionen eine entscheidende Rolle. Dabei stehen Phagozytose und Antigenpräsentation in engem funktionellen Zusammenhang. Die Phagozytoseaktivität ist besonders bei Zellen ausgeprägt, die man als „konstitutionelle Phagozyten" bezeichnet. Zu ihnen zählen die Kupffer-Zellen der Leber, die Sinusmakrophagen in der Milz und die Alveolarmakrophagen der Lunge. Andere Zellen des Monozyten-Makrophagensystems wirken vor allem als „professionelle Antigenpräsentierende Zellen". Hierzu rechnet man die Langerhans-Zellen der Epidermis, die interdigitierenden Reticulumzellen der Lymphknoten und die dendritischen Zellen, die praktisch in allen interstitiellen Geweben vorkommen. Manche dieser Zellen, wie die Osteoklasten des Knochengewebes oder die Mikrogliazellen des ZNS, spielen eine wichtige Rolle bei der Gewebshomöostase. Alle Abkömmlinge des Monozyten-Makrophagensystems vermehren sich nicht ortsständig, sondern werden über zirkulierende Vorläuferzellen regeneriert. Sie exprimieren MHC-Klasse-1- und Klasse-2-Antigen, besitzen also die Grundvoraussetzung für die Antigenpräsentation an T-Lymphozyten. Damit kommen in allen Geweben des Körpers Zellen vor, die exogene und endogene Antigene phagozytieren und den Immunzellen präsentieren können.

5.6
Komplementsystem

Das Komplementsystem ist ein Schutzsystem des Organismus. Es stellt das wichtigste Effektorsystem der humoralen Infektionsabwehr dar. Sein Name leitet sich davon ab, daß es die Wirkung von Antikörpern komplementiert und dadurch verstärkt. Es besteht insgesamt aus 20 verschiedenen Serumproteinen. Die normalerweise inerten Proteine werden durch eine in fester Reihenfolge ablaufende Reaktion aktiviert. Die Komplementkomponenten werden in der Reihenfolge C1, 4, 2, 3, 5, 6, 7, 8 und 9 aktiviert. Diese Kettenreaktion wird von zahlreichen Inhibitoren kontrolliert. Bei bestimmten Reaktionen dieser Kaskade werden pharmakologisch aktive Faktoren wie Anaphylotoxin und chemotaktische Faktoren von den Molekülen der Komplement-Komponenten abgespalten.

Dies führt zu Entzündungsreaktionen und mobilisiert die Leukozyten. Am Ende der Reaktionskette entstehen sogenannte „Membranangriffskomplexe", die zur Bildung von Poren in den Membranen von Mikroorganismen oder von Zellen führen und dadurch deren Zytolyse bedingen. Weiter verstärkt die Bindung von Komplement an die Bakterien oder Zielzellen („Opsonierung") die Phagozytose durch Makrophagen. Das Komplementsystem erfüllt also einerseits als humorales System eigenständige Aufgaben in der Präimmunphase von Infektionen und wirkt andererseits auch entscheidend bei antikörperabhängigen Immunreaktionen mit. Es fungiert als Bindeglied zwischen den humoralen und zellulären Reaktionsmechanismen.

Die Aktivierung des Komplementsystems kann über den klassischen Weg oder über den „alternativen Weg" erfolgen, wobei die zentrale Schnittstelle zwischen beiden von der Komplementkomponente C3 gebildet wird. Die physiologischen Auswirkungen einer Komplementaktivierung sind Opsonierung, Zellaktivierung, Zytolyse.

Der *klassische Weg der Komplementaktivierung* wird beim Menschen durch Antikörper der Klasse IgM sowie der Klasse IgG 1, IgG 2 und IgG 3 nach Reaktion mit homologem Antigen sowie durch verschiedene andere, großmolekulare Stoffe (z.B. C-reaktives Protein) eingeleitet. Der *alternative Weg* kann antikörperunabhängig direkt durch mikrobielle Bestandteile aktiviert werden. Dies erfolgt z.B. durch Zymosan aus der Zellwand von Hefen, Lipopolysaccharide aus der Zellwand gramnegativer Bakterien sowie Peptidoglykane und Kohlenhydrate grampositiver Zellen. Die Möglichkeit, schon während der Frühphase einer Infektion und unabhängig von einer spezifischen Immunreaktion, über die alternative Aktivierung des Komplementsystems wirksame Effektormechanismen in Gang zu setzen, kann für einen Organismus große Bedeutung haben. Beide Aktivierungskaskaden, der klassische wie auch der alternative Weg, führen zur Spaltung des C3-Proteins. Sie wird durch multimolekulare Serinproteasen (C3 Convertasen) bewirkt, die hierdurch C3 (das selbst ein Proenzym ist) aktivieren. Da durch jedes aktivierte Enzym beider Wege viele Moleküle des nächsten Proenzyms in der Kette gespalten und dadurch aktiviert werden, entsteht eine sich verstärkende, proteolytische Kaskade. Sie führt schließlich zur Bildung von zahlreichen Membranangriffskomplexen, die in die Zellmembranen der Zielzellen integriert werden und deren Lysis bewirken.

5.7
Haupthistokompatibilitätskomplex und Immunantwort

Schon lange ist bekannt, daß der Erfolg einer Bluttransfusion davon abhängt, ob die Blutgruppen von Spender und Empfänger zusammenpassen. Man fand auch, daß Immunprozesse gegen Allotransplantate durch Zellmembranmoleküle ausgelöst werden, wenn sich Spender und Empfänger hinsichtlich genetisch definierter Transplantationsantigene (Histokompatibilitätsantigene) unterscheiden. Diese werden von einem bestimmten Genkomplex im Genom kodiert, der als Haupthistokompatibilitätskomplex (MHC) bezeichnet wird. Der MHC einer Spezies umfaßt eine Gruppe von eng gekoppelten Genen. Die von ihnen kodierten Antigene (MHC-Antigene) stellen die am schwierigsten zu überwindende Barriere gegen die Transplantation von Geweben dar. Beim Menschen wird der MHC durch den HLA-(= Human leucocyte antigen) Gen-Komplex repräsentiert, der auf dem Chromosom 6 lokalisiert ist. Er umfaßt 15-30 verschiedene Genorte, die für die Histokompatibilitätsantigene der Klasse I, und mehrere Gene, die für Histokompatibilitätsantigene der Klasse II kodieren. Von jedem Genort ist eine große Zahl von Varianten (Allele) bekannt. Die dadurch bedingte Vielfalt der möglichen HLA-Antigene und ihrer Kombinationen führt dazu, daß jeder Mensch ein „individuelles" Gewebsmuster aufweist. Heute weiß man, daß Proteine, die innerhalb der Region des MHC kodiert werden, in vielen Bereichen der immunologischen Erkennung eine Rolle spielen. So sind sie z.B. bei der Interaktion zwischen verschiedenen lymphatischen Zellen und bei jenen zwischen Lymphozyten und antigenpräsentierenden Zellen wichtig. T-Lymphozyten erkennen

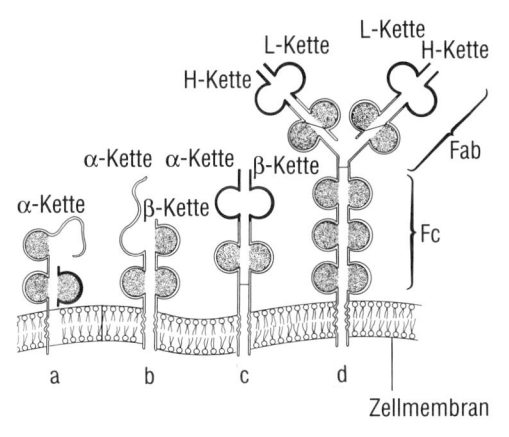

Abbildung 5-2:
Molekularer Aufbau von MHC-Determinanten (a;b), T-Zell-Rezeptor (c) und membranständigem Immunglobulin M (d) (modifiziert nach KRÜCK, 1988)
Die grau getönten Halbkreise entsprechen den einzelnen Domänen dieser Moleküle.

externe oder endogene Antigene nur dann, wenn diese ihnen zusammen mit den MHC-Antigenen, die sich auf der Zellmembran der antigenpräsentierenden Zellen befinden, angeboten werden.

Während alle Zellen MHC-Klasse-I-Moleküle exprimieren, ist die Expression von MHC-Klasse-II-Molekülen auf antigenpräsentierende Zellen beschränkt. Letztere sind in der Lage, Antigen den Klasse-II-restringierten T-Helferzellen, die die Ausbildung der Immunantwort kontrollieren, zu präsentieren. Die Expression von MHC-Klasse-II-Molekülen ist daher eine essentielle Voraussetzung für die Antigenpräsentation. Einige Zellen präsentieren schon normalerweise (konstitutiv) MHC-Klasse-II-Antigene. Sie werden daher als konstitutive oder professionelle antigenpräsentierende Zellen bezeichnet. Zu ihnen zählen die Zellen der Monozyten/Makrophagen-Reihe, aber auch nichtphagozytierende Zellen wie die Langerhans-Zellen der Haut und die dendritischen Zellen in den Lymphorganen. Andere Zellarten müssen erst durch entsprechende Stimulation zur Expression der MHC-Klasse-II-Moleküle angeregt werden. Man nennt diese Zellen „fakultativ antigenpräsentierende Zellen". Dazu gehören neben B- und T-Lymphozyten unter anderem die Astrozyten im ZNS, die Endothelzellen und die Fibroblasten.

Eine Reihe von Krankheiten zeigt beim Menschen eine Beziehung zum HLA-System. In vielen Fällen sind die mit bestimmten HLA-Antigenen assoziierten Erkrankungen durch pathologische Immunreaktionen gekennzeichnet oder stellen Autoimmunkrankheiten dar. Pathologische Immunreaktionen mit Assoziation zu HLA-Klasse-I-Antigenen betreffen häufig Männer, solche mit Assoziation zu Klasse-II-Antigenen bevorzugt Frauen. Ein bekanntes Beispiel für eine HLA-Klasse-I-assoziierte Erkrankung ist der Morbus Bechterew, eine ankylosierende Spondylitis, bei der bis zu 95% der Patienten ein bestimmtes HLA-Antigen, nämlich HLA-B27, aufweisen. Auch die Psoriasis findet sich vermehrt bei bestimmten HLA-Typen, nämlich bei HLA B 13, B 16 und B 17. Innerhalb der mit HLA-Antigenen der Klasse II assoziierten Erkrankungen lassen sich organspezifische und systemische Autoimmunkrankheiten unterscheiden. Bei organspezifischen Autoimmunkrankheiten kommt es zur Bildung von Autoantikörpern gegen bestimmte Zellen von Organen, z.B. von Autoantikörpern gegen die B-Zellen der Langerhans-Inseln des Pankreas, die dann zum Diabetes mellitus führen. Systemische Autoimmunkrankheiten sind durch Antikörper gegen sehr verschiedene zytoplasmatische und nukleäre Antigene gekennzeichnet. Verschiedene Manifestationen solcher systemischer Autoimmunopathien lassen sich direkt auf die Wirkung dieser Autoantikörper zurückführen, andere werden durch die Ablagerung von Antigen-Antikörperkomplexen in den Organen hervorgerufen. Beim systemischen Lupus erythematodes, bei dem eine Assoziation mit HLA-DR2 und HLA-DR3 besteht, finden sich Antikörper gegen doppelsträngige DNS. Durch Ablagerung der Immunkomplexe in den Gelenken, in der Haut und in verschiedenen Organen, wie in den Nieren und im Gehirn, werden vielfältige entzündliche Reaktionen ausgelöst, die eine breite Palette von Symptomen bedingen.

Aufgrund der bekannten Assoziationen von HLA-Merkmalen und bestimmten Krankheiten läßt sich für Merkmalsträger das relative Risiko ermitteln, von einer dieser Krankheiten betroffen zu werden. Das relative Risiko gibt an, um wieviel höher das Krankheitsrisiko bei einem antigenpositiven im Vergleich zu einem antigennegativen Merkmalsträger ist. Je höher das relative Risiko ist, desto höher ist die Wahrscheinlichkeit, daß ein Mensch mit diesem HLA-Merkmal auch tatsächlich diese Erkankung entwickelt.

5.8
Zellkooperation bei der Antikörperantwort

Die meisten Antigene benötigen zur Induktion der Antikörperbildung T- und B-Lymphozyten. Solche Antigene nennt man T-abhängig (T-dependent). Außerdem gibt es eine kleine Zahl von Antigenen, die ohne die Hilfe von T-Zellen die Bildung von Antikörpern durch B-Zellen anregen können. Sie werden deshalb T-unabhängige Antigene (T-independent) genannt. Die T-unabhängigen Antigene weisen gemeinsame Eigenschaften auf: sie sind große polymere Moleküle mit zahlreichen antigenen Determinanten derselben Spezifität.

Bei der Einleitung der meisten immunologischen Reaktionen kommt dem T-Zellsystem eine führende Rolle zu. Dies trifft sowohl für die zellulären Immunreaktionen als auch für die Bildung spezifischer Immunglobuline zu. Voraussetzung für die Aktivierung von T-Lymphozyten ist die Präsentation des aufbereiteten Antigens in Verbindung mit den MHC-Antigenen der Klasse I und II. T-Zellen können ein Antigen nur erkennen, wenn es ihnen von Antigen-präsentierenden Zellen in Assoziation mit den MHC-Antigenen dieser Zellen angeboten wird. Bei der Antigenpräsentation lassen sich ein exogener und ein endogener Präsentationsweg unterscheiden.

Beim exogenen Präsentationsweg werden von außen in den Körper gelangende Antigene von Antigen-präsentierenden Zellen aufgenommen und mittels ihrer lysosomalen Enzyme in kleine Bruchstücke gespalten. Diese Fragmente binden sich in der Zelle an MHC-Klasse-II-Moleküle. Zusammen mit ihnen werden sie über den Golgi-Apparat zur Zellmembran transportiert und dort eingebaut.

Die Antwort auf die Antigenpräsentation durch MHC-Klasse-II-Zellen kann auf zwei unterschiedlichen Wegen erfolgen, die auch durch funktionell verschiedene CD4-positive-T-Zellpopulationen vermittelt werden. Beim ersten Reaktionsweg produzieren aktivierte T-Helferlymphozyten vor allem Interleukin 1 und Gamma-Interferon. Die Makrophagen reagieren darauf mit verstärkter Phagozytose und mit Epitheloidzellbildung.

Der zweite Reaktionsweg ist besonders bei Antigenpräsentation durch B-Lymphozyten zu beobachten. Er ist durch die Interaktionen von T-Helferzellen und Antigen-spezifischen B-Lymphozyten, wie sie für die Keimzentrumsreaktion typisch ist, charakterisiert. Dabei produzieren die CD4-Helferzellen Interleukine, die für die B-Zellproliferation und B-Zelldifferenzierung notwendig sind, aber auch auf andere Zelltypen (Makrophagen, dendritische Zellen) wirken.

Endogene Antigene werden im Zytoplasma der Zellen gebildet. Dabei handelt es sich meist um virale Antigene, die durch virale Nukleinsäuren kodiert und anschließend vom Syntheseapparat der Zelle transkribiert werden. Diese Antigene werden im glatten endoplasmatischen Reticulum an MHC-Klasse-I-Moleküle gebunden und über den Golgi-Apparat zur Zellmembran transportiert. Dort können sie dann CD8-positiven zytotoxischen T-Zellen präsentiert werden.

5.9
Immunisierung und Immunität

5.9.1
Aktive Immunisierung
Bildet der Organismus bei der Auseinandersetzung mit einem Antigen die Antikörper selbst, so bezeichnet man dies als aktive Immunisierung. Sie kann dadurch erzeugt werden, daß man in den Organismus entweder abgeschwächte, aber noch vermehrungsfähige Keime (*Lebendimpfstoffe*, z.B. bei Pocken, Masern, Röteln, Kinderlähmung = Sabin-Impfstoff) einbringt, oder aber abgetötete Keime (*Totimpfstoffe*, wie bei Keuchhusten, Cholera, Poliomyelitis = Salk-Impfstoff) bzw. ihre inaktivierten Toxine (*Toxoidimpfstoffe* bei Diphterie, Tetanus, Botulismus) als Antigene bei der Impfung verwendet.

5.9 Immunisierung und Immunität

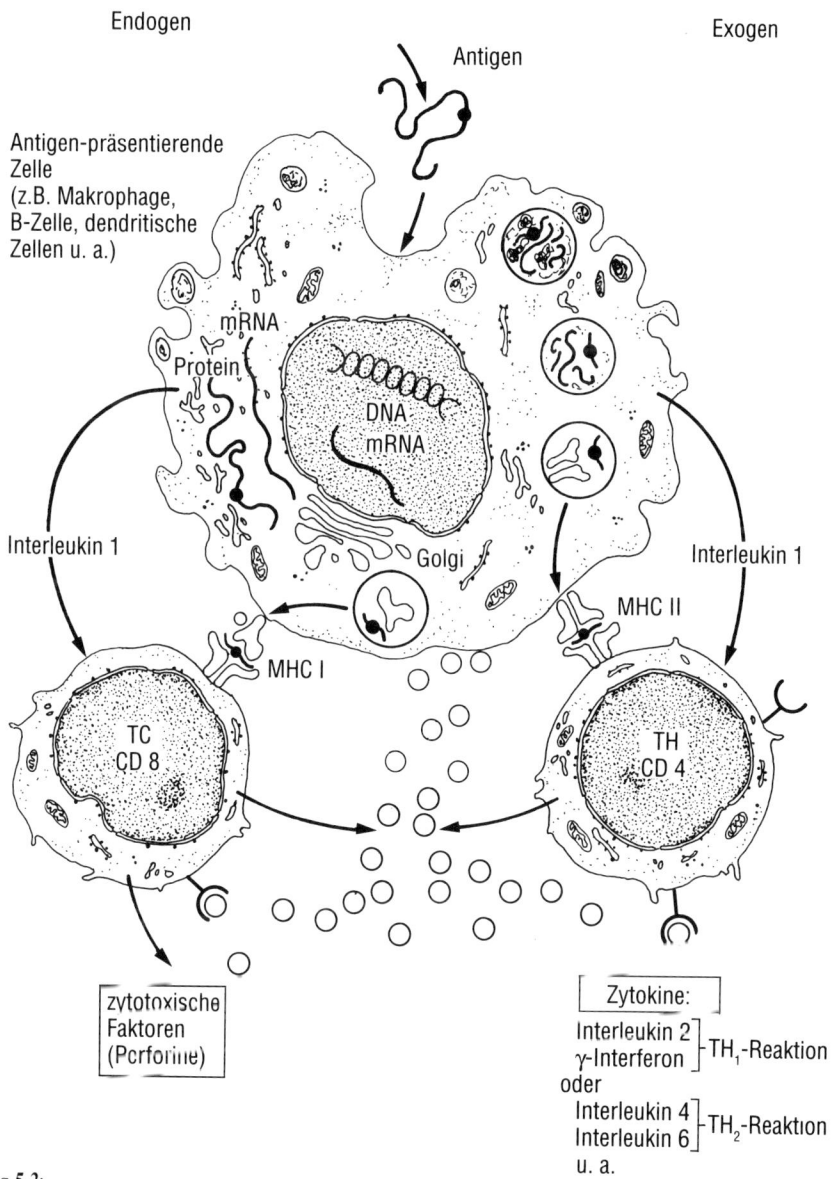

Abbildung 5-3:
Antigenaufnahme und Präsentation am T-Zellsystem (modifiziert nach GRUNDMANN, 1992)

Antigene, die endogen im Zytoplasma gebildet werden (z.B. virale Antigene) werden im glatten endoplasmatischen Reticulum an MHC-Klasse-I-Moleküle gebunden und über den Golgi-Apparat zur Zellmembran transportiert. Dort werden sie CD8-positiven, zytotoxischen T-Zellen präsentiert.

Exogene Antigene werden von den Antigen-präsentierenden Zellen aufgenommen und mittels ihres lysosomalen Systems in kleine Fragmente zerlegt. Diese werden an MHC-Klasse-II-Determinanten gebunden und gleichfalls über den Golgi-Apparat zur Zellmembran transportiert. Dort werden die Antigenbruchstücke zusammen mit MHC-Klasse-II-Molekülen den CD4-positiven T-Helferzellen präsentiert.

Weiter stimuliert die Antigen-präsentierende Zelle durch die Sekretion von Interleukin 1 die T-Lymphozyten zur Expression von Interleukin 2 Rezeptoren und zur Bildung von Interleukin-2. Damit werden die T-Zellen zur Proliferation und zur Produktion weiterer Interleukine oder zytotoxischer Faktoren angeregt.

5.9.2
Passive Immunisierung
Werden dem Organismus „fertige", d.h. durch aktive Immunisierung eines anderen Individuums gewonnene Antikörper zugeführt, so spricht man von passiver Immunisierung. Der Schutz einer passiven Immunisierung setzt rasch ein. Er hält aber nur wenige Wochen an, da die zugeführten Antikörper vom Wirtsorganismus abgebaut werden.

5.9.3
Immunologische Toleranz
Unter bestimmten Voraussetzungen führt der Kontakt mit einem Antigen nicht zu einer Immunantwort, sondern zur *immunologischen Toleranz*, d.h. der Organismus reagiert auf ein Antigen nicht mit Antikörperbildung. Immunologische Toleranz ist also die spezifische Reaktionsunfähigkeit eines Individuums gegenüber einem bestimmten Antigen, gegen das es normalerweise mit einer Immunantwort reagieren würde. Immunantworten gegen andere Antigene werden nicht beeinträchtigt.

Bei der Ausbildung der Toleranz spielen der Zustand des Immunsystems und die Eigenschaften des Antigens eine wichtige Rolle. So begünstigt eine schwache immunologische Reaktionsfähigkeit des Organismus, wie sie während der Fetalzeit vor Ausreifung des Immunsystems vorliegt, die Toleranzinduktion. Während der pränatalen Entwicklung bildet sich im Körper eine Immuntoleranz gegen die körpereigenen Proteine aus. Die Immuntoleranz ist die Erklärung dafür, warum ein Individuum normalerweise keine Immunreaktionen gegen sein eigenes antigenes Material zeigt, obwohl diese Makromoleküle für andere Individuen immunogen sind.

Experimentelle und klinische Untersuchungen haben gezeigt, daß lösliche Antigene stärker toterogen als partikuläre sind. Entscheidend für die Toleranzinduktion ist vor allem die verabreichte Antigendosis. Obwohl ursprünglich berichtet wurde, daß eine Toleranz am besten mit hohen Dosen von Antigen erreicht wird („High-zone"-Toleranz), haben nachfolgende Untersuchungen gezeigt, daß einige schwach immunogene Antigene auch eine Tolernaz induzieren, wenn sie in kleinen Mengen verabreicht werden („Low-zone"-Toleranz).

5.9.4 Transplantationsimmunität
Unter Transplantation versteht man die Verpflanzung von lebendem Gewebe. Jedes Individuum besitzt in seinen Zellen eine streng spezifische, genetisch bestimmte Antigenkombination (Histokompatibilitäts- oder Transplantations-Antigene), gegen die es selbst tolerant ist, die jedoch von einem anderen Organismus als „fremd" empfunden werden. Bei einer Verpflanzung von Gewebe innerhalb desselben Organismus kommt es zu keiner Abstoßungsreaktion. Das Einbringen von fremden Zellen, Geweben oder Organen in einen Organismus hat daher immunologische Abwehrreaktionen des Empfängers zur Folge.

Die Transplantatabstoßung wird in erster Linie durch zellgebundene Immunprozesse hervorgerufen. Immunkompetente T-Lymphozyten wandern in das Transplantat ein. Sie führen entweder durch einen direkten Kontakt (Killerzellen) oder durch die Bildung zytotoxischer Faktoren zur Zerstörung und Abstoßung des Transplantats. Bei Organtransplantationen muß daher durch entsprechende immunsuppressive Maßnahmen (Antilymphozytenserum, Glukokortikoide) die Transplantationsabwehr des Empfängers unterdrückt werden.

5.9.5
Immunsuppression
Eine unspezifische Unterdrückung der Immunreaktion läßt sich mit verschiedenen chemischen Mitteln (z.B. Zytostatika) und durch Bestrahlung erreichen. Auch die Kortikosteroide aus der Nebennierenrinde wirken immunsuppressiv. Seit mehreren Jahren wird das Polypeptid Cyclosporin zur Immunsuppression, inbesondere bei Transplantation von Niere, Leber und Knochenmark, mit Erfolg eingesetzt.

Eine weitere Möglichkeit zur Unterdrückung von Immunreaktionen ist die Applikation von *Antilymphozytenserum*. Diese Möglichkeit zur Einschränkung der Antikörperproduktion wird z.B. bei tierexperimentellen Organtransplantationen genutzt. Man nimmt dazu Lymphozyten des späteren Empfängers (durch Drainage des

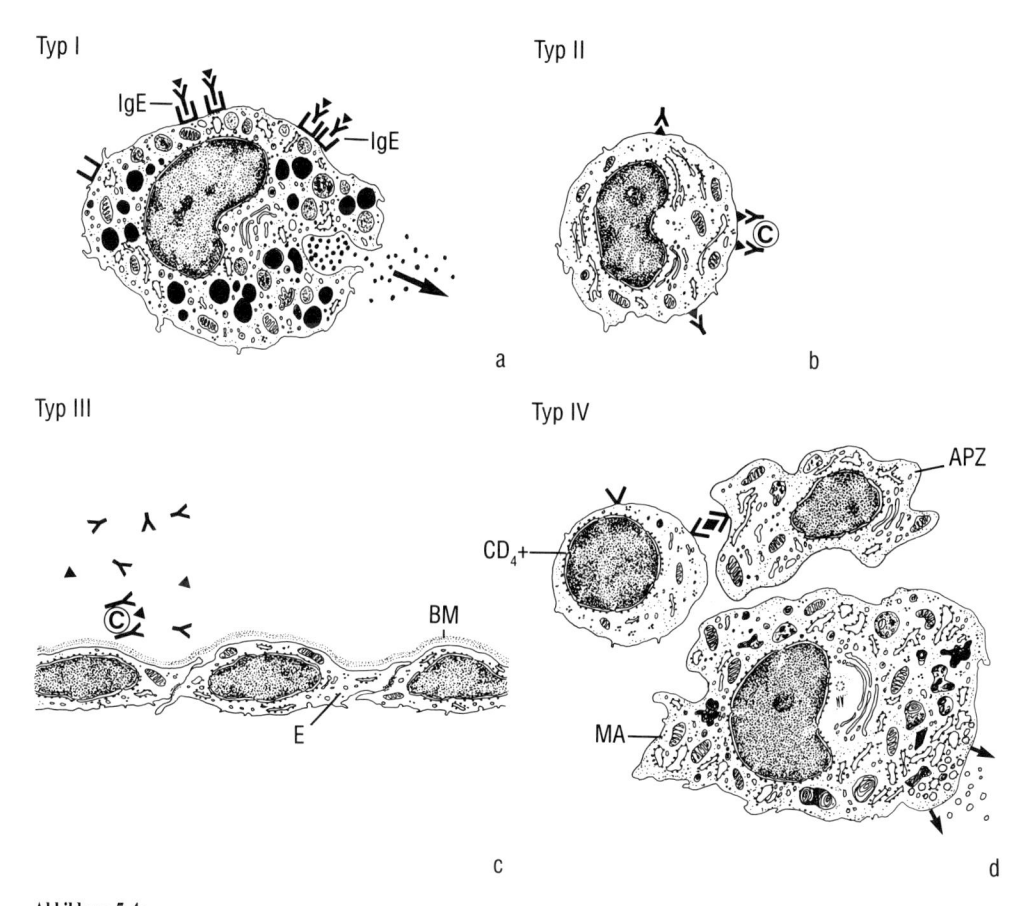

5.9 Immunisierung und Immunität

Abbildung 5-4:
Pathogene Immunreaktionen (modifiziert nach KRÜCK, 1988).
a) Anaphylaktischer Typ der Überempfindlichkeitsreaktion (Typ I). Komplexe Antigene (z.B. Pflanzenpollen, Medikamente, etc.) binden sich an IgE-Moleküle, die ihrerseits über Fc-Rezeptoren an die Membran der Gewebsmastzellen angelagert wurden. Werden bei der Antigenbindung zwei Moleküle IgE überbrückt, so kommt es zur sofortigen Freisetzung der in den Granula der Mastzellen gespeicherten Mediatoren (u.a. Histamin, Heparin, verschiedene Serinproteasen). Sekundär werden auch membranständige Mediatoren (Prostaglandine, Leukotriene, Thrombozyten-aktivierender Faktor) freigesetzt.
b) Zytotoxischer Typ der Überempfindlichkeitsreaktion (Typ II). Die Bindung von Antikörpern an zellständige Antigene und die darauf erfolgende Komplementaktivierung (C) führt zur Zytolyse der betroffenen Zelle.
c) Immunkomplextyp der Überempfindlichkeitsreaktion (Typ III). Nach intravenöser Injektion von artfremdem Protein nimmt dessen Konzentration im Serum zunächst nur langsam ab. Nach circa 8 Tagen erfolgt ein schneller Abfall. Es sind humorale Antikörper gebildet worden, die mit dem fremden Protein Komplexe bilden. Diese Immunkomplexe werden in der Wandung kleiner Blutgefäße (BM Basalmembran; E Endothel) abgelagert, wodurch eine Komplementaktivierung und Aktivierung der Gerinnungskaskade ausgelöst wird. Die Freisetzung von Mediatoren verursacht Vasodilatation und Ödem. Die Aktivierung der Gerinnungskaskade führt zur Fibrinbildung. Freigesetzte lysosomale Hydrolasen aus eingewanderten Granulozyten können zu Gewebsnekrosen führen.
d) Überempfindlichkeitsreaktionen des T-Zellen-Immunsystems (Typ IV, Spätreaktionen). Die Präsentation des Antigens durch antigenpräsentierende Zellen (APZ) führt zur Aktivierung von CD4-positiven T-Lymphozyten und zur Bildung von Zytokinen. Dadurch werden Makrophagen (MA) aktiviert, die dann weitere Zytokine und Wachstumsfaktoren bilden und unter Umständen eine Granulombildung bewirken.

Ductus thoracicus), injiziert sie einem Tier von einer anderen Spezies und erzeugt in diesem damit gegen die Lymphozyten gerichtete Antikörper. Dieses Antilymphozytenserum wird dem Empfänger eines Organs injiziert und unterdrückt seine zelluläre Immunreaktion. Damit kann eine Transplantatabstoßung verhindert werden. Die humoralen Immunreaktionen dagegen werden nicht wesentlich eingeschränkt.

5.10
Pathogene Immunreaktionen

Überschießende oder fehlerhafte Immunreaktionen können Gewebs- oder Organschädigende Wirkung haben und zu Krankheiten führen. Gewebsschädigende Immunreaktionen können nicht nur durch exogene Antigene sondern auch durch körpereigene Substanzen ausgelöst werden. Zur ersten Gruppe zählen die meisten immunologisch bedingten Erkrankungen. Die zweite Gruppe umfaßt die Autoimmunerkrankungen. Sie entstehen durch immunologische Sensibilisierung gegen körpereigene Antigene.

5.10.1
Überempfindlichkeitsreaktionen
Typ I: Anaphylaxie. Die Überempfindlichkeitsreaktion vom Typ I zeichnet sich durch eine sofortige allergische Reaktion unmittelbar nach Kontakt mit dem Antigen (Allergen) aus. Der Begriff „Allergie" wurde von *Pirquet* (1906) geprägt. Er verstand darunter eine „veränderte Reaktivität" beim zweiten oder folgenden Kontakt mit einem Antigen. Heute wird der Begriff „Allergie" als Synonym für die Überempfindlichkeitsreaktion vom Typ I verwendet.

Bei genetisch prädisponierten Individuen lösen bestimmte Antigene (Allergene) die Bildung von Antikörpern der IgE-Klasse aus. Als Allergene kommen eine Vielzahl von antigen wirkenden Substanzen unterschiedlicher Natur und Herkunft in Betracht (Pflanzenpollen, Hausstaub, Nahrungsmittel, Medikamente etc.). Die IgE-Antikörper besitzen eine hohe Affinität zu Mastzellen und basophilen Leukozyten. Sie werden mit ihrem Fc-Teil an entsprechende Rezeptoren dieser Zellen gebunden. Während freie IgE-Antikörper in der Zirkulation nur kurzlebig sind, können sie nach Bindung an die Zellmembran der Mastzellen lange persistieren. Die durch den erstmaligen (primären) Kontakt mit einem bestimmten Allergen hervorgerufene Antikörperbildung nennt man Sensibilisierung. Bei erneutem Kontakt mit dem gleichen Antigen bindet sich das Allergen an die auf der Mastzellmembran gebundenen IgE-Antikörper. Wenn zwei benachbarte zellständige IgE-Moleküle ein Antigenmolekül binden und so überbrückt werden („bridging-Phänomen"), kommt es zu Veränderungen der Membran der Mastzellen und zur schlagartigen Freisetzung des Inhalts der Mastzellgranula. In den Granula sind Histamin, Heparin, verschiedene Serinproteasen und Zytokine enthalten. Sekundär werden auch membranständige Mediatoren (Prostaglandin E_2, Leukotriene, Thrombozytenaktivierender Faktor) von den Mastzellen abgegeben.

Die klinischen Erscheinungen werden von den betroffenen Geweben entscheidend mitbestimmt. In der Haut tritt durch gesteigerte Gefäßpermeabilität ein subepidermales Ödem auf, das durch Quaddelbildung in der Haut *(Urtikaria = Nesselfieber)* in Erscheinung tritt. Im Magen-Darm-Trakt führen Allergene aus der Nahrung zur Gastroenteritis. In der Lunge führt die Kontraktion der glatten Muskulatur der Bronchien zum exogen-allergischen *Asthma bronchiale*. Eine generalisierte Anaphylaxie kann durch Injektion eines Antigens (Fremdserum, Bienengift) in einen bereits sensibilisierten Organismus ausgelöst werden. Hierbei entsteht aufgrund der generalisierten Kapillarektasie und des zunehmenden Blutdruckabfalls ein vasomotorischer *(anaphylaktischer)* Schock.

Typ II: Zytotoxische Immunreaktionen. Zytotoxische Immunreaktionen werden durch die Reaktion von Antikörpern (IgG, IgM) mit antigenen Bestandteilen von Zell- und Basalmembranen ausgelöst. Im Unterschied zum Grundtyp I sind die Antigene als Zell- und Gewebsbestandteile schon primär im Körper vorhanden und die Antikörper lagern sich an diese an. Diese Bindung der Antikörper an die zellulär fixierten Antigene bewirkt unter Beteiligung von Komplement eine Schädigung und

Auflösung dieser Zellen. So kann es bei bestimmten Arzneimittelallergien zur Auflösung der Erythrozyten (*zytotoxische allergische Hämolyse*) kommen.

Auch die akute Hämolyse, die bei Transfusion von blutgruppenunverträglichem Blut auftreten kann, wird durch zytotoxische Immunreaktionen ausgelöst. Jedes Individuum hat in der Regel Antikörper (sog. Isoagglutinine der IgM-Klasse) gegen Antigene, die nicht auf seinen eigenen Erythrozyten exprimiert sind. So haben Menschen der Blutgruppe A Anti-B-Antikörper. Wird Patienten mit der Blutgruppe A Blut mit B-Erythrozyten transfundiert, so treten schwere Hämolysen auf. Bei Antikörpern gegen Blutplättchen entsteht die idiopathische thrombozytopenische Purpura. Gegen Lymphozyten gerichtete Antikörper lassen sich bei der rheumatoiden Arthritis und beim systemischen Lupus erythematodes nachweisen.

Rhesusnegative Mütter können bei der Geburt rhesuspositiver Kinder sensibilisiert werden. Die dabei gebildeten Antikörper (meist der Klasse IgG) können die Plazenta passieren und bei späteren Kindern zum Morbus haemolyticus neonatorum führen.

Zytotoxische Antikörper sind auch die Ursache der *Glomerulonephritis* vom *Anti-Basalmembran-Typ*. In diesem Fall werden Antikörper gegen die Basalmembran der Nierenglomeruli gebildet. Immunhistologisch lassen sich schmale, lineare Ablagerungen in den Glomerula erkennen.

Auch das *Goodpasture-Syndrom* ist auf eine zytotoxische Immunreaktion zurückzuführen, die sich gegen die Basalmembranen (Prokollagen IV) von Nierenglomeruli und von Lungenkapillaren richtet. Von dieser seltenen Erkrankung sind vor allem männliche Jugendliche und junge Erwachsene betroffen. Es kommt zu Lungenblutungen unterschiedlichen Ausmaßes sowie durch Schädigung der Nieren zu Proteinurie und Hämaturie. Die Patienten sterben nicht selten an Lungenblutungen oder Nierenversagen.

In bestimmten Fällen führen Antikörperreaktionen gegen Antigene der Zellmembran zur Zytolyse. Bindet sich ein Antikörper an das aktive Zentrum eines Zellrezeptors, kann dies entweder eine langfristige Stimulierung der Zelle auslösen oder eine Blockierung des Rezeptors verursachen. Ein Beispiel für eine antikörperbedingte Rezeptorstimulierung ist der *Morbus Basedow*. Dabei binden sich Autoantikörper an die TSH-Rezeptoren der Schilddrüsenepithelzellen und veranlassen diese zu einer vermehrten Thyroxinsynthese. Blockierende Antikörper spielen beim *Insulin-resistenten Diabetes mellitus* sowie bei der *Myasthenia gravis* (Autoantikörper gegen Acetylcholinrezeptoren an der postsynaptischen Membran der neuromuskulären Synapse) eine Rolle.

Typ III: Immunkomplexkrankheiten. Komplexe aus Antigen und Antikörper fallen im Organismus ständig an. Sie werden normalerweise durch eosinophile Granulozyten und Makrophagen schnell abgebaut und ohne Schaden entfernt. Unter bestimmten Bedingungen können sie Gewebe jedoch zerstören. Die Immunkomplexreaktionen werden, ähnlich wie bei der Typ II-Reaktion, durch Komplement-aktivierende IgG-Antikörper hervorgerufen. Die Reaktion richtet sich hier aber gegen lösliches, nicht gegen zellgebundenes Antigen. Die entstehenden Antigen-Antikörperkomplexe werden nicht eliminiert, sondern an anderer Stelle im Organismus abgelagert. Dort rufen sie eine Aktivierung zellulärer und humoraler Mechanismen hervor, die zu Entzündungsreaktionen und zur Gewebsschädigung führen. Ob die Immunkomplexe pathogene Reaktionen hervorrufen, hängt vom relativen Verhältnis von Antigen und Antikörper ab. Dies soll anhand von drei Beispielen verdeutlicht werden:

- Nach Injektion von artfremdem Protein entstehen anfangs bei großem Antigenüberschuß kleine Komplexe, die kein Komplement aktivieren können. Sie sind daher apathogen.
- Liegt nur ein mäßiger Antigenüberschuß vor, dann bilden sich größere Immunkomplexe. Sie werden von den physiologischen Filtern abgefangen und lösen durch Aktivierung des Komplementsystems Vaskulitiden aus.
- Bei einem Überschuß an Antikörpern entstehen Immunkomplexe, die mit vielen Antikörpern beladen sind. Sie

verfügen über zahlreiche Fc-Fragmente, mit denen sie stark an Makrophagen gebunden werden können. Diese Immunkomplexe können gut phagozytiert und apathogen eliminiert werden. Bei Überempfindlichkeitsreaktion vom Typ III lassen sich Immunkomplexreaktionen mit Antigen- bzw. Antikörperüberschuß unterscheiden:

Reaktionen vom Serumkrankheitstyp (Immunkomplexbildung im Antigenüberschuß). Die Serumkrankheit, die heute in der Klinik nur mehr sehr selten zu beobachten ist, kann bei nicht sensibilisierten Individuen als Folge einer einmaligen Injektion größerer Mengen von Fremdserum entstehen. Nach einer Latenzzeit von 5 bis 7 Tagen treten Krankheitssymptome wie Schüttelfrost, Fieber, Gelenksschmerzen und allgemeine Abgeschlagenheit auf.

Im folgenden sollen noch einige weitere Beispiele für Immunkomplexkrankheit vom Serumkrankheitstyp angeführt werden: Bei der *Immunkomplex-Glomerulonephritis* (Poststreptokokken-Glomerulonephritis) erfolgt eine granuläre Ablagerung von Immunkomplexen an der Basalmembran der Nierenglomeruli. Unter Aktivierung von Komplement kommt es dann zur Entzündung der Glomeruli. Eine Reihe von Erkrankungen, die mit schweren Gefäßveränderungen einhergehen (*Panarteriitis nodosa; Riesenzellarteriitis der Arteria temporalis; Wegenersche Granulomatose*), werden durch die Ablagerung von Immunkomplexen an der Basalmembran von Gefäßen ausgelöst, die zur fibrinoiden Verquellung der Gefäßwand und zu nachfolgenden Entzündungsreaktion der Gefäße führt.

Reaktionen vom Arthus-Typ (Immunkomplexbildung im Antikörperüberschuß). Eine intradermale Injektion von löslichem Antigen führt in hyperimmunisierten Personen zur Reaktion vom Arthus-Typ: An der Einstichstelle bildet sich ein Erythem und Ödem, das seine maximale Ausbildung nach drei bis acht Stunden erreicht. Lokal abgelagerte Immunkomplexe leiten die Entzündungsreaktion durch Aktivierung von Komplement ein, einwandernde Granulozyten verstärken sie. Diese Zellen phagozytieren die Immunkomplexe, zerfallen später und setzen lysosomale Enzyme frei.

Klinische Beipiele für Reaktionen vom Arthus-Typ sind die *Farmerlunge* und die *Taubenzüchterkrankheit*. Das Krankheitsbild der Farmerlunge entsteht durch Einatmen von schimmeligem Heustaub, der bei sensibilisierten Menschen asthmatoide Atemstörungen hervorruft.

Typ IV: Immunreaktion vom verzögerten Typ. Die Typ IV-Reaktion wird durch spezifisch sensibilisierte T-Lymphozyten vermittelt. Als Antigene wirken dabei Infektionserreger oder kleinmolekulare Substanzen (Haptene), die aber an größere Moleküle (körpereigene Proteine) angelagert werden müssen, um immunogen zu wirken. Die T-Zellen können das Antigen binden und setzen daraufhin Lymphokine frei. Durch die Lymphokine werden Makrophagen zum Reaktionsort dirigiert und zur Zytotoxizität aktiviert. Wichtig ist weiter, daß die Reaktion deutlich später abläuft als die bisher besprochenen Antigen-Antikörperreaktionen vom Grundtyp I-III, die im wesentlichen durch humorale Antikörper vermittelt werden. Man spricht daher von einer Immunreaktion vom verzögerten Typ oder auch von einer „Überempfindlichkeitsreaktion vom Spättyp".

Als klassisches Modell einer Immunreaktion vom verzögerten Typ gilt die *Tuberkulin-Reaktion*: Wird einem tuberkulös infizierten Meerschweinchen intrakutan Tuberkulin (= aus Kulturen von Mycobacterium tuberculosis gewonnene Flüssigkeit, die Stoffwechsel- und Zerfallsprodukte der Tuberkulosebakterien enthält) injiziert, so kommt es am Applikationsort zu einer Rötung und zu einer knötchenförmigen Verhärtung, die ihr Maximum erst nach 48 bis 72 Stunden (Spätreaktion) erreicht. Histologisch findet sich eine perivaskuläre Zellinfiltration, die vorwiegend aus Lymphozyten und Makrophagen zusammengesetzt ist. Die Tuberkulinreaktion wird auch beim Menschen zum Nachweis eines bestehenden bzw. durchgemachten tuberkulösen Prozesses angewandt. Ähnliche Hautreaktionen sind auch für verschiedene andere Antigene (Bakterien, Pilze etc.) bekannt und werden zur klinischen Diagnostik herangezogen.

Zellvermittelte Immunmechanismen sind bei der Manifestation einer Reihe von (vor allem chronischen) Infektionskrankheiten (z.B. *Tuberkulose, Lepra, granulomatöse Pilzerkrankungen*) beteiligt. Weiterhin spielt die Immunreaktion vom Spättyp bei der *Transplantatabstoßung* und bei der Pathogenese von *Autoimmunkrankheiten* eine wichtige Rolle.

Auch die *Kontakt-Dermatitis* wird durch eine Typ-IV-Reaktion hervorgerufen. Patienten, die wiederholt mit Substanzen wie Nickelsalzen, Chromat oder Penicillin in Berührung kommen, zeigen gelegentlich an der Kontaktstelle mit dem Allergen kleine Hautbläschen innerhalb der in diesem Bereich stark geröteten Haut. Sekundär kommt es zur reaktiven Verhornung. In der verbreiterten Epidermis finden sich dichte lymphozytäre Infiltrate, die als Ausdruck einer überschießenden T-Zell-Reaktion interpretiert werden.

5.10.2 Autoimmunkrankheiten

Bei Autoimmunkrankheiten finden humorale oder zelluläre Immunreaktionen gegen körpereigenes Material statt. Sind diese Autoimmunprozesse primär pathogen, so spricht man auch von Autoaggressionskrankheiten.

5.10.2.1 Pathogenese von Autoimmunkrankheiten. Gegen körpereigene Substanzen findet normalerweise keine Immunreaktion statt. Der Organismus besitzt eine während der Fetalzeit entwickelte Immuntoleranz gegenüber seinen eigenen Antigenen. Unter bestimmten krankhaften Bedingungen kann diese Toleranz allerdings durchbrochen werden und dann gegen eigene Zellen und Gewebe Immunreaktionen ausgelöst werden. Eine Autoimmunisierung kann durch Veränderungen der Zellen, z.B. durch Virusinfektionen oder chemisch-physikalische Einflüsse verursacht werden. Die oft nur ganz gering abgeänderten Körperstrukturen werden dann vom Immunsystem nicht mehr als körpereigen erkannt und durch entsprechende immunologische Abwehrreaktionen bekämpft.

Weiter setzt der normale Zustand der Immuntoleranz gegenüber körpereigenen Strukturen voraus, daß ein ständiger Kontakt dieser Antigene mit dem Immunsystem besteht. Gelangen daher Zellen oder Zellbestandteile, die normalerweise mit den Zellen des Immunsystems nicht in Berührung kommen (z.B. Spermien; Proteine der Linse; Markscheidenmaterial) unter krankhaften Bedingungen in die Blut- oder Lymphbahn, so lösen sie ebenfalls Autoimmunprozesse aus.

5.10.2.2 Formen von Autoimmunkrankheiten. Autoantikörper werden als Begleiterscheinung bei zahlreichen Krankheiten beobachtet, ohne daß ihnen dabei offenbar eine wesentliche pathogene Bedeutung zukommt. Andererseits spielen aber Autoimmunprozesse bei bestimmten schweren Erkrankungen (Autoaggressionskrankheiten) eine wichtige Rolle. Zu diesen zählen unter anderem die *autoimmunhämolytischen Anämien, Lupus erythematodes visceralis,* viele *Glomerulonephritiden,* verschiedene endokrine Erkrankungen (*Hashimoto-Thyreoiditis; Morbus Basedow*), die *chronisch atrophische Gastritis* und *Virushepatitiden.*

Der *Lupus erythematodes visceralis* ist eine akut oder chronisch verlaufende entzündliche Erkrankung der Haut und des Gefäßbindegewebes, von der vor allem Frauen, meist im 2. bis 3. Lebensjahrzehnt, betroffen werden. Es handelt sich um eine Immunvaskulitis, vorwiegend der kleinen Arterien und Arteriolen. Man nimmt an, daß bei genetisch disponierten Individuen Viren oder auch bestimmte Medikamente Lymphozyten und Monozyten so schädigen, daß Zellbestandteile freigesetzt werden, gegen die dann Autoantikörper gebildet werden.

Charakteristisch ist daher das Vorkommen einer großen Zahl ganz unterschiedlicher Autoantikörper, die sich gegen DNS und andere Kernbestandteile oder Zellorganellen (z.B. Antikörper gegen Mitochondrien) richten. Antigene und Antikörper bilden Immunkomplexe, die sich in der Wand kleiner Blutgefäße und an der Basalmembran der Glomerula ablagern. Von diesen Gefäßprozessen können zahlreiche Organe betroffen sein. Dadurch sind die Organbefunde und auch der klinische Verlauf des viszeralen Lupus erythematodes sehr variabel. Typische Veränderungen sind, neben der Vaskulitis, unterschiedliche Glomerulonephritiden mit granulären mesangialen Immunkomplexablagerungen, ein schmetterlingsförmiges makulopapilläres Exanthem des Gesichts, rezidivierende serofibrinöse Entzündungen von Perikard und Pleura, sowie die Libman-Sacks-Endokarditis, eine nicht-bakterielle verruköse Endokarditis. Charakteristisch für den Lupus erythematodes visceralis ist, daß die Immunkomplexe von neutrophilen Granulozyten phagozytiert werden. Diese Zellen (LE-Zellen) enthalten dann einen runden, homogenen Einschluß, durch den ihr Kern an den Rand der Zelle gedrückt wird.

Nukleäre Antikörper mit anderer Spezifität kommen bei der Sklerodermie, der Dermatomyositis und beim Sjögren-Syndrom vor. Die *Sklerodermie* verläuft meist als chronische Erkrankung der Haut mit Vermehrung der Grundsubstanz und später der Bindegewebsfasern (Fibrose). Im weiteren Verlauf der Erkrankung kann es zur Mitbeteiligung innerer Organe (Lunge, Magen-Darm-Trakt, Herz, Nieren) kommen, die gleichfalls durch eine diffuse Vermehrung der Bindegewebsfasern (Fibrose) gekennzeichnet ist.

Bei der *Dermatomyositis* kommt es wahrscheinlich durch antinukleäre Auto-Antikörper zu Muskulatur- und Hautveränderungen. In der Haut und in der Skelettmuskulatur treten perivaskulär und interstitiell lymphozytäre Infiltrate auf.

Beim *Sjögren-Syndrom* liegt eine immunologisch hervorgerufene Zerstörung der Tränen- und Speicheldrüsen vor, die zur Trockenheit der Augen (Keratokonjunktivitis sicca) und des Mundes (Xerostomie) führt. Diese Erkrankung kann allein (Sicca-Syndrom) oder häufiger in Verbindung mit anderen systemischen Autoimmunerkrankungen (z.B. mit rheumatoider Arthritis oder mit dem Lupus erythematodes visceralis) auftreten. Bei über 90% der Patienten werden dabei Autoantikörper gegen Ribonukleoproteine gefunden.

Die *rheumatoide Arthritis (chronische Polyarthritis)* ist eine chronisch entzündliche Erkrankung, die schubweise verläuft und primär die Synovialmembranen der kleinen Gelenke erfaßt. Meist beginnt die Erkrankung symmetrisch an den Metakarpophalangealgelenken und den proximalen Interphalangealgelenken und erfaßt später die großen Gelenke, wie Knie- und Ellbogengelenk. Hämatologische, neurologische, pulmonale, kardiale und viszerale Manifestationen können hinzutreten. Die Ätiologie der Krankheit ist noch nicht geklärt. Eine genetische Prädisposition ist wahrscheinlich, da etwa 70% der Patienten das B-Lymphozytenantigen DRw4 exprimieren. Eine noch nicht bekannte antigenetische Stimulation löst die Bildung von Anti-Immunglobulin-Antikörpern, den „Rheumafaktoren" aus. Bei ihnen handelt es sich meist um Immunglobuline der IgM-, seltener der IgG- oder IgA-Klasse, die mit dem Fc-Teil von köpereigenen Ig reagieren. Sie entstehen wahrscheinlich dadurch, daß die Konfiguration von normalen Immunglobulinen durch Antigenbindung so verändert wird, daß bislang verborgene antigenetische Strukturen freigelegt werden. Die Immunglobuline werden damit selbst zum Antigen und stimulieren die Bildung von Antikörpern. Die Rheumafaktoren sind somit Anti-Immunglobulin-Autoantikörper. Von entscheidender pathogenetischer Bedeutung ist die Bildung dieser Autoantikörper durch Plasmazellen in der Synovialmembran der Gelenke, wobei die Bildung von Immunkomplexen zur Komplementaktivierung und zur lokalen Gewebsschädigung (Synovitis, Arthritis) führt. Dominierend ist somit eine Typ-III-Reaktion, die sich primär an den Synovialmembranen von Gelenken, Bursen und Sehnenscheiden abspielt. Dazu kommen aber auch noch zellgebundene Immunreaktionen. Eine große Rolle für die Realisierung der Schäden spielen auch die neutrophilen Granulozyten. Durch lysosomale Enzyme aus den Granulozyten kommt es zu Erosionen am hyalinen Gelenkknorpel. Im weiteren Verlauf werden die Synovialzotten plump. Sie enthalten Infiltrate aus Lymphozyten, Plasmazellen und Makrophagen und sind als morphologisches Korrelat der lokalen Immunreaktion (vor allem der Antikörperbildung) zu sehen. Später formiert sich dann ein Granulationsgewebe, das sich als Pannus über den Knorpel schiebt und zu weiteren Schäden des Knorpels führt. Im Spätstadium tritt eine bindegewebige oder knöcherne Ankylosierung des Gelenks auf.

Bei etwa 20% der Patienten mit rheumatoider Arthritis treten „Rheumaknoten" auf. Sie sind vor allem in den Weichteilen in der Nähe von Gelenken (Ellbogen, dorsal an den Fingern) lokalisiert und sind zum Teil mit Sehnen, Sehnenscheiden oder dem Periost verwachsen. Histologisch ist bei den Knoten eine zentrale fibrinoide Nekrose zu sehen, die von Histiozyten und Makrophagen umgeben ist und peripher durch Bindegewebe begrenzt wird.

5.10.3 Immundefekte

Immundefekte können angeboren (primär) oder erworben (sekundär) sein. Sie beruhen auf Störungen des B- und/oder T-Zellsystems, des Komplementsystems oder der Phagozytose.

5.10.3.1 Angeborene Immundefekte. Bei der kongenitalen (angeborenen) *Hypogammaglobulinämie vom Typ Bruton* ist vor allem die humorale Immunität gestört. Sie wird X-chromosomal vererbt und tritt nur bei Jungen auf. Die betroffenen Kinder besitzen fast keine Immunglobuline. Die IgG-Konzentration im Serum beträgt nur 1mg/ml. IgA und IgM fehlen ganz. Wahrscheinlich ist die Differenzierung der lymphatischen Stammzellen zu immunkompetenten B-Lymphozyten gestört. Als Folge des Ausfalls der humoralen Immunreaktionen kommt es zu einer stark erhöhten Anfälligkeit gegenüber bakteriellen Infekten.

Bei der angeborenen *Thymusaplasie vom Typ DiGeorge* liegt eine Entwicklungshemmung im Bereich der 3. und 4. Schlundtasche und der sie versorgenden Gefäße vor. Thymus und Nebenschilddrüsen sind hypoplastisch oder fehlen ganz. Häufig ist ein komplexes Herzvitium zu beobachten. Die zellulären Immunreaktionen können durch das Fehlen von T-Lymphozyten nicht ablaufen. Als Initialsymptom nach der Geburt kommt es durch das Fehlen der Nebenschilddrüse zur Tetanie. Die Neugeborenen sind weiter besonders anfällig für Virusinfekte und Mykosen.

Bei der *„schweizerischen Agammaglobulinämie"* sind sowohl humorale als auch zelluläre Immunitätsmechanismen gestört. Humorale Antikörper fehlen und die Lymphozyten sind hochgradig vermindert. Als Ursache wird eine Schädigung der lymphoblastischen Stammzellen angenommen.

5.10.3.2 Erworbene Immundefekte. Bei zahlreichen Krankheiten kann die immunologische Reaktionsfähigkeit sekundär gestört sein. Diese Beeinträchtigung kann vorübergehender Natur sein, wie bei verschiedenen Infektionen (TBC, Diphterie, Masern etc.) oder dauerhaft vorhanden sein. Sie kann endogen durch physiologische Alterungsprozesse entstehen oder durch äußere Einflüsse, wie z.B. durch eine immunsuppressive und zytostatische Therapie oder durch Mangelernährung verursacht sein.

Zu den erworbenen Immundefekten zählt **AIDS** (*Acquired Immune Deficiency Syndrome = erworbenes Immundefekt-Syndrom*). Bei AIDS liegt eine Infektion mit Retroviren (Human-immunodeficiencyvirus = HIV) vor. Bislang sind zwei Serotypen, HIV1 und HIV2, bekannt. Das Virus wird durch Geschlechtsverkehr, Blut- und Serumprodukte übertragen. Als Risikogruppe für AIDS gelten vor allem Homosexuelle, Drogenabhängige und Hämophiliekranke. Zunehmende Erkrankungszahlen werden aber auch bei Personen außerhalb dieser Risikogruppen verzeichnet. Bei seropositiven Frauen kann es zur transplazentaren Übertragung auf den Fetus kommen.

Das HIV greift vor allem eine bestimmte Gruppe von T-Lymphozyten, die Helferzellen, an und zerstört sie. Als Virusrezeptor wurde das CD4 Antigen identifiziert. Da die T-Helferzellen eine zentrale Stellung bei Immunreaktionen einnehmen, führt ihre Zerstörung zu einer schweren Immunschwäche.

Nach Infektion mit HIV kommt es zu einem unterschiedlich langen, symptomlosen Stadium. Klinisch beginnt die Erkrankung nach einigen Monaten mit unspezifischen Symptomen wie Abgeschlagenheit, Appetits- und Gewichtsverlust und Schwellung der Lymphknoten. Ab diesem Zeitpunkt weisen die Patienten auch einen positiven Anti-HIV-Titer auf. Nach einer oft jahrelangen Latenzzeit treten Schwellungen der zervikalen Lymphknoten und vegetative Symptome (Fieber, Nachtschweiß) auf. Dieses Stadium, in dem die Zahl der T-Helferzellen schon stark vermindert ist, wird als *Lymphadenopathie-Syndrom* bezeichnet. Im späteren Verlauf ist die manifeste AIDS-Erkrankung durch den Ausfall des Immunsystems gekennzeichnet und kann zu einer klinisch sehr unterschiedlichen Symptomatik führen. Bei manifestem AIDS kommt es durch das Fehlen der T-Zellen zu opportunistischen Infektionen. Häufig ist eine durch Pneumocystis carinii verursachte Pneumonie zu beobachten. Eine charakteristische Krankheitsmanifestation bei AIDS ist auch ein generalisiertes Kaposi-Sarkom. Dies ist ein maligner Tumor der Blutgefäße, der bei AIDS-Patienten nicht nur die Haut, sondern auch innere Organe befällt. Aggressive Lymphome werden bei etwa 10% der Patienten beobachtet.

Auch im Gehirn können bei AIDS opportunistische Infektionen (Toxoplasmen-Enzephalitis; Zytomegalie-Enzephalitis; Kryptokokken-Enzephalitis) auftreten. Bei 20% bis 50% der Patienten findet sich eine durch das HIV selbst verursachte, disseminierte chronische Enzephalitis, die schließlich zur hochgradigen Hirnatrophie führt. In der weißen Substanz fällt eine diffuse Abblassung des Myelins im Marklager beider Großhirnhemisphären und des Kleinhirns auf. In den Entmarkungszonen erscheinen die Astrozyten deutlich vermehrt. Typisch ist weiter das Vorkommen von mehrkernigen Riesenzellen, die bevorzugt perivaskulär lokalisiert sind und sich möglicherweise von eingewanderten Makrophagen ableiten. In ihnen, wie auch in den Makrophagen und in den Endothelzellen der Gehirngefäße, läßt sich mit In-situ-Hybridisierung und Immunzytochemie das HIV nachweisen.

6 Angeborene Mißbildungen

Übersicht 6:

6.1	**Umweltfaktoren als Ursachen von Mißbildungen**	107
6.1.1	Infektionserreger	107
6.1.1.1	Virusinfektionen	107
6.1.1.2	Toxoplasmose	108
6.1.2	Physikalische und chemische Ursachen von Mißbildungen	108
6.1.2.1	Strahlen	108
6.1.2.2	Arzneimittel	108
6.1.2.3	Hormone	108
6.2	**Genetische Faktoren**	109
6.2.1	Autosomenaberrationen	109
6.2.2	Aberrationen von Geschlechtschromosomen	109
6.3	**Morphologie der Mißbildungen**	110
6.3.1	Wichtige Einzelmißbildungen	110
6.3.2	Doppelmißbildungen	112

Angeborene Mißbildungen sind morphologische Defekte, die zum Zeitpunkt der Geburt vorliegen. Etwa 2 bis 3% aller Kinder weisen bei der Geburt eine oder mehrere Mißbildungen auf. Bis zum Ende des ersten Lebensjahres verdoppelt sich die Zahl.

Der menschliche Fetus ist im Uterus durch die Eihäute und das Fruchtwasser relativ gut gegen äußere mechanische Einflüsse geschützt. Lange Zeit nahm man an, daß er durch die Placenta auch gegenüber Infektionserregern und Medikamenten weitgehend abgeschirmt sei. In den letzten Jahrzehnten fand man jedoch, daß die Placentarschranke von vielen Mikroorganismen und chemischen Substanzen passiert wird.

Früher wurden Fehlbildungen oft auf Erbfaktoren zurückgeführt. Später fand man, daß externe Faktoren, wie z.B. Virusinfektionen oder Mangelernährung, gleichfalls Mißbildungen hervorrufen können. Heute sind eine große Zahl von teratogenen Umweltfaktoren und Infektionserregern bekannt.

6.1 Umweltfaktoren als Ursachen von Mißbildungen

6.1.1 Infektionserreger

6.1.1.1 Virusinfektionen. Röteln (*Rubeola*) können bei Frauen, die im Frühstadium der Schwangerschaft erkranken, zu schweren Mißbildungen des Kindes führen. Die Hauptdefekte betreffen das Auge (Mikrophtalmie; Katarakt), Herz (u.a. Vorhof- und Kammerseptumdefekte), das Innenohr (Taubheit) und das Zentralnervensystem.

Die intrauterine Infektion mit Zytomegalieviren kann beim Kind zur Blindheit, Hepatosplenomegalie (Vergrößerung von Leber und Milz) und Meningoenzephalitis führen. Häufig kommt es auch zum intrauterinen Fruchttod. Bei der graviden Mutter selbst führt diese Virusinfektion meist zu kaum wahrnehmbaren Symptomen.

Auch nach anderen Viruserkrankungen (Herpes, Masern, Mumps, Hepatitis, Windpocken) von schwangeren Frauen sind verschiedene Mißbildungen der Kinder beschrieben worden. Neuere Untersuchungen deuten aber darauf hin, daß die genannten Virusinfektionen wahrscheinlich zu keinen Mißbildungen führen.

6.1.1.2 Toxoplasmose. Eine Infektion mit dem Einzeller Toxoplasma gondii erfolgt meist über kontaminierte Nahrungsmittel und gelegentlich auch durch den Kontakt mit Haustieren. Die Erkrankung verläuft bei der Mutter unter grippeähnlichen Erscheinungen, in der Regel ohne besondere Komplikationen. Wird allerdings eine schwangere Frau erstmals mit Toxoplasmen infiziert, so können diese über den diaplazentaren Weg unter anderem das Gehirn des sich entwickelnden Kindes befallen. Eine hämatogene Übertragung zum Feten erfolgt meist erst im 4. Monat der Schwangerschaft. Die Toxoplasmose führt also zu einer Fetopathie. Als Folge der Infektion des Gehirns findet man beim Neugeborenen einen Hydrocephalus internus mit paraventrikulärer Nekrose und Kalkablagerungen im Gehirn und eine Chorioretinitis der Augen.

6.1.2
Physikalische und chemische Noxen als Ursachen von Mißbildungen

6.1.2.1 Strahlen. Die teratogene Wirkung von Röntgenstrahlen ist seit vielen Jahren bekannt. Nach Röntgenuntersuchungen von Schwangeren wurden bei Neugeborenen Schädelmißbildungen, Gaumenspalten, Spina bifida und Mißbildungen der Extremitäten beobachtet. Heute wird eine Röntgenuntersuchung während der Schwangerschaft nur bei sehr dringender Indikation und unter besonderen Vorsichtsmaßnahmen durchgeführt. Beim Menschen ist die Dosis, die noch als ungefährlich angesehen werden kann, nicht bekannt. Bei Mäusen ist es möglich, die Feten schon mit kleinen Dosen, wie 5 R zu schädigen. Die Art der entstehenden Mißbildung nach Röntgenbestrahlung hängt sowohl von der Strahlendosis als auch von der Entwicklungsphase, in der die Bestrahlung durchgeführt wurde, ab.

Untersuchungen der Nachkommen von japanischen Frauen, die zur Zeit der Atombombenexplosionen über Hiroshima und Nagasaki schwanger waren, zeigten, daß von den Überlebenden circa 25% eine Fehlgeburt hatten und 25% Kinder zur Welt brachten, die innerhalb des ersten Lebensjahres starben. Von den überlebenden Kindern wiesen mehr als ein Viertel Mißbildungen, vor allem des Zentralnervensystems, auf.

Heute wird die Auffassung vertreten, daß eine radioaktive Strahlendosis zwischen 30 und 80 R das spontane Auftreten von Mutationen beim Menschen verdoppelt.

6.1.2.2 Arzneimittel. Von einer Reihe von Medikamenten ist bekannt, daß ihre Einnahme während der Schwangerschaft zu Mißbildungen des sich entwickelnden Kindes führen kann. Am folgenschwersten war bisher die Einnahme von Thalidomid (Contergan), ein Mittel, das zur Behandlung von Übelkeit und Schlaflosigkeit verschrieben wurde. Durch Thalidomid kam es zu schweren Mißbildungen der Extremitäten (*Amelie* = völliges Fehlen und *Meromelie* = teilweises Fehlen der Extremitäten), *Herzmißbildungen* und intestinaler Atresie.

Weitere Pharmaka, vor deren Einnahme gewarnt wird, sind Antiepileptika, Phenobarbital und Trimethadion. Für andere Medikamente ist eine direkte teratogene Wirkung beim Menschen noch nicht nachgewiesen, doch sprechen verschiedene tierexperimentelle Untersuchungen für ihre potentielle Gefährlichkeit. Dazu zählen unter anderem Sulfonamide, Streptomycin, Tetracycline, Antihistamine, Propylthiourazil und Meprobamat.

6.1.2.3 Hormone. Synthetische *Gestagene* wurden früher zur Abortprophylaxe angewandt. Aus der Gruppe der Gestagene haben Ethisteron und Norethisteron eine deutlich androgene Wirkungskomponente, die in einer Reihe von Fällen zur Maskulinisierung der Genitalien bei weiblichen Feten führte.

Das synthetische *Östrogen* Diäthylstilböstrol (das verschiedentlich verbotenerweise in der Kälbermast verwendet wurde)

wurde gleichfalls bei drohendem Abortus während der ersten drei Schwangerschaftsmonate verabreicht. Die Kinder aus diesen Schwangerschaften sind heute größtenteils erwachsen. Bei jungen Frauen, die in utero einer Diäthylstilböstrolbehandlung ausgesetzt waren, findet man in größerer Zahl adenomatöse Tumoren der Vagina. Diese Tumoren sind wahrscheinlich die Folge der Einwirkung des Hormons auf die fetale Anlage der Vagina.

Störungen im Kohlenhydratstoffwechsel während der Schwangerschaft aufgrund eines mütterlichen *Diabetes* führen zu überdurchschnittlich großen und lebensschwachen Kindern (diabetische Fetopathie). Bei manchen dieser Babys läßt sich ein „kaudales Defekt-Syndrom" nachweisen, d.h. einer oder mehrere der sakralen und lumbalen Wirbel fehlen.

6.2 Genetische Faktoren

Veränderungen an den Chromosomen können sowohl die *Autosomen* als auch die *Geschlechtschromosomen* betreffen.

6.2.1 Autosomenaberrationen

Gametopathien sind Schädigungen der Frucht, die aus einer fehlerhaften Entwicklung der Keimzellen der Eltern resultieren. Bei der *Trisomie (Down-Syndrom, „Mongolismus")* ist das Chromosom 21 dreimal vorhanden. Ihre Ursache liegt in einer fehlerhaften Reifeteilung während der Bildung der Geschlechtszellen. Dadurch entsteht eine Geschlechtszelle, die das Chromosom 21 in doppelter Ausführung und insgesamt damit 24 Chromosomen enthält. Verschmilzt diese abnorme Geschlechtszelle mit einer normalen (23 Chromosomen = haploider Chromosomensatz), dann entsteht eine Zygote (befruchtete Eizelle) mit 47 Chromosomen, von denen 3 als Chromosom 21 klassifiziert werden können.

Da das Down-Syndrom mit zunehmendem Alter der Mutter wesentlich häufiger auftritt (Mütter bis 25 Jahre: 1 Fall auf 2000 Geburten; Mütter über 40 Jahre: 1 Fall auf 100 Geburten), nimmt man an, daß der Fehler bei der Meiose während der Oogenese zu suchen ist.

Folgende Veränderungen sind beim Down-Syndrom mehr oder weniger deutlich ausgebildet: breites Gesicht mit großer Zunge und wulstige Unterlippe. Der charakteristische Gesichtsausdruck entsteht durch eine sichelförmige Hautfalte am inneren Rand des oberen Augenlides. Die Kinder sind häufig schwachsinnig und haben oft angeborene Herzmißbildungen. Vom Down-Syndrom betroffene Personen erkranken zudem wesentlich häufiger an Leukämie als die Durchschnittsbevölkerung.

Weniger häufig als das *Down-Syndrom* werden die *Trisomie 18 (Edwards-Syndrom)* und die *Trisomie 13 (Pätau-Syndrom)* beobachtet. Bei der Trisomie 13 kommen folgende Symptome vor: Hexadaktylie (6 Finger bzw. Zehen), Mikrophthalmie, Kiefer- und Gaumenspalten, Hirnfehlbildungen, Herzfehler und zystische Nieren. Bei der Trisomie 18 werden Herzfehler, Taubheit und Schwachsinn beobachtet. Die Hälfte der Kinder ist bis zum Ende des zweiten Lebensmonats verstorben.

6.2.2 Aberrationen von Geschlechtschromosomen

Zu Abweichungen von der normalen Zahl der Geschlechtschromosomen kommt es, wie bei den Autosomenaberrationen, durch eine fehlerhafte Meiose. Wenn während der Reifeteilung sich die beiden homologen X-Chromosomen nicht trennen, sondern gemeinsam in eine Tochterzelle kommen, dann hat die eine Oozyte zwei X-Chromosomen, die andere keines. Verschmilzt eine Oozyte mit zwei X-Chromosomen mit einem normalen Spermium, so entsteht eine Zygote mit der Geschlechtschromosomenkombination XXX oder XXY.

Klinefelter-Syndrom. Die Zellen weisen 47 Chromosomen mit einer Geschlechtschromosomenkombination vom Typus XXY auf. Die meist hochgewachsenen Patienten sind steril. Sie zeigen u.a. Hodenatrophie, Gynäkomastie und weibliche Schambehaarung.

Turner-Syndrom. Bei diesem genetisch bedingten Krankheitsbild ist in den Körperzellen nur jeweils ein X-Chromosom vorhanden. Es liegt also ein Chromoso-

mensatz 45, XO vor. Die betroffenen Frauen besitzen nur rudimentäre Ovarien und kaum ausgebildete sekundäre Geschlechtsmerkmale (sexueller Infantilismus). Häufig haben die kleinwüchsigen Patientinnen auch ein Pterygium colli, Mißbildungen am Skelettsystem (z.B. Schildthorax) und multiple Pigmentnävi.
Triple-X-Syndrom (XXX). Patientinnen mit dem Triple-X-Syndrom sind infantil und häufig schwachsinnig.

6.3
Morphologie der Mißbildungen

Die Erscheinungsform einer Mißbildung wird sowohl vom Zeitpunkt, in dem die Schädigung während der Schwangerschaft erfolgt, als auch von der Art der Schädigung wesentlich mitbestimmt. Nach dem Entwicklungsabschnitt, in dem eine Mißbildung entstanden ist, lassen sich *Blastopathien, Embryopathien* und *Fetopathien* unterscheiden.

Bei der *Blastopathie* erfolgt die Schädigung zwischen dem 1. und 18. Schwangerschaftstag. Aus einer unvollständigen Teilung der Blastozyste bzw. aus der Verschmelzung von zwei Blastozysten resultieren symmetrische oder asymmetrische Doppelmißbildungen. Zu *Embryopathien* kommt es, wenn der schädigende Einfluß in der Zeit vom 18. Tag bis zum 3. Monat der Schwangerschaft einwirkt. Während dieser Phase werden alle Organe angelegt und zum Teil auch schon weit ausdifferenziert. Die Noxen führen daher in Abhängigkeit des Entwicklungsstadiums zu Mißbildungen ganz bestimmter Organe. Fehlt eine Organanlage vollständig, so spricht man von einer *Agenesie. Aplasie* bedeutet, daß die Anlage eines Organes vorhanden ist, die Weiterentwicklung aber unterbleibt. *Dysplasie* ist die fehlerhafte Weiterentwicklung einer Organanlage. *Fetopathien* sind Schädigungen der Frucht, die nach dem 3. Monat auftreten. Zu Fetopathien kommt es z.B. bei Infektion mit dem Zytomegalie-Virus und bei der Toxoplasmose. Eine stoffwechselbedingte Störung der Fetalentwicklung ist die diabetische Fetopathie. Weiter lassen sich Mißbildungen nach ihrer Form bzw. nach ihrer Lokalisation unterscheiden.

6.3.1
Wichtige Einzelmißbildungen

Spaltbildungen (Dysraphien) entstehen aus dem fehlerhaften Verschluß von normalerweise nur zu bestimmten Zeiten der Keimesentwicklung offenen embryonalen Spalten. Am häufigsten ist eine Spaltbildung im Bereich der Wirbelsäule zu beobachten. Bei der schwersten Form einer derartigen Spaltbildung, der *Rhachischisis,* fehlen die Wirbelbögen vollständig und das Rückenmark liegt offen. Bei einer *Spina bifida* ist der Schluß der Wirbelbögen nicht vollständig. Diese Form der Spaltbildung des Wirbelkanals kommt vor allem im Bereich der Lendenwirbelsäule und am Kreuzbein vor. Sie wird in der Regel von Haut bedeckt und ist somit von außen nicht unmittelbar erkennbar. Bei der *Meningozele* sind die Rückenmarkshäute allein durch den Wirbeldefekt nach außen vorgestülpt. Sind die vorverlagerten Rückenmarkshäute zystenartig erweitert und mit Liquor gefüllt, so spricht man von einer *Hydromeningozele*. Enthält die Zyste Rückenmarksanteile mitsamt Spinalnervenwurzeln oder die Cauda equina, so wird dies als *Meningomyelozele* bezeichnet.

Auch am Schädel kann es zu schweren Spaltbildungen kommen. Bei der *Anenzephalie* hat die schwere Mißbildung des Gehirns weitreichende Defekte bei der Ausbildung des Schädeldaches zur Folge, wodurch ein typisches „Frosch- oder Krötengesicht" resultiert. Spaltbildungen bei der Gesichtsentwicklung können einzeln oder kombiniert die Oberlippe (Hasenscharte), den Oberkiefer und den Gaumen betreffen. Die schwerste Form einer kombinierten Spaltbildung im Gesichtsbereich wird als Wolfsrachen bezeichnet.

Eine **Dysmelie (Störung der Extremitätenentwicklung)** kann durch eine Noxe nur während der Embryonalphase erfolgen. Zu einem späteren Zeitpunkt ist die Entwicklung schon so weit abgeschlossen, daß schädigende Einflüsse keine Auswirkung mehr haben. Bei den Extremitätenmißbildungen lassen sich sehr große Variationen beobachten. Die extremste Form stellt die *Amelie* dar, bei der alle vier Gliedmaßen fehlen.

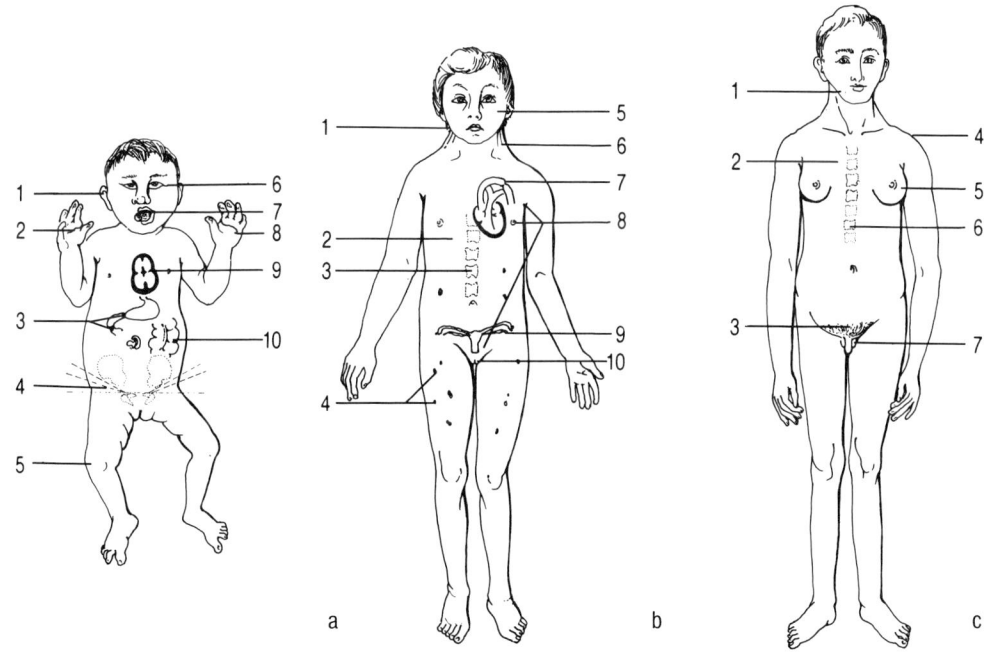

6.3 Morphologie der Mißbildungen 111

Abbildung 6-1:
Genetisch bedingte Mißbildungen (modifiziert nach HIENZ, 1971)
a) Down-Syndrom.
1 Dysplasie der Ohrmuschel; 2 Vierfingerfurche; 3 Stenosen im Magen-Darm-Trakt; 4 Dysplastisches Becken (erniedrigter Ilium-Index); 5 Muskuläre Hypotonie und Überstreckbarkeit der Gelenke; 6 Schräge Lidspalte; 7 offener Mund, große gefurchte Zunge, Zahnanomalien; 8 kurze, plumpe Hände; 9 Vitium cordis; 10 Megacolon congenitum.
b) Turner-Syndrom.
1 Tiefer Ansatz des Nackenhaars; 2 Schildthorax; 3 Osteoporose; 4 Multiple Pigmentnävi; 5 Sphinxgesicht; 6 Pterygium colli; 7 Aortenisthmusstenose; 8 fehlende sekundäre Geschlechtsmerkmale; 9 Rudimentäre Ovarien (nur Stroma, keine Follikel); 10 Primäre Amenorrhoe.
c) Klinefelter Syndrom.
1 Spärlicher oder fehlender Bartwuchs; 2 geringe männliche Körperbehaarung; 3 weiblicher Typ der Schambehaarung; 4 normaler oder eunuchoider Konstitutionstyp; 5 Gynäkomastie; 6 Osteoporose; 7 Hypoplasie der Hoden (Verlust des Keimepithels; Hyperplasie der Leydig-Zellen).

Bei der *Meromelie* sind Hände und Füße nur durch kleine, unregelmäßig geformte Knochen mit dem Rumpf verbunden. Meromelie trat gehäuft bei Kindern auf, deren Mütter während der Schwangerschaft Thalidomid (Contergan), ein Mittel das gegen Schlaflosigkeit und Übelkeit verschrieben wurde, eingenommen hatten.

Vollständige Verschmelzung von Gliedmaßen wird als *Symmelie* bezeichnet. Sie kommt gelegentlich bei der Entwicklung der unteren Extremitäten vor. Eine spezielle Variante der Symmelie ist die Sirenenbildung. Bei dieser Mißbildung sind die distalen Abschnitte der verschmolzenen unteren Extremitäten paarig angelegt und gespalten, sodaß an einem unpaaren Bein zwei getrennte Füße ausgebildet sind. Die Sirenenbildung ist meist mit schweren Störungen der Beckenentwicklung gekoppelt. Syndaktylie ist die Verschmelzung oder Teilverschmelzung mehrerer Zehen bzw. Finger.

Mißbildungen verschiedener anderer Organe sind an den entsprechenden Stellen des speziellen Teils dieses Buches angeführt.

6.3.2
Doppelmißbildungen

Unter einer Doppelmißbildung versteht man eineiige Zwillinge, die bei der Keimesentwicklung teilweise verschmolzen sind, bzw. sich nicht vollständig getrennt haben. Handelt es sich dabei um zwei gleichmäßig entwickelte Individuen, so spricht man von einer symmetrischen Doppelmißbildung. Die Verschmelzung kann dabei in verschiedenen Bereichen des Körpers (Siamesische Zwillinge) oder des Kopfes erfolgt sein.

Bei ungleichmäßigen Doppelmißbildungen ist einer der Zwillinge weitgehend vollständig ausgebildet. Der andere ist in seiner Entwicklung meist sehr stark zurückgeblieben und kann als zystenartiges Gebilde („Parasit") mit dem normal ausgebildeten Zwilling verschmolzen sein. Als schwerste Form einer parasitären Doppelmißbildung können auch die *Teratome* angesehen werden. Sie bestehen aus verschiedenen Organ- und Gewebsbestandteilen (Epidermis und Anhangsorgane; Knorpel-, Knochen-, Nervengewebe etc.). Sie kommen vor allem im Ovar und im Hoden vor. Teratome des Hodens entwickeln sich trotz des oft hohen zellulären Differenzierungsgrades zu bösartigen Tumoren.

7 Regeneration

Übersicht 7:

7.1	Physiologische Regeneration	113
7.2	Pathologische Regeneration	113
7.2.1	Heilung von Defekten durch vollständige pathologische Regeneration	113
7.2.2	Heilung von Defekten durch Bildung eines Ersatzgewebes (Reparation)	114
7.3	Heilung von Hautwunden	115
7.4	Heilung von Knochenbrüchen	116
7.5	Regeneration von peripheren Nerven	117

Regeneration ist der Ersatz von verloren gegangenem Gewebe durch neugebildetes Gewebe. Man kann eine physiologische von einer pathologischen Regeneration unterscheiden.

7.1 Physiologische Regeneration

Einmalige physiologische Regeneration. Darunter versteht man einen einmaligen Ersatz einer Zell- oder Gewebsart während des Lebens. Ein Beispiel dafür ist der Ersatz der Milchzähne durch die bleibenden Zähne.

Zyklische physiologische Regeneration. Die physiologische Regeneration eines Gewebes kann auch in bestimmten regelmäßigen Zeitabständen auftreten. Diese Art der Regeneration ist z.B. am Endometrium der Frau zu beobachten. Nach der monatlichen Menstruation kommt es unter dem Einfluß der weiblichen Geschlechtshormone zur Regeneration der Uterinschleimhaut.

Permanente physiologische Regeneration. Bei zahlreichen Geweben erfolgt ein permanenter Zellverschleiß. Die Neubildung von Zellen muß in diesen Fällen fortwährend geschehen. Beispiele dafür sind die Zellerneuerung in der Epidermis der Haut, die Blutzellbildung im Knochenmark und die Spermatogenese im Hoden.

7.2 Pathologische Regeneration

Eine pathologische Regeneration liegt dann vor, wenn in einem Zellsystem oder Gewebe durch pathologische Mechanismen Defekte entstanden sind, die dann durch Regeneration geheilt werden.

Die pathologische Regeneration führt nicht immer zu einem Ersatz des defekten Zellsystems (vollständige pathologische Regeneration), sondern häufig werden Defekte auch durch Ersatzgewebe geheilt (unvollständige pathologische Regeneration).

7.2.1 Heilung von Defekten durch vollständige pathologische Regeneration

Unter vollständiger pathologischer Regeneration versteht man die Wiederherstellung des normalen Zustandes nach einem Gewebs- oder Zelldefekt durch die Regeneration der spezifischen Zellen.

So kann es bei Grippe zur Nekrose des

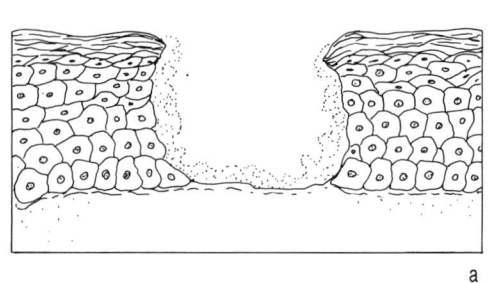

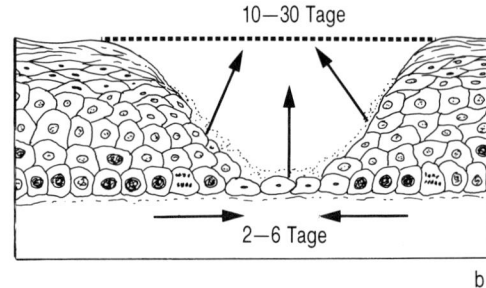

Abbildung 7-1:
Regeneration der Epidermis.
a) Zerstörung der Epidermis.
b) Nach 2 bis 6 Tagen hat sich durch vermehrte Zellteilungen in den benachbarten Epidermisarealen eine einschichtige Zellage ausgebildet, die den Defekt abdeckt. Die daran anschließende 2. Phase, die zur vollständigen Wiederherstellung des mehrschichtig verhornten Plattenepithels führt, dauert 10 bis 30 Tage.
Die Pfeile bezeichnen die Wachstumsrichtung des Epithels.

Flimmerepithels der Trachea kommen. Die zugrunde gegangenen Flimmerepithelzellen werden abgestoßen. Die Basalmembran des Epithels bleibt aber in der Regel erhalten. Etwa nach sieben Tagen ist durch die Regenerationsprozesse, die von benachbarten, erhalten gebliebenen Schleimhautarealen ausgehen und für die die Basalmembran als Leitstruktur wichtig ist, das Epithel wieder intakt. In ähnlicher Weise ist auch eine vollständige Regeneration anderer Schleimhäute und der Epidermis möglich (Abb. 7-1). Eine wichtige Voraussetzung für eine Regeneration ist aber immer, daß die Basalmembran bei der Schädigung erhalten geblieben ist.

7.2.2
Heilung von Defekten durch Bildung eines Ersatzgewebes (Reparation)

In allen Fällen, in denen Zellen von Ruhegeweben untergegangen sind oder der Defekt auch die Basalmembran und das darunter liegende Bindegewebe zerstört hat, ist eine vollständige Regeneration nicht mehr möglich. Die Heilung solcher Defekte wird durch ein Ersatzgewebe (Granulationsgewebe; Narbengewebe) vollzogen. Dies trifft für Wunden, größere Nekrosen und andere Gewebszerstörungen zu.

Als *Wunde* bezeichnet man eine mit Substanzverlust einhergehende Zusammenhangstrennung von Geweben. Ein erster,

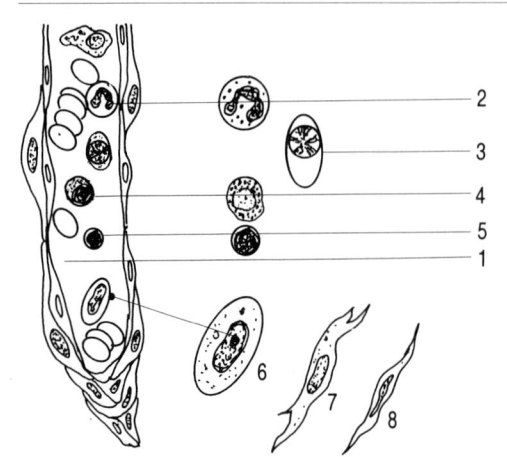

Abbildung 7-2:
Zellelemente der Wundheilung (in Anlehnung an ZOLLINGER, Pathologische Anatomie, 1981)
Granulozyten, Lymphozyten und Mastzellen wandern aus den Kapillaren und Venulen in das umgebende Gewebe aus. Die Makrophagen stammen zum Teil aus dem Blut, zum Teil wahrscheinlich auch von den Zellen der Adventitia der Gefäße. Die Fibroblasten leiten sich von ortsständigen Zellen ab.
1 Venule; 2 segmentkerniger neutrophiler Granulozyt; 3 Plasmazelle; 4 Mastzelle; 5 Lymphozyt; 6 Makrophage (Histiozyt); 7 Fibroblast; 8 Fibrozyt.

schnell erfolgender Wundverschluß erfolgt durch das gerinnende Blut. Da dieser Verschluß nicht sehr stabil ist, wird er während der nächsten Tage durch ein belastbares Gewebe, das sogenannte *Granulationsgewebe*, ersetzt.

Die Bildung des Granulationsgewebes (Abb. 7-2) erfolgt Zug um Zug mit der Entfernung des nekrotischen Gewebes der Wunde. Dieses wird durch eingewanderte Granulozyten und Makrophagen phagozytiert und durch deren lysosomale Enzyme abgebaut (Abraum der Nekrose). Von unversehrten, benachbarten Gewebsbereichen sprießen Kapillaren und Bindegewebe in den Defekt ein. Dieses junge, zellreiche Bindegewebe (Granulationsgewebe), das aufgrund seines hohen Gehaltes an Kapillaren rötlich erscheint, wächst vom Rand her immer weiter in das Zentrum des Defektes und füllt diesen schließlich vollständig. Bald ändert sich durch verstärkte Synthese von Interzellularsubstanz sowie retikulären und kollagenen Fasern die Zusammensetzung des Granulationsgewebes. Die Zahl der Kapillaren nimmt allmählich wieder ab. Das zellreiche Granulationsgewebe wandelt sich allmählich in ein zell- und kapillararmes aber faserreiches Bindegewebe *(Narbengewebe)* um.

7.3 Heilung von Hautwunden

Die Heilung von Hautwunden hängt von der Art ihrer Entstehung (Verletzung, Operationswunde) und der Form der Wunde ab. Klinisch wird eine *primäre Wundheilung* (Heilung per primam intentionem) und eine *sekundäre Wundheilung* (Heilung per secundam intentionem) unterschieden.

Zur *primären Wundheilung* (Abb. 7-3) kommt es, wenn die Wundränder glatt sind und eng aneinander liegen. Dies trifft vor allem für Hautschnitte bei chirurgischen Eingriffen zu. Das Verkleben der Wundränder erfolgt daher schon innerhalb weniger Stunden. Alle Phasen der Wundheilung laufen relativ schnell ab, weil nur eine geringe Gewebsreparatur notwendig ist. In der Regel ist daher die Vernarbung ebenso wie die Erneuerung des darüber gelegenen Epithels nach etwa sieben bis acht Tagen abgeschlossen.

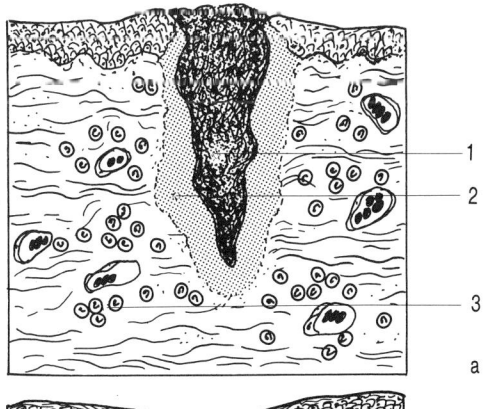

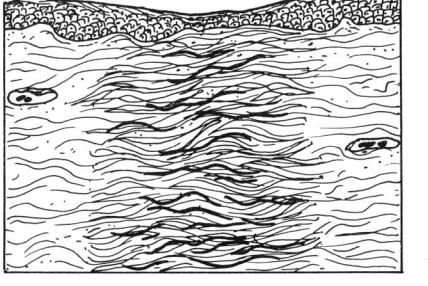

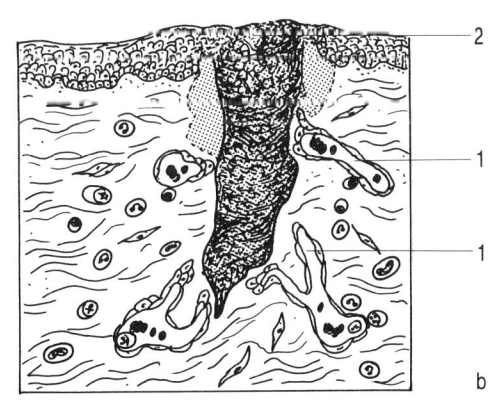

Abbildung 7-3:
Phasen der Heilung einer Hautwunde per primam intentionem (z.B. einer Operationswunde), modifiziert nach ZOLLINGER, Pathologische Anatomie, 1981),
a) Frische Wunde
   1 Wundspalt, ausgefüllt mit Fibrin; 2 angrenzende Degenerationszone des Gewebes; 3 Hyperämie der benachbarten Gefäße und Austritt von Leukozyten
b) Organisation des Fibrins
   1 Kapillarsprosen; 2 Epithelialisierung der Oberfläche
c) Schrumpfende Narbe

Eine **sekundäre Heilung** einer Hautwunde findet statt, wenn die Wundränder weit voneinander getrennt sind und zwischen ihnen ein größerer Gewebsdefekt besteht, sowie bei Komplikationen der Wundheilung durch Infektionen. Das zerstörte Gewebe muß erst durch Granulationsgewebe ersetzt werden. Dieser Vorgang erfordert wesentlich längere Zeit als eine primäre Wundheilung, bei der sich Granulationsgewebe wie erwähnt nur im geringen Maß bildet. Bei der sekundären Wundheilung kann es gelegentlich zu einer über das normale Maß hinausgehenden Bildung von Granulationsgewebe kommen, die den weiteren Heilungsverlauf stört. Man bezeichnet eine derartige Veränderung als „wildes Fleisch" (Caro luxurians). Sie kommt vor allem bei Verletzungen im Bereich des Zahnfleisches (Gingiva) vor.

Manchmal erfolgt bei der Heilung einer Hautwunde eine überschießende Narbenbildung. Die hypertrophe Narbe wölbt sich dann sehr stark über das Niveau der angrenzenden Haut. Dehnt sich die überschießende Ausbildung von Narbengewebe über den eigentlichen Wundbereich weiter auf die benachbarten Hautbezirke aus, so bezeichnet man diese Störung der Wundheilung als *Keloid*. Das Epithelgewebe über dem Keloid ist dünn und leicht verletzlich. Im Bereich von Keloiden wird weiter relativ häufig in späteren Jahren das Auftreten von Plattenepithelkarzinomen beobachtet.

7.4
Heilung von Knochenbrüchen

Die Heilung von Knochenbrüchen erfolgt in verschiedenen Phasen, die sich zeitlich teilweise überschneiden. Beim Bruch (Fraktur) eines Knochens kommt es durch die Verletzung von Gefäßen des Knochengewebes und der den Knochen umgebenden Weichteile zu Blutungen im Frakturbereich und zur Ausbildung eines Frakturhämatoms. Nach ein bis zwei Tagen wird das Blutgerinnsel von Granulationsgewebe durchwachsen. Gleichzeitig proliferieren auch die Bindegewebszellen des Periosts und des Endosts. Es entsteht ein bindegewebiger *Kallus* (1. Woche), der die Frakturenden miteinander verbindet. Gleichzeitig werden bei der Fraktur zerstörte, nekrotische Knochenteile abgebaut.

In den nächsten Wochen beginnt sich im Bereich des bindegewebigen Kallus neues Knochengewebe auszubilden. Osteoblasten produzieren eine zunächst noch nicht mineralisierte Grundsubstanz (Osteoid), in die anschließend Kalksalze eingelagert werden. Der entstehende (provisorische) knöcherne Kallus ist zunächst aus Geflechtknochen aufgebaut. Nach Wiederbelastung des Knochens erfolgt dann ein allmählicher Umbau des Geflechtknochens in lamelläres Knochengewebe (definitiver knöcherner Kallus). Dieser Vorgang dauert viele Wochen und führt allmählich zur Wiederherstellung der ursprünglichen Form und zur normalen Belastbarkeit des gebrochenen Knochens.

Sind die Frakturenden zu weit voneinander entfernt oder liegen Weichteile (Muskeln, Fett, Bindegewebe) zwischen ihnen, so hat dies Störungen der Kallusbildung und der Heilung des Knochenbruchs zur Folge. Die Frakturenden wachsen nicht zusammen. Stattdessen bildet sich an den Frakturenden Knorpelgewebe. Die Bruchstücke sind durch eine gelenkähnliche Spaltbildung getrennt und bleiben dadurch gegeneinander beweglich (Pseudarthrose).

Bei schlechter Fixierung der Frakturenden kommt es gelegentlich zu einer überschießenden Kallusbildung (Kallus luxurians), die durch Druck auf benachbarte Nerven und Weichteile zu Komplikationen führen kann.

Die Kallusbildung kann andererseits durch operative Eingriffe *(Osteosynthese)* weitgehend zurückgedrängt werden. Die Bruchenden werden dabei z.B. durch Platten und Schrauben weitestgehend genähert und ruhiggestellt. Dadurch kann eine primäre Heilung des Knochenbruchs ohne nennenswerte Kallusbildung erreicht werden.

Das Eindringen von pathogenen Keimen bei offenen Knochenbrüchen führt unter Umständen zur *Osteomyelitis* mit schweren Störungen der Knochenheilung. Eine Osteomyelitis kann dann oft trotz intensiver antibiotischer Therapie über viele Jahre in einem äußerlich relativ intakt erscheinenden Knochen schwelen.

7.5 Regeneration von peripheren Nerven

Verletzungen peripherer Nerven, die zur Durchtrennung der Axone führen, haben zunächst sowohl im proximalen als auch im distalen Teil des Nerven degenerative Veränderungen zur Folge. Am proximalen Stumpf kommt es zu einer rückläufigen (retrograden) Degeneration, die in Richtung auf die im Zentralnervensystem bzw. in den Spinalganglien befindlichen Zellkörper der Nervenzellen verläuft, und die auch zu Veränderungen im Zytoplasma und im Zellkern dieser Neurone führt.

Die distalen, von den Nervenzellen abgetrennten Anteile der Axone zerfallen rasch *(Waller-Degeneration)*. Ihre Hüllzellen, die Schwann-Zellen, bleiben allerdings erhalten und teilen sich. Sie können so eine Leitschiene (Büngner-Bänder) bilden, die wichtig für das neue zielgerichtete Auswachsen von Axonen aus den Zellkörpern in die Peripherie zu ihren Erfolgsorganen ist.

Die Wachstumsgeschwindigkeit der Axone beträgt etwa 1 bis 5 mm pro Tag. Es dauert daher in der Regel sehr lange bis eine Neuinnervation zustande kommt. Wird das geregelte Aussprossen der Axone durch dazwischen gewachsenes Bindegewebe verhindert oder können die Nervenzellfortsätze wie z.B. bei Amputation einer Gliedmaße ihr ursprüngliches Ziel nicht mehr erreichen, dann kommt es zur Verdickung und zum knäuelförmigen Aufwickeln der Axone *(Narbenneurom; Amputationsneurom)*.

8 Tumoren

Übersicht 8:

8.1 Definition des Begriffs „Tumor" 119

8.2 **Merkmale von gut- und bösartigen Tumoren** 119
8.2.1 Gutartige Tumoren 120
8.2.2 Bösartige Tumoren 120

8.3 **Tumorrezidiv** 122

8.4 **Metastasierung von Tumoren** 122
8.4.1 Lymphogene Metastasierung 123
8.4.2 Hämatogene Metastasierung 123
8.4.3 Organ- und Gewebsspezifität von Metastasen .. 124
8.4.4 Metastasierung in seröse Höhlen 125
8.4.5 Klassifizierung von Tumoren nach dem TNM-System 125

8.5 **Tumorprogression und Tumorregression** 126

8.6 **Karzinogenese** 126
8.6.1 Familiäre Disposition 126
8.6.2 Allgemeine Prinzipien der Karzinogenese 127
8.6.3 Molekulare Grundlagen der Entstehung maligner Tumoren 127
8.6.4 Karzinogenese durch Chemikalien 128
8.6.5 Karzinogenese durch physikalische Einflüsse ... 129
8.6.6 Onkogenese durch Viren 129

8.7 **Tumorantigene und Tumorimmunogenität** 131
8.7.1 Immunbiologische Tumor-Wirt-Wechselbeziehung 131

8.8 **Örtliche und allgemeine Auswirkungen von Tumoren** 132
8.8.1 Örtliche Tumorfolgen 132
8.8.2 Allgemeine Tumorfolgen 133
8.8.3 Paraneoplastische Syndrome 133

8.9 **Kurze Systematik von Tumoren** 134
8.9.1 Gutartige epitheliale Tumoren 134
8.9.2 Bösartige epitheliale Tumoren: Karzinome 134
8.9.3 Gutartige mesenchymale Tumoren 134
8.9.4 Bösartige mesenchymale Tumoren: Sarkome ... 136

8.1
Definition des Begriffs „Tumor"

Unter Tumor (Geschwulst; Neoplasma) versteht man eine autonome (selbstständig und unabhängig) und progressiv wachsende Neubildung aus körpereigenen Zellen. Das Tumorwachstum erfolgt weitgehend losgelöst von den übergeordneten Steuer- und Regulationsmechanismen des Organismus, die normalerweise die Koordination der Wachstumsvorgänge der einzelnen Gewebe und Organe des Körpers bewirken.

Im Unterschied zu Regenerationsvorgängen hält die Vermehrung der Tumorzellen auch dann noch an, wenn der ursprünglich auslösende Reiz wegfällt. Die Wachstumsstörung ist damit in der Regel irreversibel (*Irreversibilität des Tumorwachstums*). Allerdings hängt auch das Wachstum einer Geschwulst von der Blutversorgung und von der Ernährung des Gesamtorganismus ab und kann oft auch durch immunologische und hormonale Faktoren beeinflußt werden.

Diese Autonomie und Irreversibilität des Wachstums von Tumoren, die ohne Rücksicht auf die unmittelbare Umgebung und die Belange des Gesamtorganismus erfolgt, kann in der Folge durch lokale oder allgemeine Störungen zum Tod des Patienten führen.

8.2
Merkmale von gut- und bösartigen Tumoren

Die Begriffe „gutartig" **(benigne)** und „bösartig" **(maligne)** sind zunächst klinische Bezeichnungen, die dem Arzt in vielen Fällen erlauben, unter Berücksichtigung der pathologisch-anatomischen Befunde den weiteren Verlauf eines Tumorleidens vorauszusagen. Es gibt allerdings zwischen gutartigen und bösartigen Tumoren viele Übergangsformen, sodaß die Prognose oft nur mit Vorbehalten zu stellen ist. Eine vollständige Trennung zwischen gutartigen und bösartigen Geschwülsten ist auch deshalb nicht möglich, da unter Umständen zunächst gutartige Tumoren in bösartige Verlaufsformen übergehen können.

Tabelle 8-1:
Unterschiede zwischen gut- und bosartigen Neubildungen (nach SANDRITTER und BENEKE, 1981)

	Merkmal	Gutartiger Tumor	Bösartiger Tumor
Klinischer Befund	Alter	vorwiegend bei Jugendlichen	vorwiegend bei älteren Menschen
	Lokalisation	in allen Organen	in allen Organen
	Verlaufsdauer	lang	eher kurz (Monate)
	Wachstum	expansiv	infiltrierend, zerstörend
	Metastasen	fehlen	häufig vorhanden
	Klinische Symptomatik	eher arm (aber zahlreiche Ausnahmen)	ausgeprägt, oft aber erst im fortgeschrittenen Stadium
Pathologisch-anatomische Befunde	Organveränderung	Druckatrophie	Destruktion
	Tumorkapsel	vorhanden	fehlt
	Gewebstyp	ausgereift, homolog	unreif
	Zellgröße, -form	isomorph, regelmäßig	unregelmäßig, polymorph
	Zellatypien	fehlen	häufig
	Mitosen	selten und typisch	häufig und atypisch
	DNS-Gehalt	euploid	häufig aneuploid; Chromosomenaberrationen
	Kern-Plasma-Relation	regelrecht	zugunsten des Kerns verschoben
	Nucleolus	gleich den Zellen des Muttergewebes	unterschiedlich groß, häufig prominent

In Tabelle 8-1 sind die wichtigsten klinischen und pathologisch-anatomischen sowie zytologischen Merkmale aufgeführt, die bei der Diagnostik und Klassifizierung von Tumoren berücksichtigt werden.

Benigne Tumoren haben im allgemeinen keinen wesentlich negativen Einfluß auf das Überleben der betroffenen Patienten. Es gibt allerdings auch histologisch gutartige Tumoren, z.B. im Gehirn, die durch ihre besondere Lokalisation und durch das Einwirken auf ihre unmittelbare Umgebung zum Tode des Tumorträgers führen. Andererseits können gelegentlich bösartige Tumoren, wie z.B. manche Fälle von Prostatakarzinomen (latente Prostatakarzinome) durch langsames Tumorwachstum über viele Jahre das Befinden der Patienten nicht wesentlich beeinflussen.

8.2.1
Gutartige (benigne) Tumoren

Gutartige Tumoren zeigen ein langsames, verdrängendes (expansives) Wachstum, das zu einer Kompression und Druckatrophie der benachbarten Gewebe und Organe führt. Häufig besitzen gutartige Neubildungen eine echte bindegewebige Kapsel oder das umgebende Gewebe erscheint durch Kompression zu einer „Pseudokapsel" verdichtet. Infolge des langsamen Wachstums werden bei histologischen Untersuchungen im Tumorgewebe nur wenige Mitosen angetroffen. Das Aussehen der Tumorzellen gleicht meist weitgehend den Muttergeweben, aus denen sie hervorgegangen sind.

8.2.2
Bösartige (maligne) Tumoren

Bösartige Tumoren zeigen in der Regel ein rasches, infiltratives und zerstörerisches Wachstum. Die benachbarten Gewebsbereiche und später auch angrenzende Organe werden von eindringenden Tumorzellen durchsetzt. Um das Tumorgewebe läßt sich keine bindegewebige Kapselbildung erkennen.

Infolge des raschen Wachstums finden sich bei vielen bösartigen Tumoren vermehrt Mitosefiguren, die nicht selten Abweichungen von normalen Zellteilungen erkennen lassen. Häufig fallen bei malignen Tumoren die morphologischen Veränderungen der Zellen und ihrer Kerne auf. Es gibt allerdings keine absolut sicheren zytologischen Merkmale, an Hand derer sich eine normale Zelle von einer maligne entarteten Zelle unterscheiden ließe. Erst aus der Summe der Veränderungen im Kern und Zytoplasma der Tumorzellen, verglichen mit den Zellen des normalen Ausgangsgewebes, kann die Annahme, daß es sich bei den veränderten Zellen um eine bösartige Geschwulst handelt, gesichert werden.

Solche charakteristischen Zellveränderungen von bösartigen Tumorzellen sind unter anderem (Abb. 8-1):
– Wechselnde Zellgröße und Zellform der Tumorzellen (Zellpolymorphie).
– Verschiebung des Kern-Plasma-Verhältnisses zugunsten des Kerns, d.h. die Kerne nehmen in Tumorzellen einen relativ größeren Teil der Zelle ein als in normalen Zellen.
– Abnorme und unterschiedliche Kernformen (Kernpolymorphie).
– Größenzunahme, zahlenmäßige Zunahme und Vielgestaltigkeit der Kernkörperchen (Nukleoli).
– Abweichungen im DNS-Gehalt.

All dies sind morphologische Zeichen für die genetische Instabilität der Tumorzellen, die ursächlich wahrscheinlich auf die unterschiedliche Aktivierung und Amplifikation von Onkogenen zurückzuführen sind.

Aufgrund der beschriebenen Kriterien lassen sich bei bösartigen Tumoren verschiedene *Malignitätsgrade* unterscheiden, wobei in der Regel ein Tumor als um so bösartiger eingestuft wird, je weniger seine Zellen noch eine Ähnlichkeit mit dem Ausgangsgewebe aufweisen.

Ein völliges Fehlen der Differenzierung der Tumorzellen wird als *Anaplasie* bezeichnet. Diese umgekehrte Proportionalität zwischen Differenzierung (Ausreifung) und Malignität hat große klinische Bedeutung. Aufgrund des pathohistologischen Befundes können oft wesentliche Schlußfolgerungen über die Wachstumsgeschwindigkeit des Tumors und damit auf die Prognose der Erkrankung gezogen werden. Die Beurteilung des histologische Bildes („Grading") des Tumors gibt wichtige Hinweise auf die Wachstumsgeschwindigkeit des Tumors und damit auf die Pro-

8.2 Merkmale von gut- und bösartigen Tumoren

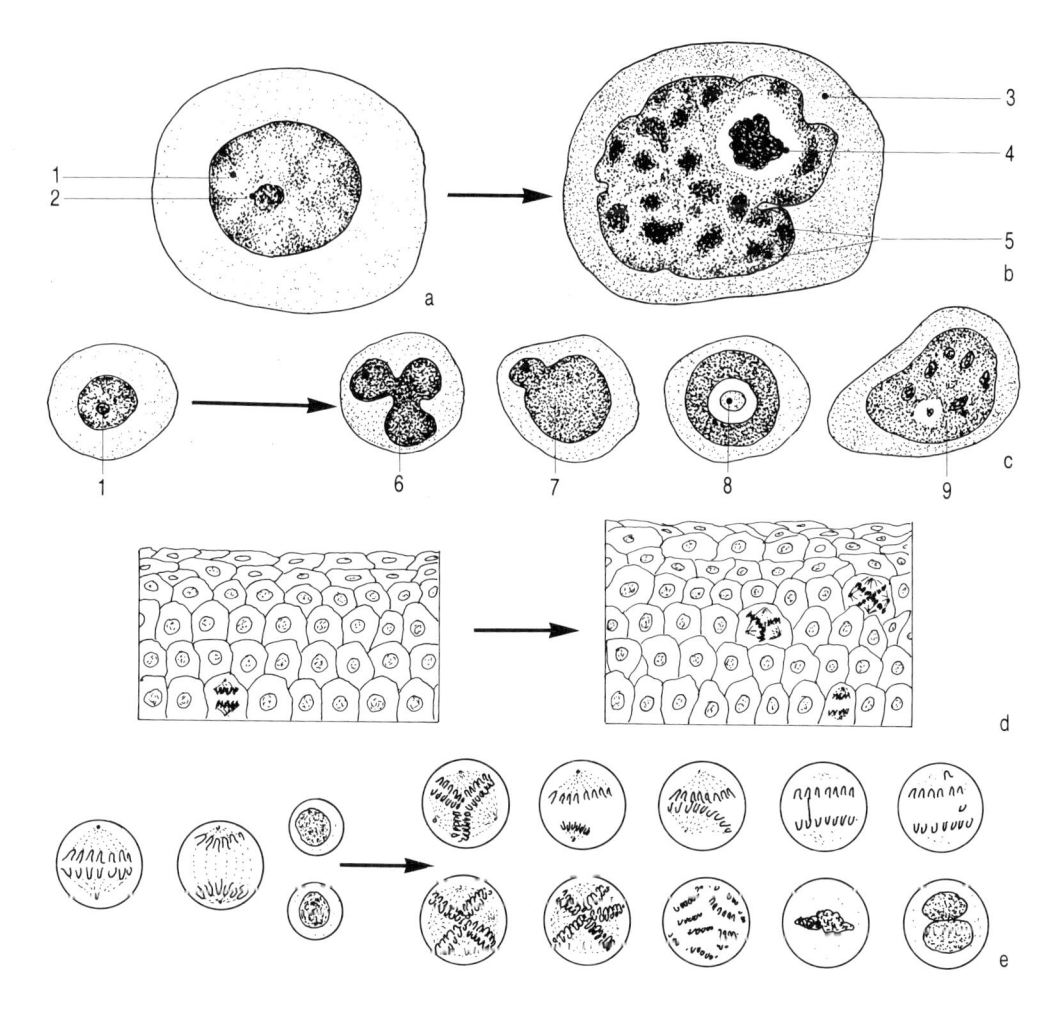

Abbildung 8-1:
Morphologische Veränderungen an bösartigen Tumorzellen (nach COTTIER, Pathogenese, 1980).
a) Normale Zelle
b) Malign veränderte Zelle
c) Häufig zu beobachtende Veränderungen der Zellkernform
d) Zunahme von Mitosen und Auftreten von pathologischen Mitosen
e) Verschiedene Formen von pathologischen Mitosen
1 Zellkern; 2 Nucleolus; 3 basophiles Zytoplasma; 4 großer, unregelmäßiger Nucleolus, der häufig von einem hellen Hof umgeben ist; 5 grobfleckige Chromatinstruktur (multifokale Heterochromasie); 6 Lobulation des Zellkerns; 7 Protrusion des Zellkerns; 8 Invagination des Zytoplasmas in den Zellkern; 9 Riesenkern

gnose der Erkrankung. Mit Hilfe des Grading (G_1, G_2, G_3) gibt der Pathologe in Kurzform verschlüsselt an, welcher Grad der Differenzierung (und damit der Malignität) eines bösartigen Tumors vorliegt. G_1 bedeutet einen geringen Verlust der normalen Differenzierung, G_3 zeigt entdifferenziertes, anaplastisches Wachstum an. G_2 nimmt eine Mittelstellung ein.

In der Umgebung von malignen Tumoren sammeln sich immunaktive Zellen wie T-Lymphozyten, Plasmazellen und Makrophagen an. Die Destruktion des Gewebes durch die Tumorzellen lockt weiter neutrophile Granulozyten an, so daß man von einer „perifokalen Entzündung" um das Tumorgewebe sprechen kann.

Als sichere Zeichen für die Malignität eines Tumors, die im folgenden ausführlicher besprochen werden, sind, neben dem *infiltrativen Wachstum*, die Neigung bösartiger Geschwulste zur Bildung von *Rezidiven und Metastasen*. Die Malignität eines Tumors ist allein schon beim Vorhandensein *eines* sicheren Zeichens bewiesen.

8.3
Tumorrezidiv

Die infiltrativen Eigenschaften maligner Tumoren machen es verständlich, daß bei Operationen bösartige Geschwulstzellen in der Umgebung zurückbleiben können. Hieraus können sich nach einiger Zeit erneut Tumoren entwickeln. Unter einem Rezidiv versteht man also das Wiederauftreten von Tumoren an der gleichen Stelle. Oft weisen diese Tumoren einen höheren Malignitätsgrad als der urprüngliche Tumor auf.

Da die Mehrzahl der Rezidive und Metastasen schon in den ersten Jahren nach einer Behandlung zur Beobachtung kommen, wurde als statistisches Maß für einen Therapieerfolg die „*5- oder 10-Jahre-Heilung*" eingeführt. Dies bedeutet, daß ein Patient nach Behandlung sein Tumorleiden 5 bzw. 10 Jahre überlebt hat und daß während dieser Zeit keine Rezidive und Metastasen aufgetreten sind.

8.4
Metastasierung von Tumoren

Aufgrund ihres autonomen Wachstums können sich Zellen von malignen Geschwülsten vom Primärtumor unabhängig machen und sich an anderer Stelle im Körper wieder ansiedeln. Solche Tochtergeschwülste werden als *Metastasen* bezeichnet. Durch ihre gewebsauflösenden (histiolytischen) Fähigkeiten können Tumorzellen in Blut- und Lymphgefäße eindringen und auf diese Weise in weit entfernte Organe gelangen.

Im allgemeinen wird zwischen lymphogener (über den Lymphweg) und hämatogener (über das Blutgefäßsystem) Metasta-

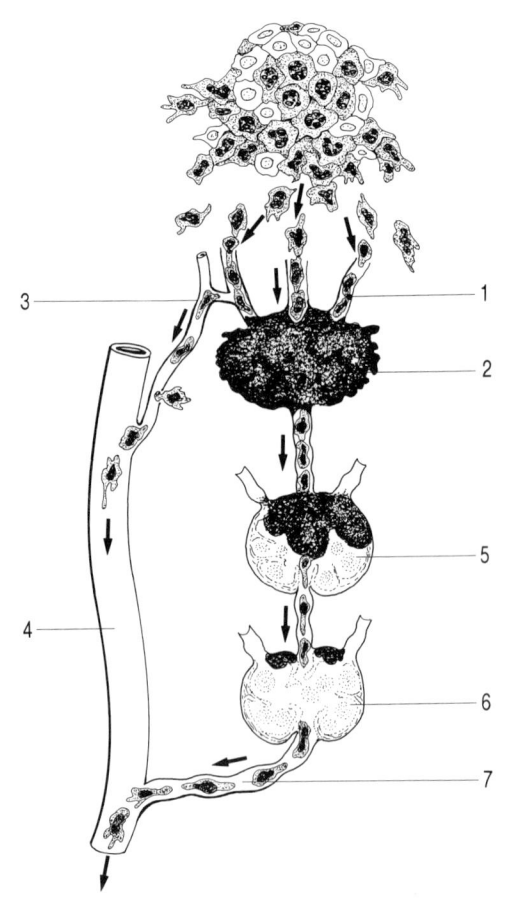

Abbildung 8-2:
Lymphogene Metastasierung.
1 Einbruch von Tumorzellen in Lymphgefäße; 2 erster regionärer Lymphknoten. Dieser ist häufig stark von Tumorzellen durchsetzt. Die Tumorzellen können in die Umgebung auswachsen und zur Fixierung des Lymphknotens führen; 3 Übertritt von Tumorzellen aus Lymphgefäßen in Blutgefäße, 4 Blutbahn; 5 und 6 Tumorbefall weiter entfernt gelegener Lymphknoten; 7 großes Lymphgefäß.

sierung unterschieden. Viele Beobachtungen zeigen, daß Karzinome meistens zuerst lymphogen und Sarkome hämatogen metastasieren. Allerdings muß berücksichtigt werden, daß zwischen dem venösen Anteil des Blutgefäßsystems und den Lymphgefäßen zahlreiche Verbindungen bestehen, so daß einer strikten Unterscheidung zwischen lymphogener und hämatogener Metastasierung nicht jene Bedeutung zukommt, die ihr früher zugemessen wurde.

8.4.1
Lymphogene Metastasierung (Abb. 8-2)
Bei einer lymphogenen Metastasierung gelangen die abgelösten Tumorzellen über die Lymphbahnen zunächst in die regionären Lymphknoten und reichern sich zunächst in den Außenbereichen (Randsinus) der Lymphknoten an. Sie können dann den gesamten Lymphknoten durchwachsen und schließlich über die abführenden Lymphgefäße in weiter entfernt gelegene Lymphknoten transportiert werden.

Im Anfangsstadium einer lymphogenen Tumorausbreitung haben daher die regionären Lymphknoten durch das Abfangen von Tumorzellen eine hemmende Wirkung. In späteren Stadien der Erkrankung wirken sie aber als ein Reservoir für Tumorzellen und werden daher bei Tumoroperationen in der Regel mit der Geschwulst entfernt.

Die Lymphe gelangt über den Ductus thoracicus (links) und den Ductus lymphaticus dexter am Venenwinkel in die linke bzw. rechte Vena subclavia. Hier befinden sich die sogenannten Venenwinkellymphknoten, die zu den supraklavikulären Lymphknoten gerechnet werden. Da praktisch die gesamte Lymphe an diesen Lymphknoten vorbeifließt, können hier Metastasen aus allen Körperregionen vorkommen. Dies trifft vor allem auf die linksseitigen Venenwinkellymphknoten („Virchow-Drüse") zu. Die rechtsseitigen drainieren dagegen nur die gleichseitigen Kopf- und Halsregionen, Axilla, Brustraum, nicht aber die untere Körperhälfte.

Das Phänomen, daß Karzinome Lymphgefäße gleichsam als „Leittunnel" benützen können, bezeichnet man als *Lymphangiosis carcinomatosa*.

8.4.2
Hämatogene Metastasierung (Abb. 8-3)
Tumorzellen können den Blutstrom auf zwei Wegen erreichen: Proliferierende metastatische Tumorzellen in drainierenden Lymphknoten können über abführende Lymphgefäße und schließlich über den Ductus thoracicus in die obere Hohlvene transportiert werden. Mit dem venösen Blutstrom erreichen sie das Herz und werden dann über den gesamten Blutkreislauf verteilt.

Tumorzellen können aber auch auf direktem Weg Blutgefäße invadieren. Voraussetzung hierfür ist die Penetration der Basalmembran, welche die Endothelien der Blutgefäße umgibt. Dies setzt die Degradation von extrazellulären Matrixkomponenten durch histolytische Enzyme der Tumorzellen voraus. Viele der im Blut zirkulierenden Tumorzellen werden durch mechanische Scherkräfte im Blut und durch immunologische Abwehrreaktionen vernichtet. Überlebende Tumorzellen können dann in den Kapillaren von Organen wie Lunge und Leber haften bleiben und von dort durch das Gefäßendothel in das extravaskuläre Gewebe eindringen und zu Metastasen auswachsen.

Je nach Sitz des Primärtumors können verschiedene Typen der hämatogenen Metastasierung unterschieden werden. Beim „Vena-cava-Typ" sitzt der Primärtumor im Einzugsgebiet der Vena cava inferior (z.B. Nierenkarzinom) bzw. der Vena cava superior. Die Tumorzellen gelangen in das Kapillargebiet der Lungen, bleiben dort stekken und bilden Metastasen. Später können sie dann hämatogen in andere Organe verschleppt werden.

Ist der Primärtumor im Abflußgebiet der Pfortader (Vena portae) entstanden, dann ist die erste Station der Tumorzellen die Leber. Von den Lebermetastasen aus erfolgt dann hämatogen die weitere Metastasierung (Pfortader-Typ). Fast alle Tumoren des Magen-Darmtraktes breiten sich auf diese Art aus. Allerdings spielen nicht nur die anatomischen Verhältnisse des Gefäßnetzes für die Metastasierung von Tumorzellen eine Rolle. Nicht selten wird ein sogenannter Organotropismus von Tumorzellen beobachtet. Dies bedeutet, daß bestimmte Tumoren bei der Metastasenbildung ganz bestimmte Organe bevorzugen. Ein Versuch, dieses Verhalten zu erklären, wurde schon 1889 von *Paget* mit seiner „Seed and Soil"-Hypothese unternommen. Es wurde postuliert, daß Tumorzellen (seed) nur in bestimmten Organen (soil) das passende Wachstumsmilieu finden. Neue Befunde deuten darauf hin, daß wahrscheinlich die organspezifische Ausbildung der Endothelien eine wichtige Voraussetzung für den Organotropismus der Tumorzellen ist. Es konnte eindeutig ge-

8 Tumoren | 124

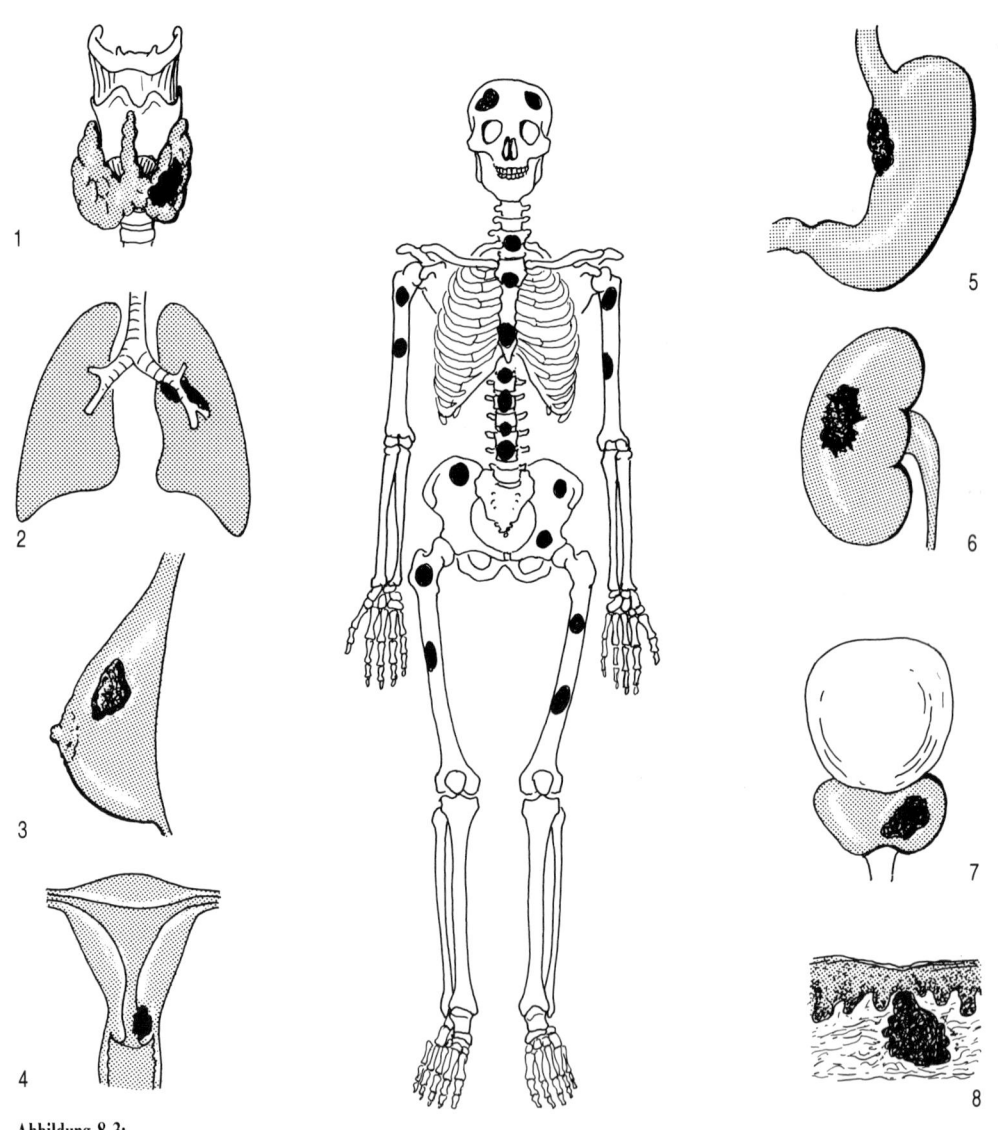

Abbildung 8-3:
Die häufigsten Organtumoren, die Knochenmetastasen ausbilden (modifiziert nach SANDRITTER und THOMAS, Makropathologie, 1977).
1 Schilddrüsenkarzinom; 2 Bronchialkarzinom; 3 Mammakarzinom; 4 Zervixkarzinom; 5 Magenkarzinom; 6 Adenokarzinom der Niere; 7 Prostatakarzinom; 8 Karzinome der Haut.

zeigt werden, daß sich die Endothelzellen verschiedener Organe hinsichtlich ihrer Oberflächenrezeptoren unterscheiden und damit auch in unterschiedlicher Weise mit bestimmten Tumoren in Wechselwirkung treten können.

8.4.3
Organ- und Gewebsspezifität von Metastasen

Für viele Tumoren wurde eine ausgeprägte Organ- bzw. Gewebsspezifität bei der Metastasenbildung beobachtet. So metastasieren etwa verschiedene bösartige Tumoren (Nierenkarzinom; Schildrüsenkarzinom;

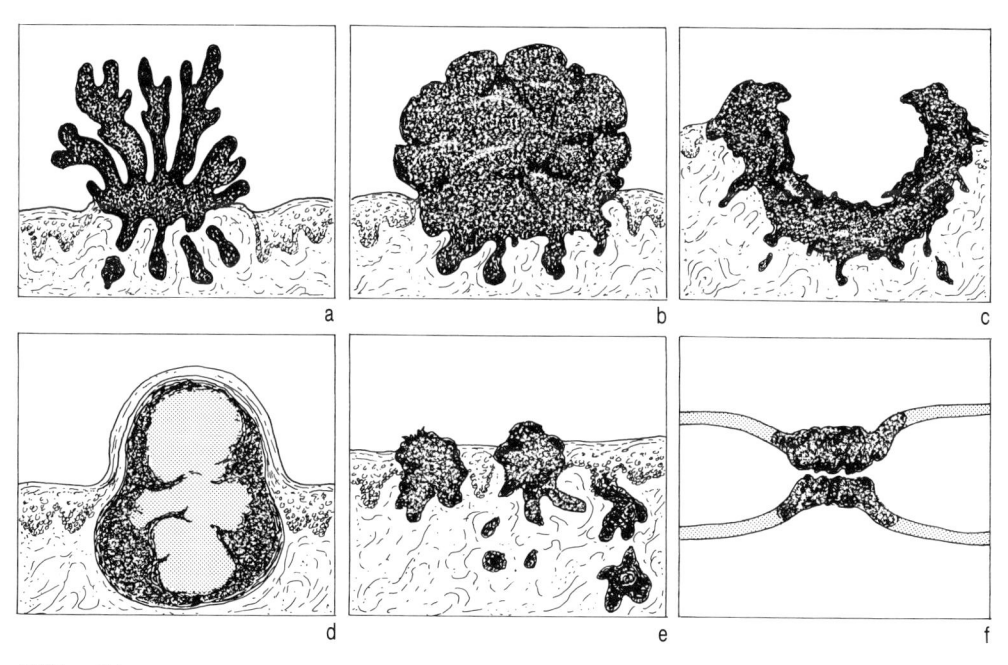

8.4 Metastasierung von Tumoren

Abbildung 8-4:
Makroskopische Erscheinungsformen von Karzinomen (in Anlehnung an COTTIER, Pathogenese, 1980).
a) Papillär
b) Knotig, knollig
c) Schüsselförmig, exulzerierend
d) Zystisch
e) Diffus infiltrierend
f) Ringförmig stenosierend

Mammakarzinom; Prostatakarzinom; Bronchialkarzinom) besonders häufig in das Skelettsystem. In anderen Organen, wie in der Milz, im Herz oder der Skelettmuskulatur, die gleichfalls stark vaskularisiert sind, finden sich hingegen nur selten Metastasen von bösartigen Tumoren. Die Organ- und Gewebsspezifität dürfte in vielen Fällen auf die organ- und gewebsspezifische Heterogenität der Endothelien zurückzuführen sein. Für die Milz nimmt man an, daß sie eine besondere immunologische Kapazität besitzt, Tumorzellen zu vernichten.

8.4.4
Metastasierung in serösen Höhlen
Ähnlich wie bei der lymphogenen Metastasierung können sich Geschwulstzellen, die die Auskleidung einer serösen Höhle erreicht haben, ablösen und sich an anderer Stelle der serösen Höhle ansiedeln. Solche „Abtropfmetastasen" sind z.B. im Beckenbereich häufig.

8.4.5
Klassifizierung von Tumoren nach dem TNM-System
In vielen Fällen ist für das weitere Schicksal eines Tumorpatienten das Ausmaß der Metastasenbildung entscheidend.

Für die Charakterisierung des gestörten Wachstumsverhaltens eines bösartigen Tumors hat sich international die Klassifizierung eines Tumors nach dem *TNM-System* (**T**umor-**N**odus lymphaticus-**M**etastasen; Tab. 8-2) bewährt. Das TNM-System zeigt den Grad der Ausbreitung eines malignen Tumors an. Dabei steht T für das lokale Tumorwachstum, N für den Befall regionärer Lymphknoten und M für das Auftreten von Fernmetastasen. Wird die Klassifikation am Resektat vorgenommen, dann steht vor dem T ein p (z.B. pTN1).

Tabelle 8-2:
Klassifizierung von Tumoren nach dem TNM-System

T	Primärtumor
T0	Kein Anzeichen für einen primären Tumor
TIS	präinvasiver Tumor
T1	Tumor auf das Ursprungsgebiet beschränkt, gut beweglich
T2	Tumor hat die Grenzen des Organs noch nicht überschritten, Beweglichkeit ist eingeschränkt
T3	Tumor hat die Grenzen des Organs überschritten; fixiert
T4	Infiltratives Tumorwachstum in die Umgebung
N	Regionale Lymphknotenmetastasen
N0	Keine Vergrößerung der Lymphknoten
N1	Infiltration beweglicher regionärer Lymphknoten
N2	Infiltration beweglicher entfernterer Lymphknoten
N3	Fixierte Lymphknotenmetastasen
M	Fernmetastasen
M0	Keine Fernmetastasen
M1	Fernmetastasen

8.5
Tumorprogression und Tumorregression

Unter Tumorprogression versteht man den Übergang bösartiger Tumorzellen in eine noch raschere und gegenüber einer Therapie unempfindlichere Wachstumsphase. So sind z.B. ein Teil der Mamma- und der Prostatakarzinome anfänglich noch hormonabhängig, sodaß ihr Wachstum durch gegengeschlechtliche Hormone oder Kastration gehemmt werden kann. Nicht selten kommt es im weiteren Verlauf der Tumorerkrankung zum Verlust der hormonalen Beeinflußbarkeit und dadurch zu einer weitgehenden Therapieresistenz.

Die (oft nur vorübergehende) Rückbildung von Tumoren bezeichnet man als *Regression* oder *Remission*. Sie ist die Folge einer erfolgreichen Therapie (Zytostatika; Bestrahlung). Der Therapieerfolg kann durch klinisch-diagnostische Methoden überprüft werden, die auf verschiedenen Ebenen Aufschluß über eine etwaige Reduktion der Tumormasse geben können. Solche Verfahren sind die wiederholte Größenbestimmung eines Tumors durch bildgebende Verfahren oder die Bestimmung von Tumor-Markern als klinische Verlaufsparameter. In einigen Fällen wurde auch eine spontane Tumorregression beschrieben.

8.6
Karzinogenese

Zahlreiche Untersuchungen haben ergeben, daß viele unterschiedliche zelluläre Veränderungen zur Tumorentstehung in Menschen und Tieren führen können. Eine Vielzahl von Agenzien steigert die Häufigkeit, mit der Zellen in den transformierten Zustand übergehen. Transformation bedeutet das Fehlen der normalen Wachstumsregulation. So werden transformierte Zellen z.B. unabhängig von normalerweise benötigten Wachstumsfaktoren. Die Transformation kann spontan erfolgen, durch verschiedene physikalische und chemische Agenzien hervorgerufen werden, oder als Folge einer Infektion mit Tumorviren auftreten. Viele der transformierten Zellen erscheinen zudem immortalisiert, d.h. sie besitzen die Fähigkeit, sich unter geeigneten Bedingungen (z.B. in Zellkultur) unbeschränkt lange zu teilen.

8.6.1.
Familiäre Disposition

Bei verschiedenen Erkrankungen, die später in bösartige Tumoren übergehen können (Präkanzerosen), läßt sich eine ausgeprägte familiäre Disposition beobachten. Sie beruhen auf genetischen Anomalien. So liegt bei der *Adenomatosis coli (Polyposis coli)* eine Deletion in der Region q15-q22 des Chromosoms 5 vor. Bei dieser dominant vererbten Erkrankung treten im jugendlichen Alter (2. und 3. Lebensdezennium) zahlreich Adenome auf, die über das ganze Kolon verteilt sein können. Viele der Patienten erkranken dann später (im 4. bis 5. Lebensjahrzehnt) an multiplen Dickdarmkarzinomen. Die Adenomatosis coli wird daher als präkanzeröse Läsion eingestuft.

Bei einer weiteren Präkanzerose, der *Xeroderma pigmentosum*, liegt eine rezessiv vererbte Überempfindlichkeit der Haut gegenüber der UV-Strahlung des Lichtes vor. An den Sonne-exponierten Hautstellen kommt es zum Autreten von Pigmentflecken, die im 2. oder 3. Lebensdezennium in Karzinome übergehen. Ursache dieser Veränderung ist das genetisch bedingte Fehlen eines Reparaturenzyms, das normalerweise eine durch UV-Licht ausgelöste abnorme Basenpaarung (Bildung von Thymin-Dimeren) korrigiert.

Auch bei einer Reihe von Karzinomen besteht eine familiäre Disposition. So läßt sich beim *Mammakarzinom* ein erheblicher familiärer Einfluß erkennen. Das relative Risiko an Brustkrebs zu erkranken, erhöht sich um das 1.5-fache, wenn eine Verwandte ersten Grades in der Postmenopause an Brustkrebs erkrankte, um das 3-fache, wenn die Verwandte in der Prämenopause erkrankte, und um das 9fache, wenn sie ein beidseitiges Mammakarzinom hatte.

8.6.2
Allgemeine Prinzipien der Karzinogenese
Die Entstehung einer Geschwulst erfolgt in der Regel in mehreren Stufen (*Mehrstufenhypothese*), wobei die eigentliche Auslösung der Tumorentstehung durch ein Karzinogen als *Initialisierung* und das weitere Fortschreiten des Wachstums als *Progression* des Tumors bezeichnet wird. Dieser Ablauf wird bei chemisch induzierten Tumoren und auch bei vielen viral bedingten Tumoren beobachtet. Die initiierenden Faktoren führen zur Schädigung der DNA bestimmter Zellen und zu Veränderungen an den Chromosomen. In den meisten Fällen werden solche „somatische Mutationen" durch die korrigierende Wirkung von DNA-Reparaturenzymen wieder aufgehoben. Kann die Veränderung der zellulären DNA aber nicht beseitigt werden, dann enstehen Zellen mit veränderter genetischer Ausstattung und verändertem Wachstumsverhalten. Man nimmt an, daß die irreversible Schädigung der DNA nur einer Zelle zur Tumorentstehung führen kann. Wie lange es dann dauert, bis sich nach diesem primären Vorgang der Karzinogenese ein klinisch bemerkbarer Tumor entwickelt, hängt von vielen Faktoren ab. Durch Versagen der immunologischen Abwehrmechanismen und das Einwirken bestimmter, das Tumorwachstum fördernder Faktoren, bildet sich schließlich ein Tumor aus. Die Zeitspanne, die zwischen dem tumorauslösenden Einwirken eines Karzinogens und dem Entstehen der Geschwulst liegt, wird *Latenzzeit* genannt. Sie beträgt bei vielen Tumoren mindestens 5 Jahre, häufig ist sie noch wesentlich länger (10 bis 30 Jahre). Auf die Dauer dieser Latenzzeit hat das eigentliche Karzinogen wahrscheinlich keinen Einfluß. Es gibt aber eine Reihe von Faktoren, die die Latenzzeit verkürzen können. Sie werden als *Promotoren* bezeichnet.

Es gibt Hinweise, daß viele Tumoren sich nur von einer einzigen entarteten Zelle ableiten, also klonalen Ursprungs sind. Bevor ein Tumor klinisch erkennbar wird und etwa ein Gewicht von 1 g (dies sind etwa 10^9 Zellen) umfaßt, muß die transformierte Zelle ca. 30 Mitosen durchlaufen. Nach 10 weiteren Zellteilungen würde der Tumor dann bereits 10^{12} Zellen aufweisen und ein Gewicht von etwa 1 kg besitzen. Die meist lange präklinische Phase kann auch dazu führen, daß Einzelzellen eines Tumors bereits vor der klinischen Manifestation des Tumors metastasieren.

8.6.3
Molekularbiologische Grundlagen der Entstehung maligner Tumoren
Bei vielen malignen Tumoren des Menschen und der Tiere konnten Chromosomenanomalien der verschiedensten Art nachgewiesen werden. In vielen Fällen handelt es sich um reziproke Translokationen, daneben kommen aber auch verschiedene andere chromosomale Veränderungen vor. Die in Tumorzellen auftretenden Chromosenveränderungen sind keineswegs zufällig auf alle Chromosomen verteilt, vielmehr können Schwerpunkte an bestimmten Orten bestimmter Chromosomen (insbesondere der Chromosomen 2, 8, 14 und 22) beobachtet werden. Einige Translokationen sind bemerkenswert spezifisch mit bestimmten Tumorerkrankungen verbunden (z.B. die reziproke Translokation der distalen Enden der Chromosomen 9 und 22 bei der myeloischen Leukämie). In der Mehrzahl der untersuchten Fälle liegt eine der Bruchstellen am Genort eines *Proto-Onkogens*. Die zellulären Proto-Onkogene sind DNA-Sequenzen der normalen Zellen, die bei der Embryonalentwicklung sowie bei Regenerations- und Wundheilungsprozessen eine zentrale Rolle spielen. Wichtig ist, daß sie physiologi-

scherweise nur innerhalb eines begrenzten Zeitraums und an einem bestimmten Ort angeschaltet sind und nach Erfüllung ihrer Funktion wieder abgeschaltet werden.

Proto-Onkogene können pathologischerweise durch Viren und auch durch andere karzinogene Einflüsse zu *Onkogenen* aktiviert werden. Die Entstehung des malignen Phänotyps der Zelle erfolgt dann wahrscheinlich in mehreren Schritten, wobei auch mehrere Onkogene bei der malignen Transformation der Zelle beteiligt sein können. Der Wirkungsmechanismus ist dabei unterschiedlich. So können bestimmte Onkogene, deren Genprodukt im Zellkern lokalisiert ist (z.B. myc, myb, p53) in den Zellzyklus eingreifen und zur Immortalisation der Zelle führen. Andere Onkogene, deren Produkte im Zytoplasma nachgewiesen werden können (z.B. H-ras, N-ras, src, abl), bewirken eine morphologisch erkennbare Zelltransformation. Die Onkogene dieser beiden Typen ergänzen sich oft sehr wirkungsvoll bei der Entstehung von Tumoren.

Man kennt heute über 40 verschiedene Typen von Onkogenen, die meist als Proto-Onkogene in normalen Körperzellen vorkommen. Die Onkogene können anhand der Lokalisation und Funktion ihrer Proteinprodukte in verschiedene Klassen unterteilt werden. Einige (z.B. c-myc) kodieren für nukleäre Proteine, die bei der Kontrolle von Zellproliferation und Zelldifferenzierung eine Rolle spielen. Andere kodieren für zytoplasmatische GTP-bindende Proteine (z.B. ras) oder für Proteine mit spezifischer Phosphokinase-(Tyrosinkinase) Aktivität. Die Produkte von weiteren Onkogenen wirken als Wachstumfaktoren, die auf autokrinem und parakrinem Weg das zelluläre Wachstumsverhalten beeinflussen.

Eine andere Gruppe von Genen, die Bedeutung für das Entstehen und das Wachstum maligner Tumoren haben, sind die *Tumor-Suppressor Gene*. Während die vorhin beschriebenen Onkogene die Tumorentstehung dominant beeinflussen, kommt die Auswirkung der Tumor-Suppressor-Gene erst bei ihrem Fehlen zum Tragen. Ihre Abwesenheit bzw. ihre Fehlfunktion kann zur Karzinogenese führen. Tumor-Suppressor-Gene sind Wildtypallele

Tabelle 8-3:
Einteilung der chemischen Kanzerogene nach strukturellen Gesichtspunkten (nach W. SANDRITTER und G. BENEKE, 1981)

1. Kanzerogene Kohlenwasserstoffe
2. Aromatische Amine
3. Senfgas und Äthylenimine
4. Harnstoffabkömmlinge
5. Halogenierte aliphatische Stoffe
6. Makromolekulare Verbindungen
7. Anorganische Verbindungen
8. N-Nitro-Verbindungen, Hydrazine und Triazine

von Genen, denen unter anderem wesentliche Aufgaben bei der Zellproliferation, Differenzierung, Signaltransduktion oder Angiogenese zugeschrieben werden. Die Bedeutung der Tumor-Suppressor-Gene für die Tumorentwicklung konnte beim Retinoblastom und beim Wilms-Tumor eindeutig nachgewiesen werden. Auch bei Karzinomen der Lunge, der Mamma und des Dickdarms wird ihr Einfluß diskutiert.

8.6.4
Karzinogenese durch Chemikalien

Durch Einwirken einer Vielzahl (Tabelle 8-3) unterschiedlicher, meist elektrophiler anorganischer und organischer Verbindungen, kann es zum Auftreten bösartiger Tumoren kommen.

Manche der chemischen Karzinogene wirken vor allem bei lokaler Applikation tumorerzeugend. So wurde durch die Hautpinselung mit kanzerogenen Kohlenwasserstoffen, wie z.B. 20-Methylcholanthren, bei Versuchstieren Tumoren der Haut hervorgerufen. Hinweise auf eine tumorerzeugende Wirkung aromatischer Kohlenwasserstoffe, die unter anderem bei unvollständiger Verbrennung von organischem Material entstehen (und sich daher im Ruß und in Auspuffgasen finden), gibt es schon lange. Schon 1778 wurde von dem Engländer *Pott* das gehäufte Auftreten des Skrotalkrebses bei Schornsteinfegern auf die chronische Rußeinwirkung zurückgeführt.

Andere chemische Karzinogene entfalten ihre tumorauslösende Wirkung nicht unmittelbar am Ort ihrer Verabreichung sondern in oft weit entfernt gelegenen Organen und Organsystemen. Sie zeigen dabei oft eine ausgeprägte Spezifität für bestimmte Gewebe. Oft sind diese Substanzen auch nicht unmittelbar karzinogen, sondern werden erst durch die Umwandlung im Intermediärstoffwechsel bestimmter Zellen zu den eigentlichen potenten Karzinogenen. So wurde die karzinogene Wirkung verschiedener aromatischer Amine (z.B. ß-Naphthylamin) schon Ende des vorigen Jahrhunderts durch das gehäufte Auftreten von Blasenkarzinomen bei Anilinarbeitern nachgewiesen.

Sehr karzinogen sind auch verschiedene, nicht-aromatische Nitrosoverbindungen, vor allem die Nitrosamine. Sie können in fast allen Organen bösartige Tumoren hervorrufen. Die Nitrosamine werden z.T. mit der Nahrung direkt aufgenommen, z.T. bilden sie sich im Magen aus bestimmten Vorstufen oder aus den als Konservierungsstoffen verwendeteten Nitraten und Nitriten.

Starke karzinogen Wirkung besitzen auch verschiedene anorganische Blei-, Nikkel-, und Chromverbindungen. Nach langjähriger Asbestexposition kommt es häufig zum Pleuramesotheliom.

8.6.5
Karzinogenese durch physikalische Einflüsse
Als physikalische Karzinogene kommen vor allem energiereiche Strahlen (Röntgenstrahlen, Alpha-, Beta-, Gamma-Strahlen) und radioaktive Isotope in Betracht. Die tumorerzeugende Wirkung von Strahlen ist seit Beginn der medizinischen Anwendung von Röntgenstrahlen bekannt. Durch unzureichende Schutzmaßnahmen trat damals bei Röntgenologen nicht selten Hautkrebs auf.

Das vermehrte Auftreten von Bronchialkarzinomen bei den Bergarbeitern in Schneeberg und Joachimsthal ließ sich auf das Einwirken radioaktiven Staubs zurückführen. Das früher als Röntgenkontrastmittel verwendete Thorotrast (ThO_2) führte wegen seiner Alpha-Strahlung gleichfalls neben einer ausgedehnten Fibrosierung zur Sarkombildung in Leber und Niere. Zwischen der Verabreichung von Thorotrast und der Tumorentstehung lag oft eine jahrzehntelange Latenzzeit. Das gehäufte Auftreten von Tumoren wurde bei den Überlebenden der Atombombenabwürfe über Hiroshima und Nagasaki beobachtet. Nach dem Reaktorunfall 1986 in Tschernobyl/UdSSR hat sich durch Aufnahme radioaktiver Isotope wie Cäsium 137 und Jod 131 in der Bundesrepublik Deutschland die Tumorrate um etwa 0,01 bis 0,02% pro Jahr erhöht, d.h. daß zusätzlich etwa 1000 Menschen dadurch an Krebs erkrankt sind.

8.6.6
Onkogenese durch Viren
Schon seit vielen Jahren ist bekannt, daß Viren bei verschiedenen Tierarten gutartige und bösartige Tumoren, z.B. Leukämie, auslösen konnten. Neuere Untersuchungen zeigen weiter, daß auch beim Menschen verschiedene Tumoren eindeutig durch Viren verursacht werden. So wird etwa das Burkitt-Lymphom durch das Epstein-Barr-Virus (ein Virus der Herpes-Gruppe) hervorgerufen.

In Tierexperimenten konnte nachgewiesen werden, daß sowohl DNS-Viren als auch RNS-Viren onkogen (geschwulsterzeugend) sein können. Die Viren setzen dabei eine Reihe von Prozessen in der befallenen Zelle in Gang, die von den zellulären Proteinen selbst durchgeführt werden. Die Tumorviren verändern die Regulation zellulärer Vorgänge und verändern damit vollständig das Wachstumsverhalten der befallenen Zellen. Die molekularbiologischen Mechanismen sind dabei bei onkogenen DNS-Viren und RNS-Viren unterschiedlich.

Bei DNS-Viren lassen sich zwei unterschiedliche Lebenszyklen beobachten, je nachdem ob permissive oder nicht-permissive Zellen infiziert werden. In beiden Fällen wird nach dem Eindringen in die Zelle die Proteinhülle des Virus (Viruskapsid) aufgebrochen. Die virale DNS wird frei und gelangt in den Zellkern. Bei *permissiven Zellen* wird die Virus-DNS im Zellkern repliziert und die vermehrten Virus-DNA-Episomen werden wieder in das Zytoplasma abgegeben. Dort erhalten sie eine Proteinhülle, und es sammeln sich große Mengen von Viren im Zytoplasma an. Sie führen zur Zytolyse und werden auf diesem Weg aus der zugrunde gehenden Zelle freigesetzt (zytopathischer Effekt mit Zellauflösung). Permissive Zellen werden also „produktiv" infiziert, d.h. sie erlauben eine Vermehrung der Viren. Es kommt aber zu keiner Tumorbildung.

In *nicht-permissiven Zellen* kommt es dagegen zu keiner Vermehrung des infizierenden Virus. Die Virus-DNS oder Teile derselben werden in das Genom der Wirtszelle eingebaut. Die virale DNS kann aber nicht repliziert werden und der Vermehrungszyklus des Virus wird abgebrochen (abortiver Zyklus). Die eingebaute Virus-DNS (Tumorgen = T-gen) wird aber mit der zelleigenen DNS repliziert und kodiert im Zytoplasma bestimmte Antigene, die als T-Antigene bezeichnet werden. Diese verstärken ihrerseits die DNS-Replikation in der Wirtszelle, d.h. sie stimulieren das Wachstum der Zellen. Durch die T-Antigene wird der Phänotyp der Zelle verändert und die normale Wachstumsbeschränkung aufgehoben. Die Zelle ist transformiert.

Besonders gut untersucht ist die onkogene Wirkung der Papova-Viren. Darunter werden die **Pa**pilloma-, **Po**lyoma-, und **va**kuolisierenden Viren zusammengefaßt. Zu ihnen gehören das SV 40 (simian virus 40) der Rhesusaffen, die Papilloma-Viren, die aus Warzen des Menschen isoliert wurden und die erst kürzlich charakterisierten menschlichen Viren BK und JC. Werden Papova-Viren in neugeborene Nagetiere injiziert, dann führen sie dort regelmäßig zur Tumorbildung.

Bei neugeborenen Nagetieren kann auch die Injektion von Adenoviren onkogen wirken. Adenoviren wurden ursprünglich aus menschlichen Rachenmandeln isoliert. Sie verursachen beim Menschen und vielen Tierarten Erkrankungen des Atmungstraktes. Adenoviren haben beim Menschen keine tumorigene Wirkung, da sich menschliche Zellen für diese Viren permissiv verhalten.

Verschiedene Herpes-Viren können auch beim Menschen zur Transformation der befallenen Zellen führen. Das Epstein-Barr-Virus (EBV) wird sowohl mit Infektionskrankheiten, wie dem Pfeiffer-Drüsenfieber (infektiöse Mononukleose) als auch mit verschiedenen tumorösen Erkrankungen (Nasenpharynxkarzinom, Burkitt-Lymphom) in kausalen Zusammenhang gebracht. Das EBV hat nur ein begrenztes Wirtsspektrum. Menschliche B-Lymphozyten, die in vitro mit EBV infiziert wurden, erwiesen sich als immortalisiert. Einige Zellinien von Nagern können durch EBV transformiert werden. Die Transformation scheint durch ein einziges virales Gen (BNLF-1) verursacht zu werden, das ein Membranprotein kodiert.

Die onkogenen RNS-Viren gehören zu den Retroviren. Allen Retroviren gemeinsam ist der Besitz des Enzyms „reverse Transkriptase" (= umgekehrte Transkriptase, da die Richtung der Transkription in umgekehrter Richtung, also von der RNS zur DNS verläuft), mit dessen Hilfe sie ihre als RNS vorliegende Erbmasse in DNS überführen. Die RNS des Virusgenoms wird also zunächst durch die reverse Transkriptase in einzelsträngige DNS übersetzt, diese in doppelsträngige DNS (Provirus) umgewandelt und in das Genom der befallenen Zelle integriert. Dort kann die DNS wieder zu infektiöser, viraler RNS transkribiert werden. Durch die Expression der Provirus-Gene können wieder aktive Retroviruspartikel entstehen, die neue Zellen befallen.

Bei den **onkogenen Retroviren** lassen sich nach der Art ihrer Tumorigenität zwei Gruppen unterscheiden, nämlich die langsam-transformierenden (nicht defekte Viren) und die akut-transformierenden Viren. Die nicht-defekten Viren weisen die gleiche allgemeine Struktur wie die replikationsfähigen Viren auf. Ihre Fähigkeit zur Onkogenese beruht auf bestimmten Mutationen in ihrem Genom, durch die sie sich von den korrespondierenden, nicht-transformierenden Viren unterscheiden. Sie sind infektiöse Agentien, die den üblichen retroviralen Lebenszyklus durchlaufen. Die Tumorigenität dieser Viren ist nicht auf ein einzelnes Onkogen zurückzuführen, sondern beruht auf ihrer Fähigkeit, ein oder mehrere zelluläre Gene zu aktivieren. Zwei wichtige, langsam transformierende Viren sind das Katzen-Leukämie-Virus (feline leukemia virus) und das Mammatumorvirus (mouse mammary tumor virus = MMTV) der Maus.

Die **akut-transformierenden Viren** haben neue genetische Information in Form eines Onkogens hinzugewonnen. Diese viralen Onkogene (v-onc) zeigen eine Homologie zu normalen, zellulären Proto-Onkogenen (c-onc), die Vorgänge des Zellwachstums und der Zelldifferenzierung kontrollieren. In der Regel besitzt ein akut-transformierendes Virus ein einziges Onkogen. Die nicht-transformierenden Vorfahren der akut-transformierenden Viren enthalten dieses Gen nicht. Offensichtlich haben die akut-transformierenden Viren während eines infektiösen Zyklus einen Teil ihres Genoms gegen zelluläre Sequenzen eingetauscht. Die akut-transformierenden Viren sind für einen ganz bestimmten Typ von Zielzellen spezifisch und werden gemäß der Tumoren, die sie im Tier hervorrufen, klassifiziert (z.B. Rous-Sarkom-Virus). Die Integration eines Stücks der zellulären DNS ist mit dem Verlust bestimmter viraler DNS-Sequenzen gekoppelt. Dies hat zur Folge, daß sich ein solches Retrovirus in der Regel (Ausnahme sind die Rous-Sarkom-Viren der Hühner) nicht mehr selbst replizieren kann, weil bestimmte virale Funktionen, die für die Reproduktion benötigt werden, verlorengegangen sind. Ein solches Virus kann aber dennoch überleben, indem es von einer simultanen Infektion mit einem Wildtyp-Virus („Helfer-Virus") profitiert. Das Helfer-Virus sorgt für all jene Komponenten, die von dem akut transformierenden Virus selbst nicht mehr kodiert werden können. Die reduplizierten Viren werden dann durch Knospung aus den befallenen Wirtszellen ausgeschleust, die dabei nicht zerstört werden.

Bei der Infektion einer Zelle bringt das akut-transformierende Virus ein bestimmtes Onkogen mit. Die Expression dieses Gens führt zur Veränderung des Phänotyps der befallenen Zellen und kann ihre Proliferation stimulieren. Das Virus kann damit genau jene Zellen zum Wachstum anzuregen, die es infiziert, was einen bedeutenden Vorteil für weitere Infektionszyklen des Virus darstellt.

8.7 Tumorantigene und Tumorimmunogenität

Tumorzellen unterscheiden sich in ihrem antigenen Verhalten oft deutlich von den Zellen ihres Ursprungsgewebes. Dabei kann es einerseits zum Verlust von Zelloberflächenmolekülen kommen, die auf den entsprechenden normalen Zellen vorhanden sind. So zeigen z.B. Zellen von Karzinomen der Harnblase häufig einen Verlust der Expression von A-, B- und H-Blutgruppen-Isoantigenen. Andererseits wird bei bestimmten Tumoren das Auftreten von neuen Antigenen beobachtet, die im korrespondierendem Normalgewebe nicht oder nur in sehr geringer Menge exprimiert werden. Dabei können auf der Oberfläche von den Tumorzellen antigene Strukturen auftreten, die normalerweise nur im fetalen, nicht aber im adulten Gewebe exprimiert werden. Solche Antigene nennt man onkofetale Antigene.

Aufgrund ihrer Spezifität können Tumorantigene in folgende Kategorien unterteilt werden:
- Tumorantigene, die nur bei einem bestimmten Tumor (individualspezifisch) vorkommen. Solche, auch bei Tumoren gleicher Histogenese nicht kreuzreagierende Antigene, konnten bei chemisch induzierten (z.B. mit Methylcholantren), experimentellen Tumoren beobachtet werden. Sie heißen *Tumorspezifische Transplantationsantigene*.
- Tumorantigene, die auf verschiedenen Tumoren des gleichen Typs vorhanden sind, im adulten Normalgewebe aber nicht oder nur in geringem Ausmaß exprimiert werden (*Tumorassoziierte Antigene*). Viele dieser Antigene gehören zu den onkofetalen Antigenen. Beispiele hierfür sind das carcinoembryonale Antigen und das alpha-Fetoprotein. Diese Antigene können zur posttherapeutischen Überwachung eingesetzt werden, da ein Ansteigen des Serumtiters gegen diese Antigene frühzeitig auf das Auftreten von Tumorrezidiven hindeuten kann.
- Tumorantigene, die auf Tumorzellen vorkommen, aber auch auf bestimmten normalen Zellen nachgewiesen werden können.

Eine andere Einteilungsmöglichkeit der Tumorantigene bezieht sich auf ihre Ätiologie. Dabei können drei Haupttypen unterschieden werden:
- Tumorantigene auf chemisch induzierten oder durch Strahlen ausgelösten Tumoren.
- Tumorantigene auf virusinduzierten Tumoren. Dabei werden auf den Tumorzellen Antigene exprimiert, die vom viralen Genom kodiert sind.
- Onkofetale tumorassoziierte Antigene.

8.7.1
Immunbiologische Tumor-Wirt-Wechselbeziehungen

Viele Beobachtungen und experimentelle Untersuchungen belegen, daß die Immunantwort entscheidenden Einfluß auf die Tumor-Wirt-Beziehung nehmen kann. So erkranken immundefiziente oder immunsupprimierte Patienten deutlich häufiger an malignen Tumoren als Menschen mit normaler immunologischer Abwehrfähigkeit. Auch die öfters beobachtete partielle spontane Tumorregression und die Regression von Tumormetastasen nach Entfernung des Primärtumors werden auf immunologische Abwehrvorgänge zurückgeführt. Ein weiterer indirekter Hinweis auf die Interaktion von Tumorzellen und Immunsystem ist die nahezu regelmäßig beobachtbare Infiltration des Tumorstromas mit T-Lymphozyten, Makrophagen und Plasmazellen (perifokale Entzündung).

Trotz immunologischer Abwehrvorgänge reicht in vielen Fällen die Effektivität des Immunsystems nicht aus, weiteres Tumorwachstum zu unterbinden oder eine Regression des Tumors zu bewirken. „Immune-escape-Mechanismen", d.h. die Unwirksamkeit von Abwehrmechanismen gegenüber Tumoren, stellt ein wichtiges Problem der Tumorimmunologie dar. In vielen Fällen können Tumorzellen, die nachgewiesenermaßen immunogen sind, trotz ablaufender immunologischer Abwehrreaktionen weiter wachsen und sich vermehren. Dies hat verschiedene Ursachen, die zum Teil im Mechanismus der Immunantwort, zum Teil auch im speziellen Verhalten der Tumorzellen liegen. So sieht sich das Immunsystem bei malignen Tumoren einer rasch zunehmenden Antigenmasse gegenüber, die in Dosisbereichen beginnt, in denen durch spezifische Suppressor-T- Lymphozyten Toleranz induziert werden kann („low dose tolerance"). Dadurch wird eine effektive immunologische Abwehr während der vulnerablen Phase des Tumorwachstums verhindert. Später führen die hohen Tumorzelldosen, entsprechend einer großen Tumormasse zum Zusammenbruch der Immunabwehr. Weitere Phänomene, die zum „Immune Escape" beitragen, sind die Maskierung der Antigene von Tumorzellen, die Antigenmodulation, Antigenverlust („Antigenshedding") und die Suppression der Immunreaktionen durch Faktoren, die von den Tumorzellen selbst gebildet werden (z.B. Prostaglandine).

8.8
Örtliche und allgemeine Auswirkungen von Tumoren

8.8.1
Örtliche Tumorfolgen

Gut- und bösartige Tumoren können ab einer bestimmten Größe erheblichen Druck auf benachbarte Gewebe und Organe ausüben. Auch gutartige Tumoren können bei ungünstiger Lokalisation (z.B. im Gehirn) rasch zum Tode führen.

Maligne Tumoren wachsen oft schneller als das sie versorgende Gefäßsystem. Sie neigen daher vor allem in ihren zentralen Teilen zur Nekrose und Ulzeration. Durch das infiltrative Wachstum kann es zur Arrosion von Blutgefäßen und in der Folge zu schweren Blutungen kommen. Blutungen sind bei verschiedenen Tumorerkrankungen ein wichtiges Symptom. So wird bei Tumoren des Atmungstraktes Bluthusten (Hämoptysis) beobachtet. Bei Tumoren des Magen-Darmtraktes kann es zum Erbrechen von Blut (Hämatemesis) oder zum Auftreten von Blut im Stuhl kommen. Karzinome der Nieren und der ableitenden Harnwege führen zur Mikro- und Makrohämaturie.

Das infiltrative und destruktive Wachstum maligner Tumoren kann weiter zu ausgedehnten Gewebszerstörungen mit Perforation und Ruptur von Hohlorganen (z.B. beim Magenkarzinom) oder zur Ausbildung abnormer Verbindungen zwischen benachbarten Organen (Fistelbildung), wie etwa zwischen Vagina und Harnblase, führen.

Tumoren können Verengung (Stenose) oder vollständige Verlegung von Hohlraumsystemen, wie den Bronchien, dem Magen-Darmkanal, den Gallenwegen oder den ableitenden Harnwegen verursachen. Die Stenose von Bronchien begünstigt durch Mangelbelüftung und Sekretstau die Entstehung einer Pneumonie. Stenosierungen im Verdauungstrakt können zur Beeinträchtigungen der Nahrungsaufnahme und zum Ileus führen. Stenosen der ableitenden Gallenwege haben einen Ikterus zur Folge. Verlegung des Harnleiters führt zur Stauungsniere.

8.8.2
Allgemeine Tumorfolgen
Bösartige Tumoren bedingen in der Regel eine erhebliche Störung des Allgemeinbefindens (Abgeschlagenheit, Appetitlosigkeit, Anämie, Leukozytose, Fieber). Im Endstadium von Tumorerkrankungen kommt es oft zu einem allgemeinen Kräfteverfall (Tumorkachexie). Ursache dafür sind häufig die beim Tumorzerfall freiwerdenden Stoffwechselprodukte und die insgesamt stark reduzierte Stoffwechselaktivität des Gesamtorganismus (katabole Stoffwechsellage), die zu einer negativen Eiweißbilanz führt. Damit verbunden sind ein Zusammenbruch der Abwehrfunktionen und eine daraus resultierende erhöhte Infektanfälligkeit. Chronische Blutverluste aus nekrotischen Tumorarealen, Verdrängung des blutbildenden Knochenmarks durch Knochenmetastasen und toxische Stoffwechselprodukte führen bei vielen Tumorpatienten zu schweren Anämien.

8.8.3
Paraneoplastische Syndrome
Unter dem Begriff „paraneoplastische Syndrome" versteht man die Fernwirkungen einer malignen Grunderkrankung auf Organsysteme, die nicht primär vom Tumor befallen sind. Sie sind die Folge von Stoffwechselprodukten der Tumoren oder von spezifischen sekretorischen Leistungen der Tumorzellen. Bestimmte systemische Tumorwirkungen (z.B. die Muskelschwäche bei der Myasthenia gravis und beim Lambert-Eaton-Syndrom) dürften durch Autoimmunreaktionen (im Zuge der immunologischen Reaktion gegen den Primärtumor) zustande kommen.

Bei endokrinen paraneoplastischen Syndromen sezernieren die Tumorzellen hormonähnliche Substanzen. So können z.B. von Bronchialkarzinomen Peptide mit ACTH-artiger Wirkung produziert werden, die beim Patienten ein Cushing-Syndrom auslösen. Bei anderen Tumoren konnte ein Hyperkalzämie-Syndrom (durch Produktion einer parathormonähnlichen Substanz), ein Hypoglykämie-Syndrom (Bildung von Peptiden mit Insulinwirkung) und ein ADH-Syndrom beobachtet werden. Die seltenen Karzinoide (Tumoren des diffusen endokrinen Zellsystems) können durch die Sekretion von Serotonin ein Flush-Syndrom auslösen.

Andere paraneoplastische Syndrome manifestieren sich durch hämatologische Störungen. Bei Leukämie kann die vermehrte Freisetzung von Thrombokinase aus Tumorzellen zu einer gesteigerten Aktivierung der Blutgerinnung und vermehrten Thrombosebildung und in Folge zu einer Verbrauchskoagulopathie führen. Eine erhöhte Produktion von Erythropoetin bei Nieren-Karzinomen führt zur Polyglobulie.

Bei bestimmten paraneoplastischen Syndromen stehen neurologische und neuromuskuläre Symptome im Vordergrund. Bei Bronchialkarzinomen, Mammakarzinomen, der Lymphogranulomatose und myeloproliferativen Erkrankungen lassen sich neural bedingte Muskelstörungen (Neuromyopathie) sowie motorische und sensorische Neuropathien beobachten. Bei Thymomen (Tumoren des Thymus) kommt es zur abnorm raschen Ermüdbarkeit der Skelettmuskulatur (Myasthenia gravis). Auch beim Lambert-Eaton-Syndrom liegt eine Störung der neuromuskulären Erregungsleitung vor. Im Unterschied zur Myasthenia gravis sind die extraokulären und bulbären Muskeln nicht betroffen.

8.9
Kurze Systematik von Tumoren

Für die Einteilung von Tumoren ist neben dem biologischen Verhalten (gutartig – bösartig) auch die Histogenese, d.h. von welchem Muttergewebe sich ein bestimmter Tumor ableitet, besonders wichtig.

Nach den genannten Kriterien können Geschwulste grobschematisch in gutartige und bösartige epitheliale Tumoren und in gut- bzw. bösartige mesenchymale Tumoren eingeteilt werden.

8.9.1
Gutartige epitheliale Tumoren

Gutartige epitheliale Tumoren, die vom Oberflächenepithel der Haut und der Schleimhäute ihren Ausgang nehmen, werden als **Papillome** bezeichnet. Das Bindegewebe wächst gleichzeitig mit. Dadurch entstehen fingerartige papilläre Vorwölbungen. Papillome kommen unter anderem in der äußeren Haut, in der Mundhöhle und in der Harnblase vor.

Gutartige Tumoren des Drüsenepithels heißen **Adenome**. Sie können sowohl in exokrinen als auch in endokrinen Drüsen vorkommen. Die von exokrinen Drüsen ausgehenden gutartigen Tumoren bilden in der Regel Knoten aus Epithelgewebe, die langsam und verdrängend wachsen. Unter bestimmten Bedingungen zeigt auch das bindegewebige Geschwulststroma ein verstärktes Wachstum. Solche Tumoren werden als Fibroadenome bezeichnet. Häufig kommen Fibroadenome in der weiblichen Brustdrüse vor. Sie treten überwiegend im dritten Lebensjahrzehnt als scharf begrenzte, langsam wachsende Geschwulst von derber Konsistenz in Erscheinung. Eine maligne Entartung von Fibroadenomen der Mamma kommt kaum vor.

Adenome, deren Drüsen zystisch erweitert sind, werden als **Adenokystome** oder kurz auch als Kystome bezeichnet. Sie werden am häufigsten im Ovar beobachtet, kommen aber auch in Schilddrüse, Brustdrüse, etc. vor.

In der Dickdarmschleimhaut erscheinen die **tubulären Adenome** meist als gestielte, weiche Gebilde mit einer feinhöckerigen Oberfläche, die nur selten (3%) maligne entarten. Die **villösen Adenome** dagegen, die meist breitbasig der Darmschleimhaut aufsitzen und eine feinzottige Oberfläche zeigen, werden wesentlich häufiger (nach einigen Angaben bis zu 70%) bösartig.

8.9.2
Bösartige epitheliale Tumoren: Karzinome

Maligne epitheliale Tumoren werden als Karzinome (Krebs) bezeichnet (Abb. 8-4). Sie können nach verschiedenen Gesichtspunkten klassifiziert werden. Dabei wird in der Regel ihre gewebliche Herkunft und ihr Differenzierungsgrad berücksichtigt. Ein Karzinom ist dabei meist um so bösartiger je geringer sein Differenzierungsgrad ist.

Meist werden vier Malignitätsgrade unterschieden, wobei beim Malignitätsgrad I eine hohe Differenzierung und eine große Ähnlichkeit mit dem Muttergewebe besteht, während beim Malignitätsgrad IV kaum noch Ähnlichkeiten zum Ausgangsgewebe zu erkennen sind und die Tumorzellen weitgehend anaplastisch erscheinen.

Karzinome können vom Oberflächenepithel (z.B. *Plattenepithelkarzinom* der Haut), vom Drüsenepithel (*Adenokarzinome*) oder vom Parenchym der Organe (z.B. Leberkarzinom) ihren Ausgang nehmen. Karzinome enthalten neben den entarteten epithelialen Anteilen auch gefäßführendes Bindegewebe, das für die Versorgung des Tumors von entscheidender Bedeutung ist.

Überwiegen die epithelialen Anteile, so spricht man von einem medullären Karzinom (*Carcinoma medullare*).

Herrscht die bindegewebige Komponente vor, so wird die Geschwulst als szirrhöses Karzinom (*Carcinoma scirrhosum*) bezeichnet. Ein *Carcinoma simplex* enthält annähernd gleiche Anteile des entarteten Epithels und Stromas.

8.9.3
Gutartige mesenchymale Tumoren

Mesenchymale Tumoren kommen, wie ihr Muttergewebe, prinzipiell in nahezu allen Organen vor. Gutartige mesenchymale Geschwulste ahmen die Struktur ihres Muttergewebes weitgehend nach.

Beispiele für gutartige mesenchymale Tumoren: **Myome** nehmen ihren Ausgang

8.9 Systematik von Tumoren

von Muskelfasern. Von der glatten Muskulatur ausgehende Myome (*Leiomyome*) können grundsätzlich in jedem Organ, das glatte Muskulatur enthält, vorkommen. Besonders häufig findet man sie im Uterus. Sie können gelegentlich sehr groß werden und bei entsprechender Lage auch ein Geburtshindernis bilden. Die meisten Myome sind kugelförmig und gegen ihre Umgebung scharf abgegrenzt. Mikroskopisch zeigt sich ihr Aufbau aus zahlreichen Bündeln glatter Muskelzellen und dazwischen gelagertem Bindegewebe. Große Myome zeigen in ihren zentralen Anteilen oft deutliche regressive Veränderungen wie Nekrosen, zystische Erweichung, Blutungen und Verkalkungen. In ihrem Wachstum sind die meisten Leiomyome des Uterus deutlich östrogenabhängig, sodaß nach der Menopause in der Regel keine weitere Vergrößerung des Tumors zu beobachten ist.

Von der quergestreiften Muskulatur ausgehende Myome werden als **Rhabdomyome** bezeichnet. Sie kommen nur sehr selten vor. Man findet sie gelegentlich in der Zunge, im Pharynx und im Herz.

Fibrome sind gutartige Tumoren des kollagenfaserigen Bindegewebes. Sie kommen, ähnlich wie die Leiomyome, häufig vor. Makroskopisch erscheinen die Fibrome meist als kugelförmige Tumoren. Ihre Konsistenz ist wegen eines großen Anteils an kollagenen Fasern derb (Fibroma durum). Bei einem hohen Zellgehalt und geringen Fasergehalt erscheinen die Fibrome weich (Fibroma molle). Fibrome sind häufig nicht scharf gegen ihre Umgebung abgrenzbar. Sie können dann ein infiltratives Wachstum vortäuschen.

Lipome sind gutartige Tumoren des Fettgewebes, die ubiquitär vorkommen. Nicht selten findet man sie im Unterhautfettgewebe, unter der Schleimhaut des Magen-Darmtraktes und im Retroperitonealraum. Die Lipome sind oft in Läppchen gegliedert, von gelblicher Farbe und von weicher Konsistenz. Mikroskopisch ist erkennbar, daß sie aus Gruppen von großen, dicht gelagerten Fettzellen bestehen, die durch schmale Bindegewebssepten abgegrenzt werden. (Abb. 8-5)

Chondrome (Abb. 8-6) leiten sich meist vom hyalinen Knorpelgewebe ab. Sie kom-

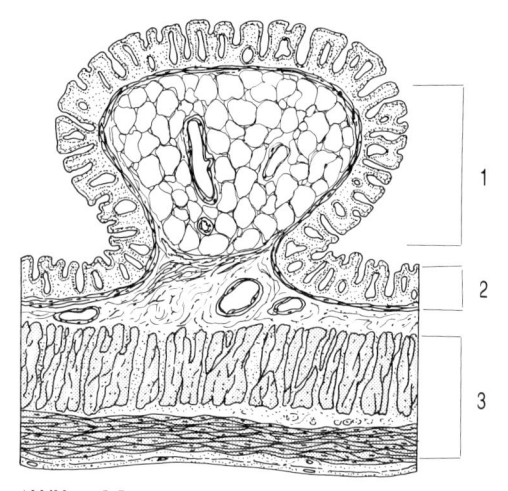

Abbildung 8-5:
Lipom in der Tunica submucosa des Darms
1 Lipom; 2 Tunica mucosa; 3 Tunica muscularis

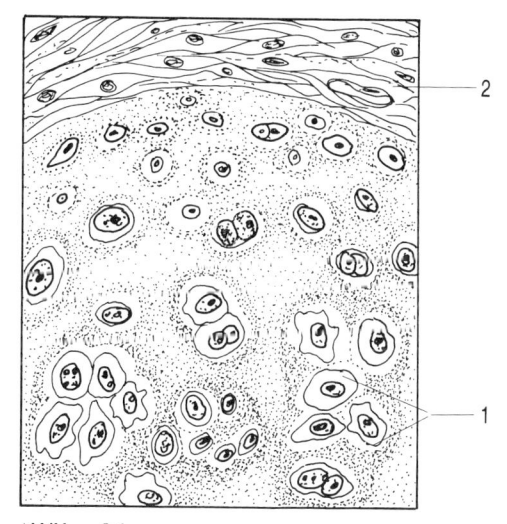

Abbildung 8-6:
Histologisches Bild eines Chondroms.
1 Chondrozyten; 2 Perichondrium

men vorwiegend im Skelettsystem vor, wobei vor allem die kleinen Knochen der Hände und Füße betroffen sind. Makroskopisch sind Chondrome kugelige, scharf begrenzte Tumoren von hoher Konsistenz.

Osteome sind hochdifferenzierte Tumoren des Knochengewebes. Am häufigsten werden sie an Schädelknochen, vor allem im Bereich der Nasennebenhöhlen beobachtet.

Hämangiome sind gutartige Tumoren des Gefäßsystems. Je nach beteiligtem Gefäßtyp werden kapilläre Hämangiome, kavernöse Hämangiome, arterielle und venöse Hämangiome unterschieden.

8.9.4
Bösartige mesenchymale Tumoren: Sarkome
(Abb. 8-7)
Bösartige mesenchymale Tumoren werden, bis auf wenige Ausnahmen, als Sarkome bezeichnet, wobei die genauere Benennung in Anlehnung an die entsprechenden gutartigen Tumoren erfolgt: Leiomyosarkom, Fibrosarkom, Chondrosarkom, Osteosarkom, Angiosarkom etc.

Leiomyosarkome kommen in ähnlicher Lokalisation aber wesentlich seltener wie die gutartigen Tumoren der glatten Muskulatur vor, d.h. vor allem im Uterus aber auch im Magen-Darmtrakt. Sie wachsen infiltrierend und destruierend in ihre Umgebung ein. Histologisch lassen die Zellen eines Leiomyosarkoms alle Kriterien eines bösartigen Wachstums erkennen (polymor-

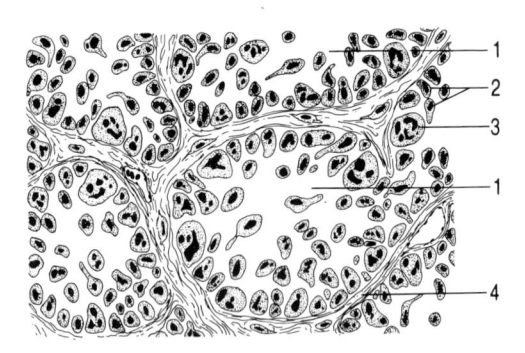

Abbildung 8-8
Alveoläres Rhabdomyosarkom
1 Alveolenartige Hohlräume; 2 Rhabdomyoblasten; 3 mehrkernige Tumorriesenzelle; 4 Bindegewebsseptum.

phe Kerne mit großen Nucleoli; zahlreiche und pathologische Mitosen etc).

Embryonale **Rhabdomyosarkome** sind selten und entstehen auch in Organen, die normalerweise keine Skelettmuskulatur enthalten (Abb. 8-8).

Fibrosarkome kommen, wie die gutartigen Fibrome, vor allem in Sehnen, Bändern, Faszien, in der Haut und im Periost vor. Sie sind sehr zellreich, der Fasergehalt tritt in den Hintergrund. Die Schnittfläche erscheint „fischfleischartig".

Maligne Lymphome. Bösartige Tumoren des lymphatischen Systems heißen maligne Lymphome. Sie können in die *Hodgkin-Lymphome* (Lymphogranulomatose) und in die *Non-Hodgkin-Lymphome* unterteilt werden. Eine genauere Besprechung der malignen Lymphome findet sich in Kapitel 10.

Liposarkome bestehen aus maligne entarteten Fettzellen. Mit zunehmender Bösartigkeit verlieren die Tumorzellen immer mehr das Aussehen von typischen Fettzellen und gehen in undifferenzierte, spindelzellige oder polymorphzellige Sarkome über. Sie kommen vor allem retroperitoneal und im Bereich der Extremitäten vor. Die Prognose dieser Tumoren ist schlecht.

Chondrosarkome kommen, wie die gutartigen Chondrome, überwiegend im Skelettsystem vor, wobei das Becken, die Rippen und die stammnahen Knochen der Extremitäten zu den bevorzugten Lokalisationen gehören. Sie kommen als primär maligne Tumoren vor oder können gele-

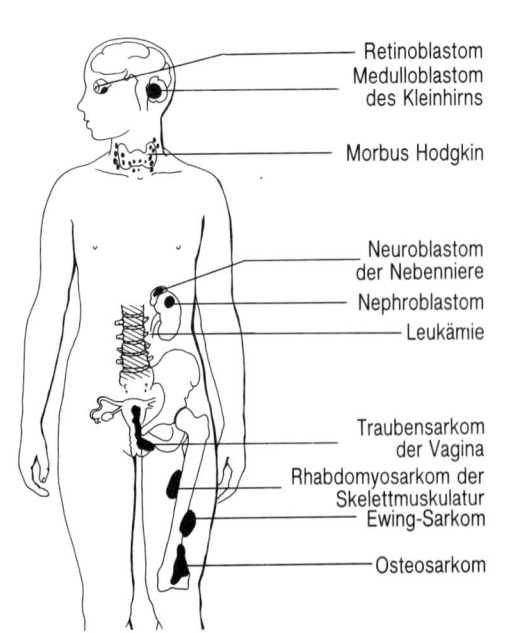

Abbildung 8-7:
Häufige bösartige Tumoren des Kindesalters (in Anlehnung an SANDRITTER und THOMAS, Makropathologie, 1977)

- Retinoblastom
- Medulloblastom des Kleinhirns
- Morbus Hodgkin
- Neuroblastom der Nebenniere
- Nephroblastom
- Leukämie
- Traubensarkom der Vagina
- Rhabdomyosarkom der Skelettmuskulatur
- Ewing-Sarkom
- Osteosarkom

gentlich aus gutartigen Chondromen entstehen.

Osteosarkome sind bösartige Tumoren des Knochengewebes. Sie wachsen meist wesentlich rascher als Chondrosarkome. Als Ort des häufigsten Vorkommens wird das Ende der langen Röhrenknochen, besonders am Kniegelenk, angegeben. Der Erkrankungsgipfel liegt früh, und zwar im 2. Lebensjahrzehnt.

Undifferenzierte Sarkome wachsen rasch und sind entsprechend bösartig. Sie können nach der vorherrschenden Zellart als *Spindelzellsarkom*, *Rundzellsarkom* oder *polymorphzelliges Sarkom* klassifiziert werden.

B
Organpathologie

9 Kreislaufsystem

Übersicht 9:

9.1	**Blutgefäße**	142
9.1.1	Arteriosklerose	142
9.1.1.1	Mediasklerose Mönckeberg	142
9.1.1.2	Hypertonisch bedingte Sklerose	142
9.1.1.3	Diabetische Angiopathie	144
9.1.1.4	Atherosklerose	144
9.1.2	Entzündungen	146
9.1.2.1	Akute Arteriitis	146
9.1.2.2	Endarteriitis obliterans	146
9.1.2.3	Panarteriitis nodosa	147
9.1.2.4	Arteriitis temporalis	147
9.1.2.5	Rheumatoide Arteriitis	147
9.1.2.6	Takayashu-Arteriitis	147
9.1.2.7	Luische Gefäßveränderungen	148
9.1.2.8	Venenentzündungen	148
9.1.3	Gefäßerweiterungen	148
9.1.3.1	Aneurysmen	150
9.1.3.2	Venenerweiterungen	150
9.1.4	Gefäßtumoren	150
9.1.4.1	Hämangioma racemosum	150
9.1.4.2	Hämangioma capillare	150
9.1.4.3	Hämangioma cavernosum	150
9.1.4.4	Hämangioendotheliom	151
9.1.4.5	Hämangioperizytom	151
9.1.4.6	Kaposi-Sarkom	152
9.1.5	Idiopathische Medianekrosen	152
9.2	**Lymphgefäße**	152
9.2.1	Lymphangiitis	152
9.2.2	Erweiterungen	152
9.2.3	Neoplasmen	152
9.3	**Herz**	152
9.3.1	Erkrankungen des Endokards	152
9.3.1.1	Endokardfibroelastose	152
9.3.1.2	Endokarditis	153
9.3.1.3	Erworbene Herzklappenfehler	154
9.3.2	Erkrankungen des Myokards	156
9.3.2.1	Koronarinsuffizienz	156
9.3.2.2	Herzinfarkt	156
9.3.2.3	Herzhypertrophie	158
9.3.2.4	Herzatrophie	158

9.3.2.5	Kardiomyopathien	158
9.3.2.6	Stoffwechselstörungen im Myokard	159
9.3.2.7	Myokarditis	160
9.3.2.8	Neoplasmen	161
9.3.3	Erkrankungen des Perikards	161
9.3.3.1	Ergüsse	161
9.3.3.2	Perikarditis	161
9.3.3.3	Neoplasmen	162
9.3.4	Angeborene Herzfehler	162
9.3.4.1	Herzfehler mit primärem Links-Rechts-Shunt	162
9.3.4.2	Herzfehler mit primärem Rechts-Links-Shunt	163
9.3.4.3	Fehler an den Kammerausstrombahnen und den großen Gefäßen	164

9.1 Blutgefäße

9.1.1 Arteriosklerose

Der Ausdruck Arteriosklerose bezeichnet eine erworbene, fibrotische Verdickung der Arterienwand und umfaßt damit eine Gruppe verschiedener degenerativer Arterienerkrankungen. Die Arteriosklerose ist die häufigste Erkrankung der Arterien. Im Vordergrund stehen herdförmige Veränderungen in der Tunica intima.

9.1.1.1 Mediasklerose Mönckeberg. Es handelt sich bei dieser Erkrankung um eine Verkalkung der inneren Tunica media bei größeren Arterien. Kalziumapatitkristalle lagern sich an degenerativ veränderte elastische Membranen an. Oft umgreifen die Verkalkungen ringförmig das ganze Gefäß. Als Ursache gelten Hyperkalzämien.

9.1.1.2 Hypertonisch bedingte Sklerose. Bluthochdruck, der über längere Zeit bestehen bleibt, ist ein chronisches Trauma für Arterienwände.

Bei jüngeren Patienten führt die Hypertonie an den Arterien zuerst zu einer Anpassungsreaktion: Hypertrophie und Hyperplasie der glatten Gefäßwandmuskulatur. Später entwickelt sich dann eine Fibrose und, besonders an kleinen Arterien, eine Elastose mit zirkulärer Anordnung des elastischen Materials in vielen Schichten vor allem in der Tunica intima. Die ursprüngliche Membrana elastica interna ist so stark in einzelne Lamellen aufgesplittert, daß sie als solche nicht mehr erkennbar ist.

Bei alten Hochdruckpatienten steht die Degeneration im Vordergrund: allmählicher Ersatz der Muskelzellen durch Bindegewebe, fibröse Verdickung von Tunica interna und Tunica media. Diese Vorgänge führen zum Verlust des Muskeltonus und in dessen Folge zu Gefäßerweiterung und auch Verlängerung (Schlängelung) des Gefäßes. Schließlich kommt es zur fibrinoiden und hyalinen Degeneration sowie zur Verkalkung der fibrotisch veränderten Gefäßwandareale.

Arteriolosklerose. Die physiologische Funktion der Arteriolen besteht in einer starken Minderung des Blutdruckes vor dem Einstrom in die Kapillargebiete. Deshalb unterliegen sie bei der Hypertonie einer besonders hohen Belastung. Es entwickelt sich eine lichtungsverengende Hyalinose der Intima, die als Folge von Fibrinabscheidungen und Fibrosen aufgefaßt wird. Später degenerieren auch die Muskelzellen der Tunica media. Arteriolosklerotische Veränderungen sind besonders in der Niere sehr stark ausgeprägt.

Arteriolonekrose. Bei besonders schweren Hochdruckformen (maligne Hypertonie) erleiden die Arteriolenwände besonders schnell degenerative Veränderungen: Nekrose der Wandmuskulatur, Endothelschäden; eiweiß- und fibrinreiches Gefäßwandödem (Insudat), in welchem auch Erythrozyten enthalten sein können. Häufig entstehen auch Mikrothromben. In den betroffenen Organen kommt es infolge der Permeabilitätsstörungen zu eiweißrei-

Entstehung und Ablauf der Atherosklerose

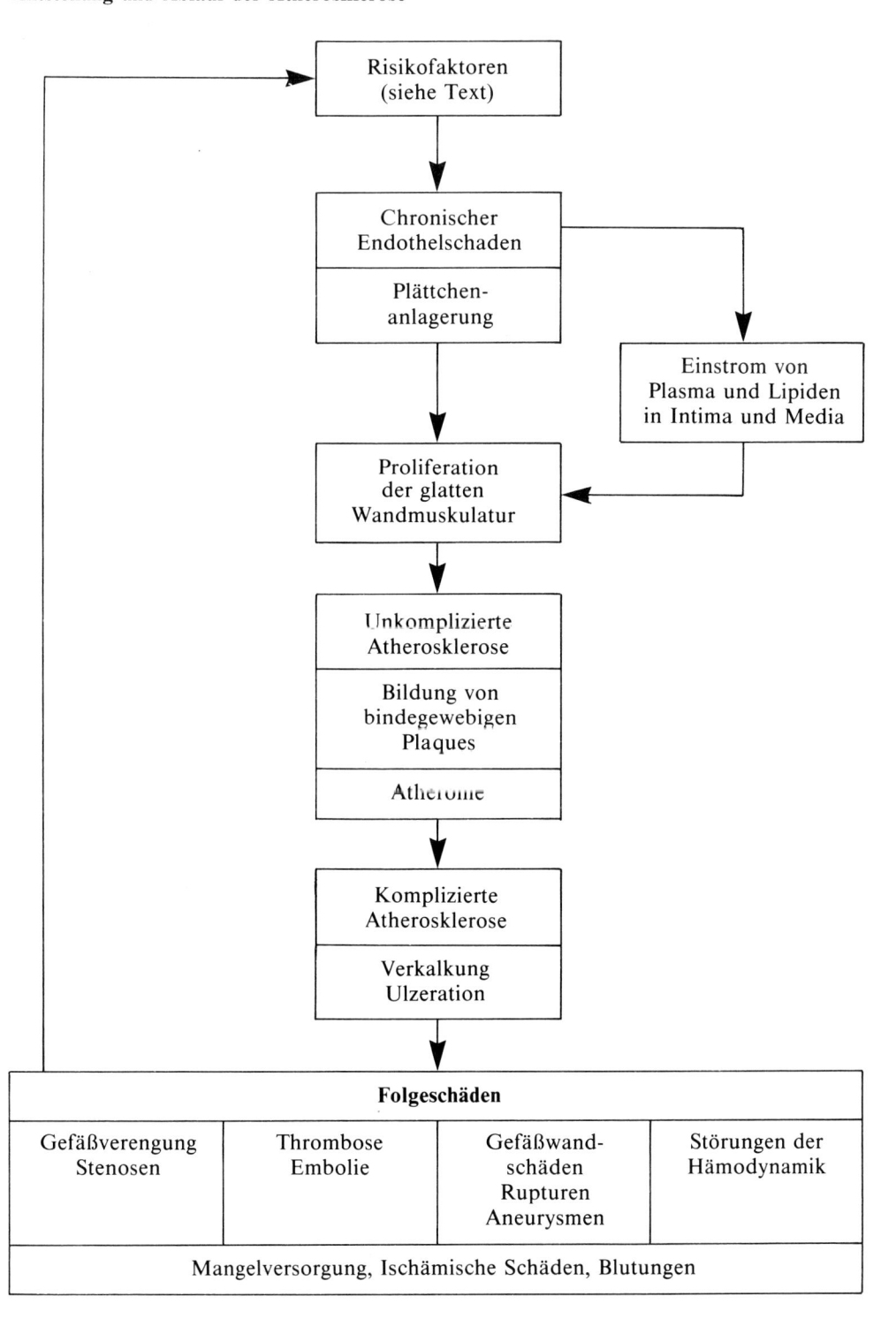

```
                    ┌─────────────────┐
              ┌────▶│  Risikofaktoren │
              │     │   (siehe Text)  │
              │     └────────┬────────┘
              │              ▼
              │     ┌─────────────────┐
              │     │    Chronischer  │──────┐
              │     │  Endothelschaden│      │
              │     ├─────────────────┤      │
              │     │    Plättchen-   │      │
              │     │    anlagerung   │      ▼
              │     └────────┬────────┘   ┌─────────────────┐
              │              │            │   Einstrom von  │
              │              │            │ Plasma und Lipiden│
              │              │            │ in Intima und Media│
              │              ▼            └────────┬────────┘
              │     ┌─────────────────┐            │
              │     │   Proliferation │◀───────────┘
              │     │    der glatten  │
              │     │  Wandmuskulatur │
              │     └────────┬────────┘
              │              ▼
              │     ┌─────────────────┐
              │     │  Unkomplizierte │
              │     │   Atherosklerose│
              │     ├─────────────────┤
              │     │   Bildung von   │
              │     │   bindegewebigen│
              │     │     Plaques     │
              │     ├─────────────────┤
              │     │     Atherome    │
              │     └────────┬────────┘
              │              ▼
              │     ┌─────────────────┐
              │     │   Komplizierte  │
              │     │   Atherosklerose│
              │     ├─────────────────┤
              │     │    Verkalkung   │
              │     │    Ulzeration   │
              │     └────────┬────────┘
              │              ▼
┌─────────────┴────────────────────────────────────────────┐
│                       Folgeschäden                        │
├──────────────┬──────────────┬──────────────┬─────────────┤
│Gefäßverengung│   Thrombose  │ Gefäßwand-   │ Störungen der│
│   Stenosen   │    Embolie   │   schäden    │ Hämodynamik │
│              │              │   Rupturen   │             │
│              │              │  Aneurysmen  │             │
├──────────────┴──────────────┴──────────────┴─────────────┤
│    Mangelversorgung, Ischämische Schäden, Blutungen      │
└───────────────────────────────────────────────────────────┘
```

chen Ödemen, Mikroblutungen, Ischämieschäden und Mikroinfarkten.

Bei längerem Bestehen der Hypertonie treten mitunter Endothelproliferationen und entzündliche Infiltrate (Lymphozyten, Histiozyten) in der Gefäßwand und im perivaskulären Bindegewebe auf. Arteriolonekrosen sind nicht nur hypertonisch bedingt, sondern wurden z.B. auch bei Vergiftungen mit Ethylenglykol, bei Eklampsie und Pneumokokken-Meningitis an den Arteriolen der Hirnhäute und des Gehirns beobachtet.

9.1.1.3 Diabetische Angiopathie. Entscheidend für die Prognose der Zuckerkrankheit (Diabetes mellitus) sind die Gefäßveränderungen. Man unterscheidet zwei Formen:
– *Makroangiopathie*: Wahrscheinlich ist sie durch die diabetische Hyperlipoproteinämie bedingt, evtl. auch durch andere Stoffwechselveränderungen, die im Verlauf eines Diabetes mellitus auftreten. Histologisch entspricht diese Form der Atherosklerose (siehe 9.1.1.4).
– *Mikroangiopathie*: Die unmittelbar auslösende Ursache ist noch unbekannt. Die Veränderungen betreffen Arteriolen, Venolen und Kapillaren. Die Basalmembranen dieser Gefäße sind um das Mehrfache der Norm verdickt und oft lamellär aufgesplittert. Die Intima proliferiert stark, wodurch die Gefäße verengt werden. An den Kapillaren (besonders im Gehirn und Netzhaut) treten aneurysmatische Aussackungen auf, welche bei Ruptur Mikroblutungen und Mikroinfarkte im Gewebe zur Folge haben.

9.1.1.4 Atherosklerose
Begriff, Entstehung, Risikofaktoren. Die Atherosklerose ist eine besondere Form der Arteriosklerose. Beide Ausdrücke werden aber oft synonym gebraucht. Die WHO hat den Begriff folgendermaßen definiert: „Die Atherosklerose ist eine variable Kombination von Intimaveränderungen der Arterien, die aus einer fokalen Anhäufung von Lipiden, komplexen Kohlenhydraten, Blut und Blutprodukten, fibrösem Gewebe und Kalkablagerungen besteht und mit Mediaveränderungen einhergeht."

Die Atherosklerose ist mit ihren ischämischen Folgeveränderungen an inneren Organen und Extremitäten die häufigste *Todesursache*. Sie ist eine typische multifaktorielle Erkrankung, deren fortschreitender Verlauf schließlich eine Eigengesetzlichkeit entwickelt und sich ständig verschlimmert. Einen wesentlichen Anteil daran haben verschiedene Risikofaktoren:
– Alter: besonders häufig zwischen 65. und 75. Lebensjahr
– Geschlecht: Männer sind bis zu 54 Jahren etwa dreimal so oft betroffen als gleichaltrige Frauen; in höheren Altersstufen bestehen keine Geschlechtsunterschiede mehr
– Hypertonie (siehe 9.1.1.2) Atherosklerose und hypertonisch bedingte Arteriosklerose haben schließlich das gleiche Endresultat
– Diabetes mellitus (siehe 9.1.1.3)
– Adipositas, Hyperlipidämie: begünstigt indirekt auf mehreren Wegen (diabetische Stoffwechsellage, Cholesterinüberschuß) die Atherosklerose
– Bewegungsmangel: enge Beziehungen zu Adipositas, Alter und anderen Risikofaktoren
– Rauchen: durch Nikotin bedingte Endothelschäden
– Örtliche hämodynamische Ursachen: Veränderungen im Strömungsprofil, Wirbelbildungen in Gefäßen.

Morphologische Veränderungen bei der Atherosklerose. *Fibromuskuläre Intimaverdickung*: Sie tritt besonders in den Koronararterien schon bei Jugendlichen auf und kann auch als Anpassungsreaktion gedeutet werden, welche allerdings die Atherosklerose begünstigt.

Gelatinöse Läsion: Die leicht erhabene glasig-gelatinöse Intima-Plaque besteht aus glatten Muskelzellen, kollagenen und elastischen Fasern und reichlicher Interzellularsubstanz aus Glykosaminoglykanen. Der Fettgehalt ist gering.

Lipidflecke: Diese nicht oder nur wenig erhabenen Intimaherde gelten als Region der eigentlichen Atherosklerose, haben eine streifige Gestalt und sind in Längsrichtung zum Gefäß angeordnet. Sie bestehen aus glatten Muskelzellen mit unterschiedlichem

9.1 Blutgefäße 145

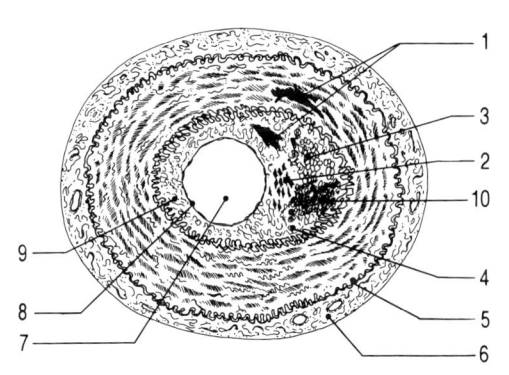

Abbildung 9-1:
Arteriosklerose
1 Kalkschollen in der Tunica media und in der Tunica intima; 2 Cholesterinkristalle; 3 Lipoproteide; 4 Membrana elastica interna; 5 Membrana elastica externa; 6 Tunica adventitia; 7 Restlumen; 8 Endothel; 9 verdickte Intima; 10 Placque

Lipidgehalt und intrazellulären Fettablagerungen. Es sind auch Einzelzellnekrosen und lipidüberladene Schaumzellen vorhanden. Letztere können von Makrophagen oder Muskelzellen abstammen. Der Gehalt an kollagenen und elastischen Fasern ist vermehrt.

Fibröse Plaques: Es handelt sich um deutlich vorgewölbte, grau-weißliche und relativ feste Herde. Nach dem 20. Lebensjahr sind sie in den Herzkranzarterien und in der Bauchaorta anzutreffen, ab dem 30. Lebensjahr auch in den Hirnarterien und in der Brustaorta.

Das Stadium der *unkomplizierten Atherosklerose* ist durch das Vorhandensein der fibrösen Plaques gekennzeichnet. Sie bestehen aus proliferierten Muskel- und Bindegewebszellen in herdförmiger Anordnung. Im Zentrum des Herdes findet sich eine Anreicherung von Lipiden und amorphen Zwischensubstanzen.

Atherom: Wenn in einer fibrösen Plaque eine zentrale grau-gelbe und bröckelig zerfallende Nekrose auftritt, spricht man von einem Atherom. Zur Intima hin ist die Nekrose noch durch fibröses Material abgedeckt.

Das Atherom enthält bedeutend mehr extrazelluläre Lipide als eine fibröse Plaque. Im polarisierten Licht stellen sich diese Lipide überwiegend als doppelbrechend dar. Die elastischen und kollagenen Fasern des Atheroms sind fragmentiert. Oft sind die elastischen Fasern auch verringert, während das Kollagen meist hyalinisiert oder fibrinoid verquollen ist. Im Randgebiet eines Atheroms kommt es zur Neubildung von kollagenen und elastischen Fasern (vgl. Abb. 9-1).

Das im Atherom enthaltene Cholesterin fällt häufig in platten- oder nadelförmigen Kristallen aus, in deren Umgebung man Fremdkörper-Riesenzellen finden kann. Herdförmige Ödeme und kleinere Verkalkungen sind in Atheromen nicht selten. Atherome können, wie auch die fibrösen Plaques, zusammenfließen und größere Bereiche (Durchmesser mehrere cm) mit unregelmäßiger Oberfläche bilden.

Unterhalb von Plaques oder Atheromen ist die Tunica media der Arterienwand fast immer verdünnt. An der medianahen Basis des Atheroms sind öfter spärliche Rundzellinfiltrate anzutreffen. Im weiteren Verlauf breiten sich die atherosklerotischen Veränderungen auch auf die tieferen Schichten der Gefäßwand aus.

Komplikationen und Folgen der Atherosklerose. *Dystrophische Verkalkungen*: Häufig lagert sich Kalk in die nekrotischen Bezirke eines Atheroms ein. Die Kalkbereiche fließen zu größeren Platten zusammen und können auf diese Weise eine ring- bzw. röhrenförmige Verkalkung des Gefäßes mit völliger Wandstarre bewirken. Es sind sogar sekundäre Verknöcherungen beschrieben worden. Am Rande größerer Kalkplatten entstehen oft spaltförmige Einrisse (Fissuren) in der Gefäßwand.

Ulzerationen: Geschwürbildung ist die folgenreichste Komplikation der Atherosklerose, da sie weitere Schädigungen nach sich zieht. Normalerweise wird die Nekrosezone des Atheroms zum Gefäßlumen hin durch eine fibröse Platte bedeckt. Nach Verdünnung und Durchbruch dieser subendothelialen Schicht bildet sich ein Ulkus, also ein Substanzdefekt in der Gefäßwand.

Thrombose: In atherosklerotisch veränderten Arterien entstehen wandständige Abscheidungsthromben auch auf fibrösen Plaques, aber besonders häufig auf ulzerierten Atheromen. Die Thromben füllen oft nur den geschwürbedingten Wanddefekt aus, können durch weiteres Wachstum aber auch das Arterienlumen völlig verschließen.

Embolie: Verschlüsse peripherer Arterien als Folge einer Atherosklerose geschehen durch
– abgelöste wandständige Thromben, die über atherosklerotischen Wandveränderungen entstanden sind
– Material, welches aus einem ulzerierten Atherom herausgebrochen ist und mit dem Blutstrom verschleppt wurde.

Embolien finden sich in ca. 15% der Fälle mit schwerer Atherosklerose.

Arterielle Stenosen: Lichtungsverengungen in Arterien werden funktionell erst dann wirksam, wenn ein bestimmter kritischer Wert unterschritten wurde. Dieser Wert ist abhängig:
– von der lokalen Strömungsgeschwindigkeit des Blutes
– vom peripheren Widerstand
– von der Länge der Stenose.

Wenn der Blutdruck nach der Stenose um 20 mm Hg geringer ist als vor der Stenose, so muß der Gefäßquerschnitt verengt sein
– um 85% bei der Aorta
– um 65% bei der A. carotis interna und der A. renalis
– um 30% bei den Herzkranzarterien.

Unmittelbare Folgen schwerer Stenosen sind also Mangelversorgung der Gewebe und ischämische Nekrosen. Weil der Sauerstoffbedarf der Gewebe und Organe unterschiedlich ist, kann in manchen Fällen die Durchblutung in der Ruhephase noch ausreichend sein, während dann bei Belastung sofort ein Defizit entsteht. Klinische Bilder, wie Angina pectoris und Claudicatio intermittens sind auf diese Weise funktionell zu erklären.

Gefäßrupturen: Die degenerativen Veränderungen bei Atherosklerose schwächen die Gefäßwand so sehr, daß sie in schweren Fällen dem Blutdruck keinen Widerstand mehr leisten kann. Es kommt zur Gefäßruptur und zu Blutungen, bzw. zur Entstehung von Aneurysmen (siehe 9.1.3.1). Bei 90% der Aneurysmen an der Bauchaorta besteht eine atherosklerotische Vorschädigung der Gefäßwand.

Verlauf der Atherosklerose: Die Atherosklerose verläuft über Jahre oder Jahrzehnte klinisch latent. Häufig erregen erst ihre Folgeerscheinungen (Stenosen, Thrombose, Embolie, Aneurysmen) die Aufmerksamkeit des Patienten und des Arztes. Man kann drei Verlaufsformen unterscheiden:
– schneller Verlauf: Innerhalb von 1–3 Jahren bilden sich Gefäßstenosen aus (besonders an A. carotis, an A. femoralis und an den Herzkranzarterien)
– mäßig schneller Verlauf: Gefäßverschlüsse entstehen in 5–8 Jahren; häufigste Form, unabhängig von Alter und Geschlecht
– langsamer Verlauf: Gefäßverschlüsse bilden sich erst nach mehr als 10–20 Jahren aus.

9.1.2
Entzündungen

Entzündungen von Blutgefäßen können von der Lichtung oder (häufiger) von der Adventitia ausgehen, wobei sie bei großen Gefäßen auch von den Vasa vasorum auf die Gefäßwandstrukturen übergreifen können. Anfangs zellreiche, dann in eine Fibrose übergehende Proliferationen der Tunica intima können zur Lichtungseinengung oder auch zum Gefäßverschluß führen.

9.1.2.1 Akute Arteriitis. Infizierte Emboli oder bakterielle Besiedlung der Intima führen zu einer Entzündung: Es entstehen wandständige Thromben bei Übergreifen der Entzündung auf die Intima, die Gefäßwand lockert sich auf, die Bildung von Aneurysmen ist möglich. Wesentlich häufiger ist, daß verschiedene Entzündungsprozesse von außen her auf die Arterienwand übergreifen.

Verschiedenartige Entzündungen können vom Bindegewebe auf die Arterienwand übergreifen: Eitrige Leptomeningitis, Lungenabszesse, tuberkulöse Kavernen, ausgedehnte Furunkel, Magengeschwüre. Nach Arrosion von Gefäßwänden kommt es zur Ruptur und damit zur Gefahr oft tödlicher Blutungen. Bei langsamer Ausbreitung der perivaskulären Entzündung entwickeln sich zunächst zellreiche, dann fibrotische Intimaproliferationen.

9.1.2.2 Endarteriitis obliterans (Endangiitis, Thromarteriitis, Winiwarter-Bürger-Erkrankung). Beginn mit Durchblutungstörungen der unteren Extremität (Claudicatio intermittens). Es kann sogar schon bei Jugendlichen zu einer Gangrän der Extremitäten kommen. Verlauf: entzündliche Infiltrate in der Intima, Thrombenbildung, Organisation der Thromben, Verschluß der Gefäßlichtung durch Bindegewebsmassen.

Meist sind auch Venen mitbefallen. Diese zeigen manchmal tuberkuloide Knötchen. Herz, Gehirn, Darm und Nieren sind seltener betroffen. Die Patienten sind meist starke Raucher; lokale Kälteeinwirkung ist möglicherweise für die Pathogenese bedeutsam. Der Verlauf ist schleichend, Remissionen wurden beobachtet.

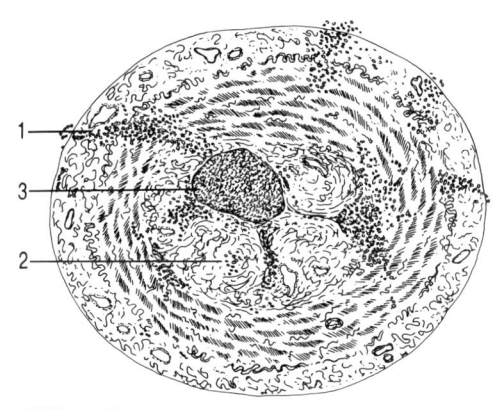

Abbildung 9-2:
Panarteriitis nodosa:
1 Granulomartige Infiltrate; 2 Granulationsgewebe;
3 Thrombus, welcher das Restlumen verschließt

9.1.2.3 Panarteriitis nodosa (Abb. 9-2). Von dieser nekrotisierenden Entzündung werden mittlere und kleinere Arterien befallen, vorwiegend in Niere, Herz, Leber, Gallenblase, Pankreas, Gehirn, peripherem Nervensystem und Skelettmuskulatur. Der Verlauf ist häufig langwierig. Man findet zahlreiche kugelförmige Gefäßwandverdickungen von Stecknadelkopfgröße an oberflächlich gelegenen Arterien (oft perlschnurartig angeordnet). Thromben siedeln sich auf der geschädigten Intima an. Im Versorgungsgebiet der Arterien entstehen kleine Infarkte. Ausbildung von kleinen Wandaneurysmen; später narbige Umwandlung der Media.

Die Ursachen sind nicht sicher bekannt: Infekte, Arzneimittelunverträglichkeit und Antigen-Antikörper-Reaktionen in der Media werden diskutiert. Mikroskopisch: meist sektorförmige Wandveränderungen, Medianekrosen schon in frühen Stadien, entzündliche Infiltrate in Intima und Adventitia mit Lymphozyten, Plasmazellen und neutrophilen, seltener eosinophilen Granulozyten. Diagnostisch wichtig ist, daß Venen, auch wenn sie nahe neben den entzündeten Arterien verlaufen, nicht betroffen sind.

9.1.2.4 Arteriitis temporalis. Vorwiegend bei älteren Menschen (Frauen sind häufiger betroffen). Unspezifische Bindegewebswucherungen in der Intima; oft hochgradige fibröse Intimaverdickung. Die Tunica media wird weitgehend durch Granulationsgewebe mit Riesenzellen, Lymphozyten und Plasmazellen zerstört; Zerfall der elastischen Membranen. In den Riesenzellen sind Reste von elastischen Fasern nachweisbar. Zellige Infiltrate auch in der Adventitia. Die Entzündung tritt auch in anderen Arterien auf. Gefürchtete Komplikation: Erblindung.

9.1.2.5 Rheumatische Arteriitis. Diese seltenere Gefäßerkrankung befällt größere und kleinere Arterien im Verlauf einer akuten Polyarthritis. In der Aorta und in größeren Gefäßen findet man eine fibrinoide Degeneration des Kollagens in der Adventitia und in der peripheren Media sowie lymphozytäre Infiltrate und Proliferation von Gewebsmakrophagen und Fibroblasten. Makroskopisch besteht eine Ähnlichkeit mit der Mesaortitis luica. In kleineren Arterien sind alle Wandschichten befallen. Aschoff-Knötchen werden fast nie gefunden.

9.1.2.6 Takayashu-Arteriitis. Die Ätiologie dieser Erkrankung ist noch unbekannt. Überwiegend ist die Aorta bei jüngeren Frauen betroffen. Seltener ist ein Befall von Koronar-, Nieren- oder Eingeweidegefäßen. Die Krankheit breitet sich segmental oder diffus aus. Am Beginn findet man entzündliche, oft riesenzellhaltige granulomatöse Veränderungen in der Adventitia, welche auf die Media übergreifen. Dann folgt eine bindegewebige Intimaverdickung und die Entstehung parietaler Thromben.

9.1.2.7 Luische (syphilitische) Gefäßveränderungen. Bei der Heubner-Endangiitis kommt es zu einem Befall der Hirnbasisgefäße mit sehr starker Intimaproliferation (Lichtungseinengung). Die Lamina elastica interna ist meist intakt. Lymphozytäre Infiltrate in der Adventitia. Wenn Gefäße durch Gummata hindurchziehen, zeigen sich reaktive Intimawucherungen, welche die Gefäße sehr stark einengen (Arteriitis gummosa).

Die **Mesaortitis luica** wird heute nur noch selten angetroffen (erfolgreiche Frühbehandlung der Lues durch Penicillin). Sie tritt in den Mediaherden und in deren Umgebung etwa 15 Jahre nach dem Primäraffekt auf. Von der Vasa vasorum und der Adventitia ausgehend wird die Media befallen. Fleckförmige Nekrosen: Untergang der glatten Muskelzellen und Zerfall der elastischen Netze. Bildung eines Granulationsgewebes, das später vernarbt. Der Blutdruck verursacht Ausbuchtungen in der geschwächten Wand, Intimafibrose, rindenartige Fältelung der Intima.

Die Mesaortitis luica beginnt in der Aorta ascendens und greift auf die Brustaorta über. Die Aorta abdominalis wird nicht befallen.

Komplikationen: Entstehung von Aortenaneurysmen und deren mögliche Ruptur; Verschluß oder starke Einengung der Koronarostien und der Abgänge der Halsgefäße mit allen sich hieraus ergebenden Ischämiefolgen; Übergreifen auf die Aortenklappen und Aorteninsuffizienz.

9.1.2.8 Venenentzündungen. Entzündliche Prozesse greifen von außen auf die Venenwand über: Venenentzündung (Phlebitis, Periphlebitis). Ein Befall der Venenwand von der Lichtung aus (Endophlebitis) ist wesentlich seltener. Venenwände sind sehr locker gebaut. Entzündungen können daher leicht alle Wandschichten durchdringen. Bei der **akuten Phlebitis** sind die Erreger häufig Kugelbakterien (Kokken). Meist ist sie eine Periphlebitis (Abszesse, Phlegmonen, Pneumonie, Leptomeningitis), kann aber auch von der Gefäßlichtung ausgehen (iatrogen durch unsauberes Injektionsbesteck, infizierte Emboli in Pfortaderästen).

Wenn die entzündlichen Vorgänge die Intima erreicht haben, bildet sich ein Thrombus aus, der zunächst blande ist, dann aber infiziert werden kann. Die eitrige *Thrombophlebitis* ist ein Sepsisherd und die gefürchtete Quelle einer Pyämie.

Die Venenwand kann eitrig eingeschmolzen werden (Phlebitis suppurativa) oder jauchig zerfallen (Phlebitis gangraenosa). Die Erreger breiten sich bei Venenentzündungen oft auch in den naheliegenden Lymphräumen aus, so daß eine begleitende Lymphangiitis entsteht.

Eine **chronische Phlebitis** kann aus einer länger andauernden Venenentzündung hervorgehen oder durch Ausdehnung chronischer Entzündungen aus Nachbargeweben auf die Venenwand entstehen.

**9.1.3
Gefäßerweiterungen**

9.1.3.1 Aneurysmen. Ein Aneurysma ist eine lokalisierte Erweiterung einer Arterie, bedingt durch eine angeborene oder erworbene Schwächung der Wandstruktur. In Aneurysmen entstehen Strömungswirbel und damit bevorzugt Thromben. Gefahr: Ein Aneurysma kann rupturieren und zu schweren Blutungen führen, die im Falle eines Aortenaneurysmas fast immer tödlich sind. Man unterscheidet verschiedene Formen:

Aneurysma verum (Abb. 9-3 a): Alle Wandschichten einer Arterie sind ausgeweitet, die geschwächte Wand gibt unter der Wirkung des Blutdrucks allmählich nach und es entstehen zunehmende Vorbuchtungen, die in zylindrisches, spindel-, kahn- oder sackförmiges Aussehen haben können. Die Wand des Aneurysmas ist meist sehr schwach infolge einer lokalen Gefügedilatation. Zerreißung und Schwund von elastischen Fasern erhöhen noch die Rupturgefahr. Sehr kleine Aneurysmen findet man besonders an den Gefäßen der Hirnbasis, Aneurysmen bis zur Kopfgröße nicht selten an der Aorta. Arrosionsaneurysmen entstehen, wenn zerstörende Kräfte (Geschwüre, Tumoren) von außen die Gefäßwand schädigen, so daß es zu Querschnittserweiterungen kommt.

Aneurysma dissecans (Abb. 9-3 b): Die Intima reißt ein, das Blut wühlt sich in die Media ein und spaltet sie. Der Prozeß schreitet in Längsrichtung fort, er kann

Abbildung 9-3:
Aneurysmen.
a) Aneurysma verum.
b) Aneurysma dissecans.
c) Aneurysma spurium.
d) Arteriovenöses Aneurysma.
1 Einriß in die Intima; 2 das Blut wühlt sich zwischen Intima und Media in die Gefäßwand ein; 3 abgehende kleinere Gefäße; 4 intakte Gefäßwand; 5 Arterie; 6 Vene; Wirbelbildung im Aneurysma.

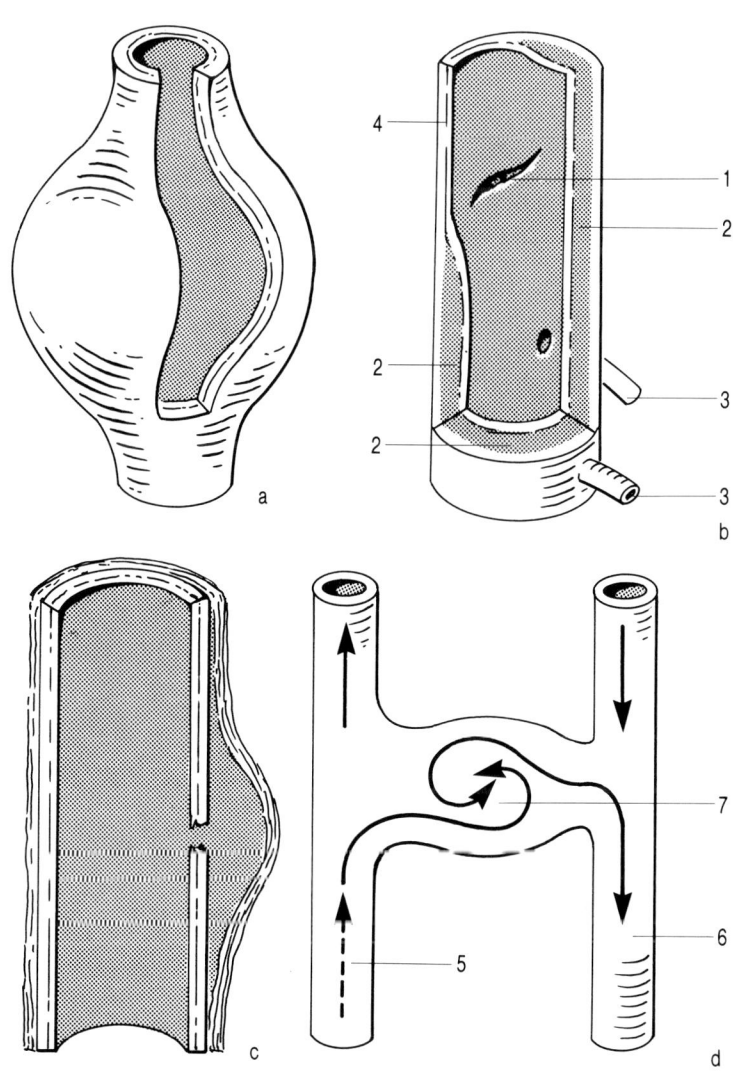

nur über einen Teil des Gefäßquerschnittes oder über den ganzen Umfang ausgedehnt sein, so daß das ursprüngliche Gefäß wie ein Rohr am Rohr erscheint. Seitenäste können dabei abreißen.

Das Aneurysma dissecans kann an anderer, oft ziemlich weit entfernter Stelle nach innen in das ursprüngliche Lumen oder nach außen durchbrechen. Im letzteren Fall kommt es zu Blutungen in das Gewebe. Das neu entstandene Gefäßrohr wird mit Endothel ausgekleidet und erhält bei längerem Bestehen eine Intima. Das Aneurysma dissecans kommt fast immer in der Aorta vor. Oft geht dem Aneurysma dissecans eine idiopathische Medianekrose (s. 9.1.5) und manchmal auch eine Arteriosklerose (s. 9.1.1) voraus. Gleichzeitiger Bluthochdruck hat eine begünstigende Wirkung.

Aneurysma spurium (Abb. 9-3 c): Beim „falschen" Aneurysma reißt die ganze Arterienwand und das Blut dringt in das periadventitielle Gewebe vor, wobei das sich verdichtete Gewebe eine Art Kapsel bildet und so das weitere Fortschreiten der Blutung verhindert. Der Hohlraum wird später mit Endothel ausgekleidet. Diese Form des Aneurysmas entsteht häufig bei Verletzungen, aber auch bei Arrosion eines Gefäßes von außen.

Arteriovenöse Aneurysmen (Abb. 9-3 d): Sie entstehen, wenn ein arterielles Aneurysma in eine Vene einbricht (selten) oder aber, wenn durch die gleichzeitige Verletzung einer Arterie und einer Vene eine arteriovenöse Verbindung hergestellt wird (arteriovenöse Fistel). Große Aneurysmen dieser Art in Herznähe belasten das Herz, weil sie eine Erhöhung des Herzminutenvolumens (also der Stromstärke) verursachen.

09.1.3.2 Venenerweiterungen. Als **Phlebektasie** bezeichnet man eine allgemeine gleichmäßige Erweiterung der Venenwand. Sie ist rückbildungsfähig, wenn eine vorübergehende erhöhte Blutfüllung ihre Ursache war. Phlebektasien gehen häufig auch mit einer Verlängerung der betreffenden Venen einher, so daß diese dann geschlängelt verlaufen.

Varizen sind lokalisierte knotenförmige Wandausweitungen mit grobem Umbau. Vom 5. Lebensjahrzehnt an kommen sie bei ca. 30% der Bevölkerung vor. Frauen sind im Verhältnis 3:1 häufiger betroffen. Varizen entstehen bevorzugt an der unteren Extremität (Vena saphena magna).

Unterschenkelvarizen werden als „Krampfadern" bezeichnet, wegen der krampfartigen Schmerzen, die in der schlecht durchbluteten Muskulatur auftreten. Varixknoten können erbs- bis walnußgroß sein. Entscheidend ist dabei auch die relative Insuffizienz der Venenklappen: Die Ansatzstellen der Klappen rücken auseinander, so daß diese das Gefäßlumen nicht mehr vollständig abschließen können. Das Blut versackt dann, der Schwerkraft folgend, in der Peripherie. Komplikationen: Thrombose, Blutungen, Verkalkungen von Varixknoten (Phlebolithen), Hautveränderungen am Unterschenkel, Lymphstau, Ödem, Epidermisverdickung, Hyperpigmentierung und schließlich das *Ulcus cruris varicosum*: Schlecht heilende chronische Geschwüre ausgelöst oft durch Bagatellverletzungen der schlecht ernährten Haut.

Als Ursachen von Varizen gelten: Wandschwäche der Gefäße, erhöhter venöser Blutdruck, erbliche Faktoren, Veränderung der hormonellen Situation (Häufung in der Schwangerschaft). Bei Patienten mit stehenden Berufen besteht eine stark erhöhte Disposition zu Varizen. Man diskutiert die Möglichkeit, daß hinter der Venenwandschwäche auch eine „allgemeine Bindegewebsschwäche" unterschiedlichen Ausmaßes stehen könnte, weil Varizen nicht selten zusammen mit Hernien und Senk- bzw. Plattfüßen vorkommen.

**9.1.4
Gefäßtumoren**

9.1.4.1 Hämangioma racemosum. Das Gewebe dieses gutartigen Tumors enthält zahlreiche geschlängelte Gefäße mit z.T. arterienähnlichem Bau sowie arterienähnliche Konvolute mit einer besonders stark ausgeprägten Wandmuskulatur. Die Tumoren kommen vor allem im Gehirn, in den Hirnhäuten oder im Gesicht vor.

9.1.4.2 Hämangioma capillare (Farbtafel VI, 30). Das kapilläre Hämangiom bildet beetartige blaurote Bezirke (Naevus flammeus: Feuermal). Es wächst gelegentlich exophytisch. Das Tumorgewebe besteht aus bluthaltigen Kapillaren mit unterschiedlich weiter Lichtung und einfachen Endothelzellage. Die Gefäße wachsen zwar in Bindegewebe, Fettgewebe (z. B. Orbita) und Muskulatur ein (solide Kapillarsprossen), zeigen aber kein destruktives Wachstum: andere Gewebe werden nur verdrängt. Entstehung: Aus längsovalen Mesenchymzellen entstehen unter Lumenbildung kleinere und größere Kapillarräume, die durch ihre intensive rote Farbe auffallen. Nach voller Entwicklung hört das weitere Wachstum auf. Lokalisation: vor allem Haut und angrenzende Schleimhäute.

9.1.4.3 Hämangioma cavernosum (Abb. 9-4). Der gutartige Tumor kommt hauptsächlich in der Leber vor (besonders bei älteren Menschen), daneben auch in Milz oder Niere und im Knochenmark der Wirbelkörper. Das kavernöse Hämangiom ist gegen das übrige Gewebe scharf abgegrenzt. Mikroskopisch sieht man ein System unvollkommen voneinander getrennter, mit venösem Blut gefüllter Hohlräume, die miteinander kommunizieren. Die kavernösen Hohlräume sind mit Endothel

9.1 Blutgefäße

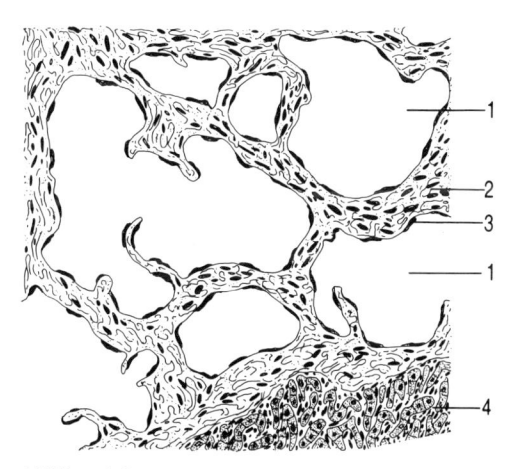

Abbildung 9-4:
Hämangioma cavernosum
1 Blutgefüllte, kavernöse Hohlräume; 2 Bindegewebe; 3 Endothel; 4 normales Lebergewebe

ausgekleidet. Die Trennwände zwischen ihnen bestehen aus einer spärlichen Bindegewebsschicht. Die Kavernen enthalten nicht selten auch Thromben.

9.1.4.4 Hämangioendotheliom (Hämangiosarkom). Dieser maligne Tumor geht vom Endothel der Kapillaren (und möglicherweise auch der Venolen) aus. Er kommt vor allem in der Schilddrüse vor, seltener auch in Haut, Leber, Milz usw. Das Tumorgewebe bildet starke, hämorrhagisch durchsetzte schwammige Knoten mit kompakten Anteilen und unscharfer Begrenzung. Unregelmäßige, teils spaltförmige, teils weite blutgefüllte Hohlräume (weiter als Kapillaren) sind mit einem mehrschichtigen großzelligen und polymorphen Endothel ausgekleidet, das die Basalmembran durchbrochen hat und infiltrativ weiterwächst. Oft Erythrozytophagie durch Endothelzellen.

Es gibt auch eine gutartige Form dieses Tumors, die meist im Kindesalter vorkommt und sich histologisch oft nur wenig von der malignen Form unterscheidet.

9.1.4.5 Hämangioperizytom. Dieser meist gutartige Tumor geht von den Perizyten der Kapillaren aus. Er bildet spaltförmige oder runde, meist enge Gefäße, die ein normales Endothel besitzen. Jenseits der Basalmembran findet man dichte Proliferationen von Perizyten mit intensiv angefärbten Kernen von längsovaler oder spindelförmiger Gestalt. Von den Kapillaren strahlen in alle Richtungen dichte Retikulinfasernetze aus.

Die maligne (also metastasierende) Form läßt sich histologisch nicht vom benignen Perizytom unterscheiden.

9.1.4.6 Kaposi-Sarkom (Sarcoma idiopathicum multiplex hämorrhagicum). Dieser gefäßbildende Tumor mit niederem Malignitätsgrad ist am häufigsten im distalen Bereich der Extremitäten lokalisiert. Männer sind etwa neunmal häufiger befallen als Frauen; Manifestation meist im 4–5. Lebensjahrzehnt.

Makroskopisch zeigen sich von Blutungen durchsetzte knötchenförmige oder plaqueartige Hauterscheinungen von bläulich-livider Farbe, die auch auf das subkutane Bindegewebe übergreifen. Es besteht ein stadienartiger Verlauf:
1. Entzündliches Stadium (teilweise rückbildungsfähig)
Proliferation von kapillarähnlichen Gefäßen mit Endothelauskleidung, zusätzlich spindelzellige Proliferationen, extravasal liegende Erythrozyten, Plasmazellen, Lymphozyten, starke Hämosiderineinlagerungen.
2. Proliferatives Stadium.
Dicht liegende Zellen in bündeliger Anordnung, die Merkmale von Endothelzellen, Perizyten und Fibroblasten zeigen, dazwischen schmale gefäßähnliche Spalten mit Blut gefüllt. Das Tumorgewebe hat Ähnlichkeit mit spindelzelligen, seltener mit rundzelligen Sarkomen.

Es besteht eine Koinzidenz mit malignen Lymphomen. Multiples Vorkommen ist möglich, wobei unklar bleibt, ob es sich um multifokale Entstehung oder um Metastasierung handelt. Es können auch Lymphknoten und in 10% der Fälle innere Organe befallen werden.

Bei Patienten mit dem Immundefekt-Syndrom AIDS tritt eine wesentlich aggressivere kutan-disseminierte oder multilokular-viszerale Variante des Kaposi-Sarkoms auf: Erstlokalisation der Effloreszenzen in der Mundhöhle und an den Schleimhäuten des Verdauungstraktes sowie ein häufiger Lymphknoten- und Organbefall.

9.1.5
Idiopathische zystische Medianekrose
Diese Krankheit mit unklarer Ursache beginnt nicht selten im mittleren Lebensalter. In der Tunica media erscheinen kleine nekrotische Herde. Sie sind gekennzeichnet durch den Schwund von glatten Muskelzellen und später auch von elastischen Fasern. An ihrer Stelle entstehen Höhlen, die mit mukoiden Substanzen gefüllt sind. Werden diese Hohlräume größer, so kann ein Aneurysma dissecans entstehen.

9.2
Lymphgefäße

9.2.1
Lymphangiitis
Entzündungen der Lymphgefäße entstehen von der Lichtung aus oder durch Übergreifen benachbarter Entzündungsprozesse. Häufig sind Streptokokken die Erreger. Andere Bakterien, sowie Pilze oder Parasiten können ebenfalls eine Lymphangiitis auslösen. Oft weist erst ein vergrößerter Lymphknoten auf die Entzündung hin.
Die Lymphangiitis breitet sich leicht durch die dünne Gefäßwand auf das umgebende Bindegewebe aus. Dies ist dann an der Haut als roter Streifen sichtbar (Perilymphadenitis).

Die Entzündung kann ohne Folgen abheilen oder zum Verschluß der Lichtung des Lymphgefäßes führen. Verödete Lymphgefäße sind als derb-faserige Stränge zu fühlen. Ein Lymphstau wird infolge der ausgedehnten Anastomosen erst bei einer Verödung größerer Lymphbahnen auftreten. Bei Infektionen an den Gliedmaßen wird häufiger eine eitrige Lymphangiitis beobachtet.

Bei Tuberkulose ist der Befall von Lymphgefäßen häufig. Eine Lymphangiitis stellt die Verbindung vom Primärherd zum Lymphknotenherd her.

9.2.2
Erweiterungen von Lymphgefäßen
Bei Verlegung von vielen ableitenden Lymphbahnen kann es zur Lymphstauung kommen. Die dünnwandigen Lymphgefäße erweitern sich (Lymphangiektasie). Lymphe tritt in das Bindegewebe über: *Lymphödem*. Bei längerem Bestehen kann es zu monströsen Verdickungen von Extremitäten kommen: Elephantiasis.

Besonders bei malignen Tumoren mit ausgedehnter Metastasierung in das Lymphsystem und auch nach operativer Entfernung dieser Tumoren mit weitgehender Ausräumung von Lymphbahnen und Lymphknoten treten diese Komplikationen auf.

9.2.3
Neoplasmen
Primäre Tumoren der Lymphgefäße sind meist gutartig und relativ häufig: Lymphangiome kommen als umschriebene Geschwulst der Haut in kapillärer, kavernöser und zystischer Form vor. Lymphangiosarkome sind sehr selten. Sekundäre Tumoren, also Metastasen anderer Tumoren in das Lymphsystem sind dagegen außerordentlich häufig. Die Tumorzellen durchwachsen die Lymphknoten und füllen die Lymphbahnen zum Teil vollständig aus, ehe sie in die Umgebung weiterwachsen: Lymphangiosis carcinomatosa.

9.3
Herz

9.3.1
Erkrankungen des Endokards
9.3.1.1 Endokardfibroelastose. Das Endokard ist diffus verdickt, meist im linken Ventrikel. Eine derbe grauweiße Platte kleidet die Herzhöhle ganz aus. Neben kollagenen Fasern enthält sie auch reichlich elastisches Material. Es besteht eine Muskelhypertrophie und eine Dilatation des Herzens. Wenn die Erkrankung auch auf die Herzklappen übergreift, werden diese insuffizient.

Die Ursachen dieser Erkrankung sind unklar. Der Tod tritt meist in den ersten Lebensjahren an Herzversagen ein.

9.3.1.2 Endokarditis.

Die Endokarditis ist in fast allen Fällen eine Entzündung der Herzklappen (Endokarditis valvularis). Die Klappen des linken Herzens sind am häufigsten erkrankt. Gleichzeitiger Befall mehrerer Herzklappen ist nicht selten: Am öftesten sind die Mitral- und die Aortenklappen betroffen. Die Entzündung kann auch auf die Sehnenfäden übergreifen. Besonders sind die Schließungsränder der Klappen gefährdet. Das übrige Endokard wird sehr selten entzündlich verändert (Endokarditis parietalis).

Endocarditis verrucosa rheumatica. Diese Form der Entzündung ist ein allergisch-hyperergischer Prozeß. Die Mitralklappe ist am häufigsten betroffen. Oft sind Mitral- und Aortenklappe gemeinsam befallen. An den Schließungsrändern der Klappen befinden sich grauglasige Wärzchen (1–3 mm hoch), die auch zu höckerigen Leisten zusammenfließen können. An der Basis der festsitzenden Wärzchen sind Makrophagen und fibrinoid verquollene Kollagenfasern zu finden.

Ablauf: Seröse Entzündung, Fibrinablagerungen unter dem Endokard, dieses bricht auf und es lagern sich Thrombozyten ab, Bildung der Wärzchen, bindegewebige Organisation. Fortschreitende Entzündungsprozesse und Rezidive führen zu erworbenen Klappenfehlern.

Endocarditis verrucosa simplex. Diese nicht-rheumatische und abakterielle Entzündung wird in unserer Zeit häufiger festgestellt als die rheumatische Form. Man findet meist an den Mitral- und Aortenklappen größere und weniger festsitzende Wärzchen (bis zu 2 mm Durchmesser), welche zur Quelle von Thrombembolien werden können. Sie bestehen vor allem aus Fibrin und Thrombozyten. Entzündliche Veränderungen am Klappengewebe fehlen. Man findet diese Endokarditis besonders häufig bei Patienten mit malignen Tumoren (Karzinome, Leukämien) und deutet sie dann als paraneoplastisches Syndrom. Außerdem kommt sie vermehrt bei Patienten mit Hyperkoagulabilität vor. Wegen ihres Auftretens bei konsumierenden Erkrankungen nennt man sie auch Endocarditis terminalis oder Endocarditis marantica.

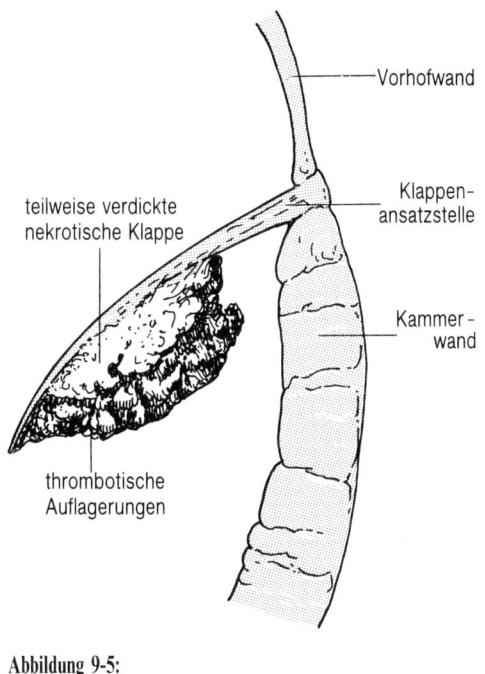

Abbildung 9-5: Endokarditis.

Bakterielle Endokarditis (Abb. 9-5). Als häufigste Form der infektiösen Endokarditis wird sie vor allem durch Strepto-, Staphylo-, Pneumo- oder Enterokokken ausgelöst, die auf dem Blutweg verschleppt werden. Die Erreger siedeln sich nicht nur auf vorgeschädigten, sondern auch auf makroskopisch unversehrten Klappen an, wo ein dichter Bakterienrasen entsteht. Es kommt zur Nekrose des Klappengewebes und zur Bildung von Geschwüren (Endocarditis ulcerosa), Thromben bilden sich (Endocarditis polyposa). Große Thromben engen die Klappenostien ein. Die infizierten Thromben werden nach ihrer Ablösung vom Klappenrand häufig in Gehirn, Nieren oder Milz verschleppt, wo sie eiternde Infarkte verursachen können.

Die ulzerierende Endokarditis breitet sich öfter auch auf das übrige Vorhofendokard und die Papillarmuskeln aus. Folgen: Losgerissene Klappenteile schlagen bei Kammerkontraktion in den Vorhof durch, Abklatschentzündungen am Endokard der Herzwand, Ulzera und Abszesse auch im benachbarten Myokard führen zu Wandschwäche und Ausbuchtung der

Herzwand. Einrisse und Abrisse von Klappen und Sehnenfäden können zur Todesursache werden (Akute Klappeninsuffizienz).

Subakute bakterielle Endokarditis (Endocarditis lenta). Typisch ist der schleichende Verlauf der Entzündung. Die wenig virulenten Erreger (meistens Streptococcus viridans) siedeln sich vorwiegend auf rheumatisch vorgeschädigten oder mißgebildeten Herzklappen an. Meist ist die Mitralklappe betroffen. Es bilden sich geringere Nekrosen, die von Thromben bedeckt sind. Die Thromben haben eine graue, rötliche oder bräunliche Färbung. Sie können bis ca. 1 cm hoch werden und auch auf das übrige Endokard und die Sehnenfäden übergreifen. Sie bestehen aus Fibrin, Thrombozyten, Leukozyten und Bakterien; an ihrer Basis entsteht Granulationsgewebe. Größere Thromben werden im Zentrum nekrotisch.

In unbehandelten Fällen kommt es zur ständigen Keimverschleppung auf dem Blutweg: Sepsis lenta. Die Thromben können bindegewebig organisiert werden oder verkalken.

Sonstige Formen der Endokarditis. Andere bakterielle Endokarditiden (auch bei Tb und Lues) sind weitaus seltener als die oben beschriebenen Formen. Gelegentlich entsteht eine Endokarditis auch am Ansatzring einer Klappenprothese: Abszeßbildung und Ausreißen des Implantats können die Folge sein. Die Existenz einer Virusendokarditis ist noch umstritten. Selten ist auch die Endokarditis durch Rickettsien bei Q-Fieber. Pilzendokarditiden werden dagegen heute weit häufiger festgestellt als früher; begünstigend sind Langzeitgaben von Kortikosteroiden und anderen Immunsuppressiva.

9.3.1.3 Erworbene Herzklappenfehler. Als Ursachen der erworbenen Klappenfehler sind anzusehen:
- Bakterielle Endokarditis
- Rheumatisches Fieber (akute Polyarthritis): bei etwa 75% der erkrankten Kinder und bei 50% der erkrankten Erwachsenen entsteht eine Endocarditis verrucosa rheumatica.

Aufgabe der Herzklappen ist es, einen geregelten Blutstrom durch das Herz zu gewährleisten, indem sie sich als Ventile druckgesteuert öffnen und schließen. Entzündlich veränderte Klappen sind hierzu, je nach dem Grad ihrer Schädigung, nur noch teilweise oder überhaupt nicht mehr in der Lage.

Durch entzündliche Prozesse und thrombotische Auflagerungen verdickte Klappen sind starr und unbeweglich. Sie öffnen sich nicht mehr ausreichend, vor allem dann nicht mehr, wenn sie auch noch durch entzündliche Verwachsungen im Kommissurenbereich verbunden sind: *Klappen-Stenose* (Abb. 9-6).

Können sich die Klappen nicht mehr vollständig schließen, weil ihre Ränder zerstört sind, so liegt eine *Klappen-Insuffizienz* vor (Abb. 9-6). Schrumpfung und Verwachsung der Sehnenfäden verschlimmert diesen Zustand noch.

Ist die Klappenfläche nicht verringert und haben sich nur die Ansatzringe erweitert, so spricht man von *relativer Insuffizienz*.

Klappenfehler haben eine Änderung der normalen Druck- und Volumenbelastung des Herzens zur Folge. Der betroffene Herzteil paßt sich diesen geänderten Verhältnissen durch Erweiterung (Dilatation), Hypertrophie oder Atrophie an.

Mitralstenose. Durch die Einflußbehinderung an der verengten Mitralklappe kommt es zu einem Rückstau des Blutes in den linken Vorhof, in die Lungenvenen und schließlich auch bis in das Kapillargebiet der Lunge mit dem Bild einer chronischen Stauungslunge (passiver pulmonaler Hochdruck). Die Folge ist zunächst eine Erweiterung des linken Vorhofs und der Lungenvenen. Der Druck im Lungenkreislauf steigt an, es bildet sich eine Stauungsinduration (Fibrose) der Lunge aus.

In der weiteren Folge kommt es auch zu einer Engstellung der Lungenarteriolen und einer erheblichen Drucksteigerung im kleinen Kreislauf mit einer Druckbelastung der rechten Kammer, des rechten Vorhofes und der Lungenarterien: reaktiver pulmonaler Hochdruck. Schließlich tritt Rechtsherzversagen ein.

Mitralinsuffizienz. Während der Systole wird das Blut auf zwei Wegen aus dem linken Ventrikel ausgetrieben: einerseits auf dem normalen Weg durch die Aortenklappe in den großen Kreislauf, anderer-

9.3 Herz

Normalzustand
(geschlossene Klappe)

Stenose
(öffnet sich nicht ganz)

Insuffizienz
(schließt nicht ganz)

Aortenklappe (Taschenklappe)

Mitralklappe (Segelklappe, AV-Klappe)

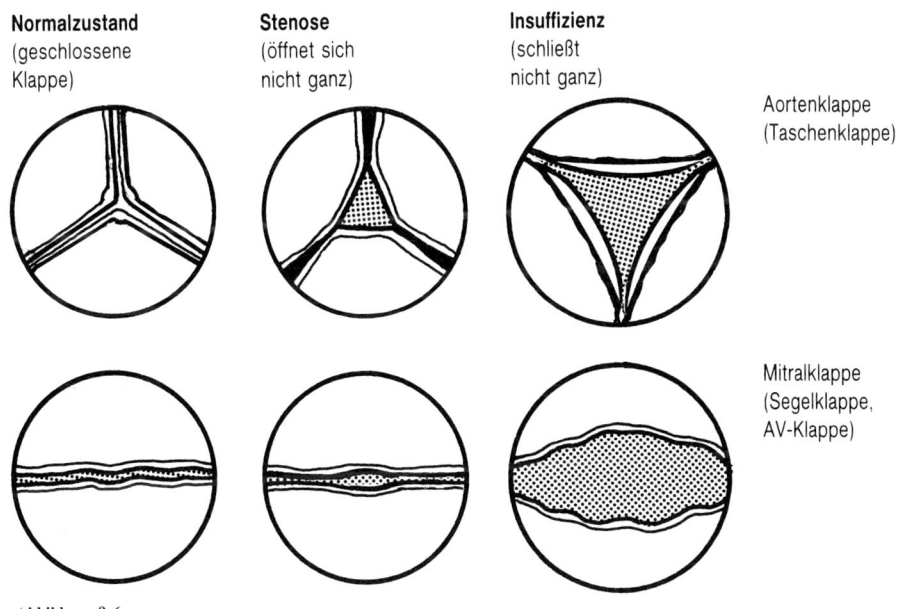

Abbildung 9-6:
Erworbene Herzklappenfehler.

---

seits durch die unvollständig schließende Mitralklappe wieder zurück in den linken Vorhof.

Dadurch wird dieser von zwei Seiten gefüllt: Normalerweise mit dem über die Lungenvenen angebotenen Blut und zusätzlich mit dem durch die insuffiziente Mitralklappe während der Systole zurückgeflossenen Blut (Regurgitationsvolumen). Er muß also eine größere Blutmenge aufnehmen: Volumenbelastung, Erweiterung des linken Vorhofs, systolische Expansion des Vorhofs (Ausbuchtungen der Vorhofwand nach Art eines Aneurysmas, bedingt durch den hohen Druck).

Während der Diastole strömt dann die gesamte Blutmenge aus dem Vorhof in die linke Kammer ein: effektives Schlagvolumen und Regurgitationsvolumen. Solange der Herzfehler kompensiert ist, wird das Schlagvolumen auf normaler Größe gehalten. Das Regurgitationsvolumen stellt dann eine zusätzliche Volumenarbeit für die linke Kammer dar: Sie muß ein größeres Blutvolumen diastolisch aufnehmen und systolisch auswerfen, als im Normalfall. Die Folgen sind eine Volumenbelastung der linken Kammer, Erweiterung und Hypertrophie der Kammerwand.

Aortenstenose. Während der Systole muß gegen den Widerstand der verengten Aortenklappe das Schlagvolumen in die Aorta ausgepreßt werden. Dies führt zu einer massiven Hypertrophie der linken Herzkammer (ohne Dilatation). Hinter der Stenose kommt es durch Wirbelbildungen zu einer umschriebenen Erweiterung der Aorta (poststenotische Dilatation).

Aorteninsuffizienz. Die Aortenklappe ist nicht mehr fähig, sich zu schließen. Während der Diastole wird die linke Kammer von zwei Seiten her aufgefüllt: auf normalem Weg durch die Mitralklappe vom linken Vorhof her und zusätzlich durch Rückstrom von eben ausgeworfenem Blut aus der Aorta. Der linke Ventrikel muß daher ein größeres Volumen in der Diastole aufnehmen als im Normalfall, er ist volumenbelastet. Während der Systole muß dieses vermehrte Volumen ausgeworfen werden. Die Mehrarbeit führt zur Hypertrophie der Kammerwand.

Bei Aorteninsuffizienz ist die Windkesselfunktion der Aorta weitgehend aufgehoben: Die Durchblutung der Körperperipherie geschieht deswegen nicht mehr kontinuierlich, sondern mehr oder weniger stoßweise.

9.3.2
Erkrankungen des Myokards
9.3.2.1 Koronarinsuffizienz.
Die Blutversorgung des Herzmuskels bleibt hinter dem Bedarf zurück, wenn
- die Blutzufuhr mechanisch behindert wird (z. B. Stenosen der Herzkranzarterien)
- der Sauerstoffgehalt des Blutes unzureichend ist (Anämie, CO-Vergiftung, Sauerstoffmangel, Diffusionsstörungen in der Lunge)
- der Sauerstoffbedarf des Herzmuskels krankhaft gesteigert ist (besonders bei zunehmender Hypertrophie des Herzens).

Folgen einer Mangelversorgung des Myokards können sein:
- Angina pectoris: Engegefühl in der Brust, heftige Schmerzen in der linken Brustseite, die in den Bauch, in die linke Halsseite und in den linken Arm ausstrahlen, Erblassen, kalter Schweiß, kleiner schneller Puls, Todesangst.
- Herzinfarkt (siehe unten)
- Akuter Herztod.

9.3.2.2 Herzinfarkt.
Der Herzinfarkt ist eine ischämische Nekrose in einem umschriebenen Bereich des Myokards (Farbtafel VI, 26). Zugrundegegangene Herzmuskelzellen können nicht ersetzt werden, der Herzmuskel ist nicht regenerationsfähig. Bei irreversibler Schädigung werden die nekrotischen Zellen abgeräumt und durch Bindegewebe *(Infarktnarbe)* ersetzt, welches keine eigene Kontraktionsarbeit leisten kann und daher bei jeder Herzmuskelkontraktion (Systole) passiv mitgeschleppt werden muß: Nach einem Herzinfarkt ist die Leistungsfähigkeit des Herzmuskels herabgesetzt, je nach Schwere des Infarkts mehr oder minder stark.

Nach der Lage des Infarktbereiches unterscheidet man (Abb. 9-7):
- Innenschichtinfarkte (subendokardiale)
- Mittelschichtinfarkte
- Außenschichtinfarkte
- Transmurale Infarkte.

Kleinere, bis etwa bohnengroße Nekrosebezirke bezeichnet man als Mikroinfarkte.

Die meisten Herzinfarkte ereignen sich in der Wand der linken Kammer oder im Kammerseptum. Infarkte im rechten Ventrikel oder in den Vorhöfen sind relativ selten. In nahezu allen Fällen findet man in der zum Infarktgebiet ziehenden Arterie eine starke Lumeneinengung oder einen kompletten Lichtungsverschluß. Bei großen Herzinfarkten ist in etwa 80% der Fälle eine Koronarthrombose vorhanden. Meist entwickeln sich diese Störungen auf dem Boden einer *Koronarsklerose*. Ein embolischer Verschluß der Gefäßlichtung kommt nur selten vor.

Tödliche Infarkte ohne Vorzeichen sind nicht häufig. Fast immer sind Zeichen vorangegangener Ischämien im Myokard zu finden. Jeder zweite tödliche Infarkt ist ein Reinfarkt.

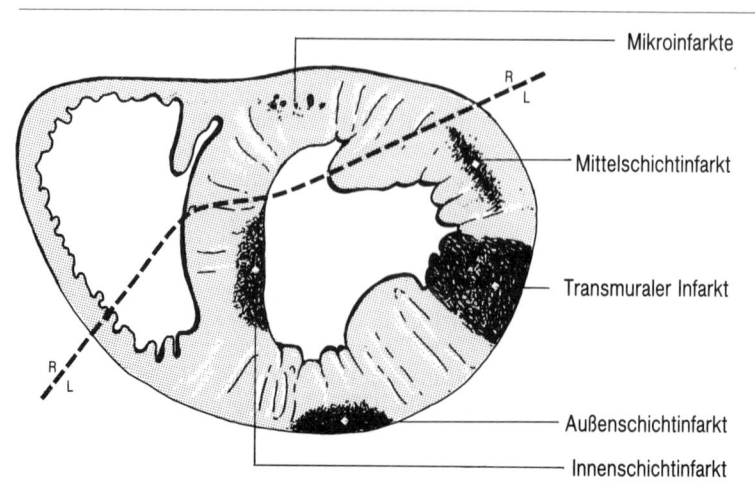

Abbildung 9-7: Herzinfarkt. Die gestrichelte Linie bezeichnet die Grenze zwischen den Versorgungsgebieten der linken (L) und rechten (R) Herzkranzarterie.

9.3 Herz   157

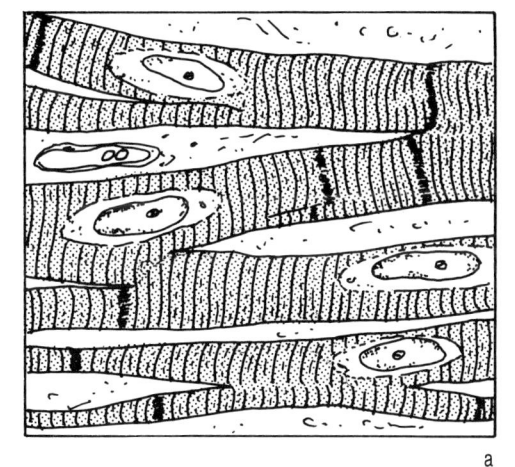

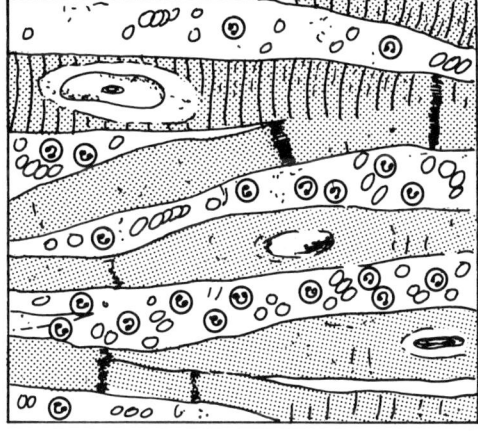

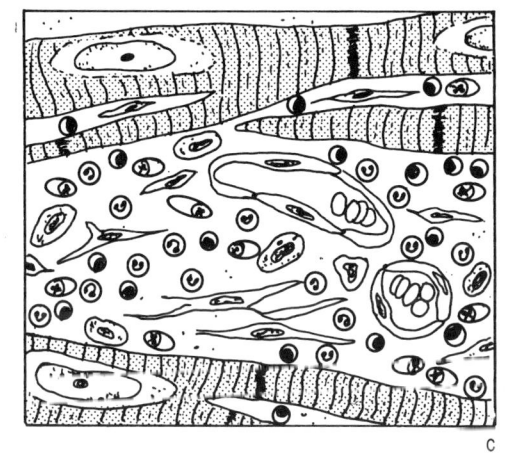

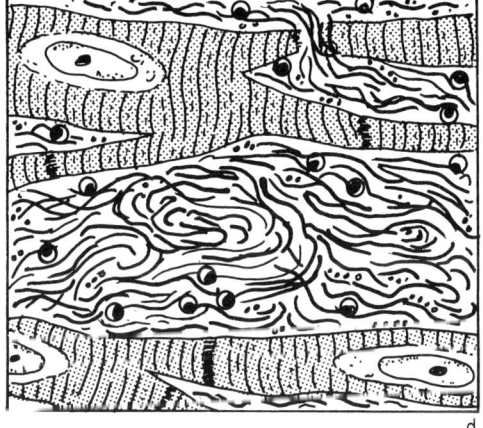

Abbildung 9-8:
Myokardinfarkt.
a) Normales Herzmuskelgewebe.
b) Frischer Infarkt: Eosinophile Nekrose, Verlust der Querstreifung, Erythrozyten und Leukozyten im Zwischengewebe.
c) Subakuter Infarkt: Nekrose ist abgeräumt, lipofuszinhaltige Phagozyten, Plasmazellen, Lymphozyten sowie zahlreiche Kapillaren und Fibroblasten im Interstitium.
d) Alter Infarkt: Bindegewebsnarbe.

Ein Herzinfarkt entsteht nur dann, wenn die Ischämie im Herzmuskel länger gedauert hat als die Wiederbelebungszeit des Myokards, welche etwa eine Stunde beträgt.

Ablauf eines Herzinfarkts (Abb. 9-8). Makroskopisch ist der nekrotische Myokardbezirk blaß, oft auch gelblich gefärbt (Fettfreisetzung) und von einer hyperämischen Randzone umgeben. Von dieser wandern schon am 1. Tag Granulozyten in die Nekrose ein und bilden einen dichten Randsaum (Höhepunkt am 5. Tag). Das Einsprossen von Kapillaren in die Nekrosezone beginnt am 4. Tag. Fibrozyten und Makrophagen treten auf, Phagozytose der nekrotischen Herzmuskelzellen.

Am Ende der zweiten Woche finden sich die ersten kollagenen Fasern im Granulationsgewebe. Dieses räumt in 10 Tagen eine Nekrosezone von ca. 1 mm Breite ab. Kleinere Infarkte vernarben in etwa einem Monat, größere brauchen die doppelte Zeit und länger.

Folgen des Herzinfarkts.
- Pericarditis epistenocardica bei Infarkten, die bis zum Epikard reichen
- Parietale Thromben (Hirn- und Nierenembolien), heute durch die Antikoagulantientherapie (Herabsetzung der Gerinnbarkeit des Blutes) selten geworden
- Herzruptur als gefährlichste Komplikation; bei 5–10% der tödlichen Infarkte am häufigsten zwischen 3. und 10. Tag bei großen transmuralen Infarkten.
- Herzwandaneurysma (bei transmuralen Infarkten). Durch die starke Dehnbarkeit seiner Wand nimmt das Aneurysma eine größere Blutmenge auf, so daß ein Teil der Herzarbeit hämodynamisch wirkungslos in der Dehnung und Füllung des Aneurysmas verpufft. Es entstehen ähnliche Zustände wie bei einer Mitralinsuffizienz.
- Herzrhythmusstörungen bei Untergang von wichtigen Teilen des Erregungsbildungs- und Leitungssystems.

Die Risikofaktoren der Arteriosklerose erhöhen auch das Infarktrisiko:
- Hypertonie (erhöhter Blutdruck)
- Erhöhte Blutfettwerte
- Zigarettenrauchen (bei 20 Zigaretten pro Tag besteht ein dreifach höheres Infarktrisiko als beim Nichtraucher). Die Bildung von CO-Hb scheint eine Rolle zu spielen.
- Diabetes mellitus. Ob die Hyperglykämie allein ein Risikofaktor ist, weiß man noch nicht sicher. Häufig besteht beim Diabetes eine zusätzliche Hypercholesterinämie und Adipositas. Übergewicht allein ist wohl kein Risikofaktor, hat aber eine verschlechternde Wirkung, wenn es sich anderen Risikofaktoren beigesellt.

Patienten mit mehreren erhöhten Risikofaktoren sind besonders gefährdet, weil sich das Infarktrisiko dabei oft sogar potenziert, z. B. bei Hypercholesterinämie + Hypertonie + Rauchen besteht nicht nur ein dreifaches sondern ein neunfach höheres Infarktrisiko.

9.3.2.3 Herzhypertrophie. Bei der Hypertrophie nimmt die Muskelmasse des Herzens zu durch Vergrößerung der einzelnen Herzmuskelzellen. Bei erhöhter Druckbelastung entsteht die sogenannte *Druckhypertrophie*: Kammerwand und Trabekelwerk sind verdickt, die Kammerlichtung ist eng.

Beispiele: Druckhypertrophie des linken Ventrikels bei Hochdruck im großen Kreislauf (Aortenstenose, Erhöhung des Widerstandes in der Peripherie). Druckhypertrophie des rechten Ventrikels (Cor pulmonale) bei Pulmonalstenose oder Hochdruck in der Lunge.

Bei erhöhter Volumenbelastung entsteht die *Volumenhypertrophie*: Die Kammerwand ist verdickt, der Innenraum ist erweitert. Beispiele: Aorten- oder Mitralinsuffizienz.

In beiden Fällen muß die Kammer während der Systole eine erhöhte Spannkraft entwickeln. Als Kompensationsmechanismus hat die Herzhypertrophie ihr Ziel erreicht, wenn die erhöhte Belastung durch Zunahme der Muskelmasse und damit der Kontraktionskraft ausgeglichen wurde. Nach Ende der Belastung bildet sich die Hypertrophie wieder zurück.

Bei der *physiologischen Hypertrophie* (z. B. Sportlerherz) wird das kritische Herzgewicht von 500 g nicht überschritten. Geht die Gewichtsvermehrung eines Herzens in pathologischen Fällen darüber hinaus, so wird die Versorgung des Herzmuskels mit Sauerstoff und Nährstoffen infolge der verlängerten Diffusionsstrecken deutlich schlechter und es kommt zur Herzinsuffizienz.

9.3.2.4 Herzatrophie. Bei reduzierter Arbeit wird das Herz vor allem durch Abnahme des Schlagvolumens atrophisch: Verkleinerung der Herzmuskelzellen (Gewichtsverminderung), auch ein herdförmiger Abbau ist möglich. Der Lipofuszingehalt in den Zellen nimmt zu (braune Atrophie).

9.3.2.5 Kardiomyopathien. Unter dieser Gruppe (idiopathische Kardiomyopathien) faßt man alle Herzerkrankungen zusammen, die nicht entzündungs- oder kreislaufbedingt sind und nicht auf angeborene oder erworbene Herzfehler zurückgeführt werden können. Ihre Ursachen sind unbekannt.

Hypertrophe Kardiomyopathie. Die Krankheit tritt nicht selten familiär gehäuft auf. Sie ist gekennzeichnet durch eine enge Kammerlichtung, Texturstörungen im Myokard und eine asymmetrische Hypertrophie des Kammerseptums, die häufig in der Mitte lokalisiert ist. Die Herzmuskelzellen sind beträchtlich verkürzt und verdickt sowie unregelmäßig angeordnet und vermehrt verzweigt. Ultrastrukturell finden sich eine Vermehrung der Mitochondrien sowie eine Verbreiterung der Z-Streifen und starke Variationen in der Myofibrillendicke, aber auch oft ein unregelmäßiger Fibrillenverlauf.

Bei dieser *obstruktiven Form* ist zusätzlich die Ausstrombahn des linken und/oder rechten Ventrikels eingeengt, so daß die Patienten einem akuten Herztod erliegen können.

Die *nicht obstruktive Form* zeigt eine Kammerwandhypertrophie und oft auch eine begleitende Septumhypertrophie, bei der allerdings die Ausstrombahn der Kammern nicht eingeengt ist.

Dilatative (kongestive) Kardiomyopathie. Diese häufigste und klinisch bedeutsamste Kardiomyopathie besteht in einer ausgeprägten exzentrischen Hypertrophie des linken und rechten Herzens. Im Trabekelwerk der Kammern kommt es oft zu einer Thrombenbildung. Man beobachtet weiterhin eine unterschiedlich starke Fibrose und eine uneinheitliche Hypertrophie der Muskelzellen. Ultrastrukturelle Befunde: Myelinfiguren, degenerative Mitochondrienveränderungen, Myofibrillenverlust, Fehlanordnung der Myofibrillen. Je ausgeprägter diese Befunde sind, umso schlechter ist die Prognose.

Konstriktive (obliterative) Kardiomyopathie. Für diese Form (Endomyokardfibrose) ist eine Bindegewebsvermehrung typisch, die sich im Endokard oder auch im Myokard findet. Entweder ist nur eine Ventrikelwand befallen oder beide, vorzugsweise im Herzspitzenbereich. Der Prozeß kann auch auf die Herzklappen übergreifen, die Entstehung parietaler Thromben ist möglich. Die Patienten sterben an einer Herzinsuffizienz.

9.3.2.6 Stoffwechselstörungen im Myokard.

Pathologische Myokardveränderungen, die auf Stoffwechselstörungen zurückzuführen sind, werden unter dem Begriff *Sekundäre Kardiomyopathien* zusammengefaßt und den im vorhergehenden Abschnitt behandelten idiopathischen Kardiomyopathien gegenübergestellt.

Störungen des Wasserhaushaltes. Bei Vergiftungen oder bestimmten Infektionen beobachtet man eine trübe Schwellung der Herzmuskelzellen oder, in schweren Fällen, eine vakuolige Degeneration.

Fettstoffwechselstörungen. Bei der fettigen Degeneration erscheinen winzige Fetttröpfchen in den T-Tubuli der Herzmuskelzellen. Das Fett lagert sich dann intrazellulär als feine Granula ab. Die Verfettung geschieht entweder diffus oder fleckförmig. Bei der letzteren Form schimmern kleine gelbliche und zackig begrenzte Fettherde durch das Endokard hindurch (besonders gut an den Trabekeln und Papillarmuskeln erkennbar). Die verfetteten Bezirke liegen im Bereich der venösen Kapillarschenkel des Koronarkreislaufes.

Diffuse Verfettungen entstehen bei schweren Infektionskrankheiten, durch Diphtherietoxin und bei Vergiftungen (z. B. Arsen, Chloroform, Phosphor).

Fleckförmige Verfettungen entstehen bei Hypoxie, besonders bei perniziöser Anämie, aber auch bei anderen Anämien oder im Endstadium einer chronischen Herzinsuffizienz.

Bei der **Lipomatosis cordis** (Fettbewachsung oder Fettdurchwachsung des Herzens) wird interstitielles oder subepikardiales Bindegewebe in Fettgewebe umgewandelt. Besonders die Außenwand der rechten Kammer kann von einer dicken Fettschicht bedeckt sein. Streifenartige Fettgewebsstraßen ziehen dann, vom Epikard ausgehend, mitunter tief in die Muskelschicht der rechten Kammerwand hinein, wobei sogar das Endokard erreicht werden kann. Ist die Lipomatose sehr stark ausgeprägt, so besteht die rechte Kammerwand weitgehend aus Fettgewebe, die Muskelzellen atrophieren. Dennoch bleibt die Lipomatose erstaunlicherweise klinisch meist stumm, und ist allein nur selten die Ursache einer tödlichen Herzruptur.

Kohlehydratstoffwechsel. Bei schweren Diabetesfällen und auch bei Neugeborenen diabetischer Mütter können die Herzmuskelzellen einen erhöhten Glykogengehalt aufweisen. Bei Typ Pompe der Glykogenspeicherkrankheit ist das Herz bevorzugt befallen: Starke Verbreiterung der Zellen, helles Zytoplasma; makroskopisch: erhebliche Verdickung der Kammerwände. Todesursache der Kinder ist eine Herzinsuffizienz meist im 1. Lebensjahr.

Mineralstoffwechselstörungen. Verkalkungen im Herzmuskel zeigen sich meist in nekrotischen Arealen nach Ischämie oder Myokarditis, bzw. als „staubförmige" Verkalkungen innerhalb der Mitochondrien. Erhöhte Serum-Ca-Konzentrationen (bei Urämie, beschleunigtem Knochenabbau oder bei Hyperparathyreoidismus) begünstigen die Kalkablagerung.

Bei Hämochromatose finden sich unterschiedlich starke Eisenablagerungen in den Herzmuskelzellen zwischen Mitochondrien und Myofibrillen. Das Eisen bewirkt eine dunkel- bis rostbraune Färbung des Herzmuskels.

Bei Kaliummangel erscheinen zunächst herdförmige Ödeme, dann Nekrosen und Fibrosen. Bei Hyperkaliämie droht Herzstillstand, weil eine hohe extrazelluläre Kaliumkonzentration den Kaliumausstrom aus der Herzmuskelzelle unterbindet.

Alkoholische Kardiomyopathie. Sie tritt nach chronischem Alkoholabusus von mehr als 10 Jahren bei etwa 20% der Fälle auf. Histologisch findet man oft Ablagerungen von Neutralfetten in den Muskelzellen und Fibrosen, degenerative Mitochondrienveränderungen, Erhöhung der Lysosomenzahl, Zerstörung von Myofibrillen, Anschwellungen der Räume des L-Systems.

Die Hauptursache ist hierbei wohl die direkte zytotoxische Wirkung des Alkohols, weniger die häufig zu beobachtende Fehlernährung des Alkoholikers.

Avitaminosen. Bei einer B_1-Avitaminose (Beri-Beri) ist das Herz erweitert; zusätzliche Befunde: interstitielles Ödem und hydropische Degeneration der Herzmuskelzellen. Weitere Veränderungen sind jenen ähnlich, die bei der alkoholischen Kardiomyopathie auftreten.

Amyloidose. Bei idiopathischen und hereditären Avitaminosen sowie bei Plasmozytom ist der Herzmuskel häufig betroffen. Es wird Amyloid vom L-Typ abgelagert. Im höheren Alter findet man im Myokard häufig geringere Ablagerungen von Sc-Amyloid, die aber keine klinische Bedeutung besitzen. Sie liegen meist interstitiell im Bereich der Basalmembranen. Nur selten kommt es zu ausgedehnten diffusen oder knotigen Amyloidablagerungen (feste Konsistenz, speckiger Glanz der Schnittfläche). Eine sehr starke Amyloidose führt zu einer Atrophie des Herzmuskels und zum schleichenden Untergang von Muskelzellen, sie behindert die Bewegungen der Zellen im Myokardgefüge. Dies kann eine Herzinsuffizienz zur Folge haben. Bei Begleitamyloidosen wird der Herzmuskel nicht betroffen.

9.3.2.7 Myokarditis

Bakterielle Myokarditis. Unterschiedlich stark ausgeprägte degenerative Veränderungen in den Herzmuskelzellen und entzündliche Prozesse im Interstitium bestimmen das ansonsten uneinheitliche mikroskopische Bild. Begleitmyokarditiden können 2–3 Wochen nach einer bakteriellen Infektion auftreten (Scharlach, Tb, Tonsillitis, Salmonellen- und Meningokokkeninfektionen, chronische Sepsis). Bei eitriger Myokarditis: Abszesse, die oft von einem hyperämischen Hof umgeben sind, Geschwüre am Endokard. Verfettung und scholliger Zerfall des Myokards bei der diphtherischen Myokarditis.

Virusmyokarditis. Eine Herzmuskelentzündung begleitet Virusinfekte: Grippe, Poliomyelitis, Masern, Varizellen, Mumps, Röteln. Infiltrate aus Lymphozyten und Plasmazellen beherrschen das mikroskopische Bild. Nekrosen einzelner Muskelzellen oder kleinerer Gruppen. Bevorzugt befallen sind die Hinterwand der Vorhöfe, die Vorhof- und Kammerscheidewand und die Herzspitze.

Rheumatische Myokarditis. Im floriden Stadium dieser heute selten gewordenen Krankheit sieht man die charakteristischen Aschoff-Knötchen, aus denen später gefäßnah gelegene, spindelförmige Narben entstehen. Besonders betroffen sind die Bindegewebsräume zwischen Aorta und Mitralklappe sowie die linke Kammerwand.

Granulome im Impulsleitungssystem stören den Herzrhythmus.

9.3.2.8 Neoplasmen. Primäre Tumoren am Herzen sind selten. Beobachtet wurden Myxome in den Vorhöfen (polypös oder gestielt), Rhabdomyome (meist bei Kindern), Fibrome, Lipome, Angiome. Sarkome des Herzens sind große Raritäten.

Sekundäre Tumoren im Herzen sind etwas häufiger als die primären: Tumoren im Thorax können direkt auf das Herz übergreifen. Metastasen von Karzinomen der Mamma, der Lungen, des Verdauungstraktes sowie von malignen Melanomen gelangen meist auf dem Blutweg in das Herz.

9.3.3 Erkrankungen des Perikards

9.3.3.1 Ergüsse. Die im Herzbeutel enthaltene Flüssigkeit kann durch Transsudation auf mehr als 1 Liter ansteigen: **Hydroperikard** bei Patienten mit chronischer Herzinsuffizienz oder Hypoproteinämie. Nimmt der Erguß langsam zu, so paßt sich das Perikard der Volumenvermehrung an. Rasch auftretende Herzbeutelergüsse erreichen ca. 500–600 ml. Ohne Druckentlastung tritt der Tod sehr rasch ein: *Herzbeuteltamponade* (schon bei 150–300 ml). Der Herzmuskel wird dabei von außen so zusammengedrückt, daß eine ausreichende Füllung in der Diastole nicht mehr möglich ist. Das Schlagvolumen sinkt auf minimale Werte ab: Funktioneller Herzstillstand.

Hämoperikard: Der Herzbeutel ist mit Blut gefüllt. Bei einer starken Blutung in den Herzbeutel tritt der Tod ebenfalls durch Herzbeuteltamponade ein. Ursachen:
- Herzwandruptur
- Ruptur eines Aneurysmas an der Aortenwurzel
- Blutungen aus Koronararterien in den Herzbeutel
- Traumata des Herzens oder der großen Gefäße.

9.3.3.2 Perikarditis. Unter diesem Begriff versteht man eine Entzündung des Perikards oder des Epikards. Häufig sind ohnehin die beiden serösen Blätter betroffen.

Die Entzündung entsteht:
- auf dem Blutweg (Einschwemmung von Bakterien oder Toxinen)
- durch Übergreifen einer Entzündung aus Nachbargeweben: Myokard, Pleura, Lunge, Mediastinum, Oberbauch
- bei offenen Verletzungen des Herzbeutels.

Die Entzündung des Herzbeutels beginnt oft mit einer starken Rötung der Serosa. Nach der Beschaffenheit des Exsudates unterscheidet man eine seröse, serofibrinöse, fibrinöse (Farbtafel VI, 28), fibrinös-eitrige und eine hämorrhagische Perikarditis. Bei reichlicher Fibrinabscheidung entsteht das sog. *Zottenherz (Cor villosum)*.

Bei Organisation des Exsudates entstehen Verwachsungen, die zur völligen Obliteration des Herzbeutels führen: *Concretio pericardii*. Bilden sich derbe Schwielen, welche das Herz umklammern, die diastolische Füllung behindern und das Schlagvolumen verringern sowie eine Einflußstauung hervorrufen, so spricht man von einem *Panzerherz (Pericarditis constrictiva)*. In die Schwielen können sogar Kalkplatten eingelagert sein. Nach den Ursachen kann man unterscheiden:
- Akute idiopathische Perikarditis (benigne primäre oder epidemische Perikarditis): Diese fibrinöse, manchmal hämorrhagische Form ist heute im Zunehmen begriffen. Sie schließt sich meist an eine entzündliche Erkrankung der oberen Luftwege an. Meist heilt sie ohne Folgen. Man diskutiert eine virale Genese.
- Bakterielle Perikarditis (seröses, fibrinöses oder eitriges Exsudat)
- Urämische Perikarditis (trocken, fibrinös, Ausscheidung harnpflichtiger Substanzen durch die seröse Haut bei Nierenschädigungen)
- Perikarditis epistenocardica (eine abakterielle Entzündung bei Herzinfarkt, auf das Infarktgebiet beschränkt, als fibrinöse, serofibrinöse oder hämorrhagische Entzündung)
- Rheumatische Perikarditis (eine serofibrinöse Entzündung, die meist zusammen mit anderen rheumatischen Herzerkrankungen vorkommt, histologisch sind fibrinoide Verquellungen und

rheumatische Granulome nachweisbar)
- Tuberkulöse Perikarditis (in der obersten Schicht des Perikards oder Epikards findet man Tuberkel, das Perikard ist oft von einer Fibrinschicht bedeckt, häufig hämorrhagisches Exsudat)
- Traumatische Perikarditis (nach offenen Verletzungen). Nach herzchirurgischen Eingriffen folgt eine lokale, fibrinöse und meist nur gering ausgeprägte Perikarditis. Frühestens eine Woche nach der Operation kann eine serofibrinöse Spätperikarditis auftreten. Als Ursache werden eine Virusinfektion oder ein Autoimmunprozeß diskutiert.
- Begleit-Perikarditis bei malignen Tumoren: Sie ist fibrinös, serös und oftmals auch hämorrhagisch. Sie kommt bei Infiltration des Perikards durch Karzinome oder Sarkome vor.

9.3.3.3 Neoplasmen. Primäre Herzbeuteltumoren sind sehr selten: knotige oder diffuse Mesotheliome und Sarkome wurden beschrieben. Häufiger kommt der metastatische Befall vor und das Übergreifen von Bronchial- und Mammakarzinomen auf den Herzbeutel.

9.3.4
Angeborene Herzfehler

Angeborene Herzfehler sind makroskopisch sichtbare Strukturanomalien des Herzens und der herznahen großen Gefäße, welche funktionelle Auswirkungen haben. Der komplizierte Entwicklungsgang des Herzens weist viele Störungsmöglichkeiten auf. Angeborene Herzfehler sind daher sehr häufig: Die Mißbildungsrate liegt bei 1% aller Neugeborenen. Etwa 75% der Herzfehler sind heute operabel, die Sterblichkeit ist aber trotzdem hoch: 30% aller Kinder mit angeborenen Herzfehlern sterben im Lauf ihres ersten Lebensjahres.

Herzfehler können genetisch bedingt sein oder durch eine intrauterine Schädigung während der Entwicklung verursacht werden: Virusinfektionen, toxisch-medikamentöse Schäden, Sauerstoffmangel). Den angeborenen Herzfehlern werden die (nachgeburtlich) erworbenen Herzklappenfehler gegenübergestellt, deren Ursache in erster Linie die Endokarditis ist (siehe 9.3.1.3).

9.3.4.1 Herzfehler mit primärem Links-Rechts-Shunt. Das gemeinsame Merkmal dieser Gruppe ist die Tatsache, daß zwischen dem linken und dem rechten Herzen eine unphysiologische Verbindung besteht, über welche Blut, den Druckverhältnissen entsprechend, vom linken in das rechte Herz übertreten kann. Die Folgen sind zunächst: Mehrdurchblutung der Lunge, pulmonaler Hochdruck und schließlich fibrotischer Umbau der Lunge, Rechtsherzhypertrophie und Strömungsumkehr.

Vorhofscheidewanddefekt (ASD: Atriumseptumdefekt). Zwischen rechtem und linkem Vorhof besteht nach der Geburt eine abnorme Verbindung. Klinisch ist der Herzfehler erst von Bedeutung, wenn der Durchmesser der Öffnung beim Säugling 8 mm und beim Erwachsenen 15 mm übersteigt. Merkmale: Blutübertritt vom linken in den rechten Vorhof, Volumenbelastung der rechten Kammer und des Lungenkreislaufes mit Mischblut, Erweiterung (Hypertrophie) der rechten Kammer, Erweiterung der Lungengefäße, Druckerhöhung im kleinen Kreislauf bewirkt eine Pulmonalsklerose, Strömungsumkehr bei starkem Lungenhochdruck im Endstadium.

Kammerscheidewanddefekt (VSD: Ventrikelseptumdefekt). Dies ist die häufigste Herzmißbildung (etwa 30%). Es besteht eine pathologische Öffnung in der Kammerscheidewand. Zu 90% liegt sie im membranosen und zu 10% im muskulären Teil des Kammerseptums.

Merkmale: Blutübertritt aus der linken in die rechte Kammer, Mischblut gelangt in die Lunge, Überlastung des Lungenkreislaufes, pulmonaler Hochdruck, Rechtsherzhypertrophie, Shunt-Umkehr. Die linke Kammer pumpt bei ihrer Kontraktion das Shunt-Volumen direkt in den Truncus pulmonalis, während die rechte Kammer nur das vom rechten Vorhof angebotene Blut in den kleinen Kreislauf weiterbefördert. Es ist also primär der linke Ventrikel, der eine Volumenbelastung mit Hypertrophie der Kammerwand erleidet.

Offener Ductus arteriosus (Ductus arteriosus persistens, Ductus Botalli apertus). Vor der Geburt ist die Lunge weitgehend von der Zirkulation ausgeschlossen. Ihre

Aufgaben werden von der Plazenta übernommen. Die beiden Kreisläufe (Lungen- und Körperkreislauf) sind daher parallel geschaltet und nicht, wie normalerweise erst nach der Geburt, in Serie. Damit der überwiegende Teil des Schlagvolumens beider Herzkammern in die Aorta gepumpt werden kann, besteht eine weite Anastomose zwischen dem Truncus pulmonalis und der Aorta. Diese Verbindung (der Ductus Botalli) schließt sich funktionell normalerweise innerhalb von 15–20 Stunden nach der Geburt. Die bindegewebige Veródung (Obliteration) dauert bis zu 3 Monaten.

Bleibt aber die Verbindung offen, so kommt es infolge der höheren Druck- und Widerstandsverhältnisse im großen Kreislauf zu einem Blutübertritt aus der Aorta in die Lungenarterien und damit zu einer erhöhten Lungendurchströmung mit Mischblut. Die Folgen sind auch hier: Volumenbelastung des linken Herzens, Lungenhochdruck, Rechtsherzhypertrophie und schließlich Strömungsumkehr (Rechts-Links-Shunt).

Singlärer Ventrikel. Bei diesem Herzfehler ist die Kammerscheidewand nicht vorhanden. Das Herz besitzt folglich nur drei Innenräume: zwei Vorhöfe und eine gemeinsame Kammer (univentrikuläres Herz; Cor triloculare). Die Lungendurchströmung ist größer als die des großen Kreislaufes. In beide Kreisläufe gelangt dasselbe Mischblut. Es kommt zu einer starken Hypertrophie des Herzens und relativ früh zur Herzinsuffizienz.

9.3.4.2 Herzfehler mit primärem Rechts-Links-Shunt.

Truncus arteriosus communis. Es besteht eine gemeinsame Ausflußöffnung für beide Kammern, die über einen Ventrikelseptumdefekt sitzt. Das gemeinsame Gefäß hat meist vier Klappen. Es gibt zuerst die Koronararterien, dann die Pulmonalarterien ab und setzt sich schließlich als Aorta fort. In beiden Ventrikeln herrscht der gleiche systolische Druck. Mischblut gelangt in beide Kreisläufe.

Fehlmündung aller Lungenvenen. Die Lungenvenen münden in den rechten Vorhof bzw. in die obere Hohlvene oder in den Sinus coronarius ein. Voraussetzung für ein Überleben ist eine Verbindung beider Kreisläufe, so daß Blut aus dem rechten Herzen in den linken Vorhof oder in die linke Kammer und damit über die Aorta in den Körperkreislauf gelangen kann. Meist besteht diese Verbindung auf Ebene der Vorhöfe (ASD). Auch bei diesem Herzfehler besteht eine Mischblutzyanose.

Transposition der großen Arterien (TGA). Die Aorta entspringt aus dem rechten, der Truncus pulmonalis aus dem linken Ventrikel. Der große und der kleine Kreislauf sind also nicht hintereinander geschaltet, sondern funktionell getrennt: Das sauerstoffreiche Blut aus der Lunge wird unmittelbar wieder in die Lunge zurückgeführt und das sauerstoffarme Blut aus der Körperperipherie wird ohne vorherigen Gasaustausch direkt wieder in den großen Kreislauf gepumpt. Die Träger dieser Mißbildung sind nach der Geburt nur lebensfähig, wenn gleichzeitig ein ASD, ein VSD, ein offener Ductus Botalli oder eine Fehlmündung von Lungenvenen (in eine Hohlvene oder in den rechten Vorhof) besteht.

Trikuspidalatresie. Es besteht keine Verbindung zwischen rechtem Vorhof und rechter Kammer, deren Muskulatur hypoplastisch ist. Durch ein offenes Foramen ovale oder einen Vorhofseptumdefekt kann das sauerstoffarme Blut aus dem großen Kreislauf in den linken Vorhof übertreten. Dort findet eine vollständige Durchmischung mit dem sauerstoffreichen Blut statt, welches über die Lungenvenen zum linken Vorhof gelangt. Die Lungendurchströmung wird möglich über einen offenen Ductus Botalli oder einen gleichzeitig bestehenden Ventrikelseptumdefekt.

Fallot-Tetralogie. Es handelt sich hierbei um einen kombinierten Herzfehler, bestehend aus:
- Pulmonalstenose
- Rechtsherzhypertrophie
- Hochsitzendem Ventrikelseptumdefekt
- Reitender Aorta (der Aortenabgang liegt genau über dem Septumdefekt).

Infolge der Pulmonalstenose besteht eine Druckgleichheit in beiden Herzkammern. Der Widerstand an der Pulmonalstenose ist meist größer als der Widerstand im großen Kreislauf. Deshalb entsteht ein Rechts-Links-Shunt.

Ein Großteil des Schlagvolumens der rechten Kammer tritt unter Umgehung des Lungenkreislaufes direkt in die Aorta, also in den großen Kreislauf über, welcher mit Mischblut versorgt wird. Die Lunge ist dagegen vermindert durchblutet: Schlechte Sauerstoffsättigung des Blutes: Zyanose (Blausucht). Die Druckbelastung führt zur Hypertrophie der rechten Kammer und des rechten Vorhofes.

9.3.4.3 Fehler an der Kammerausstrombahn und den großen Gefäßen. Aortenisthmusstenose (Coarctatio aortae). Durch eine Verengung der Aorta im Isthmusbereich kommt es zu einer Blutdrucksteigerung in der oberen und zu einem Blutdruckabfall in der unteren Körperhälfte. Die Puls- und Blutdruckdifferenzen zwischen beiden Körperhälften sind für diesen Herzfehler beweisend. Je nach dem Schweregrad der Mißbildung geschieht die Durchblutung der unteren Körperhälfte über einen mehr oder minder ausgedehnten Kollateralkreislauf. Der Bluthochdruck in der oberen Körperhälfte hat eine Druckbelastung der linken Herzkammer zur Folge. Rechtzeitige Diagnose vorausgesetzt, kann dieser Herzfehler durch eine Operation völlig beseitigt werden.

Pulmonalstenose. Dieser Herzfehler kommt sowohl für sich allein als auch in Kombination mit anderen Anomalien vor, insbesondere mit Septumdefekten. Das Pulmonalostium, also die Abgangsstelle des Truncus pulmonalis aus der rechten Herzkammer ist verengt. Der rechte Ventrikel muß das Blut gegen einen erhöhten Widerstand austreiben: Druckbelastung der rechten Kammer und Hypertrophie der Muskulatur. An der Stenose tritt ein Druckgefälle auf: In der rechten Kammer ist der Druck erhöht, im Truncus pulmonalis, also hinter der Engstelle ist er erniedrigt.

Bei einer schweren Stenose kann der Druck in der rechten Kammer sogar den Druck in der linken Kammer übersteigen. Die Wirbelbildungen jenseits der Stenose können eine umschriebene Erweiterung des Gefäßes verursachen *(poststenotische Dilatation)*. Die Druckbelastung der rechten Kammer teilt sich über den erhöhten Kammerdruck am Ende der Diastole auch dem rechten Vorhof mit, welcher dadurch ebenfalls belastet wird und darauf mit Hypertrophie der Wandmuskulatur reagiert.

10
Blut, Knochenmark und lymphatisches Gewebe

Übersicht 10:

10.1	**Physiologie der Blutbildung**	166
10.2	**Knochenmarkinsuffizienz**	166
10.3	**Störungen der Erythropoese**	167
10.3.1	Anämien	167
10.3.1.1	Einteilung der Anämien nach der Größe der Erythrozyten	167
10.3.1.2	Einteilung der Anämien nach dem Hämoglobingehalt der Erythrozyten	167
10.3.1.3	Einteilung der Anämien nach ihrer Pathogenese	167
10.3.1.4	Anämien durch ungenügende Erythrozytenbildung	168
10.4	**Polyzythaemie**	169
10.4.1	Polycythaemia vera rubra (Vaquez-Osler-Krankheit)	169
10.4.2	Polyglobulie (symptomatische, sekundäre Polyzythämie)	170
10.5	**Störungen des granulozytopoetischen Systems**	170
10.5.1	Granulozytopenien und Agranulozytose	170
10.5.2	Granulozytose	170
10.5.3	Pathogenese von Leukosen	170
10.5.4	Akute Myeloische Leukämie (AML) = Akute Leukose	171
10.5.5	Chronische Myeloische Leukämie (CML) = Chronische Myelose	172
10.6	**Störungen der Lymphopoese**	172
10.6.1	Akute Lymphatische Leukämie (ALL)	172
10.6.2	Chronische Lymphatische Leukämie (CLL)	173
10.7	**Pathologie der Lymphknoten**	173
10.7.1	Kurze Übersicht des normalen Aufbaus eines Lymphknotens	173
10.7.2	Atrophie der Lymphknoten	174
10.7.3	Lymphadenitis	174
10.7.3.1	Lymphadenitis pseudotuberculosa	174
10.7.3.2	Lymphadenitis tularämica	174
10.7.3.3	Lymphknoten bei der Katzenkratzkrankheit	175
10.7.3.4	Pfeiffer-Drüsenfieber	175
10.7.3.5	Lymphknotentuberkulose	175
10.7.3.6	Sarkoidose	175

10 Blut, Knochenmark und lymphatisches Gewebe

10.7.4	Maligne Lymphome	175
10.7.4.1	Morbus Hodgkin (Lymphogranulomatose)	176
10.7.4.2	Non-Hodgkin-Lymphome	177
10.7.5	Histiozytose X	179
10.7.6	Tumormetastasen in Lymphknoten	180

10.8	**Pathologie der Milz**	**180**
10.8.1	Kurze Darstellung des normalen Aufbaus der Milz	180
10.8.2	Hypersplenismus	180
10.8.3	Gefäß- und Kreislaufstörungen	180
10.8.4	Beteiligung der Milz bei Allgemeininfektionen	181
10.8.5	Stoffwechselstörungen	181
10.8.6	Splenomegalie	181

10.9	**Pathologie des Thymus**	**181**
10.9.1	Entwicklungsstörungen	181
10.9.2	Physiologische und akzidentelle Thymusinvolution	182
10.9.3	Thymushyperplasie	182
10.9.4	Tumoren des Thymus (Thymome)	182

10.1
Physiologie der Blutbildung

Bis etwa zum Ende des 1. Lebensjahres enthalten alle Knochen rotes, blutbildendes Knochenmark. Mit zunehmendem Alter wird das rote Knochenmark in den Diaphysen der langen Röhrenknochen durch fettreiches, gelbes Knochenmark ersetzt. Die Retikulumzellen, die das Grundgerüst des Knochenmarkes bilden, nehmen in großer Menge Fett auf. Dadurch werden die Zellen der Blutbildung verdrängt. Blutbildendes rotes Knochenmark ist demnach beim Erwachsenen nur mehr in den Epiphysen der Röhrenknochen und vor allem in den kurzen und platten Knochen des Skelettes (Wirbel, Brustbein, Darmbein, Schulterblätter, Rippen, Schädeldach etc.) zu finden. Das Gesamtgewicht des Knochenmarkes beträgt beim Erwachsenen ca. 2,5 bis 3,5 kg, wobei jeweils die Hälfte auf blutbildendes rotes Mark und auf Fettmark entfällt. Unter bestimmten Bedingungen, z. B. bei schweren Blutverlusten, kann sich das Fettmark wieder in rotes blutbildendes Knochenmark umwandeln. Auch in anderen Organen (Milz, Leber) kann es dann zur Bildung von Blutzellen kommen (extramedulläre Blutbildung).

Die Entwicklung der Blutzellen im Knochenmark nimmt von undifferenzierten Stammzellen ihren Ausgang, die sich dann in verschiedene Richtung differenzieren können. Im roten Knochenmark findet die Bildung von Erythrozyten *(Erythropoese)*, von Granulozyten und Monozyten *(Myelopoese)* von Blutplättchen *(Thrombopoese)* und auch von bestimmten Lymphozytenformen *(Lymphopoese)* statt. Über das Sinussystem des Knochenmarkes werden die neugebildeten Blutzellen in das strömende Blut abgegeben.

10.2
Knochenmarkinsuffizienz

Das Knochenmark kann durch eine Reihe von unterschiedlichen Noxen (z. B. Strahlen; chemische und medikamentöse Schädigung) schwer in Mitleidenschaft gezogen werden und dann vorübergehend oder permanent nicht mehr in der Lage sein, den Bedarf des Körpers an funktionstüchtigen Blutzellen sicherzustellen. Als Folgen und als Komplikationen einer Knochenmarkinsuffizienz treten allein oder vergesellschaftet auf:
– Erythrozytenmangel: Dieser hat eine allgemeine Anämie und eine daraus resultierende Hypoxämie zur Folge.

- Granulozytenmangel: Dadurch wird die allgemeine Abwehrkraft des Körpers stark vermindert.
- Thrombozytenmangel: Dieser führt zu einer stark erhöhten Blutungsneigung (hämorrhagische Diathese).

10.3 Störungen der Erythropoese

10.3.1 Anämien

Unter Anämie versteht man eine Verminderung der Erythrozytenzahl und/oder des Hämoglobingehaltes pro Volumeneinheit des strömenden Blutes. Sie kann nach verschiedenen Kriterien klassifiziert werden.

10.3.1.1 Einteilung der Anämie nach der Größe der Erythrozyten. Nach der Größe der roten Blutkörperchen lassen sich *normozytäre, mikrozytäre* und *makrozytäre* Anämieformen unterscheiden.

10.3.1.2 Einteilung der Anämien nach dem Hämoglobingehalt der Erythrozyten. Nach dem Hämoglobingehalt der Erythrozyten können *normochrome* Anämien (Hämoglobinkonzentration pro Erythrozyt 32–38%) und *hypochrome*, d. h. mit einer verringerten Blutfarbstoffkonzentration pro Erythrozyt (< 30%), differenziert werden.

10.3.1.3 Einteilung der Anämien nach ihrer Pathogenese.
Akute und chronische Blutungsanämien. Als Ursache für eine **akute Blutungsanämie** kommen unter anderem innere und äußere Verletzungen, Ruptur von Aneurysmen und Varizen sowie schwere Blutungen bei hämorrhagischer Diathese in Betracht. Blutverluste bis 500 ml werden von gesunden Erwachsenen reaktionslos vertragen. Größere Blutverluste führen zu Blutdruckabfall, Tachykardie und Sauerstoffmangel. Bei Verlust von mehr als einem Drittel der Gesamtblutmenge tritt Kreislaufkollaps und Anurie ein.

Die Wiederherstellung der normalen Erythrozytenwerte vollzieht sich phasenweise: Unmittelbar nach der Blutung liegt eine Oligämie (verringerte Blutmenge) mit normalem Hämatokrit vor. Durch Einstrom von Gewebsflüssigkeit wird der Flüssigkeitsverlust ausgeglichen. Dies bewirkt ein Absinken des Hämatokritwertes, d. h. eine Blutverdünnung. Durch Aktivierung der Blutzellbildung im Knochenmark kommt es dann zum Ersatz der verlorenen roten und weißen Blutkörperchen.

Chronische Blutungsanämien resultieren aus dem Verlust kleinerer Blutmengen über längere Zeit. Mögliche Ursachen sind u. a. Blutungen aus Magen- und Darmgeschwüren, Tumoren des Atmungs-, Verdauungs- und Urogenitaltraktes und postpartale Blutung. Klinisch gehen diese Anämien mit Blässe der Haut und Schleimhäute (durch Verminderung der Erythrozytenzahl und des Hämoglobingehaltes), trophischen Störungen (Rhagaden, vor allem im Mundwinkel; Hunter-Glossitis = Atrophie der Zungenschleimhaut; Plummer-Vinson-Syndrom = Atrophie der Schleimhaut in Pharynx und Ösophagus; Hohlnägelbildung etc.) einher. Das Knochenmark erscheint hyperplastisch.

Hämolytische Anämien. Hämolytische Anämien werden durch einen gesteigerten Erythrozytenzerfall (Hämolyse) verursacht. Die normale Lebensdauer der roten Blutkörperchen (ca. 120 Tage) ist deutlich (< 100 Tage) verkürzt. Durch die Auflösung der Erythrozyten kommt es zum Ansteigen des indirekten Bilirubins und damit zum Ikterus. Das Knochenmark ist durch die kompensatorische Steigerung der Erythropoese hyperplastisch. Im peripheren Blut finden sich vermehrt unreife rote Blutzellen, die Retikulozyten.

Hämolytische Anämien können sich aus Formanomalien der Erythrozyten ergeben. Bei der *hämolytischen Kugelzellanämie* sind die Erythrozyten klein (6 μm) und kugelig *(Sphärozyten)*. Wahrscheinlich liegt ein angeborener Defekt der Zellmembran vor. Die Lebensdauer der Sphärozyten ist stark verkürzt. Sie werden vermehrt in der Milz zurückgehalten und abgebaut. Dadurch kommt es zur starken Vergrößerung der Milz (Splenomegalie). Bei operativer Entfernung der Milz normalisiert sich die Lebensdauer der Sphärozyten.

Bei der *Elliptozytose*, bei der die Form der Erythrozyten oval ist, kommt es in der Regel nur zu einer geringgradigen Verkürzung ihrer Lebenszeit und damit nur selten zu einer manifesten hämolytischen Anämie.

Bei der **Sichelzellanämie**, die vor allem in Äquatorialafrika vorkommt, liegt eine genetisch bedingte Bildungsstörung des Hämoglobins vor. Die Erythrozyten enthalten das pathologische *Hämoglobin S*, bei dem im Globinanteil des Moleküls mehrere Aminosäuren gegenüber der normalen Form ausgetauscht sind. Die Erythrozyten werden dadurch sichelförmig. Bei homozygoten Trägern, bei denen 80 bis 100% der Erythrozyten als Sichelzellen vorliegen, ist die Lebenserwartung gering. Bei Heterozygoten, bei denen nur 20 bis 40% der Erythrozyten das Hämoglobin S aufweisen, kommt es kaum zu Symptomen. Sie besitzen sogar einen gewissen Vorteil, da das Hämoglobin S die Erythrozyten gegenüber Plasmodien, den Erregern der Malaria, resistenter macht und damit die Überlebenschancen dieser Personen verbessert.

Auch bei den **Thalassämien**, die vor allem im Mittelmeerraum vorkommen, liegt eine genetische Störung der Hämoglobinsynthese vor, die zu einer schweren hypochromen Anämie (um 1 Mill/mm^3) führt.

Hämolytische Anämien können auch durch zytotoxische Antikörper ausgelöst werden. **Kälteagglutinine** sind schon normalerweise in geringer Konzentration im Serum vorhanden. Bei normaler Körpertemperatur zeigen sie keine Wirkung, führen aber bei niedrigen Temperaturen des Blutes außerhalb des Körpers (0 bis 20°C) zur Agglutination der Erythrozyten. Unter pathologischen Bedingungen (z. B. bei Virusinfektionen, Leukosen, Sarkoidose) können die Antikörper die Erythrozyten schon bei leicht subnormaler Körpertemperatur zur Agglutination und Auflösung bringen.

Durch die **Transfusion** gruppenunverträglichen Blutes kann eine Hämolyse ausgelöst werden. Meist kommt es dabei zum Untergang der Spendererythrozyten. Seltener werden die roten Blutkörperchen des Empfängers lysiert. Schon nach Verabreichung von 30 bis 50 ml inkompatiblen Blutes sind beim Empfänger Unruhe, Blässe der Haut, Atemnot, sowie Kopf- und Kreuzschmerzen zu beobachten. Fortsetzung der Transfusion bewirkt Schüttelfrost und Schock. Unter Umständen kann es schon in dieser Phase zum Tode kommen. Ein Transfusionsfehler kann aber auch noch später durch Niereninsuffizienz einen tödlichen Ausgang zur Folge haben.

Fetale Erythroblastose (Morbus haemolyticus neonatorum): Der Morbus haemolyticus neonatorum wird durch mütterliche Antikörper gegen Erythrozytenantigene des Kindes verursacht. Bei der ersten Schwangerschaft bildet eine Rh-negative Mutter gegen Rh-positive Erythrozyten des Kindes Antikörper aus. Bei der nächsten Schwangerschaft werden durch diese placentagängigen Antikörper die Erythrozyten eines Rh-positiven Kindes geschädigt. Bereits im Uterus oder kurz nach der Geburt verursachen sie eine Hämolyse der kindlichen Erythrozyten. Dies kann zu einer schweren Anämie, zu generalisierten Ödemen und zum Fruchttod führen.

Toxische hämolytische Anämien. Durch chemische Substanzen (z. B. Arsen-Wasserstoff, Benzol, Anilin), Medikamente (z. B. Phenacetin, Sulfonamide, Chinin), bakterielle (Streptokokken, Staphylokokken), pflanzliche (Knollenblätterpilz, Wurmfarn) und tierische Toxine (Schlangengifte) kann es zur ausgedehnten Hämolyse und ihren Folgen kommen.

10.3.1.4 Anämien durch ungenügende Erythrozytenbildung.

Anämien durch Vitamin-B$_{12}$-Mangel. Vitamin B$_{12}$ ist für die DNS-Synthese sämtlicher proliferierender Zellen des Körpers notwendig. Bei Vitamin B$_{12}$-Mangel kommt es in allen Geweben mit hoher Zellteilungsrate zu Störungen. Neben der Störung der Erythropoese manifestiert sich der Vitamin-B$_{12}$-Mangel auch durch Störungen des Zellregenerationsvermögens von Schleimhäuten. Unter anderem kommt es zur Atrophie der Schleimhaut der Zunge (Hunter-Glossitis), des Ösophagus (Plummer-Vinson-Syndrom: Schluckbeschwerden durch Atrophie der Ösophagusschleimhaut) und des Magen-Darmtraktes. Weiter kann Vitamin-B$_{12}$-Mangel zur Störung bei der Myelinbildung von markhaltigen Nervenfasern führen.

Die **perniziöse Anämie** (Morbus Biermer) ist eine erbliche Autoimmunerkrankung, bei der Antikörper gegen die Parietalzellen der eigenen Magenschleimhaut gebildet werden. Diese Zellen des Magens bilden normalerweise den sogenannten *Intrinsic factor*, der für die Resorption des mit der Nahrung zugeführten *Vitamin B$_{12}$ (Extrinsic factor)* unerläßlich ist. Das Vitamin B$_{12}$ wird an den Intrinsic factor gebunden und mit ihm zusammen im Bereich des Dünndarms resorbiert. Bei der perniziösen Anämie wird durch die Autoantikörper die Bildung des Intrinsic factors gestört. Dadurch unterbleibt die Resorption von Vitamin B$_{12}$ und es entsteht in der Folge ein Vitamin-B$_{12}$-Mangel. Neben den oben erwähnten Störungen in anderen Organsystemen ist vor allem die Erythropoese stark beeinträchtigt. Im hyperplastisch erscheinenden Knochenmark werden abnorme Erythrozyten *(Megalozyten:* größer als normale Erythrozyten, hämoglobinreich) produziert, die frühzeitig (nach 8 bis 40 Tagen) zugrundegehen und so zu einer schweren hyperchromen hämolytischen Anämie führen. Die Prognose dieser Krankheit war vor der Aufklärung ihrer Pathogenese infaust. Die Patienten starben innerhalb von ein bis drei Jahren. Heute wird durch eine Substitutionstherapie mit Vitamin B$_{12}$ die normale Lebenserwartung nicht eingeschränkt. Allerdings besteht für die von perniziöser Anämie Betroffenen ein doppelt so hohes Risiko, an Magenkarzinomen zu erkranken, wie für die übrige Bevölkerung.

Außer bei der perniziösen Anämie kann es auch nach Magenresektion (mangelhafte oder fehlende Bildung des Intrinsic factors), durch Störungen der Resorptionsprozesse und gelegentlich durch ungenügende Aufnahme mit der Nahrung (bei strengen Vegetariern, da Vitamin B$_{12}$ ausschließlich in Nahrungsmittel tierischer Herkunft vorkommt) zu Vitamin-B$_{12}$-Mangel und zu einer daraus resultierenden Anämie kommen.

Auch *Folsäure* ist für die DNS-Synthese proliferierender Zellen unerläßlich und wirkt dabei synergistisch zum Vitamin B$_{12}$. Folsäure findet sich ausschließlich in pflanzlichen Nahrungsmitteln und wird durch Kochen zerstört. Bei ungenügender Zufuhr (kein frisches Obst, Gemüse), Resorptionsstörungen im Dünndarm oder vermehrtem Verbrauch kommt es zum Folsäuremangel, der, ähnlich wie der Vitamin-B$_{12}$-Mangel bei perniziöser Anämie, zu einer megalozytären hyperchromen Anämie führt.

Eisenmangelanämie: Eisen ist außer für die Hämoglobinsynthese bei der Erythrozytenbildung wichtig. Bei Eisenmangel sind die Erythrozyten klein *(mikrozytär)*, hypochrom (enthalten zu wenig Hämoglobin) und oft ungleich geformt *(Poikilozytose)*. Eisenmangel resultiert unter anderem aus akuten und chronischen Blutverlusten, erhöhtem Bedarf (Wachstum, Schwangerschaft) oder ungenügender Zufuhr und Resorption von Eisen. Durch die regelmäßigen Blutverluste bei der Menstruation sind Frauen für einen Eisenmangel besonders prädisponiert. Eisen ist weiterhin für alle Gewebe mit rascher Zellvermehrung wichtig. Eisenmangel hat daher neben seinen Auswirkungen auf das Blutbild Veränderung in anderen Organen zur Folge (z. B. orale Rhagaden; Hohlnägel; Haarausfall; Läsionen und Atrophie der Schleimhäute von Zunge [Hunter-Glossitis], Ösophagus [Plummer-Vinson-Syndrom] und Magen-Darmtrakt.

Anämie durch Eiseneinbaustörungen (sideroachrestische Anämie). Hier ist der Einbau von Eisen in das Hämoglobin der Erythrozyten gestört, obwohl im Körper genügend Eisen vorhanden wäre. Dadurch kommt es auch hier zu einer mikrozytär-hypochromen Anämie. Da aber kein Eisenmangel im Gesamtorganismus herrscht, fehlen die bei Eisenmangelanämie ausgeprägten Mangelerscheinungen an Haut und Schleimhäuten.

Aplastische Anämien. Bei den aplastischen Anämien werden durch Insuffizienz des Knochenmarks (s. 10.2) zu wenig Erythrozyten gebildet. Als Ursache steht die Einnahme von Medikamenten, die das Knochenmark schädigen (z. B. Chloramphenicol, Goldpräparate, Nitrofurantin) im Vordergrund.

10.4 Polyzythämie

10.4.1 Polycythaemia vera rubra (Vaquez-Osler-Krankheit)

Bei dieser seltenen myeloproliferativen Erkrankung, deren Ursache unbekannt ist, kommt es zu einer verstärkten Proliferation aller drei hämopoetischen Zellinien, wobei die Erythropoese in der Regel im Vordergrund steht. Die Zahl der Erythrozyten im Blut ist stark vermehrt (>6 Mill/mm^3; Hämatokrit >55%). Die Gesamtblutmenge ist stark vergrößert (Plethora) und kann bis zu 10 l betragen. Bei der Sektion fällt der enorme Blutreichtum aller Organe auf. Das Knochenmark ist hyperplastisch. Infolge des erhöhten Erythrozytenumsatzes kommt es zur Hyperurikämie, die eine sekundäre Gicht zur Folge haben kann. Als weitere Komplikationen sind Thrombosen und Embolien zu nennen. Die starke Herz- und Kreislaufbelastung kann zu Herzinsuffizienz führen. Weiter wird des öfteren ein Übergang dieser Erkrankung in eine myeloische Leukose oder Osteomyelosklerose beobachtet.

10.4.2
Polyglobulie (Symptomatische [sekundäre] Polyzythämie)
Darunter ist eine reversible Vermehrung der Erythrozyten als Reaktion auf verschiedene Erkrankungen zu verstehen, die mit einem chronischen Sauerstoffmangel einhergehen. Zur sekundären Polyzythämie führen z. B. angeborene und erworbene Herzfehler, chronische Lungenerkrankungen mit Einschränkung des Gasaustausches (u. a. Lungenfibrose, Emphysem), aber auch verschiedene Nierenerkrankungen mit vermehrter Erythropoetinproduktion (hypernephroides Nierenkarzinom; Zystenniere). Wird das auslösende Grundleiden beseitigt, kann sich die sekundäre Polyzythämie relativ rasch zurückbilden.

10.5
Störungen des granulozytopoetischen Systems

10.5.1
Granulozytopenien und Agranulozytose
Unter **Granulozytopenien** versteht man die zahlenmäßige Verminderung der Granulozyten, wobei meist neutrophile, eosinophile und basophile Granulozyten in gleichem Maße betroffen sind. Meist ist auch die Zahl der Monozyten herabgesetzt. Sie resultieren aus einer verminderten Bildung (toxisch bedingte Granulozytopenien; strahlenbedingte Schädigung der Granulozytopoese; Granulozytopenie durch Verdrängung des Knochenmarks durch Karzinommetastasen, Hämoblastosen etc.) oder einer verstärkten Zerstörung von Granulozyten (infolge spezifischer Überempfindlichkeit gegen verschiedene Medikamente wie Chloramphenicol; Sulfonamide; Analgetika; Antihistaminika; und als Folge von pathologischen Immunprozessen).

Eine sehr starke Verminderung der Granulozyten (bis auf wenige Hundert pro mm^3 Blut) wird als **Agranulozytose** bezeichnet. Die Abwehrkraft ist durch das weitgehende Fehlen der Granulozyten stark herabgesetzt. Als Folge treten schwere ulzerös-pseudomembranöse und nekrotische Entzündungen mit hohem Fieber auf. Auch bei Antibiotikatherapie ist die Prognose relativ schlecht.

10.5.2
Granulozytose
Granulozytose ist eine temporäre Vermehrung der Granulozyten (v. a. der neutrophilen Granulozyten) im strömenden Blut.

10.5.3
Pathogenese von Leukosen
Leukosen (Leukämien) sind generalisierte maligne Erkrankungen des blutbildenden Systems. Sie sind gekennzeichnet durch eine abnorme, diffuse Vermehrung weißer Blutzellen und ihrer Vorstufen. Diese Erkrankungen können mit (leukämische Form) und ohne Ausschwemmung (aleukämische Form) der pathologischen Zellen ins periphere Blut verlaufen.

Zu den ätiologischen Faktoren, die eine Leukose auslösen können, gehören *ionisierende Strahlen* und eine Reihe von *Chemikalien*, wie z. B. verschiedene organische Lösungsmittel (*Benzol* und ähnliche Verbindungen). Bei verschiedenen Tierarten (Nager, Katze, Rind) konnten eindeutig *Viren* als Ursache nachgewiesen werden. Dieser Nachweis ist für die menschlichen Leukosen noch nicht gelungen. Möglicherweise können chemische Substanzen latente Leukoseviren aktivieren. Weiter dürften *genetische Faktoren* eine Rolle spielen, da Personen mit Down-Syndrom eine wesentlich höhere Wahrscheinlichkeit aufweisen, an Leukosen zu erkranken als die Durchschnittsbevölkerung.

Die Einteilung der Leukosen kann nach verschiedenen Kriterien erfolgen.
- Nach dem klinischen Verlauf: Akute und chronische Leukosen (akut < 3 Monate; chronisch > 1 Jahr)
- Nach dem Differenzierungsgrad und der Zellart: Differenzierte (lymphozytär; myelogranulozytär; monozytär etc.) und undifferenzierte (Stammzellen; lymphoblastär; myeloblastär, etc.) Leukoseformen.
- Nach dem Vorhandensein (leukämisch) oder Fehlen (aleukämisch) der pathologischen Zellen im peripheren Blut.

In mehr oder weniger ausgeprägter Form sind bei allen Leukosen folgende Symptomenkomplexe anzutreffen:
a) Fieber, Gewichtsverlust und allgemeines Krankheitsgefühl.
b) Leukosen verlaufen heute meist in Schüben, die von mehr oder weniger langen therapiebedingten Remissionen unterbrochen sind.
c) Die pathologischen Blutzellen verdrängen im Knochenmark die normalen Zellen der Blutbildung. Die dadurch herabgesetzte Erythropoese führt zur Anämie, die Verminderung normaler Leukozyten führt zu Allgemeininfektionen und der Mangel an Thrombozyten zu einer erhöhten Blutungsneigung (hämorrhagische Diathese).
d) In verschiedenen Organen (Leber, Milz, aber auch Niere, Lunge, Gehirnhäute, Haut) kommt es zur diffusen Durchsetzung mit Leukämiezellen.

Bei der Diagnostik der Leukämien spielen neben morphologischen Kriterien vor allem auch zytochemische Reaktionen (PAS-Färbung = Periodic-acid Schiff-Reaction; Peroxidase-Reaktion; Naphthol-AS-D-Chlorazetatesterase-Reaktion; alpha-Naphthyl-azetat-Esterase-Reaktion) eine wichtige Rolle. Bei den akuten Leukämien kommen meist wenig differenzierte Zellen (Blasten) vor. Bei einem Teil der Blasten kann man jedoch aufgrund zytochemischer Reaktionen (Peroxidase-Reaktion; Naphthol-AS-D-Chlorazetatesterase-Reaktion), die Zellen der myeloischen Reihe von der lymphatischen unterscheiden. Das Zytoplasma der myeloischen Zellen verhält sich bei beiden Reaktionen positiv.

10.5.4
Akute myeloische Leukämie (AML)

Die AML sind bevorzugt Erkrankungen des Kindesalters. Vereinzelt treten sie auch bei Erwachsenen auf. Es handelt sich meistens um undifferenzierte Leukoseformen (z. B. Stammzellenleukose), die ohne entsprechende Therapie innerhalb weniger Monate zum Tode führen. Neben den unreifen Leukämiezellen findet man im peripheren Blut nur wenige reife Zellen. Das Nebeneinander von völlig unreifen und von ausdifferenzierten Blutzellen ohne entsprechende Zwischenstufen wird als *Hiatus leucaemicus* bezeichnet. Es ist ein wichtiges diagnostisches Kriterium zur Abgrenzung gegenüber anderen Leukoseformen. Die Zellen bestimmter Formen der AML weisen weiter sogenannte *Auer-Stäbchen* auf. Dies sind kristalline, azurophile, intrazelluläre Abbauprodukte lysosomaler Herkunft, die sich im Zytoplasma von Promyelozyten und Myeloblasten finden.

Im Knochenmark führt die starke Proliferation der undifferenzierten Leukämiezellen zur weitgehenden Verdrängung der normalen Zellen der Blutbildung. Durch die Herabsetzung der Erythropoese kommt es zur *Anämie*.

Die Einschränkung der normalen Myelopoese führt zu einer stark erhöhten *Infektionsanfälligkeit* und der Mangel an Thrombozyten zur stark erhöhten Blutungsneigung *(hämorrhagische Diathese)*. Letztere beherrscht vor allem im Endstadium der akuten Leukose das klinische Bild. Vom Knochenmark aus gelangen die Leukämiezellen in das periphere Blut und in verschiedene Organe, die von ihnen diffus durchsetzt werden. So sind Leber, Milz, Niere und viele andere Organe von den meisten kleinen undifferenzierten Leukämiezellen durchsetzt. Eine gefürchtete Ausbreitungsform ist der Befall der Hirnhäute und das Übergreifen der akuten Leukose auf das Gehirn.

Nach den Vorschlägen der French-American-British Group (FAB) lassen sich die verschiedenen Formen der AML folgendermaßen klassifizieren:
- M 1 (Myeloblasten-Leukämie): Rundkernige Zellen mit deutlichem Nucleolus, wenige Auerstäbchen oder Azurgranula im Zytoplasma; mehr als

3% der Zellen sind Peroxidase-positiv.
- M 2 (Myeloblasten-Leukämie): Mehrere Nucleoli in den rundlichen Zellkernen; mehr als 50% haben das Aussehen von Myeloblasten und Promyelozyten.
- M 3 (Promyelozyten-Leukämie): Die Mehrzahl der Zellen zeigt einen zweilappigen Kern; unterschiedlich große Zellkerne; das Zytoplasma ist hypergranulär und zeigt stark positive Peroxidase- sowie Chlorazetat-esterase-Reaktion.
- M 4 (Myelomonozytäre Leukämie): Ähnliches zytologisches Bild wie bei M 2, aber die (Pro)Monozyten machen mehr als 20% der kernhaltigen Zellen aus.
- M 5 (Monozyten-Leukämie): Stark positive alpha-Naphthyl-azetat-esterase-Reaktion im Zytoplasma; zahlreiche Monozyten im peripheren Blut und Promonozyten im Knochenmark.
- M 6 (Erythro-Leukämie): Erythroide Zellen machen mehr als 50% der gesamten Zellpopulation des Knochenmarks aus. Auch die Myeloblasten und Promyelozyten können vermehrt sein. Im peripheren Blut finden sich Normoblasten in größerer Zahl.

10.5.5
Chronische myeloische Leukämie (CML) (Chronische Myelose)
Für die chronische myeloische Leukämie ist der schleichende Beginn der Erkrankung mit subfebrilen Temperaturen und häufigen banalen Infekten typisch. Sie tritt vorzugsweise im mittleren und höheren Alter auf. Die Zahl der Leukozyten im Blut ist stark erhöht (bis 1 Million/mm^3), wobei jugendliche Formen vorherrschen. Im Unterschied zur akuten myeloischen Leukämie besteht kein Hiatus leucaemicus, d. h. alle Vorstufen der myeloischen Zellreihe sind vertreten.

Beschwerden macht oft die enorme Vergrößerung der Milz. Myeloische Infiltrate können sich in allen Organen finden. Schwere Komplikationen resultieren aus der Verdrängung des normalen Knochenmarks durch die Leukämiezellen (Blutungen infolge hämorrhagischer Diathese; Infektionsneigung; Hyperurikämie). Die Lebenserwartung der an chronisch myeloischer Leukämie erkrankten Patienten beträgt durchschnittlich einige Jahre.

Für die Diagnose der CML spielt der zytochemische Nachweis der alkalischen Phosphatase eine wichtige Rolle. Die Aktivität dieses Enzyms ist bei der CML in den Leukämiezellen vermindert. Damit läßt sich die CML sicher von einer reaktiven Leukozytose mit starker Linksverschiebung im peripheren Blut unterscheiden. Weiter ist für die Zellen der CML das Vorhandensein des Philadelphia-Chromosoms (Ph1-Chromosoms) charakteristisch. Dabei handelt es sich um ein defektes (verkürztes) Chromosom 22. Das Philadelphia-Chromosom entsteht durch reziproke Translokation zwischen dem Chromosom 9 und dem Chromosom 22. Die c-abl-Region des Chromosoms 9 wird an das Chromosom 22 transloziert und gleichzeitig das distale Ende des Chromosoms 22 an das Chromosom 9 angeheftet. Dadurch verliert die c-abl-Region ihre vorgeschalteten regulatorischen Sequenzen. Sie fusioniert im Chromosom 22 mit der bcr-Region (bcr = breakpoint cluster region) und bildet mit dieser ein aktiviertes Onkogen. Von diesem wird in größerer Menge eine abnorme mRNA für ein Protein mit erheblich verstärkter Tyrosinkinase-Aktivität transkribiert. Dieser Vorgang dürfte ein wichtiger Schritt bei der Entstehung der CML sein.

10.6
Störungen der Lymphopoese

10.6.1
Akute lymphatische Leukämie (ALL)
Die akute lymphatische Leukämie ist der häufigste maligne Tumor im Kindesalter und betrifft vorwiegend Kinder zwischen dem 3. und 6. Lebensjahr. Bei dieser Leukämieform kommt es zur starken Vermehrung unreifer lymphatischer Zellen (Lymphoblasten).

An diesen Zellen können in unterschiedlichem Ausmaß immunologische Marker nachgewiesen werden. In 5% der Fälle finden sich B-Lymphozytenmarker (intrazytoplasmatisches IgM; Oberflächen Ig), in etwa 25% T-Lymphozytenmarker (Rosettenbildung mit Schaferythrozyten;

saure Phosphatase). Diese Formen der ALL werden dann als B-Zellen-ALL bzw. T-Zellen-ALL bezeichnet. Am häufigsten sind jedoch die Fälle, in denen keine Lymphozytenmarker nachweisbar sind. Sie werden als Nullzellen-ALL eingestuft.

Bei zytochemischen Nachweisen für *Peroxidase* und *Naphthol-AS-D-Chlorazetatesterase-Reaktion* verhalten sich die Zellen der ALL *negativ*. Damit kann die ALL von der akuten myeloischen Leukämie zytochemisch abgegrenzt werden, bei deren Zellen beide Nachweise positiv ausfallen. Ein weiterer histochemischer Unterschied sind die Zytoplasmaeinschlüsse (Glykogen), die sich in den Lymphoblasten der ALL regelmäßig nachweisen lassen, bei den myeloischen Zellen aber fehlen.

Im Knochenmark kommt es zu einer starken Vermehrung der Lymphoblasten. Die Milz erscheint in der Regel nur gering vergrößert. In der Leber konzentriert sich die Infiltration mit Leukämiezellen auf die Periportalfelder. Die Lymphknoten zeigen eine diffuse Durchsetzung mit Lymphoblasten. Bis vor wenigen Jahren war die Prognose ungünstig. Durch die verbesserte Chemo- und Immuntherapie ist die durchschnittliche Überlebenszeit auf mehrere Jahre gestiegen. Teilweise ist eine Heilung möglich.

10.6.2
Chronische lymphatische Leukämie (CLL)
Die chronische lymphatische Leukämie tritt vorwiegend im höheren Lebensalter auf (deutlicher Gipfel im 65. Lebensjahr). Der Beginn der Erkrankung läßt sich oft nicht mit Sicherheit feststellen. Nicht selten wird sie als Nebenbefund bei anderen Erkrankungen älterer Menschen diagnostiziert.

Im Blutbild fällt die starke Vermehrung weißer Blutzellen (bis $100000/mm^3$), mit Überwiegen (60–90%) der lymphoiden Zellen, auf. Meist sind es kleine Lymphozyten mit PAS-positiven Einschlüssen im Zytoplasma. Das Fettmark der langen Röhrenknochen ist in graurotes blutbildendes Mark umgewandelt. Die Lymphknoten einzelner Regionen oder des gesamten Körpers sind vergrößert. Ihre Schnittfläche erscheint homogen grau-weiß. Auch die Milz ist meist deutlich vergrößert. In der Leber konzentrieren sich die lymphoiden Zellinfiltrate auf die Periportalfelder. Dies ist ein deutlicher Unterschied zur chronischen myeloischen Leukämie, bei der die Leber diffus mit Leukämiezellen durchsetzt wird. Aus den Biopsien parenchymatöser Organe und bevorzugt der Leber ist eine Differenzierung der verschiedenen Leukoseformen möglich.

Als Komplikationen der chronischen lymphatischen Leukämie stellen sich Erkrankungen ein, die ihre Ursache in der Verdrängung des normalen Knochenmarks durch Leukämiezellen haben (Hämorrhagische Diathese; Sekundäre Infekte; Hyperurikämie). Die Lebenserwartung von Patienten mit chronischer lymphatischer Leukämie ist höher als bei anderen Leukoseformen (durchschnittlich 3 bis 5 Jahre). Auch wesentlich längere Überlebenszeiten (> 10 Jahre) werden hin und wieder beobachtet.

10.7
Pathologie der Lymphknoten

10.7.1
Kurze Darstellung des Aufbaus eines normalen Lymphknotens
Der Mensch besitzt bis zu 1000 Lymphknoten. Davon sind etwa 150 bis 200 im Bereich von Kopf und Hals gelegen. 200 bis 250 befinden sich in der Brusthöhle und an die 300 im Bauchraum. Ein Lymphknoten wird außen von einer bindegewebigen Kapsel umgeben. Sein Parenchym läßt sich in die Rinde, die parakortikale Zone und das Mark unterteilen. Die Rinde enthält *Primär-* und *Sekundärfollikel*. Letztere enthalten vorzugsweise B-Lymphozyten. Unterhalb der Rinde, und von ihr nur unscharf getrennt, in der *parakortikalen Zone (Parakortex)*, sind vorwiegend vom Thymus geprägte Lymphozyten, sogenannte T-Lymphozyten lokalisiert. T-Lymphozyten besitzen zellständige Antikörper und sind für Immunreaktionen vom Typ IV (Immunreaktionen vom „verzögerten Typ") verantwortlich.

Als bunte *Pulpahyperplasie* bezeichnet man ein Bild von aktivierten T-Lymphozyten, T-Immunoblasten und Histiozyten im Parakortex. Man findet es bei Virusinfektionen oder bei chronischen Hauterkrankungen in den betroffenen, drainierenden Lymphknoten. In den anastomosierenden Marksträngen finden sich viele Plasmazellen, die durch antigene Stimulation von B-Lymphozyten entstanden sind.

Die *Sinus* des Lymphknoten sind normalerweise fast zellfrei. Bei unspezifischen Entzündungen finden sich dort gehäuft sogenannte Histiozyten, bei denen es sich wahrscheinlich um aktivierte Sinusendothelzellen handelt. Bei eitrigen Entzündungen enthalten die Sinus in größerer Zahl Granulozyten.

10.7.2
Atrophie der Lymphknoten
Im höheren Alter läßt sich häufig eine Atrophie der Lymphknoten beobachten. Die Lymphknoten werden klein und schwerer palpierbar. Ihr Parenchym wird teilweise durch Fettgewebe ersetzt.

10.7.3
Lymphadenitis (Entzündung der Lymphknoten)
Ein entzündlicher Reiz führt im Lymphknoten zu einer Aktivierung der Retikulumzellen und zu einer Stimulierung der lymphatischen Zellen. Bei einer *unspezifischen Lymphadenitis* ist die auslösende Ursache am morphologischen Bild der Lymphknoten nicht erkennbar, während bei einer *spezifischen Lymphadenitis* (z. B. bei Tuberkulose, Pseudotuberkulose, Sarkoidose) die Histopathologie so typisch ist, daß aus ihr auf das verursachende Agens mit großer Wahrscheinlichkeit rückgeschlossen werden kann. Spezifische Entzündungen verlaufen meist unter Vermittlung der T-Zellen. Unter dem Einfluß von T-Lymphozyten können sich Monozyten über Makrophagen in Epitheloidzellen umwandeln. Beispiele hierfür sind die kleinherdige Epitheloidzellreaktion Piringer-Kuchinka bei Toxoplasmose (diffus im Lymphknoten verstreute Herde von Epitheloidzellen) oder die Epitheloidzellen, die die verkäsenden Nekrosen bei Tuberkulose umgeben.

Bei einer akuten Lymphadenitis sind die Lymphknoten geschwollen und schmerzhaft. Sie entsteht zunächst in den regionären Lymphknoten eines entzündlich veränderten Bereiches und kann sich dann auf weiter entfernt liegende Lymphknotengruppen ausdehnen. Histologisch läßt sich eine Sinushistiozytose und eine Follikelhyperplasie als Zeichen der gesteigerten B-Zellproliferation erkennen. Ein hyperplastischer Follikel weist zentral eine helle Zone mit aktivierten Zentroblasten und Zentrozyten auf. Ein weiteres morphologisches Korrelat einer B-Zell-Aktivierung sind das Vorkommen von zahlreichen Plasmazellen in den Marksträngen.

Chronische Lymphadenitiden entstehen bei wiederholt auftretender oder lang anhaltender Reizung. Makroskopisch erscheinen dabei die Lymphknoten oft normal groß oder nur leicht vergrößert. Bei lang andauernder Entzündung kommt es zur Zunahme der retikulären und kollagenen Fasern, wodurch die Konsistenz der Lymphknoten derb wird.

10.7.3.1 Lymphadenitis pseudotuberculosa.
Die Lymphadenitis pseudotuberculosa (Masshoff-Krupp) wird durch das Bakterium Yersina pseudotuberculosa hervorgerufen. Es werden dabei nahezu ausschließlich die mesenterialen Lymphknoten (speziell im Bereich von Ileum und Zäkum) befallen. Daher kann es auch zu Begleiterscheinungen von Seiten der ileozäkalen Darmabschnitte (besonders auch der Appendix) kommen. Von der Krankheit, die in der Regel einen gutartigen Verlauf nimmt, sind bevorzugt Kinder und Jugendliche betroffen.

10.7.3.2 Lymphadenitis tularämica. Die Tularämie ist eine vor allem in Nordamerika (Tulare, ein Bezirk in Kalifornien) weitverbreitete, aber auch bei uns vorkommende Zoonose. Die Infektion des Menschen mit dem Bakterium Francisella tularensis kommt durch direkten Kontakt mit erkrankten Tieren (Nagetiere, aber auch Hunde, Katzen, Schweine) oder durch Übertragung mittels Ektoparasiten zustande. An der Eintrittspforte in der Haut oder den Schleimhäuten entsteht meistens eine ulzeröse Läsion. Die Erreger werden zu den regionären Lymphknoten verschleppt, in denen sich eine Lymphadenitis entwickelt. Histopathologisch zeigen sich typische kleine Granulome, deren Zentren verkäsen oder eitrig einschmelzen. Aus den

Lymphknoten können die Erreger über die Lymphgefäße und anschließend die Blutbahn in weit entfernt gelegene Organe wie die Leber, Lunge und die Milz gelangen, wo sie gleichfalls zahlreiche kleine Granulome ausbilden können.

10.7.3.3 Lymphknoten bei der Katzenkratzkrankheit. Bei der Katzenkratzkrankheit gelangen die noch nicht näher definierten Erreger (Chlamydien, Mykoplasmen, Viren oder atypische Mykobakterien) über Kratzverletzungen in die Haut und führen zu einer Reaktion der regionären Lymphknoten. Die Lymphknoten zeigen eine retikulär-abszedierende Lymphadenitis.

10.7.3.4 Pfeiffer-Drüsenfieber (Mononucleosis infectiosa). Das Pfeiffer-Drüsenfieber wird durch das Epstein-Barr-Virus, ein Virus, das zu den Herpesviren gerechnet wird, verursacht. Das Virus wird durch engen Kontakt (kissing fever) übertragen und ruft eine fieberhafte Allgemeinerkrankung mit generalisierter Lymphknotenschwellung (besonders betroffen sind die zervikalen Lymphknoten) und Milzvergrößerung hervor. Im Blutbild fällt die Leukozytose (10 bis 15 000 Leukozyten/ml) mit überwiegend (60–90%) monozytoiden Lymphozyten (bei denen es sich wahrscheinlich um stimulierte T-Lymphozyten handelt) auf.

10.7.3.5 Tuberkulose der Lymphknoten. Beim ersten Kontakt mit Tuberkulosebakterien (Primärstadium) kommt es zur Miterkrankung derjenigen Lymphknoten, die Lymphe aus der Eintrittstelle der Bakterien in den Organismus enthalten. Diese Eintrittstelle (Primärherd) liegt meist (70 bis 90%) in der Lunge, seltener im Darm oder anderen Organen, wie Haut, Genitalorgane oder Tonsillen. Den Primärherd und den erkrankten, regionären Lymphknoten zusammen bezeichnet man als Primärkomplex. Die Lymphknoten sind von verkäsenden Tuberkeln durchsetzt, die den typischen Aufbau zeigen: zentrale Nekrose, palisadenförmig darum angeordnete Epitheloidzellen, Langhans-Riesenzellen und peripherer Lymphozytenwall. Sowohl im Primärherd als auch im Lymphknoten können lange Zeit lebende Bakterien vorhanden sein, die später den Ausgangspunkt einer Exazerbationstuberkulose bilden können.

10.7.3.6 Sarkoidose (Morbus Boeck). Der Morbus Boeck ist eine Systemerkrankung des lymphatischen Gewebes mit dem Auftreten von typisch aufgebauten Granulomen, die sich von tuberkulösen Granulomen durch das Fehlen einer zentralen Verkäsung und dem nur vereinzelten Vorkommen von Langhans-Riesenzellen unterscheiden. Die Lymphknoten sind in fast allen Fällen betroffen. Daneben können auch Milz und Leber, seltener das Knochenmark und die Haut befallen sein. Die Ursache dieser Krankheit, die am häufigsten zwischen dem 30. und 50. Lebensjahr beobachtet wird, ist nicht bekannt. Die Tuberkulinreaktion verläuft negativ, der sogenannte Kveim-Test hingegen positiv. Beim Kveim-Test wird ein Extrakt aus einem befallenen Lymphknoten hergestellt und dem Patienten intrakutan injiziert. Nach 6 Wochen ergibt die Biopsie der Inokulationsstelle bei 60–90% der an Morbus Boeck Erkrankten die Ausbildung eines tuberkuloiden Granuloms. Die Symptomatik der Sarkoidose ist abhängig von der Lokalisation. Die Krankheit verläuft ausgesprochen chronisch. Häufig wird eine begleitende Hyperkalzämie beobachtet. Die Prognose der Sarkoidose ist relativ gut.

10.7.4
Maligne Lymphome
Primär bösartige Geschwulste des lymphatischen Systems werden unter dem Begriff „maligne Lymphome" zusammengefaßt. Sie treten zunächst durch Vergrößerung eines einzelnen Lymphknotens oder einer Gruppe von Lymphknoten in Erscheinung. Später kommt es dann zur Ausbreitung in die obligatorischen und fakultativen Bildungsstätten von Blutzellen (Knochenmark; Milz; Lymphknoten; Leber) und teilweise auch in andere Organe.

Die malignen Lymphome werden in zwei große Gruppen unterteilt:
1)) *Morbus Hodgkin*
 (Lymphogranulomatose)
2) *Non-Hodgkin-Lymphome.*

10.7.4.1 Morbus Hodgkin (Lymphogranulomatose).

Der Morbus Hodgkin macht circa die Hälfte aller malignen Lymphome aus und kommt grundsätzlich in jedem Lebensalter vor. Allerdings werden zwei Drittel der Fälle vor dem 50. Lebensjahr und fast ein Drittel vor dem 20. Lebensjahr beobachtet. Der Beginn der Erkrankung ist durch relativ unspezifische Symptome wie Gewichtsabnahme, Hautjucken, Fieber (wellenförmiger Verlauf mit einer Periodik zwischen 3 und 20 Tagen) und Vergrößerung von Lymphknoten gekennzeichnet. Der Morbus Hodgkin beginnt mehrheitlich als lokalisierte Lymphadenopathie.

Im weiteren Verlauf werden weitere Lymphknoten und innere Organe zunehmend von einem lymphogranulomatösen Gewebe durchsetzt.

Nach der *Ann-Arbor Klassifikation* läßt sich nach der Ausbreitung der Krankheit folgende Stadieneinteilung des Morbus Hodgkin vornehmen:
- Stadium I: Befall einer Lymphknotengruppe
- Stadium II: Zwei oder mehrere Lymphknotengruppen auf einer Seite des Zwerchfells sind befallen
- Stadium III: mehrere Lymphknotengruppen auf beiden Seiten des Zwerchfells sind betroffen
- Stadium IV: Diffuser extralymphatischer Organbefall (besonders Leber und Knochenmark); fakultativer Lymphknotenbefall.

Mit der Zusatzbezeichnung A oder B wird das Fehlen (A) oder das Vorhandensein (B) von allgemeinen Krankheitssymptomen, wie Fieber, Gewichtsverlust, etc. angegeben, mit S (spleen) wird der Befall der Milz angezeigt.

Nach der *Rye-Klassifikation* werden aufgrund des histologischen Bildes (Abb. 10-1) 4 Typen des Morbus Hodgkin unterschieden:
- lymphozytenreiche Form
- nodulär sklerosierende Form
- Mischtyp
- lymphozytenarme Form.

Anatomische Ausbreitungsform und histologischer Typ bestimmen die Prognose. Von den verschiedenen histologischen Typen haben die lymphozytenreiche Form und die noduläre Sklerose die beste Prognose. Beim Mischtyp ist sie etwas ungünstiger und besonders schlecht ist sie für die lymphozytenarme Form, die in der Regel rasch zum Tode führt.

Die **lymphozytenreiche Form** befällt oft die Lymphknoten des Halses und neigt erst spät zur Generalisierung. Histologisch dominieren kleine und große Lymphozyten. Gelegentlich können typische Sternberg-Riesenzellen beobachtet werden. Diese Zellform ist charakteristisch für alle Formen der Lymphogranulomatose. Es handelt sich um zwei- bis mehrkernige Riesenzellen mit deutlichem Nucleolus und stark basophilem Zytoplasma. Sie gehen aus den einkernigen Hodgkin-Zellen (rundlich bis ovoider Kern, extrem großer Nucleolus, basophiles Zytoplasma) hervor.

Die **nodulär sklerosierende Form** kommt auffallend häufig bei jüngeren Frauen vor. Sie befällt vor allem das Mediastinum sowie die axillären und supraklavikulären Lymphknoten. Histologisch werden kleine und größere Inseln von lymphogranulomatösem Gewebe durch faseriges Bindegewebe zirkulär abgegrenzt. Weiter fallen die zahlreichen Sternberg-Riesenzellen, lakunäre Zellen und die Infiltration mit eosinophilen und neutrophilen Granulozyten auf. Die durchschnittliche Überlebenszeit variiert zwischen zwei und zehn Jahren.

Beim **Mischtyp** ist histologisch das Vollbild der Lymphogranulomatose ausgebildet, wie es von STERNBERG beschrieben wurde. Alle Zellformen (Lymphozyten, Histiozyten, eosinophile und neutrophile Granulozyten, Plasmazellen, Hodgkin- und Sternberg-Riesenzellen) sind anzutreffen. Auch diese Form der Lymphogranulomatose beginnt häufig im Bereich des Halses und befällt schon früh die paraaortalen Lymphknoten und die Milz. Die mittlere Überlebenszeit beträgt etwa zweieinhalb Jahre.

Die **lymphozytenarme Form** stellt in der Regel das Endstadium einer Lymphogranulomatose dar. Die Lymphozyten sind stark vermindert oder fehlen. Histologisch herrschen Hodgkin- bzw. Sternberg-Riesenzellen vor. Die Prognose ist schlecht.

Im Verlauf des Morbus Hodgkin sind verschiedene histologische Formen zu diagnostizieren. Aus einer zunächst lymphozy-

10.7 Pathologie der Lymphknoten

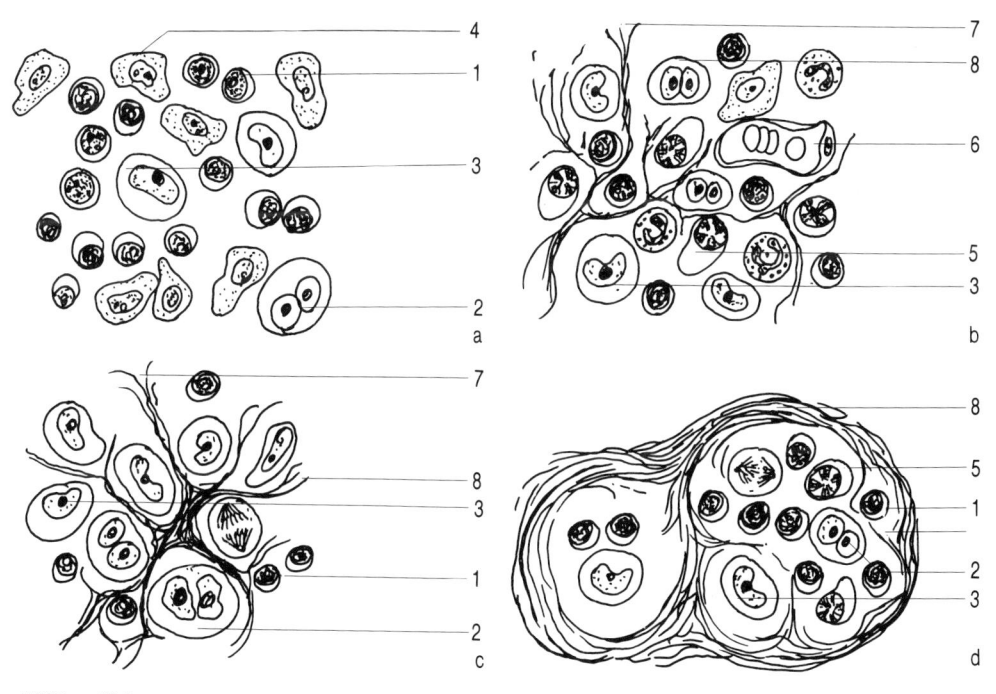

Abbildung 10-1:
Typen des Lymphoma malignum Hodgkin (nach ZOLLINGER, Pathologische Anatomie, 1981).
a) Lymphozytenreicher Typ
b) Mischtyp
c) Lymphozytenarmer Typ
d) Noduläre sklerosierende Form
1 Lymphozyt; 2 Sternberg-Riesenzelle; 3 Hodgkin-Zelle, 4 Histiozyt; 5 Plasmazelle; 6 Kapillare; 7 retikuläre Fasern; 8 kollagene Fasern.

tenreichen Form kann mit Fortdauer der Krankheit eine Mischform oder eine lymphozytenarme Form hervorgehen, wobei der Übergang eine Malignitätssteigerung bedeutet. Während bei der lymphozytenreichen und nodulär sklerosierenden Form bei entsprechender Therapie teilweise eine Heilung erreicht werden kann, weisen Mischtyp und lymphozytenarme Form des Morbus Hodgkin eine schlechte Prognose auf.

10.7.4.2 Non-Hodgkin-Lymphome. Sie werden in Lymphome mit niedrigem und hohem Malignitätsgrad unterteilt. Die Non-Hodgkin-Lymphome zeigen oft einen langsamen Verlauf, der sich oft über Jahrzente hinzieht. Sie haben dementspechend eine relativ günstige Prognose.

Die Non-Hodgkin-Lymphome werden nach der Kieler Klassifikation (Tab. 10-1) eingeteilt in
– *Maligne Lymphome von niedrigem Malignitätsgrad*
– *Maligne Lymphome von höherem Malignitätsgrad* und
– *Unklassifizierbare maligne Lymphome.*

Innerhalb dieser drei Hauptgruppen erfolgt dann eine weitgehende, differenzierte Einteilung, auf die hier nicht näher eingegangen werden kann. Generell läßt sich aber sagen, daß zytische und zytoide Lymphome einen niedrigen Malignitätsgrad und eine gute Prognose aufweisen, während alle blastischen Lymphome durch einen hohen Malignitätsgrad und eine dementsprechend schlechte Prognose gekennzeichnet sind. Von den vielen unterschiedlichen Formen der Nicht-Hodgkin-Lymphome sollen hier nur die chronische lymphatische Leukose, die Stammzelleukosen, die Mykosis fungoides, das Plasmazytom (multiples Myelom) und das Burkitt Lymphom etwas ausführlicher besprochen werden.

Bei der **chronischen lymphatischen Leukämie** liegt eine hochgradige, generalisierte Lymphknotenvergrößerung vor. Herdförmige, seltener auch diffuse Infiltrate aus überwiegend kleinen bis mittelgroßen Lymphozyten finden sich in Leber, Milz, Knochenmark aber auch in den Nieren, der Lunge und in der Haut. Die Zellen sind sehr fragil. Bei ihrer Läsion entstehen Gumprecht-Kernschaften. Die Erkrankung tritt meist im fortgeschrittenen Alter auf (größte Häufigkeit im 7. Lebensjahrzehnt). Im Blutbild fällt der stark erhöhte Leukozytengehalt (100000 bis 500000/ml, davon 80 bis 90% Lymphozyten) auf.

Die **Haarzelleukose** ist eine seltene Variante der chronischen lymphatischen Leukose mit überwiegend B-Zell-Eigenschaften. Ihr Häufigkeitsgipfel liegt gleichfalls im 7. Lebensjahrzehnt. Im peripheren Blut finden sich hauptsächlich die pathognomonischen Haarzellen. Diese sind lymphoide Zellen (vermutlich B-Lymphozytenabkömmlinge), die durch ihre fortsatzreiche Zelloberfläche charakterisiert sind. Sie enthalten weiter ein Isoenzym der sauren Phosphatase (tartratresistente saure Phosphatase). Ein Hauptsymptom der Haarzelleukämie ist die Splenomegalie. Im Knochenmark kommt es zu einer argyrophilen Markfibrose. Die Lymphknoten sind bei den betroffenen Patienten kaum vergrößert.

Die **Mycosis fungoides** ist primär eine Erkrankung der Haut. Die Lymphknoten sind nur selten befallen. In den Infiltraten fallen die sogenannten Mycosis-Zellen auf (mittelgroße Zellen mit einem stark gewundenen Kern). Die Mycosis fungoides wird zu den T-Zell-Lymphomen gerechnet.

Obwohl sich das **Plasmozytom** überwiegend im Knochenmark ausbreitet, wird es zu den malignen Lymphomen gerechnet. In den betroffenen Skeletteilen erscheint das Knochenmark von knotigen Plasmazellinfiltraten durchsetzt. Diese produzieren im Übermaß pathologisch veränderte Immunglobuline. Konglomerate dieser Immunglobuline lassen sich in den Plasmazel-

Tabelle 10-1:
Einteilung der Non-Hodgkin-Lymphome nach der Kieler Klassifikation

Maligne Lymphome von niedrigem Malignitätsgrad	Malignes Lymphom, lymphozytisch
	T-Zonen-Lymphome
	B-Zell-Typen – Chronische lymphatische Leukämie – Haarzellenleukämie
	T-Zell-Typen – Mycosis fungoides – Sezary-Syndrom
	Malignes Lymphom, lymphoplasmozytoid – lymphoplasmozytoid – lymphoplasmozytisch – polymorphzellig
	Malignes Lymphom, plasmozytisch
	Malignes Lymphom, zentrozytisch
	Malignes Lymphom, zentroblastisch/ zentrozytisch
Maligne Lymphome von höherem Malignitätsgrad	Malignes Lymphom, zentroblastisch
	Malignes Lymphom, lymphoblastisch – Burkitt Typ – Convoluted cell Typ – andere
	Malignes Lymphom, immunoblastisch
Maligne Lymphome, unklassifizierbar	

len als Russel-Körperchen nachweisen. In der Niere kommt es häufig zur Ablagerung dieser überschüssigen Antikörper. Dies zieht schwere morphologische und funktionelle Veränderungen zur Folge (Plasmozytom-Niere) und kann schließlich zur Urämie führen. Gelegentliche Folgeerscheinungen eines Plasmozytoms sind eine generalisierende Amyloidose und Hyperkalzämie durch einen vermehrten Abbau von Knochengewebe.

Zu den Non-Hodgkin-Lymphomen mit höherem Malignitätsgrad zählt das **Burkitt-Lymphom.** Dieses kommt in bestimmten Regionen Afrikas endemisch vor, wird gelegentlich aber auch in Europa und in den USA diagnostiziert. Das Burkitt-Lymphom ist ein malignes B-lymphoblastisches Lymphom. Die afrikanischen Burkitt-Lymphome enthalten in mehr als 90% der Fälle ein Virus der Herpesgruppe (Epstein-Barr Virus), bei den außerafrikanischen wird es nur in etwa 25% der Fälle nachgewiesen.

Beim Burkitt-Lymphom läßt sich die Umwandlung eines Protoonkogens in ein Onkogen durch chromosomale Translokation beobachten. Bei den meisten Fällen von Burkitt-Lymphom läßt sich eine reziproke Translokation zwischen den Chromosomen 8 und 14 nachweisen. Dabei wird das normalerweise auf dem Chromosom 8 lokalisierte c-myc-Protoonkogen auf das Chromosom 14 verlagert. Es wird dort in unmittelbarer Nachbarschaft eines Gens eingebaut, das die konstante Region der schweren Kette eines Immunglobulins kodiert. In seiner normalen Position, auf dem Chromosom 8, codiert das c-myc-Protookogen ein Protein, das bei der Wachstumsregulation von Lymphozyten und anderer Zellen entscheidend beteiligt ist. Die Translokation auf das Chromosom 14 führt dazu, daß dieses Gen seiner normalen Transskriptionskontrolle entzogen und im Übermaß exprimiert wird. Dies führt zu einem stark gesteigerten, abnormen Wachstumstimulus und zum malignen Wachstum. In Afrika werden Burkitt-Lymphome nahezu ausschließlich bei Kindern beobachtet, wobei das Tumorgewebe besonders in den Kieferknochen und den Knochen der Orbita lokalisiert ist. Außerhalb Afrikas läßt sich beim Burkitt-Lymphom die Tumorbildung bevorzugt im Abdomen feststellen.

**10.7.5
Histiozytose X**
Die Histiozytose X ist eine spezielle Form der tumorartigen Proliferation von Zellen des Reticuloendothelialen Systems (RES), deren Ätiologie unbekannt ist. Dazu zählen der Morbus Abt-Letterer-Siwe, der Morbus Hand-Schüller-Christian und das eosinophile Knochengranulom Jaffe-Lichtenstein. Bei diesen Erkrankungen vermehren sich die Histiozyten, die morphologisch durch einen tief eingekerbten Kern und einen breiten, nur schwach basophilen Zytoplasmasaum gekennzeichnet sind, tumorartig.

Der *Morbus Abt-Letterer-Siwe* befällt Säuglinge und Kleinkinder und führt meist innerhalb weniger Monate (1–3) zum Tode. Makroskopisch läßt sich eine generalisierte Hyperplasie der RES erkennen, mit Hepatosplenomegalie, allgemeiner Lymphknotenvergrößerung sowie Befall von Haut, Lunge und Knochen. In diesen Organen kommt es zur Proliferation reticulohistiozytärer Zellen mit begleitender Entzündung und Sklerosierung. In den Infiltraten finden sich weiter in unterschiedlicher Zahl eosinophile Granulozyten, Lymphozyten, Plasmazellen und Riesenzellen. Schaumzellen, wie sie für die Hand-Schüller-Christian-Erkrankung typisch sind, treten nur gelegentlich auf und deuten dann eine Nähe zu dieser Form der Histiozytose an.

Der *Morbus Hand-Schüller-Christian* tritt bei Kindern im Alter von 2 bis 3 Jahren auf. Die Krankheit zeigt einen chronisch progredienten Verlauf und führt meist innerhalb mehrerer Jahre zum Tode. In den Organen des RES, bevorzugt vor allem im Skelettsystem (Schädelknochen, Rippen) bilden sich unterschiedlich große, schwefelgelbe Granulome aus. Diese expansiv wachsenden Tumoren führen zum Abbau von Knochensubstanz (röntgenologisch: Lückenschädel). Im Kopfbereich werden unter anderem Deformierung des Gesichtsschädels, Exophthalmus bei retrobulbärer Lage der Granulome und das schmerzlose Verdrängen der Zähne aus ihren Alveolen beobachtet. Histologisch werden die Granulome vor allem von Histiozyten gebildet, in deren Zytoplasma reichlich Lipide gespeichert sind (Schaum- oder Wabenzellen). Dazwischen liegen in größerer Zahl eosinophile Granulozyten, aber auch Lymphozyten und Plasmazellen. Bei längerer Krankheitsdauer kommt es zur Fibrosierung der Granulome.

Beim *eosinophilen Knochengranulom Jaffe-Lichtenstein* sind hauptsächlich Kinder und jugendliche Erwachsene betroffen. Im Unterschied zu den beiden anderen Krankheiten aus dem Kreis der Histiozytose X ist hier die Prognose gut. Die knotigen, weichen Granulome finden sich an verschiedenen Stellen im Skelettsystem, vor allem in den Rippen, im Schädeldach und den Wirbeln, aber auch in den langen Röhrenknochen. Durch das expansive Wachstum der Granulome wird das angrenzende Knochengewebe abgebaut. Spontanfrakturen sind daher häufig. Extraossäres Vorkommen von Granulomen ist selten. Histologisch sind die Granulome jenen von der Hand-Schüller-Christian-Erkrankung ähnlich. Sie sind aber in der Regel von zahlreichen Nekrosen und Blutungen durchsetzt.

10.7.6
Tumormetastasen in Lymphknoten
Maligne Tumoren metastasieren häufig in Lymphknoten. Der Differenzierungsgrad ist oft unterschiedlich und in der Regel geringer als jener der korrespondierenden Primärtumoren. Immunzytochemische Untersuchungen erlauben oft durch eine genauere Tumortypisierung Hinweise auf den Ursprungsort. Diagnostische Schwierigkeiten bereitet oft die Unterscheidung der Lymphknotenmetastasen von undifferenzierten rundzelligen malignen Neoplasmen und von malignen Lymphomen. Lymphknoten werden vor allem von Karzinomen, malignen Melanomen, malignen Teratomen und Keimzelltumoren befallen. Eine lymphogene Metastasierung von Sarkomen wird dagegen nur relativ selten beobachtet.

10.8
Pathologie der Milz

10.8.1
Kurze Darstellung des normalen Aufbaus der Milz
Die Milz ist das größte lymphatische Organ des menschlichen Körpers (normales Gewicht ca. 150 g; normale Größe etwa 12 x 8 x 3 cm). Im Unterschied zu den Lymphknoten ist sie in den Blutkreislauf eingeschaltet. Das Milzparenchym besteht aus zwei funktionell unterschiedlichen Komponenten, nämlich der weißen und der roten Pulpa.

Als weiße Pulpa bezeichnet man die Gesamtheit der lymphatischen Anteile der Milz, die sich aus den Milzfollikeln, die B-Lymphozyten enthalten, und den periarteriellen Lymphozytenmänteln, die dem T-Zellsystem zugerechnet werden, zusammensetzen.

Die rote Pulpa wird von retikulärem Bindegewebe gebildet, das von vielen Blutgefäßen durchsetzt ist. Im Maschenwerk der Retikulumzellen liegen eine große Zahl verschiedener Blutzellen (Erythrozyten, Thrombozyten, Granulozyten) sowie Makrophagen und Plasmazellen.

Zu den wichtigsten Aufgaben der Milz zählt ihre Teilnahme an Abwehrprozessen, der Abbau von gealterten oder veränderten Erythrozyten sowie die Bildung von Lymphozyten.

10.8.2
Hypersplenismus
Unter Hypersplenismus versteht man eine pathologisch gesteigerte Funktion der Milz, die zu einem vermehrten Abbau von Blutzellen führt. Als Folge kann es dann zur Anämie, Granulozytopenie und Thrombozytopenie kommen.

10.8.3
Gefäß- und Kreislaufstörungen
Durch eine Herzinsuffizienz kann es in der Milz zur Blutstauung kommen (**rechtskardiale Stauungsmilz**). Bei einer derartigen chronischen Stauung ist die Milz in der Regel nur mäßig vergrößert und von fester Konsistenz. Die Pulpa erscheint düsterrot und erweist sich bei mikroskopischer Betrachtung mit Erythrozyten angeschoppt.

Weiter kommt es zur Vermehrung des Bindegewebes (Fibrose) in der roten Pulpa und zur Atrophie des lymphatischen Gewebes der weißen Pulpa.

Da die Milzvene in die Pfortader (Vena portae) mündet, kommt es auch bei Stauungen im Pfortadersystem zum Rückstau von Blut in die Milz **(portale Stauungsmilz)**. Häufigste Ursache dafür ist die Leberzirrhose. Auch Verengung oder Verschluß des extrahepatalen Anteils der Pfortader oder der Milzvene (meist durch Thrombose) führt zu einer portalen Stauungsmilz.

Der *Verschluß der Arteria lienalis*, etwa durch Thrombose oder durch einen Embolus, kann zur Totalnekrose der Milz führen. Werden ausreichend Kollateralen gebildet, dann resultiert aus dem verminderten Blutzufluß eine Atrophie des Organs. Der Verschluß eines Astes der Arteria lienalis führt zu einem ischämischen **Milzinfarkt**.

10.8.4
Beteiligung der Milz bei Allgemeininfektionen

Auf akute infektiöse Erkrankungen reagiert die Milz in Form einer akuten entzündlichen Schwellung (septischer Milztumor = akuter entzündlicher Milztumor). Die Milz ist dabei deutlich vergrößert, weich und oft von zerfließender Konsistenz. Besonders starke Milzschwellungen werden bei Septikämie beobachtet.

Bei länger anhaltenden Infekten ist die Milz vergrößert, derb und weist auf ihrer grauroten Schnittfläche vergrößerte Follikel auf (chronischer entzündlicher Milztumor).

Eine besonders starke Vergrößerung der Milz, die das 3- bis 4fache der normalen Größe erreichen kann, wird bei der Infektiösen Mononukleose (Pfeiffer-Drüsenfieber) gelegentlich beobachtet. Dabei kann es zur Ruptur des Organs kommen.

10.8.5
Stoffwechselstörungen

Im Rahmen einer generalisierten Amyloidose wird Amyloid häufig in der Milz abgelagert. Sind dabei besonders die Follikel betroffen, so spricht man von einer „Sagomilz". Eine bevorzugte Ablagerung von Amyloid in der roten Pulpa unter Aussparung der Milzfollikel führt zu einer „Speckmilz". Bei hämolytischen Prozessen kann es in der Milz zu einer stark vermehrten Ablagerung von Hämosiderin kommen (Siderose).

10.8.6
Splenomegalie

Darunter versteht man eine starke Vergrößerung der Milz, die unterschiedliche Ursachen haben kann. Zu den wichtigsten zählen Stoffwechselstörungen (z.B. Amyloidose), Kreislaufstörungen (portale und kardiale Stauungsmilz), Entzündungen, myeloproliferative Erkrankungen sowie die malignen Lymphome in allen Erscheinungsformen.

10.9
Pathologie des Thymus

10.9.1
Entwicklungsstörungen

Entwicklungsstörungen des Thymus (Aplasie; Hypoplasie) führen zu schweren Störungen der immunologischen Abwehrfunktionen (Defektimmunopathien, siehe auch Kapitel 5). Bei der *Agammaglobulinämie vom Schweizer Typ*, einem autosomal rezessiv vererbten Leiden, findet der normale Deszensus des Thymus während der Fetalentwicklung nur unvollständig statt. Der Thymus weist zudem erhebliche strukturelle Defekte auf. In den sekundären lymphatischen Organen (Lymphknoten, Milz, etc.) fehlen die Keimzentren und die Plasmazellen. Bei dieser Erkrankung ist sowohl die zelluläre als auch die humorale Immunität schwer gestört, so daß die betroffenen Kinder schon in den ersten Lebensmonaten sterben.

Bei der *thymischen Hypoplasie (DiGeorge)*, einer autosomal rezessiv vererbten Entwicklungsstörung des Thymus, fehlen die T-Lymphozyten weitgehend, während das B-Zellsystem normal entwickelt erscheint. Dabei kommt es aber neben dem Ausfall der zellulären Immunität auch zur Herabsetzung der Funktion der humoralen Immunprozesse. Dies erklärt sich aus dem komplexen Zusammenwirken von Zellen des B- und T-Zellsystems bei dem Ablauf von Immunreaktionen.

Bei der *Ataxia teleangiectatica (Louis-Bar-Syndrom)*, einer gleichfalls autosomal rezessiv vererbten Krankheit, bleibt der Thymus auf einer frühen Entwicklungsstufe stehen. Die normale Differenzierung in Mark und Rinde unterbleibt. Die T-Zonen in den sekundären lymphatischen Organen sind nicht ausgebildet. Die zelluläre Immunität ist stark gestört. Neben den Veränderungen im Thymus und anderen lymphatischen Organen fällt bei dieser Erkrankung die Ataxie, die aus dem Zugrundegehen der Purkinje-Zellen im Kleinhirn resultiert, und die Teleangiektasien in der Haut und im Bereich des Auges auf.

10.9.2
Physiologische und akzidentelle Involution des Tyhmus

Der Thymus ist nur während der Kindheit voll ausgebildet. Das hinter dem Brustbein gelegene Organ wird dann mit Beginn der Pubertät unter dem Einfluß der Geschlechtshormone allmählich zurückgebildet *(physiologische Thymusinvolution)*. Dabei kommt es zum zunehmenden Schwund der Lymphozyten aus der Rinde des Thymus und zum Ersatz des Thymusparenchyms durch Fettgewebe. Der Thymus wird in den retrosternalen Fettkörper umgebildet.

Durch schwere Streßsituationen (ausgedehnte Verbrennungen, Infektionskrankheiten) kann es zur *akzidentellen Involution* des Thymus kommen. Pathogenetisch spielt dabei wahrscheinlich die verstärkte Ausschüttung von Glukokortikoiden aus der Nebennierenrinde eine wichtige Rolle.

10.9.3
Thymushyperplasie

Eine *diffuse Hyperplasie* der Rinde des Thymus läßt sich bei verschiedenen Krankheiten (Morbus Basedow; Akromegalie; Morbus Addison, etc.) beobachten.

Als *follikuläre Hyperplasie* wird eine Vergrößerung des Thymus mit Auftreten von Lymphfollikeln mit Keimzentren im Mark bezeichnet. Sie wird gehäuft bei Autoimmunerkrankungen (z.B. Myasthenia gravis) gefunden und als Ausdruck einer generalisierten Hyperplasie des B-Zellsystems gesehen.

10.9.4
Tumoren des Thymus (Thymome)

Thymome sind Tumoren, die aus der epithelialen Komponente des Organs entstehen und in unterschiedlichem Maß von Lymphozyten (fast ausschließlich normale T-Lymphozyten) durchsetzt sind. Die epithelialen Zellen stellen die neoplastische Komponente dar. Die Lymphozyten sind ein nicht-neoplastisches Begleitinfiltrat. Thymome sind vor allem im vorderen Mediastinum lokalisiert und machen circa 20–30% aller Tumoren in diesem Bereich aus. Makroskopisch erscheinen die Thymome als knotige oder gelappte Tumoren mit meist gut ausgebildeter Kapsel. Die Bestimmung der Dignität der Thymome ist schwierig. Als Anhaltspunkt dient die Invasivität in das parathymische Gewebe. Etwa 75% sind gutartig, der Rest zeigt ein lokal invasives Verhalten. Hämatogene Metastasen sind selten. Histologisch lassen sich folgende Typen unterscheiden:
– Typ 1: Spindel- oder ovalzellige Tumorzellen; wechselnder Gehalt an Lymphozyten
– Typ 2: Polygonale Tumorzellen; lymphozytenreich
– Typ 3: Differenziert epithelial
– Typ 4: Undifferenziert epithelial.

Wichtige Informationen für die Abschätzung des Differenzierungsgrades von Thymomen ergeben sich aus immunzytochemischen Untersuchungen. So nimmt die Expression von HLA-DR in den Tumorzellen mit zunehmender Neigung zur Invasivität ab, die von Leu 7 dagegen zu.

Die Thymome weisen (abgesehen von den undifferenzierten Karzinomen) ein relativ langsames Wachstum auf. Komplikationen entstehen durch Kompression und/oder Invasion benachbarter Strukturen des Mediastinums Trachea und großen Bronchien sowie Vena cava superior. Thymome kommen relativ häufig in Kombination mit einer Myasthenia gravis vor. Auch andere immunpathologische Störungen (Hypogammoglobulinämie; Lupus erythematodes disseminatus und andere Autoimmunerkrankungen) sind mit Thymomen vergesellschaftet.

11 Atmungsapparat

Übersicht 11:

11.1	**Nase und Nebenhöhlen**	184
11.1.1	Entwicklungsstörungen	184
11.1.1.1	Choanalatresie	184
11.1.1.2	Fehlbildungen der äußeren Nase	184
11.1.1.3	Septumdeviation	184
11.1.2	Entzündungen	184
11.1.2.1	Akute Virus-Rhinitis (Schnupfen)	184
11.1.2.2	Allergische Rhinitis	184
11.1.2.3	Chronisch-hyperplastische Rhinitis	185
11.1.2.4	Chronisch-atrophische Rhinitis	185
11.1.2.5	Sinusitis	185
11.1.3	Neoplasmen	185
11.2	**Kehlkopf**	186
11.2.1	Entzündungen	186
11.2.1.1	Akute Laryngitis	186
11.2.1.2	Chronische Laryngitis	186
11.2.2	Neoplasmen	186
11.2.2.1	Polypen	186
11.2.2.2	Papillome	186
11.2.2.3	Karzinome	186
11.3	**Trachea und Bronchien**	187
11.3.1	Fehlbildungen und Lichtungsveranderungen	187
11.3.2	Entzündungen	187
11.3.2.1	Akute Entzündungen	187
11.3.2.2	Chronische Entzündungen	187
11.3.2.3	Bronchial-Tuberkulose	188
11.3.2.4	Asthma bronchiale	188
11.4	**Lunge**	188
11.4.1	Fehlbildungen	188
11.4.2	Kreislaufstörungen	190
11.4.2.1	Lungenstauung	190
11.4.2.2	Lungenödem	190
11.4.2.3	Lungenembolie	191
11.4.3	Atelektase	191
11.4.4	Emphysem	192
11.4.5	Entzündungen	192
11.4.5.1	Lobärpneumonie	192
11.4.5.2	Herdpneumonie	193
11.4.5.3	Interstitielle Pneumonien	193
11.4.5.4	Lungenabszeß	195
11.4.5.5	Lungengangrän	195

11.4.5.6	Lungenmykosen	195
11.4.5.7	Actinomykose der Lunge	195
11.4.5.8	Lungentuberkulose	195
11.4.5.9	Sarkoidose (Morbus Boeck)	199
11.4.6	Neoplasmen	199
11.4.6.1	Bronchialkarzinom	199
11.4.6.2	Sonstige Lungentumoren	202
11.4.6.3	Lungenmetastasen extrapulmonaler Tumoren	202
11.4.7	Pneumokoniosen	203
11.4.7.1	Anthrakose (Kohlestaublunge)	203
11.4.7.2	Silikose (Steinstaublunge)	203
11.4.7.3	Silikatosen	204
11.4.7.4	Sonstige Pneumokoniosen	204
11.5	**Pleura und Mediastinum**	204
11.5.1	Hydrothorax, Hämatothorax	204
11.5.2	Pneumothorax	204
11.5.3	Pleuritis	205
11.5.4	Neoplasmen	205

11.1
Nase und Nebenhöhlen

11.1.1
Entwicklungsstörungen

11.1.1.1 Choanalatresie. Verschluß der Choanen, in 90% bindegewebig-knöchern, in 10% bindegewebig-membranös; einseitig oder doppelseitig, bevorzugt beim weiblichen Geschlecht; oftmals mit anderen Mißbildungen gekoppelt: Unterentwicklung der Nebenhöhlen, Mikrotie, Lippen-Kiefer-Gaumen-Spalten. Folgen: pathologische Mundatmung, Saugstörungen, erschwerte Nahrungsaufnahme.

11.1.1.2 Fehlbildungen der äußeren Nase. Vorkommen bei Zyklopie (Fehlen der Nase oder rüsselförmiges Rudiment), bei Lippen- Kiefer-Gaumen-Spalten. Aplasie einer oder beiden Nasenhälften, Nasenfisteln; Formveränderungen (Schief-, Höcker- oder Plattnase).

11.1.1.3 Septumdeviation. Geringgradige Abweichungen der Nasenscheidewand von der Mediansagittalebene sind bei 75% aller Menschen vorhanden. Eine pathologische Bedeutung bekommt die Septumdeviation nur in ausgeprägten Fällen, weil sie dann zur Behinderung der Nasenatmung führen kann.

11.1.2
Entzündungen

11.1.2.1 Akute Virus-Rhinitis (Schnupfen). Die Erreger sind Rhino-Viren. Unterkühlung (Erkältung) spielt beim Krankheitsausbruch eine begünstigende Rolle. Nach einer Inkubationszeit von 1–3 Tagen schwillt die Nasenschleimhaut stark an (Ödeme, Hyperämie). Auf die seröskatarrhalische Entzündung folgt eine eitrige Exsudation, weil in der Nasenschleimhaut auch des Gesunden regelmäßig Staphylo- und Streptokokken vorkommen.

11.1.2.2 Allergische Rhinitis. Einatmung von Pollenallergenen (Gräser, Blüten usw.) ist hier meist der auslösende Faktor (Heuschnupfen). Aber auch Mehl, Tierhaare, Nahrungsmittel, Medikamente, Bettfedernstaub u.ä. können eine allergische Entzündung hervorrufen. Die allergische Rhinitis kann oft auch mit anderen allergischen Erkrankungn (Asthma bronchiale, Ekzeme usw.) kombiniert sein.

Histologisch findet man fibrinoide Faserquellungen sowie Infiltrate aus eosinophilen Granulozyten und Plasmazellen und Verdickungen der Basalmembran. Mastzellen kommen vermehrt vor.

11.1.2.3 Chronisch-hyperplastische Rhinitis.
Eine starke schleimig-eitrige Sekretion und die Schwellung der Nasenschleimhaut behindert die Nasenatmung sehr stark. Die entzündlichen Vorgänge gehen mit Plattenepithelmetaplasien und Veränderungen der Schleimdrüsen einher. Es können sich auch entzündliche Polypen entwickeln: traubenartige gestielte Gebilde von weicher Beschaffenheit (meist im mittleren und unteren Nasengang). Choanalpolypen werden sehr groß und reichen bis zum Epipharynx. Bei Schleimhautläsionen können sich gefäßreiche Polypen aus Granulationsgewebe bilden (Granuloma teleangiectaticum).

11.1.2.4 Chronisch-atrophische Rhinitis (Ozäna, Stinknase).
Bei dieser Form wird die Schleimhaut atrophisch. Starke Plattenepithelmetaplasien, Schwund von Schleimdrüsen und Fibrosierung der Schleimhaut sind typisch. Borkige Beläge bilden sich auf der Schleimhaut und werden dann durch Fäulnisbakterien zersetzt.

11.1.2.5 Sinusitis.
Die Entzündungen der Nebenhöhlen sind meist bakterielle Infekte, die von der Nasenhöhle ausgehen. Am häufigsten werden die Kieferhöhlen betroffen (Sinusitis maxillaris). Sind alle Nebenhöhlen betroffen, spricht man auch von einer *Pansinusitis*.

Bei der akuten Form liegt ein seröser Katarrh oder eine eitrige Entzündung vor. Die chronische Sinusitis kann ebenfalls zur Polypenbildung führen, zur narbigen Umwandlung der Schleimhaut, aber auch zu zystenartigen Erweiterungen der Nebenhöhlen, in denen der Schleim zurückgehalten wird (Mukozele). Entzündungen der Nebenhöhlen können auch auf benachbarte Gewebe übergreifen und ernste Komplikationen hervorrufen: Osteomyelitis, Erkrankungen der Augenhöhle, Hirnabszesse, Hirnhautentzündungen, allgemeine Sepsis. Alle Entzündungen des Nasenrachenraumes breiten sich leicht über die Tuba auditiva aus und können eine Otitis media verursachen.

11.1.3 Neoplasmen

Invertes Papillom: Diese gutartigen Tumoren liegen meist im mittleren Nasengang oder an den vorderen Abschnitten der Nasenscheidewand, aber auch in den Nebenhöhlen. Sie sind von fester Beschaffenheit: Ein Grundstock aus kollagenem Bindegewebe ist von mehrschichtigen Plattenepithel mit papillären Wucherungen überzogen. Die Basalmembran bleibt erhalten. Es besteht eine starke Neigung zu Rezidiven sowie eine Tendenz zur Knochendestruktion. Männer sind häufiger betroffen (Gipfel im 5.–6. Lebensjahrzehnt).

Juvenile Nasen-Rachen-Fibrome. Die gutartigen Tumoren liegen am Übergang von der Nasenhöhle zum Epipharynx. Sie haben eine hohe Rezidivneigung und kommen vorwiegend bei männlichen Jugendlichen vor (Durchschnittsalter 15–16 Jahre). Die Tumoren sitzen breitbasig ihrer Unterlage auf und breiten sich in der Nasenhöhle und den Nebenhöhlen aus; sie dringen auch in den Knochen und in die Orbita vor. Histologie: Die Nasen-Rachen-Fibrome enthalten dünnwandige, weite Blutgefäße, welche in ein bindegewebiges Stroma mit schleimigen Umwandlungen eingebettet sind. Im fortgeschrittenen Verlauf kommen regressive Veränderungen vor, hyaline Umwandlung der Bindegewebsfasern, zellige Infiltrate und Thrombosen.

Karzinome. Das sehr häufige *Plattenepithelkarzinom* ist vor allem in der Nasenhöhle und im Sinus maxillaris lokalisiert; der Sinus fontalis ist sehr selten befallen. In 25% der Fälle entstehen regionäre Metastasen in submandibulären und zervikalen Lymphknoten; Fernmetastasen in 10%.

Die *adenoid-zystischen Karzinome (Zylindrome)* entstehen in den örtlichen Schleimdrüsen. Das Tumorgewebe breitet sich in Knochenkanälchen und in perineuralen Lymphspalten aus. Zylindrome neigen zu Rezidiven. Fernmetastasen entstehen erst in der Spätphase. Außerdem kommen noch Adenokarzinome und undifferenzierte Karzinome vor.

11.2 Kehlkopf

11.2.1 Entzündungen

Als Ursachen einer Kehlkopfentzündung (Laryngitis) kommen in Frage:
- virale oder bakterielle Infekte
- physikalische oder chemische Schädigungen: kalte Luft, Reizgase, Staub
- Allergien.

Schwere Entzündungen führen zu einer starken Einengung der Luftröhre (z.B. durch ein Glottisödem) oder sie greifen den Kehlkopfknorpel an.

11.2.1.1 Akute Laryngitis. Meist liegt ihr eine Virusinfektion zugrunde. Anfangs besteht ein entzündliches Schleimhautödem, später eine schleimige oder schleimig-eitrige Sekretion, bisweilen auch Krusten- oder Borkenbildung. Besonders bei Kleinkindern entwickelt sich leicht eine schwere Atemwegsverengung (Stenose) mit Erstickungsanfällen: Pseudokrupp.

Die früher häufige **Kehlkopfdiphtherie** (echter Krupp) ist heute selten geworden: Eine pseudomembranöse Entzündung mit weißlichen dicken und festhaftenden Schleimhautbelägen. Ähnliche Formen kommen bei der Grippe vor: Superinfektion mit Staphylo- oder Streptokokken, Schleimhautnekrosen und narbige Verengungen.

11.2.1.2 Chronische Laryngitis. Die chronische Verlaufsform der Laryngitis geht entweder aus der akuten Entzündung hervor oder sie entsteht schleichend, wenn Dauerreizungen auf die Schleimhaut einwirken: Tabakrauch, Staub, ausschließliche Mundatmung. Klinische Symptome: Heiserkeit, ständiges Räuspern, krampfartiger Hustenreiz.

Histologisch findet man eine starke Schleimhautverdickung und eine Vermehrung der Lymphfollikel (hyperplastische Laryngitis), seltener eine Schleimhautatrophie und ein Schwund der Schleimdrüsen (atrophische Laryngitis). Geschwüre (Ulzera) kommen vor bei Überanstrengung der Stimme, nach Röntgenbestrahlung und längerer Intubation.

11.2.2 Neoplasmen

11.2.2.1 Polypen. Folgende Formen sind zu unterscheiden:

Sängerknötchen (Schreiknötchen): Kleine, kirschkorngroße Knötchen aus faserreichem Bindegewebe an den Rändern der Stimmlippen. Sie entstehen bei Überanstrengung der Stimme oder bei falscher Stimmtechnik.

Entzündliche Schleimhauthyperplasie: Meist in den mittleren Teilen der Stimmbänder; faserreich, ödematös, zellig infiltriert. Sie sind, wie die Nasenpolypen eine Folge entzündlicher Reaktionen, also keine echten Tumoren.

Kehlkopf-Fibrome: Gutartige Bindegewebstumoren, meist erbsgroß, gestielt, vorzugsweise an den Stimmlippen.

11.2.2.2 Papillome. Sie liegen meist an der Unterseite der Stimmbänder. Das Epithel ist oft stark verhornt. Das Papillom ist, ebenso wie die Leukoplakie des Kehlkopfes (weißliche fleckenartige Schleimhautverdickungen) eine Präkanzerose. Die Kehlkopf- Papillomatose des Kindesalters, die oft die gesamte Schleimhaut auch der Luftröhre und der Bronchien befallen kann, beruht dagegen auf einer Virusinfektion.

11.2.2.3 Karzinome. Der häufigste bösartige Tumor des oberen Atemtraktes ist das Larynx-Karzinom (2–3% aller Karzinome). Es kommt bevorzugt bei Männern im 6. Lebensjahrzehnt vor und entsteht besonders häufig an den Stimmbändern und am Kehldeckel, wo das Plattenepithel in das Atemwegsepithel übergeht. Es gibt verhornende und nicht verhornende Plattenepithelkarzinome. Die Metastasierung geschieht vorwiegend in die regionären Lymphknoten. Man unterscheidet nach der Lokalisation:

Glottiskarziom (inneres Larynxkarzinom): 60% aller Larynxkarzinome, primärer Befall der Stimmbänder, später auf andere Larynxbereiche übergreifend, plattenförmige Verdickung der Stimmbänder, polypöse Wucherungen oder Ulzerationen mit Fistelbildung; vorwiegend regionale Lymphknotenmetastasen (in 10%, wenn der Tumor auf die Glottisregion be-

schränkt ist, in 30%, wenn dieser Bereich überschritten wird).
Supraglottisches Karzinom: in 30% der Fälle entsteht das Karzinom im Bereich der Taschenbänder oder der laryngealen Epiglottisfläche; ventrale Karzinome bleiben mehr auf ihre Region beschränkt, die Marginalkarzinome dagegen breiten sich leichter auf den Hypo- oder Oropharynx aus; regionale Lymphknotenmetastasen in 50% der Fälle und mehr.
Subglottische Karzinome: selten, sie dringen früh in den Ringknorpel ein; regionale Lymphknotenmetastasen in 30% und mehr.

11.3
Trachea und Bronchien

11.3.1
Fehlbildungen und Lichtungsveränderungen

Mißbildungen der Luftröhre sind selten und kommen im Regelfall nur gemeinsam mit Lungenfehlbildungen vor.

Stenosen. Das Lumen der Atemwege kann durch aspirierte Fremdkörper (v.a. bei Kleinkindern) sowie Entzündungen bzw. Tumoren im Wandbereich oder auch durch Kompression von außen eingeengt werden. Bei den Bronchien wird der Verschluß der Lichtung häufig durch eingedicktes Bronchialsekret (Bronchitis) verursacht.

Bekannt ist auch die **Fruchtwasseraspiration** bei vorzeitiger Auslösung der kindlichen Atmung als häufige Ursache des Erstickungstodes beim Neugeborenen. Luftröhre und Bronchien sind mit grünlichen, mekoniumhaltigen Massen ausgefüllt.

Ektasien. Im Alter können Erweiterungen der Luftröhre durch Dehnung der membranösen Wand entstehen. Elastische Fasern und Muskuklatur schwinden und die Schleimhaut stülpt sich nach außen vor: *Pulsionsdivertikel*

Bronchiektasien sind meist erworbene Erweiterungen von Bronchien. Chronische Bronchitis und mechanische Ursachen wirken bei der Entstehung zusammen. Bronchiektasien kommen vor als Erweiterung des gesamten Kalibers (zylindrische Form; meist schon im Kindesalter entwickelt) oder als sackförmige Ausstülpungen (bei Erwachsenen häufiger). Letztere sind von kubischem oder von Plattenepithel ausgekleidet. Die Unterlappenbronchien sind von Bronchiektasien häufiger betroffen. Die erweiterte Bronchialwand ist regelmäßig durch chronische Entzündungen verändert. Das schleimig-eitrige Sekret kann eindicken oder sich zersetzen. Angeborene Bronchiektasien beruhen auf Hemmungsmißbildungen des Bronchialbaumes.

11.3.2
Entzündungen

Entzündungen der Atemwege (Tracheitis, Bronchitis) sind sehr häufige Krankheitsbilder. Die klinischen Zeichen sind: Husten, Auswurf, Atemnot.

11.3.2.1 Akute Entzündungen. Virusinfekte sind meist Schrittmacher der bakteriellen Invasion. Wetterfaktoren können das Entzündungsgeschehen beeinflussen.

Der akute Entzündungsprozeß ist gekennzeichnet durch:
- hyperämische Schleimhautschwellung
- gesteigerte Schleimsekretion
- Epitheldefekte
- gemischtzellige entzündliche Infiltration.

Man unterscheidet katarrhalische, fibrinöseitrige, hämorrhagisch-nekrotisierende und ulzerierende Formen der akuten Atemwegsentzündung.

11.3.2.2 Chronische Entzündungen.
Bronchialkatarrh (einfache chronische Bronchitis). Die schleimproduzierenden Zellen im Oberflächenepithel und in den Bronchialdrüsen sind vermehrt. Deswegen ist auch die Schleimsekretion gesteigert, wobei die mukösen Anteile des Schleims überwiegen: höhere Viskosität des Bronchialschleims.

Intramurale Bronchitis (chronischrezidivierende, schleimig-eitrige Bronchitis). Bei dieser Form werden die tieferen Schichten der Bronchialwand entzündlich infiltriert. Im Lumen der Bronchien befindet sich ein schleimreiches Exsudat, das abgeschilferte Epithelien und zahlreiche Leukozyten enthält. Wenn die Entzündung für längere Zeit bestehen bleibt, bilden sich Plattenepithelmetaplasien aus. Später entwickelt sich eine *atrophische Bronchitis*:

Schwund der Bronchialdrüsen und Rückgang der Sekretbildung (trockene Bronchitis).

Chronisch-destruktive Bronchitis. In schweren Fällen kann die Bronchialwand weitgehend zerstört werden: Vernarbung der Submucosa und der Schleimdrüsen, verbreiterte und hyalinisierte Basalmembran der Schleimhaut, Schwund der glatten Muskelzellen, Knorpelabbau, Bronchomalazie, Plattenepithelmetaplasien, Epitheldysplasie, muköziliare Insuffizienz, Entstehung von Divertikeln. Die entzündlichen Vorgänge greifen auf das umgebende Gewebe über (Peribronchitis). Weiterhin kommt es zu Ulzerationen und narbigen Schrumpfungen. Das entstehende Granulationsgewebe kann die Bronchiallichtung weitgehend verschließen. Schwere Störungen der Atemmechanik und entsprechende Rückwirkungen auf das Kreislaufsystem (vor allem beim Verschluß größerer Bronchien) sind die Folge.

11.3.2.3 Bronchial-Tuberkulose. Bei allen Formen der Lungentuberkulose ist auch das Bronchialsystem betroffen (siehe 11.4.4.8). Die Ausbreitung der Erreger geschieht lymphogen, hämatogen oder kanalikulär.

11.3.2.4 Asthma bronchiale. Das Bronchialasthma (Abb. 11-1) ist eine allergische Reaktion vom Soforttyp. Verschiedenartige Allergene (Pollen, pflanzlicher und tierischer Staub, Hausstaub, chemische Substanzen) führen zu einer Antigen-Antikörper-Reaktion in der Bronchialwand, an welcher v.a. IgE beteiligt ist. Bei Antigenkontakt werden Mastzellen aktiviert und Mediatorstoffe freigesetzt (Histamin, Bradykinin, Serotonin).

Im einzelnen gehören zum histologischen Bild des Asthma bronchiale:
- zunehmende Becherzellbildung im Bronchialepithel
- verstärkte Schleimsekretion der Bronchialdrüsen. Die Bronchien sind mit zähen Schleimpfröpfen ausgefüllt
- Hypertrophie der glatten Muskelzellen in der Bronchialwand
- hyaline Verdickung der Basalmembran
- zellige Infiltration mit eosinophilen Granulozyten
- Charcot-Leyden-Kristalle (Zerfallsprodukte der eosinophilen Granulozyten) und Curschmann-Spiralen (gedrillte Schleimfäden) im Sputum
- Ultrastrukturell: Abnorme Kinozilien, Bläschenbildung in den Epithelzellen.

Krampfartige Kontraktionen der Bronchialmuskulatur, Verstopfung der Bronchiolen, Drucksteigerung im Thorax und erhöhte Spannung der Atemmuskulatur bei der Einatmung verursachen die Atemnot (Dyspnoe) im Asthmaanfall.

11.4
Lunge

11.4.1
Fehlbildungen

Aplasie. Das Fehlen einer Lunge ist selten. In den meisten Fällen bestehen andere Fehlbildungen (z.B. des Herzens) gleichzeitig. Der zugehörige Hauptbronchus kann ebenfalls fehlen oder als blind endigendes Rohr vorliegen. Bei Fehlen eines Lungenlappens füllt das restliche Lungengewebe den freien Raum aus.

Zystische Fehlbildungen. *Solitäre Bronchuszysten* liegen als luftleere und mit Schleim gefüllte Hohlräume meist hilusnahe; zum übrigen Bronchialsystem besitzen sie keine Verbindung. Ist die Verbindung zum Hauptbronchus offen und unterbleibt die Differenzierung der endständigen Bronchusknospen, so entstehen konnatale fetale Bronchiektasien. Sie können zur *Wabenlunge* führen, einer zystisch-schwammartigen Durchsetzung des Lungengewebes. Zwischen den Zysten besteht dann statt respiratorischem Parenchym nur lockeres Bindegewebe.

Lungenzysten sind von Alveolarepithel ausgekleidet. Sie sind lufthaltig und haben eine Neigung zur Schleimretention.

Die *kongenital-adenomatoid-zystische Lungenmißbildung* ist eine tumorähnliche Vergrößerung meist nur eines Lungenlappens: Eine starke Vermehrung terminaler Bronchiolus- und Ductus alveolaris-Strukturen bewirkt eine Kompression des übrigen Lungengewebes. In der Wandung der unterschiedlich großen Hohlräume sind reichlich glatte Muskelzellen und elastische Fasern vorhanden.

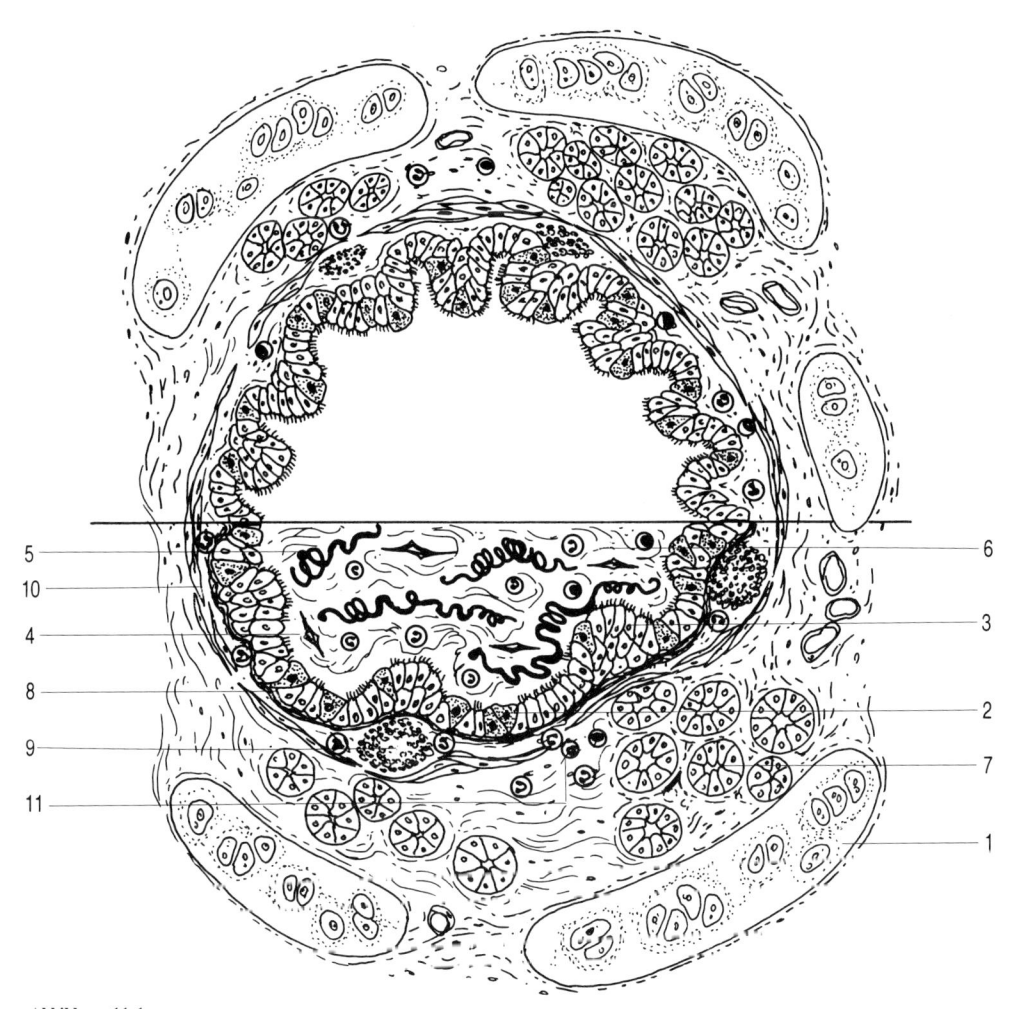

Abbildung 11-1:
Asthma bronchiale.
(oberhalb der Trennlinie: normaler Bronchus zum Vergleich)
1 Bronchialknorpel; 2 Vermehrung der Becherzellen; 3 Reduktion der Flimmerzellen; 4 Charcot-Leyden-Kristalle;
5 Curschmann-Spiralen; 6 Schleimmassen im Lumen; 7 Hypertrophie der Bronchialdrüsen; 8 Basalmembran des Epithels
ist stark verbreitert; 9 Längsmuskulatur; 10 Ringmuskulatur; 11 Infiltration; Lymphozyten und eosinophile Granulozyten.

Akzessorisches Lungengewebe (Nebenlunge). Bei dieser Fehlbildung ist ein Teil von der normalen Lunge anatomisch und funktionell abgetrennt. Er wird durch besondere, aus der Aorta abgehende Gefäße versorgt. Die Nebenlunge besitzt keinen Anschluß zum Bronchialsystem und ist daher funktionslos. Formen:
– *extralobäre Nebenlunge*: meist links paravertebral, durch einen eigenen Pleuraüberzug von der Hauptlunge getrennt; oft bestehen gleichzeitig Zwerchfelldefekte
– *intralobäre Nebenlunge*: meist links dorsobasal, gemeinsamer Pleuraüberzug mit der Hauptlunge; meist keine Begleitmißbildungen
– *Lungen-Vorderdarm-Mißbildung*: Es besteht eine zusätzliche Verbindung des akzessorischen Lungengewebes zum distalen Ösophagus oder zum Magenfundus; Begleitmißbildungen: Zwerch-

fellhernien, Wirbelsäulenanomalien, Herzfehler; außerdem besteht eine erhöhte Infektionsgefahr

Lappenanomalien. Zusätzliche Furchungen an der Außenfläche der Lunge führen zu einer Lappenüberzahl. Sie liegen besonders im apikalen Teil des Unterlappens und entsprechen in ihrem Verlauf den Segmentgrenzen.

11.4.2
Kreislaufstörungen

11.4.2.1 Lungenstauung. Wenn bei einer Linksherzinsuffizienz (z.B. bei Herzinfarkt oder Aortenfehler) der Rückfluß des Blutes über die Lungenvenen zum linken Vorhof erschwert ist, kommt es zu einer **akuten Lungenstauung:** Volumen und Gewicht der Lunge sind vergrößert, die Kapillaren sind stark mit Blut gefüllt, Erythrozyten und Plasma treten in die Alveolen über (Farbtafel VII, 31).

Kann die Ursache nicht beseitigt werden, so entwickelt sich über Monate und Jahre eine **chronische Lungenstauung** (besonders ausgeprägt bei Mitralklappenfehlern).

Die Merkmale der chronischen Stauungslunge sind:
- *Induration*: Die kollagenen Fasern in den Alveolarwänden und Lungensepten nehmen stark zu; dadurch verfestigt sich das gesamte Lungengerüst.
- *Kapillardilatation*: Die gestauten Lungenkapillaren können sich bis zum Fünffachen ihres Normaldurchmessers erweitern. Die Basalmembran verdickt sich. Die Diffusionsstrecke kann sich bis auf das Zehnfache ihres Normalwerts verlängern.
- *Hämosiderose der Lunge*: Erythrozyten treten in die Alveolen oder Interstitien der Lunge über. Dort werden sie von Makrophagen oder Alveolarepithelien abgebaut. Hämosiderin, ein Abbauprodukt des Blutfarbstoffes, sammelt sich in Alveolarepithelzellen an, die nach ihrer Ablösung mit dem Bronchialsekret weiterbefördert und mit dem Sputum ausgeschieden werden. Dieses ist dann rot braungefärbt, weil es die mit Hämosiderin pigmentierten Zellen enthält (Herzfehlerzellen im Sputum).

Bei chronischer Lungenstauung baut sich schließlich das gesamte Gefäßsystem der Lunge um: Zuerst sind die Kapillaren und Lungenvenen betroffen, dann auch Arteriolen und Arterien: Verdickung der Intima, Neubildung von kollagenen Fasern, Aufspaltung der Lamina elastica interna, Lumenverengung, Hypertrophie der Tunica media (Größenzunahme der Muskelzellen und Neubildung elastischer Fasern).

11.4.2.2 Lungenödem (Abb. 11-2). Der Austritt von Blutflüssigkeit in die Alveolen wird als **intraalveoläres Lungenödem** bezeichnet. Die Flüssigkeit vermengt sich mit Luft und füllt als schaumiges Gemisch auch das Bronchialsystem auf. Makroskopisch erscheint die Lunge groß, schwer und blaß-grau.

Sammelt sich die Ödemflüssigkeit dagegen vorwiegend in den Lymphkapillaren und den bindegewebigen Interstitien der Lunge an, so spricht man von einem **interstitiellen Lungenödem**. Makroskopisch ist

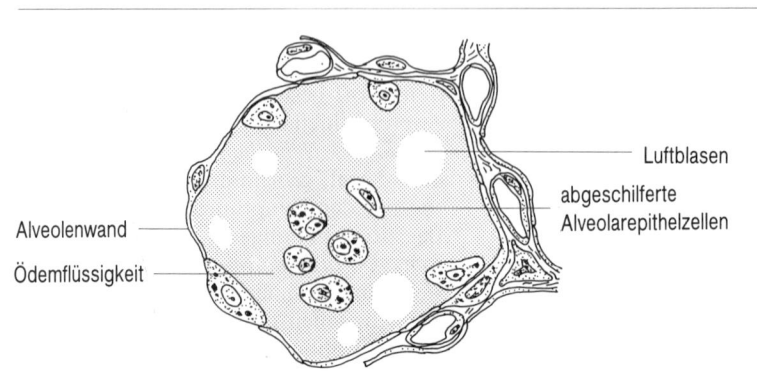

Abbildung 11-2:
Lungenödem.

Luftblasen
abgeschilferte Alveolarepithelzellen
Alveolenwand
Ödemflüssigkeit

die Lunge schwer und blaßgrau gefärbt. Auf der Schnittfläche kann man eine schaumige Flüssigkeit abstreichen.

Hyaline Membranen. Sie stellen eine Sonderform des Lungenödems dar und erstrecken sich belagartig auf der Innenfläche der Alveolen. Makroskopisch erscheint die Lunge verfestigt, sie zeigt eine homogene, rötliche (milzartige) Schnittfläche. Hyaline Membranen kommen vor:
- beim Neugeborenen (Atemnotsyndrom)
- beim Erwachsenen (toxische Kapillarschäden, Reizgasinhalationen, Infektionen, Urämie, Strahlenschäden, interstitielle Pneumonien, bei langer Hypoxie und künstlicher Beatmung).

11.4.2.3 Lungenembolie (Abb. 11-3). Thromben, Fetttröpfchen oder andere Partikel können, wenn sie auf dem Blutweg in die Lunge verschleppt werden, unterschiedlich große Bereiche des pulmonalen Gefäßsystems verschließen. Massive Embolien (Verschlüsse großer Lungenarterien) führen zum *Sekundenherztod*. Verschlüsse mittlerer oder kleinerer Arterienäste können dagegen bei gesundem Herzen überlebt werden.

11.4.3
Atelektase
Die verminderte Luftfüllung der Lungenalveolen wird als Atelektase bezeichnet. Man unterscheidet:

Fetale Atelektase (Abb. 11-4). Die Lunge hat sich nach der Geburt nicht entfaltet, das Lungengewebe ist schlaff und von dunkelroter Farbe. Man findet fetale Atelektasen also bei totgeborenen Kindern oder auch bei Lebendgeborenen, wenn die Atmung wegen zentraler Störungen, Mißbildungen oder massiver Verlegung der Atemwege nicht in Gang gekommen ist.

Kompressions-Atelektase. Die Aufhebung des physiologischen Unterdrucks im Pleuraraum (z.B. Pneumothorax bei Verletzungen) führt zum Kollaps der Lunge, die sich dann nicht mehr mit Luft füllen kann. Lokale Kompresssionsatelektasen kommen z.B. bei Pleuraergüssen, Tumoren, großen Zysten oder Kavernen durch den Druck dieser Gebilde auf das umgebende Lungengewebe vor.

Resorptions-Atelektase. Bei totalem Verschluß eines Bronchus wird die Luft in

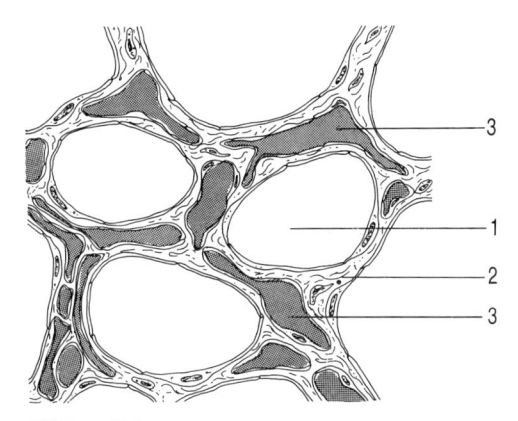

Abbildung 11-3:
Fettembolie der Lunge.
1 Alveole; 2 Interstitium; 3 Fett-Tropfen in den erweiterten Kapillaren und in den größeren Gefäßen des Interstitiums (massive Fettembolie).

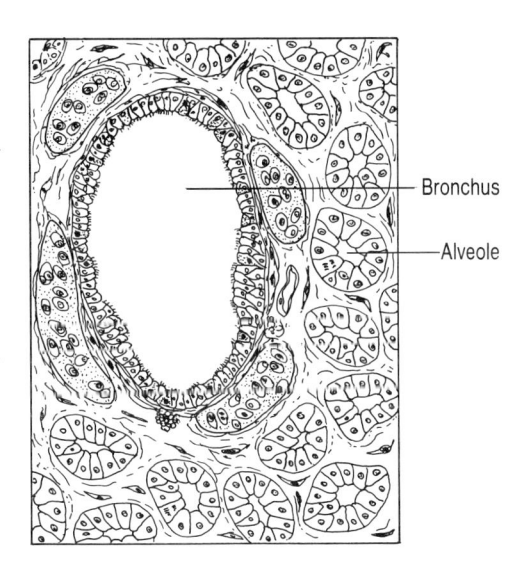

Abbildung 11-4:
Fetale Atelektase.

dem hinter der Verschlußstelle liegenden und von diesem Bronchus versorgten Lungenbereich resorbiert. Dieser Vorgang dauert etwa 1–2 Tage. Das atelektatische Gebiet ist eingesunken und sehr blutreich (blaurote Verfärbung). Mikroskopisch findet man schmale, schlitzähnliche Alveolen und erweiterte, blutreiche Kapillaren, ein atelektatisches Ödem und ein verdicktes Alveolarepithel.

11.4.4
Emphysem

Ein Lungenemphysem liegt vor, wenn die Lunge in einzelnen Bereichen oder auch im gesamten Gewebe überbläht ist und einen vermehrten Luftgehalt aufweist.

Akutes Lungenemphysem. Bei Verlegung von Atemwegen mit erschwerter Ausatmung entsteht ein akutes Emphysem (z.B. bei Ertrinkungstod, Asthma bronchiale). Die Lungen sind stark gebläht und von prall-elastischer Beschaffenheit. Sie sinken auch bei eröffnetem Brustkorb nicht zusammen. Überblähte Bezirke liegen neben atelektatischen Bereichen. Die Patienten leiden an Atemnot und sind zyanotisch.

Chronisches Lungenemphysem (Abb. 11-5). Bei dieser Form steht die starke Verringerung der Lungenelastizität im Vordergrund. Die Alveolarräume sind überdehnt, die Anzahl der Lungenkapillaren ist verringert. Die Alveolargänge dehnen sich und die Alveolarwände schwinden zunehmend, so daß im Endzustand blasenartig große Hohlräume mit stummelförmigen Resten von Alveolarsepten übrigbleiben. Dieser Vorgang führt zu einer starken und zunehmenden Verringerung der Gasaustauschfläche der Lunge.

Interstitielles Emphysem. Die Luft tritt in das Zwischengewebe (Interstitium) der Lunge über und breitet sich nach peripher aus. An der Pleuraoberfläche entstehen schließlich perlschnurartige Reihen von Luftblasen. Wenn sie einreißen, entsteht ein Spontan-Pneumothorax.

11.4.5
Entzündungen

Alle entzündlichen Lungenerkrankungen bringen mit sich:
- Abnahme des Luftgehaltes der Lunge
- Verschlechterung der respiratorischen Funktion.

Auslösende Ursachen: Bakterien, Viren, Pilze, Parasiten, physikalische oder chemische Faktoren (z.B. Strahlen, Reizgase).

Die Entzündungen können primär die Alveolen oder das Interstitium betreffen, sie können herdförmig ausgedehnt sein oder einen bestimmten Lungenbereich (z.B. Lungenlappen) diffus befallen.

11.4.5.1 Lobärpneumonie. Akuter Beginn mit Schüttelfrost und Fieber. Ein oder mehrere Lungenlappen können betroffen sein (vorwiegend der Unterlappen, rechts häufiger als links). Meist liegt eine Pneumokokkeninfektion vor. *Wanderpneumonien* breiten sich von einem Lappen auf andere Bereiche aus.

Bei der Lobärpneumonie bleibt das Lungengerüst grundsätzlich erhalten. Bei unbehandelten Krankheitsfällen zeigt sich ein deutlich stadienhafter Verlauf, der sich auch histologisch belegen läßt (Abb. 11-6):

Anschoppung (1.–2. Tag): Blutreiche, schwere Lunge, starke Kapillarführung, entzündliches Ödem, eiweißreiches Exsudat mit zelligen Elementen in den Alveolen, „pflaumenbrüharges" Sputum.

Rote Hepatisation (3.–5. Tag): Starke Extravasation von Erythrozyten, das Exsudat wird fibrinreich und erhält eine festere „leberartige" Beschaffenheit (daher der Ausdruck „Hepatisation").

Graue Hepatisation (6.–9. Tag): Auflösung der Erythrozyten; Ausfällung von Fibrin, dessen Fäden Alveolarporen und Kapillaren durchsetzen; Zunahme der Leukozyten im Exsudat, graugelbe Verfärbung des Gewebes.

Gelbe Hepatisation und Lysis (7.–11. Tag): Enzymatische Auflösung des Fibrins,

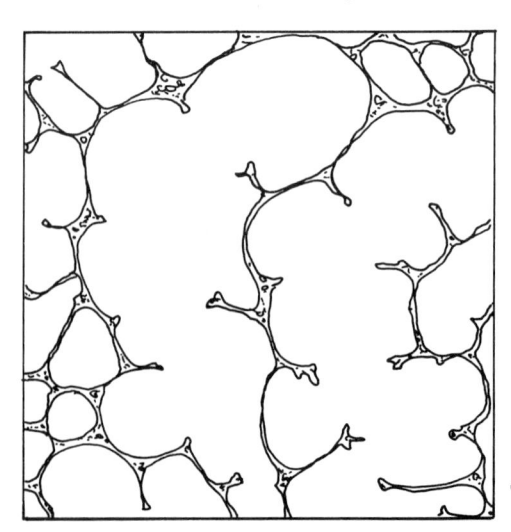

Abbildung 11-5:
Chronisches Lungenemphysem.
Verlust der regelmäßigen Alveolenanordnung, Bildung einheitlicher, großer Hohlräume.

Leukozytenzerfall; das Exsudat wird teils abgehustet (eitriger Auswurf), teils über Lymphbahnen resorbiert; die Lunge wird wieder lufthaltiger. Die Resorption ist etwa am 28.–30. Tag abgeschlossen. Bleibt die Lysis aus, wird das Fibrin bindegewebig organisiert *(Karnifizierte Pneumonie)*, oder es kommt zur Abszedierung.

11.4.5.2 Herdpneumonie. Es treten zahlreiche Entzündungsherde auf, die sich über die Atemwege oder über das Interstitium weiter ausbreiten können:

Bronchopneumonie. Sie geht aus einer absteigenden Infektion der Luftwege hervor und ist die häufigste Form der Pneumonie beim Erwachsenen. Die Herde entstehen nicht gleichzeitig, sind also unterschiedlich alt und auch verschieden groß. Sie können sich auch in der Art ihres Exsudats unterscheiden (serös, fibrinös, eitrig). Größere Herde können zusammenfließen: *Konfluierende Bronchopneumonie*.

Sonderform: Primär abszedierende Staphylokokkenpneumonie des Säuglings; schlechte Prognose, oft mit Pleuraempyem oder Pyopneumothorax einhergehend.

Metastatische Herdpneumonie. Sie entsteht hämatogen durch Ausbreitung von Staphylo- und Streptokokken in die Lunge. Die Eiterherde haben keine Beziehung zum Bronchialsystem.

Hypostatische Herdpneumonie. Diese Entzündungsform betrifft vorwiegend die paravertebralen Lungenanteile. Bei bettlägerigen Patienten sind diese Bereiche schlechter belüftet. Schleimretionen, Kapillarschäden und alveoläres Ödem begünstigen bakterielle Infektionen. Diese Pneumonieform tritt vor allem nach Operationen, bei längerer Bewußtlosigkeit, Vergiftungen und zerebralen Erkrankungen auf.

Aspirationspneumonie. Gelangen Nahrung, Magensaft oder Fremdkörper durch Aspiration in die Lunge, so entstehen kleinherdige Pneumonien, die zur Abszeßbildung oder Gangrän neigen.

Besondere Form: Fruchtwasseraspiration in der Perinatalperiode. Bei Infektion des Fruchtwassers entsteht eine eitrige Fruchtwasseraspirationspneumonie.

Viruspneumonien (Abb. 11-6). Das histologische Bild ist sehr vielfältig und oft atypisch: Teils alveoläre, teils interstitielle Prozesse, häufig mit Bronchitis oder Bronchiolitis kombiniert. Bakterielle Sekundärinfektionen propfen sich der ursprünglichen Virusinfektion auf. Auftreten von Riesenzellen mit 100 und mehr Kernen und virusbedingten Einschlußkörpern. Klinische Symptome: Fieber (kein Schüttelfrost), Reizhusten, nur wenig Auswurf, Kopfschmerz.

11.4.5.3 Interstitielle Pneumonien. Die Entzündung breitet sich im Interstitium der Lunge aus: entlang der bindegewebigen Lungensepten und entlang des Gefäßsystems oder des Bronchialbaumes (Abb. 11-7). Die Lymphbahnen sind ebenfalls in das Entzündungsgeschehen einbezogen.

Interstitielle Pneumonien werden meist durch Viren verursacht. Histologisch fallen auf: Stark verbreitete interstitielle Räume mit Fibroblasten, Histiozyten, Makrophagen und Plasmazellen.

Die **chronische interstitielle Pneumonie** zeigt einen phasenhaften Verlauf:
– Initialstadium: Alveolarödem (Alveolitis) Hyalinisierung oder Auflösung der Fasergerüste
– Sekundärstadium: Zellproliferation (Fibroblasten, Histiozyten), Hyperämie
– Tertiärstadium: Faserbildung, Entstehung einer herdförmigen oder diffusen Lungenfibrose.

Lungenfibrosen sind durch Vermehrung des kollagenen Bindegewebes in den Interstitien der Lunge gekennzeichnet.

Die Fibrosierung bewirkt eine Lungenstarre und eine Verringerung des Lungenparenchyms, die besonders auch das Kapillarsystem betrifft. Die Diffusionsstrecken werden größer, die Lungenfunktion (der Gasaustausch) verschlechtert sich: Atemnot, respiratorische Insuffizienz.

In schweren Fällen hat der Strukturumbau eine progressive Schrumpfung des Lungengewebes zur Folge, eine Störung aller Atemfunktionen (Ventilation, Perfusion, Diffusion). Zudem entsteht ein pulmonaler Bluthochdruck mit entsprechenden Auswirkungen auf das Herz *(Cor pulmonale)*.

11 Atmungsapparat 194

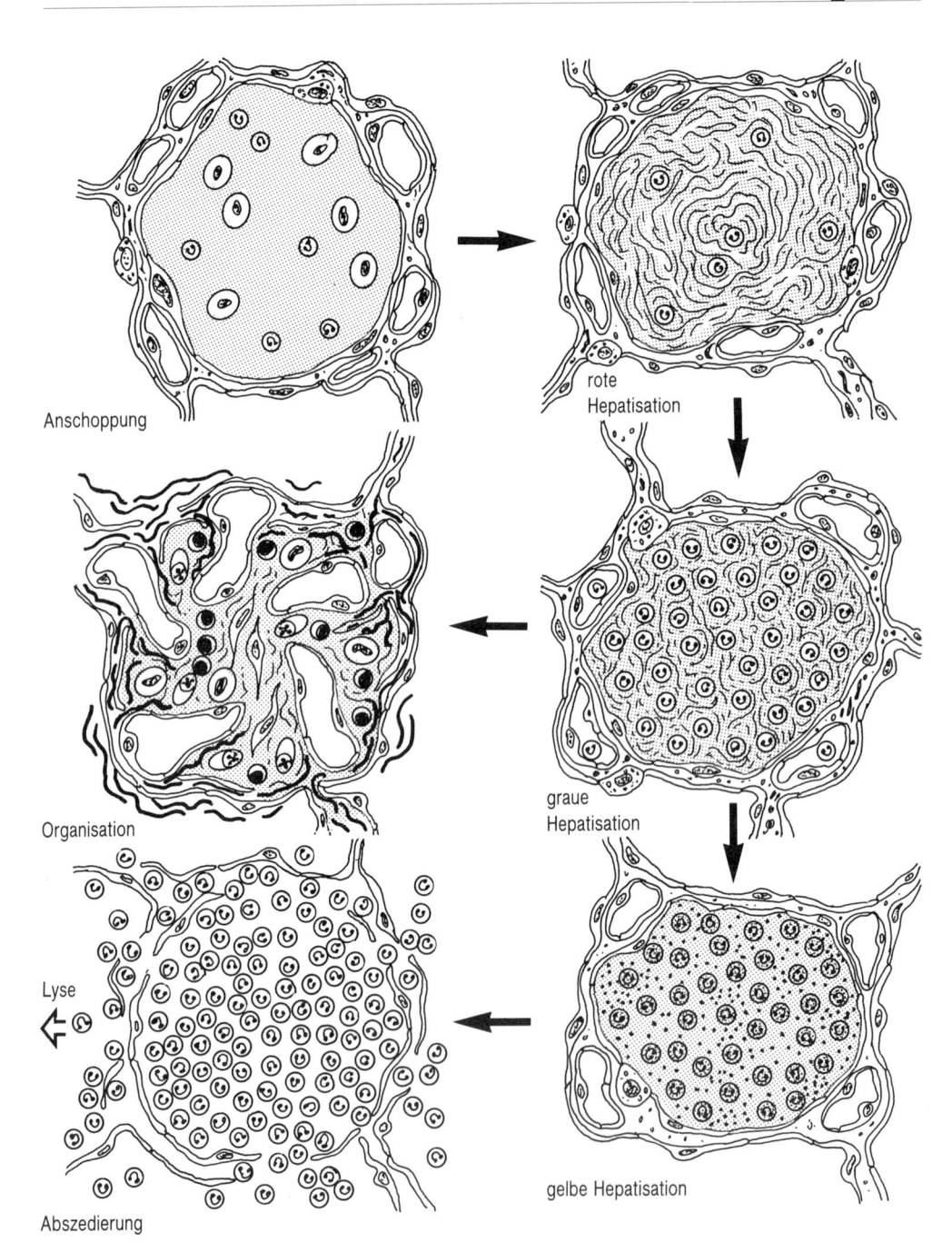

Anschoppung

rote Hepatisation

graue Hepatisation

Organisation

gelbe Hepatisation

Lyse

Abszedierung

Abbildung 11-6:
Verlauf einer Lobärpneumonie.

11.4 Lunge

Ursachen der Lungenfibrosen.
1. Infektionen:
   - Interstitielle Pneumonien
   - Tuberkulose
   - Granulomatosen (Sarkoidose)
   - Lungenmykosen
2. Inhalationen:
   - Toxische Gase (z.B. Ammoniak, Phosgen)
   - Aerosole (Sprays)
   - Ozon, Stickstoffdioxid
   - große O_2-Mengen
3. Pneumokoniosen
   - Silikosen
   - Asbestose
   - andere Pneumokoniosen
4. Ionisierende Strahlen
5. Medikamente
   - Zytostatika
   - Nitrofurantoin
6. Herbizide (z.B. Paraquat)
7. Kreislaufstörungen
   - Stauungsindurationen der Lunge
   - Pulmonaler Hochdruck
   - Schockfolgen
8. Sonstige Erkrankungen
   - Amyloidose der Lunge
   - Lungenkalzinose
   - Kollagenosen
   - Viszeraler Rheumatismus

11.4.5.4 Lungenabszeß. Aerobe Mikroorganismen führen bei Lungenbefall zur eitrigen Einschmelzung des Gewebes. Der Abszeßinhalt besteht aus zerfallendem Lungengewebe, Leukozyten und Bakterien (Staphylokokken, Streptokokken, Pneumokokken, E. coli u.a.); er wird von eitrig infiltriertem Lungengewebe begrenzt (Abszeßwand). Ältere Abszesse sind bindegewebig abgekapselt. Bei Verbindung zu einem Bronchus wird der Abszeßinhalt abgehustet oder er infiziert andere Lungenbereiche.

Bricht der Abszeß zur Pleura durch, so entsteht ein Pleuraempyem oder auch ein Pyopneumothorax. Hämatogene Ausbreitung kann zu einer eitrigen Meningitis, zu Hirnabszessen oder zur allgemeinen Sepsis führen.

11.4.5.5 Lungengangrän. Ansiedlung von anaeroben Mikroorganismen (Fusobakterien, Clostridien, Proteus) führt zur fauligen Nekrose des Lungengewebes: zundrig-jauchiger Zerfall, grünlich-schwärzliche Verfärbung des Gewebes.

11.4.5.6 Lungenmykosen. Eine Lungenentzündung kann auch durch eine Pilzinfektion ausgelöst werden. Diese ist primär aerogen oder sekundär hämatogen möglich. Es kommen nicht nur pathogene Pilze (Blastomykose, Coccidiomykose, Histoplasmose) in Betracht, sondern auch saprophytäre Pilze, die nur bei bestimmten Bedingungen (z.B. herabgesetzte Resistenz) für den Menschen pathogen werden: Moniliasis (Soor), Aspergillose.

Eine Pilzinfektion führt meist zu granulomatösen Reaktionen und zur Gewebseinschmelzung. Die Granulome enthalten Histiozyten, Epitheloidzellen und Riesenzellen. Die Pilze sind in den Granulomen durch Gram-Färbung oder PAS-Reaktion gut nachweisbar.

Die *Aspergillose* findet sich häufiger bei schweren konsumierenden Erkrankungen (Tb, Tumoren usw.). Vorhandene Hohlräume mit Pilzkolonien (Aspergillomen) besiedelt: Gelbbraun verfärbte Herde mit körnig-krümeligem Inhalt.

11.4.5.7 Actinomykose der Lunge. Die Herde bilden sich meist in den Unterlappen. Bei langsamer Gewebszerstörung entstehen gekammerte, eitergefüllte Hohlräume, welche Schaumzellen, eosinophile Granulozyten und Pilzdrusen enthalten. Die Herde können später verkalken oder auf den Herzbeutel, die Wirbelsäule, das Mediastinum oder die Pleura übergreifen. Im letzteren Fall bilden sich Pleuraempyeme und starke Pleuraverschwartungen.

11.4.5.8 Lungentuberkulose. Die Lungentuberkulose (Tb) zählt zu den spezifischen Entzündungen, weil sie pathohistologisch ein charakteristisches Erscheinungsbild besitzt.

Die Ursache dieser Krankheit ist eine Infektion mit Tuberkulosebakterien (Mycobacterium tuberculosis)
   - Typus bovinus (Rinder-Tb; Übertragung durch Milch und Milchprodukte)

- Typus humanus (Übertragung durch aerogene Infektion von Mensch zu Mensch).

Die Tb ist bei uns seltener geworden durch
- die erfolgreiche Bekämpfung der Rinder-Tb
- prophylaktische Maßnahmen (v.a. BCG-Schutzimpfung)
- die Möglichkeit einer kausalen Therapie mit Tuberkulostatika (Chemotherapie).

Die Kenntnis des Krankheitsbildes ist aber dennoch wichtig, weil die Tb durch Abnahme der Tuberkulosefurcht häufig übersehen wird und weil sie bei verminderter Abwehr des Organismis (Alkoholismus, Diabetes mellitus, Knochenmarkschäden) auch heute noch vermehrt auftritt. Man unterscheidet drei Phasen der Tuberkulose:

(1) Phase des Primärkomplexes. Die Lunge ist der häufigste Ort der tuberkulösen Primärinfektion. Als *Primärkomplex* bezeichnet man die morphologisch sichtbaren Folgen der erstmaligen Auseinandersetzung eines Organismus mit Tuberkulosebakterien. Er besteht aus einem Lungenherd und einem Lymphknotenherd.

Der **Lungenherd** sitzt meist pleuranahe in gut belüfteten Lungenbereichen (häufig rechter Oberlappen), er ist erbs- bis walnußgroß. Anfangs treten zahlreiche Leukozyten auf, die Erreger werden phagozytiert und vermehren sich in den Zellen, Zellverfall, Fibrinexsudat, Gerinnung, Verkäsung nach ca. 10 Tagen. Im Lungenherd findet also eine käsige Nekrose statt.

Lymphknotenherd. Vom Lungenherd ausgehend, breiten sich die Erreger über Lymphbahnen zu den regionären Lymphknoten aus (meist an der Luftröhrengabelung).Der Lymphknotenherd ist oft größer als der zugehörige Lungenherd. Auch hier tritt eine Verkäsung ein.

Weiterer Verlauf. Die Tuberkulose kann folgenlos ausheilen (sehr selten) oder nach 1–2 Jahren verkalken. Aber auch verkalkte Herde können noch lebens- und teilungsfähige Erreger enthalten.

Von einem *progressiven Primärkomplex* spricht man, wenn keine Heilung im Lungen- oder Lymphknotenherd eintritt. Es sind dann folgende Formen möglich:
- *Primärherdphthise*: Bei schlechter Abwehrlage dehnt sich die Nekrose aus, Verkäsungsherde fließen zusammen, Bildung von Hohlräumen (Kavernen) im Gewebe. Gewinnen diese Kavernen Anschluß an das Bronchussystem, so breitet sich die Infektion in die übrige Lunge und bei Anschluß an das Gefäßsystem hämatogen auch in andere Organe aus.
- *Progressive Hiluslymphknoten-Tb*: Ausbreitung vom Lungenhilus über die neben der Luftröhre gelegenen (paratrachealen) Lymphknoten bis zum Hals. Die vergrößerten Lymphknoten verbacken miteinander und auch mit den benachbarten Organen. Übergreifen auf die Pleura (exsudative Pleuritis), Verkäsung, Verkalkung, Schwielenbildung, hämatogene Aussaat in die übrigen Organe.

(2) Phase der hämatogenen Streuung. Wenn ein tuberkulöser Prozeß in das Gefäßsystem (meist in eine Vene) einbricht, kommt es zur hämatogenen Streuung, also zu einer generalisierten Ausbreitung der Tb.

Frühgeneralisation: Streuherd ist ein nicht abgeheilter Primärkomplex.

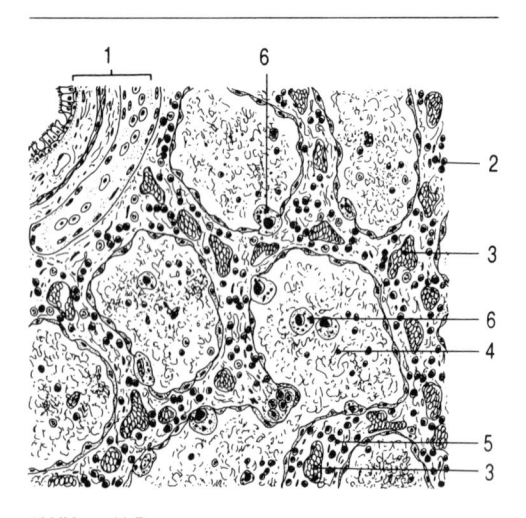

Abbildung 11-7:
Interstitielle Pneumonie
1 Wand eines Bronchus; 2 Lymphozyten; 3 gestaute Kapillare; 4 intraalveoläres Ödem; 5 verbreiterte Interstitien (Ödem, zelluläre Infiltration); 6 Alveolarmakrophagen mit Einschlußkörpern

Abbildung 11-8: Miliartuberkulose. — Tuberkel — Konglomerat-Tuberkel — Tuberkel

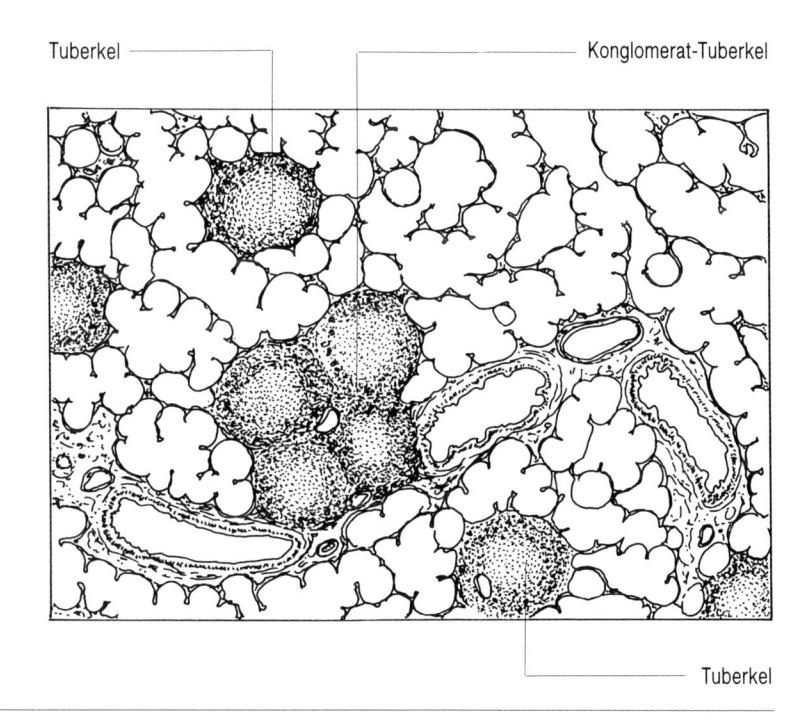

Spätgeneralisation: Streuung nach einem zeitlichen Intervall aus einem „postprimären" Herd.

Von Bedeutung für den weiteren Krankheitsverlauf sind dabei die Intensität der Keimeinschwemmung und die immunologische Situation des Patienten, die u.a. auch durch gleichzeitig bestehende andere Erkrankungen nachteilig beeinflußt werden kann.

Die **akute Miliartuberkulose** (Abb. 11-8) ist eine hämatogene Aussaat in die übrige Lunge und fast in alle sonstigen Organe, also eine massive Überschwemmung des Organismus mit Tb- Erregern, die sich im Blut vermehren und „metastatisch" außer der Lunge besonders auch Leber, Milz, Nieren, Hirnhäute, Knochenmark und Lymphknoten befallen. Je nach Abwehrlage findet man produktive Tuberkelknötchen oder umschriebene verkäste exsudative Herde. Bei längerem Andauern einer Miliar-Tb fließen einzelne Tuberkel zusammen und bilden große Konglomerattuberkel.

Die **chronische Miliartuberkulose** beruht meist auf einer Spätgeneralisation (Erwachsene, Greise). Häufig besteht eine extrapulmonale Organtuberkulose. Die Streuung geschieht mit längeren Intervallen und kurzen Fieberschüben. In der Endphase besteht oft eine tuberkulöse Meningitis, Lungenphthise oder eine Lungenfibrose mit Cor pulmonale. Histologisch: größere Knötchengruppen mit Verkäsungen und narbiger Induration.

Bronchiolusstenosen und narbige Verziehungen führen zum Lungenemphysem (Emphysem-Tb).

Die **Tuberkulosepsis (Landouzy)** ist eine schwere septische Allgemeinerkrankung: Fieber, Bewußtlosigkeit, Hautblutungen. Tuberkulöse Herde erscheinen in fast allen Organen; gleiches Bild wie bei der Miliartuberkulose. Der massive Erregereinbruch in die Blutbahn und der Resistenzverlust gegen Tb- Erreger bewirken einen schweren Krankheitsverlauf, der innerhalb weniger Wochen tödlich endet.

Die **hämatogene Streutuberkulose der Lunge** ist eine mildere Form der Miliar-Tb: die Streuung bleibt auf die Lunge beschränkt. Die großherdige Frühstreuung führt zu unscharf begrenzten käsigen *Herdpneumonien* mit Kavernenbildung und weiterer bronchogener Streuung. Die grobknotige Frühstreuung zeigt scharf begrenzte Herde in beiden Lungen, die später abgekapselt werden (Rundherde). Spitzenstreuung: Linsen- bis erbsgroße Rundherde im Bereich der Lungenspitze (Simon'sche Herde), die sich später abkapseln und verkalken.

(3) Phase der Organtuberkulose. Die Tuberkulose kann sich, von der Lunge ausgehend, in nahezu allen Organen manifestieren. Hier soll nur die Lungen-Tb beschrieben werden.

Die **Lungenschwindsucht (Lungenphthise)** ist eine fortschreitende Zerstörung der Lunge durch die Ausbreitung der Tb im Lungengewebe. Sie kann entstehen:
- aus einem progressiven Primärkomplex
- aus einer hämatogenen Streuung
- aus einer Reaktivierung alter Tb-Herde
- aus einer aerogenen Neuinfektion.

Die *chronische Lungenphthise* geht meist von einem reaktivierten Simon-Spitzenherd aus, beginnt also in den Oberlappen und breitet sich von dort vorwiegend über das Bronchialsystem in die untere Lungenbezirke aus.

Die **produktive Lungenphthise** (langsamerer Verlauf) bildet kokardenartige Herde (zentrale Vernarbung, randständige Neubildung von produktiven Knötchen), die oft durch Schrumpfung und Vernarbung zu einer *zirrhotischen Lungentuberkulose* führen.

Die **exsudative Lungenphthise** beginnt mit einer exsudativen Alveolitis und einer starken Abschilferung von Alveolarepithel. Das Exsudat enthält Leukozyten oder Fibrin.

Die **gelatinöse Pneumonie** zeigt grauglasige, unscharf begrenzte Herde, ein entzündliches Ödem mit verfetteten Alveolarepithelzellen füllt die Alveolen.

Ein späteres Stadium ist die **käsige Pneumonie**: Gelblich feste Herde, unscharf begrenzt, linsen- bis erbsgroß; der Prozeß kann auch einen ganzen Lungenlappen erfassen. Man findet fettreiche körnige Nekrosen des Alveolarinhalts und der Alveolarsepten; das elastische Gewebe bleibt erhalten.

Rundherde (Tuberkulome) sind scharf begrenzte kugelförmige Nekrosebezirke, Durchmesser 1–5 cm, vorwiegend in den Oberlappen lokalisiert. Sie zeigen zum Teil eine zentrale Schichtung und einen grauen Wall aus Granulationsgewebe.

Die **kavernöse Lungenphthise** (Abb. 11-9) entsteht aus der Erweichung von verkästen Tuberkuloseherden. Es bilden sich

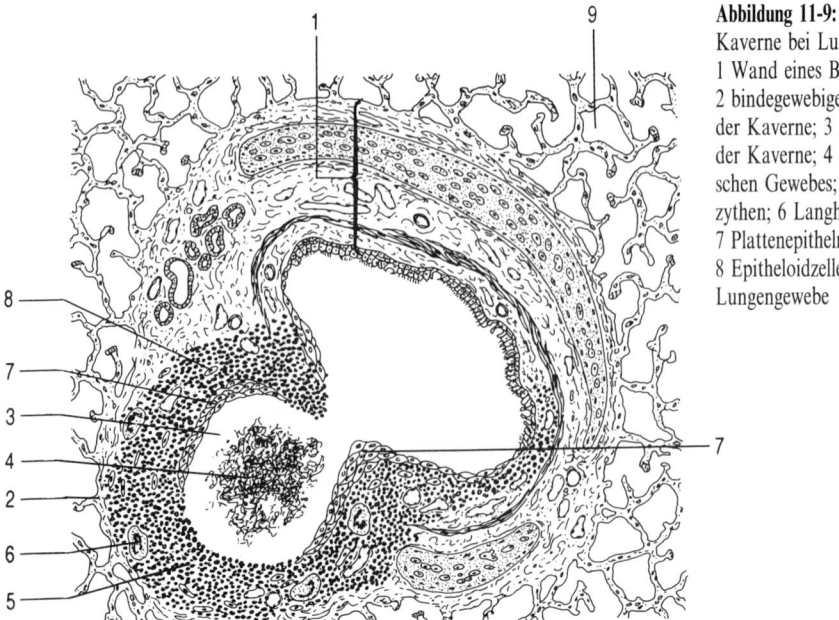

Abbildung 11-9:
Kaverne bei Lungentuberkulose
1 Wand eines Bronchus; 2 bindegewebige Grenzmembran der Kaverne; 3 Hohlraum der Kaverne; 4 Reste nekrotischen Gewebes; 5 Lymphozythen; 6 Langhans-Risenzellen; 7 Plattenepithelmetaplasien; 8 Epitheloidzellen; 9 normales Lungengewebe

Hohlräume (Kavernen) durch entzündliche Einschmelzung der Herde. Wenn sie zusammenfließen, entstehen ausgedehnte Hohlraumsysteme. Der Organismus versucht, die Kaverne gegenüber dem gesunden Gewebe abzugrenzen. Frühe (akute) Kavernen haben noch eine dünne Wand, chronische Kavernen dagegen eine dicke Wand mit geschichtetem Aufbau (von innen nach außen):
- Verkäste Massen, vermischt mit Tb-Erregern
- Zellkerntrümmerzone (dunkelblau bei HE-Färbung)
- Epitheloidzellen, vereinzelt Langhans-Riesenzellen und Lymphozyten
- Außenzone mit kollagenem Fasergewebe (Narbenbildung)
- Mäßige entzündliche Infiltration.

Bei Abheilung einer Kaverne kommt es zu Schrumpfung und narbiger Verhärtung sowie zu einer Atelektase des benachbarten Lungengewebes.

Komplikationen bei tuberkulösen Kavernen:
- Durchbruch in das Bronchussystem: weitere bronchogene Streuung
- Durchbruch in die Pleurahöhle: Pyopneumothorax, Pleuraempyem
- Arrosion größerer Gefäße: Blutung in die Kaverne, Lungenblutung, tödliche Hämoptoe
- Sekundärinfektion: Streptokokkenbefall, Pilzbesiedelung
- Kavernenkarzinom.

Die chronische Lungenschwindsucht führt zu schweren Allgemeinerscheinungen: Kachexie, Anämie, Streuung der Tb in den übrigen Organismus mit entsprechenden Folgen, schwere Störungen der Atemfunktion, Cor pulmonale (Belastung des rechten Herzens, Erweiterung, Insuffizienz).

11.4.5.9 Sarkoidose (Morbus Boeck). Diese ebenfalls granulomatöse Entzündung zeigt morphologische Ähnlichkeit mit der Tb. Ihre Ursache ist noch ungeklärt. Die Sarkoidose-Granulome verkäsen nicht, sondern zeigen eine Tendenz zur *hyalinen Vernarbung*. Sie durchsetzen das Lungengewebe als wenig oder nicht zusammenfließende Einzelknötchen. Im Zentrum liegen Epitheloidzellen und vereinzelt Langhans-Riesenzellen. Randständig ist reichlich Bindegewebe vorhanden, sowie Lymphozyten. In den Riesenzellen findet man (zwar nicht spezifisch, aber charakteristisch für die Sarkoidose):
- „asteroid bodies", sternförmige Körperchen aus Kollagenfibrillen
- Schaumann-Körperchen: Durchmesser 20–30 µm, lamellär geschichtet, Kalziumphosphat.

Die Sarkoidose befällt außer der Lunge auch noch Lymphknoten, Haut, Milz, Augen, Knochen, Ohrspeicheldrüsen, Tonsillen und das Gehirn.

Spontanremissionen sind häufig. Die Krankheit ist selten rasch voranschreitend. Durch narbige Ausheilung entstehen Lungenfibrosen, auch Wabenlunge und bronchostenotische Emphyseme. Bildung eines Cor pulmonale und Tod an Rechtsherzversagen sind ebenfalls möglich.

11.4.6
Neoplasmen
11.4.6.1 Bronchialkarzinom. Es ist mit einem Anteil von 30% neben dem Magenkarzinom einer der häufigsten malignen Tumoren des Menschen. Männer sind siebenmal häufiger betroffen als Frauen. Die meisten Karzinome (55%) entstehen in der rechten Lunge (besonders im Oberlappen). Bei seiner Entstehung spielen krebserzeugende Stoffe in der Umwelt eine Hauptrolle: Luftverschmutzung durch Industrieabgase und Verbrennungsmotoren (Diäthylnitrosamin, Benzpyren).

Der schädliche Einfluß des *Tabakrauches* ist durch zahlreiche Statistiken eindeutig belegt: Starke Zigarettenraucher erkranken ca. 25 mal häufiger als Nichtraucher. Das Zusammentreffen von Tuberkulose und Zigarettenrauchen erhöht das Karzinomrisiko beträchtlich.

Bei der Krebsentstehung sind zwei Wege möglich:
- direkte maligne Umwandlung teilungsfähiger Epithelzellen in Tumorzellen
- atypische Epithelregenerationen: Plattenepithelmetaplasie im Bronchialepithel – Carcinoma in situ – invasives Karzinom.

Makroskopische Formen des Bronchialkarzinoms.

Hilusnahes Karzinom (70–80% der Fälle): Es geht von einem Haupt- oder Lappenbronchus aus, bildet frühzeitig Lymphknotenmetastasen, die mit dem Primärtumor zu einem Konglomerat verschmelzen. Zunächst eine weißliche Verdickung der Bronchialwand mit Einengung oder Verschluß des Atemweges. Weitere Ausbreitung durch kontinuierliches Wachstum oder über das Lymphsystem.

Peripheres Bronchialkarzinom (20–30% der Fälle): Unscharf begrenzter Knoten ohne makroskopisch erkennbare Beziehung zu einem Bronchus. Lymphknotenmetastasen treten erst spät auf. Weitere Ausbreitung zur Pleura. Der *Pancoast-Tumor* greift von der Pleurakuppel auf die Thoraxwand über (Infiltration des Plexus brachialis: *Lähmungen*).

Diffus wachsendes Bronchialkarzinom (3% der Fälle): Es kommt seltener vor und entspricht makroskopisch etwa dem Bild einer Pneumonie. Die Tumorzellen wachsen entlang der Alveolarwände und füllen die Lichtung aus.

Histologische Formen.

Das *Plattenepithelkarzinom* kommt am häufigsten vor (40% der Bronchialkarzinome) und ist meist zentral in den großen und mittleren Bronchien anzutreffen. Niedriger differenzierte Plattenepithelkarzinome ohne Verhornungszeichen sind häufiger. Sie haben eine schlechtere Prognose als die langsamer wachsenden hochdifferenzierten Plattenepithelkarzinome mit Verhornung. Das Karzinom wächst knotenförmig (Rundherde).

Wahrscheinlich entstehen diese Karzinome auf dem Weg über die Dysplasie, da sich solche Erscheinungen (Metaplasie, Dysplasie, Carcinoma in situ) häufig in Tumornähe als auch in größerer Entfernung davon feststellen lassen. Die 5-Jahresüberlebensrate liegt bei ca. 22%.

Das *kleinzellige Bronchialkarzinom* (Haferzell- Karzinom) ist mit einem Anteil von 20% das zweithäufigste Bronchialkarzinom. Obduktionsstatistiken zeigen allerdings einen höheren Anteil (40%). Die Tumoren liegen vorwiegend im Lungenzentrum an den großen Bronchien, sie wachsen rasch und metastasieren früh. Man fin-

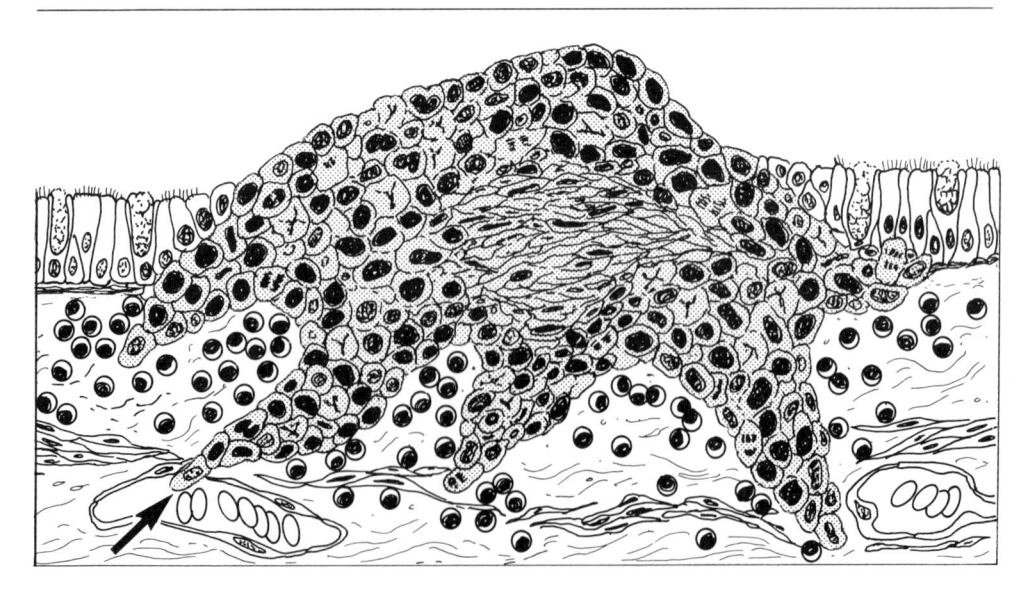

Abbildung 11-10:
Kleinzelliges Bronchialkarzinom.
Beachte die Polymorphie der Tumorzellen; der Tumor hat die Basalmembran durchbrochen und infiltriert das darunterliegende Bindegewebe; Pfeil: Einbruch eines Tumorzellstrangs in ein Blutgefäß.

Abbildung 11-11:
Bronchialkarzinom (Adenokarzinom) 1 Bronchialknorpel
2 Glandula bronchialis;
3 intraalveoläre Tumorzellen;
4 azinäre Tumorzellkomplexe

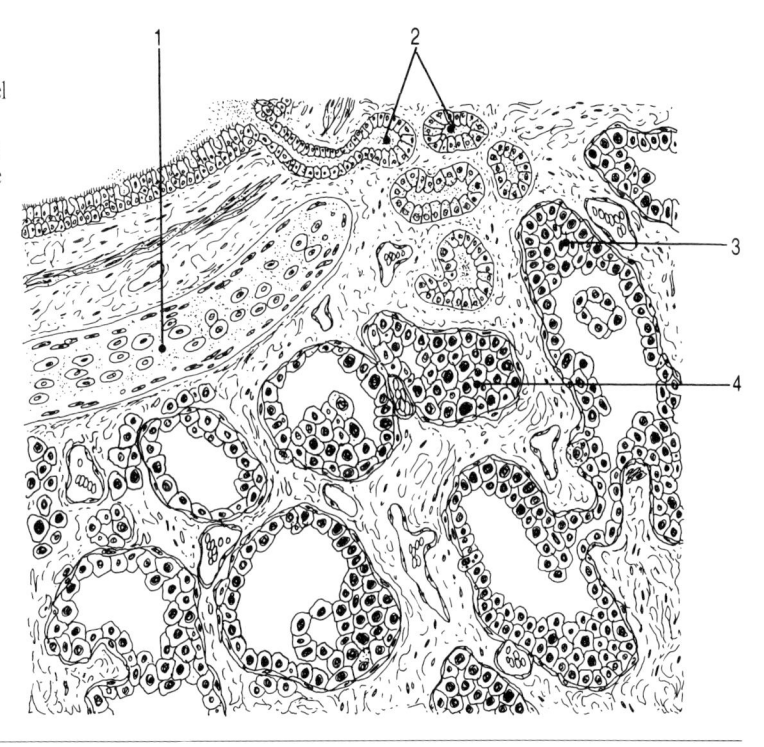

det sie gehäuft bei starken Zigarettenrauchern (Männer sind 20mal häufiger betroffen als Frauen).

Das Tumorgewebe besteht aus kleinen Zellen mit wenig Zytoplasma und einem dichten rundlich ovalen Zellkern. Oftmals sind diese Zellen palisadenähnlich um kleine Blutgefäße angeordnet. Man findet zahlreiche Mitosen und nekrotische Zerfallsherde (Abb. 11-10). Man hat die Zellen mit verstreuten Haferkörnern verglichen (oat cell carcinoma). In den Zellen lassen sich Granula nachweisen, die neurosekretorischen Granula sehr ähnlich sind. Klinische Befunde (erhöhte Serumkonzentrationen für STH, ACTH, Calcitonin, Serotonin u.a. Substanzen) scheinen damit in Zusammenhang zu stehen. Es gibt zwei Sonderformen des kleinzelligen Bronchialkarzinoms:
– Intermediärzelltyp (spindelzelliges oder anaplastisches Karzinom);
– kombinierter Typ: einzelne Herde sind als Plattenepithel- oder Adenokarzinom differenziert.

Das *Adenokarzinom* (Abb. 11-11) hat einen Anteil von 15–20% an den Bronchialkarzinomen. Es ist häufig peripher lokalisiert und stellt die bei Nichtrauchern am häufigsten vorkommende Form dar. Adenokarzinome sind bei Frauen 5mal häufiger als bei Männern. In 50–65% bestehen alte Lungeninfarkte, eine Tuberkulose oder Lungennarben (40% aller Narbenkarzinome sind dieser Form zuzuordnen). Der Tumor wächst lokal knotenförmig (Rundherde) und metastasiert frühzeitig. Die 5-Jahres-Überlebensrate beträgt 10%.

Man unterscheidet histologisch tubuläre, papilläre und schleimbildende Wachstumsformen.

Das *bronchiolo-alveoläre Adenokarzinom* (früher: Alveolarzellkarzinom) macht 1–2% aller malignen Lungentumoren aus. Das Tumorgewebe kleidet die Alveolarräume tapetenähnlich aus, wobei es sich an die vorgegebenen Lungenstrukturen hält. Makroskopisch fallen markig-schleimige Herde auf, welche konfluieren und schließlich die gesamte Lunge infiltrieren können. Das Tumorwachstum nimmt seinen Ausgang vom Epithel der terminalen Bronchioli, von den Clara-Zellen oder von Pneumozyten-Typ II.

Großzellige Bronchialkarzinome sind durch zytoplasmareiche sehr polymorphe Zellen gekennzeichnet (Riesenzellkarzinome und hellzellige Karzinome).

Komplikationen der Bronchialkarzinome. Hilusnahe Karzinome führen zu Stenosen der Bronchien: Sekretstauungen, Bronchiektasien, chronische Retentionspneumonien (mit Neigung zur Abszedierung), Segmentatelektasen. Einbruch des Tumorgewebes in die Pleura oder den Herzbeutel: hämorrhagische Pleuritis oder Perikarditis; Stenosierung von Pulmonalarterien; Geschwulstthrombosen in den großen Lungenvenen: Einflußstauung. Ulzeröser Zerfall des Tumors: Arrosionsblutungen, Kavernenbildung, Besiedelung nekrotischer Tumorteile durch Erreger (Lungengangrän), Tumoreinbruch in den Ösophagus mit Fistelbildung und Aspirationspneumonie.

Metastasierung der Bronchialkarzinome. Schon frühzeitig und in mehr als 50% der Fälle sind die regionären bronchopulmonalen Lymphknoten befallen. Von hier aus können die bifurkalen, paratrachealen und auch die supraklavikulären Lymphknotengruppen infiltriert werden. Weiterhin ist eine Ausbreitung auf retroperitoneale Lymphknoten über das Zwerchfell oder entlang des Ösophagus möglich.

Bricht der Tumor in Lungenvenen ein, so entstehen Fernmetastasen (50–70% der Fälle). Fernmetastasen sind bei kleinzelligen unreifen Karzinomen häufiger und treten früher auf als bei Adeno- oder Plattenepithelkarzinomen.

In 50% der Fälle ist die Leber durch Fernmetastasen betroffen, in 30% Gehirn, Nebennieren und Skelett (bes. die Wirbelsäule), in 15% die Nieren und oft auch Pankreas und Schilddrüse.

11.4.6.2 Sonstige Lungentumoren.
Bronchialadenome: Die epithelial-drüsigen Tumoren gehen von der Wand der großen Bronchien aus; langsames Wachstum, Altersgipfel 3.–4. Lebensjahrzehnt; polypenartiges Wachstum in die Bronchiallichtung: Verschluß, Ektasien, rezidivierende Pneumonien; Blutungen nach Ulzeration der Oberfläche; Herdemphyseme durch ventilartige Bronchusstenosen; alveoläre oder trabekuläre Anordnung der Zellen; Entstehung aus den Epithelien der Bronchialdrüsen.

Karzinoide: Sie sind mit den Karzinoiden des Darmtraktes vergleichbar, gehören zu den APUD-Zelltumoren, abgeleitet von den hellen Zellen des Bronchialepithels; argyrophile Zellen (Ähnlichkeit mit dem Oat-cell-Typ: 140 nm große neurosekretorische Granula); trabekuläre oder solide Zellformationen mit faserigem oder hyalinem Stroma; Bildung von Drüsenlumina, Palisaden oder Rosetten; Wachstum in die Bronchiallichtung, infiltrativ in die Bronchialwand und in die regionären Lymphknoten.

Adenoid-zystisches Karzinom: Der Tumor breitet sich lokal-infiltrativ aus; gangartige oder glandulär-cribriforme Strukturen; solide gebaute und geringer differenzierte Formen haben eine schlechtere Prognose; perineurale Ausbreitung.

Benigne mesenchymale Tumoren: Chondrome sind peribronchial oder subpleural lokalisiert; derbe, gut begrenzte grau-weiße Knoten, vorwiegend aus Knorpel; Einschlüsse von Drüsen- oder Fettgewebe können vorkommen. Weiterhin treten auf: Osteome, Fibrome, Lipome, Myxome und Glomustumoren.

Sarkome: Lungensarkome sind sehr selten, verschiedene Differenzierungsgrade, größere Lungenbereiche werden diffus durchwachsen.

11.4.6.3 Lungenmetastasen extrapulmonaler Tumoren. Lymphogene Metastasen (Lymphangiosis carcinomatosa) sind meist netzförmig auf der Pleuraoberfläche und entlang der Lungensepten angeordnet: vorwiegend bei Mamma- und Magenkarzinomen. In fortgeschrittenen Fällen kommt es zur Lungenstarre: Pleuraergüsse und chronisches Lungenödem.

Hämatogene Metastasen entstehen durch Ausbreitung der Tumorzellen über das Hohlvenensystem oder auch indirekt über die großen Lymphgefäße, welche herznah in die großen Venen einmünden. Dringen sekundäre Tumoren in die Lungenvenen ein, so kann sich die Metastasierung auch auf den großen Kreislauf ausdehnen. Komplikationen der Lungenmetastasen:

11.4 Lunge

- Nekrosen (sekundäre bakterielle Besiedelung)
- Blutungen
- Ventilationsstörungen
- Pleuraergüsse
- Cor pulmonale

Lungenmetastasen sind am häufigsten zu beobachten bei: Osteosarkomen, hypernephroiden Nierenkarzinomen und Chorionepitheliomen (in 75% dieser Fälle); Schilddrüsen- und Mammakarzinomen sowie Melanomen (in mehr als 50%); Magen-, Pankreas-, Leber-, Prostata- und Mundhöhlenkarzinomen (20%); Uterus- und Ovarialtumoren (10–15%).

11.4.7 Pneumokoniosen (Staubkrankheiten der Lunge)

Wenn eingeatmeter Staub dauernd in der Lunge abgelagert wird, entstehen Gewebsveränderungen, die man als Pneumokoniosen bezeichnet. Der Schleim, den die Atemwege produzieren und die rachenwärts gerichtete Flimmerbewegung der Kinozilien des respiratorischen Epithels sind Schutzmechanismen gegen eindringenden Staub.

In die Alveolen gelangen aber trotz allem kleinste Staubteilchen bis zu einer Größe von höchstens 10 µm. Dort werden sie von Alveolarmakrophagen aufgenommen oder sie gelangen in das Interstitium, wo sie von Histiozyten phagozytiert oder über die Lymphbahnen zu den Lymphknoten transportiert werden.

11.4.7.1 Anthrakose (Kohlestaublunge). Kohlestaublunge (Ruß) ist nicht direkt pathogen. Seine Ablagerung führt zu keiner Lungenfunktionsstörung. Er lagert sich netz- oder fleckförmig ab und ist auf der Pleuraoberfläche und auf der Lungenoberfläche zu sehen. Bei der *Anthrakotischen Induration* entstehen schwarze Schwielenbildungen, bei der *Phthisis atra* schwarz verfärbte Zerfallshöhlen. Diese Sonderformen beruhen auf einer zusätzlichen Einatmung von Steinstaub oder auf gleichzeitigen Entzündungen.

Kohlestaub lagert sich auch in Lymphknoten ab. Wenn solche anthrakotischen Lymphknoten in die Blutbahn einbrechen, entstehen *Pigmentembolien* (z.B. in Leber, Milz oder Knochenmark).

11.4.7.2 Silikose (Steinstaublunge). Der kieselsäurehaltige Quarzstaub (SiO_2) ruft Bindegewebsreaktionen hervor. Es bilden sich silikotische Knötchen (Abb. 11-12): Sie bestehen aus staubbeladenen Histiozyten, die zuerst locker angeordnet sind und dann

Abbildung 11-12:
Silikoseknötchen in der Lunge.
1 zentrale Bindegewebsnekrose; 2 Mantelschicht aus dem alten hyalinen Bindegewebe; 3 jüngeres Bindegewebe; 4 Phagozyten, die Quarzkristalle enthalten; 5 perifokale Entzündung.

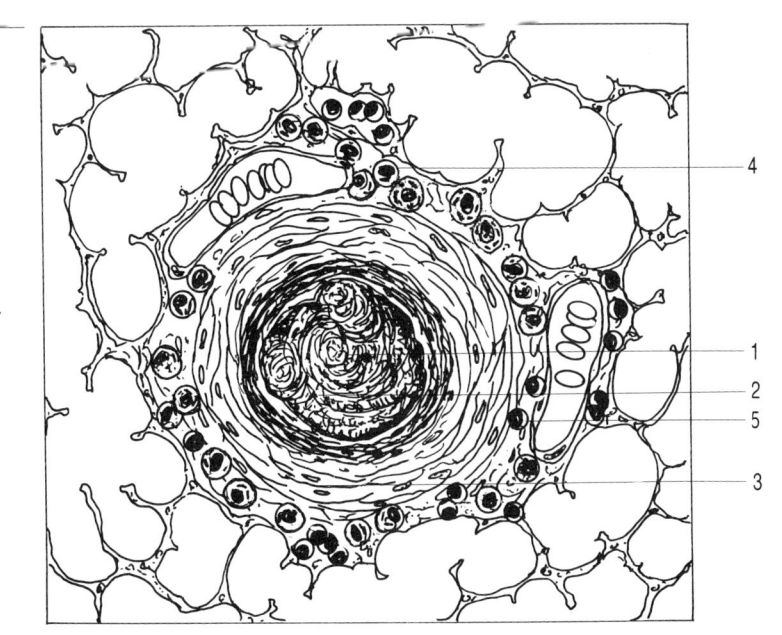

durch Bildung von Retikulinfasern und Hyalinierung eine konzentrische Schichtung erhalten. Bei längerer Staubexposition verschmelzen benachbarte Knötchen zu größeren Gruppen und zu Schwielen. Diese werden sekundär verändert: Schrumpfung, Erweichung oder Verkalkung.

Die an der Peripherie der silikotischen Knötchen gelegenen Phagozyten zerfallen, Quarzkristalle werden frei und es kommt zur erneuten Phagozytose, so daß sich der Prozeß an der Peripherie unaufhaltsam fortsetzt. Die Silikose ist also auch dann progredient, wenn nach ihrem Ausbruch kein neuer Staub mehr eingeatmet wird. Bis heute ist sie nicht heilbar. Eine häufige Komplikation der Silikose ist die *Tuberkulose*.

11.4.7.3 Silikatosen.
Zu den Silikaten rechnet man Asbest, Talkum, Kaolin und andere Produkte. Bei diesen Stauberkrankungen fehlen silikotische Granulome und Hyalinisierung. Histopathologisch steht eindeutig die Fibrose im Vordergrund. Als häufigste Silikatose ist die *Asbestose* zu erwähnen. Die langen, nadelförmigen Asbestteilchen können infolge ihrer Größe nicht von Phagozyten aufgenommen werden und bleiben daher in den Alveolen liegen. Hier werden sie von einer eisenhaltigen Eiweißhülle mit goldbrauner Färbung umgeben, an den Enden besitzen sie kolbige Verdickungen. Durch mechanische Reizung des Gewebes entsteht eine Lungenfibrose. Bei Patienten mit Asbestose kommt es gehäuft zur Entstehung von Bronchialkarzinomen und malignen Pleuratumoren.

Mischstaubsilikosen entstehen bei Exposition gegenüber mehreren Staubarten. Der Grundprozeß der Bildung von Silikoseknötchen wird durch den begleitenden Staub beeinflußt. Beispiel: Anthrakosilikose bei Arbeitern im Kohlebergbau (Quarzstaub im Knötchenzentrum, Kohlestaub in der Randzone; schiefrig-grauschwarze Farbe der Knötchen).

11.4.7.4 Sonstige Pneumokoniosen.
Eisenlunge: Sie entsteht durch Einatmen von Eisen- und Eisenoxidstaub. Je nach Staubart ist die Lunge rot, schwarz oder ockerfarbig.

Aluminiumstaublunge: Die Aluminiumteilchen sind von einer eisenhaltigen Proteingelschicht eingehüllt. Es besteht eine schiefergraue Lungenfibrose.

Berylliumlunge: Gefährdet sind Arbeiter, welche Leuchtkörper herstellen. Es entwickeln sich interstitielle und granulomatöse Pneumonien mit Entstehung von Riesenzellen. Beryllium-Granulomatose im Endstadium.

11.5 Pleura und Mediastinum

11.5.1 Hydrothorax, Hämatothorax
Beim **Hydrothorax** sammelt sich im Pleuraraum ein klares, eiweißarmes Transsudat an, das eine bernsteingelbe Färbung besitzt. Meist sind beide Pleurahöhlen betroffen (rechts stärker als links). Große Ergüsse führen zu einer Kompression der Lunge von außen und damit zu einer schweren Atembehinderung. Der Hydrothorax bildet sich besonders bei Herzinsuffizienz oder bei allgemeiner Ödemneigung (chronische Nierenschäden, Eiweißmangel).

Als **Hämatothorax** bezeichnet man größere Blutansammlungen im Pleuraraum. Ursachen sind meist Thoraxverletzungen (Rippenfrakturen, Stich- oder Schußverletzungen), Ruptur von Aneurysmen der Aorta oder der Pulmonalarterien, Gefäßverletzungen bei Punktionen aber auch hämorrhagische Ergüsse bei Karzinomen, Pneumonien oder Tuberkulose. Werden die Blutungen überlebt, so können sich nach Resorption des Ergusses ausgedehnte Verschwartungen der Pleura bilden.

11.5.2 Pneumothorax
Luftansammlungen im Pleuraraum, die zu einem Kollaps oder einer Retraktion der Lunge führen, bezeichnet man als Pneumothorax. Die Luft kann von außen durch die Thoraxwand eingedrungen sein (z.B. Rippenfraktur oder perforierende Weichteilverletzung der Thoraxwand) oder aus der Lunge kommen (z.B. durch Platzen einer pleuranahe gelegenen Emphysemblase, Durchbruch einer Abszeßhöhle oder

einer Kaverne in die Pleurahöhle). Seltener stammt die eingedrungene Luft aus perforierten inneren Hohlorganen (z.B. Durchbruch eines Magengeschwürs durch Magenwand und Zwerchfell).
Offener Pneumothorax. Direkte offene Verbindung nach außen, Lungenkollaps.
Geschlossener Pneumothorax. Mantelförmige Luftansammlung um die Lunge, Unterdruck im Pleuraspalt bleibt erhalten, Retraktion der Lunge, die Luft wird allmählich resorbiert. Es besteht keine offene Verbindung nach außen.
Spontan-Pneumothorax. Plötzlicher Luftaustritt in den Pleuraraum von der Lunge aus durch eine Kontinuitätsunterbrechung der Pleura pulmonalis. Ursache ist oft eine plötzliche intrapulmonale Drucksteigerung (Husten). Meist kompletter Lungenkollaps; die Perforationsstelle verklebt und ist oft später nicht mehr auffindbar. In günstigen Fällen: Resorption der Luft in 4–8 Wochen; die Lunge entfaltet sich dann wieder.
Spannungs-Pneumothorax. Es besteht ein Ventilmechanismus an der Perforationsstelle. Bei der Einatmung dringt jedesmal zusätzliche Luft in den Pleuraraum, die aber bei der folgenden Ausatmung nicht mehr entweichen kann, so daß die kollabierte Lunge durch den wachsenden Überdruck in der Pleurahöhle immer starker zusammengepreßt wird. Der Brustkorb ist stark erweitert und das Zwerchfell nach unten verschoben. Der Inhalt des Mediastinums (Herz und große Gefäße) wird zur gesunden Seite hin verlagert. Der Spannungspneumothorax ist ein akuter Notfall: Es droht der Erstickungstod.

11.5.3
Pleuritis
Meistens entstehen Pleuraentzündungen als Folge primärer Krankheitsprozesse in der Lunge: Pneumonien, Lungeninfarkt, Tuberkulose. Es können aber auch Entzündungen des Herzbeutels, der Brustwand, des Peritoneums, des Mediastinums oder der benachbarten Lymphknoten auf die Pleura übergreifen. Weiterhin erkrankt die Pleura auch bei Urämie oder septischen Allgemeininfektionen.
  Bei der Pleuritis kommt es zur Schwellung, Proliferation und schließlich zur Ablösung des Epithels, zur Hyperämie und zur Exsudation. Man unterscheidet:
a) nach der Menge des Exsudats:
– trockene Pleuritis (Pleuritis sicca)
– feuchte Pleuritis (Pleuritis exsudativa)
b) nach der Art des Exsudats:
– serofibrinöse Pleuritis
– fibrinöse Pleuritis (häufigste Form), v.a. bei Pneumonie oder Urämie
– eitrige Pleuritis (Pleuraempyem)
– hämorrhagische Pleuritis, v.a. bei Tuberkulose und Tumoren, die auf die Pleura übergreifen.
Nach Eindickung des Fibrins und späterer bindegewebiger Organisation entstehen Pleuraverklebungen und dann Pleuraverschwartungen. Letztere können verkalken oder sogar verknöchern. Ausgedehnte Verschwartungen schränken die Lungenfunktion stark ein und können sogar zu einer Skoliose der Wirbelsäule bzw. einer Verlagerung des Herzens und der großen Gefäße führen.
  Die **Pleuritis tuberculosa** entsteht meist in der Nähe aktiver Tuberkuloseherde der Lunge oder der pulmonalen Lymphknoten. Auf der Pleuraoberfläche findet man miliare graue Knötchen.
  Mediastinitis. Entzündungen des Mediastinums sind meist bakteriell verursachte, schwere und lebensbedrohliche Krankheitsbilder. Ursächlich sind absteigende Entzündungen des Oralraumes und des Halsbereiches, des Ösophagus der Lunge, der Pleura und auch der Oberbauchregion in Frage, daneben auch Verätzungen, Perforationen oder Karzinome des Ösophagus. Ein Empyem des Mediastinums kann in die benachbarten Organe durchbrechen: Perikard, Pleura.

11.5.4
Neoplasmen
Hier ist vor allem das **Pleuramesotheliom** zu erwähnen. Seine lokalisierte Form geht meist von der viszeralen Pleura (Serosaüberzug der Lunge) aus, ein langsam wachsender, abgekapselter Tumor, der histologisch etwa einem Fibrom entspricht, mit epithelialen Einlagerungen.
Das **diffuse Pleuramesotheliom** ist ein maligner Tumor, der vorwiegend bei Männern im 5.–6. Lebensjahrzehnt vorkommt. Es geht von der parietalen Pleura, also von

der Innenseite der Brustkorbwand aus und liegt meist zwerchfellnahe. Der Tumor umwächst die Lunge als breite schwartige Verdickung. Zusätzlich ist ein fibrinreiches hämorrhagisches Exsudat vorhanden. Histologie: Grundgerüst aus Spindelzellen und Kollagenfasern, eingeschlossen sind plumpe epithelähnliche Zellen, welche tubuläre oder kleinzystische Strukturen bilden.

Der Tumor metastasiert in Lymphknoten, Leber, Skelett und Nieren. Das maligne Pleuramesotheliom tritt gehäuft bei *Asbestose* auf. Die Lungenfunktion wird stark behindert: Kompression der Lunge durch das Exsudat, Fesselung der Lunge durch das Einwachsen des Tumors in die Spalträume zwischen den Lungenlappen.

Metastasen extrapleuraler Tumoren. Tumoren der Lunge, der Speiseröhre, der Schilddrüse, der Mamma und des Magens können Ausgangspunkt für eine Pleurakarzinose sein. Für die Diagnose ist die Zytologie von Pleurapunktaten sehr wichtig.

Mediastinaltumoren müssen von Pleura- und Lungentumoren abgegrenzt werden. Neben Angiomen, Fibromen, Lipomen und Sarkomen sind besonders zu erwähnen:

- *Neurogene Tumoren* können vom Grenzstrang, vom N. vagus oder von Interkostalnerven ausgehen: Neurofibrome, Neurinome, Neuroblastome und Sympathikoblastome. Diese Geschwülste können sehr groß werden und die Lungen verdrängen bzw. infiltrieren.
- *Thymome*: besonders bei Kindern oder Jugendlichen.
- *Mediastinalteratome*: meist im vorderen und mittleren Mediastinum; zystische Teratome (2.–3. Lebensjahrzehnt) wachsen langsam und umfassen neben epithelialen Anteilen auch Gewebe mesenchymalen Ursprungs, glatte Begrenzung, maligne Entartung bei 25–30% nach längerem Bestehen. Teratoblastome kommen meist bei Männern vor (Gipfel im 3. Lebensjahrzehnt). Man unterscheidet Teratokarzinome (unreife Adenokarzinome), Sarkome und mediastinale Seminome oder Choriokarzinome.

12
Verdauungsapparat

Übersicht 12:

12.1	**Mundhöhle und Rachen**	209
12.1.1	Mundhöhle (Cavum oris)	209
12.1.1.1	Mißbildungen	209
12.1.1.2	Entzündungen	209
12.1.1.3	Zysten und hyperplastische Veränderungen	210
12.1.1.4	Neoplasmen	211
12.1.1.5	Tumorähnliche Veränderungen	211
12.1.2	Zähne (Dentes) und Zahnhalteapparat (Parodontium)	211
12.1.2.1	Entwicklungsbedingte Störungen	211
12.1.2.2	Karies	212
12.1.2.3	Pulpitis	213
12.1.2.4	Erkrankungen des Parodontiums	213
12.1.2.5	Neoplasmen	214
12.1.3	Mundspeicheldrüsen	214
12.1.3.1	Sekretionsanomalien	214
12.1.3.2	Entzündungen	214
12.1.3.3	Neoplasmen	215
12.1.4	Gaumen (Palatum), Mandeln (Tonsillen) und Rachen (Pharynx)	216
12.1.4.1	Entzündungen	216
12.1.4.2	Hyperplasie, Neoplasmen	217
12.2	**Speiseröhre (Ösophagus)**	217
12.2.1	Mißbildungen und Lichtungsveränderungen	217
12.2.2	Entzündungen	218
12.2.3	Hyperplasie, Neoplasmen	218
12.3	**Magen (Ventriculus, Gaster)**	219
12.3.1	Entzündungen der Magenschleimhaut (Gastritis)	219
12.3.2	Magengeschwür (Ulcus ventriculi)	220
12.3.3	Neoplasmen	221
12.3.3.1	Magenkarzinom	221
12.3.3.2	Benigne epitheliale Neubildungen	224
12.3.3.3	Mesenchymale Tumoren	224
12.3.4	Hyperplasien	224
12.4	**Darm (Intestinum)**	224
12.4.1	Mißbildungen, Lageveränderungen	224
12.4.2	Darmverschluß (Ileus)	225
12.4.3	Entzündungen	225
12.4.3.1	Enteritis und Enterokolitis	225
12.4.3.2	Cholera	225

12.4.3.3	Bakterielle Ruhr (Dysenterie)	225
12.4.3.4	Typhus abdominalis	225
12.4.3.5	Enteritis regionalis (Morbus Crohn)	226
12.4.3.6	Colitis ulcerosa	227
12.4.3.7	Tuberkulose	227
12.4.3.8	Appendicitis	228
12.4.4	Neoplasmen	229
12.4.4.1	Mesenchymale Tumoren	229
12.4.4.2	Tumorähnliche Neubildungen	229
12.4.4.3	Epitheliale Tumoren	229
12.4.5	Malabsorption	231
12.4.6	Sonstige Erkrankungen	232
12.4.6.1	Hämorrhoiden	232
12.4.6.2	Analfisteln	232
12.4.6.3	Tumoren der Analregion	232
12.5	**Leber (Hepar)**	232
12.5.1	Kreislaufstörungen	232
12.5.1.1	Leberstauung	232
12.5.1.2	Verschluß der Lebervenen	233
12.5.1.3	Verschlüsse der Pfortader	233
12.5.1.4	Verschluß der Leberarterie	234
12.5.2	Leberatrophie	234
12.5.3	Leberverfettung	234
12.5.4	Substanzablagerungen in der Leber	234
12.5.5	Ikterus	235
12.5.6	Entzündungen	235
12.5.6.1	Virushepatitis	235
12.5.6.2	Eitrige Leberentzündungen	238
12.5.6.3	Begleithepatitiden	238
12.5.6.4	Alkoholische Hepatitis	238
12.5.6.5	Arzneimittelhepatitis	238
12.5.6.6	Aktinische Hepatitis	238
12.5.6.7	Frühkindliche Hepatitis	239
12.5.6.8	Granulomatöse Hepatitis	239
12.5.7	Leberzirrhose	239
12.5.7.1	Begriff, Ursachen, Ablauf	239
12.5.7.2	Formen der Leberzirrhose	240
12.5.7.3	Folgen der Leberzirrhose	241
12.5.8	Neoplasmen	241
12.5.9	Intrahepatische Cholangitiden	242
12.5.10	Leberzysten	243
12.6	**Gallenblase und Gallenwege**	243
12.6.1	Mißbildungen	243
12.6.2	Entzündungen	243
12.6.2.1	Akute Cholezystitis	243
12.6.2.2	Chronische Cholezystitis	243
12.6.2.3	Cholangitis	243
12.6.3	Steinerkrankungen (Cholelithiasis)	244
12.6.4	Neoplasmen	244

12.7	**Bauchspeicheldrüse (Pankreas)**	245
12.7.1	Mißbildungen und Degenerationen	245
12.7.2	Entzündungen	245
12.7.2.1	Akute autodigestine Pankreatitis	246
12.7.2.2	Chronisch-tryptische Pankreatitis	246
12.7.3	Neoplasmen	246
12.7.4	Pankreaszysten	247

12.8	**Bauchfell (Peritoneum)**	247
12.8.1	Entzündungen	247
12.8.1.1	Akute Peritonitis	247
12.8.1.2	Chronische Pankreatitis	247
12.8.2	Neoplasmen	247
12.8.3	Hernien	248

12.1 Mundhöhle und Rachen

12.1.1 Mundhöhle (Cavum oris)

12.1.1.1 Mißbildungen. Bei Störungen in der Entwicklung des Gesichtes und der Mundhöhle treten u.a. seitliche Spaltbildungen auf. Sie können beidseitig vorkommen, sind aber links wesentlich häufiger.

Lippenspalte (Hasenscharte, Cheiloschisis). Nur die Weichteile der Lippen sind betroffen. Unterschiedlich schwere Ausprägung, von einer leichten Furche in der Lippe bis zu tiefen Defekten, die in das Nasenloch hineinreichen.

Lippen-Kiefer-Spalte (Cheilo-Gnathoschisis). Die Spaltbildung betrifft außer den Lippen auch den Kieferknochen; gleichzeitig Störung der Zahnentwicklung.

Lippen-Kiefer-Gaumen-Spalte (LKG, Wolfsrachen, Cheilo- Gnatho-Palatoschisis). Schwerste Form. Die Spaltbildung reicht von den Lippen über den Kieferknochen in den Gaumen hinein und kann bis zum Zäpfchen (Uvula) gehen. Speise- und Luftweg sind nicht richtig voneinander getrennt. Gefahr einer Aspiration von Speisen (Aspirationspneumonie).

12.1.1.2 Entzündungen. Entzündungen im Mundhöhlenbereich sind oft Begleiterscheinungen anderer Erkrankungen.
- *Stomatitis*: Entzündung der Mundschleimhaut
- *Cheilitis*: Entzündung vorwiegend im Bereich der Lippen
- *Glossitis*: Entzündung der Zunge
- *Gingivitis*: Entzündung des Zahnfleisches.

Bei der **akuten katarrhalischen Entzündung** ist die Schleimhaut stark gerötet und geschwollen. Exsudat und abgeschilferte Epithelzellen bilden einen Zungenbelag. Dieser ist u.a. bei Infektionskrankheiten und Erkrankungen des Magen-Darm-Traktes, aber auch bei kachektischen Patienten zu beobachten. Schädigungen der Schleimhaut, etwa bei kariösen Zähnen sowie chemische Reize (scharfe Speisen, Alkohol oder Tabak) begünstigen die entzündlichen Veränderungen.

Besondere Entzündungsformen der Mundschleimhaut können sogar krankheitstypisch sein: Bei Scharlach findet man eine Schwellung der Zunge, das Epithel der Papillen löst sich, worauf diese als kleine Warzen auf dunkelrotem Grund erscheinen (Erdbeer- oder Himbeerzunge). Im Prodromalstadium der Masern tritt eine umschriebene Entzündung der Wangenschleimhaut auf: weiße oder rosafarbene Flecken sind von einem entzündlichen Randsaum umgeben (Koplik-Flekken). Bei perniziöser Anämie: Schleimhautatrophie infolge einer reduzierten Epithelerneuerung durch Vitamin-B_{12}-Mangel) sowie Rhagadenbildung und Entstehung sekundärer Entzündungen an Zungenspitze und -rand (Möller-Hunter-Glossitis).

Vesikuläre Entzündung. Es entstehen kleine Bläschen im oder unter dem Epithel, die eintrocknen, platzen oder auch in Geschwüre übergehen können; meistens bei Virusinfektionen.

Soor-Stomatitis. Der normalerweise in der Mundhöhle vorkommende Pilz führt bei schwerkranken Patienten leicht zu einer Entzündung. Auf der Schleimhaut bilden sich krümelige weißlich-gelbe Beläge. Es besteht die Gefahr einer Ausbreitung auf die Speiseröhre und tiefere Abschnitte des Darmtraktes.

Eitrige Entzündungen treten als Abszesse oder Phlegmonen auf. Es besteht die große Gefahr einer Erregerverschleppung (Entstehung einer eitrigen Meningitis oder, bei Mundbodenphlegmonen, einer Mediastinitis.

Ulzerös-nekrotisierende Entzündungen. Im Vordergrund steht die mangelnde Abwehrfähigkeit. Schwere Fälle gehen bei Anwesenheit von Fäulniskeimen in eine Gangrän über (Stomatitis gangraenescens).

Noma. Dies ist eine sehr schwere, nekrotisierende Entzündung der Mundschleimhaut. Sie entsteht vor allem bei mangelhafter Abwehrfähigkeit des Organismus. Vom Zahnfleisch ausgehend, befällt sie die übrige Mundschleimhaut. Der Verlauf ist häufig tödlich.

Die *Tuberkulose* manifestiert sich nur selten in der Mundhöhle. Im Tonsillenbereich sind Primäraffekte möglich.

Die *Lues* kann sich dagegen in allen Stadien in der Mundhöhle lokalisieren: Primäraffekte an Lippen und Zunge (sie unterscheiden sich nicht von den entsprechenden Veränderungen im Genitalbereich). Im Sekundärstadium können nässende Papeln (plaques muqueuses) in der Mundschleimhaut vorkommen; sie sind stark infektiös. Im Tertiärstadium: Gummata im Gaumen und in der Zungenmuskulatur.

12.1.1.3 Zysten und hyperplastische Veränderungen.

Schleimzysten entstehen, wenn die Ausführungsgänge kleinerer Mundspeicheldrüsen verstopft werden, besonders an der Lippenschleimhaut und im hinteren Zungenabschnitt.

Die *Ranula* ist eine Zystenbildung im Bereich des Frenulum linguae; sie entsteht durch eine Gangabschnürung.

An der Zungenspitze können sich im Ausführungsgang der Blandin- Nuhn-Drüse ebenfalls Zysten bilden.

Schwarze Haarzunge: Die Papillae filiformes verlängern sich haarförmig durch eine Verdickung der Hornschicht, die nicht abgestoßen wird. Zwischen den Papillen sammelt sich dann ein schwärzlich gefärbter Detritus an.

Lichen (ruber) planus: Eine Epithelhyperplasie mit Hyper- und Parakeratose verursacht grauweiße Fleckbildungen; gleichzeitig eine dichte Lymphozyteninfiltration. Linien- oder netzähnliche Verhornungen können auftreten (Wickham-Streifen). Die an sich harmlose Veränderung verursacht allerdings brennende Schmerzen. Frauen sind häufiger betroffen, Gipfel im 6. Lebensjahrzehnt.

Einfache Leukoplakie: Flache, weiße und scharf begrenzte Flecken, die man nicht abwischen kann. Epithelhyperplasie mit stärkerer Verhornung und Akanthose, aber keine Dysplasie.

Leukoplakie mit Dysplasie in drei Schweregraden:
Geringgradige Dysplasie: Schleimhauthyperplasie, Hyperkeratose, Akanthose, Basalzellhyperplasie
Mittelgradige Dysplasie: mäßige Zellpolymorphie, leicht erhöhte Mitoserate.
Hochgradige Dysplasie: Starke Kernpolymorphie, Aufhebung der Epithelschichtung, hohe Mitoserate; fließender Übergang zum Carcinoma in situ der Mundschleimhaut.

Schon bei der mittelgradigen Dysplasie zeigt sich ein gehäuftes Auftreten der invasiven Karzinome, so daß diese Veränderung als Präkanzerose einzustufen ist. Die beiden zuletzt genannten Dysplasieformen findet man vorwiegend am Gaumen, am Processus alveolaris und am Mundboden, sie nehmen auch mit dem Alter an Häufigkeit zu. Wenn die Oberfläche einer Leukoplakie nicht mehr flach, sondern verrukös-papillomartig oder gar erodiert ist, kann man schon makroskopisch auf einen höheren Dysplasiegrad schließen.

12.1.1.4 Neoplasmen.
Papillome sind gutartige Tumoren mit zarter zottiger Oberflächenbeschaffenheit. Sie kommen häufig an der Zunge, an den Lippen oder am Gaumen vor.

Lippenkarzinome. Die Unterlippe ist häufiger betroffen als die Oberlippe; Männer erkranken häufiger als Frauen. Die Mehrzahl der Patienten sind Pfeifenraucher. Für äußere Lippenkarzinome könnte auch die vermehrte Sonnenlichteinstrahlung eine Rolle spielen. Die meisten Karzinome manifestieren sich nach dem 6. Lebensjahrzehnt. Bei Diagnosestellung liegen schon in 10–25% der Fälle Lymphknotenmetastasen vor. Bei vollständiger Entfernung des Tumors und Ausräumung der Lymphknoten wurden 10-Jahres-Überlebensraten von 80% erreicht.

Intraorale Karzinome. Die Hälfte der Tumoren betreffen die Zunge (vor allem den Zungenrand), danach sind auch Mundboden und Prozessus alveolaris häufiger befallen. Rauchen und vermehrter Alkoholkonsum sind bei den Tumorträgern sehr häufig zu finden. 90% der Tumoren sind Plattenepithelkarzinome. Anfangs sind knotige, häufig schmerzlose Verdickungen festzustellen, die später ulzerieren. In mehr als 50% der Fälle sind bei der Diagnosestellung schon Lymphknotenmetastasen vorhanden. Die 10-Jahres-Überlebensraten liegen bei 30–40%. Komplikationen: Aspirationspneumonien bei Behinderung des Schluckvorganges, Arrosionsblutungen, Vernarbungen nach Bestrahlungen.

12.1.1.5 Tumorähnliche Veränderungen.
Lappenfibrose (fibromatöse Schleimhautpolypen, keine Fibrome!). Chronische Entzündungen oder Irritationen (bei schlecht sitzenden Zahnprothesen) verursachen eine reaktive Hyperplasie der Schleimhaut mit Vermehrung der subepithelialen Kollagenfasern.

Epulis. Tumorähnliche Überschußbildungen an der Gingiva. Entweder handelt es sich um ein einfaches Granulationsgewebe (Epulis granulomatosa) oder um die *Riesenzellepulis*. Bei dieser findet man im Granulationsgewebe zahlreiche Riesenzellen, welche den Osteoklasten ähnlich sind. Die Veränderung ist besonders häufig im Frontzahnbereich an der vestibulären Gingiva. Blutungen und Hämosiderinablagerungen verursachen oft eine braune Färbung.

12.1.2 Zähne (Dentes) und Zahnhalteapparat (Parodontium)

12.1.2.1 Entwicklungsbedingte Störungen.
Die Entwicklungen der Zähne dauert sehr lange, für einen bleibenden Eckzahn z.B. etwa 12 Jahre. Schon aus diesem Grunde ist verständlich, daß bei Zähnen häufiger Entwicklungsstörungen und Strukturfehler vorkommen. Man unterscheidet:

a) **Anomalien der Zahnzahl**
- *Hypodontie:* Angeborenes Fehlen einzelner Zähne. Das Fehlen eines Zahnes kann nur vorgetäuscht sein. Wenn ein Zahn zwar vorhanden, aber nicht durchgebrochen, d.h. im Kieferknochen liegengeblieben ist, spricht man von einer Retention. Man muß also durch eine Röntgenaufnahme entscheiden, ob eine echte Hypodontie oder eine Retention vorliegt.
- *Oligodontie:* Eine massive Zahnunterzahl. Anodontie: Vollständiges Fehlen der Zähne in einem (partielle Anodontie) oder in beiden Kiefern (totale Anodontie).
- *Hyperdontie:* Vermehrung der Zahnzahl (also mehr als 32 Zähne im bleibendem oder mehr als 20 Zähne im Milchgebiß), wobei die überzähligen Zähne typisch oder atypisch sein können.

b) **Form- und Größenabweichungen**
- Über- oder Untergröße ganzer Zähne
- Isolierte Vergrößerung oder Verkleinerung der Kronen oder Wurzeln bei ansonsten normaler Form
- Überzählige oder fehlende Höcker
- Über- oder Unterzahl von Wurzeln
- Abnorme Wurzelkrümmungen
- Mehrfachbildungen: Verwachsungen einzelner Zähne im Wurzel- und/oder Kronenbereich.

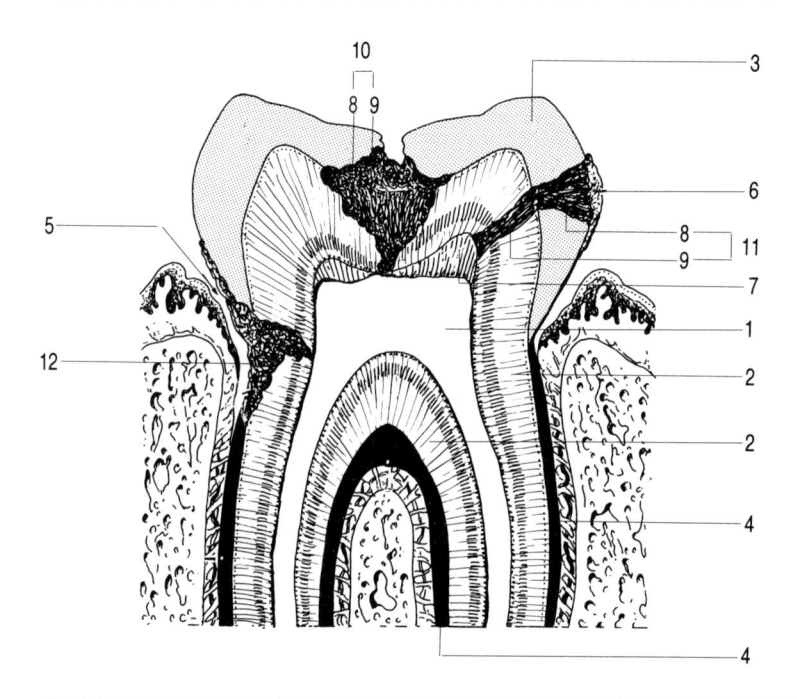

Abbildung 12-1:
Karies.
1 Pulpahöhle; 2 Dentin; 3 Schmelz; 4 Zement; 5 Periodontitis, Zahnfleischtasche; 6 Plaques; 7 Reizdentin (Sekundärdentin); 8 Schmelzkaries; 9 Dentinkaries; 10 Fissurenkaries; 11 Approximalkaries; 12 Zementkaries.

c) **Stellungsanomalien**
- Dystopie: Kleinere Abweichungen von der Normalstellung
- Heterotopie: größere Abweichungen, völlige Verstellung eines Zahnes in der Reihe.

d) **Strukturanomalien**
Störungen im Aufbau der Zahnhartgewebe:
Bei der *Amelogenesis imperfecta* findet man eine zu dünne Schmelzschicht, ein porenreiches grobes Schmelzrelief, irreguläre Schmelzprismen, Störungen im Kristallaufbau und eine Unterminneralisierung.
Dentinogenesis imperfecta: Unterminneralisierung, unzureichende Verbindung zwischen Schmelz und Dentin, Vorkommen kanälchenarmer oder -freier Dentinbezirke.

e) **Störungen des Entwicklungsablaufes**
- Dentitio praecox: Vorzeitiger Zahndurchbruch
- Dentitio tarda: Verspäteter Zahndurchbruch
- Milchzahnpersistenz: Bestehenbleiben eines Milchzahnes, z.B. bei Nichtanlage des entsprechenden Ersatzzahnes.

Die verschiedenen Anomalien können auch kombiniert auftreten. So kann z.B. bei Hyperdontie der überzählige Zahn auch noch Form- und Strukturabweichungen zeigen.

Anomalien im Milchgebiß kommen zwar auch vor, gehören aber zu den großen Seltenheiten.

12.1.2.2 Karies. Die Karies (Abb. 12-1) ist ein Abbau der Hartsubstanzen (Mineralsalze) eines Zahnes verbunden mit einer Zerstörung auch der organischen Zahnbestandteile. Die Entmineralisierung wird durch Säuren verursacht, die in der Mundhöhle entstehen, weil Bakterien die ebenfalls ständig in der Mundhöhle vorhandenen Kohlehydrate bis zur Säure abbauen. Die organischen Substanzen werden durch lytische Enzyme zerstört, die ebenfalls von Mikroorganismen stammen. Für die Kariesentstehung ist also das Vorhandensein von Bakterien und Kohlehydraten in der Mundhöhle notwendige Voraussetzung. Diese sind besonders in den Plaques gegeben.

Die *Plaque* ist ein glasig-schmieriger und weißlich-gelber Zahnbelag mit rauher Oberfläche, der durch einen Wasserstrahl nicht entfernt werden kann. Sie setzt sich aus Nahrungsbestandteilen und Bakterien (vorwiegend Kokken) zusammen, denen sich später Fusobakterien zugesellen. Die anfangs aerobe Stoffwechsellage wird anaerob. Aus den Kohlehydraten entstehen Säuren.

Je nach der betroffenen Hartsubstanz unterscheidet man:

Schmelzkaries. Sie schreitet am langsamsten fort. Die von Grübchen oder Fissuren ausgehende Karies (Fissurenkaries) hat die Neigung, unterminierend voranzuschreiten. Die Approximalkaries geht von der Berührungsfläche der Zähne aus.

Dentinkaries. Die Mikroorganismen können, den Dentinkanälchen folgend, sich rasch auf vorgebahnten Wegen ausbreiten. Nach einer fettigen Degeneration der Odontoblastenfortsätze kommt es zu perlschnurartigen Auftreibungen der Dentinkanälchen, zur Bildung von Spaltlinien im Dentin und schließlich zu dessen völliger Auflösung. Der Dentinkaries geht stets eine Schmelz- oder Zementkaries voraus.

Zementkaries. Sie kann erst auftreten, wenn die Schmelz-Zementgrenze vom Epithel entblößt ist und daher über eine Zahnfleischtasche die Mikroorganismen direkt an das Zement im Bereich des Zahnhalses gelangen können.

Alle Kariesformen sind in der Lage, durch Bildung von Sekundärdentin (Reizdentin) den Pulparaum einzuengen.

Die Karieshäufigkeit der einzelnen Zähne ist unterschiedlich. Der Oberkiefer ist häufiger betroffen (60%) als der Unterkiefer. Die am weitesten hinten gelegenen Zähne, die auch deutliche Fissuren auf ihren Kauflächen tragen, sind am stärksten befallen.

12.1.2.3 Pulpitis.
Gewebeschädigungen lösen im Pulpagewebe entzündliche Reaktionen aus. Ursachen dafür sind vor allem: Karies, thermische Schäden (Beschleifen der Zähne), über den Wurzelkanal fortgeleitete Erreger aus dem benachbarten Gewebe.

Bei der **geschlossenen Pulpitis** ist die Pulpahöhle nicht eröffnet: Hyperämie, Stauung der Pulpavenen, Exsudat (Pulpaödem). *Pulpitis purulenta*: Bei eitrigen Entzündungen kann eine teilweise oder vollständige Pulpanekrose eintreten.

Offene Pulpitis. Die Pulpahöhle steht mit der Mundhöhle in freier Verbindung, vor allem nach ausgedehnten kariösen Defekten. Oberflächliche Ulzeration des Gewebes, Abgrenzung durch Granulationsgewebe, Faserneubildung und ggf. Verkalkungen. Steht die Bildung von Granulationsgewebe im Vordergrund, so spricht man von einer *Pulpitis granulomatosa*. Das Granulationsgewebe drängt sich dabei nach Art eines Polypen durch die Lücke nach außen vor.

12.1.2.4 Erkrankungen des Parodontiums.
Entzündungen. Im Rahmen einer Stomatitis (Entzündung der Mundschleimhaut) wird auch das Zahnfleisch (Gingiva) befallen. Die *Gingivitis* kann aber auch isoliert auftreten, als unspezifische Gingivitis (gingivitis simplex), wobei es akute und chronische Formen gibt oder als spezifische Gingivitis (Tb, Lues, Soor).

Erfaßt der entzündliche Prozeß über Zahnfleischtaschen auch die tieferliegenden gingivalen Fasersysteme, so liegt eine *Parodontitis marginalis superficialis* vor.

Bei der *Parodontitis marginalis profunda* kommt es zu einer gesteigerten Zahnlockerung durch chronisch-entzündliche Reaktionen und zum Abbau von Stützgewebe. Der Zahnbogen verliert seine Kontinuität. Die pathologischen Veränderungen umfassen das gesamte Parodont. Die Zahnfleischtaschen sind mit entzündlichem Detritus angefüllt, Parodontalabszesse und Wurzelkaries treten auf.

Parodontitis apicalis: Von einer Pulpitis ausgehend, können Erreger in das apikale Parodont gelangen. Dort entwickelt sich eine chronische Entzündung, das Wurzelspitzengranulom. Aus Epithelresten, die von der Wurzelbildung herstammen, können Zysten entstehen. Um das Granulom wird der Knochen resorbiert. Die Entzündung kann sogar auf den Knochen übergreifen: Osteomyelitis.

Parodontose. Die Parodontose ist eine atrophisch-degenerative Erkrankung des Parodonts ohne primär entzündliche Veränderungen. Als Ursache sind möglicherweise Fehlbelastungen im Kausystem anzusehen, die zu dem fortschreitenden Abbau der Strukturen des Zahnhalteapparates führen. In erster Linie wird der Alveolar-

knochen resorbiert (Rezession). An den Zahnfleischrändern entstehen fibröse Verdickungen (McCall-Girlanden).
Gingivahyperplasie. Man versteht darunter Gewebsvermehrungen, welche sich aus dem Approximalraum der Zähne heraus entwickeln und in die Mundhöhle vorwölben. Die Zahnfleischverdickungen können oft die Kaukanten der Zähne erreichen. Das hyperplastische Gewebe ist entweder weich, ödematös und hyperämisch oder derbfaserig und vorwiegend aus kollagenem Bindegewebe bestehend.

12.1.2.5 Neoplasmen.
Zementom. Der gutartige Tumor entsteht an der Wurzel eines Prämolaren oder Molaren, meist im Unterkiefer. Das Tumorgewebe besteht aus zementartigen Tafeln und ist fest mit der Wurzel verbunden.
Dentinom. Der Tumor entsteht meist im Kieferknochen. Er enthält zahnbildendes Epithel und unreifes Bindegewebe. Das Dentinom bildet dysplastisches Dentin.
Ameloblastom (Adamantinom). Dieser maligne Tumor entsteht aus dem zahnbildenden Epithel. Meist kommt er im Molarenbereich des Unterkiefers vor. Das *solide Ameloblastom* ahmt die Struktur des Schmelzorgans nach: Netzartig geordnete Epithelstränge mit einer Innenzone aus sternförmig verzweigten Zellen. Beim *zystischen Ameloblastom* sind in den Epithelsträngen unterschiedlich große Hohlräume vorhanden.
Odontom. *Weiches Odontom*: Stark verzweigte Epithelstränge aus kubisch-zylindrischen Zellen, von lockerem faserarmen Bindegewebe umgeben, dazwischen oft ein heller Saum. Gelegentlich bildet der Tumor Dentin. *Komplexes Odontom*: Der Tumor kommt in der Prämolaren- und Molarenregion vor. Er besteht aus ungeordneten Zahngeweben: Schmelz (ausgereifte Prismen, radiär oder gewellt-bogenförmig angeordnet), Dentin und Zement in ungeregelter Verkalkung.

12.1.3
Mundspeicheldrüsen
12.1.3.1 Sekretionsanomalien.
Sialorrhoe. Überproduktion von Speichel, vermehrter Speichelfluß, bei Entzündungen der Mundhöhle, Vergiftungen oder Schäden am zentralen Nervensystem.
Verminderte Speichelproduktion kommt vor bei Alkoholismus, Kachexie (Auszehrung) oder Wasserverlusten des Körpers.
Dyschylie. Sekretbildung oder Sekretabgabe durch die Speicheldrüsen sind gestört. Es kommt zu Speicheleindickung mit Rückstau des Speichels in den Drüsenkörper oder auch zum Speichelaustritt in das Gewebe (Speichelödem).
Folgen einer Dyschylie können sein:
– Entzündung
– Fibrosierung
– Bildung von Speichelsteinen (Sialolithen): Konkremente meist aus phosphorsaurem Kalk in den Ausführungsgängen (besonders in der Glandula submandibularis).
Sialadenose. Hauptsächlich bei endokrinen Störungen (Hypothyreose, Diabetes mellitus) findet man eine nichtentzündliche und schmerzlose Schwellung der Speicheldrüsen, die doppelseitig auftritt. Es kommt dabei zu einer Hypertrophie der Endstücke und einer Fettgewebsvermehrung; der Amylasegehalt im Speichel sinkt ab.

12.1.3.2 Entzündungen. Entzündungen der Speicheldrüsen entstehen häufig bei einer schlechten Abwehrlage des Körpers (Tumoren, schwere Infektionskrankheiten, Urämie oder Stoffwechselkrankheiten). Besonders betroffen ist die Ohrspeicheldrüse (Glandula parotis).
Akute eitrige Parotitis. Die Erreger (vorwiegend Staphylokokken) dringen über das Gangsystem in die Drüse ein. Abszesse oder Phlegmonen können sich daraus entwickeln. Die Entzündung tritt, vor allem postoperativ, sogar doppelseitig auf.
Parotitis epidemica (Mumps, Ziegenpeter). Ursache ist eine Virusinfektion (besonders im Kindesalter). Histologie: Zellnekrosen, Hyperämie, entzündliches Ödem, nur geringe zelluläre Infiltration. Häufig ist der zunächst nur einseitige Befall und nachfolgend ein doppelseitiges starkes Anschwellen der Drüse. Bakterielle Sekundär-

infektionen mit Abszeß- und Fistelbildung sind möglich. Bei Erkrankung im Erwachsenenalter häufig: Gleichzeitiger Befall des Hodens, der Ovarien oder des Pankreas, bzw. eine Meningoenzephalitis.

Zytomegalie der Parotis. Virusinfektion durch fakultativ pathogene Erreger, besonders bei Frühgeborenen und Säuglingen. Die Drüsenepithelzellen wandeln sich zu Riesenzellen um (Kerneinschlüsse). Gleichzeitiger Befall von Niere, Lunge, Leber und Pankreas oder endokrinen Drüsen ist möglich.

Chronisch-sklerosierende Sialadenitis. Betroffen ist besonders die Glandula submandibularis. Die chronischen Entzündungsvorgänge führen zu einer derben Vergrößerung der Drüse, einer Fibrose um die Ausführungsgänge, zur Bildung von Lymphfollikeln und adenomartigen Gangregeneraten.

Myoepitheliale Sialadenitis. Drüsenatrophie, dichte Lymphozyteninfiltration, Inseln aus Myoepithelzellen. Frauen im Klimakterium sind häufig befallen.

Ist diese Entzündung kombiniert mit einer chronisch-atrophischen Entzündung der Augendrüsen, sowie der Schleimhäute des Atmungs- und Verdauungstraktes und manchmal auch einer rheumatoiden Arthritis, so spricht man vom *Sjögren-Syndrom*.

12.1.3.3 Neoplasmen. Speicheldrüsentumoren entstehen am häufigsten in der Glandula parotis (80% der Fälle).

Das **pleomorphe Adenom** (Abb. 12-2), der sogenannte Speicheldrüsen-Mischtumor, das häufigste Neoplasma der Speicheldrüsen, ist eine grobknollige Geschwulst, die nicht mit der Haut verwachsen ist. Der Tumor besteht aus proliferierenden und zum Teil verzweigten Epithelsträngen (tubulär oder solide) und Myoepithelzellen, welche eine schleimreiche Grundsubstanz produzieren, die sich zu knorpelähnlicher Beschaffenheit verdichten kann. Die operative Entfernung eines fortgeschrittenen Adenoms ist nicht einfach, weil das Tumorgewebe sorgfältig zwischen

Abbildung 12-2:
Pleomorphes Adenom der Glandula parotis.
1 Stroma (mucopolysaccharidhaltig, myxomatös: schleimig umgewandelt);
2 tubuläre Strukturen;
3 trabekuläre Strukturen;
4 Knorpelbildung.

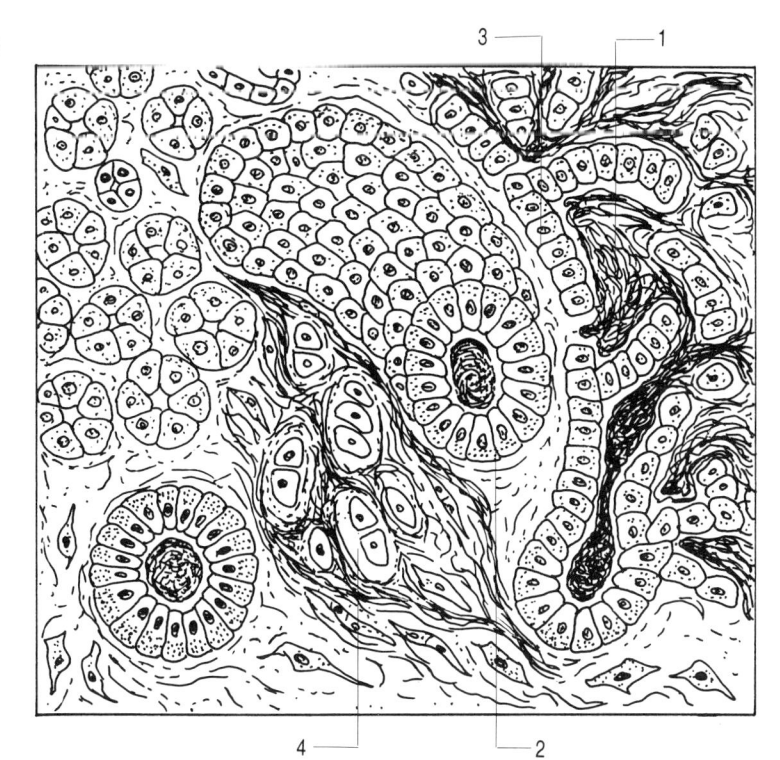

den Fasern eines Nervengeflechts herauspräpariert werden muß, das der Nervus facialis in der Ohrspeicheldrüse bildet. Aus lange bestehenden Adenomen können sich Karzinome entwickeln.

Monomorphe Adenome. Gutartige Tumoren, von einer Kapsel begrenzt. Das Tumorgewebe besteht aus regelmäßigem Epithel mit drüsenartigen Strukturen. Schleimsubstanzen sind nicht vorhanden.

Monomorphe Adenome kommen hauptsächlich im 6. und 7. Lebensjahrzehnt vor.

Das *Zystadenolymphom* (Whartin-Tumor) wird fast nur in der Glandula parotis beobachtet. Der benigne, rundliche und scharf abgegrenzte Tumor weist zystische Höhlungen auf, in welche sich verzweigte Zotten einstülpen. Diese sind von Zylinderepithel bedeckt. Das bindegewebige Stroma enthält dicht lymphatisches Gewebe, in welchem auch Lymphfollikel vorkommen.

Das *oxyphile (onkozytäre Adenom)* besteht aus typischen eosinophilen Drüsenzellen. In diesen relativ seltenen Tumoren ist kein lymphatisches Gewebe nachweisbar; Zysten fehlen ebenfalls.

Daneben gibt es monomorphe Adenome, welche regelrechte Drüsenstränge (tubulär, alveolär oder trabekulär) zeigen. Das sog. Basalzelladenom gehört ebenfalls in diese Gruppe.

Mukoepidermoidtumoren enthalten schleimproduzierende Becherzellen und Plattenepitheldifferenzierungen, aber auch schleimgefüllte Zysten. Bei den höher differenzierten Formen überwiegt die Schleimproduktion und die Zystenbildung, bei den geringer differenzierten die Bildung plattenepithelähnlicher Strukturen. In 10% der Fälle sind bei Operationen schon Lymphknotenmetastasen vorhanden. Rezidive in 30–50% der Fälle; 5- Jahres-Überlebensrate 70–90%. Die Prognose ist meist schlecht, wenn der Tumor die Glandula submandibularis befallen hat.

Azinuszelltumor. Die Tumorzellen ahmen das Epithel der serösen Endstücke nach, aber ohne Gangstrukturen. Die Zellen enthalten PAS-positive Sekretgranula. Das Tumorgewebe ist oft gut abgegrenzt. Lokale Infiltration und auch Metastasenbildung sind aber möglich.

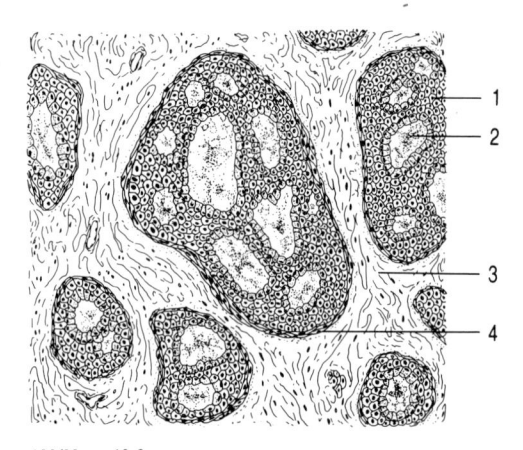

Abbildung 12-3:
Adenoidzystisches Karzinom der Speicheldrüsen
1 Kribriformes Wachstum der Tumorzellen; 2 PAS-positiver Schleim in den Hohlräumen; 3 Stroma; 4 Myoepithelzellen

Adenoidzystisches Karzinom (Abb. 12-3). Netzartig verzweigte Stränge aus Epithel- und Myoepithelzellen, oft mit kleinen Hohlräumen (cribriformer Bautyp) wachsen infiltrativ, besonders auch entlang von Nervenscheiden. Das umgebende Bindegewebe ist strangförmig hyalin verändert. Die Tumoren wachsen langsam. Ihre Rezidivrate ist hoch (60%); tödlicher Ausgang oft nach jahrelangem Leiden.

Adenokarzinome und Plattenepithelkarzinome (aus Metaplasien) mit typischer Kernpolymorphie können in den Speicheldrüsen ebenfalls, aber seltener (je 2%), vorkommen. Lymphknotenmetastasen findet man bei Operationen bereits in 50% der Fälle. Vor allem bei Kindern findet man auch gutartige Hämangiome, Lymphangiome und Neurofibrome der Speicheldrüsen. Bei Erwachsenen kommen die zuletzt genannten Tumoren wesentlich seltener vor.

12.1.4
Gaumen, Rachen und Tonsillen
12.1.4.1 Entzündungen. Angina: Entzündung von Gaumen und Tonsillen. Tonsillitis: Entzündung der Mandeln (Tonsillen). Pharyngitis: Entzündung des Rachens.

Die **Angina** ist eine katarrhalische Entzündung, häufig als Begleiterscheinung einer anderen Infektionskrankheit. Hyperämie, Ödem und Epithelabschilferung führen zur Anschwellung und Einengung des Rachenringes.

Serös-eitrige Tonsillitis. Entzündung der Tonsillarkrypten. Die entzündliche Schwellung behindert den Abfluß. Die Tonsillarpfröpfe enthalten Zelldetritus, Leukozyten und Bakterien. Dort vermehren sich auch Fäulniserreger. Bei Verkalkung bilden sich Tonsillarsteine, häufig sind Streptokokken die Erreger. Narbenbildungen, vor allem nach mehrfachem Rezidivieren, erschweren die Entleerung der Krypten und führen somit zu einer chronischen Kryptentonsillitis.

Eitrige Tonsillitis. Entwicklung von Abszessen oder Phlegmonen im Bereich der Tonsillen. Entstehung einer tonsillogenen Sepsis durch Ausbreitung der Erreger über das Venensystem.

Pseudomembranöse Entzündung. Bei Diphtherie, aber auch bei Scharlach und Masern. Es entsteht ein fibrinreiches Exsudat, an der Oberfläche bilden sich Fibrinbeläge, in welche auch das nekrotische Epithel einbezogen ist. Bei Ablösung der Beläge kommt es zu Blutungen.

Plaut-Vincent-Angina. Beläge in Gestalt tiefgreifender Nekrosen, nach Abstoßung entstehen Geschwüre (ulzeröse Angina). Die nekrotisierende Angina kommt besonders bei Agranulozytose oder bei Leukämien vor, also bei allgemeiner Abwehrschwäche. Tuberkulöse Primärherde in den Tonsillen (etwa durch infizierte Nahrungsmittel) sind sehr selten. Bei offener Lungen-Tb bzw. hämatogener Streuung sind die Tonsillen ebenfalls betroffen.

12.1.4.2 Hyperplasie, Neoplasmen. Im Kindesalter ist eine Hyperplasie des lymphatischen Gewebes im Rachenbereich häufig. Als *Adenoide Vegetationen* bezeichnet man eine Hyperplasie der Rachenmandel. Sie bewirken meist eine starke Behinderung der Nasenatmung.

Der häufigste maligne Tumor ist das *Nasopharynxkarzinom*, das besonders im höheren Lebensalter häufiger auftritt. Es kann von den Tonsillen (Oberflächen- oder Kryptenepithel), vom Gaumen oder von der Rachenhinterwand ausgehen. Histologische Formen:
- verhornte Plattenepithelkarzinome
- nicht verhornte Plattenepithelkarzinome
- undifferenzierte Karzinome.

Die Tumoren wachsen exophytisch und zerfallen dann geschwürig. Durch Arrosion von Gefäßen können dabei tödliche Blutungen entstehen. Das Karzinom metastasiert besonders in die regionalen Lymphknoten.

Die *lymphoepithelialen Karzinome* (Schmincke-Regaud) sind eine Sonderform der undifferenzierten Karzinome. Das Tumorgewebe besteht aus aufgesplitterten oder bandartig wachsenden Epithelsträngen; auffallend sind die blasigen Kerne der Tumorzellen sowie die Durchsetzung des Tumors mit Lymphozyten. Lymphoepitheliale Karzinome sind sehr strahlensensibel. Interessant ist die positive Korrelation zu Titern gegen Epstein-Barr-Virus.

12.2
Speiseröhre (Ösophagus)

12.2.1
Mißbildungen und Lichtungsveränderungen

Die **Ösophagus-Atresie** ist ein angeborener Verschluß der Speiseröhre. In bestimmten Teilen der Speiseröhre (häufig im mittleren Bereich) ist keine Lichtung vorhanden; der obere und untere Abschnitt enden dann als Blindsack. Gleichzeitig können abnorme Verbindungen zur Luftröhre bestehen: Ösophagotrachealfisteln.

Ist der Mageneingang verengt (meist durch narbige Schrumpfung nach einem Geschwür) oder besteht eine Störung der Öffnungsfunktion im distalen Ösophagus (Achalasie), so kann sich die Speiseröhre stark ausdehnen, ihre Wandmuskulatur hypertrophiert, es entsteht ein **Megaösophagus**.

Divertikel sind umschriebene Erweiterungen des Ösophagus. Man unterscheidet:
- *Traktionsdivertikel*: Trichterförmige bis 1 cm tiefe Wandausstülpung, deren Spitze mit einem entzündlich veränderten oder verkalkten Lymphknoten verbunden ist; kein Stau von Speisen im Divertikel
- *Pulsationsdivertikel*: Sackartige Ausstülpung an der Hinterwand im oberen Ösophagusteil. Schleimhaut, Muscularis mucosae und Bindegewebe stülpen

sich durch eine Lücke im Übergang von der Schlund- zur Ösophagusmuskulatur vor. Das Divertikel hängt zwischen Wirbelsäule und Ösophagus nach unten. Es füllt sich mit Speisen und engt das Ösophaguslumen ein.

Das Lumen der Speiseröhre kann weiterhin eingeengt werden durch:
- Tumoren der Ösophaguswand
- Fremdkörper
- Kompression von außen (Tumoren, vergrößerte Lymphknoten)
- Narbenbildung (z.B. nach Verätzungen).

Ösophagusvarizen. Im unteren Teil der Speiseröhre liegen in der Submukosa dichte Venengeflechte. Bei Störungen der Leberzirkulation sind diese Venen in einen Umgehungskreislauf eingeschaltet und stark erweitert. Bei mechanischer Schädigung des Epithels oder einer plötzlichen Blutdrucksteigerung können sie platzen: Gefahr einer tödlichen Blutung.

12.2.2
Entzündungen

Länger andauernder Druck von Fremdkörpern (z.B. Magensonden) ist eine mechanische Entzündungsursache. Ansonsten kommen Pilzinfektionen vor, die von der Mundhöhle fortgeleitet werden (fibrinös-nekrotisierende Entzündungen). Akute katarrhalische Entzündungen sind bei Infektionskrankheiten möglich.

Verätzungen der Speiseröhre entstehen durch versehentlich oder in suizidaler Absicht getrunkene Säuren (Koagulationsnekrose) oder Laugen (Kolliquationsnekrosen). Es bilden sich Ulzerationen mit Granulationsgewebe und späterer Reepithelialisierung. Häufig entstehen narbige Stenosen: Passagebehinderung des Speisebreis. Bei tiefen Ulzerationen kann es zur Perforation mit nachfolgender Mediastinitis kommen. Aus lange bestehenden Verätzungsnarben entstehen mitunter Narbenkarzinome.

Häufiger ist die **Reflux-Ösophagitis.** Saurer Magensaft, der in die Speiseröhre zurückfließt, verursacht zusammen mit der peptischen Wirkung des Magensekrets dort sehr leicht Epithelnekrosen, Entzündungen und Geschwüre, weil das Speiseröhrenepithel nicht wie die Magenschleimhaut durch einen Schleimüberzug gegen Säureeinwirkung geschützt ist. Aus eröffneten Gefäßen der Ösophaguswand tritt Blut aus: Die Säure führt zur Entstehung von schwarzem, salzarmen Hämatin. Hauptsymptom ist ein starkes Brennen hinter dem Brustbein (Sodbrennen).

12.2.3
Hyperplasie, Neoplasmen

Im höheren Lebensalter kommen **Leukoplakien** der Speiseröhre öfter vor. Es handelt sich dabei um weißliche Verdickungen des Epithels mit stärkerer Verhornung (Hyperkeratose). Als Folge chronischer Reizungen sind diese Epithelhyperplasien harmlos und rückbildungsfähig. Wenn sie aber mit Dysplasien einhergehen, sind sie als Präkanzerosen zu werten.

Gutartige Tumoren (Fibrome, Myome) sind im Ösophagus selten. Der häufigste Tumor ist das **Ösophaguskarzinom**, ein Plattenepithelkarzinom mit unterschiedlichen Differenzierungsgraden. Männer sind von diesem malignen Tumor 5–10 mal häufiger betroffen.

Das Karzinom entsteht vorwiegend an den drei physiologischen Engstellen der Speiseröhre: nahe dem Ösophaguseingang, nahe der Luftröhrengabelung (Bifurkation) und am Mageneingang (Kardia). Zunächst infiltriert der Tumor die Wand des Organs (fleckförmige Verdickung) und ulzeriert dann frühzeitig. Die weitere Ausbreitung geschieht in Längsrichtung der Speiseröhre, aber auch ringförmig, wobei schwere Stenosen entstehen können. Der Tumor kann auf Luftröhre und Bronchien, auf die Wirbelsäule und auch auf die Aortenwand übergreifen (Gefahr der Aortenruptur). Beim Zerfall des Tumorgewebes können Ösophagotrachealfisteln entstehen.

Im distalen Abschnitt des Ösophagus finden sich häufig Adeno-Karzinome, aber auch Gallertkarzinome. Meist sind dies aber Karzinome der Kardiaregion des Magens, die auf die Speiseröhre übergegriffen haben. Die Metastasierung geschieht vorwiegend lymphogen; neben den Lymphknoten des Thorax können auch solche des Oberbauchraumes befallen werden. Fernmetastasen in der Leber treten erst relativ spät auf.

12.3 Magen

12.3.1 Entzündungen der Magenschleimhaut (Gastritis)

Der Terminus „Gastritis" wird für Entzündungsvorgänge verwendet, welche sich auf die Magenmukosa beschränken. Die genaue Diagnose ist nur durch die histopathologische Untersuchung von Schleimhautbiopsien möglich.

Akute Gastritis. Ursachen sind: Alkoholabusus, Gifte und thermische Schäden (heiße Speisen). Das oberflächliche Stroma der Schleimhaut ist aufgelockert und mit Leukozyten infiltriert. Im Oberflächenepithel sind kleinere Defekte vorhanden, starke Schleimabsonderung, kleinere Blutungen. Nach dem Abklingen der Schädigung: rasche Regeneration. Bei längerdauernder oder schwererer Schädigung entstehen größere hämorrhagische Erosionen in der Schleimhaut: *erosive Gastritis*.

Chronische Oberflächen-Gastritis. Sie ist vorwiegend im Antrumbereich lokalisiert. In der Oberflächenschleimhaut besteht ein dichtes Infiltrat aus Lymphozyten und Plasmazellen. Die Magendrüsen selbst sind nicht betroffen. Das Oberflächenepithel wird stark abgeschilfert. Gleichzeitig besteht aber auch eine erhöhte Regenerationstendenz: Die Foveolae gastricae werden verlängert (foveoläre Hyperplasie): Entstehung von makroskopisch sichtbaren wulstigen Faltenverdickungen.

Chronische Gastritis mit partieller Schleimhautatrophie. Die Magenschleimhaut ist niedriger als normal. Die entzündlichen Infiltrate (Granulozyten, Lymphozyten, Plasmazellen) durchsetzen jetzt die gesamte Schleimhaut bis zur Lamina muscularis mucosae. Die Zahl der Haupt- und Belegzellen sowie der mukoiden Antrumdrüsen nimmt ab. Die Regenerationsfähigkeit ist verringert.

Chronisch-atrophische Gastritis (Abb. 12-4). Bei dieser fortgeschrittenen Form ist die Schleimhaut stark verschmälert. Die spezifischen Magendrüsen sind fast völlig verlorengegangen: Haupt- und Belegzellen verschwinden ebenso wie die mukoiden Antrumdrüsen. Es ist letztlich nur noch Oberflächenepithel vorhanden, das die breiten Magengrübchen (Foveolae gastricae) auskleidet. Die entzündlichen Infiltrationen können nur noch aus Lymphozyten bestehen. Bisweilen ist auch eine Hyperplasie des lymphatischen Gewebes zu beobachten (Entstehung von Lymphfollikeln).

Diese Form der Entzündung endet schließlich in einer *Atrophie der Magenschleimhaut mit intestinaler Metaplasie* (Farbtafel VII, 32). Die Foveolae gastricae

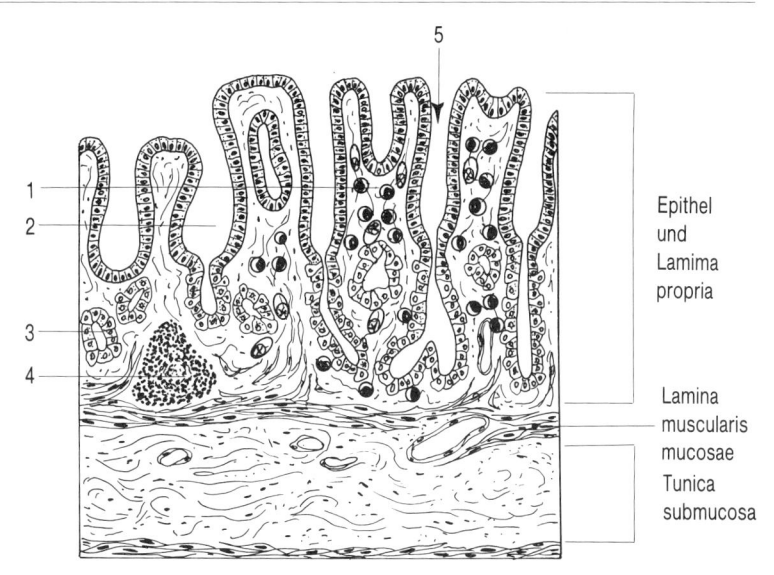

Abbildung 12-4:
Chronisch-atrophische Gastritis mit beginnender intestinaler Metaplasie.
1 entzündliche Infiltration (Lymphozyten mit Plasmazellen) in der Lamina propria; 2 Foveolae gastricae (Magengrübchen); 3 Reste von Magendrüsen mit Hauptzellen; 4 Lymphfollikel; 5 metaplastisch veränderte Magengrübchen (Ähnlichkeit mit Jejunumkrypten).

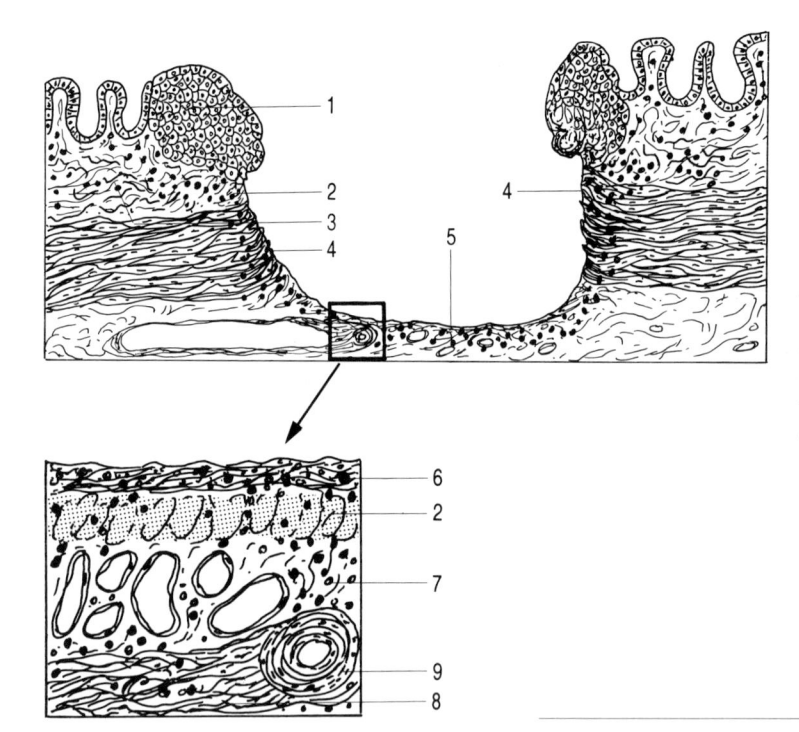

Abbildung 12-5:
Chronisches Magengeschwür (Ulcus ventriculi). 1 atypische Epithelregeneration am Geschwürsrand; 2 fibrinoide Verquellung; 3 narbige Verdickung in Submucosa und Subserosa; 4 narbig emporgezogene Muskelschicht; 5 Ulkusgrund; 6 Detritus; 7 Granulationsgewebe; 8 Narbengewebe; 9 reaktive Entzündung in einem Gefäß.

reichen bis zur Lamina muscularis mucosae, sie ähneln den Krypten im Jejunum: Man findet im Epithel reichlich Becherzellen und am Grunde der Krypten auch Paneth'sche Körnerzellen. Die intestinale Metaplasie kann große Bereiche der Magenschleimhaut umfassen, die sich kaum noch von der Darmschleimhaut unterscheidet, zumal sich am Oberflächenepithel auch ein Bürstensaum entwickeln kann. Die intestinale Metaplasie gilt als Präkanzerose.

Nach ihrer Lokalisation kann man den verschiedenen Gastritisformen zwei Hauptgruppen zuordnen:
– Typ A: Corpusgastritis
– Typ B: Antrumgastritis
Bei den meisten Patienten mit schwerer chronischer Corpusgastritis Typ A sind Antikörper gegen Belegzellen vorhanden, in 50% der Fälle auch Antikörper gegen den Intrinsic-Faktor.

Häufiger als die isolierte Corpusgastritis ist die primär im Antrum lokalisierte chronische Gastritis des Typs B. Ursächlich ist dabei häufig eine chronische chemische Reizung. Starke Alkoholiker zeigen fast in 2/3 der Fälle eine chronische Antrumgastritis.

12.3.2
Magengeschwür (Ulcus ventriculi)
Erosionen sind Defekte, die nur die Schleimhaut betreffen, wie z.B. im Rahmen einer akuten Gastritis oder eines hämorrhagischen Schleimhautinfarktes.

Ein **Ulkus** ist dagegen ein Substanzdefekt, der sich mindestens bis in die Submukosa, meist aber auch bis in die Muskelschicht der Magenwand erstreckt. Ulzera sind an der kleinen Kurvatur des Magens und im Antrumbereich besonders häufig. Sie können aber auch im Zwölffingerdarm (v.a. im Bulbus duodeni) auftreten: *Ulkus duodeni.*

Das **akute Ulkus** kann rasch entstehen. Gegen das umgebende Gewebe ist es scharf abgegrenzt, rund oder oval, der Durchmesser reicht bis zu mehreren cm. Die Geschwürsränder können überhängen. Der Ulkusgrund besteht aus drei Schichten:
– eine oberste lockere Schicht aus Fibrin und Leukozyten
– eine rotgefärbte fibrinoide Nekrose
– Granulationsgewebe, welches beim Fortschreiten des Ulkus in den Nekrosebereich einbezogen wird.

Im Granulationsgewebe steigen Kapillaren senkrecht nach oben; zahlreiche Fibroblasten sind vorhanden (Faserbildung) sowie Lymphozyten. Von den Geschwürsrändern aus beginnt die Epithelregeneration, so daß schließlich neugebildetes Epithel das Granulationsgewebe überzieht.

Chronisches Ulkus (Abb. 12-5). Sind die zerstörenden Wirkungen des Magensaftes stärker als Granulationsgewebsbildung und Epithelregeneration, so wird das Ulkus chronisch und bleibt oft über Monate bestehen. Die Peristaltik verursacht dabei eine Verschiebung der durch das Ulkus unterbrochenen Magenwandschichten gegeneinander. Es entwickeln sich in zunehmendem Maße entzündliche Zellinfiltrate aus Lymphozyten und Vernarbungen an den Geschwürsrändern und am Ulkusgrund. Damit wird die Bildung eines gefäßreichen Granulationsgewebes verhindert. Heilt ein chronisches Ulkus nach längerer Zeit schließlich doch noch, so bleiben infolge einer Schrumpfung des Narbengewebes als Spätfolge Stenosen im Pylorusbereich oder auch in Magenmitte (Sanduhrmagen). Komplikationen der Ulzera:
- Blutungen aus arrodierten Gefäßen
- Perforation: Das Ulkus hat alle Wandschichten bis zur Serosa durchsetzt, Mageninhalt ergießt sich in die Bauchhöhle
- Penetration: Wenn die äußere Schicht der Magenwand vom Geschwür nur langsam durchsetzt wird, so kann die Außenseite des Magens durch entzündliche Verklebungen mit einem Nachbarorgan verbunden werden, so daß sich das Ulkus, über die Verwachsungsstelle fortschreitend, in diese Nachbarorgane hineinfressen (z.B. Leber, Pankreas)
- Entwicklung eines Magenkarzinoms in einem Ulkus (Ulkus- Karzinom): etwa in 1–3% der Fälle.

Die Entstehungsursachen der Magen- und Duodenalulzera sind in einer Verschiebung des Gleichgewichts zwischen der aggressiven Säurewirkung und dem Schutzmechanismus der Schleimhaut zu suchen. Bei einer erhöhten Gastrinproduktion erhöht sich die basale und die maximale Säuresekretion, die Zahl der Belegzellen nimmt zu. Die Schutzwirkung des Magenschleims reicht nicht mehr aus, im Magen und im Duodenum entstehen gehäuft Ulzera. Weil hierbei auch die neutralisierende Wirkung des Pankreassekretes unzureichend ist, entstehen Duodenalgeschwüre nicht nur im Anfangsteil dieses Darmabschnittes, sondern auch noch tiefer bis zur Einmündungsstelle des Ductus pancreaticus.

Verstärkte, verlängerte oder unzeitgemäße Stimulierung der Säuresekretion durch den N.vagus kann ebenfalls peptische Ulzera auslösen, z.B. bei psychisch-vegetativen Störungen oder bei Hunger (Leersekretion).

Eine Verringerung der Schleimproduktion kann auch bei ansonsten normaler Säurebildung zur Entstehung von Ulzera führen. Eine solche Wirkung haben z.B. salizylsäurehaltige Medikamente. Auch bei Lebererkrankungen beobachtet man eine Verminderung der Schutzmechanismen des Magens, besonders wenn sie mit Stauungen einhergehen. Bei Entzündungen, wie auch bei Störungen der Makro- und Mikrozirkulation ist der Schleimhautschutz ebenfalls reduziert: über Erosionen hinaus können auch hier Ulzera entstehen.

Vom Ulcus pepticum ist zu unterscheiden die **Exulceratio simplex Dieulafoy.** An der Vorder- oder Hinterwand des Magens steigt eine kräftige Arterie senkrecht aus der Submucosa auf. Dieses Gefäß kann sich aneurysmatisch erweitern und die Schleimhaut vorwölben. Wenn diese ulzeriert, können schwere arterielle Magenblutungen entstehen.

12.3.3
Neoplasmen
12.3.3.1 Magenkarzinom. Das Magenkarzinom ist sehr häufig. Meist findet sich das Karzinom im Antrum-Pylorus-Bereich (50–80%), während es im Korpus und in der Kardiaregion etwa gleich häufig auftritt (10–20%).

Wachstumsformen:
- *Polypöses Karzinom*: Der Tumor hat eine zottig- papilläre oder zerklüftete, blumenkohlartige Oberfläche
- *Ulzeriertes Karzinom*: Geschwüriger Zerfall im Karzinombereich, mit wallartig verdickten Rändern (schüsselförmiges Karzinom)
- *Diffus-infiltrierendes Karzinom*: Das

Tumorgewebe durchsetzt alle Wandschichten und breitet sich in Gewebs- und Lymphspalten aus. Die Magenwand ist oft nur gleichmäßig verdickt und starr (röntgenologisch nachweisbar), plumpes Faltenrelief, an der Oberfläche ggf. nur ein geringer geschwüriger Zerfall.

Prognostisch bedeutsam ist die Tiefe des Tumorwachstums zur Zeit der Diagnose. Neue Untersuchungsverfahren (besonders die Endoskopie) erlauben das Erkennen von Frühformen. Als *Frühkarzinom (early cancer)* bezeichnet man Magenkarzinome, welche nur die Schleimhaut und Submukosa infiltriert haben, aber noch nicht in die Muskelschicht vorgedrungen sind. Bei Operation im Stadium des Frühkarzinoms liegt die 5-Jahres-Überlebensrate bei über 90%.

Nach dem makroskopischen Erscheinungsbild unterscheidet man bei den Frühkarzinomen:
- Typ I: Polypöse Wachstumsform
- Typ IIa: Geringe polypöse Schleimhautverdickung
- Typ IIb: Oberflächlich flaches, im Schleimhautniveau entwickeltes Frühkarzinom
- Typ IIc: Oberflächlich flach erodiert
- Typ III: Zentrale Ulzeration, welche tiefer reicht und die Lamina muscularis mucosae durchbrochen hat.

Histologisch unterscheidet man im Frühstadium verschiedene Differenzierungen:
- *Adenokarzinom*: von höherem oder geringerem Differenzierungsgrad, ersterer ist häufig bei der polypösen Wachstumsform mit Bildung tubulärer Drüsenschläuche (häufigster Typ).
- *Siegelringzell-Karzinom*: dicht gelagerte Einzelzellen, starke intrazelluläre Schleimbildung: große Schleimtropfen verdrängen den Kern in eine Randposition (Siegelringzellen).
- Undifferenziertes teils polymorphzelliges, anaplastisches Karzinom.

Die histologischen Grundformen der Frühkarzinome sind auch bei den fortgeschrittenen Karzinomen vorhanden, müssen hier aber genauer unterteilt werden:

I. Intestinaler Typ (Ähnlichkeit mit Darmkarzinomen)

1. *Adenokarzinome hohen, mittleren und niedrigen Differenzierungsgrades.* Bildung tubulärer Drüsenschläuche, stufenweise Zunahme der Kernpolymorphie bei gleichzeitiger Abnahme der Tendenz zur Bildung von Drüsenformationen (Abb. 12-6).

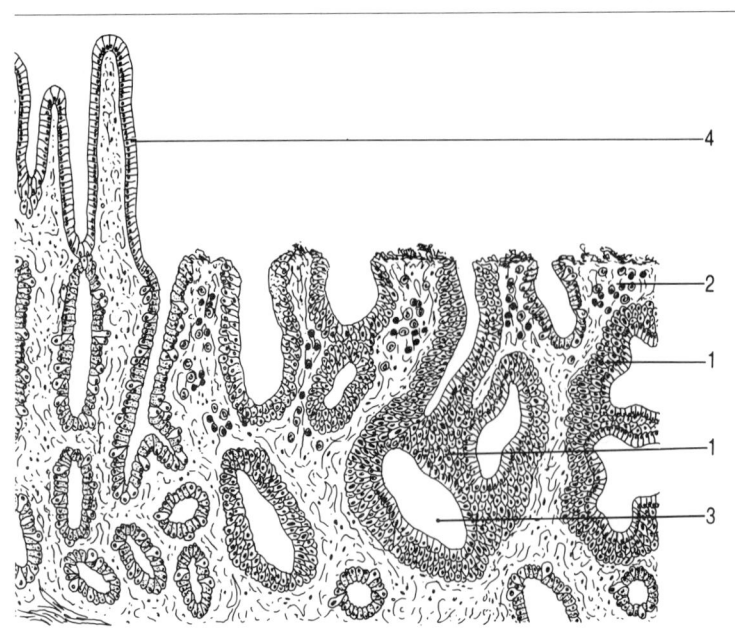

Abbildung 12-6:
Magenkarzinom (intestinaler Typ) 1 Tumorgewebe (drüsenbildendes Adeno-Karzinom); 2 Stroma mit entzündlichen Infiltraten, 3 Lumen der Drüsenschläuche

2. *Undifferenzierte Karzinome:* Keine Drüsenbildung mehr, sehr starke Kernpolymorphie.
3. *Muzinöse Adenokarzinome* (früher Gallertkarzinome): Die Tumorzellen produzieren große Schleimseen, in welchen man Drüsenformen des Adenokarzinoms nachweisen kann.

II. Diffuser Typ
1. *Siegelringzellkarzinome:* Sie breiten sich infiltrativ und diffus in der Magenwand aus; dicht gelagerte Einzelzellen, intrazellulär gelegener Schleim, welcher den Kern in eine Randposition abdrängt (Abb. 12-7).
2. *Szirrhöse Karzinome:* Meist kleine, undifferenzierte Tumorzellen sind in Ketten und Strängen diffus ausgebreitet. Um die Zellstränge ist reichlich Bindegewebe angeordnet. Dadurch wird die Magenwand hart und starr, der Magen schrumpft. Mitunter wird bei diesem Typ eine Verschleimung einzelner Zellen beobachtet.

Karzinome vom intestinalen Typ wachsen meist umschrieben (polypös oder ulzerierend). Wenn der Tumor geschwürig zerfällt (häufig bei Lokalisation im Antrum) können durch Arrosion von Gefäßen Magenblutungen entstehen. Beim diffusen Typ findet sich, dem Namen entsprechend, ein ausgeprägt diffuses Wachstumsverhalten mit entsprechender Ausbreitung des Tumors.

Der diffuse Karzinomtyp hat sowohl bei Frühkarzinomen als auch bei fortgeschrittenen Karzinomen 10 Jahre früher als der intestinale Typ sein Häufigkeitsmaximum. Frauen sind vom diffusen Typ häufiger betroffen. Wie epidemiologische Studien zeigen, betreffen die Schwankungen in Häufigkeitszu- und -abnahme vor allem den intestinalen Typ, an dessen Entstehung wohl exogene Noxen wesentlich beteiligt sind, die wir im einzelnen aber nicht kennen. Diese Beobachtungen lassen den Schluß zu, daß es sich bei den beiden Typen der Magenkarzinome tatsächlich um zwei unterschiedliche Tumorarten handelt.

Lymphogene Metastasierung des Magenkarzinoms:
– in die regionären Lymphknoten an der Curvatura minor, im Omentum maius und minus und am Leberhilus

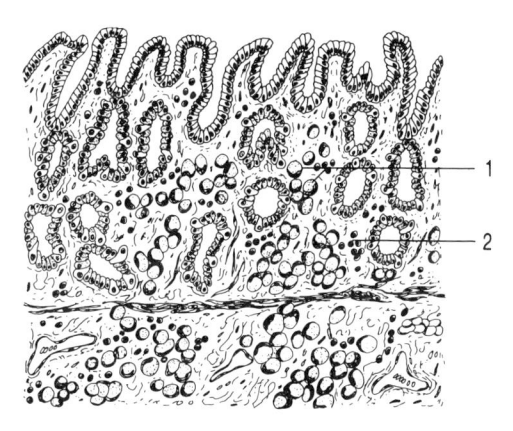

Abbildung 12-7:
Magenkarzinom (diffuser Typ): Siegelringzell-Karzinom
1 Siegelringzellen; 2 Stroma mit geringer lymphozytärer Infiltration

– über den Ductus thoracicus (besonders beim diffusen Typ) mit Metastasenbildung in den supraklavikulären Lymphknoten (Virchow-Drüse) und/oder Übertritt in die Blutbahn.

Lokale Ausbreitung des Magenkarzinoms:
– Infiltration der Nachbarorgane: Leber, Pankreas, Darm
– Entstehung einer Peritonealkarzinose: Tumorzellen erreichen die Serosa und lösen sich ab (beim diffusen Typ doppelt so häufig wie beim intestinalen). Metastasenbildung dabei auch an den Ovarien möglich: Krukenberg-Tumoren.

Hämatogene Metastasierung des Magenkarzinoms:
– beim intestinalen Typ sind Lebermetastasen häufig (oft als Erstmetastasen) später dann Lungen- und Skelettmetastasen
– beim diffusen Typ: besonders zahlreich sind Knochenmetastasen (oft als Erstmetastasen); Lebermetastasen sind sehr selten.

Die Ursachen des Magenkarzinoms sind weitgehend noch unbekannt. Man kennt allerdings Vorerkrankungen, die ein erhöhtes Risiko der Karzinomentstehung mit sich bringen:
– Perniziöse Anämie
– Achlorhydrie (fehlende HCl-Produktion)

- Adenomatös-papilläre Polypen, wenn sie multipel auftreten
- Chronische Gastritis
- Heterotopie

12.3.3.2 Benigne epitheliale Neubildungen.
Hyperplastische-adenomatöse Polypen (hyperplasiogene Polypen). Mischform aus verlängerten und zystisch ausgeweiteten sowie adenomatös proliferierten Drüsen, gelegentlich auch starke Epitheldysplasien; bei Diagnosestellung meist kleiner als 2 cm im Durchmesser.

Adenome. Die Tumoren haben Ähnlichkeit mit den tubulären oder mit den villösen, zottig-papillären Adenomen des Darms. Der Tumor ist relativ selten.

12.3.3.3 Mesenchymale Tumoren. Sie entstehen in den tieferen Schichten der Magenwand; verursachen rundliche Schleimhautvorwölbungen mit glatter Oberfläche. Der häufigste Tumor ist das Leiomyom, weiterhin kommen Lipome und Neurofibrome vor, auch in subseröser Lage. Bei 5–8% der malignen Neoplasien des Magens handelt es sich um mesenchymale Tumoren, vor allem um maligne Lymphome.

12.3.4
Hyperplasien
Bei der **foveolären Hyperplasie** sind die Magengrübchen (Foveolae gastricae) verlängert, das Oberflächenepithel ist vermehrt.

Der **Morbus Menetrier** ist eine hochgradige foveoläre Hyperplasie mit stark entwickelter Oberflächenzone und einer zunehmenden Verringerung der spezifischen Magendrüsen. Die Magenfalten erscheinen plump hochgewölbt: Riesenfaltenmagen (Gastropathia gigantea hypertrophica). Die Ursache ist unbekannt. In der stark verbreiterten Oberflächenzone wird ein starker Überschuß von Schleimproteinen produziert, welche nicht mehr ausreichend abgebaut und resorbiert werden. Folge: schwerer Proteinverlust.

Im Gegensatz hierzu sind bei der **glandulären Hyperplasie** die Drüsenschläuche im Korpus-Fundus-Bereich verbreitert, insbesondere ist die Zahl der Belegzellen erhöht. Dies ist die Folge einer Dauerstimulation der HCl-Produktion. Die Corpus-Fundus-Region dehnt sich pyloruswärts unter Verkleinerung des Antrumbereiches aus.

Zollinger-Ellison-Syndrom. Ein gastrinbildender Tumor im Pankreas oder in der Duodenalschleimhaut bewirkt eine erhöhte Säureproduktion. Folgen sind eine Belegzellvermehrung und das gehäufte Auftreten von Magen- und Duodenalulzera.

12.4
Darm (Intestinum)

12.4.1
Mißbildungen, Lageveränderungen
Lageanomalien oder Lumenveränderungen des Dünndarms und des Dickdarms können angeboren sein oder während des Lebens erworben werden: Ihre wesentlichen Folgen sind:
- Passagestörungen des Darminhalts
- Durchblutungsstörungen.

Megacolon. Starke Erweiterung des Dickdarms durch eine mechanische Passagebehinderung: Kotstau (Koprostase). Beim angeborenen Megacolon (Morbus Hirschsprung) fehlen in der Darmwand die Ganglien der vegetativen Geflechte.

Divertikel sind umschriebene Ausstülpungen der Darmschleimhaut durch Lükken der gedehnten Muskelschicht. Am häufigsten kommen sie im Dickdarm vor (besonders im Colon descendens und im Sigmoid). Bei ihrer Entstehung spielt der gesteigerte Innendruck bei Verstopfung (Obstipation) eine wichtige Rolle. Divertikel treten häufig erst nach dem 50. Lebensjahr auf.

Durch mechanischen Druck oder bakterielle Zersetzung ihres Inhalts kann sich die Divertikelwand entzündlich verändern: *Divertikulitis*. Folgen sind: narbige Stenosen, Perforation (Peritonitis), Fistelbildung bei Übergreifen auf Nachbarorgane.

Das *Meckelsche Divertikel* entsteht, wenn sich der Ductus omphalo-entericus mangelhaft zurückbildet. Es kommt bei etwa 1% aller Menschen vor und kann fingerlang werden. Wenn sich in der Wand versprengtes Pankreasgewebe oder Magenschleimhautinseln vorfinden, so können Entzündungen oder peptische Ulzera entstehen.

12.4 Darm (Intestinum)

Volvolus. Drehung von Darmschlingen. Weil das Mesenterium ebenfalls mitgedreht wird, kommt es zu einer Abklemmung v.a. der Venen, so daß ein hämorrhagischer Infarkt entstehen kann.

Invagination. Ein stark kontrahiertes Darmstück schiebt sich teleskopartig in den anschließenden Darmabschnitt hinein (besonders an der Übergangsstelle vom Ileum in das Colon). Auch hierbei können hämorrhagische Infarkte auftreten.

12.4.2 Darmverschluß (Ileus)

Bei geringeren Stenosen des Darms kann das Passagehindernis noch durch verstärkte Peristaltik bzw. eine Muskelhypertrophie der Darmwand überwunden werden. Starke Stenosen führen aber zu einer Überdehnung der oral gelegenen Darmabschnitte und zu einem Stillstand (Stase) des Darminhalts. Pathogene Keime können in solchen Fällen leicht in die Darmwand übertreten, dort eine Entzündung hervorrufen und, wenn sie bis zur Serosa gelangen, sogar eine Peritonitis auslösen. In schweren Fällen kann der Kotrückstau sogar den Magen erreichen: Der Patient erbricht Kot (Miserere).

Man unterscheidet zwei Arten des Ileus:

- *Mechanischer Ileus*: Ursachen sind narbige Stenosen nach Entzündungen, Tumoren, Fremdkörper, Darmabklemmung (Volvulus, Invagination)
- *Paralytischer Ileus*: Ursache ist eine Lähmung der Darmmotorik z.B. durch Bakterientoxine oder nach Bauchoperationen.

12.4.3 Entzündungen

12.4.3.1 Enteritis und Enterokolitis. Die Enteritis ist eine katarrhalische Entzündung des Darms mit akutem oder chronischem Verlauf: Akute entzündliche Hyperämie, Serumaustritt, erhöhte Schleimsekretion, evtl. umschriebene Schleimhautnekrosen. Die Entzündung wird fast immer durch toxische Produkte bewirkt, die vom Darmlumen aus in die Wand vordringen. Die akute Enteritis heilt bei Erwachsenen meist rasch aus. Bei Säuglingen und Kleinkindern kann dagegen eine Enteritis mit Verdauungsstörungen (Dyspepsie) schnell zu lebensbedrohenden Zuständen führen.

Bei der chronischen Enteritis des älteren Menschen spielt der Mangel an Magensaft oder eine verminderte Leistung des exokrinen Pankreas eine wichtige Rolle.

12.4.3.2 Cholera. Diese Infektionskrankheit von hoher Letalität wird durch Vibrionen ausgelöst. Früher war sie eine der großen Seuchen der Menschheit. Aber auch heute treten immer wieder schwere Choleraepidemien auf.

Durch Enterotoxine werden Membranschäden verursacht, so daß es zu einem massiven Ionen- und Flüssigkeitsaustritt in das Darmlumen kommt. Es ist vor allem der Dünndarm (Ileum) betroffen. Symptome: Brechdurchfälle und reiswasserähnliche Darmentleerungen, Austrocknung (Exsikkation), Wadenkrämpfe, Schock, Anurie (fehlende Harnproduktion).

12.4.3.3 Bakterielle Ruhr (Dysenterie). Shigellen sind die Erreger dieser pseudomembranös-nekrotisierenden Entzündung, die sich v.a. im unteren Dickdarm abspielt: Kapillarlähmung, Stase des Blutes, Fibrinbeläge und ausgedehnte Nekrosen der Darmschleimhaut, Abstoßung der Nekrosen, Ulzerationen, Blutungen aus den Geschwüren. Größere Ulzera können bei ihrer narbigen Abheilung Stenosen des Darms verursachen.

Die *tropische Amöbenruhr* ruft ein ähnliches Bild hervor, befällt aber vorwiegend die oberen Dickdarmabschnitte. Werden Amöben in die Leber verschleppt, so entstehen Leberabszesse. Bei Quecksilber-, Arsen- und Wismutvergiftungen kann ebenfalls eine pseudomembranös-nekrotisierende Entzündung auftreten.

12.4.3.4 Typhus abdominalis. Die Erreger sind Salmonellen, die meist mit dem Trinkwasser aufgenommen werden. Von der Darmschleimhaut aus gelangen sie in das lymphatische System und in das Blut. Im Verlauf der Krankheit sind typische histologische Veränderungen nachweisbar:
- 1. Woche: Schwellung der Peyer-Platten im Ileum, Granulome mit knötchenförmiger Vermehrung von

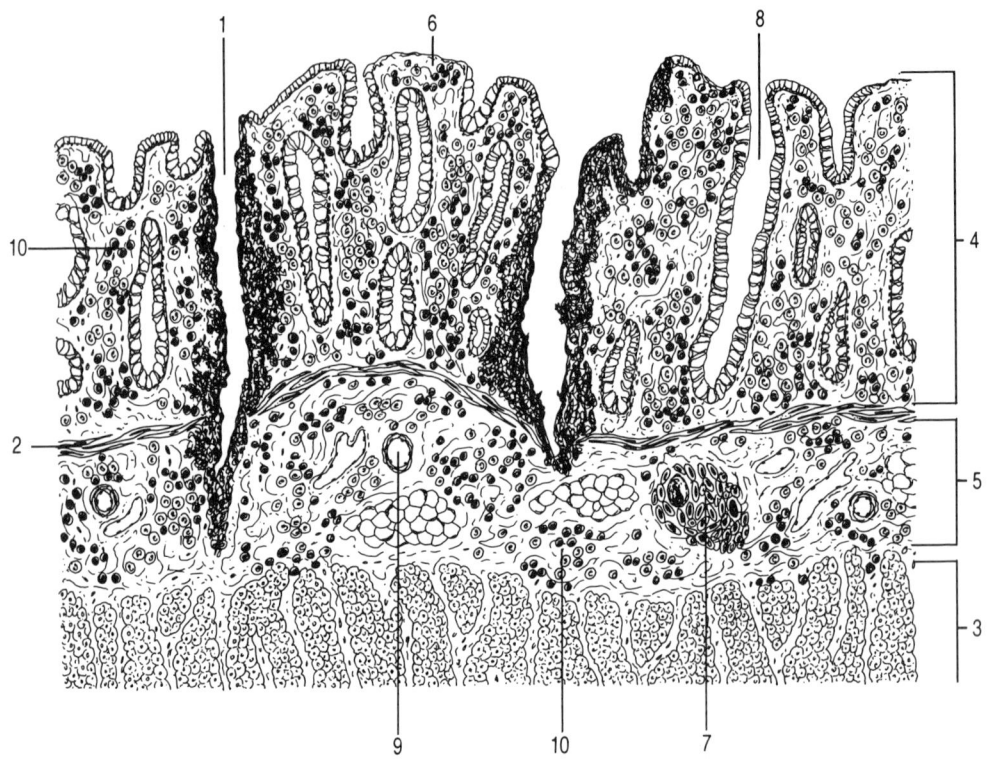

Abbildung 12-8:
Morbus Crohn
1 Fissuren in der Darmwand; 2 Lamina muscularis mucosae; 3 Tunica muscularis; 4 Tunica mucosa, Tunica submucosa; 6 beginnende Ulzeration der Schleimhaut; 7 Epitheloidzell-Granulom mit Langhans-Riesenzellen; 8 Krypten; 9 Blutgefäße in der Submucosa; 10 Entzündliche Infiltrate

Makrophagen, reichlich Lymphozyten und Plasmazellen, Granulozyten fehlen; Leukopenie im Blut
- 2. Woche: Verschorfung, Nekrosen in den Granulomen, welche auf die Schleimhaut übergreifen
- 3. Woche: Abstoßung der Nekrosen, Geschwürsbildung; typhöse Geschwüre verlaufen wie die Peyerschen Platten und folgen damit der Längsrichtung des Darms; ringförmige Stenosen können also nicht entstehen
- 4. Woche: Vollständige Nekroseabstoßung, Geschwürsreinigung, Heilung.

Komplikationen: Blutungen aus eröffneten Gefäßen; Perforation, wenn sich die Geschwüre bis zur Serosa erstrecken.

12.4.3.5 Enteritis regionalis (Morbus Crohn).
Die Ursachen dieser Krankheit sind unbekannt. Sie tritt gehäuft im 3. und 4. Lebensjahrzehnt auf. In ca. 75% der Fälle ist das untere Ileum betroffen (Ileitis terminalis), ansonsten auch die Appendix oder das Kolon. Typisch ist der segmentale Befall eines Darmteils mit scharfen Grenzen zu den nicht betroffenen Abschnitten.

Im akuten Stadium sind Mukosa und Submukosa ödematös aufgequollen und in das Darmlumen vorgewölbt (pflastersteinähnliches Schleimhautrelief). Das Exsudat enthält v.a. Lymphozyten, Plasmazellen und auch eosinophile Granulozyten (Abb. 12-8). Entzündliche Infiltrate treten in allen Wandschichten auf. Die zugehörigen Lymphknoten sind ebenfalls verändert.

Bei längerem Verlauf: Herdförmige

12.4 Darm (Intestinum)

Lymphozyteninfiltrate und Epitheloidzellgranulome mit mehrkernigen Riesenzellen in der gesamten Darmwand. Entstehung von Narbengewebe und schweren Stenosen.

12.4.3.6 Colitis ulcerosa (Abb. 12-9). Diese geschwürsbildende Dickdarmentzündung tritt vorwiegend im 3. und 4. Lebensjahrzehnt auf und beginnt meist im Rektum und im Sigmoid. Sie kann auch auf das Ileum übergreifen. Die Ursache ist nicht genau bekannt. Möglicherweise pfropfen sich Immunreaktionen einem primär mikrobiellen oder toxischen Geschehen auf.

Im akuten Entzündungsschub sind Mukosa und Submucosa entzündlich infiltriert: Granulozyten treten in die Krypten aus *(sog. Kryptenabszesse)*. Zuerst entstehen kleine Schleimhautulzerationen mit überhängenden Rändern, die sich stark ausbreiten. In fortgeschrittenen chronischen Fällen liegen große Flächen der Muskelschicht frei zu Tage. Darauf stehen dann noch einzelne seitlich unterminierte Schleimhautinseln (sog. *Pseudopolypen*).

Im chronischen Stadium besteht das entzündliche Infiltrat vorwiegend aus Lymphozyten und Histiozyten. Bei Ausheilung bildet sich eine narbige Schleimhautatrophie. Befall der äußeren Wandschichten und Fistelbildung sind zwar möglich, aber relativ selten. Die Rezidivneigung dieser Erkrankung ist sehr groß. Das Risiko einer malignen Entartung steigt umso stärker an, je länger die Colitis ulcerosa besteht.

12.4.3.7 Tuberkulose. Tuberkulöse Primärinfekte im Darm kommen heute kaum noch vor (bakterienfreie Milch). Daher ist die Darmtuberkulose meist eine Organtuberkulose, die im Rahmen einer hämatogenen Streuung entsteht oder auch, wenn bei offener Lungen-Tb große Mengen ausgehusteter Erreger geschluckt werden.

Vorzugslokalisationen: Ileum, Appendix. Die typischen Granulome entwickeln sich besonders in der Tunica submucosa.

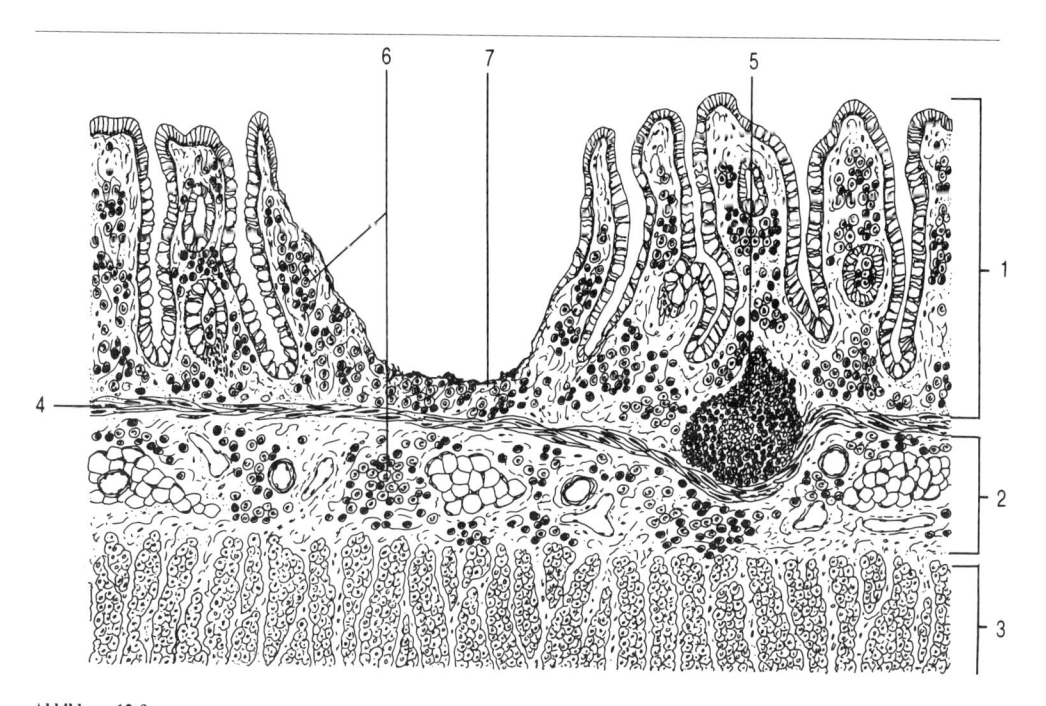

Abbildung 12-9:
Colitis ulcerosa
1 Tunica mucosa; 2 Tunica submucosa; 3 Tunica muscularis; 4 Lamina muscularis mucosae; 5 Kryptenabszesse, 6 Infiltrate (Granulozyten, Plasmazellen); 7 Ulzerationen

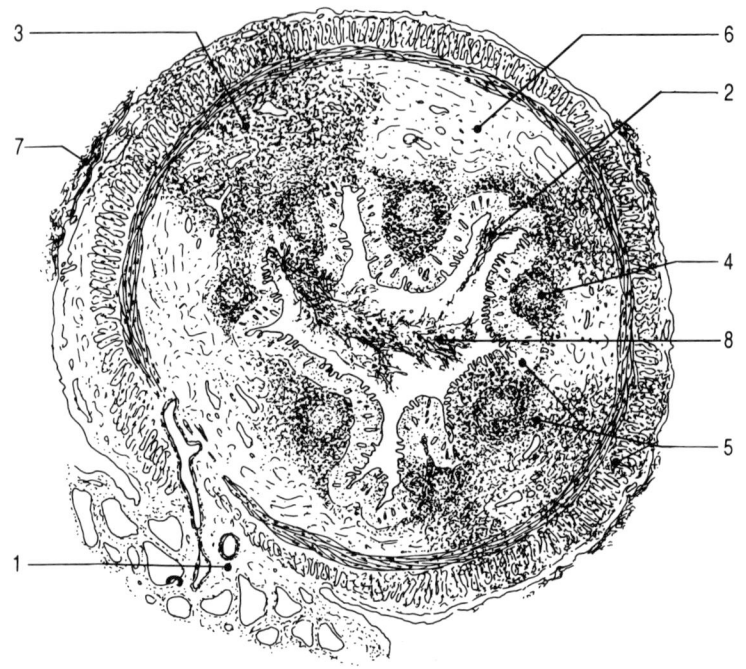

Abbildung 12-10:
Appendicitis acuta ulzero phlegmonosa
1 Mesoappendix; 2 Ulzeration der Tunica mucosa; 3 Ulzeration der Tunica submucosa; 4 Lymphfollikel; 5 Infiltration aller Wandschichten (Wandphlegmone); 6 Ödem; 7 Fibrinauflagerung; 8 Fibrin und Granulozyten im Lumen

Bei der Verkäsung der Tuberkel wird auch die darüberliegende Schleimhaut nekrotisch. Sie verflüssigt sich dabei, so daß Ulzera entstehen, an anderen Rändern die Entzündung fortschreitet.

Die Entzündung breitet sich über Lymphbahnen aus, welche ringförmig in der Darmwand angeordnet sind. Tuberkulöse Geschwüre verlaufen daher auch quer zur Längsachse des Darms: Bei narbiger Ausheilung können sich schwere Darmstenosen ausbilden.

12.4.3.8 Appendicitis. Die Entzündung des Wurmfortsatzes (Appendix vermiformis) am Blinddarm ist die häufigste Darmentzündung. Die Symptome: Schmerzen im rechten Unterbauch, reflektorische Spannung der Bauchdecken, Nachlaßschmerz, Übelkeit können sich innerhalb weniger Stunden entwickeln.
Begünstigend wirken sich aus:
– die anatomische Struktur des Wurmfortsatzes (Blindsack) und das Vorhandensein von Schleimhautkrypten
– Enterokokkenbesiedelung im Darm.
Die Bakterien werden pathogen, wenn sie in die Darmwand eindringen

– Motilitätsstörungen
– Lageveränderung des Wurmfortsatzes
– Entleerungsbehinderung durch Koteindickung, Fremdkörper, Parasiten.
Die Infektion mit Enterokokken erfolgt vom Lumen aus, selten über den Blutweg mit anderen Erregern.

Akute oberflächliche katarrhalisch-eitrige Appendicitis. Hyperämische Gefäße, Serumaustritt, Emigration von Leukozyten, Schleimhautschwellung, kleine Nekrosen zwischen den Schleimhautfalten: entzündliches Exsudat gelangt in das Lumen. Bei größeren flächenhaften Nekrosen: *akute ulzeröse Appendicitis.*

Innerhalb sehr kurzer Zeit kann hieraus eine **akute phlegmonöse Appendicitis** (Abb. 12-10) entstehen: Diffuser Befall aller Wandschichten, Leukozytenemigration und Fibrinniederschläge auf der Serosa (leichte Peritonitis), Abszeßbildung in tieferen Wandschichten ist möglich (diffuse eitrige Peritonitis bei Perforation dieser Abszesse).

Wenn Anaerobier über ein Ulkus in die Appendixwand gelangen, entsteht eine ausgedehnte hämorrhagische Wandnekrose: **nekrotisierende Appendicitis.**

Nach der akuten Appendicitis (insbesondere nach der phlegmonösen Form) vernarbt die Wand im Bereich von Submukosa und Tunica muscularis. Dies begünstigt Rezidive, die immer häufiger auftreten, so daß die Appendicitis schließlich chronisch wird. Verwachsungen mit Nachbarorganen können sich bei Befall der Serosa ergeben.

Das Granulationsgewebe kann das Lumen völlig verschließen, vor allem bei der Ausheilung von flächenartigen Schleimhautgeschwüren: Obliteration der Appendix. Wird hiervon aber nur der Anfangsteil betroffen, so ist die restliche Appendix ein isolierter Hohlraum.

Wenn sich hier bei einem Rezidiv eitriges Exsudat sammelt, so entsteht ein Empyem, das in die Bauchhöhle perforieren kann. In dem Hohlraum kann sich bei gleichzeitiger Schleimhautatrophie auch wäßriges Sekret ansammeln (Hydrops), andererseits ist nach Bildung von Becherzellen auch eine Schleimsekretion in das Lumen möglich. Wenn eine solche Mukozele platzt, gelangen Schleimmassen und Epithelien in den Bauchraum: **Pseudomyxoma peritonei**.

12.4.4
Neoplasmen
12.4.4.1 Mesenchymale Tumoren.
Benigne Tumoren dieser Gruppe sind relativ selten, im Dünndarm kommen sie häufiger vor. Es handelt sich um Lipome, Fibrome, Neurofibrome, Hämangiome und Lymphangiome. Entstehen sie in den inneren Wandschichten, so wölben sie die Schleimhaut vor. Wachsen sie in den Außenschichten, so entstehen Vorwölbungen der Serosa. Bei oberflächlicher Lokalisation sind Ulzerationen mit Blutungen in das Darmlumen häufiger. Es können hierbei sogar gestielte Tumoren entstehen (mit der Gefahr der Stieldrehung).

Sarkome (3–5% der malignen Darmtumoren) kommen meist im Dünndarm vor. Es handelt sich um Myo-, Fibro- oder Neurosarkome. Sie wachsen umschrieben, oft knollig in das Lumen vor. Maligne Lymphome findet man besonders im Ileum: multiple weiche Tumorknoten, die an der Oberfläche ulzerieren können.

12.4.4.2 Tumorähnliche Neubildungen.
Lymphoide Polypen. Meist im Colon, im distalen Rektum und im Analbereich, hochgradige Hyperplasie des submukösen lymphatischen Gewebes, polypöse Schleimhautvorwölbungen.

Entzündliche Polypen entstehen bei Colitis oder Proktitis; polypöses Granulations- oder Narbengewebe.

Colitis cystica profunda. Umschriebene oder diffuse Entzündungsform; tiefe Ausstülpungen der Darmkrypten in die Submukosa, begleitende Entzündung.

Hyperplastische Polypen. Sehr häufig; meist klein und oft auf den Faltenspitzen lokalisiert; meist im Rektum und distalem Colon, auch in der Appendix vermiformis; Verlängerung der Schleimhautkrypten; das Epithel zeigt kleine Sproßbildungen; das Schleimhautstroma ist unverändert.

Juvenile Polypen kommen im gesamten Colon vor, aber gehäuft im Rektum; öfter an mehreren Stellen; zystisch erweiterte Drüsen, angefüllt mit Entzündungszellen und Detritus; Stroma ist entzündlich verändert; häufig oberflächliche Erosionen mit Blutungen; Manifestation meist im Kindes- oder Jugendalter.

Peutz-Jeghers-Polyp. Kirsch- bis pflaumengroße Polypen, im verzweigten Stroma kommen einzelne Muskelfaserbündel aus der Lamina muscularis mucosae vor; selten entarten die Polypen maligne; Komplikationen: Stieldrehung mit hämorrhagischer Infarzierung, Ileus oder Invagination.

12.4.4.3 Epitheliale Tumoren.
Adenome. Sie kommen fast stets im Dickdarm vor. Aus ihnen entwickeln sich die meisten Karzinome des Darms. Am häufigsten beobachtet man das *tubuläre Adenom*: drüsenartige Krypten mit Erweiterungen und Schlängelungen; das Tumorwachstum führt zu kugelartig polypösen Formen. Die Darmmotorik verursacht Ausziehungen der angrenzenden Schleimhaut, so daß gestielte Tumoren entstehen; man findet geringe, mittelschwere und hochgradige Zellatypien.

Tubuläre Adenome können multipel auftreten; ihre Häufigkeit nimmt mit fortschreitendem Alter der Tumorträger zu. Im Rektum und im Sigmoid kommen sie gehäuft vor.

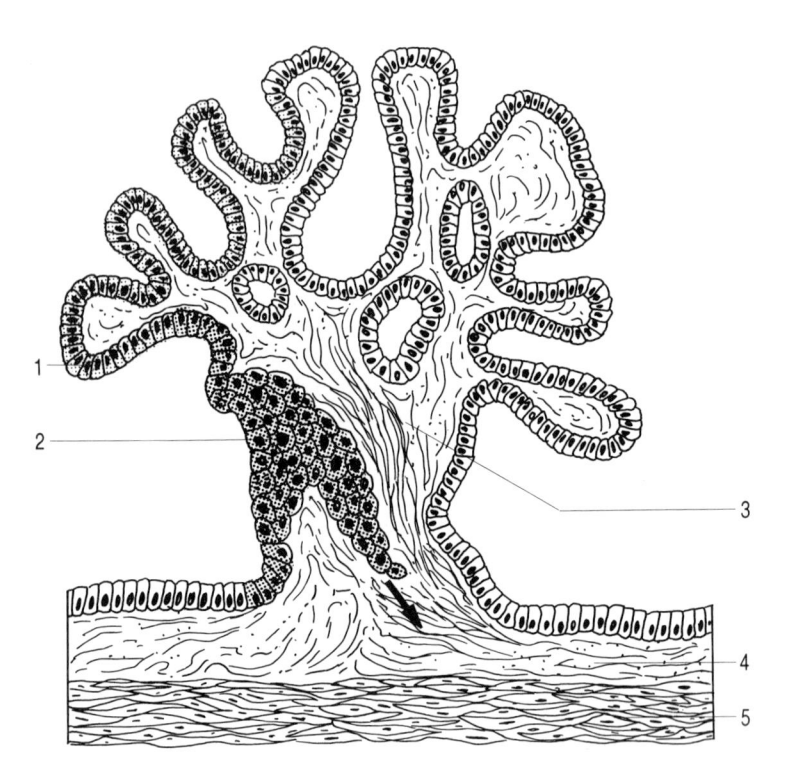

Abbildung 12-11:
Villöses Adenom des Dickdarms.
1 atypisches Epithel (basophil); 2 maligne Entartung; 3 bindegewebiges Stroma des Papilloms; 4 Lamina propria mucosae; 5 Lamina muscularis mucosae.

Adenomatosis coli: Dieser Begriff wird gebraucht, wenn im Colon 100 oder mehr tubuläre Adenome vorkommen. Mitunter liegen sie so dicht, daß die Darmoberfläche wellig erscheint. In vielen Fällen konnte ein nicht geschlechtsgebundener dominanter Erbgang nachgewiesen werden. Diese familiäre Adenomatosis hat ein extrem großes Entartungsrisiko.

Das generelle Entartungsrisiko der tubulären Adenome steigt mit der Größe des Adenomdurchmessers.

Tubulovillöse Adenome: Neben Teilbereichen, die den tubulären Adenomen entsprechen, zeigt diese Form infolge einer stärkeren Wachstumstendenz zusätzlich zottig-papilläre Strukturen. Der Durchmesser ist meist größer als 1 cm. Epithelatypien und maligne Entartung werden häufiger festgestellt als beim rein tubulären Adenom.

Villöse Adenome (Abb. 12-11): Die proliferierenden Epithelzellen bilden lange schmale Zotten. Die Tumoren sind oft breitbasig oder breitflächig entwickelt. Meist kommen sie im höheren Lebensalter vor. Diese Form hat das höchste Entartungsrisiko und eine hohe Rezidivrate.

Die *villöse Adenomatose* besteht in einer flächenhaft oft über 10 cm ausgebreiteten Umwandlung der Colonmukosa in einen Zottenrasen. Wenn das Epithel eine starke Schleimbildung zeigt, kann es zu hohen Wasser- und Elektrolytverlusten über den Darm kommen.

Karzinoide. Diese Tumoren gehen von den in der Schleimhaut vorkommenden endokrinen Zellen (APUD-Zellen) aus. Es entstehen unregelmäßig untergliederte Zellbalken. Die Tumoren können sich knotenförmig in das Lumen vorwölben und Stenosen verursachen. Sie infiltrieren aber auch in die Tiefe und durchwachsen die Muskulatur. Die lokal infiltrierenden Formen kommen häufig in der Appendix vor, aber auch im Dünn- und Dickdarm, doch seltener im Magen. Karzinoide gehen sehr häufig von enterochromaffinen Zellen aus; daher enthalten die Tumorzellen Serotonin, dessen Abbauprodukt, die 5-Hydroxiindolessigsäure vermehrt im Urin vorkommt.

Karzinome. Das Karzinom ist der häufigste maligne Tumor des Darms (mehr als 90%) und überwiegend im Dickdarm lokalisiert. Das Dickdarmkarzinom ist die dritthäufigste Krebstodesursache bei Männern, bei Frauen die zweithäufigste. Dünndarmkarzinome sind selten; Duodenum, Jejunum und Ileum sind dabei in absteigender Reihenfolge befallen.

40% aller Dickdarmkarzinome kommen im Rektum vor; die nächsthäufigeren Orte sind das Sigmoid und das Caecum.

Die Mehrzahl der Karzinome geht aus Adenomen hervor, wobei zentrale Ulzerationen entstehen, als deren Folge häufige Blutungen auftreten (klinischer Suchtest nach okkultem Blut im Stuhl). Die gleichzeitige Infiltration der Darmwand über Gewebs- und Lymphspalten der inneren Ringmuskelschicht bewirkt eine ringförmige Lumeneinengung (Stenosen, Ileus, Kotstauung). Histologisch liegen meist Adenokarzinome vor:
- Grad I: hochdifferenzierte Karzinome, günstige Prognose
- Grad II: mittelgradig differenzierte Karzinome (sehr häufig, Prognose weniger günstig)
- Grad III: gering differenzierte Karzinome, erhebliche Zellpolymorphie, ungünstige Prognose.

Weiterhin kommen muzinöse Adenokarzinome vor, welche Schleim produzieren und auch Siegelringzellkarzinome. Letztere haben die schlechteste Prognose von allen Darmkarzinomen.

Dickdarmkarzinome metastasieren zunächst in die lokalen Lymphknotengruppen, später auch in fernere Lymphknoten. Erreicht der Tumor die Serosa, so kann eine Peritonealkarzinose entstehen. Tief sitzende Karzinome des Rektums können durch direktes Vorwachsen die Nachbarorgane (Uterus, Vagina, Harnblase) befallen. Partielle Nekrosen des Tumors führen im Spätstadium oft zur Entstehung von Fisteln.

Die hämatogene Metastasierung folgt dem Einzugsgebiet der Pfortader; also ist die Leber der häufigste Metastasierungsort.

Nächst dem histologischen Typ ist das Ausbreitungsstadium des Tumors zum Zeitpunkt der operativen Entfernung wichtig für die Prognose. Das Stadium wird entweder nach dem älteren Schema von DUKES oder nach der TNM-Klassifikation bestimmt.

DUKES:
- Stadium A: Der Tumor ist auf die Darmwand beschränkt (Fünfjahresheilung über 80%)
- Stadium B: Ausbreitung in das anhängende Gewebe, kein Lymphknotenbefall (Fünfjahresheilung über 60%)
- Stadium C: Befall der Lymphknoten (Fünfjahresheilung 30%)

TNM:
- T1: Infiltration nur bis zur Submukosa
- T2: Infiltration der Tunica muscularis bis zur Serosa
- T3: Ausbreitung auf benachbarte Strukturen
  a: ohne Fistel
  b: mit Fistel
- T4: Ausbreitung über benachbarte Strukturen hinaus.

Häufige Vorerkrankungen, bei denen die Entstehung von Darmkarzinomen relativ häufig ist:
- Adenome (besonders villöse Adenome)
- Colitis ulcerosa (Risiko besonders nach 8–10jährigem Verlauf, wenn die Erkrankung schon im Jugendalter begonnen hat)
- familiäre Adenomatosis (höchstes Entartungsrisiko).

12.4.5
Malabsorption

Wenn trotz eines ausreichenden Nahrungsangebots ein Zustand an Mangelernährung eintritt, spricht man von Malabsorption. Es ist zu unterscheiden:
- Maldigestion: unzureichende enzymatische Zerlegung der Nahrungsbestandteile im Darmlumen mit der Folge einer eingeschränkten Resorption.
- Malabsorption im engeren Sinn: gestörte Stoffaufnahme durch das Darmepithel.

Ursachen:
- Defekte in und an den Darmepithelzellen: Störung von Transportsystemen. Mikroskopisch sind keine oder nur uncharakteristische Veränderungen festzustellen. Der Nachweis ist meist nur biochemisch oder histochemisch zu führen.

- Verkleinerung der resorbierenden Oberfläche im Darm: Operative Entfernung größerer Darmabschnitte, Atrophie und Schwund von Darmzotten, Verkürzung oder Schwund von Mikrovilli im Bürstensaum der Darmepithelzellen
- Behinderung des Abtransportes der resorbierten Nahrungsbestandteile: Amyloidablagerungen, Gefäßveränderungen in der Darmwand oder in den Mesenterien
- Motilitätsstörungen des Darms: Hypermotilität bedingt eine zu kurze Verweilzeit in den einzelnen Abschnitten des Verdauungstraktes und damit eine ungenügende Aufbereitung (Verdauung) und eine unvollständige Resorption
- Enzymatische Störungen (Fehlen bestimmter Verdauungsenzyme) oder bakterielle Fehlbesiedelung.

12.4.6
Sonstige Erkrankungen

12.4.6.1 Hämorrhoiden. In der Submukosa des Analbereiches liegen venöse Geflechte, welche neben den Schließmuskeln für den Verschluß des Analkanals bedeutsam sind. Bei Stauungen können sich diese dünnwandigen Venen erheblich erweitern und gegen die Rektumschleimhaut vorfallen (innere Hämorrhoiden) oder knotenförmig nach außen vorwölben (äußere Hämorrhoiden). Im allgemeinen sind sie sehr schmerzhaft und verursachen Stuhlbeschwerden. Komplikationen: Blutungen, Entzündungen, Entstehung von Thromben.

12.4.6.2 Analfisteln. Von Taschenbildungen zwischen den Längswülsten der Schleimhaut ausgehend, erstrecken sich Fistelgänge in der Submukosa oder durch die Muskelschicht entweder nach außen (äußere Analfisteln) oder nach aufwärts zur Rektumschleimhaut (innere Analfisteln). Die Gänge sind zum Teil Rudimente von Proktodealdrüsen (besonders bei Tieren entwickelt), welche durch Entzündungsprozesse zu Fistelgängen werden und an die Oberfläche (Darmschleimhaut, äußere Haut) durchbrechen.

12.4.6.3 Tumoren der Analregion. Sie unterscheiden sich von den Adenokarzinomen des Rektums. Es handelt sich um:
- Plattenepithelkarzinome, welche eine ungünstige Prognose haben, da sie lymphogen sehr ausgedehnt metastasieren,
- Karzinome des indifferenten Analepithels („kolakogene Karzinome") mit günstigerer Prognose,
- Maligne Melanome. Sie gehen von den im Analbereich vorkommenden Melanozyten aus. Wegen ihrer diagnostisch ungünstigen Lage werden sie oft erst sehr spät entdeckt.

12.5
Leber

12.5.1
Kreislaufstörungen

12.5.1.1 Leberstauung. Das Versagen des rechten Herzens ist die häufigste Ursache einer venösen Stauung der Leber. Weil Lebervenen keine Klappen haben, steigt der Druck des gestauten Blutes überall in der Leber schnell an.

Akute Leberstauung. Erweiterte Zentralvenen, stark überfüllte Sinusoide; Verschmälerung der Leberzellbalken, vor allem in der Umgebung der Zentralvenen. Das Organ ist vergrößert und blaurot verfärbt, die Kapsel ist gespannt.

Chronische Leberstauung (Abb. 12-12). Der ständige Druck in den erweiterten Sinusoiden und auch Ernährungsstörungen führen zur Atrophie und zum Schwund von Leberzellen, zuerst im Zentrum der Läppchen. Die Leber ist dann verkleinert und von blauroter Farbe. Die gestauten Bereiche dehnen sich dabei straßenförmig vom Läppchenzentrum zur Peripherie aus und gehen an den Läppchengrenzen ineinander über: Stauungsstraßen verbinden die verschiedenen Läppchenzentren. Auf der Schnittfläche sieht man die Stauungsstraßen als dunkelrotes eingesunkenes Netz; dazwischen liegen als gelbbräunliche erhobene Bezirke die intakt gebliebenen Parenchyminseln um die Periportalfelder: Ähnlichkeit mit einer Muskatnuß (Mußkatnußleber).

Bei länger dauernder Stauung kommt es zur *Stauungsinduration*: Fibrose in der

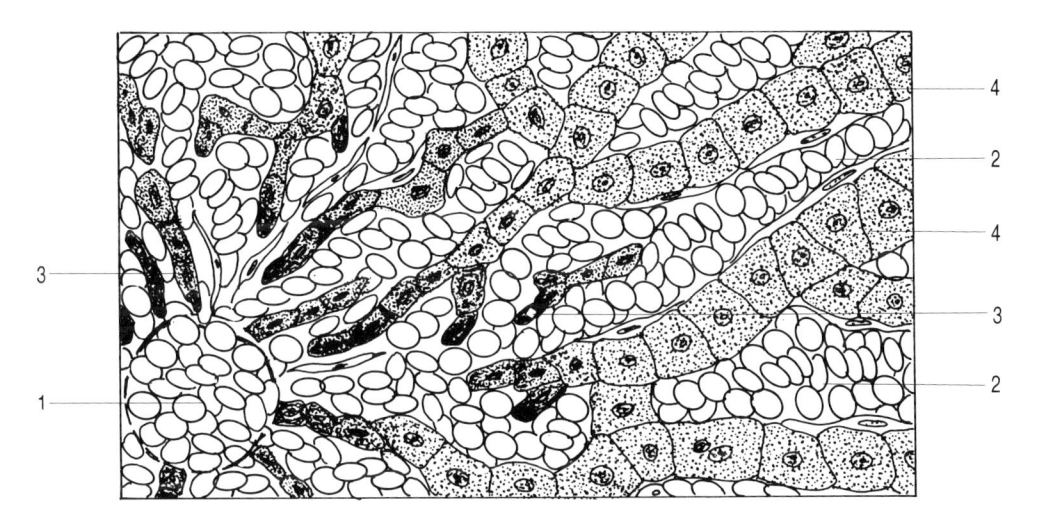

Abbildung 12-12:
Stauungsleber (chronische Leberstauung).
1 Zentralvene; 2 hochgradige Blutfülle (dicht gepackte Erythrozyten) in den erweiterten Lebersinus; 3 nekrotische Leberzellen im Läppchenzentrum; 4 noch intakte Leberzellen.

Wand der Lebervenen und Bildung von Kollagenfasern um die Sinusoide.

12.5.1.2 Verschluß der Lebervenen.

Der Verschluß einzelner intrahepatischer Lebervenenäste hat nur eine passagere Hyperämie zur Folge, weil die Kollateralen über die benachbarten Parenchymbezirke ausreichend sind.

Werden dagegen zahlreiche Lebervenen oder der Lebervenenstamm verschlossen, so entwickelt sich eine schwere passive Hyperämie. Zahlreiche, meist perivenöse Massennekrosen treten auf. Die vergrößerte Leber zeigt eine gelbrote mußkatnußähnliche Zeichnung mit großen dunkelroten Bereichen.

Beim akuten Lebervenenverschluß entsteht eine portale Hypertonie mit hämorrhagischem Aszites (Tod im Leberzerfallskoma). Der chronisch-progrediente Lebervenenverschluß ist im allgemeinen gekennzeichnet durch:
– portale Hypertonie mit Aszitesbildung
– Eröffnung und Erweiterung der portocavalen Anastomosen
– Entstehung von Ösophagusvarizen (Rupturgefahr)

Die Ursachen der Lebervenenverschlüsse sind zahlreich:

– Thrombose der Lebervenen; bei Thromboseneigung (Polyzythämie, Sichelzellanämie, Ovulationshemmer); bei Endothelschäden (z.B. durch Zytostatika)
– Druck von außen: Tumoren, Regenerationsknoten bei Leberzirrhose
– Entzündungen der Lebervenen
– Strahlenschädigung der Leber.

12.5.1.3 Verschlüsse der Pfortader.

Die Vena portae kann durch Kompression von außen (Tumor), durch Narbenstrikturen, aber auch durch einen Tumoreinbruch in das Lumen oder durch eine Thrombose verschlossen werden. Es entstehen ein Pfortaderhochdruck (portale Hypertension), hämorrhagische Darminfarkte und eine starke Milzschwellung.

Entwickelt sich der Pfortaderverschluß langsam, so bilden sich portocavale Anastomosen aus, über die das Pfortaderblut die Leber umgehen kann (siehe unten bei Kap. 12.5.7: Leberzirrhose).

Für das Lebergewebe selbst entstehen zunächst keine Folgen, weil die Blutversorgung über die Arteria hepatica ausreicht. Die Gallensekretion nimmt ab, später kann dann eine geringe Atrophie der Leber eintreten.

Der **atrophische rote Infarkt (Zahnscher Infarkt)** ist eine besondere Form der Kreislaufstörung in der Leber. Er ist keilförmig und zeigt mit seiner Spitze auf den Leberhilus. In Wirklichkeit liegt aber kein echter Infarkt vor, sondern eine abgegrenzte Zone mit hochgradiger Hyperämie, aber ohne Nekrosen. Diese Zirkulationsstörung entsteht, wenn gleichzeitig zwei Voraussetzungen gegeben sind:
– Verschluß eines intrahepatischen Pfortaderastes und
– eine kardial bedingte Stauungshyperämie der Leber oder eine mangelhafte Versorgung der Leber über die A. hepatica (Sklerose, Verschluß).

12.5.1.4 Verschluß der Leberarterie. Wird dagegen die Arteria hepatica (z.B. durch einen Thrombus) verschlossen, so treten massive Parenchymnekrosen auf, weil das Pfortaderblut allein mit seiner geringen Sauerstoffsättigung nicht genügt, um die Leber ausreichend zu versorgen. Sind dagegen nur kleinere intrahepatische Arterienäste verschlossen, so entstehen meist keine Nekrosen, weil vorhandene Anastomosen das Gewebe ausreichend versorgen.

12.5.2
Leberatrophie
Bei senilem Marasmus (allgemeiner Kräfteverfall) oder bei Kachexie kann die Leber atrophisch werden. Das Organ ist gleichmäßig verkleinert, hat eine glatte oder leicht gerunzelte Oberfläche und scharfe Ränder. Es ist härter geworden: Das Stützgewebe ist im wesentlichen erhalten geblieben, das Parenchym ist verschwunden. Durch vermehrte Einlagerung von Lipofuszin in die Leberzellen ist das Organ dunkelbraun verfärbt.

12.5.3
Leberverfettung
Wenn der Fettgehalt der Leber einen Anteil von 6% des Trockengewichtes übersteigt, kann das Fett als tropfenförmige Ablagerung in den Leberzellen histologisch festgestellt werden. Zunächst ist die Verfettung feintropfig, bis schließlich der verfettete Leberbereich immer mehr dem Fettgewebe ähnlich wird: Im Zentrum der Zelle liegt eine große Fettvakuole, das Zytoplasma mit Kern ist auf den Randsaum beschränkt (Farbtafel II,3).

Bei einer schweren diffusen Verfettung des Parenchyms spricht man von einer **totalen Fettleber (Steatosis hepatis)**, wenn mindestens 50% der Leberzellen verfettet sind. Makroskopisch erscheint die Leber vergrößert, schwer, teigig und von tiefgelber Färbung.

Eine Fettleber ist stets der Ausdruck einer Störung des Gleichgewichts im Fettstoffwechsel. Ursachen können sein:
– Alkoholabusus: 75% aller Alkoholiker haben eine Leberverfettung, bei 33% besteht sogar eine totale Fettleber.
– Diabetes mellitus
– Überernährung
– Unterernährung (besonders bei Proteinmangel)
– Sauerstoffmangel
– Chronische Infektionskrankheiten
– Vergiftungen.

12.5.4
Substanzablagerungen in der Leber (Abb. 12-13).
Amyloid wird in der Leber besonders um die Lebersinusoide und in der Wand kleinerer Lebergefäße abgelagert. Starke Amyloidablagerungen bewirken Atrophie und Nekrose von Parenchymzellen. Zwischen Sinuswand und Parenchymzellen liegt dann eine dicke Amyloidschicht. Die Amyloidleber ist vergrößert, sie zeigt eine speckige und wachsartige Gewebsbeschaffenheit *(Speckleber, Wachsleber, Holzleber)*. Über Amyloidosen siehe auch 2.2.4.3.

Mallory-Körperchen („alkoholisches Hyalin"). Im Zytoplasma der zentrolobulären Hepatozyten findet man fokale Aggregate aus Intermediärfilamenten des Präkeratintyps. Gleichartige Strukturen kommen auch vor beim Morbus Wilson und bei biliären Zirrhosen, dann allerdings in den periportal gelegenen Leberzellen.

Eisenpigmente. Werden in der Leber bei Siderosen abgelagert. Bei der Hämochromatose kommt das Eisen zunächst in den Leberzellen vor und gelangt erst nach deren Zerfall sekundär in die Sternzellen. Bei Hämosiderosen wird das Eisen dagegen zuerst in den Sternzellen als den Orten des Erythrozytenabbaus sichtbar. Erst bei intensiver Eisenablagerung kommt es zu

12.5 Leber

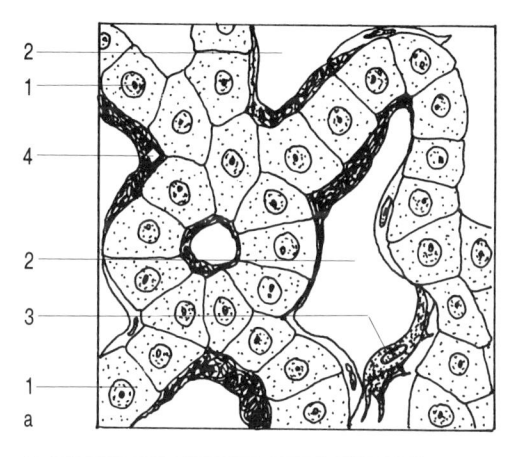

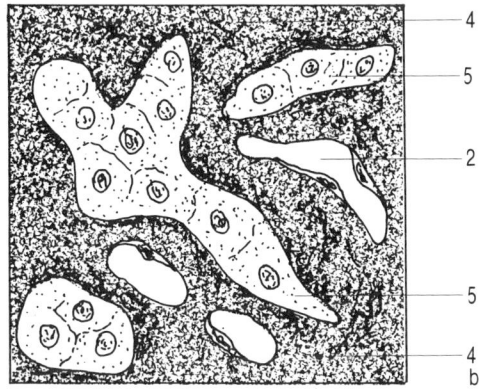

Abbildung 12-13:
Amyloidose der Leber.
a) Anfangsstadium;
b) Weit fortgeschrittenes Stadium.
1 Leberzellbalken; 2 Sinus; 3 v. Kupffer-Sternzelle;
4 Amyloid; 5 Druckatrophie der Leberzellen.

einer Eisenspeicherung auch in den Hepatozyten. Makroskopisch ist die Leber rostbraun verfärbt.

Lipofuszin. Sammelt sich in den Leberzellen mit zunehmendem Alter auch an, wenn keine nachweisbaren Leberschäden bestehen. Starke Ablagerungen eines groben lipofuszinartigen Pigments in Leberzellen wird festgestellt bei chronischem Phenacetinabusus und beim Dubin-Johnson-Syndrom.

Protoporphyrin. Dieses dunkelbraune doppelbrechende Pigment von hellroter Eigenfluoreszenz kommt bei der erythropoietischen Protoporphyrie in den kleineren intrahepatischen Gallenwegen und in den Kupffer-Sternzellen vor.

Kohlepigment. Bei einer Anthrakose der Lunge kann verschlepptes Kohlepigment in der Leber abgelagert werden.

Ceroid. Findet man besonders nach einer Virushepatitis in den Makrophagen der Periportalfelder und in den Kupffer-Sternzellen.

12.5.5 Ikterus

Ikterus (Gelbsucht) ist ein Symptom, keine Krankheit. Er zeigt einen erhöhten Bilirubinspiegel im Blut an. Ikterus bedeutet eine gelbe bis gelbgrünliche Verfärbung von Haut, Schleimhäuten und inneren Organen durch Bilirubin und seine chemischen Abkömmlinge. Man kann die Verfärbungen im allgemeinen feststellen, wenn der Bilirubingehalt im Serum 2 mg/100 ml übersteigt.

Man erkennt den Ikterus besonders leicht an den Skleren des Auges. Leichtere Grade sind allerdings besonders bei künstlichem Licht oft nicht zu sehen.

Formen des Ikterus:
– Produktionsikterus: Überproduktion von freiem Bilirubin bei gesteigertem Erythrozytenabbau (hämolytische Anämien, Bluttransfusionen, Abbau größerer Hämatome)
– Absorptionsikterus: Reduzierte Aufnahme von Bilirubin in die Leberzelle (Transportstörungen)
– Konjugationsikterus: Störung der Veresterung des Bilirubins mit Glucuronsäure (Enzymmangel)
– Exkretionsikterus: die Ausscheidung des veresterten und dadurch wasserlöslich gemachten Bilirubins in die Gallenwege ist gestört (z.B. Arzneimittelnebenwirkung)
– Mechanischer Ikterus (Obstruktionsikterus): Abflußstörung der Galle, Verlegung der Gallenwege (Konkremente, Tumoren, entzündliche Stenosen).

12.5.6 Entzündungen

12.5.6.1 Virushepatitis. Die Erkrankung wird verursacht durch die Hepatitis-Viren A (epidemische Hepatitis) oder B (Serum-

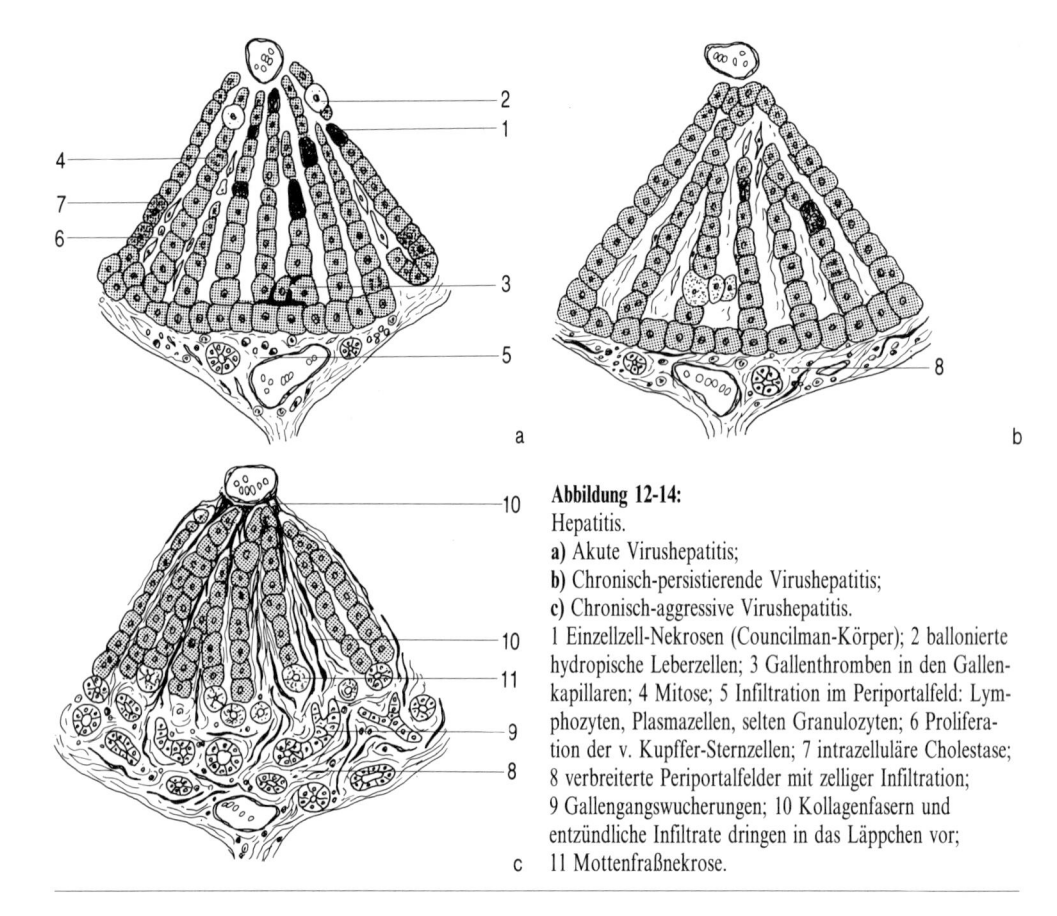

Abbildung 12-14:
Hepatitis.
a) Akute Virushepatitis;
b) Chronisch-persistierende Virushepatitis;
c) Chronisch-aggressive Virushepatitis.
1 Einzellzell-Nekrosen (Councilman-Körper); 2 ballonierte hydropische Leberzellen; 3 Gallenthromben in den Gallenkapillaren; 4 Mitose; 5 Infiltration im Periportalfeld: Lymphozyten, Plasmazellen, selten Granulozyten; 6 Proliferation der v. Kupffer-Sternzellen; 7 intrazelluläre Cholestase; 8 verbreiterte Periportalfelder mit zelliger Infiltration; 9 Gallengangswucherungen; 10 Kollagenfasern und entzündliche Infiltrate dringen in das Läppchen vor; 11 Mottenfraßnekrose.

Hepatitis). Man kennt noch eine dritte Form (non-A-non-B-Hepatitis), bei welcher noch kein spezifischer Erreger bestimmt werden konnte. Die Viren sind sehr resistent gegen Trockenheit, Hitze, Feuchte.

Histologisch sind keine Unterschiede zwischen Virushepatitis A und B nachzuweisen.

Akute Virushepatitis (Abb. 12-14a). Das präikterische Anfangsstadium dauert 1–3 Wochen, die ikterische Phase 2–6 Wochen, der gesamte Krankheitsprozeß aber 3–5 Monate. Die akute Virushepatitis befällt das gesamte Organ. Die entzündlichen Veränderungen sind vor allem in den Läppchen und in den Periportalfeldern lokalisiert. Mehrere Einzelbefunde prägen das histologische Bild der akuten Virushepatitis:
– Dichte rundzellige Infiltrate in den Periportalfeldern (v.a. Lymphozyten, Plasmazellen und Makrophagen)
– Polymorphie der Leberzellen, Zunahme ihrer Mitosen im Frühstadium
– Anfangs diffuse, später mehr knötchenförmige Proliferation der v. Kupffer-Sternzellen
– Degeneration und Nekrose von Leberzellen im Läppchenzentrum: Ballonierung, Schrumpfung, Pyknose der Kerne, Einzelzellnekrosen, hyaline Umwandlung der nekrotischen Zellen: *Councilman-Körper*.
– Z.T.: Leberzellikterus und Gallenzylinder (v.a. in den Läppchenzentren).

Besondere Verlaufsformen der akuten Virushepatitis.
Bei der *cholestatischen Hepatitis* besteht ein Verschluß von Gallenwegen in der Leber. Zusätzlich zu den oben geschilderten Befunden findet man eine ausgeprägte Cholestase, auch intrazellulär. Die chole-

statische Hepatitis verläuft häufig protrahiert und kann in eine Leberzirrhose übergehen.

Die *fulminante (nekrotisierende) Hepatitis* (0,2–1% der Fälle) ist gekennzeichnet durch die Nekrose großer Mengen von Leberzellen, die zu einem fettig-körnigen Detritus zerfallen, der mit Gallenpigment vermischt ist. Die Leber ist klein (atrophisch) und schlaff, das Gewebe besitzt eine ockergelbe Färbung. Meist besteht ein hochgradiger Ikterus und eine hämorrhagische Diathese (allgemeine Blutungsbereitschaft). Ein Aszites kann sich entwickeln. In wenigen Stunden oder Tagen entwickelt sich eine schwere Leberinsuffizienz bis zum Koma. Wird die Erkrankung überlebt, so kann sie in eine (postnekrotische) Zirrhose übergehen. Als Defektheilung gilt die sog. *Narbenleber (Kartoffelleber)*.

Rezidivierende Hepatitis: In 1,5–8% der Fälle treten während des Verlaufes mehrere akute Schübe oder nach Abheilung ein oder mehrere Rezidive auf. Meist gelingt schließlich die Ausheilung, es ist aber auch ein Übergang in die chronische Verlaufsform möglich.

Bei der *protrahierten Hepatitis* (verzögert ablaufende Hepatitis) dauert das ikterische Stadium länger als 6–8 Wochen; auch die postikterische Phase kann verlängert sein. Man findet verbreiterte Periportalfelder, unregelmäßige Läppchengrenzen und Leberzellnekrosen in der Läppchenperipherie sowie dichte Infiltrate aus mononukleären Zellen und Plasmazellen.

In etwa 90–95% heilt die akute Virushepatitis vollständig. In einigen Fällen (Hepatitis B und Hepatitis non-A/non-B) ist ein Übergang in die chronische Verlaufsform möglich.

Chronische Hepatitis. Als Kennzeichen einer chronischen Hepatitis gelten:
– der Entzündungszustand dauert ohne Besserung mindestens 6 Monate an (Ausnahme: der protrahierte Verlauf der non-A/non-B- Hepatitis über 6 Monate bedeutet nicht notwendigerweise Chronizität)
– entzündliche Infiltrate (Lymphozyten, Plasmazellen, Makrophagen)
– Vermehrung des Bindegewebes in den verbreiterten Periportalfeldern
– keine oder nur geringe Parenchymschäden im Läppchenzentrum
– meist kein Ikterus.

Man unterscheidet zwei Formen der chronischen Hepatitis:

Die *chronisch-persistierende Hepatitis* (Abb. 12-14b). Sie geht meist aus der akuten Virushepatitis B hervor und kann Jahre oder Jahrzehnte bestehen bleiben (persistieren). Die Periportalfelder sind nur leicht verbreitet, die Läppchenarchitektur ist erhalten geblieben. Das histologische Bild zeigt Ähnlichkeit mit dem Endstadium der akuten Virushepatitis. Die Prognose ist gut.

Die *chronisch-aggressive Hepatitis* (Abb. 12-14c) dagegen zeigt in den Periportalfeldern dichte Infiltrate, die auch auf die angrenzenden Läppchen übergreifen. Neben den Infiltraten dringen auch Kollagenfasern in die Läppchen vor und schnüren ganze Gruppen von Leberzellen ab, die zugrunde gehen: sog. *Mottenfraßnekrosen*. Die Läppchenarchitektur wird dabei zerstört, es tritt aber kein knotiger Umbau ein (wie bei der Leberzirrhose). Weiterhin findet man Gallengangsumwucherungen und diffuse oder herdförmige Sternzellproliferationen. Die Prognose ist zweifelhaft. In ca. 10% der Fälle kann sie heilen. Eher kommen Defektheilungen vor. Exazerbationen sind nicht selten. Häufig wird der Übergang in eine biliäre Zirrhose beobachtet.

Die chronisch-aggressiven Hepatitiden kann man in vier Gruppen einteilen:
1. Virusinduzierte.
2. Drogeninduzierte (nach Gabe bestimmter Medikamente, z.B. INH, µ-Methyl-DOPA, Oxyphenisatin). Meist verschwinden die entzündlichen Erscheinungen nach Absetzen des Medikaments, können aber auch bestehen bleiben.
3. Autoimmune Formen (hohe Titer von Antikörpern gegen Leberzellkerne, Mitochondrien, Membranlipide usw.). Möglicherweise wird die Autoimmunisierung durch Hepatitisviren ausgelöst, deren immunologische Marker nicht oder nicht mehr nachweisbar sind.
4. Kryptogene Formen (kein Nachweis von Virusmarkern oder Autoimmunphänomenen).

12.5.6.2 Eitrige Leberentzündungen. Bei bakteriellem Befall der Leber mit pyogenen Bakterien (hämatogen, lymphogen oder über die Gallenwege entstehen umschriebene eitrige Entzündungen, die später durch Granulationsgewebe abgegrenzt werden (Leberabszesse). Kleinere Eiterherde können auch verkalken. Wenn ein Leberabszeß die Organoberfläche erreicht, kann er in die Bauchhöhle perforieren (diffuse eitrige Peritonitis) oder zur Entstehung eines sog. subphrenischen Abszesses führen: Eiteransammlung zwischen Zwerchfell und Leber.

Pyämische Leberabszesse kommen seltener vor. Sie entstehen, wenn Bakterienembolien bei einer Pyämie in Ästen der A. hepatica auftreten. Die subkapsulär gelegenen Abszesse sind klein, rund und von gelber Farbe.

Cholangitische Abszesse entstehen bei eitrigen Entzündungen der Gallenwege vor allem dann, wenn der Gallenabfluß behindert ist. Die grünlich gefärbten Abszesse liegen oft tief in der Leber.

Bei den *pylephlebitischen Abszessen* gelangen die Erreger über die Pfortader in die Leber. Entweder sind sie hämatogen-embolisch (infizierte Thromben), also diskontinuierlich eingewandert oder sie haben sich kontinuierlich ausgebreitet, d.h. zunächst eine mesenteriale Thrombophlebitis verursacht, die sich über den Hauptstamm der Vena portae bis in deren intrahepatische Aufzweigungen ausgedehnt hat. Ausgangspunkt kann jede Entzündung im Pfortadergebiet sein (besonders Appendizitis, aber auch Ruhr, Diverticulitis usw.).

12.5.6.3 Begleithepatitiden. Eine Hepatitis kann auch als Begleiterscheinung bei anderen viralen oder nicht-viralen Infektionskrankheiten auftreten:
– *Gelbfieber*: schwere nekrotisierende Hepatitis, intermediäre Läppchenanteile sind bevorzugt, Councilman-Körperchen häufig nachweisbar, oft besteht eine fettige Degeneration
– *Generalisierte Herpes-simplex-Infektion*: kann bei Kindern mit einer schweren, mitunter tödlich verlaufenden Hepatitis einhergehen
– *Infektiöse Mononukleose*: Parenchym kaum betroffen, Proliferation von mononukleären Zellen und Sternzellen in den Läppchen und Periportalfeldern
– *Coxsackie-Fieber*, Zytomegalie, Marburg-Virus-Krankheit
– *Icterus infectiosus Weil*: geringe entzündliche Infiltrate in den Periportalfeldern, Cholestase, evtl. zentrolobuläre Nekrosen
– *Amöbeninfektionen*.

12.5.6.4 Alkoholische Hepatitis. Sie entsteht meist in einer Leber, die bereits verfettet ist. Die toxische Wirkung des Alkohols und seines Metaboliten Acetaldehyd verursacht diese chronisch (selten akut) verlaufende Krankheit. Man kennt ikterische und anikterische Formen.

Zu Beginn findet man im Läppchenzentrum hydropisch degenerierte Leberzellen; ihr Zytoplasma enthält Mallory-Körperchen. Die Zellen werden nekrotisch und sind ständig von einem Wall aus polymorphkernigen Zellen umgeben. Im Läppchenzentrum entsteht dann die sog. *Maschendrahtfibrose*, ein perisinusoidales und perizelluläres Faserwerk, welches sich nach peripher ausbreitet. Dabei nähert es sich den entzündlich infiltrierten Periportalfeldern und zerteilt das Leberparenchym in Segmente, die sich durch Regeneration verbreitern: Übergang in eine Leberzirrhose.

Bei völligem Alkoholverzicht können auch fortgeschrittenere Fibrosen noch zurückgebildet bzw. inaktiviert werden.

12.5.6.5 Arzneimittelhepatitis. Medikamente können in der Leber grundsätzlich folgende pathologischen Veränderungen auslösen:
– degenerative Parenchymschäden
– intrahepatische Cholestase
– diffuse entzündliche Reaktionen.
Weil die Arzneimittelhepatitis wohl meist auf einer individuell ausgeprägten Hypersensibilität beruht, ist ihre Entstehung nicht dosisabhängig, nicht vorhersehbar und auch nicht im Tierexperiment nachvollziehbar.

Arzneimittelhepatitis vom viralen Typ. Sie ist manchmal nicht von der echten Virushepatitis zu unterscheiden. Befunde: disseminierte fettige Degeneration der Leberzellen, herdförmige Infiltrate mit eosinophilen Granulozyten, fokale Zytoplasmadegeneration. Nach mehrmaliger Verwendung des Narkosegases Halothan beobachtete man Lebernekrosen unterschiedlichen Schweregrades.

Arzneimittelhepatitiden mit Cholestase kommen vor bei Sulfonylharnstoffen, Benzothiazin-Diuretika oder Chlopromazin.

Uncharakteristische Arzneimittelhepatitiden ohne Cholestase. Sie können auftreten bei Tetrazyklinen, Aminosalizylsäure, Penicillin, Phenylbutazon und bei Thyreostatika.

12.5.6.6 Aktinische Hepatitis (Strahlenhepatitis). Sie ist hinsichtlich ihrer Entstehung abhängig von Art und Dosis der Strahlung; es gibt akute und chronische Verläufe. Histologische Befunde: Schädigung der Hepatozyten, Sternzell-Proliferation, Zunahme der retikulären Fasergerüste, Obliteration kleinerer Venenäste.

12.5.6.7 Frühkindliche Hepatitis. Ursache: Diplazentare Übertragung des Hepatitis-Virus B. Die Erkrankung ist gekennzeichnet durch mehrkernige azidophile Riesenzellen, die aus Hepatozyten entstehen.

12.5.6.8 Granulomatöse Hepatitis. Bei Morbus Boeck, bei verschiedenen Infektionskrankheiten aber auch bei toxischen Schädigungen können in der Leber Granulome entstehen. Sie sind entweder disseminiert in verschiedener Dichte über das Gewebe verteilt oder herdförmig in den Läppchen bzw. den Periportalfeldern angeordnet. Es kommen vor:
– Sarkoidose-Granulome bei M. Boeck
– Tuberkulose-Granulome bei hämatogen streuender Tuberkulose auch bei Lepra und Lues (miliare Granulome bei der konnatalen, grobknotige Granulome bei der erworbenen Lues), weiterhin beim Erythema nodosum, bei Beryllose und bei toxischen Schäden
– uncharakteristische Granulome aus proliferierten Sternzellen, Monozyten, Makrophagen und lymphoiden Zellen bei: Brucellose, Typhus, Histoplasmose, Kokzidiose, Erythematodes visceralis, sowie bei toxischen Schäden und als „Restknötchen" bei abklingender Virus-Hepatitis.

12.5.7
Leberzirrhose (Abb. 12-15)
12.5.7.1 Begriff, Ursachen, Ablauf. Als Leberzirrhose bezeichnet man den nach schweren Entzündungen oder großen Leberzellnekrosen einsetzenden Umbau des Organs, der gekennzeichnet ist durch
– eine fortschreitende entzündliche Fibrose mit Zerstörung der Leberläppchen
– eine knotige Regeneratbildung
– Störungen der intrahepatischen Blutzirkulation.

Als Ursachen einer Leberzirrhose gelten vor allem:
– Alkoholabusus (40–50% der Zirrhosen). Es besteht eine Dosisabhängigkeit. Bei 160 ml Alkohol/Tag ist eine signifikante Gefahr gegeben. Häufig geht der Zirrhose eine Leberverfettung voraus
– Virushepatitis B (33% der Zirrhosen)
– toxische Schäden (z.B. Aflatoxine, Arsen, Buttergelb, Tetrachlorkohlenstoff, Chloroform)
– Stoffwechselstörungen (z.B. Hämochromatose, Morbus Wilson, Proteinmangelerkrankungen, Glykogenose Typ IV).

In größeren Nekrosebezirken bilden sich **passive bindegewebige Septen** aus: Durch Kondensation von Gitterfasern und Neubildung von Kollagen entstehen Narbenfelder, die als Trennwände die befallenen Leberläppchen unterteilen.

Aktive Septen. Wenn entzündliche Infiltrate und Granulationsgewebe (mit aktiven Fibroblasten) in Leberläppchen eindringen, schnüren sie Teile der Läppchen von der Zirkulation ab.

Es entstehen Kurzschlüsse (shunts): Direktverbindungen von Pfortaderästen mit den Lebervenen unter Umgehung der Sinusoide. Dies bedeutet eine verminderte Perfusion des Parenchyms. Der Gesamtquerschnitt der Lebergefäße ist durch den Ausfall vieler Sinusoide stark verringert: Es entsteht ein portaler Hochdruck.

Die Leberzellbalken sind normalerweise nur eine Zellage breit. Bei der Parenchymregeneration verdicken sie sich aber auf mehrere Lagen oder es bilden sich knötchenförmige Regenerate. Der wachsende Druck dieser Knoten auf Leberge-

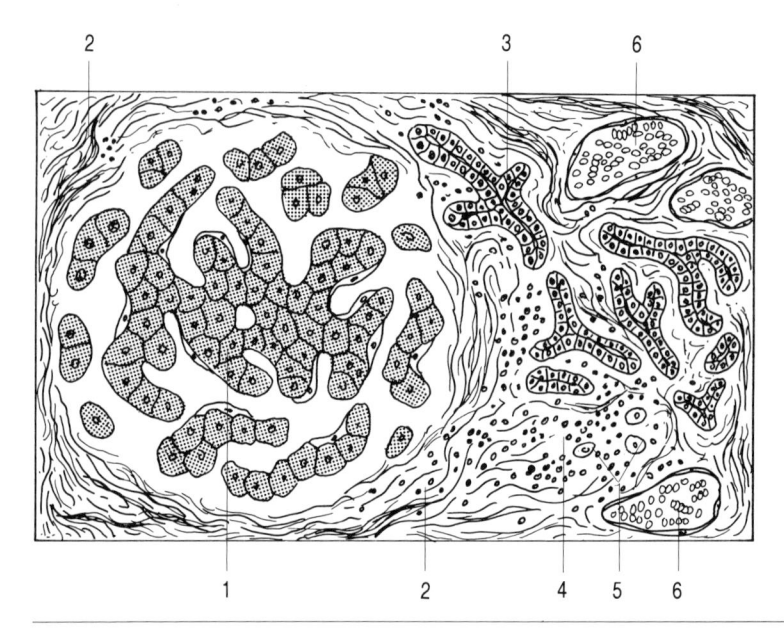

Abbildung 12-15:
Leberzirrhose.
1 Pseudoläppchen (Parenchyminsel); 2 Bindegewebe zwischen den Pseudoläppchen; 3 Gallengangswucherungen; 4 zellige Infiltration; 5 einzelne zugrundegehende Leberzellen; 6 starke Blutfülle in kapillaren Gefäßen.

fäße verschlechtert die Durchblutung weiter und führt zur Zerstörung zusätzlicher Läppchenstrukturen.

12.5.7.2 Formen der Leberzirrhose.
Portale (septale, feinknotige) Zirrhose. Die Läppchen werden durch aktive Septen in kleine Bereiche zerlegt. In jedem dieser Felder bilden sich gleichmäßig wuchernde Regeneratknoten, welche keine Verbindung zu Periportalfeldern oder Zentralvenen haben. Man bezeichnet sie daher auch als Pseudoläppchen oder Parenchyminseln. In den Septen entstehen Gallengangswucherungen. Dazwischen können einzelne zugrundegehende Leberzellen liegen.

Die Leber ist hart, meist verkleinert und gleichmäßig von stecknadelkopf- bis erbsgroßen Knötchen durchsetzt. Dazwischen liegt Bindegewebe als grauweißes feines Netzwerk. Hauptursachen:
– chronische aggressive Hepatitis
– alkoholbedingte Hepatitis
– toxische Schäden (Arsen)
– verschiedene Stoffwechselkrankheiten.

Postnekrotische (grobknotige) Zirrhose. Sie entsteht nach wiederholten größeren Parenchymnekrosen. Es bilden sich vorwiegend passive Septen. Die erhalten gebliebenen Parenchymbereiche umfassen meist Anteile mehrerer Leberläppchen und besitzen oft auch noch Periportalfelder und Zentralvenen. Von den Parenchymresten geht die Regeneratbildung aus. Die Leber ist grob- bis mittelknotig, selten feinknotig; auffallend ist das derbe Narbengewebe. Hauptursachen sind die nekrotisierende Virushepatitis und Vergiftungen (z.B. CCl_4, Chloroform).

Biliäre Zirrhose. Der Umbau des Parenchyms geht von den entzündlichen Gallenwegen aus. Durch Zusammenfließen der entzündlichen Infiltrate bildet sich fibrosierendes Granulationsgewebe, welches die Leberläppchen ringförmig umfaßt. Zunächst ist kein bindegewebiger Einbruch in die Läppchen festzustellen. Die charakteristischen Umbauvorgänge treten erst im Spätstadium auf, das allerdings selten erlebt wird.

Das zirrhotische Lebergewebe ist dunkelgrün verfärbt. Schnittfläche und Oberfläche erscheinen eher feingranulär. Die intrahepatischen Gallenwege sind erweitert, sie enthalten dickflüssige Galle. Ursachen der biliären Zirrhose sind:
– Abflußbehinderungen in den extrahepatischen Gallenwegen mit begleitender Cholangitis
– Mukoviszidose (Sekretion eines zähflüssigen Schleims in den Gallengängen, Behinderung des Gallenflusses).

Pigmentzirrhose (Farbtafel VII, 34). Sie kommt meist im Rahmen einer Hämochromatose vor, bei der auch Milz, Lymphknoten, Pankreas und andere Organe betroffen sind. Makroskopisch ist die Leber verkleinert, fein- bis grobhöckerig, derb und braun gefärbt.

Mikroskopisch: unregelmäßige Parenchymbereiche sind von unterschiedlich breiten Bindegewebsstraßen durchzogen; Pigmentablagerungen am Gallepol der Hepatozyten, in den Kupffer-Sternzellen und in Gallengangswucherungen.

12.5.7.3 Folgen der Leberzirrhose. Die Zirkulationsstörungen in der Leber führen zu einem Hochdruck im Pfortadergebiet sowie der Ausbildung von Umgehungskreisläufen. Ein solcher geht z.B. über die Magenvenen und die unteren Ösophagusvenen zur Hohlvene. Weitere Folgen sind: Blutstauung in der Milz, Thrombosen in der Pfortader und den Venen des Pfortadergebietes, variköse Erweiterungen der Venen in den Umgehungskreisläufen (Ösophagusvarizen) und die Ruptur solcher Gefäßerweiterungen mit der Gefahr einer tödlichen Blutung.

Aszites. Die knotigen Parenchymregenerate behindern den Abfluß der Leberlymphe, welche dann von der Leberoberfläche in den Bauchraum übertritt. Die verminderte Proteinsynthese in der Leber begünstigt die Entstehung eines Aszites noch zusätzlich (siehe Abschnitt 3.8).

Die fortschreitende Zerstörung des Leberparenchyms führt schließlich zur *Insuffizienz* dieses zentralen Stoffwechselorgans und zum *Leberkoma (Coma hepaticum)*. Unmittelbare Folgen einer Leberinsuffizienz sind: Ikterus, endokrine Störungen, hepatische Enzephalopathie, hämorrhagische Diathese, Nierenfunktionsstörungen. Häufige Todesursachen sind:
- Leberkoma
- Pfortaderthrombose
- Ösophagusvarizenblutungen.

**12.5.8
Neoplasmen**

Leberzelladenome. Gelbbraun gefärbte benigne Tumoren, gut abgegrenzte Knoten. Das Tumorgewebe besteht aus Leberzellen und Sinusoiden.

Gallengangsadenome. Das grauweiße harte Tumorgewebe beteht aus kleinen verzweigten schlauchartigen Gängen, die von einem hohen Zylinderepithel ausgekleidet sind.

Leberzellkarzinom (Abb. 12-16). Der Tumor wächst in solitären großen Knoten, in multipel über das Gewebe verteilten Knoten oder diffus das Lebergewebe infiltrierend. Mikroskopisch stellt man einen balkenartigen, azinären soliden oder (sel-

Abbildung 12-16:
Leberzell-Karzinom.
1 trabekuläre Anordnung des Tumorgewebes (mehrere Zellplatten dick); 2 pseudoazinäre Anordnung des Tumorgewebes (Rosettenbildung); 3 Gallepigment in Tumorzellen; 4 infiltrierendes Wachstum (Druckatrophie des angrenzenden Lebergewebes, Zerstörung der Läppchenarchitektur); 5 Riesenzellen.

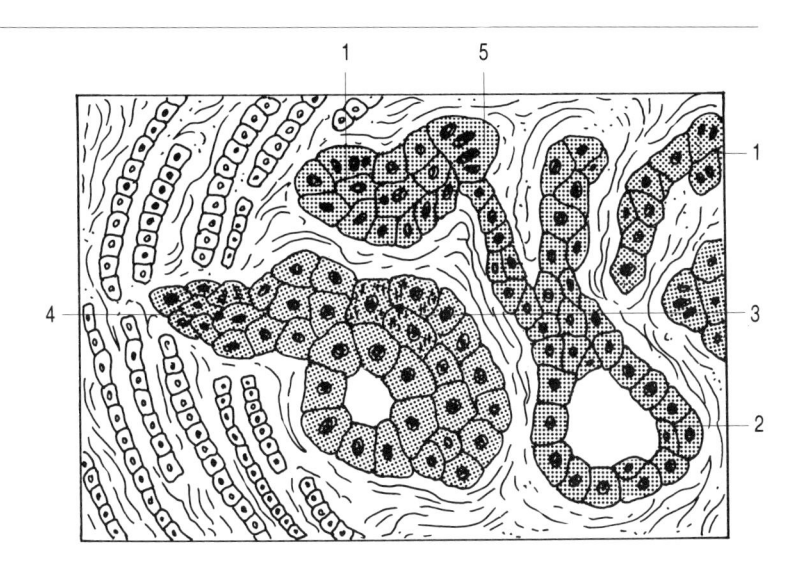

ten) szirrhösen Bau des Tumorgewebes fest. Die Zellen variieren von hochdifferenzierten bis zu pleomorphen und klarzelligen Formen. Die Tumorzellen bilden oft Galle (grüne Färbung der Tumorknoten). Das Leberkarzinom ist häufig bei Leberzirrhose (alkoholische Zirrhose). Männer erkranken häufiger als Frauen. Der Tumor neigt zum Einbruch in die Pfortader und in Lebervenenäste. Fernmetastasen findet man besonders in der Lunge und im Skelettsystem.

Cholangiokarzinom. Es handelt sich um Adenokarzinome mit einem großen Anteil an bindegewebigem Stroma. Gelegentlich produzieren die Tumorzellen Schleim. Das Cholangiokarzinom kommt meist nicht gleichzeitig mit Leberzirrhose vor.

Leberzelladenome. Die Tumorknoten sind etwa 2–5 cm groß, scharf abgegrenzt und von gelbbrauner Farbe. Die Leberzellen sind zu zwei- bis dreireihigen Balken geordnet, zwischen denen schmale Sinusoide liegen. Intrazelluläre Ablagerungen von Glykogen oder Lipiden werden häufig beobachtet. Leberzelladenome kommen fast nur bei Frauen im gebärfähigen Alter vor.

Das **embryonale Hepatoblastom** ist ein seltener Tumor, der meist bei Kindern vorkommt. Er kann epithelial, mesenchymal oder aus beiden Gewebsanteilen aufgebaut sein.

Angiosarkome der Leber treten nach einer langen Latenzzeit bei chronischen Arsenvergiftungen und Vinylchloridvergiftungen auf. Sie wurden auch bei Anwendung von Thoriumdioxid beobachtet, einem heute nicht mehr benutzten Röntgenkontrastmittel. Angiosarkome kommen relativ selten vor.

Lebermetastasen extrahepatischer Primärtumoren. Solche Sekundärtumoren sind in der Leber wesentlich häufiger als primäre Lebertumoren. Meist sind sie hämatogen entstanden. Sie gelangen über die Pfortader zur Leber, wenn der Primärtumor im Verdauungstrakt liegt oder über die Arteria hepatica, wenn der Ausgangspunkt irgendwo anders im Körper zu suchen ist. Auf dem Lymphweg gelangen Metastasen von Karzinomen der großen Gallenwege, des Magens oder des Pankreas in die Leber. Direktes Übergreifen auf die Leber ist häufig bei Magen-, Gallenblasen- oder Darmkarzinomen. Lebermetastasen sind vorwiegend knotige Tumoren, die im Zentrum meist nekrotisch werden. Eine Zirrhoseleber ist selten gleichzeitig der Sitz von Metastasen.

12.5.9
Intrahepatische Cholangitiden

Die Cholangitis ist eine Entzündung der extra- und/oder intrahepatischen Gallenwege einschließlich der kleinen Gallengänge in den Periportalfeldern. Als Cholangiolitis bezeichnet man dagegen eine Entzündung im Bereich der Gallenkapillaren einschließlich der Heringschen Schaltstücke.

Naturgemäß sind die Entzündungen der intrahepatischen Gallenwege eng mit Vorgängen im Lebergewebe verbunden.

Akute intrahepatische Cholangitis. Folge einer Infektion in den extrahepatischen Gallenwegen (Keimaszension); leukozytäre Infiltrate um die Gallengänge in den Periportalfeldern; in schwereren Fällen Infiltrate in der Ganglichtung, zwischen den Epithelzellen und um die Kanälchen; Komplikation: biliäre Leberabszesse.

Chronische intrahepatische Cholangitis. Periduktal bildet sich ein entzündliches Granulationsgewebe, welches nach Monaten oder Jahren in eine ringförmige periduktale Fibrose und endlich in eine biliäre Leberzirrhose übergehen kann.

Cholangiolitis. Sie kann zusammen mit einer aszendierenden Cholangitis vorkommen, aber auch bei cholestatischer Virushepatitis. Schließlich gibt es isolierte Choangiolitiden, deren Ursachen noch nicht geklärt sind.

Primäre nicht-eitrige chronisch-destruktive Cholangitis. Diese abakterielle Entzündung betrifft nur die intrahepatischen Gallenwege. Vorwiegend sind Frauen erkrankt. Vorhergehende Erkrankungen oder eine Abflußbehinderung in den extrahepatischen Gallenwegen sind nicht bekannt. Stadienhafter Verlauf:
– Stadium 1: Schwellung und Nekrose des Gallengangepithels, epitheloidzellige Granulome entstehen um die Gänge.
– Stadium 2: starke Proliferation der kleinsten Gallenwege; keine Cholestase,

weil die Entzündung nur herdförmig auftritt.
- Stadium 3: Narbige Transformation der Periportalfelder, Reduktion der interlobulären Gallengänge.
- Stadium 4: Übergang in eine biliäre Zirrhose (irregulär, mikronodulär).

Die Ursache ist unklar; möglicherweise liegt eine Autoimmunerkrankung vor.

12.5.10 Leberzysten

Als Entwicklungsstörung können Zysten in der Leber solitär oder multipel vorkommen. Meist sind sie mit Zylinderepithel ausgekleidet.

Hereditäre Zystenleber: Die Leber ist beträchtlich vergrößert. Sie enthält zahlreiche Zysten verschiedener Größe, die mit klarer Flüssigkeit gefüllt sind. An der Organoberfläche ragen sie blasenartig vor. Die Zysten können so zahlreich sein, daß zwischen ihnen nur geringe Parenchymreste vorhanden sind. Die autosomal-rezessive (kindliche Form) und die autosomaldominante (Erwachsenenform) Zystenleber sind nahezu immer mit Fehlbildungen der Gallenwege, zystischen Fehlbildungen der Nieren und manchmal auch des Pankreas verbunden.

12.6 Gallenblase und extrahepatische Gallenwege

12.6.1 Mißbildungen

Eine **Agenesie** (Nichtanlage) der Gallenblase ist sehr selten, ebenfalls die Hypoplasie.

Die **Pendelgallenblase** (Wandergallenblase) ist nicht mit der Leber verwachsen und nur im Bereich des Ductus cysticus befestigt, sie neigt zu Stieldrehungen. Zystenartige Erweiterungen des Ductus choledochus führen zu Entleerungsstörungen der Gallenblase.

Stenosen (Engstellen) oder **Atresien (fehlendes Lumen)** der extrahepatischen Gallenwege können diffus oder lokalisiert auftreten und ebenfalls den Galleabfluß behindern. Sie sind operativ korrigierbar, nicht aber Agenesie oder Atresie der intrahepatischen Gallenwege, welche über Stauungsikterus und cholestatische Zirrhose bald nach der Geburt zum Tode führen.

12.6.2 Entzündungen

12.6.2.1 Akute Cholezystitis. Die akute Entzündung der Gallenblase ist meist bakteriell bedingt. Die Erreger gelangen vom Darm her, über Blut- und Lymphgefäße oder aus der Leber mit der Galle in die Gallenblase. Auch chemische Ursachen sind möglich: Störungen der Gallenzusammensetzung (Gallensäuren) oder Reflux von Duodenalinhalt oder Pankreassekret.

Zunächst diffuse Rötung und Anschwellung der Schleimhaut, evtl. herdförmiger geschwüriger Zerfall, Phlegmone der Gallenblasenwand, gallig-eitriges Exsudat im Lumen, Fibrinbeläge auf dem Serosaüberzug, der mit den Nachbarorganen verkleben kann. Nach Abheilung: Strahlige Narben in der Schleimhaut, fibröse Wandverdickung, Verwachsungen.

12.6.2.2 Chronische Cholezystitis. Sie geht meist aus einer nicht abgeheilten akuten Entzündung hervor; Verlauf in Schüben mit Exazerbationen; zusätzlicher Entzündungsreiz durch Gallenstau und Gallensteine oder durch eine abnorme Zusammensetzung der Galle. Die Gallenblasenwand ist verdickt, das Schleimhautrelief erscheint plump und mit Narbenzügen; Geschwüre durch Druck von Steinen auf die Wand; Wandabszesse, Schrumpfung, Wandverkalkung *(Porzellangallenblase)*; Perforation in die Bauchhöhle ist selten. Bei Verschluß des Ductus cysticus: Eiteransammlung im Lumen (Empyem).

12.6.2.3 Cholangitis. Die Cholangitis kann nur die extrahepatischen Gallenwege befallen, sich aber auch auf die intrahepatischen Gallenwege erstrecken (siehe 12.5.9).

Entzündungen der größeren Gallengänge geschehen meist durch aszendierende Infektionen (gramnegative Kokken, E. coli) bei einer bestehenden Gallenstauung. Weiterhin kommen chemisch-toxische Schädigungen als Ursache in Frage. Die Entzündungsformen entsprechen im wesentlichen denen der Cholezystitis. Bei Ausheilung können narbige

Strikturen entstehen, welche den Galleabfluß stören.
Papillitis stenosans: Entzündung des Ductus choledochus im Bereich der Papilla duodeni; entsteht häufig nach dem Durchtritt von Gallensteinen.

12.6.3
Steinerkrankungen (Cholelithiasis)
Frauen sind etwa fünf mal häufiger betroffen (besonders aber Frauen, die mehrfach geboren haben, übergewichtig sind und älter als 40 Jahre). Gallensteine entstehen meist in der Gallenblase. Die durch Wasserentzug eingedickte Blasengalle ist eine übersättigte, unstabile Lösung, die zum Ausfallen der gelösten Bestandteile neigt.

Steinbildende Substanzen in der Galle sind: Cholesterin, Bilirubin und seine Derivate, Calciumbilirubinat, Calciumcarbonat.

Formen der Steine: Es gibt reine Steine, die nur aus einer Substanz bestehen (ca. 10%), gemischte Steine, die aus mehreren oder allen steinbildenden Substanzen aufgebaut sind (ca. 80%) und kombinierte Steine (ca. 10%). Letztere bestehen entweder aus einem reinen Kern mit gemischter Schale oder aus einem gemischten Kern mit reiner Schale (selten). Die Größe der Gallensteine reicht von kleinsten Steinchen (Gallengrieß) bis zu Hühnereigröße und mehr.

Morphologie der Gallensteine:
a) *Cholesterinsteine*. Kristalliner Bau; eiförmige oder kugelige Gestalt; leicht transparent; gelbweiß bis hellgelbe Farbe; glatte oder leicht höckerige Oberfläche; radiär gestaltete Schnittfläche; meist als Solitärstein; erbsen- bis walnußgroß.
b) *Calziumbilirubinatsteine*. Pigmentkalksteine, ovale Gestalt, grobhöckerige Oberfläche, tiefbraune bis schwarze Farbe, hart, multiples Vorkommen, sandkorn- bis erbsgroß.
c) *Calziumcarbonatsteine*. Kommen selten vor, grauweiße Farbe; einzeln oder multipel; amorph.
d) *Bilirubinsteine*. Bestehen aus Bilirubin oder seinen Derivaten (erdige Pigmentsteine); eiförmige oder zylindrische Gestalt; weich; auch als Ausgußsteine der großen Gallenwege.
e) *Gemischte Gallensteine*. Sie sind aus Cholesterin, Calziumbilirubinat und Calziumkarbonat in unterschiedlichen Mengenverhältnissen zusammengesetzt, wobei manchmal zwei der genannten Substanzen im Vordergrund stehen. Meist pyramidenähnliche Form (seltener in Tonnen- oder Walzenform), mehrere Facetten an der Oberfläche; Vorkommen stets in größerer Zahl; dicht gedrängt aneinandergelagert; abgeschliffene Ecken und Kanten, Gallenblase meist voll ausgefüllt. Im Zentrum: weicher, schwarzbrauner, kristalliner Kern oder eine Höhle mit breiartigem Inhalt; um den Kern mehrere Schichten, die teils heller, teils dunkler erscheinen; die Farbe der Steine hängt von ihrer Zusammensetzung ab, daher Mischfarben.
f) *Kombinierte Gallensteine*. Reiner Cholesterinkern, umgeben von Schichten aus gemischten Cholesterin-Pigment-Kalkmassen: Die Oberfläche ist höckerig; solitäres oder multiples Vorkommen; manchmal sehr groß; auf der Schnittfläche deutliche Grenze zwischen kristallinem Cholesterinkern und dunklerem Mantel. Selten kommen auch Steine vor, die einen gemischten Cholesterin-Pigment-Kalkstein-Kern und einen Mantel aus Cholesterin besitzen.

Folgen: Kleine Steine bleiben oft klinisch stumm, auch dann, wenn sie in größerer Zahl vorliegen. Größere Gallensteine verlegen die Gallenwege. Es kommt zum Gallenstau und zum Ikterus. Außerdem kann die Wand der Gallenblase mechanisch geschädigt werden. Entzündungen, Geschwüre, Nekrosen, Perforationen und Fisteln in benachbarte Hohlorgane können die Folge sein, vor allem aber heftige Schmerzen (Koliken).

Auf dem Boden einer chronischen Entzündung und einer Cholelithiasis kann auch ein Gallenblasen- oder Gallenwegskarzinom entstehen.

12.6.4
Neoplasmen
Das **Gallenblasenkarzinom** ist histologisch meist ein szirrhöses Adenokarzinom. Häu-

fig bildet es flächenhafte Wandinfiltrate, es kann aber auch blumenkohlartig in das Lumen vorwachsen. Ausbreitung in die Leber durch direktes Einwachsen oder Metastasierung auf dem Blut- oder Lymphweg. Meist sind Metastasen in den Hilus-Lymphknoten der Leber vorhanden.

Wenn das Karzinom die Wand durchdringt, entsteht eine Peritonealkarzinose. Direktes Vorwachsen über den Ductus cysticus zur Leber ist ebenfalls möglich. Bei der Karzinomentstehung spielen Gallensteine und die damit verbundene chronische Cholezystitis offenbar eine große Rolle. Gallensteine sind bei 90% aller Karzinome vorhanden; bei 3% aller Gallensteinträger entwickelt sich ein Karzinom. Bei Frauen ist das Gallenblasenkarzinom ca. viermal häufiger.

Gallenwegskarzinome kommen besonders an zwei Stellen öfter vor: an der Vereinigungsstelle des Ductus cysticus mit dem Ductus hepaticus und an der Mündung des Ductus choledochus in das Duodenum. Meist handelt es sich um szirrhöse Karzinome. Sie können schon bei geringer Ausdehnung die Gallenwege einengen oder völlig verschließen: *Ikterus*.

12.7
Pankreas

12.7.1
Mißbildungen und Degenerationen
Pancreas anulare. Pankreasgewebe hat ringförmig das Duodenum umwachsen und engt das Darmlumen ein.

Pancreas accessorium (Nebenpankreas). Pankreasgewebe (meist nur der exokrine Teil) kann außerhalb der Organgrenzen vorkommen, z.B. in der Magen- und Dünndarmwand.

Pankreasatrophie. Bei fehlenden Sekretionsreizen (z.B. Eiweißmangel, Unterernährung) geht Drüsenepithel zugrunde, das Organ fibrosiert zunehmend. Beim Verschluß des Ausführungsganges durch Steine, Narben oder Tumoren tritt zunächst eine Gangerweiterung durch Sekretrückstau ein, dann ebenfalls eine Atrophie. Die Langerhans-Inseln (endokrines Pankreas) bleiben intakt.

Lipomatose (Fettdurchwachsung) des Pankreas. Zunehmender Schwund des Parenchyms, das Fettgewebe im Interstitium nimmt zu; schließlich liegen nur noch wenige Parenchyminseln in einem Fettkörper. Die Langerhans-Inseln bleiben meist erhalten. Eine Pankreas-Lipomatose wird oft, aber nicht notwendigerweise, bei einer allgemeinen Adipositas beobachtet.

Hämosiderinablagerungen findet man bei Hämochromatose im exo- und endokrinen Pankreas. Vor allem das letztere wird dabei insuffizient (Diabetes mellitus); fortschreitende bindegewebige Veródung: **Pankreassklerose**.

12.7.2
Entzündungen
12.7.2.1 Akute autodigestive Pankreatitis
(Abb. 12-17). Diese Entzündungsform besteht in einer enzymatischen Selbstandauung *(Autodigestion)* des Pankreas. Die in den Endstückzellen des exokrinen Pankreas gebildeten Verdauungsenzyme (proteolytische und lipolytische Enzyme) werden vorzeitig aktiviert. Das Organ wird also durch die von ihm selbst produzierten Enzyme verdaut: Nekrosen des Parenchyms und des Interstitiums, Blutungen bei Andauung von Gefäßwänden.

Normalerweise wird die Selbstandauung der Drüse durch eine Reihe von Schutzmechanismen verhindert:
– die Enzyme werden in einer unschädlichen Form (Proenzym) produziert

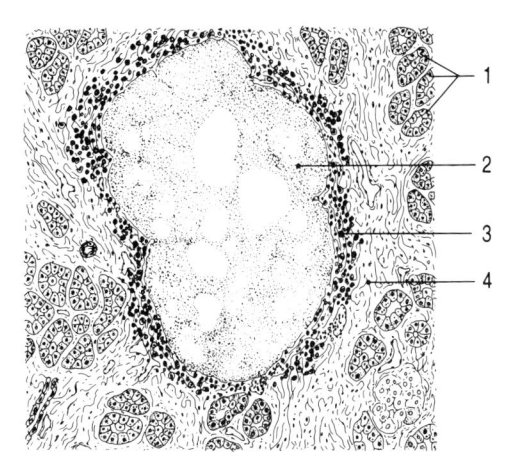

Abbildung 12-17:
Akute nekrotisierende Pankreatitis
1 normales Pankreasgewebe; 2 Nekrosezone; 3 Demarkierung der Nekrose durch Leukozyten; 4 Bindegewebe

- kontinuierliche Ableitung des Pankreassekrets in das Duodenum: kein Sekretstau im Pankreas, gerichteter Sekretstrom
- das Pankreas produziert einen Inhibitor (Hemmstoff) gegen die Enzyme, der erst im Duodenum seine Wirksamkeit verliert
- im Blut sind ebenfalls Hemmstoffe vorhanden, welche Pankreasenzyme blockieren, die ins Blut gelangen
- das Epithel der Ausführungsgänge ist durch eine Schleimschicht gegen Andauung gesichert
- Pankreasenzyme können intaktes Gewebe nicht angreifen: eine Permeabilitätsbarriere in der Zellmembran macht es offenbar unmöglich, daß Enzyme retrograd mit der Extrazellulärflüssigkeit in Zellen eindringen können.

Es gibt keinen einheitlichen Mechanismus für die Entstehung einer akuten Pankreatitis, die man auch als autodigestiv-tryptische Pankreatitis oder als hämorrhagische Pankreasnekrose bezeichnet. Mehrere pathogenetische Faktoren sind von Bedeutung:
- Gangverschluß oder Abflußbehinderung des Pankreassekrets durch Tumorwachstum, Konkremente, Parasiten, Schleimpfröpfe, Spasmen des Sphincter Oddi (Schließmuskel an der Einmündung des Pankreasganges in das Duodenum)
- Sekretionsreiz: besteht an sich bei jeder Nahrungsaufnahme, überreiche Nahrungszufuhr, Alkohol und bestimmte Medikamente stimulieren jedoch die Sekretion zusätzlich
- vorzeitige Aktivierung der Enzyme
- Schädigung der Parenchymzellen durch Intoxikation oder Stoffwechselstörungen: Verlust des Verdauungsschutzes für das Drüsenparenchym.

Die **akute Pankreasnekrose** bewirkt eine teigig- ödematöse Schwellung des Drüsengewebes, das z.T. durch Blutaustritte rötlich gefärbt und von gelblich-weißlichen Fettgewebsnekrosen durchsetzt ist. Im histologischen Bild treten Entzündungszeichen nicht deutlich hervor. Neben ödematösen Bezirken findet man leukozytär infiltrierte oder hämorrhagische Bereiche. Zwischen intaktem und zugrundegegangenem Gewebe besteht zumeist eine scharfe Grenze.

Die akute Pankreatitis ist eine schwere Entzündung. Es gehen dabei große Teile des Pankreas oder sogar das ganze Organ zugrunde. Die Entzündung beginnt mit schweren abdominellen Symptomen. Die Letalität liegt bei 10–15%.

12.7.2.2 Chronisch-tryptische Pankreatitis. Unter chronischer Pankreatitis versteht man wiederholte „akute" kleinere Pankreasnekrosen. An eine akute Pankreatitis schließt sich häufig eine chronisch rezidivierende tryptische Entzündung an. Die Ursachen beider Entzündungsformen sind dieselben. Auch die chronische Pankreatitis tritt häufig bei Gallenwegserkrankungen und chronischem Alkoholismus auf. Sie ist ein fortschreitender Prozeß, in dessen Verlauf immer wieder akute Schübe *(Exacerbationen)* auftreten. Die Letalität ist hoch.

Zwischen den akuten Phasen beobachtet man eine zunehmende Fibrosierung des Interstitiums und herdförmige Infiltrate aus Lymphozyten und Plasmazellen. Kalkablagerungen sind häufig zu finden. Die Drüse wird kleiner, knotig und zunehmend fester. Das fibröse Narbengewebe kann Teile des Ausführungsgangsystems verschließen.

12.7.3
Neoplasmen
Pankreaskarzinom. Es handelt sich meist um kleinalveoläre Adenokarzinome mit starker Bindegewebsbildung (Szirrhus), vereinzelt mit intrazellulärer Schleimbildung. Nuß- bis apfelgroße Karzinomknoten können in allen Teilen des Pankreas vorkommen: Kopf, Körper und Schwanz. In letzterem bleiben selbst große Tumoren oft lange symptomlos. Im Kopfbereich dagegen verursachen schon kleine Karzinome Sekretstauungen, indem sie in den Ausführungsgang oder in die Papille eindringen. Ein Ikterus entsteht, wenn das Karzinom auf den Gallengang (Ductus choledochus) übergreift.

Der Tumor breitet sich bevorzugt entlang von Nervenscheiden aus und metastasiert früh in die regionären Lymphknoten, in das Peritoneum und hämatogen in Lungen und Leber. Die Prognose ist schlecht.

In ca. 25% der Fälle bestehen multiple Venenthromben. Die Gründe hierfür sind unbekannt.

Gutartige Tumoren des Pankreas: Es kommen Zystadenome, Papillome und selten auch Lipome vor.

12.7.4
Pankreaszysten
Zystische Pankreasfibrose. Sie tritt bei der Mukoviszidose auf, einem Erbleiden, welches in einer Viskositätserhöhung von Sekreten exokriner Drüsen besteht. In den Endstücken und Ausführungsgängen des Pankreas sieht man eingedickte schollenartige schleimige Massen. Die Sekrete stauen sich, es kommt zur Zystenbildung. Schließlich wird das Parenchym atrophisch und das Organ erleidet eine bindegewebige Verödung.

Retentionszysten. Sie entstehen beim Verschluß von Ausführungsgängen, besitzen ein flaches Epithel und sind von narbigem Gewebe umgeben.

Pseudozysten. Sie bilden sich nach Nekrosen oder Blutungen (meist nach einer akuten Pankreatitis oder einer Verletzung des Organs). Die Zysten enthalten eine bräunliche Flüssigkeit. Ihre Wand besteht aus Bindegewebe oder Granulationsgewebe.

12.8
Peritoneum

12.8.1
Entzündungen
12.8.1.1 Akute Peritonitis.
Sie wird fast immer durch Bakterien ausgelöst. Die Erreger gelangen über Lymphbahnen und Gewebsspalträume aus Entzündungsgebieten zum Peritoneum *(Durchwanderungsperitonitis)*:
– phlegmonöse Appendizitis (häufigste Ursache)
– eitrige Cholezystitis
– Enteritis
– Entzündungen der inneren weiblichen Genitalorgane
– Nierenentzündungen (Nephritis)
– Harnblasenentzündungen (Zystitis).

Wenn ein Entzündungsherd in die Bauchhöhle durchbricht, gelangen die Keime unmittelbar zum Peritoneum *(Perforationsperitonitis)*. Die Erreger können auch durch penetrierende Verletzungen (Schuß- oder Stichwunden) das Peritoneum erreichen. Die Keimverschleppung auf dem Blutweg ist seltener.

Bei Perforation von Hohlorganen mengt sich Magen-, Darm- oder Gallenblaseninhalt mit dem entzündlichen Exsudat: stercorale, jauchige, gallige Peritonitis.

Die Bauchfellentzündung kann sich schnell im gesamten Bauchraum ausbreiten: **Diffuse Peritonitis** (v.a. bei plötzlicher Bakterieninvasion) oder aber sie ist auf die nähere Umgebung der Infektionsquelle beschränkt: **Lokale Peritonitis**. Die Entzündung hat sich im letzteren Fall durch Verklebungen und Verwachsungen benachbarter Bauchfellflächen gegen die übrige Peritonealhöhle abgekapselt. Dies geschieht oft auch bei Entzündungen der inneren Geschlechtsorgane. Es ist dann nur das kleine Becken betroffen, welches schnell durch Verklebungen gegen die übrige Bauchhöhle abgeschlossen wird: **Pelveoperitonitis**.

Die akute Peritonitis führt zu einer *Darmparalyse* (toxische Lähmung der glatten Muskulatur, paralytischer Ileus). Der Darminhalt zersetzt sich, Gase blähen die schlaffen Darmschlingen auf *(Meteorismus)*. Die diffuse eitrige Peritonitis führt häufig zum Tod. Insbesondere hat die jauchige Peritonitis eine hohe Letalität.

12.8.1.2 Chronische Peritonitis.
Wenn eine akute Peritonitis nicht tödlich verläuft, kann die Erkrankung in ihre chronische Form übergehen. Dabei entstehen ausgedehnte subseröse Bindegewebsneubildungen sowie flächen- und strangförmige Verwachsungen, welche die Ursache von Einklemmungen und Drehungen des Darms sein können. Eine chronische Peritonitis kann auch durch andere Ursachen hervorgerufen werden.
– Galle
– Fremdkörper (Talkum, Nahtmaterial, bei Operationen liegengebliebene Instrumente oder Tupfer)
– Blutkoagula
– Inhalt von geplatzten Zysten.

12.8.2
Neoplasmen

Primäre Bauchfelltumoren sind sehr selten. Das **maligne Endotheliom (Peritonealmesotheliom)** entspricht in seinem Bau dem Pleuramesotheliom (siehe Abschn. 11.5.4).

Sekundärtumoren (Metastasen anderer extraperitonealer Tumoren) sind dagegen häufiger. Die Tumorzellausbreitung geschieht vorwiegend auf dem Lymphweg (Magenkarzinom, Gallenblasenkarzinom) oder diskontinuierlich, indem sich abgelöste Tumorzellen durch die Darmperistaltik oder im Aszites in der Bauchhöhle verteilen. Sie können sich überall im Peritoneum festsetzen, bevorzugt an der Ansatzlinie des Darms am Mesenterium.

Ein an die Oberfläche eines Bauchorgans durchgebrochenes Karzinom kann auch sogenannte **Abklatsch-Metastasen** verursachen, indem sich ein anderes Organ (z.B. eine Darmschlinge) auf die Durchbruchstelle des Karzinoms legt und Tumorzellen an der Berührungsstelle auf das Peritoneum dieses Organs übergehen.

Bei der **Carcinosis peritonei** ist das Bauchfell mit kleinen weißlich-grauen Knötchen bedeckt, welche zu rundlichen Aggregaten zusammenfließen können. Meist besteht auch eine serofibrinöse oder hämorrhagische Peritonitis (Peritonitis carcinomatosa). Metastasen szirrhöser Karzinome verursachen starke Schrumpfungen der Mesenterien und der Netze im Bauchraum.

12.8.3
Hernien

Die Hernie ist eine Verlagerung von Baucheingeweiden in eine mit Peritoneum ausgekleidete Aussackung, die mit der Bauchhöhle in Zusammenhang steht.

Die Hernie besteht aus dem **Bruchsack**, der vom parietalen Peritoneum gebildet wird und aus dem **Bruchinhalt**. Darmschlingen (meist Dünndarm), Teile des großen Netzes und der Mesenterien und (seltener) andere Organe der Bauchhöhle. Als **Bruchpforte** bezeichnet man die Eingangsöffnung des Bruchsackes.

Bei **äußeren Hernien** tritt die Ausstülpung an der Körperoberfläche unter der Haut hervor, bei **inneren Hernien** liegt sie innerhalb des Körpers in der Brust- oder Bauchhöhle.

Von **falschen Hernien** spricht man, wen Bauchhöhleninhalt durch eine Lücke im Peritoneum austritt, also nicht vom Bauchfell umhüllt ist.

Wenn eine Darmschlinge nicht ganz im Bruchsack liegt, sondern nur ein Teil ihrer Wand, so besteht ein **Darmwandbruch (Littré-Hernie)**.

Die Entstehung der Hernien hat einerseits einen gesteigerten intraabdominellen Druck (Bauchpresse) zur Voraussetzung und anderseits eine wenig widerstandsfähige Stelle der Bauchwand (Operationsnarbe, Leistenkanal) oder einen schon vorhandenen Bruchsack.

Eine Hernie ist reponibel, wenn sich ihr Inhalt durch die Bruchpforte in die Bauchhöhle zurückverlagern läßt. Bei enger Bruchpforte und bestehenden Verwachsungen ist die Hernie irreponibel.

Eine schwerwiegende Komplikation ist die Einklemmung *(Inkarzeration)* einer Hernie: Entweder zieht sich die Bruchpforte zusammen und die Darmschlinge kann nicht mehr in die Bauchhöhle zurückgleiten oder die im Bruchsack gelegene Schlinge füllt sich so stark mit Darminhalt (durch peristaltische Bewegungen) oder Gas, daß der abführende Teil der Schlinge durch den überdehnten zuführenden Teil zusammengedrückt wird: Die Schlinge ist nicht mehr durchgängig, ein Ileus entsteht. Gleichzeitig wird auch der venöse Abfluß aus dem eingeklemmten Darmstück behindert, so daß es zu einem hämorrhagischen Darminfarkt kommen kann.

13 Erkrankungen der Niere

Übersicht 13:

13.1	**Fehlbildungen**	250
13.1.1	Agenesie	250
13.1.2	Aplasie	250
13.1.3	Hypoplasie	250
13.1.4	Hufeisenniere	250
13.1.5	Zystennieren	250
13.1.6	Nierenzysten	250
13.1.7	Lageveränderungen der Nieren	250
13.2	**Erkrankungen der Nierengefäße**	251
13.2.1	Arterio- und Arteriolosklerose	251
13.2.2	Maligne Nephrosklerose	251
13.2.3	Panarteriitis nodosa	251
13.3	**Nierenerkrankungen durch Kreislaufstörungen**	251
13.4	**Entzündungen der Nieren**	251
13.4.1	Glomerulonephritis	251
13.4.1.1	Pathogenese und Ablauf von Glomerulonephritiden	251
13.4.1.2	Formen der Glomerulonephritis	254
13.4.1.3	Folgen der Glomerulonephritis	257
13.4.2	Pyelonephritis	257
13.5	**Tubulopathien**	258
13.6	**Nephrotisches Syndrom**	258
13.7	**Urämie**	258
13.8	**Nierenveränderungen bei Stoffwechselstörungen**	259
13.8.1	Nephrokalzinose	259
13.8.2	Gichtniere	260
13.8.3	Amyloidnephrose	261
13.9	**Tumoren der Niere**	261
13.9.1	Adenokarzinom der Niere (Hypernephrom)	261
13.9.2	Nephroblastom (Wilms-Tumor)	262
13.10	**Erkrankungen der ableitenden Harnwege**	263
13.10.1	Hydronephrose	263
13.10.2	Urolithiasis (Steinbildung in den Harnwegen)	263
13.10.3	Zystitis (Entzündung der Harnblase)	264
13.10.4	Tumoren der Harnblase	264

13.1 Fehlbildungen

13.1.1 Agenesie

Bei dieser Fehlbildung während der pränatalen Entwicklung werden eine oder beide Nieren nicht angelegt. Ein beidseitiges Fehlen ist mit dem Leben nicht vereinbar. Die Kinder sterben kurz nach der Geburt. Während der Schwangerschaft konnte die fehlende Nierenfunktion durch die Placenta ausgeglichen werden. Das Fehlen einer oder beider Nieren ist oft mit weiteren Fehlbildungen wie Atresie des Ösophagus, kongenitalen Vitien, Spina bifida und Meningomyelocele kombiniert. Wird eine Niere nicht angelegt, so kommt es zur kompensatorischen Hypertrophie der entwickelten Niere.

13.1.2 Aplasie

Die Nierenanlagen sind vorhanden, jedoch unterbleibt die normale Weiterentwicklung während der Embryogenese. Aplastische Nieren bestehen aus nur wenigen embryonalen Drüsenschläuchen. Sie sind nicht funktionsfähig. Wenn beide Nieren betroffen sind, sterben die Kinder bald nach der Geburt. Ein Ausfall einer Niere kann wie bei der Agenesie durch eine Vergrößerung (Hypertrophie) der normal entwickelten Niere ausgeglichen werden. Auch die Aplasie der Nieren ist häufig mit anderen Mißbildungen kombiniert.

13.1.3 Hypoplasie

Hypoplastische Zwergnieren kommen sehr selten vor. Das Organ ist regelrecht aufgebaut, aber viel kleiner als normal. Es besteht aus nur wenigen Läppchen, deren Nephrone regelrecht ausdifferenziert sind.

13.1.4 Hufeisenniere

Die Hufeisenniere entsteht durch Verschmelzung der beiden Nieren an ihren unteren Polen. Die Ureteren überkreuzen das verschmolzene Nierenstück auf seiner ventralen Seite. Meist besteht bei der Hufeisenniere eine normale physiologische Organfunktion. Sie bleibt daher oft symptomlos und wird dann nur als Zufallsbefund bei Sektionen oder Routineuntersuchungen festgestellt. Sie kann bei Frauen aber unter Umständen ein mechanisches Geburtshindernis darstellen.

13.1.5 Zystennieren

Zystennieren sind familiär gehäuft auftretende Fehlbildungen. Die stark vergrößerten Nieren bestehen aus zahlreichen, unterschiedlich großen Zysten. Bei der infantilen Form der Zystennieren (Potter Typ I) sterben die betroffenen Kinder meist noch im ersten Lebensjahr. Bei der Zystenniere der Erwachsenen (Potter Typ II) reicht das wenige, zwischen den Zysten gelegene, normale Nierengewebe aus, die Ausscheidungsfunktion der Nieren über Jahrzehnte hinaus aufrecht zu erhalten. Erst ab dem 50. Lebensjahr stellt sich bei den betroffenen Personen eine zunehmende Niereninsuffizienz mit Urämie ein.

13.1.6 Nierenzysten

Nierenzysten sind unterschiedlich große, dünnwandige Zysten, welche die Oberfläche der Nieren überragen und eine bernsteinfarbige Flüssigkeit (Primärharn) enthalten. Sie kommen meist nur in geringer Zahl vor und beeinflussen in der Regel die Nierenfunktion nicht.

13.1.7 Lageveränderungen (Ektopie) der Nieren

Lageveränderungen der Nieren sind relativ häufig zu beobachten. Sie sind meist mit einer Malrotation des Organs verbunden, d.h. der Abgang des Ureters liegt dann ventral der Nierenarterie. Bei einer einfachen Ektopie wird die Niere in den Thorax oder in das kleine Becken der gleichen Körperseite verlagert. Eine Beckenniere kann zu einem mechanischen Geburtshindernis werden. Bei einer gekreuzten Ektopie kommen beide Nieren auf einer Seite des Körpers zu liegen. Nicht selten sind sie dann an ihren Polen miteinander verschmolzen (unilaterale Verschmelzungsniere). Neben angeborenen Lageanomalien kann es auch durch Schwund des retroperitonealen Fettgewebes zur Verlagerung der Niere nach kaudal kommen (Wanderniere = Nephroptose).

13.2 Erkrankungen der Nierengefäße

13.2.1 Arterio- und Arteriolosklerose

Im Rahmen einer allgemeinen Arteriosklerose sind die Nierengefäße häufig mitbeteiligt. Arteriosklerotische Veränderungen sind dabei sowohl an der Nierenarterie selbst als auch an ihren kleinen Aufzweigungen innerhalb der Nieren zu finden. Die daraus entstehende Mangeldurchblutung hat das Zugrundegehen von Nephronen und eine anschließende Narbenbildung in den betroffenen Nierenbereichen zur Folge. Als Endstadium einer schweren Arteriosklerose der Nierengefäße tritt eine vaskuläre Schrumpfniere auf.

13.2.2 Maligne Nephrosklerose

Die maligne Nephrosklerose führt durch schwere Gefäßveränderungen in den Nieren zu einem weitgehend therapieresistenten Bluthochdruck. Diese Krankheit hat oft innerhalb von ein bis zwei Jahren den Tod des Patienten zur Folge.

13.2.3 Panarteriitis nodosa

Die Panarteriitis nodosa ist eine immunologisch bedingte Erkrankung der mittleren und kleineren Arterien des Körpers. Von allen Organen sind die Gefäße der Nieren am häufigsten betroffen. Die dabei auftretenden Wandveränderungen haben Gefäßverschlüsse und nachfolgende Infarkte zur Folge.

13.3 Nierenerkrankungen durch Kreislaufstörungen

13.3.1 Niereninfarkte

Niereninfarkte sind Koagulationsnekrosen des Nierenparenchyms, die durch eine plötzliche Verlegung der Nierenarterie oder einer ihrer Äste verursacht werden. Dieser Gefäßverschluß kann durch einen Embolus (z.B. bei Endokarditis lenta), seltener durch einen Thrombus oder als Folge von Entzündungsprozessen (z.B. bei der Panarteriitis nodosa) zustande kommen. Die Ausdehnung und Form des Infarktgebietes wird durch die spezielle Gefäßversorgung der Niere bestimmt, wobei häufig keilförmige Nekroseareale zu beobachten sind. Klinisch treten ausgedehntere Niereninfarkte durch plötzlich einsetzenden Flankenschmerz und Hämaturie in Erscheinung. Multiple Infarkte können zu einer Infarktschrumpfniere führen.

13.3.2 Schocknieren

Beim Schock sind die Nieren ein wichtiges Erfolgsorgan. Durch den Blutdruckabfall kommt es zu einer mangelhaften Durchblutung der Nieren. Dies hat eine Verminderung der Bildung von Primärharn zur Folge, wodurch den Nieren in dieser Phase des Schocks eine wichtige flüssigkeitserhaltende Funktion zukommt. Bei einer Reduzierung der Nierendurchblutung auf 25 bis 30% des normalen Wertes wird die Filtration von Primärharn vollständig eingestellt. Weitere Verminderung des Blutdurchflusses in den Nieren (unter 20% des Normalwertes) hat hypoxämische Schädigung der Epithelauskleidung der Nierentubuli zur Folge. Diese Schädigung der Tubuluszellen tritt allerdings erst nach dem Schock, wenn sich die Kreislaufverhältnisse wieder normalisiert haben, klinisch in Erscheinung (oligurische oder anurische Phase).

Erholen sich die Nephrone wieder (bei geringgradiger Schädigung oder bei entsprechender Therapie), dann wird die Produktion von Harn wieder aufgenommen. Die Wasserrückresorption in den Tubuli bleibt aber noch längere Zeit gestört und es kommt dann zur polyurischen Phase der Schockniere.

13.4 Entzündungen der Nieren

13.4.1 Glomerulonephritis

13.4.1.1 Pathogenese und Ablauf von Glomerulonephritiden. Die Glomerulonephritis ist eine entzündliche Erkrankung der Glomerula in den Nieren, die auf immunologische Reaktionen zurückzuführen ist. Es

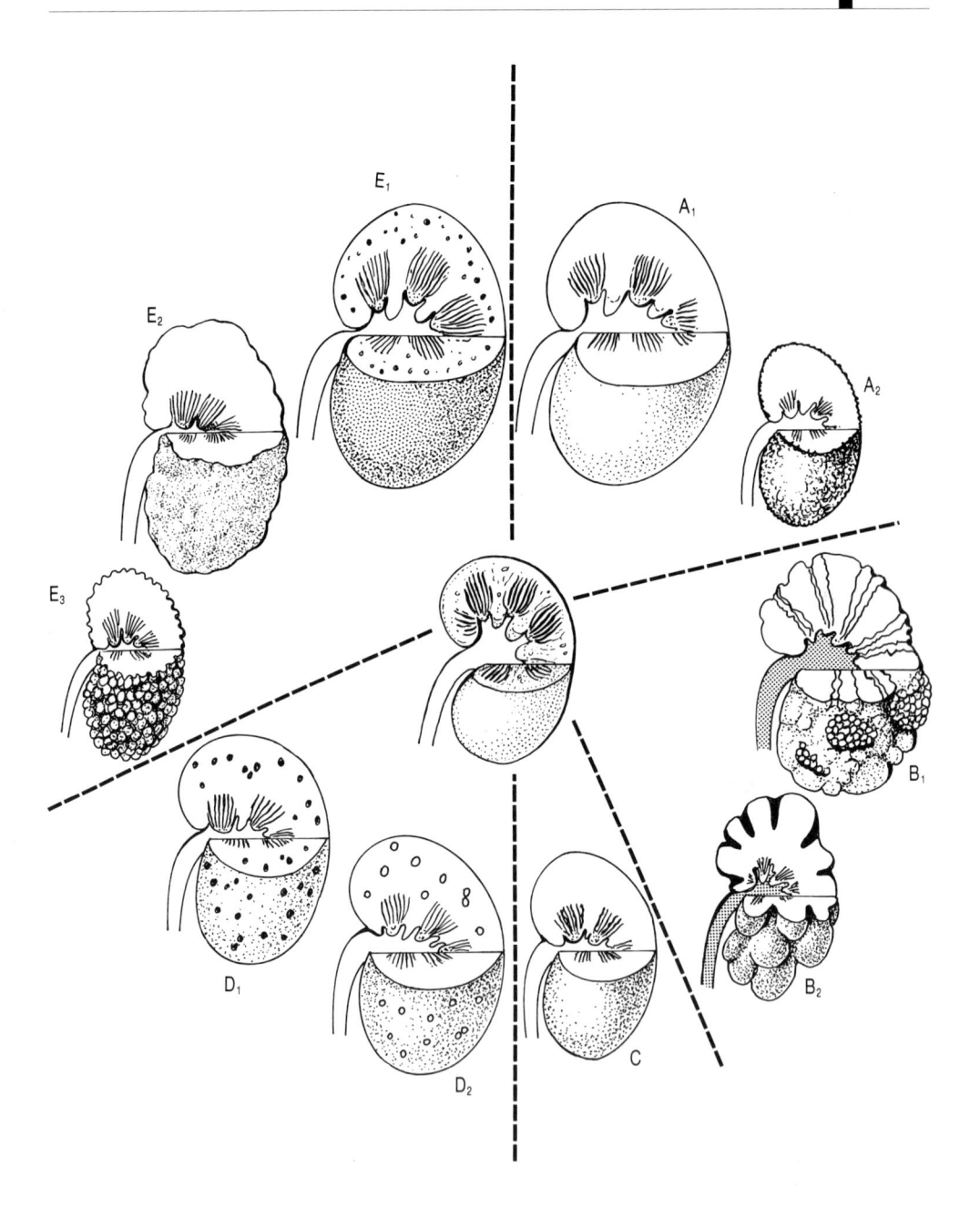

Abbildung 13-1:
Makroskopische Erscheinungsformen von entzündlichen Nierenveränderungen (nach ZOLLINGER, Pathologische Anatomie, 1981).
A Nicht destruktive (abakterielle) interstitielle Nephritiden
A_1 Akute, nicht destruktive interstitielle Nephritis
Große, blasse, glatte Niere; Mark-Rindengrenze verwaschen
A_2 Chronische interstitielle Nephritis
Kleine, weiße Niere; glatte Oberfläche; häufig Nekrosen der Papillen
B Destruktive (bakterielle) interstitielle Nephritiden

Fortsetzung Seite 253

sind beide Nieren betroffen. Nach dem histologischen Bild kann man verschiedene Formen der Glomerulonephritis unterscheiden. Die genaue Diagnose wird durch die Nierenbiopsie gesichert. Sind alle Glomerula im gleichen Ausmaß betroffen, so spricht man von einer *diffusen Glomerulonephritis*, ist nur ein Teil der Glomerula verändert, von einer *fokal betonten Glomerulonephritis*. Sind bei letzterer nur einzelne Schlingen innerhalb der Glomerula betroffen, so wird diese Form als fokal betonte, *segmentale Glomerulonephritis* bezeichnet.

Nach der Pathogenese lassen sich zwei Grundtypen bei der Glomerulonephritis unterscheiden, nämlich die *Immunkomplexnephritis (Komplextyp)* und die wesentlich seltenere (5% der Glomerulonephritiden) *Glomerulonephritis vom Antibasalmembrantyp*.

Bei einer Glomerulonephritis vom Komplextyp werden gegen exogene (z.B. β-hämolysierende Streptokokken) oder endogene Antigene Antikörper gebildet. Die dadurch entstehenden Antigen- Antikörperkomplexe (Immunkomplexe) werden in den Nieren als granuläre Ablagerungen entlang der Basalmembran der Glomerulumkapillaren deponiert und lösen dort durch Aktivierung von Komplement eine Entzündung der Glomerula aus.

Beim Antibasalmembrantyp der Glomerulonephritis werden Antikörper gegen Basalmembrankomponenten der Glomerula gebildet. Die Ursache der Erkrankung ist ungeklärt. Möglicherweise liegen ihr Autoimmunprozesse zugrunde. Die Antikörperaggregate werden an der Endothelseite der Basalmembran abgelagert. Durch Aktivierung von Komplement kommt es zur Zerstörung der Basalmembranen in den Nierenglomerula.

In bestimmten Fällen reagieren die Antikörper gegen die glomeruläre Basalmembran auch mit den Basalmembranen in der Lunge. Diese seltene Erkrankung, von der vor allem jüngere Männer betroffen sind, wird als *Goodpasture-Syndrom* bezeichnet. Die Zerstörung der Basalmembranen in der Lunge führt zu schweren Lungenblutungen. Die Prognose ist ungünstig.

Im Ablauf einer Glomerulonephritis sind häufig verschiedene Stadien (exsuda-

---

Abb. 13-1 (Fortsetzung):
B₁ Akute Pyelonephritis
Vergrößerte Nieren; auf der Oberfläche sind Gruppen von stecknadelkopfgroßen Eiterherdchen. An der Schnittfläche sind Eiterherde in der Rinde, gehäuft aber in den Papillen erkennbar. Häufig liegt gleichzeitig eine Hydronephrose mit Erweiterung des Nierenbeckens vor.
B₂ Pyelonephrotische Schrumpfniere
Stark verkleinerte Niere; Oberfläche grob gebuckelt; verschieden große, rote (gut durchblutete) Narben.
C Akute eitrige Markmetastase
Gelbe, längsverlaufende Eiterstraßen in den Papillen
D Herdförmige Glomerulonephritiden
D₁ Segmentale (nur einzelne Kapillarschlingen sind in den Glomerula verändert) und/oder fokal betonte (nur ein Teil der Glomerula ist verändert) Glomerulonephritis.
Geringfügig vergrößerte Niere mit flohstichartigen Blutpunkten
D₂ Eitrige, glomeruläre Herdnephritis
Stecknadelkopfgroße, gelbliche Eiterherde liegen diffus verteilt auf der Nierenoberfläche. An der Schnittfläche sind in der Rinde gleichfalls diffus verstreut liegende kleine Eiterherde erkennbar.
E Diffuse Glomerulonephritiden
E₁ Exsudative (akute) Glomerulonephritis
Starke Vergrößerung der Niere; an der Oberfläche finden sich zahlreiche flohstichartige Blutpunkte; auf der Schnittfläche fällt die verbreiterte Rinde auf
E₂ Proliferative (subakute) Glomerulonephritis
Die Nieren erscheinen gegenüber dem Normalzustand geringfügig verkleinert; ihre Oberfläche ist fein granulär
E₃ Sklerosierende (chronische) Glomerulonephritis. Stark geschrumpfte Niere mit granulierter Oberfläche. Den „Granula" liegen verfettete, kompensatorisch hypertrophe Nephrone zugrunde; bei den dazwischen gelegenen roten Einziehungen handelt es sich um hyperämisches Narbengewebe.

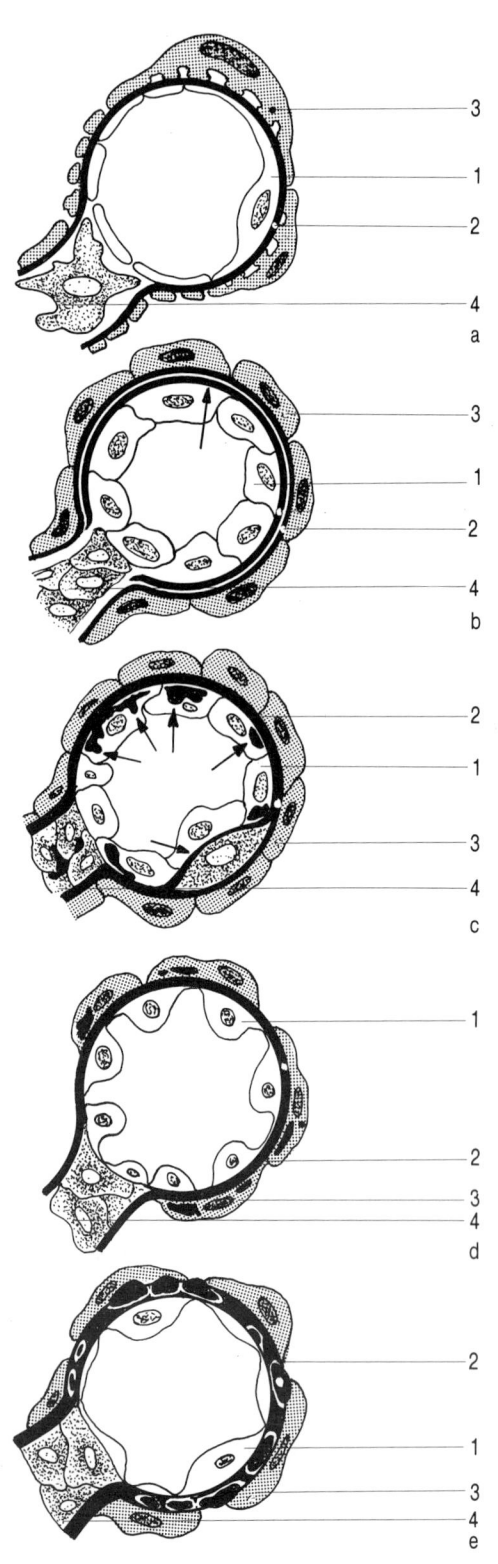

Abbildung 13-2:
Formen der Glomerulonephritis (nach ZOLLINGER, Pathologische Anatomie, 1981).
a) Normale Glomerulumschlinge
b) Antibasalmembran-Typ der Glomerulonephritis. Immunglobuline werden linear auf der Innenseite der Basalmembran abgelagert (Pfeil).
c) Membranoproliferative Glomerulonephritis. Immunkomplexe werden herdförmig subendothelial abgelagert (Pfeile). Stellenweise Verdoppelung der Basalmembran durch Einschub von mesangialen Zellen (Pfeil).
d) Endothelio-mesangiale Glomerulonephritis. Granuläre Ablagerung von Immunkomplexen („humps") an der Außenseite der Basalmembran.
e) Epimembranöse Glomerulonephritis. Die Basalmembran ist deutlich verdickt und weist Vorsprünge (spikes) auf.
1 Endothel der Glomerulumkapillaren; 2 Basalmembran; 3 Podozyten; 4 Mesangialzellen.

tive Phase, proliferative Phase und sklerosierende Phase) zu unterscheiden. Sie sind aber nicht bei allen Formen der Glomerulonephritis in gleicher Deutlichkeit ausgeprägt. Die exsudative Phase ist durch das Auftreten zahlreicher neutrophiler Granulozyten in den Glomerula gekennzeichnet. Bei der proliferativen Phase kommt es zur Vermehrung der Mesangialzellen und der Endothelzellen der Glomerula. Dadurch erscheint das Mesangium verdickt und die Lumina der Kapillaren eingeengt. Während der sklerosierenden Phase wird die Zellzahl in den Glomerula allmählich wieder normalisiert. Die Vermehrung des Gehaltes an mesangialer Matrix kann noch lange Zeit bestehen bleiben.

13.4.1.2 Formen der Glomerulonephritis

(Abb. 13-1 und 13-2). Glomerulonephritiden können nach verschiedenen Gesichtspunkten (klinischen, morphologischen, immunologischen) eingeteilt werden. Bei der folgenden kurzen Darstellung wird als wesentliches Kriterium die morphologische Veränderung herangezogen.

Endothelio-mesangiale Glomerulonephritis (Synonyme: Akute endokapilläre Glomerulonephritis; Poststreptokokken-Glomerulonephritis; postinfektiöse Glomerulonephritis; exsudative Glomerulonephritis; Abb. 13-3). Von dieser Erkrankung können Personen in jedem Alter betroffen

Abbildung 13-3:
Exsudative (akute)
Glomerulonephritis
(endothelio-mesangiale
Glomerulonephritis)

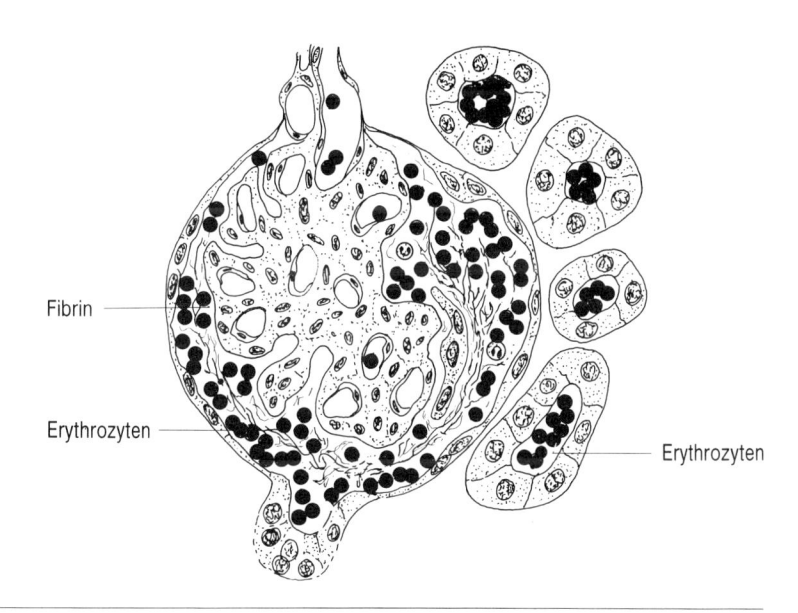

Fibrin

Erythrozyten

Erythrozyten

sein, doch ist eine deutliche Häufung bei Kindern unter 15 Jahren festzustellen. Im Anschluß an eine Infektion des oberen Atmungstraktes (meist durch β-hämolysierende Streptokokken der Gruppe A, aber auch durch β-hämolysierende Staphylokokken und Viren) kommt es (mit einer Latenzzeit von 1 bis 3 Wochen) zum Auftreten einer Glomerulonephritis. Das Einsetzen der klinischen Symptomatik kann schleichen (oligosymptomatisch und wenig ausgeprägt) oder auch sehr stürmisch (Übelkeit, Erbrechen, Kopfschmerzen, Lidödem, Mikro- und Makrohämaturie, Proteinurie, renale Hypertonie) erfolgen.

Das histologische Bild ist durch den stadienhaften Ablauf (exsudativ, proliferierend) gekennzeichnet. Vor allem während der exsudativen Phase lassen sich Antigen-Antikörper-Komplexe als granuläre Ablagerungen („humps") an der Außenseite der Basalmembran der Nierenglomerula nachweisen. Die Prognose der Erkrankung ist bei Kindern gut. Bei ihnen kommt es in etwa 90% der Fälle zu einer vollständigen Ausheilung. Zum kleineren Teil geht allerdings die exsudativ-proliferative Glomerulonephritis in eine chronische (sklerosierende) Verlaufsform über.

Epimembranöse Glomerulonephritis (Synonyme: Perimembranöse Glomerulonephritis; membranöse Glomerulopathie).

Diese Form der Glomerulonephritis beginnt meist schleichend, ohne daß ein erkennbarer Bezug zu einer Vorerkrankung besteht. Erwachsene erkranken im Unterschied zur endothelio-mesangialen Glomerulonephritis häufiger als Kinder. Das männliche Geschlecht ist etwa doppelt so häufig betroffen wie das weibliche. Elektronenmikroskopisch lassen sich Depots von Immunkomplexen in der äußeren Schicht der Basalmembran der Glomerula nachweisen. Dieses Material wird während der folgenden Monate allmählich von der Basalmembran umwachsen und inkorporiert. Dabei treten an der epithelwärtigen Seite ungleichmäßig angeordnete Fortsätze, sogenannte Spikes, auf. Durch diese Veränderungen an den glomerulären Basalmembranen kommt es zur Erhöhung der Permeabilität und zur Proteinurie.

Das pathohistologische Bild dieser Glomerulonephritis wird vom Umbau der glomerulären Basalmembran geprägt. Exsudative Prozesse und Vermehrung von Mesangialzellen fehlen weitgehend. Klinisch tritt die Erkrankung durch ein nephrotisches Syndrom (Proteinurie; Hypoproteinämie; Ödeme; Hypercholesterinämie) in Erscheinung. Gelegentlich kommt es aber auch nur zu einer asymptomatisch verlaufenden Proteinurie ohne weitergehende Symptomatik.

Membranoproliferative Glomerulonephritis (Synonyme: Intrakapilläre Glomerulonephritis; mesangiokapilläre Glomerulonephritis). Von dieser seltenen Glomerulonephritis können Personen jeden Alters betroffen sein. Die Ätiologie dieser Erkrankung ist weitgehend unbekannt. Relativ gehäuft tritt sie unter anderem im Zusammenhang mit Malaria, Hepatitis und systemischem Lupus erythematodes auf. Sie beginnt schleichend mit Ödemen, Hämaturie und Proteinurie und geht später häufig in ein ausgeprägtes nephrotisches Syndrom mit Blutdruckerhöhung über. Die membranoproliferative Glomerulonephritis ist durch einen phasenhaften Ablauf gekennzeichnet, der sich allerdings über einen langen Zeitraum hinzieht. Die Prognose dieser Glomerulonephritis ist ungünstig. Nach 10 Jahren sind mehr als die Hälfte der Patienten verstorben oder niereninsuffizient.

Morphologisch ist die membranoproliferative Glomerulonephritis durch eine subendotheliale Ablagerung von Antigen-Antikörper- Komplexen gekennzeichnet. Die Mesangialzellen proliferieren stark und schieben sich in den subendothelialen Raum (zwischen Endothel und Basalmembran). Dies wird als mesangiale Interposition bezeichnet. Unterhalb der von ihrer ursprünglichen Basalmembran abgehobenen Endothelzellen bildet sich eine neue Basalmembran aus. In späteren Phasen kommt es zur Sklerose der Glomerula.

Fokal betonte Glomerulonephritiden. Von den exsudativ-proliferativen und später sklerosierenden Veränderungen sind nicht alle, sondern nur einzelne, verteilt in der Niere gelegene Glomerula betroffen. Häufig sind auch nur einzelne Kapillarschlingen (Segmente) innerhalb dieser Glomerula verändert (fokal segmentale Glomerulonephritis). Zu dieser heterogenen Glomerulonephritisform, zu der hinsichtlich Ätiologie und Pathogenese sehr unterschiedliche Glomerulonephritiden gehören, zählen z.B. die Löhlein-Herdnephritis (als Folge einer subakuten bakteriellen Endokarditis), embolisch eitrige Herdnephritiden (nach hämatogener Streuung von Bakterien oder Pilzen) oder Restzuständen nach anderen Glomerulonephritisformen. Histologisch lassen sich in den Glomerula nicht immer Immunkomplexe nachweisen.

Sonderformen der Glomerulonephritis. Zu ihnen zählen Glomerulonephritiden, die bei Systemerkrankungen wie dem systemisierten Lupus erythematodes und der Pupura anaphylactoides (petechiale Blutungen an den Extremitäten und inneren Schleimhäuten als allergische Reaktion auf Streptokokken, Nahrungsmittel, Medikamente etc.) auftreten. Auch das Goodpasture-Syndrom, das hinsichtlich seiner Pathogenese zum Antibasalmembran-Typ einer Glomerulonephritis zu rechnen ist, zählt zu diesen Sonderformen.

Beim **systemisierten Lupus erythematodes**, der bevorzugt Frauen (8mal häufiger als Männer) zwischen dem 20. und 40. Lebensjahr befällt, kommt es in der Mehrzahl der Fälle zur Mitbeteiligung der Nieren. Die Ursache der Erkrankung ist noch nicht gesichert, wahrscheinlich liegt aber eine Autoimmunerkrankung mit Antikörpern gegen körpereigene DNS vor. Morphologisch kann die Nephritis bei systemisiertem Lupus erythematodes unter dem Bild nahezu jeder Glomerulonephritisform ablaufen. Eine Immunkomplexablagerung an ganz unterschiedlichen Stellen der Glomerula ist immer verdächtig auf einen systemisierten Lupus erythematodes. Da es aber keinen eindeutigen morphologischen Beweis (mit Ausnahme der in sehr wenigen Fällen auftretenden, charakteristischen Hämatoxylinkörperchen) gibt, muß die Diagnose durch den serologischen Nachweis von antinukleären Antikörpern gesichert werden. Aus allen Formen der Nephritis beim systemisierten Lupus erythematodes entwickelt sich häufig eine globale Niereninsuffizienz und Urämie.

Auch die Nephritis bei der **Purpura anaphylactoides** zeigt keine einheitlichen, spezifischen morphologischen Veränderungen, fast immer findet man aber mesangiale Ablagerungen von IgA. Am häufigsten kommen proliferative, segmental-fokal betonte Glomerulonephritiden unterschiedlicher Ausprägung vor, die bei schweren Formen zur Niereninsuffizienz und Urämie führen können.

Glomeruläre Minimalveränderungen (minimal change nephritis). Trotz schwerer Proteinurie lassen sich lichtmikroskopisch an den Nieren keine wesentlichen Veränderungen erkennen. Das entscheidende morphologische Indiz ist die nur elektronenmikroskopisch nachweisbare Verschmelzung der Füßchenfortsätze der Podozyten in den Glomerula. Die Minimal-change Glomerulonephritis wurde früher als Lipoidnephrose bezeichnet. Von dieser Krankheit werden vor allem Kinder zwischen dem 3. und 5. Lebensjahr betroffen. Erwachsene erkranken nur sporadisch. Bei der Minimal-change-Glomerulonephritis, die einen schubweisen Verlauf mit dazwischen gelegen Remission aufweist, kommt es zur selektiven Proteinurie und zu rezidivierendem nephrotischen Syndrom. Die Prognose ist im allgemeinen gut.

13.4.1.3 Folgen der Glomerulonephritis. Als Endzustand nach nicht ausgeheilten Glomerulonephritiden kommt es zur nephrotischen Schrumpfniere. Die Nieren sind verkleinert und blaß-gelblich. Ihre Oberfläche erscheint granuliert. Histologisch läßt sich als Folge der Verödung der Glomerula auch eine Atrophie des Tubulusapparates der Nierenkörperchen nachweisen. Das Interstitium der Nieren ist vermehrt, fibrosiert und enthält lymphozytäre Infiltrate. Durch die Zerstörung des Nierenparenchyms und dem verminderten renalen Blutfluß kommt es auch an den Blutgefäßen der Niere zu adaptiven Veränderungen (adaptive Intimafibrose). Zu den Folgen und Komplikationen nephrotischer Schrumpfnieren zählen die chronische Niereninsuffizienz, der renal bedingte Bluthochdruck und die normochrome Anämie.

13.4.2
Pyelonephritis (Abb. 13-1)
Die Pyelonephritis wird als die häufigste Nierenerkrankung angesehen. Sie ist eine bakteriell verursachte (Escherichia coli; Enterokokken; Staphylokokken; Proteus vulgaris) eitrige Entzündung der Nieren, wobei vor allem auch das Nierenbecken betroffen ist. Die Entzündung kann beidseitig auftreten und erfaßt zunächst im Unterschied zur Glomerulonephritis das interstitielle gefäßhaltige Bindegewebe der Niere. Die Eitererreger gelangen entweder aufsteigend über die Harnwege oder über den Blutkreislauf (hämatogen) in die Niere. Häufig führen erst begünstigende Faktoren zum Auftreten einer Pyelonephritis. Dazu zählen:
– Abflußbehinderung im Harntrakt (Prostatahyperplasie; Nieren- und Uretersteine)
– Einengung des Ureters von außen (gynäkologische Erkrankungen, wie z.B. das Zervixkarzinom)
– Schlußunfähigkeit des Blasensphinkters, z.B. bei Querschnittslähmung
– Diabetes mellitus
– Andere Nierenerkrankungen und Entwicklungsanomalien der Nieren
– Alter und Geschlechtsdisposition: Besonders gefährdet sind weibliche Säuglinge infolge des kurzen Weges für die aufsteigenden Bakterien zu den Nieren. Bei Frauen besteht während der Schwangerschaft ein erhöhtes Risiko, beim Mann vor allem im Alter durch die dann zunehmend häufiger auftretenden Prostataerkrankungen.

Die **akute Pyelonephritis** ist klinisch eine schwere, fieberhafte Erkrankung mit Lendenschmerz und entsprechendem Harnbefund (Bakteriurie; Leukozyten). Die Nieren sind stark vergrößert und von zahlreichen stecknadelkopfgroßen Abszessen durchsetzt. Meist ist dabei das Nierenmark stärker als die Rinde betroffen.

Als Komplikation der Pyelonephritis kann es zum Übergreifen der eitrigen Entzündung auf die Nierenkapsel (Perinephritis) und auf die perirenale Fettgewebe (Paranephritis) kommen.

Eine **chronische Pyelonephritis** entwickelt sich vor allem aus einer nicht vollständig ausgeheilten akuten Pyelonephritis. Der Verlauf ist bei der chronischen Form schleichend und kann sich über Jahrzehnte hinziehen. Im Unterschied zur akuten Pyelonephritis sind bei der chronischen die Nieren verkleinert. Die Nierenoberfläche weist verschieden große narbige Einziehungen auf. Die chronische Pyelonephritis kann kontinuierlich oder in Schüben bis zur Schrumpfniere führen. Sind beide Nieren betroffen, so bildet sich allmählich eine chronische Niereninsuffizienz aus.

13.5 Tubulopathien

Die Veränderungen am Tubulussystem der Nierenkörperchen sind in der Regel nichtentzündlicher Natur. Unter den Erkrankungen der Harnkanälchen stehen in der praktischen Bedeutung die mit einem akuten Nierenversagen einhergehenden, ischämisch bedingten Tubulopathien an erster Stelle, während toxisch verursachte Tubulopathien wesentlich seltener beobachtet werden.

Ischämische Tubulopathien können im Verlauf sehr verschiedener Grundkrankheiten mit passageren Kreislaufstörungen auftreten. Durch die Zentralisation des Kreislaufs im Verlauf eines Schocks können die Nieren temporär so schlecht durchblutet werden, daß es am Epithel der Tubuli zu schweren, ischämisch bedingten Schädigungen kommt. Bei Nierenbiopsien findet man dann eine deutliche Schwellung und kleinfleckige Nekrosen des Tubulusepithels, wobei der Bereich der Hauptstücke besonders schwer betroffen ist.

Toxische Tubulopathien können nach Vergiftungen mit verschiedensten Substanzen auftreten, so z.B. nach Aufnahme von Quecksilber, Kalium-Bicarbonat, Tetrachlorkohlenstoff, Dioxan und dem Frostschutzmittel Diethylglykol. Die renalen Veränderungen treten auf, wenn die toxischen Substanzen vom Epithel der Hauptstücke rückresorbiert und in den Epithelzellen akkumuliert werden. Dabei können in Abhängigkeit von der aufgenommenen Substanz unterschiedliche Bereiche der Hauptstücke bevorzugt betroffen sein. So sind bei einer Kalium-Bicarbonat-Vergiftung vor allem die proximalen Anteile der Hauptstücke, oft bis zur Koagulationsnekrose, verändert, während bei Quecksilbervergiftungen die Schäden meist in weiter distal gelegenen Hauptstückbereichen dominieren. Da die genannten Vergiftungen in der Regel auch schwere Kreislaufstörungen nach sich ziehen, sind oft toxisch und ischämisch bedingte Tubulopathien nicht voneinander abgrenzbar.

13.6 Nephrotisches Syndrom

Unter nephrotischem Syndrom versteht man einen Symptomenkomplex, der eine schwere Proteinurie, eine Hypo- oder Dysproteinämie und meist Hypercholesterinämie und Hyperlipidämie sowie Ödeme umfaßt. Diese Symptome sind auf eine Permeabilitätsstörung der Glomerulumkapillaren zurückzuführen.

Das nephrotische Syndrom kann durch eine Vielzahl verschiedener Ursachen hervorgerufen werden. Unter diesen finden sich am häufigsten die Glomerulonephritis, die Amyloidnephritis und die diabetische Glomerulosklerose (Kimmelstiel-Wilson).

Durch die Permeabilitätsstörung der Glomerulumkapillaren kommt es zur Proteinurie und dadurch zu starkem Eiweißverlust des Organismus. Die im Ultrafiltrat unter diesen pathologischen Verhältnissen in großer Menge enthaltenen Proteine werden zum Teil von den Nierentubuli, vor allem im Bereich ihrer Hauptstücke, rückresorbiert und gespeichert. Die Speicherkapazität des Tubulusepithels ist aber begrenzt, so daß große Mengen an Protein mit dem Harn ausgeschieden werden. Der Eiweißverlust führt zur Verminderung des kolloidosmotischen Druckes im Blutplasma. Dadurch verläßt vermehrt Flüssigkeit das Gefäßsystem, was im interstitiellen Bindegewebe zur Ödembildung führt.

13.7 Urämie

Urämie ist ein schwerwiegendes Krankheitsbild einer inneren Vergiftung, das bei stark geschädigten Nieren durch die mangelhafte Ausscheidung harnpflichtiger, stickstoffhaltiger Stoffwechselendprodukte entsteht. Bei urämischen Patienten versucht der Körper harnpflichtige Substanzen über seine serösen Häute und über den Magen-Darmtrakt auszuscheiden. Die Reizung durch die ausscheidungspflichtigen Stoffwechselschlacken führt zur urämischen Entzündung in vielen Organsystemen. Klinisch geht die Urämie einher mit Benommenheit, Juckreiz, Anurie, Thrombozytopenie, Erbrechen, Durchfällen und allgemeinem körperlichen Verfall (Kache-

Abbildung 13-4:
Morphologische Veränderungen bei Urämie (in Anlehnung an SANDRITTER und THOMAS, Makropathologie, 1977).

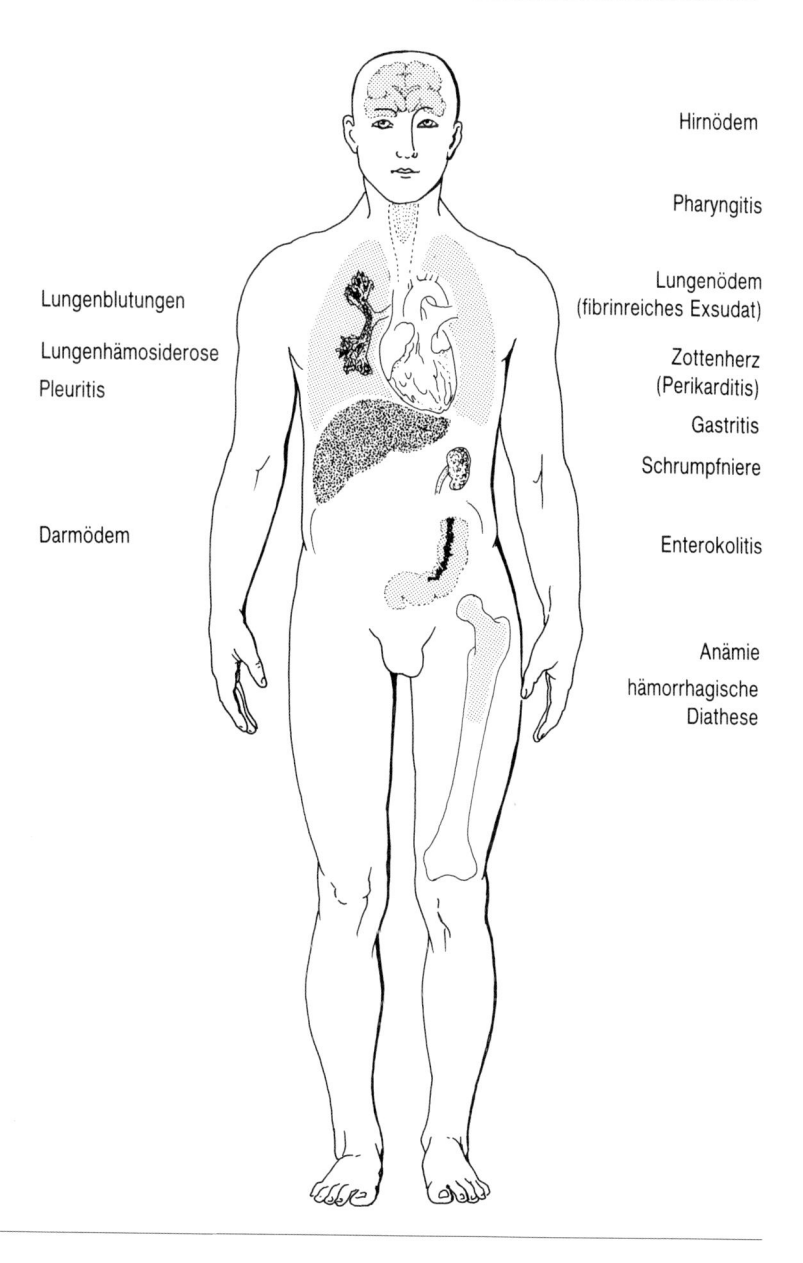

- Lungenblutungen
- Lungenhämosiderose
- Pleuritis
- Darmödem

- Hirnödem
- Pharyngitis
- Lungenödem (fibrinreiches Exsudat)
- Zottenherz (Perikarditis)
- Gastritis
- Schrumpfniere
- Enterokolitis
- Anämie
- hämorrhagische Diathese

xie). Wesentliche pathologisch-morphologische Befunde (Abb. 13-4) bei der Urämie:
- urämische Perikarditis
- urämische Gastroenteritis, verursacht durch den Versuch des Körpers, harnpflichtige Substanzen über den Magen-Darmtrakt auszuscheiden
- urämisches Lungenödem
- urämisches Hirnödem
- Hautveränderungen.

13.8 Nierenveränderungen bei Stoffwechselstörungen

13.8.1 Nephrokalzinose

Schwere Störungen des Kalziumstoffwechsels führen zur Ablagerung von Kalziumsalzen (Kalziumphosphat; Kalziumoxalat) in den verschiedenen Teilen der Niere.

Dies wird als Nephrokalzinose bezeichnet. Sie begünstigen weiter die Steinbildung im Hohlraumsystem der Niere und in den ableitenden Harnwegen.

Wichtige Ursachen für das Entstehen einer Nephrokalzinose sind
- die vermehrte Zufuhr oder Aufnahme von Kalzium
- eine verstärkte Kalziummobilisation aus dem Skelettsystem und
- das Auftreten von Nekrosen im Nierenparenchym, in die sekundär vermehrt Kalksalze eingelagert werden.

Eine **verstärkte Aufnahme von Kalksalzen**, die zur Hyperkalzämie und anschließenden Nephrokalzinose führt, wird bei der *idiopathischen Hyperkalzämie* des Kleinkindesalters beobachtet. Die Ursache dieser sehr seltenen Stoffwechselstörung ist unbekannt. Bei der *Sarkoidose* besteht gleichfalls eine gesteigerte Kalziumresorption aus dem Darm. Die dadurch entstehende Hyperkalzämie und Hyperkalziurie lösen dann Steinbildung in der Niere und Nephrokalzinose aus. Hyperkalzämie mit anschließender Ablagerung von Kalksalzen in der Niere kann weiter mit Überdosierung mit *Vitamin D* und beim sogenannten *Milch-Alkali-Syndrom* gesehen werden.

Bei letzterem entsteht die Hyperkalzämie und Alkalose durch lang anhaltende Zufuhr von Milch und Antazida, wie sie z.B. bei der früheren Therapie von chronischen, peptischen Magengeschwüren praktiziert wurde.

Zur **verstärkten Kalziumfreisetzung** aus dem Skelett kommt es als Folge eines primären oder sekundären Hyperparathyreoidismus, durch Tumoren im Skelettsystem und durch langdauernde Immobilisation. Beim primären Hyperparathyreoidismus liegt meist ein Adenom der Nebenschilddrüse vor. Beim sekundären Hyperparathyreoidismus tritt die Hyperplasie der Epithelkörperchen als Folge einer chronischen Nierenerkrankung auf. In beiden Fällen bewirkt die vermehrte Bildung von Parathormon die Mobilisation von Kalzium aus dem Knochengewebe, die dann Anlaß zur Nephrokalzinose und zur rezidivierenden Steinbildung in der Niere gibt. Zu den Tumoren, die einen verstärkten Abbau von Knochensubstanz bewirken und sekundär eine Nephrokalzinose auslösen, zählen primäre Knochentumoren, das Plasmozytom und osteolytische Knochenmetastasen verschiedener Karzinome (Schilddrüsenkarzinom; Bronchialkarzinom; Nierenkarzinom; Mammakarzinom). Weiter kommt es beim paraneoplastischen Syndrom, das bei bestimmten Formen von Nieren- und Bronchialkarzinomen auftritt, zur Bildung einer Parathormon-ähnlichen Substanz durch die Tumorzellen, die dann den Abbau von Knochengewebe auslöst. Weiter kann eine langdauernde Immobilisation, z.B. bei Poliomyelitis oder bei Querschnittslähmung durch Inaktivitätsatrophie den Abbau von Knochengewebe und anschließender Nephrokalzinose bewirken.

Bei dystrophischen Veränderungen werden häufig in den nekrotischen Gewebsbereichen, die sich stark alkalisch verhalten und daher als „Kalkfänger" wirken, Kalksalze abgelagert. Dystrophische Verkalkungen in den Nieren werden als Folge von Schwermetallvergiftungen und dem Einwirken anderer nephrotoxischer Substanzen, die Nekrosen auslösen, gesehen. Auch Infarkte, die in den Nieren oft nicht vollständig organisiert werden, zeigen häufig dystrophische Kalkeinlagerungen. Desgleichen können Nekrosen im Epithel der Nierentubuli, wie sie z.B. bei Schocknieren vorkommen, eine dystrophische Verkalkung nach sich ziehen.

13.8.2
Urat-Nephropathie (Gichtniere)

Bei der Gicht liegt eine stark erhöhte Konzentration der Harnsäure im Blut vor. Anfallsweise wird Natriumurat in Form feiner Kristalle in verschiedenen Organen, bevorzugt in den Gelenken und in der Niere ausgefällt. Die *primäre Gicht* ist eine dominant vererbte Hyperurikämie. Diese kann durch eine tubuläre Sekretionsinsuffizienz für Harnsäure in der Niere oder durch einen primären Enzymdefekt, der zu einer gesteigerten Uratproduktion führt, verursacht werden. *Sekundäre Gicht* (symptomatische Gicht) entsteht bei globaler Nierenschädigung infolge Sekretionsinsuffizienz oder durch Überproduktion von Urat, wie sie durch gesteigerten Zellkernzerfall (z.B. bei Polycythaemia vera, Leukämie, Lymphomen, nach zytostatischer Therapie, etc.) auftritt. Der Uratausfall schädigt neben dem Gelenksknorpel (bevorzugter Befall des Großzehengrundgelenks = Podagra, daneben aber auch anderer Gelenke, wie die Hand- und Fingergelenke) häufig auch die Nieren.

In den Nieren kann die Gicht komplexe Schäden verursachen. Neben den Folgen der Uratablagerung mit sekundären entzündlichen Reaktionen sind häufig auch vaskuläre und pyelonephritische Nierenveränderungen zu beobachten. Der Uratausfall ist oft schon makroskopisch als kleine, weiße, Stippchen, die bevorzugt an der Rinden-Mark-Grenze liegen oder als weiße, radiäre Streifen im Nierenmark zu erkennen. Mikroskopisch zeigt sich, daß die Uratkristalle sowohl im Tubulussystem der Niere als auch im Interstitium des Organs liegen. Im letzteren lösen sie die Bildung von Fremdkörpergranulomen mit Riesenzellen und Entzündungszellen aus. Diese Veränderungen in den Nieren führen häufig zu Harnstau und begünstigen das Angehen von Infektionen.

13.8.3
Amyloidnephrose

Bei der sekundären Amyloidose sind die Nieren ein Hauptablagerungsort für das Amyloid. Bei der primären Amyloidose sind Nierenveränderungen eher selten. Makroskopisch erscheinen die Nieren vergrößert und von fester, gummiartiger Konsistenz. Ihre Farbe ist grauweiß bis gelblich. Die Schnittfläche weist den für das Amyloid typischen speckigen Glanz auf. Mit der Jodprobe läßt sich das Amyloid darstellen.

Die Ablagerung von Amyloid beginnt im Mesangium der Glomerula und setzt sich peripherwärts entlang der glomerulären Basalmembranen fort. Die zunehmende Ablagerung von Amyloid führt allmählich zur Verödung der Glomerula. Amyloid läßt sich histologisch (mit der alkoholischen Kongorot-Färbung) auch in der Wand der Vasa afferentia und Vasa efferentia nachweisen. In größeren Gefäßen tritt es nur selten auf. In geringer Menge findet sich Amyloid auch entlang der tubulären Basalmembranen und im Interstitium.

Klinisch zeigt sich eine Amyloidose der Nieren durch Proteinurie, die später in ein nephrotisches Syndrom einmündet. Die klinische Diagnose „Amyloidnephrose" läßt sich in der Regel nur nach einer Nierenbiopsie stellen. Blutdruckerhöhung und Niereninsuffizienz mit Urämie treten erst im fortgeschrittenen Stadium auf. Die Mitbeteiligung der Nieren bei der sekundären Amyloidose ist klinisch von großer Bedeutung, da die meisten Patienten schließlich an den Folgen der Nierenveränderungen sterben.

13.9
Tumoren der Niere

13.9.1
Adenokarzinom der Niere (früher: Hypernephrom)

Das Adenokarzinom der Niere ist die häufigste bösartige Geschwulst dieses Organs. Es tritt in jedem Lebensalter auf, bevorzugt aber deutlich die höheren Lebensjahrzehnte. Dieser Tumor entsteht durch maligne Entartung der Nierenkanälchen und kommt meist einseitig vor. Häufig werden die ersten Symptome erst dann beobachtet, wenn der Tumor schon relativ weit in seine Umgebung (z.B. in das Nierenbecken) eingewachsen ist oder wenn schon Metastasen aufgetreten sind. Klinische Symptome sind die Hämaturie, die bei 90% der Patienten zu beobachten ist, Fieber, Rückenschmerzen und Polyglobulie.

Makroskopisch zeigt das Adenokarzinom (Abb. 13-5) häufig eine „bunte" Schnittfläche
- zum Teil gelb, wegen des hohen Fettgehaltes eines Teils der Tumorzellen
- zum Teil grauweiß, durch entdifferenzierte Tumorzellen, die keine Lipide mehr speichern
- zum Teil rot, bedingt durch die auftretenden Blutungen.

Mit zunehmender Tumorgröße treten auch häufig Nekrosen auf.

Histologisch (Abb. 13-6) setzt sich der Tumor aus drüsenschlauchartigen, papillären und soliden Verbänden großer heller Tumorzellen zusammen. Die Zellen sitzen den Kapillaren oft unmittelbar auf und sind von diesen oft nur durch die Basalmembran getrennt. Die Kerne der Tumorzellen erscheinen auffällig uniform. Bei der routinemäßigen HE-Färbung gehen die Li-

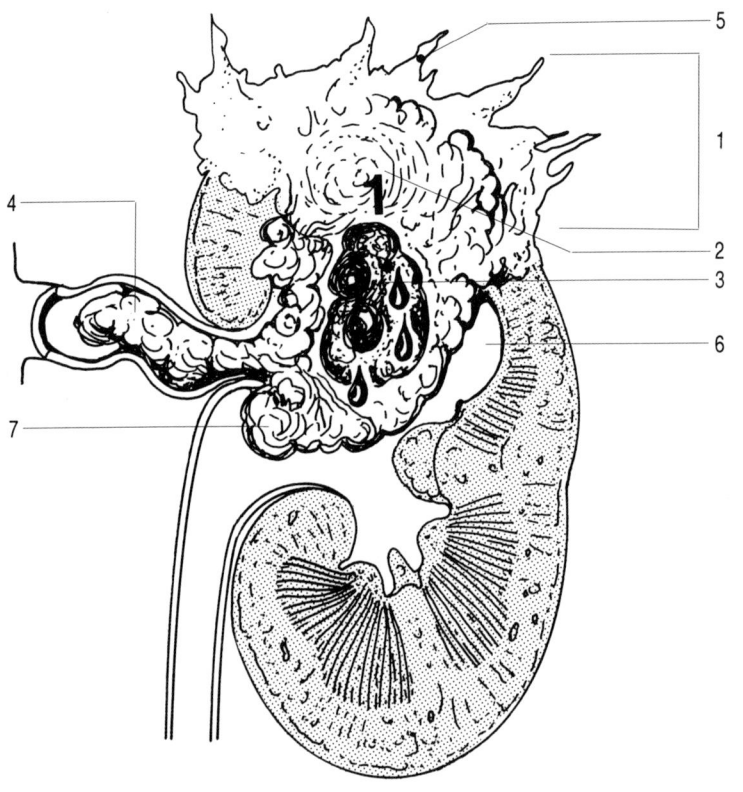

Abbildung 13-5:
Adenokarzinom der Niere (Hypernephrom).
1 Adenokarzinom;
2 hyaline Degeneration innerhalb des Tumorgewebes;
3 Blutung im zentralen Bereich des Tumors;
4 Einbruch von Tumorgewebe in die Nierenvene;
5 Einwachsen in das umgebende Gewebe;
6 Hydronephrose durch den Druck des Tumors;
7 Tumorzapfen im Nierenbecken.

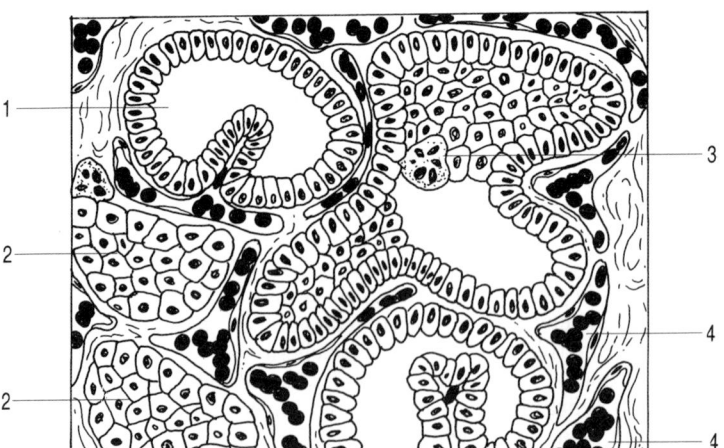

Abbildung 13-6:
Mikroskopisches Bild des Adenokarzinoms der Niere.
1 hellzellige, auffallend uniforme, tubuläre Strukturen; 2 solide Stränge von Tumorzellen;
3 Tumorriesenzellen;
4 dilatierte Kapillaren.

pide und Glykogen verloren. Die Zellen erscheinen dadurch oft optisch leer und pflanzenzellähnlich.

Die Prognose des Adenokarzinoms der Niere ist schlecht, weil oft die Diagnose erst dann gestellt wird, wenn bereits Fernmetastasen vorhanden sind.

13.9.2
Nephroblastom (Wilms-Tumor)

Das Nephroblastom ist eine im Kindesalter auftretende bösartige Geschwulst der Nieren. Es zählt zu den embryonalen Tumoren, da es schon während der Embryonalzeit aus Zellen der Nierenanlagen entsteht und in der Folgezeit zu einem soliden grobknotigen Tumor heranwächst. Typisch für das Nephroblastom ist das Nebeneinander von epithelialen und mesenchymalen Zellelementen (daher auch: Adenosarkom). Häufig ist das Nephroblastom mit Mißbildung der Nieren gekoppelt. Sowohl mit Bestrahlung als auch durch Chemotherapie kann dieser Tumor der Nieren erfolgreich behandelt werden.

13.10 Erkrankungen der ableitenden Harnwege

13.10.1 Hydronephrose

Abflußbehinderungen des Harns aus dem Nierenbecken führen zu einer Erweiterung des vor dem Passagehindernis gelegenen Hohlraumsystems. Der Harnstau kann dabei sowohl durch Verlegung der ableitenden Harnwege selbst (angeborene Fehlbildungen und Tumoren der ableitenden Harnwege, Steinbildungen, Narbenstrikturen), als auch durch Einengung der Harnwege durch Kompression von außen (Tumoren der Prostata, des Retroperitonealraumes oder der Zervix uteri, Schwangerschaft) verursacht werden. Die Harnstauung hat eine zunehmende Atrophie des Nierenparenchyms zur Folge. Schließlich erscheint die Niere in ein mit wäßriger Flüssigkeit gefülltes sackartiges Gebilde umgewandelt, wobei das hochgradig erweiterte Nierenbecken nur noch von einem sehr schmalen Saum aus Nierengewebe umgeben wird.

Die durch die Stauung hervorgerufene Schädigung der Niere macht diese für Infektionen mit Bakterien besonders anfällig. Bei Infektionen mit Eitererregern wird der zunächst wäßrige Inhalt durch dickflüssigen Eiter ersetzt (Pyonephrose). Das Nierenbecken und die Nierenkelche werden dann unter Umständen von einem einzigen großen Eitersack eingenommen. Heftige Schmerzen in der Lendengegend, Schüttelfrost und Fieber weisen auf eine Ausbreitung der Entzündung auf die angrenzenden Nierenbereiche und auf die Manifestation einer nephrogenen Sepsis hin.

13.10.2 Urolithiasis (Steinbildung in den Harnwegen)

Steinbildung in den Harnwegen findet bevorzugt in den Nierenkelchen (Nephrolithiasis), in den Harnleitern (Ureterolithiasis) und in der Harnblase (Zytolithiasis) statt.

Nach ihrer überwiegenden Zusammensetzung lassen sich unter anderem Kalziumoxalat-, Kalziumphosphat-, Magnesium-Ammoniumphosphat und Zystinsteine unterscheiden. Der genaue Mechanismus der Steinbildung ist vielfach nicht mehr feststellbar. Generell besteht aber im Harn eine hohe Konzentration an Kristalloiden. Diese werden durch die Wirkung von Schutzkolloid, das vom Epithel der ableitenden Harnwege sezerniert wird, in Lösung gehalten. Bei Störungen der kolloidalen Schutzfunktion kann es zur Ausfällung der im Harn gelösten Substanzen kommen.

Begünstigend für das Entstehen von Steinen wirkt eine Zunahme der Konzentration von im Harn gelösten Stoffen (wie sie etwa für Kalzium beim Hyperparathyreoidismus oder für Zystin bei der Zystinurie zu beobachten ist). Weiter kann eine Veränderung im pH- Wert des Harns die Steinbildung fördern. Dabei führt eine Verschiebung des pH-Werts in den sauren Bereich vor allem zum Auftreten von Urat-, Oxalat- und Zystinsteinen. Im alkalischen Milieu treten bevorzugt Phosphatsteine auf. Harnwegsinfektionen mit harnstoffspaltenden Bakterien können zur Alkalisierung des Harns führen und eine Steinbildung (fast ausschließlich Magnesium-Ammonium- Phosphat-Steine und Kalziumphosphatsteine) auslösen. Die so entstandenen Konkremente werden in der Klinik auch als „septische Steine" den „aseptischen" Urat-, Harnsäure- und Oxalatsteinen gegenübergestellt. Weiter können auch verschiedene andere Faktoren wie z.B. Vitamin-A-Mangel (durch Störungen der Integrität des Epithels der Harnwege), Harnstauung oder Fremdkörper die Steinbildung auslösen.

Durch die Steine kommt es in der Regel zur mechanischen Reizung der Schleimhaut und zu Blutungen. Entzündungen, Drucknekrosen und Infektionen der irritierten Bereiche können sich anschließen. Als Spätfolgen werden Narbenstrikturen, Fistelbildungen und gelegentlich auch die Entwicklung von malignen Neoplasmen beobachtet.

13.10.3
Entzündungen der Harnblase (Zystitis)
Eine Zystitis entsteht meist als Folge einer Sekundärinfektion nach Entzündungen anderer Bereiche des Harntraktes. Sie kann absteigend (deszendierend) von einer Pyelonephritis, aufsteigend (aszendierend) von der Urethra her, aber auch hämatogen und lymphogen verursacht werden. Als Infektionserreger kommen Bakterien (Escherichia coli, Staphylokokken, Streptokokken, Neisserien etc.), in tropischen Ländern aber auch häufig Parasitenbefall (Schistosomiasis) in Betracht. Als nichtinfektiöse Ursachen sind Konkremente und Fremdkörper zu nennen.

Bei der akuten Zystitis lassen sich nach den morphologischen Veränderungen und der Art des Exsudates eine katarrhalische, fibrinöse, pseudomembranöse, eitrige, hämorrhagische etc. Zystitis unterscheiden. Bei der chronische Zystitis ist die Blasenwand verdickt, die Schleimhaut ödematös und hyperämisch sowie mit zahlreichen Lymphozyten durchsetzt.

13.10.4
Tumoren der Harnblase
Tumoren der Harnblase gehören zu den häufigsten Neubildungen, die in der Urologie beobachtet werden. Sie kommen bevorzugt im höheren Lebensalter vor, wobei Frauen im stärkeren Maß betroffen sind. Die meisten Blasentumoren (> 90%) nehmen ihren Ursprung vom Übergangsepithel der Harnblase und bilden papillomatöse Formen aus. Überwiegend handelt es sich um bösartige Neubildungen.

Als prädisponierende Faktoren werden chronische Entzündungen der Harnblase mit Plattenepithelmetaplasie angesehen. Auffallend ist auch das gehäufte Auftreten von bösartigen Harnblasentumoren bei Arbeitern in bestimmten Berufszweigen (che-

Tabelle 13-1:
Gradeinteilung („Grading") der Blasentumoren

G0	Papillom, nicht mehr als 6 Zellagen; keine Kern- und Zellatypien
G1	Papilläres Karzinom Grad 1 mehr als 6 Zellagen; gut differenziert; nur geringe Kern- und Zellatypien; in der Regel keine Metastasen
G2	Papilläres Karzinom Grad 2 (etwa 80% aller Blasentumore) Verbreiterung des Übergangsepithels mittelgradige Kernatypien: Kerne sind vergrößert und teilweise hyperchromatisch Deutliche Infiltration des Stromas und der Harnblasenwand
G3	Papilläres Karzinom Grad 3 Starke Verbreiterung des Epithels hochgradige Kernpolymorphie (anaplastische Kerne) starke Infiltration der Harnblasenwand und benachbarter Strukturen Metastasen

mische Industrie, Textilindustrie), die über längere Zeit mit aromatischen Aminen (z.B. Naphthylaminen; Aminodiphenyl; Benzidin) in Kontakt gekommen sind.

Die meisten papillären Blasentumoren ragen blumenkohlähnlich in das Blasenlumen vor. Nach ihrem histologischen Aufbau und nach zytologischen Kriterien („Grading") lassen sich *gutartige Papillome (G0)* und *papilläre Karzinome (G1 bis G3)* unterscheiden, wobei allerdings fließende Übergänge bestehen.

Gutartige Papillome (G0) sind selten und machen nicht mehr als 2 bis 3% aller Blasentumoren aus. Das Übergangsepithel weist nicht mehr als sechs Zellschichten auf. Kernatypien werden nicht beobachtet.

Bei den *Karzinomen* weist das Epithel der papillären Neubildungen mehr als sechs Zellagen auf. Infiltration des Stromas und die Neigung zur Metastasenbildung sind bei G1 Tumoren noch gering, nehmen aber mit steigendem Malignitätsgrad deutlich zu.

14
Weibliche Geschlechtsorgane

Übersicht 14:

14.1	**Ovar (Eierstock)**	266
14.1.1	Zysten	266
14.1.2	Entzündungen	266
14.1.3	Neoplasmen	267
14.1.3.1	Epitheliale Tumoren	267
14.1.3.2	Keimstrang-Stroma-Tumoren	268
14.1.3.3	Keimzelltumoren	269
14.1.3.4	Metastasen extraovarieller Tumoren	269
14.2	**Tuba uterina (Salpinx, Eileiter)**	269
14.2.1	Salpingitis	269
14.2.2	Sonstige Erkrankungen der Tuben	270
14.3	**Uterus (Gebärmutter)**	270
14.3.1	Mißbildungen	270
14.3.2	Lageveränderungen	271
14.3.2.1	Intraperitoneale Lageveränderungen	271
14.3.2.2	Extraperitoneale Lageveränderungen	271
14.3.3	Entzündungen	272
14.3.3.1	Akute Endometritis	272
14.3.3.2	Chronische Endometritis	272
14.3.3.3	Tuberkulöse Endometritis	272
14.3.3.4	Myometritis	272
14.3.3.5	Perimetritis	272
14.3.3.6	Parametritis	272
14.3.4	Endokrine Störungen	272
14.3.4.1	Glanduläre oder glandulär-zystische Hyperplasie	272
14.3.4.2	Senile Atrophie des Endometriums	273
14.3.4.3	Exogene Hormonzufuhr	274
14.3.5	Neoplasmen	274
14.3.5.1	Adenomatöse Hyperplasie des Endometriums	274
14.3.5.2	Gebärmutterpolypen	274
14.3.5.3	Leiomyome des Uterus	274
14.3.5.4	Korpuskarzinom (Carcinoma corporis uteri)	276
14.3.5.5	Zervixkarzinom (Gebärmutterhalskrebs, Kollumkarzinom, Portiokarzinom, Carcinoma corporis uteri)	277
14.3.5.6	Sarkome des Uterus	281
14.3.6	Endometriose	281

14 Weibliche Geschlechtsorgane

14.4	**Vagina und Vulva (Scheide und äußere Genitalorgane)**	283
14.4.1	Entzündungen	283
14.4.2	Sonstige Veränderungen	283
14.5	**Pathologische Veränderungen während der Schwangerschaft**	284
14.5.1	Hyperemsis gravidarum	284
14.5.2	EPH-Gestose, Eklampsie	284
14.5.3	Extrauteringravidität	284
14.5.4	Fruchttod, Abortus (Fehlgeburt)	285
14.5.5	Plazenta	286
14.5.5.1	Lösungsstörungen	286
14.5.5.2	Placenta praevia	286
14.5.5.3	Plazentainfarkte	286
14.5.5.4	Entzündungen	287
14.5.5.5	Vorzeitige Plazentalösung (Ablatio placentae, Abruptio placentae)	287
14.5.5.6	Blasenmole (Mola hydatidosa)	287
14.5.5.7	Chorionkarzinom (Chorionepithelioma malignum)	287
14.5.6	Verletzungen der Genitalorgane während der Geburt	288
14.5.7	Veränderungen des Uterus nach der Geburt	288

14.1
Ovar (Eierstock)

14.1.1
Zysten

Zysten sind ein- oder mehrkammerige Hohlräume, die durch eine Kapsel umschlossen sind und einen flüssigen Inhalt haben. Zysten sind im Ovar relativ häufig.

Follikelzysten. Wenn bei einem sprungreifen Follikel die Ovulation unterbleibt, entstehen Follikelzysten, die die Größe eines Apfels erreichen können. Falls das Follikelepithel seine endokrine Aktivität beibehält, entstehen entsprechende hormonelle Störungen. Wenn beide Eierstöcke dicht unter der Organoberfläche zahlreiche zystisch erweiterte Follikel enthalten, spricht man von *polyzystischen Ovarien*.

Corpus-luteum-Zysten (Luteinzysten). Sie entstehen, wenn die physiologische Rückbildung eines Gelbkörpers unterbleibt. In der Zystenwand wird weiterhin Progesteron gebildet, Zyklusstörungen sind die Folge. Luteinzysten können auch platzen: Blutungen in der Bauchhöhle. Luteinzysten entstehen mitunter schon aus Tertiärfollikeln, indem sich die Zellen der Theca interna in Theca-Lutein-Zellen umwandeln. Solche Theca-Lutein-Zysten entstehen aber auch durch HCG, welches z.B. von einem Choriokarzinom gebildet wurde.

Keimepithelzysten (Inklusionszysten). Werden Teile des Oberflächenepithels in die Tiefe des Ovars verlegt, so entstehen Zysten, die mit einem einschichtigen kubischen Epithel ausgekleidet sind.

14.1.2
Entzündungen

Eine isolierte Entzündung der Eierstöcke (Oophoritis) kommt seltener vor. Meistens sind die Ovarien im Rahmen einer **Adnexitis** betroffen: Entzündung der Anhangsgebilde der Gebärmutter. Die Entzündung entsteht vor allem durch Fortleitung vom entzündeten Uterus her, teils über Lymphbahnen, teils über thrombophlebitisch veränderte Venen. Über die Eileiter gelangt besonders die durch Gonokokken verursachte Entzündung zu den Ovarien.

Komplikation: Entstehung von Ovarialabszessen, die mitunter auch in die Bauchhöhle durchbrechen. In die Abszesse können auch die Eileiter mit einbezogen sein (Tuboovarialabszesse).

14.1.3
Neoplasmen
14.1.3.1 Epitheliale Tumoren. Diese häufigen Ovarialtumoren (etwa $^2/_3$ aller Fälle) leiten sich vom Oberflächenepithel des Organs, dem Keimdrüsenepithel ab. Sie ahmen alle Differenzierungsrichtungen des Epithels der Müllerschen Gänge nach, sind also endometroid (wie die Gebärmutterschleimhaut), muzinös (wie die cervikalen Drüsen des Uterus) oder serös (wie die Schleimhaut der Tuba uterina).

Seröse Tumoren. Etwa 30% aller Tumoren des Ovars gehören zu diesem Bautyp. Seröse Zystadenome: benigne, meist einkammerig, Auskleidung mit normalem einschichtigem serösem Epithel, häufig Papillenstrukturen, welche das mit seröser Flüssigkeit gefüllte Zystenlumen weitgehend ausfüllen können; oft Psammomkörper (Kalkablagerungen) im Papillenstroma.

Papilläre Zystadenome: proliferierende Tumoren mit fraglicher Malignität, mehrreihiges Epithel mit verschiedenen Graden der Zellatypie, keine Invasionstendenz.

Seröse Zystadenokarzinome (Abb. 14-1): häufiger maligner Ovarialtumor, starke Epithelproliferation, zahlreiche Mitosen und Zellatypien, Invasion des Stromas, erste Metastasierung in die Peritonealhöhle (häufig): Peritonealkarzinose,

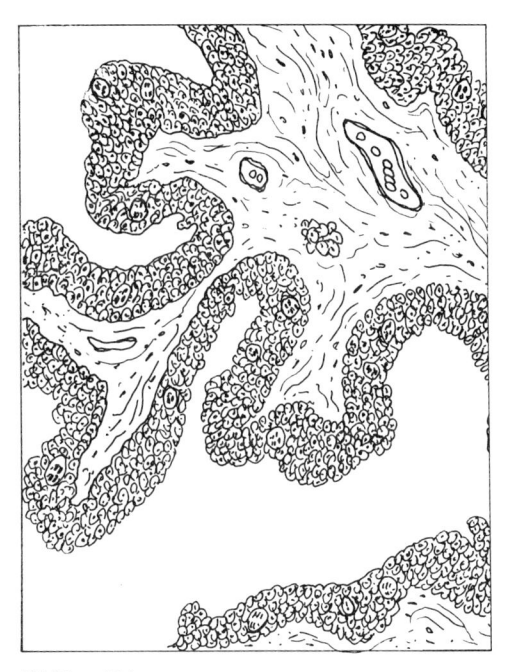

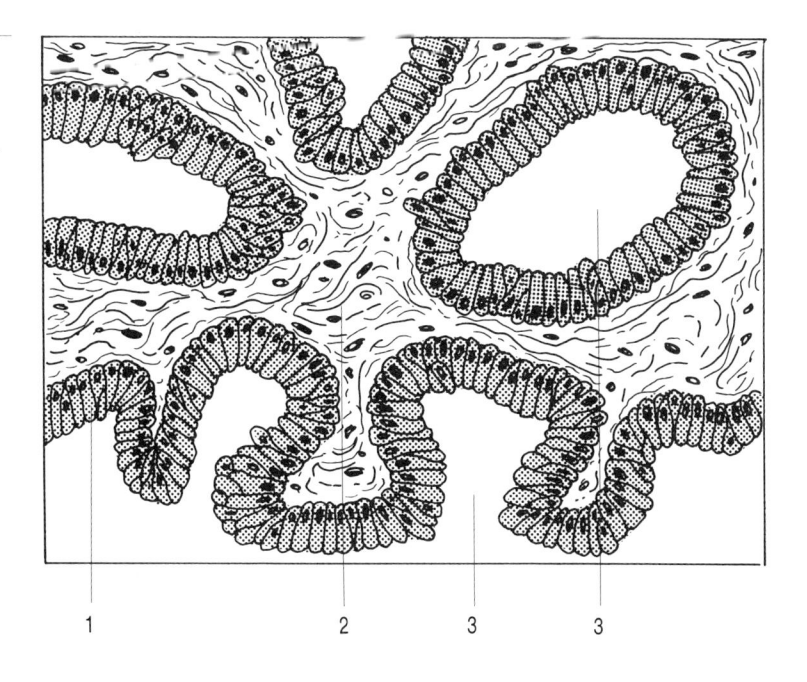

Abbildung 14-1:
Seröses Zystadenokarzinom.

Aszites, Verwachsungen; Lymphknotenmetastasen (retroperitoneal, paraaortal, mediastinal; hämatogene Metastasierung in Leber und Lunge oft sehr spät).

Abbildung 14-2:
Muzinöses Zystadenom.
1 einschichtiges Zylinderepithel; 2 Stroma; 3 zystische Hohlräume, gefüllt mit gallertigem Schleim

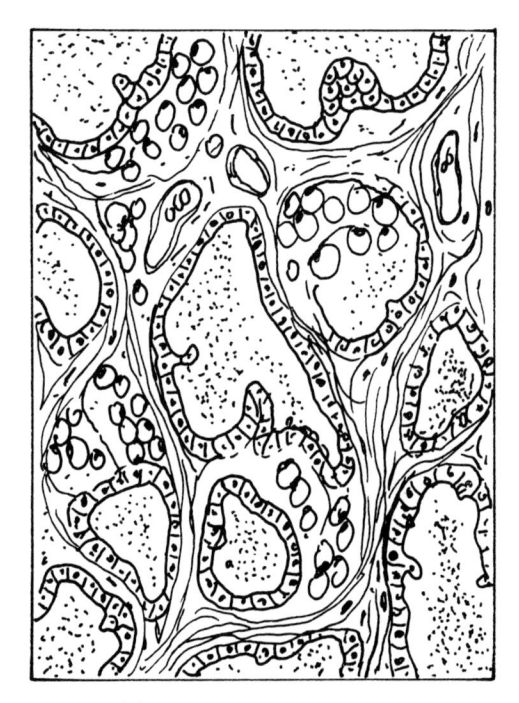

Abbildung 14-3:
Muzinöses Zystadenokarzinom.

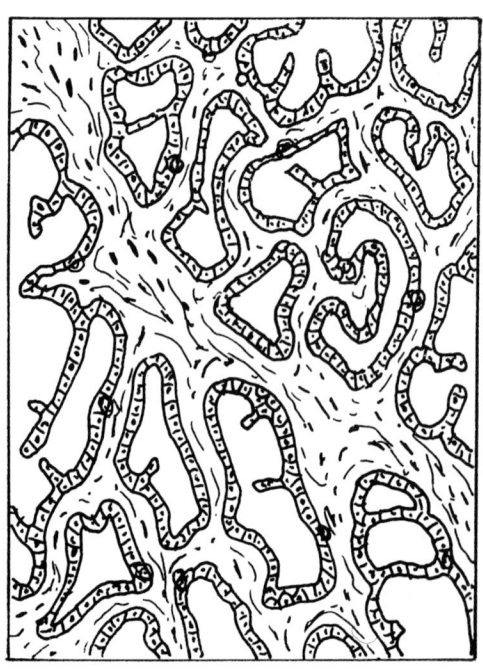

Abbildung 14-4:
Endometroides Adenokarzinom.

Muzinöse Tumoren. 22% aller Ovarialtumoren gehören in diese Gruppe.
Muzinöse Zystadenome (Abb. 14-2): Die Tumoren entwickeln mehrere Hohlräume, die von einem einschichtigen Epithel ausgekleidet sind, welches einen zähflüssigen gallertigen Schleim produziert. Sie können sehr groß werden und schließlich den ganzen Bauchraum ausfüllen (das größte bisher gefundene Zystom wog 149 kg!). In 10% der Fälle sind beide Ovarien betroffen. In 90% ist der Tumor gutartig.
Komplikation: Wenn der Tumor platzt, ergießen sich die Schleimmassen in die Bauchhöhle, wo sie sich an verschiedenen Stellen des Peritoneums ansiedeln (Gallertbauch, Pseudomyxoma peritonei). Der Leib ist aufgetrieben, die Darmfunktion ist gestört. Den Patientinnen ist jahrelanges Siechtum bestimmt, da die Entfernung niemals vollständig gelingt.
Muzinöse Zystadenokarzinome: Bei zunehmender Entdifferenzierung Schleimbildung nur noch in einigen Tumorzellen (Abb. 14-3).

Endometroide Tumoren. Die endometroiden Adenokkarzinome (Abb. 14-4) des Ovars zeigen alle Formen, die man bei den Adenokarzinomen des Endometriums finden kann, auch Plattenepithelmetaplasien, Adenoakanthombildung usw. Die Prognose ist etwas günstiger als bei serösen Zystadenokarzinomen.

Sonstige epitheliale Tumoren. Brenner-Tumoren: Gutartig mit Ausnahme weniger Fälle; fibröses Stroma mit runden Epithelnestern, in denen sich oft kleine Hohlräume bilden. Selten kommen auch die klarzelligen Karzinome des Ovars vor, welche auch als Sonderform zu den endometroiden Tumoren gerechnet werden.

14.1.3.2 Keimstrang-Stroma-Tumoren. Sie entstehen aus dem einfachen Ovarialstroma oder aus dem Hüllgewebe der Follikel.

Ovarialfibrome. Sie bestehen aus Bindegewebszellen; intensive Kollagenproduktion, keine hormonelle Aktivität, die benignen Tumoren können sehr groß werden.

Desmonds-Meigs-Syndrom: Doppelseitige Ovarialfibrome mit starkem Stromaödem, kombiniert mit Aszites und Hydrothorax.

Granulosazelltumoren. Die Tumoren enthalten vorwiegend Granulosazellen, die epithelartig gelagert sind, trabekulärer oder follikulärer Bau; teilweise auch diffuse Verteilung der Tumorzellen, zahlreiche Mitosen, geringe Kernpolymorphie, die meisten Tumoren produzieren Östrogene, wenige Tumoren verhalten sich maligne; bei Auftreten vor der Pubertät: Pubertas praecox; bei postklimakterischem Auftreten: Veränderung des Endometriums und Blutungen.

Thekazelltumoren. Sie bestehen vorwiegend aus Bindegewebszellen mit einem hohen Lipidgehalt, sie produzieren Östrogene; fast immer gutartig.

Androblastome. Die Tumoren enthalten männliche Zelldifferenzierungen, also Sertoli- und Leydig-Zellen. Werden männliche Sexualhormone produziert (Arrhenoblastome), so kommt es zu Virilisierungserscheinungen. Selten besteht Malignität, besonders bei den weniger differenzierten Formen.

Das Gynandroblastom ist die seltene Kombination aus Granulosa- und Thekazelltumoren mit Androblastomanteilen.

14.1.3.3 Keimzelltumoren.
In diese Gruppe gehören etwa 15–20% der Ovarialtumoren. Sie sind Abkömmlinge der Keimzellen.

Dysgerminom. Der maligne Tumor hat große Ähnlichkeit mit dem Seminom des Hodens; Auftreten meist vor dem 25. Lebensjahr; große Tumorzellen in strang- oder ballenförmiger Anordnung, helles, glykogenreiches Zytoplasma der Tumorzellen, zahlreiche Mitosen, Lymphozyteninfiltrate im Interstitium; große Strahlensensibilität; 5-Jahres-Überlebensrate 70–90%.

Endodermaler Sinustumor. Wohl eine Nachahmung von Dottersackstrukturen, Maschenwerk embryonaler Zellen, oft drüsenähnliche Gebilde mit vorspringenden unreifen Zellen, häufig kugelige hyaline Strukturen in Zytoplasma und angrenzendem Stroma; die Tumoren enthalten reichlich α-Fetoprotein; rasches Wachstum, nekrotischer Zerfall, ausgedehnte Metastasierung, ungünstige Prognose.

Teratome. Teratome sind die häufigsten Keimzelltumoren. Sie zeigen Gewebsstrukturen mehrerer Keimblätter. Gutartige adulte Teratome sind einkammerige Hohlraumbildungen, welche mit Talg und Haaren ausgefüllt sind (Dermoidzyste). Die Innenwand ist teils mit Plattenepithel, welches Talgdrüsen enthält, und teils mit Zylinderepithel bedeckt. Selten finden sich auch Glia- oder Ganglienzellen in den Teratomen. Selten wird eine maligne Entartung (Plattenepithelkarzinom) beobachtet. Unreife Teratome, die aus embryonalen Zellen bestehen, sind selten.

Eine einseitige Ausdifferenzierung (nur aus einem Keimblatt) ist die Struma ovarii: typische Schilddrüsenfollikel, welche Kolloid enthalten. Karzinoide des Ovars werden ebenfalls als einseitig ausdifferenzierte Teratome angesehen.

14.1.3.4 Metastasen extraovarieller Tumoren.
Die Absiedlung von Tochtergeschwülsten in die Ovarien ist häufig zu finden. Beim Mammakarzinom gelangen die Metastasen hämatogen in die Eierstöcke. Bei Magen-, Pankreas-, Darm- und Gallenblasenkarzinomen werden die Metastasen direkt über das Peritoneum zum Ovar verschleppt, wo sie dann von der Oberfläche aus in das Organ einwachsen. Die mit Follikelreifung und Ovulation einhergehende vermehrte Blutfülle der Eierstöcke (Hyperämie) begünstigt die Ansiedlung der Metastasen.

Krukenberg-Tumoren. Große doppelseitige Ovarialmetastasen (mit Siegelringzellen) eines Magenkarzinoms.

14.2 Tuba uterina (Salpinx, Oviduct, Eileiter)

14.2.1 Salpingitis
Entzündungen des Eileiters entstehen lymphogen oder hämatogen oder durch direktes Übergreifen von Nachbarorganen, vor allem vom Uterus aus. Günstige Bedingungen für den Aufstieg von Keimen (Aszension) durch die Uterushöhle in die Tuben sind:
- Puerperium (Wochenbett)
- Menstruation: Das langsam herabsikkernde Blut beseitigt den schützenden Schleimpfropf, erweitert den Halskanal der Gebärmutter und bereitet so den

Keimen einen Weg für den Aufstieg bis zum Eileiter
– Eingriffe am Uterus, die fehlerhaft oder ohne die erforderliche Asepsis durchgeführt wurden (laienhafte Abtreibungsversuche).

Die **akute katarrhalische Salpingitis** ist verbunden mit der ödematösen Anschwellung des Eileiters, einer Rötung der Schleimhaut und einer serös-schleimigen Exsudation in das Lumen.

Die Entzündung kann folgenlos ausheilen oder in eine **chronische Salpingitis** übergehen: Infiltrate aus Lymphozyten und Plasmazellen, kolbige Auftreibungen und Verklebungen der Schleimhautfalten mit Taschenbildungen (mögliche Ursache einer späteren Eileiterschwangerschaft!), Granulationsgewebe, Bindegewebsneubildung (Wandverhärtung), Ausdehnung auf tiefere Wandschichten.

Bei Übergreifen der Entzündung auf die Umgebung kann eine Perisalpingitis, Perioophoritis oder auch eine Pelveoperitonitis entstehen. Das abdominelle Tubenende kann eingeengt oder narbig verschlossen werden. Bei eitrigen Entzündungen gleicht dann der Eileiter einem eitergefüllten Sack (Sactosalpinx purulenta, Pyosalpinx). Dies ist besonders bei der Gonorrhoe der Fall. Wenn als Folge einer Entzündung beide Tubenlichtungen vollständig verschlossen sind, besteht Sterilität: Weder eine Spermienaszension noch der Transport einer Eizelle in den Uterus sind mehr möglich.

Die **Tuberkulose der Eileiter** ist eine häufige, hämatogen entstandene Form der Organtuberkulose mit Granulombildung oder Verkäsung. Meist geht sie der Tuberkulose des Endometriums voraus.

14.2.2
Sonstige Erkrankungen der Tuben
Im Bereich der Serosa können stecknadelkopf- bis kirschgroße **Zysten** (Serosazysten) vorkommen. In der Eileiterwand können auch **Endometriosen** auftreten (siehe hierzu Abschn. 14.3.6).

Tuboovarialzysten sind Verwachsungen des Ovars mit der Tube, die zu einer zentralen zystischen Hohlraumbildung führen. Benigne und maligne Tumoren des Eileiters sind verhältnismäßig selten.

14.3
Uterus (Gebärmutter)

14.3.1
Mißbildungen
Aplasie. Das vollständige Fehlen des Uterus bei vorhandener Organanlage ist selten.

Hypoplasie. Das Organ ist in seiner Entwicklung auf einer fetalen oder kindlichen Entwicklungsstufe stehengeblieben. Meist ist das weitere Wachstum infolge hormoneller Störungen unterblieben.

Dysplasie. Fehlbildungen der Gebärmutter sind häufiger. Ursache ist hierbei die nur teilweise oder gänzlich ausgebliebene Vereinigung der Müllerschen Gänge. Dies sind paarige embryonale Gangsysteme, aus deren Verschmelzung sich der Uterus oder der obere Teil der Scheide bilden.

Man kennt verschiedene Formen der **Uterusfehlbildungen**, z.B.:
– Uterus und Vagina sind doppelt vorhanden
– Uterus doppelt und Vagina einfach vorhanden (Uterus duplex)
– Hornbildungen am Uterus bei unvollständiger Verschmelzung der Gänge (Uterus bicornis)
– angedeutete, teilweise oder vollständige Unterteilung des Uterus durch Septen (Trennwände): Uterus arcuatus, Uterus subseptus, Uterus septus).

Uterusmißbildungen sind häufig Ursache einer Sterilität oder von wiederholten Aborten. Tritt aber dennoch eine Schwangerschaft ein, so kann es zu schweren Komplikationen oder Schädigungen des Feten kommen:
– Uterusrupturen bei Schwangerschaften im rudimentären Nebenhorn
– Störungen während der Geburt oder der Nachgeburtsperiode
– Lageanomalien des Fetus
– angeborene Mißbildungen des Kindes durch Raumbeengung im dysplastischen Uterus.

Gynäkologische Beschwerden (Molimina menstrualia) bestehen, wenn in einem teilweise offenen rudimentären Nebenhorn Endometrium enthalten ist und keine Abflußmöglichkeit zur Scheide besteht. Im

Lauf der Zeit bildet sich dann eine Hämatometra aus.

Oft kommen gleichzeitig mit Uterus- und Scheidenfehlformen auch Mißbildungen der Niere und der Harnorgane vor.

14.3.2 Lageveränderungen

14.3.2.1 Intraperitoneale Lageveränderungen des Uterus.
Der Uterus liegt normalerweise so in der Mittelachse des kleinen Beckens, daß der Korpusteil gegen den Halsteil nach vorne abgewinkelt ist. Die Portio vaginalis uteri (der in die Scheide hineinragende Gebärmutterteil) zeigt steißbeinwärts. Die Stellung des ganzen Uterus im Becken wird als *Positio* bezeichnet. Scheiden-, Zervix- und Korpusachse liegen dabei allerdings nicht auf einer Geraden.

Der Winkel, den die Scheidenachse mit der Zervixachse bildet, ist die *Versio*, der Winkel zwischen Zervixachse und Längsachse des Corpus uteri die *Flexio*. Der Uterus liegt normalerweise in Anteversio und Anteflexio in der geburtshilfreichen Führungslinie des kleinen Beckens.

Von den möglichen Lageveränderungen des Uterus im kleinen Becken hat vor allem die fixierte Rückwärtsverlagerung (*Retroversio oder Retroflexio uteri fixata*) klinische Bedeutung, aber auch die spitzwinkelige Anteflexion und die Linkslage (Sinistropositio) des hypoplastischen Uterus.

14.3.2.2 Extraperitoneale Lageveränderungen des Uterus
(Abb. 14-5). Eine sehr häufige Lageveränderung ist das Tiefertreten des Uterus, welches von sehr unangenehmen Symptomen begleitet sein kann. Ursache ist eine Erschlaffung des Halteapparates oder eine Insuffizienz des Beckenbodens, wie man sie besonders nach zahlreichen schweren Geburten sowie auch im höheren Lebensalter finden kann.

Descensus uteri. Die Gebärmutter, und damit auch die Scheide, senkt sich, ohne aus der Vulva auszutreten.

Prolapsus uteri. Als Vorfall oder Prolaps wird das Austreten des Uterus aus dem kleinen Becken bezeichnet. Beim Partialprolaps ist nur ein Teil des Uterus und der Vagina im Scheideneingang zu sehen.

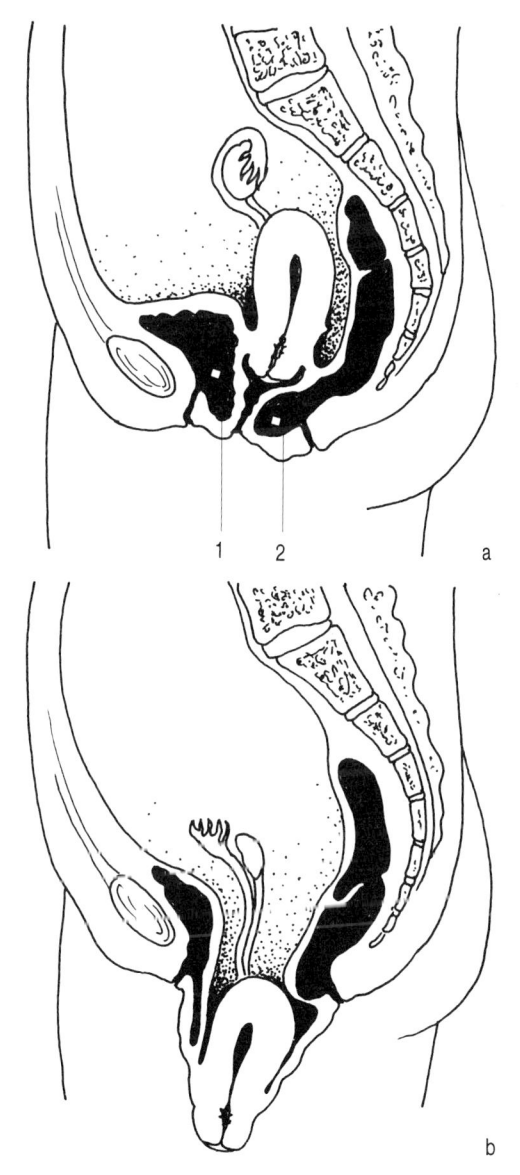

Abbildung 14-5:
Extraperitoneale Lageveränderungen des Uterus.
a) Descensus vaginae mit Entstehung einer Zystozele (1) und einer Rektozele (2);
b) Totalprolaps von Uterus und Vagina.

Ein *Totalprolaps* liegt vor, wenn sich die Scheide gänzlich umgestülpt hat, so daß ihre epitheliale Auskleidung nach außen zeigt und der ganze Uterus vor die Vulva zu liegen kommt.

Das Tiefertreten des Uterus und der vorderen Scheidenwand bewirkt häufig eine **Zystozele** (Senkung des Blasenbodens) mit Restharnbildung und evtl. ständigem unwillkürlichem Harnabgang.

Beim Tiefertreten der hinteren Scheidenwand wird dagegen die vordere Rektumwand mitgenommen. So entsteht eine **Rektozele**, in der sich dann eine Kotsäule verfangen kann (Stuhlentleerungsstörungen).

Weiterhin kann sich auch eine hernienartige Vorstülpung des Douglas-Raumes (Excavatio rectouterina) bilden, die **Douglaszele**.

14.3.3
Entzündungen

Nach dem Entstehungsort des entzündlichen Prozesses unterscheidet man:
- Endometritis: Entzündung der Gebärmutterschleimhaut (Endometrium)
- Myometritis: Entzündung der Muskelwand des Uterus (Myometrium)
- Perimetritis: Entzündungen im Bereich des Serosaüberzuges der Gebärmutter (Perimetrium)
- Parametritis: Entzündung der Bindegewebsräume des kleinen Beckens, in die der Uterus eingebaut ist (Parametrien).

14.3.3.1 Akute Endometritis. Sie wird meist durch Bakterien verursacht (häufig Gonokokken). Entzündliche Schwellung des Endometriums, Infiltration mit Leukozyten, evtl. oberflächliche Nekrosen, ein Übergreifen auf die Eileiter ist möglich.

14.3.3.2 Chronische Endometritis. Sie kann aus einer akuten Entzündung entstehen, oft ist aber ein akutes Anfangsstadium nicht feststellbar. Nach Abheilung bleiben oft narbige Retraktionen und Verwachsungen bestehen, die zu Sekretabflußstörungen führen können. Als Endzustand einer chronischen Endometritis kann auch eine Atrophie des Endometriums vorkommen.

14.3.3.3 Tuberkulöse Endometritis. Die Entzündung entsteht meist durch Übergreifen einer Eileitertuberkulose, seltener durch hämatogene Ausbreitung der Erreger. In erster Linie wird der Fundus uteri befallen, seltener der Gebärmutterhalsbereich. Im Stroma findet man zwischen den sezernierenden Uterusdrüsen multiple Tuberkulosegranulome, die aber mit jeder Menstruation abgestoßen werden.

Der Erregernachweis geschieht daher zweckmäßig im Menstrualblut. Die histopathologische Untersuchung sollte aber am besten an Ausschabungsmaterial durchgeführt werden, das kurz vor der Menstruation gewonnen wurde: Die Granulome haben sich dann während des Zyklus zu hinreichender Größe entwickelt.

14.3.3.4 Myometritis. Die akute Form dieser Entzündung ist relativ selten. Sie entsteht durch Übergreifen einer schweren Endometritis auf das Myometrium. Wird die Entzündung chronisch, so ergibt sich eine fortschreitende Vernarbung des Myometriums.

14.3.3.5 Perimetritis. Die Perimetritis entspricht einer Pelveoperitonitis (Bauchfellentzündung im Beckenbereich): Der Serosaüberzug des Uterus und meist auch seiner Anhangsgebilde und Nachbarorgane (Tuben, Ovarien, Harnblase und Dickdarm) ist entzündlich befallen. Sie tritt auf,
- wenn Genitalentzündungen auf die Serosa übergreifen,
- im Rahmen einer diffusen Peritonitis,
- durch Fortleitung einer Appendizitis.

14.3.3.6 Parametritis. Bei dieser Entzündungsform ist vor allem das Bindegewebe zwischen den Blättern des Ligamentum latum befallen. Eine eitrige Thrombophlebitis oder Lymphangiitis führt zur Ausbreitung der Entzündung in Form einer Phlegmone. Nach Abheilung sind die Parametrien häufig durch Schwielen verdickt und verhärtet.

14.3.4
Endokrine Störungen

14.3.4.1 Glanduläre oder glandulär-zystische Hyperplasie (Farbtafel II,5). Wenn nach Reifung von Follikeln die Ovulation ausbleibt (häufig im Präklimakterium), so spricht man von einem anovulatorischen Zyklus. In diesem Fall folgt auf die Proliferationsphase des Endometriums nicht in zeitgerechter Abfolge einer Sekretionsphase. Der Follikel bleibt bestehen (Follikelpersistenz), es kann sich kein Gelbkör-

14.3 Uterus (Gebärmutter)

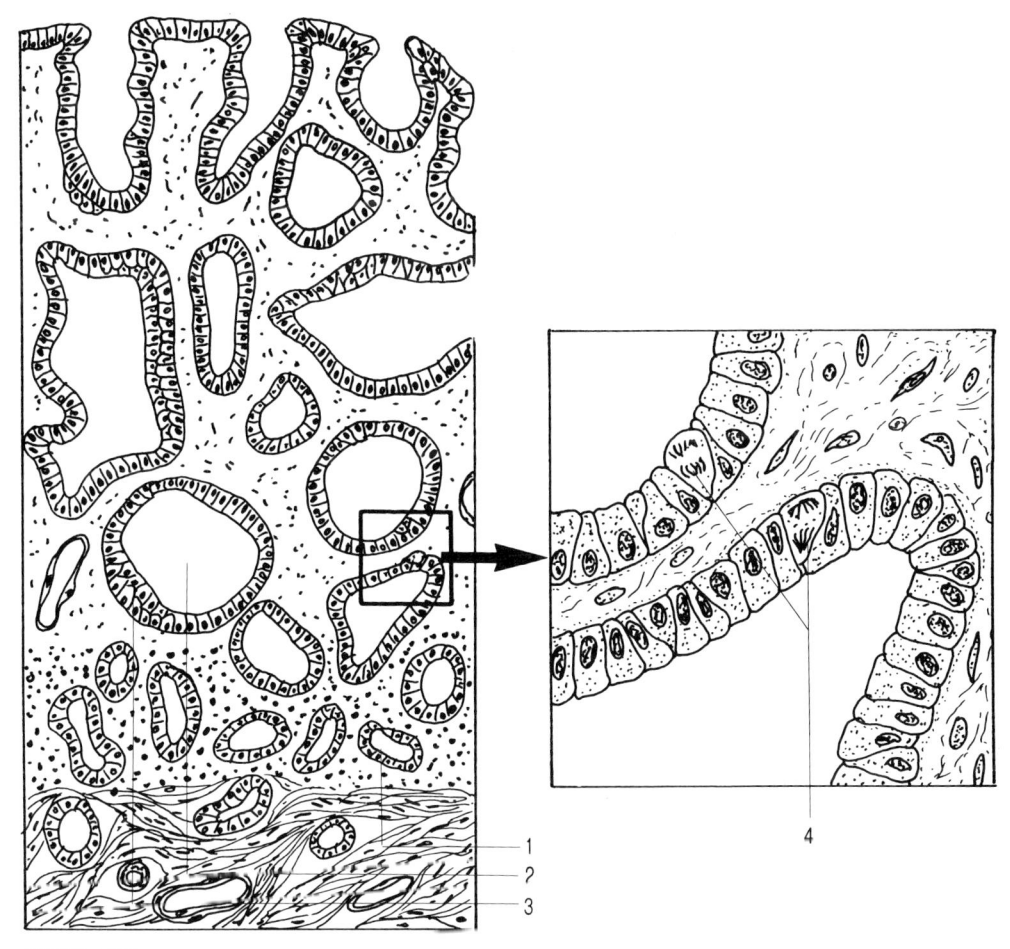

Abbildung 14-6:
Glandulär-zystische Hyperplasie des Endometriums.
1 normale Drüse; 2 zystisch erweiterte Drüse; 3 Proliferation des Drüsenepithels; 4 Mitosen.

per bilden und die Schleimhaut wächst weiter. Die uterinen Drüsen vergrößern sich und es entsteht eine **glanduläre Hyperplasie des Endometriums**.

Bei weiterem Drüsenwachstum, vor allem dann, wenn eine Follikelzyste (mit erhöhter Östrogenproduktion) entsteht, weiten sich die Drüsen zystisch aus: Es besteht eine **glandulär-zystische Hyperplasie des Endometriums**. Die großen Zysten sind schon makroskopisch erkennbar: Schweizerkäse-Muster der Gebärmutterschleimhaut. Das Drüsenepithel proliferiert, man findet zahlreiche Mitosen (Abb. 14-6).

Der immer größer werdende Hormonbedarf des stark proliferierten Epithels kann letztlich doch nicht gedeckt werden. Es entstehen daher oberflächliche Blutungen in der hyperplastischen Schleimhaut (abnorme Genitalblutungen: Metorrhagien). Östrogenproduzierende Ovarialtumoren können ebenfalls eine glandulär-zystische Hyperplasie verursachen.

14.3.4.2 Senile Atrophie des Endometriums.
Im Klimakterium fibrosiert das endometriale Stroma, die Drüsen werden atrophisch. Unter gleichzeitiger Vermehrung des myometrialen Bindegewebes wird auch die glatte Uterusmuskulatur atrophisch. Die Gefäße sind sklerotisch verändert.

14.3.4.3 Exogene Hormonzufuhr. Alleinige Zufuhr von Östrogenen bewirkt über eine Proliferation von Drüsen die Entstehung einer glandulärzystischen Hyperplasie, bei der auch östrogenbedingte Plattenepithelmetaplasien vorkommen können. Alleinige Gestagenzufuhr verhindert die Ovulation und hemmt frühzeitig die Proliferation der Drüsen. Die Folgen längerer Gestageneinwirkung sind: Atrophie der spärlichen Drüsen, geringe Sekretion, deciduale Umwandlung des Stromas („starke Sekretion"), letztlich fibröse Atrophie des Endometriums.

Bei hormoneller Kontrazeption werden meist Kombinationspräparate verwendet, deren Gestagenanteil überwiegt. Hier setzt die Proliferation ein (Östrogenwirkung), das Endometrium wird aber vorzeitig sekretorisch umgewandelt. Die Drüsen zeigen keine Schlängelung, das Epithel ist niedrig, das Stroma ödematös aufgelockert, kleine hämorrhagische Nekrosen können entstehen (Durchbruchsblutungen). Abbruchblutung am Zyklusende.

Sequentialpräparate bewirken eine kräftige Proliferation der Drüsen, die Sekretion ist aber verzögert, am Zyklusende findet man noch die Zeichen der frühen Sekretion. Die östrogenbedingte starke Proliferation kann zur glandulär-zystischen Hyperplasie führen.

**14.3.5
Neoplasmen
14.3.5.1 Adenomatöse Hyperplasie des Endometriums.** Über die hormonelle Stimulation bei glandulär-zystischer Hyperplasie hinaus kann sich eine Eigenständigkeit im Wachstum der uterinen Drüsenschläuche ergeben. Die Drüsen liegen eng beisammen, das Stroma entwickelt sich aber nicht weiter. Die Drüsenlumina sind geschlängelt und haben Ausbuchtungen, das Drüsenepithel entwickelt papilläre Sproßbildungen in die erweiterten Drüsenlumina hinein. Die adenomatöse Hyperplasie zeigt ein erhöhtes Entartungsrisiko.

14.3.5.2 Gebärmutterpolypen. Gebärmutterpolypen sind lokale Schleimhauthyperplasien. Meist sind sie gutartig.

Korpuspolypen gehen von der Zona basalis des Endometriums aus, wölben die Schleimhaut vor und sind letztlich nur noch durch einen dünnen Stiel mit ihrem Ausgangspunkt verbunden. Dieser Stil kann so lang sein, daß der Polyp im Muttermund erscheint und einen Zervixpolypen vortäuscht. Korpuspolypen kommen meist einzeln vor. Ihre Entstehungsursachen sind nicht geklärt. Man beobachtet sie vorwiegend im Klimakterium, sie können aber in jedem Lebensalter vorkommen, ausgenommen in der frühen Kindheit.

Korpuspolypen verursachen unregelmäßige oder andauernde Blutungen, blutigen Ausfluß oder auch eitrigen Ausfluß, wenn sie infiziert sind. Wehenartige Schmerzen resultieren dann, wenn die Gebärmutter versucht, den Polypen als Fremdkörper auszustoßen.

Zervixpolypen sind wesentlich häufiger als Korpuspolypen. Sie gehen von der Schleimhaut des Gebärmutterhalskanals aus und werden im Muttermund als erbsen- bis kirschgroße Gebilde sichtbar, schleimig glänzend und von hochroter Farbe. Sie können ebenfalls gestielt sein und aus dem äußeren Muttermund heraushängen. Man findet in ihrem Stroma stark verzweigte und zystisch erweiterte Zervixdrüsen. Da sie mit dem Scheidensekret in Berührung stehen, sind sie meist, zumindest teilweise von mehrschichtigem Plattenepithel bedeckt.

An der Oberfläche der Portio vaginalis uteri kommen ebenfalls breitbasig aufsitzende oder gestielte Polypen vor, die von Plattenepithel bedeckt sind.

Zervixpolypen verursachen einen schleimigen Ausfluß (Fluor). Sekundäre Veränderungen: Chronische Entzündungen, Ulzerationen mit Blutungen, Plattenepithelmetaplasien.

14.3.5.3 Leiomyome des Uterus. Diese gutartigen Tumoren der glatten Muskulatur kommen überwiegend, aber nicht ausschließlich im Korpusbereich der Gebärmutter vor. Sie können solitär (nur ein Tumorknoten) oder multipel (mehrere oder sehr viele Knoten) auftreten. Nach ihrer Lage unterscheidet man (Abb. 14-7):
– *subseröse Myome*: Sie sind zum Myometrium hin entwickelt und buckeln die Außenseite des Organs vor. Wenn

14.3 Uterus (Gebärmutter) 275

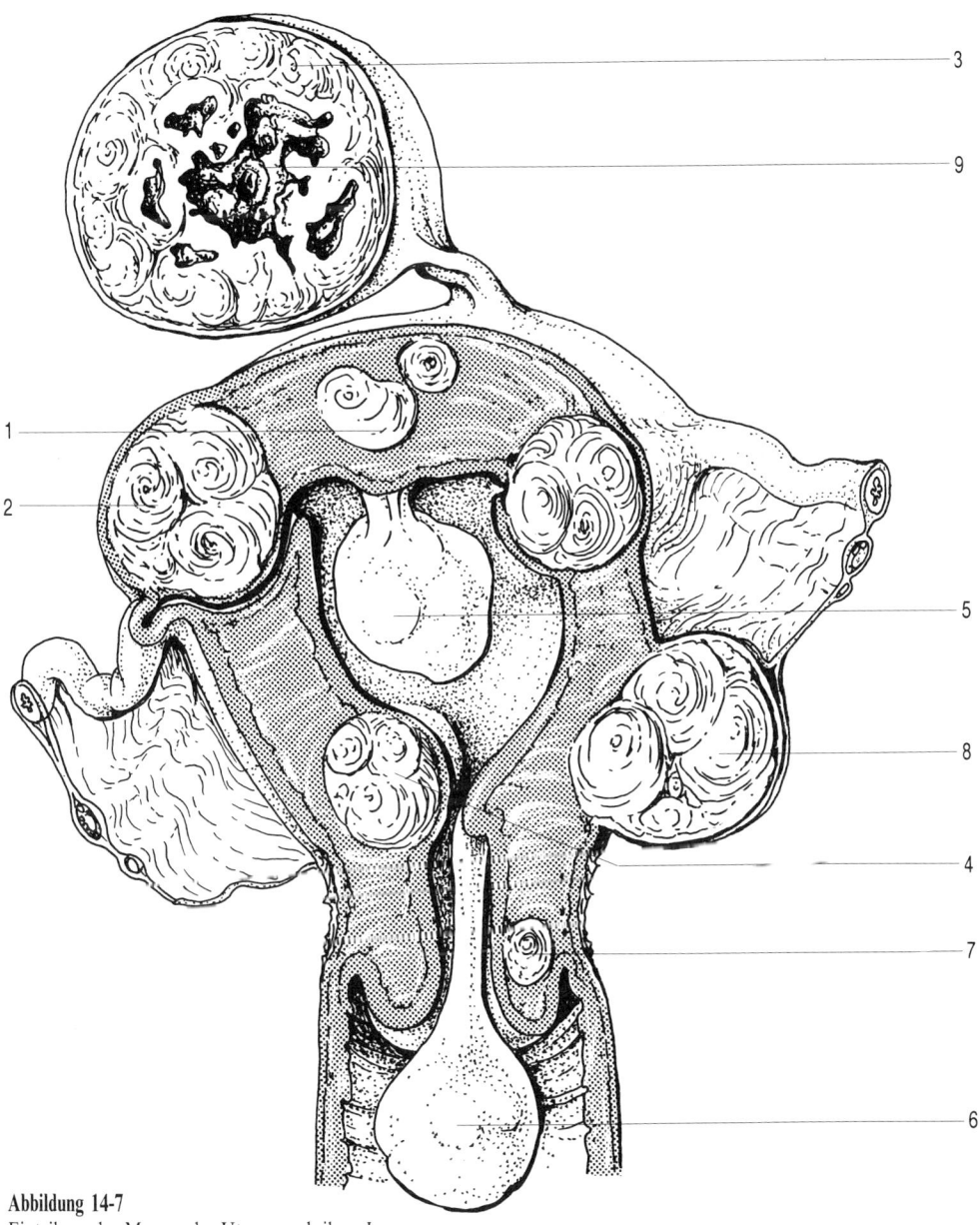

Abbildung 14-7
Einteilung der Myome des Uterus nach ihrer Lage.
1 intramurale Myome; 2 subseröse Myome; 3 gestieltes subseröses Myom; 4 submuköses Myom; 5 gestieltes submuköses Myom; 6 gestieltes submuköses Myom, das in die Scheide „geboren" wurde; 7 zervikales Myom; 8 intraligamentäres Myom; 9 zentrale Erweichung in einem Myom.

die Verbindung eines subserösen Myoms zum Uterus einen geringeren Umfang hat als dieses selbst, so spricht man von einem gestielten Myom. Stiel und Myomknoten sind von Serosaepi-thel überzogen. Über den Stiel führen Blutgefäße zum Tumor.
– *submuköse Myome*: Sie wachsen in Richtung auf das Endometrium und wölben die Schleimhaut in die Uterus-

höhle vor. Auch bei ihnen ist Stielbildung möglich. Stiel und Myomknoten sind von Endometrium überzogen. An seinem Stiel hängend, kann ein solches Myom sogar aus dem Halskanal austreten: geborenes Myom.
- *intramurale Myome*: Sie bleiben in ihrem Geschwür auf die Uteruswand beschränkt und wölben weder die Serosa noch das Endometrium in größerem Umfang vor. Mit ihrem Geschwür ist häufig eine begleitende (konsensuelle) Hypertrophie des benachbarten Myometriums verbunden.
- *intraligamentäre Myome*: Diese Myome gehen von einer Seitenkante des Uterus aus, drängen die Blätter des Ligamentum latum auseinander und wachsen in das parametrale Bindegewebe hinein.

Die Größe der Myome ist sehr unterschiedlich. Sie reicht von kleinen erbsgroßen Tumorknoten bis zu kopfgroßen Gebilden.

Bei multiplem Vorkommen kann der **Uterus myomatosus** so groß werden wie ein hochschwangerer Uterus und den Bauchraum weitgehend ausfüllen. Man hat eine so vergrößerte Gebärmutter mit einem Sack voll unterschiedlich großen Kartoffeln verglichen: *Kartoffelsackuterus*.

Myome sind die häufigsten genitalen Tumoren der Frau überhaupt. Beinahe jede 4. Frau ist davon betroffen. Vor dem 25. Lebensjahr treten sie allerdings selten auf. Das Tumorwachstum ist hormonabhängig. Daher gibt es keine Myome bei Kindern und auch keine Neuentstehung in der Postmenopause. Aus noch unbekannten Gründen können aber vorhandene Myome nach der Menopause weiterwachsen.

Bei jüngeren Frauen verursachen die Myome seltener Symptome; die behandlungsbedürftigen Myomträgerinnen sind meist älter als 40 Jahre. Die Symptome bestehen in Blutungsstörungen, Druck- und Verdrängungserscheinungen, Schmerzen sowie Störungen des Allgemeinbefindens.

In etwa 30% der Fälle erleidet das Myomgewebe sekundäre Veränderungen im Sinne einer Erweichung oder Verhärtung des Tumorgewebes:
- Durchsetzung mit kavernösen Bluträumen
- ödematöse Durchtränkung
- myxomatöse (schleimige) Veränderung: rasches Wachstum, prallelastische Beschaffenheit
- fettige Degeneration (besonders oft im Wochenbett)
- Nekrose bei Ernährungsstörungen im Tumorgewebe

Abbildung 14-8:
Leiomyom des Uterus.
1 glatte Muskelzellen mit spindelförmigen Kernen;
2 Wirbelbildungen aus Muskelzellen und Bindegewebe.

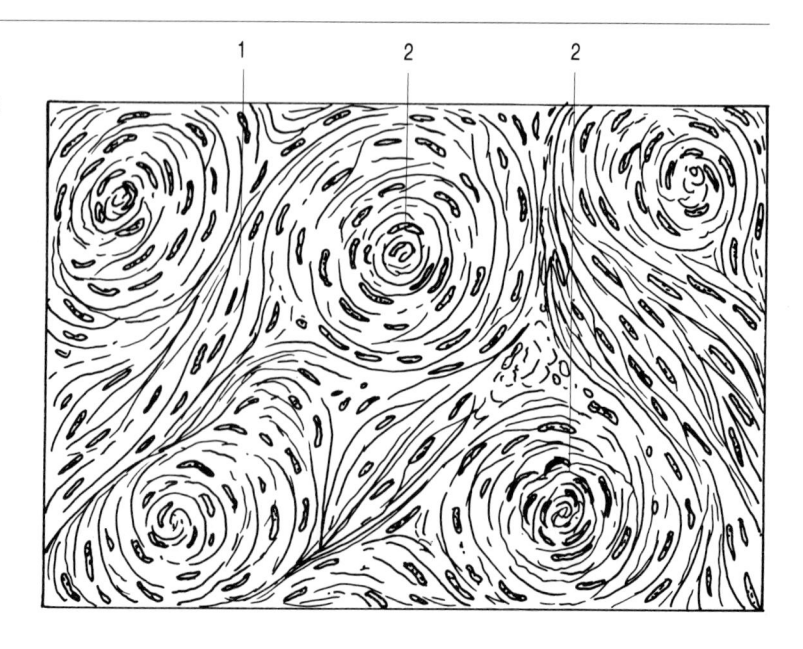

- Vereiterung durch eingewanderte Erreger (häufiger ist die sekundäre Vereiterung nekrotischer Myome)
- Verjauchung bei Befall des Myoms mit Fäulnisbakterien (besonders oft bei submukösen Myomen)
- bindegewebige Entartung: Je älter das Myom ist, umso größer wird der Bindegewebsanteil. Schließlich kann nur noch ein reines Fibrom vorhanden sein (sehr harter Tumor von hellgrauer Farbe)
- Verkalkung: Sie beginnt schalenförmig an der Außenseite oder gerüstartig im Inneren des Tumors.

Komplikationen:
- Stieldrehung (besonders leicht bei dünnen Myomstielen): Dies ist ein akuter Notfall: Übelkeit, Erbrechen, Pulsbeschleunigung, Bauchdeckenspannung
- Fieber: bei Nekrose, Vereiterung oder Verjauchung von Myomen
- schnelles Wachstum bei Erweichungsprozessen und in der Schwangerschaft
- maligne Entartung des Myoms zum *Leiomyosarkom* (etwa in 0,5% der Fälle)

Histologisches Bild der Myome (Abb. 14-8): Die Myome enthalten Knoten aus verflochtenen Bündeln und Wirbeln glatter Muskelzellen und Bindegewebe. Letzteres entsteht erst sekundär in den Muskellücken. Bei größerem Anteil des Bindegewebes an der Tumormasse spricht man von einem **Fibromyom**. Das den Myomknoten umgebende Gewebe ist durch den Wachstumsdruck kapselartig verdichtet, so daß Myome operativ leicht vom übrigen Myometrium zu trennen sind.

14.3.5.4 Korpuskarzinom (Carcinoma corporis uteri). Das Korpuskarzinom ist in der Bundesrepublik Deutschland nach dem Mammakarzinom und dem Portiokarzinom der dritthäufigste maligne Tumor der Frau. Der Altersgipfel liegt um das 60. Lebensjahr. Der Tumor wächst entweder zuerst polypenartig in die Uterushöhle vor und infiltriert dann das Myometrium oder er dringt schon früh in die Tiefe des Gewebes vor.

Histologisch handelt es sich meist um **Adenokarzinome** mit typischen Drüsen (Abb. 14-9). Die selteneren Plattenepithel-

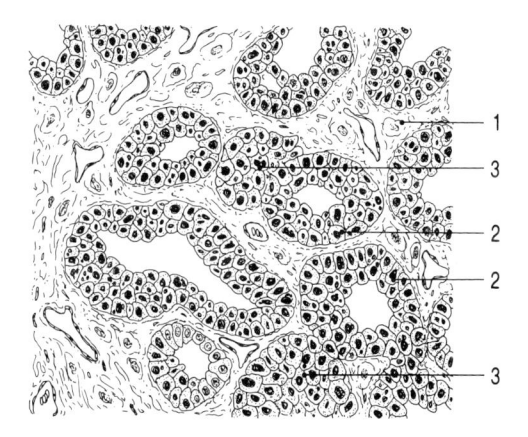

Abbildung 14-9:
Adenokarzinom des Endometriums
1 Schleimhautstroma; 2 atypische uterine Drüsen mit Zell- und Kernpolymorphien; 3 solide Tumorbereiche

karzinome haben möglicherweise ihren Ursprung in Plattenepithelmetaplasien des Endometriums.

Die Metastasierung geschieht wesentlich später als beim Gebärmutterhalskarzinom: vorwiegend auf dem Lymphweg oft direkt in die lumbalen und paraaortalen Lymphknoten, wobei die lokalen Lymphknoten übersprungen werden; häufig auch Metastasierung in die Vagina. Fernmetastasierung geschieht auf dem Blutweg bevorzugt in die Lunge (aber auch erst sehr spät). Verschiedene Beobachtungen sprechen dafür, daß Östrogene eine fördernde Wirkung auf das Tumorwachstum besitzen.

14.3.5.5 Zervixkarzinom (Gebärmutterhalskrebs, Kollumkarzinom, Portiokarzinom, Carcinoma corporis uteri). Dieser Tumor, die zweithäufigste maligne Geschwulst der Frau kommt meist zwischen dem 35. und 60. Lebensjahr vor. Ursächlich für seine Entstehung sind die Reizwirkungen im Grenzgebiet zwischen dem mehrschichtigen Plattenepithel der Portio vaginalis uteri und dem Zylinderepithel der Cervix uteri.

Hier spielt sich gewissermaßen ein Grenzkampf ab: Das Zervixepithel dringt auf die Portiooberfläche vor und das Plattenepithel wächst in Richtung Zervixkanal, wobei es die Mündungen von Zervixdrüsen überwachsen kann, so daß kleine Retentionszysten entstehen (sog. Ovula Nabothi). Das Kollumkarzinom entsteht besonders häufig im Plattenepithel, das vorher vorhandenes Zervixepithel verdrängt hat. Eine begünstigende Wirkung scheint das Smegma des Mannes zu haben.

Das Zervixkarzinom kommt häufiger vor bei Frauen, die
- mehrfach geboren haben (Multiparae)
- frühzeitig einen regelmäßigen Sexualverkehr aufgenommen haben
- häufig wechselnde Geschlechtspartner haben.

Die Entstehung und Ausbreitung des Zervixkarzinoms vollzieht sich in mehreren Phasen. Es dringen also nicht schon die ersten maligne entarteten Zellen unter Zerstörung in das Bindegewebe vor.

Präinvasives Wachstum. In einer ersten präinvasiven Phase entstehen innerhalb des zervikalen Plattenepithels *Zelldysplasien* leichten, mittleren und schweren Grades, bei denen mit steigendem Schweregrad die Epithelschichtung immer mehr verlorengeht und die Zahl der Mitosen zunimmt. Das Epithel erhält einen immer regelloseren Aufbau (Abb. 14-10 a–c).

Bei weiterem Fortschreiten wird das Stadium des *Carcinoma in situ* (Oberflächenkarzinom, präinvasives Karzinom, intra-epitheliales Karzinom) erreicht. Man versteht darunter eine noch intraepithelial gelegene maligne Umwandlung der Epithelzellen. Das Carcinoma in situ ist also eine Präkanzerose.

Die Schichtung des Epithels ist bis auf eine dünne Oberflächenlage völlig aufgehoben. Zellgrenzen und Interzellularverbindungen sind nicht mehr erkennbar. Mitosen, sehr oft in atypischer Form, sind im gesamten Epithel zu beobachten. Die Atypie, Polymorphie und Polychromasie der Kerne entspricht voll dem invasiven Karzinom (Abb. 14-10 d). Das Epithel ist verdickt und wuchert mitunter plump in die Tiefe vor. Subepithelial findet man erweiterte Kapillaren und entzündliche Infiltrate.

Das **Carcinoma in situ** unterscheidet sich vom invasiven „echten" Karzinom nur durch zwei Merkmale:
- Es liegt noch kein infiltratives Wachstum vor: die Basalmembran als Grenzschicht zum Bindegewebe ist noch nicht durchbrochen
- es hat noch keine Metastasierung stattgefunden.

Die Epithelveränderungen der Dysplasie und des Carcinoma in situ können durch mikroskopische Untersuchung von Zellausstrichen erkannt werden. Portio- und Zervixepithel sind leicht zugänglich und die Materialentnahme für die Zytodiagnostik ist ohne Belastung für die Patienten möglich.

Die Zellausstriche werden nach einer durch PAPANICOLAOU angegebenen Methode gefärbt und mikroskopisch auf malignitätsverdächtige Zellveränderungen untersucht:
- Polymorphie der Kerne und Zellen
- Verschiebung der Kern-Plasmarelation zugunsten des Kerns
- Hyper- und Hypochromasie der Kerne und Zellen
- atypische Chromatinstrukturen
- Vergrößerung der Nukleoli
- Mitosen
- Mehrkernigkeit
- Vakuolenbildung im Zytoplasma
- Phagozytose.

Die Klassifizierung der Ausstriche geschieht nach folgendem Schema:
- **Gruppe I:** Normales Zellbild, Wiederholung des Abstriches in jährlichen Abständen.
- **Gruppe II:** Entzündliche, regenerative, metaplastische oder degenerative Veränderung in den Zellen, Hyper- oder Parakeratosezellen; nach Entzündungstherapie oder Östrogenapplikation Wiederholung des Ausstriches in 3–6 Monaten.
- **Gruppe III:** Schwere entzündliche oder degenerative Veränderungen und/oder schlecht erhaltenes Zellmaterial, Vorkommen von endometrialen Zellen in der Postmenopause; Dysplasie, Carcinoma in situ oder gar ein invasives Karzinom sind nicht mit Sicherheit auszuschließen; Kontrolle nach entsprechender Therapie, bei unverändertem Befund ist eine histologische Klärung erforderlich.
- **Gruppe III D:** Die Zellen zeigen eine Dysplasie leichten bis mäßigen Grades. Diese Dysplasiestadien können sich zurückbilden, Kontrolluntersuchungen daher nach 3 Monaten.

14.3 Uterus (Gebärmutter)

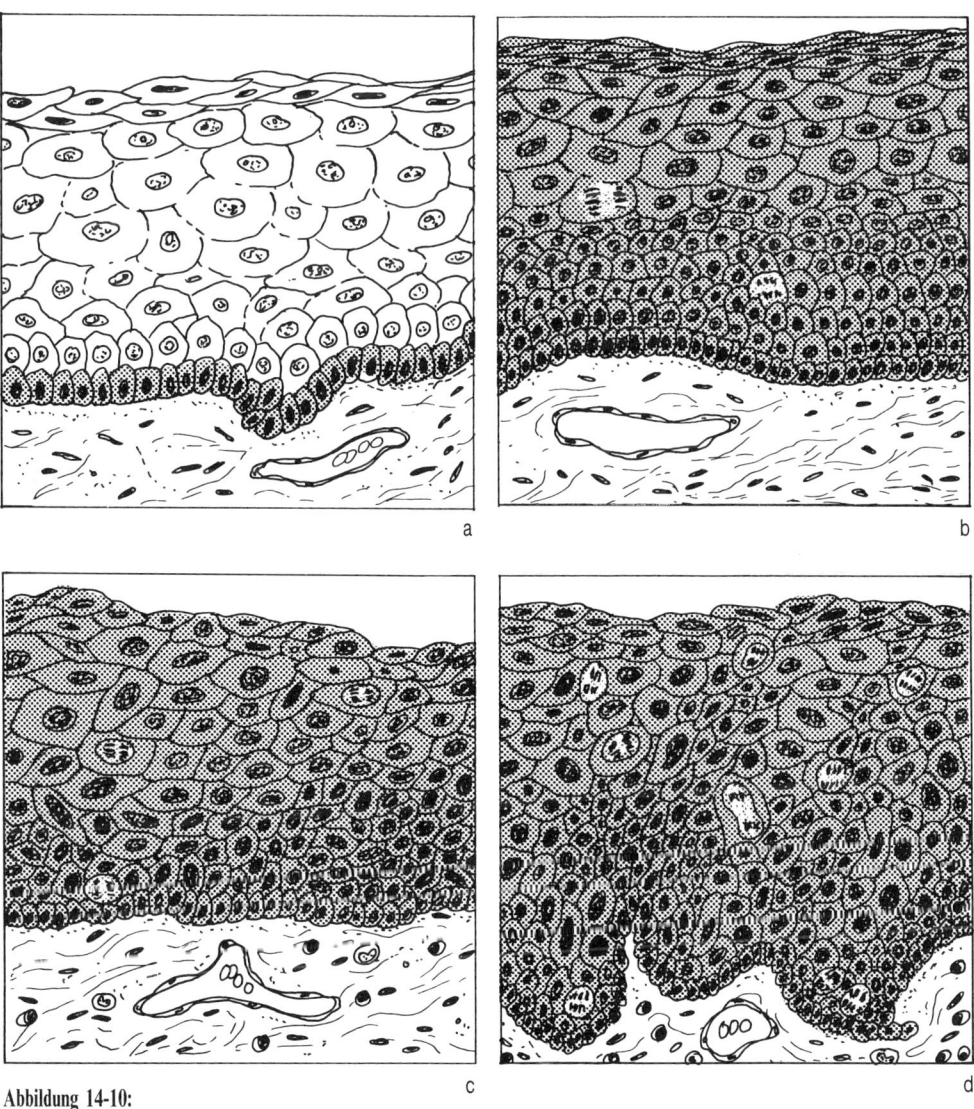

Abbildung 14-10:
Vorstufen des Zervixkarzinoms.
a) Leichte Plattenepitheldysplasie; b) Mittlere Plattenepitheldysplasie;
c) Schwere Plattenepitheldysplasie; d) Carcinoma in situ.

- **Gruppe IV a:** Schwere Dysplasie oder Carcinoma in situ. Eine histologische Abklärung ist unbedingt erforderlich. Materialentnahme durch Konisation oder fraktionierte Abrasio.
- **Gruppe IV b:** Schwere Dysplasie oder Carcinoma in situ, ein invasives Karzinom ist nicht mit Sicherheit auszuschließen. Eine histologische Untersuchung ist erforderlich.
- **Gruppe V:** Es finden sich im Abstrich eindeutige Zellen eines invasiven Kollumkarzinoms oder anderer maligner Tumoren. Eine histologische Untersuchung ist erforderlich.
- **Gruppe 0:** Der Abstrich ist technisch unbrauchbar: zu wenig Material, unzureichende Fixierung o.ä. Der Abstrich muß wiederholt werden.

Die Treffsicherheit der Zytodiagnostik beim Zervixkarzinom liegt heute zwischen 90 und 100%. Trotzdem kann aber durch diese Methode keine endgültige Diagnose gestellt werden. Bei Verdacht auf maligne Veränderungen ist somit stets eine histologische Untersuchung erforderlich.

Invasives Wachstum. In der zweiten Phase der Karzinomentwicklung dringt das Oberflächenkarzinom (Carcinoma in situ) *invasiv* zunächst in das subepitheliale Bindegewebe vor. Dabei durchbricht es die Basalmembran: Das infiltrierende Geschwür hat begonnen. Dies kann erst nach einer Latenzzeit von Jahren bis zu einem Jahrzehnt geschehen. Normalerweise ist zwar das Carcinoma in situ die Vorstufe des invasiven Karzinoms, dieses kann aber auch direkt aus Epitheldysplasien geringeren Grades hervorgehen.

Histologisch ist das Zervixkarzinom meist ein Plattenepithelkarzinom (Abb. 14-11 a). Es kommt vor als:
- verhornendes Plattenepithelkarzinom
- nicht verhornendes Plattenepithelkarzinom
- anaplastisches Karzinom (entdifferenzierter, unreifer Tumortyp; Abb. 14-11 b). Seltener sind Adenokarzinome des endozervikalen Epithels.

Ausbreitungsformen:
- Exophytisches Wachstum: Der Tumor wächst blumenkohlartig in die Vagina vor. Das obere Scheidendrittel kann von Tumormassen ausgefüllt sein, die breitbasig der Portiooberfläche aufsitzen (Abb. 14-12 a).
- Endophytisches Wachstum: Ausbreitung des Karzinoms im Gewebe der Zervix uteri, dabei kommt es zu einer starken Verdickung der Zervix, die sich hart anfühlt. Die Oberfläche zerfällt nekrotisch. Es entstehen schmierige gelblich verfärbte Geschwüre, die schließlich die Form eines Kraters annehmen (Tumorkrater). Häufig ist exophytisches und endophytisches Wachstum kombiniert oder das letztere überwiegt (Abb. 14-12 b).
- Zervixhöhlenkarzinom: Das Karzinom entwickelt sich zunächst intrazervikal. Die Portiooberfläche bleibt lange unverändert. Die Portio kann durch das Tumorwachstum tonnenförmig aufgetrieben werden (Tonnenkarzinom). Schließlich ist auch hierbei die Bildung eines oberflächlichen Tumorkraters möglich.

Das Zervixkarzinom bleibt zunächst auf den Gebärmutterhals beschränkt. Durch

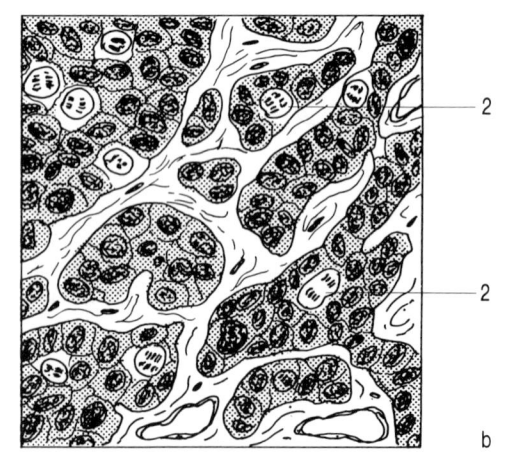

Abbildung 14-11:
Zervixkarzinome.
a) Verhornendes Plattenepithelkarzinom;
b) Anaplastisches Karzinom.
1 Hornbildungen; 2 Mitosen.

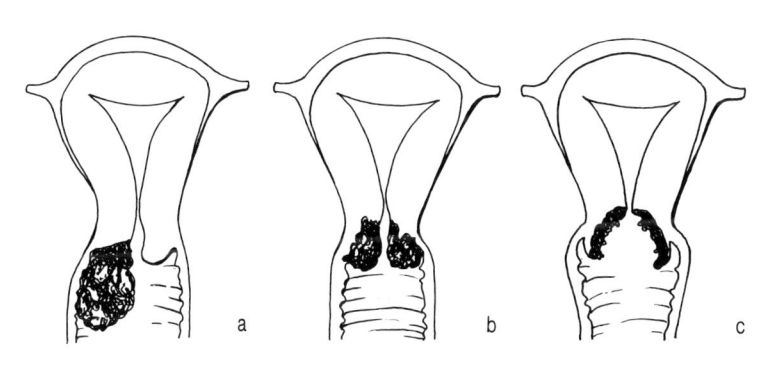

Abbildung 14-12: Zervixkarzinom (Wachstumsformen).
a) Exophytisch in die Scheide hineinwachsendes Karzinom;
b) Endophytisch wachsendes Zervixkarzinom;
c) Entstehung eines Kraters nach dem Zerfall eines endophytisch wachsenden Zervixkarzinoms.

weiteres kontinuierliches Wachstum breitet sich der Tumor auf die Scheidenwand, das Corpus uteri und die Parametrien sowie auch auf die Rektum- und Harnblasenwand aus. Er kann die Harnleiter ummauern und dadurch völlig verschließen (Folge: Hydronephrose und urämisches Koma). Blasen-Scheidenfisteln und Rektum-Scheidenfisteln können entstehen. Schließlich ist im Endstadium das gesamte kleine Becken bis zu seiner Wand von Tumormassen ausgefüllt.

Metastasierung: Bereits bei kleinen Tumoren, die noch auf die Zervix beschränkt sind, können schon Lymphknoten-Metastasen im Bereich der Beckenarterien entstanden sein. Die lymphogene Metastasierung nimmt laufend mit der Größe des Primärtumors zu: Metastasen im Bereich der Bauchaorta und der Beckenwand, bis im Finalstadium der Primärtumor mit den infiltrierten Lymphknotenpaketen der Beckenwand zusammenfließt.

Relativ selten und oft erst sehr spät entstehen beim Zervixkarzinom Fernmetastasen in Leber, Lunge, Gehirn und Skelett. Vor allem verursacht der Befall der Wirbelkörper heftigste Schmerzen.

14.3.5.6 Sarkome des Uterus. Gebärmuttersarkome kommen als Rundzellsarkome oder Spindelzellsarkome in allen Teilen des Uterus und auch in jedem Lebensalter vor.

Das **Schleimhautsarkom (Sarcoma intramucosum)** geht vom bindegewebigen Anteil des Endometriums aus, ist also ein Fibrosarkom. Es kommt hauptsächlich im Corpus uteri vor, wächst infiltrierend in die Gebärmutterwand und wuchert polypenartig die Uterushöhle vor. Innerhalb kurzer Zeit ist eine starke Vergrößerung des Organs zu beobachten. Der Tumor neigt zu frühzeitigem Zerfall. Das Sarkom des Gebärmutterhalses ist ein besonders bösartiger Tumor.

Das **Uteruswandsarkom (Sarcoma intramurale)** ist als Leiomyosarkom ein vorwiegend knotiger Tumor innerhalb des Myometriums. Diffuse Infiltration ist seltener.

Das **Sarkom im Myom (Sarcoma intramyomatosum)** ist die häufigste Form der insgesamt selteneren Genitalsarkome. Es entsteht sekundär in einem gutartigen Tumor der glatten Muskulatur des Uterus (Entartung eines Leiomyoms).

Uterussarkome verursachen die folgenden Symptome: unregelmäßige Genitalblutungen, blutigen Fluor, Abstoßung von Gewebsfetzen, wehenartige Schmerzen.

Wegen des außerordentlich raschen Wachstums der Sarkome gelingt nur sehr selten eine Frühdiagnose. Die Prognose ist also insgesamt als schlecht zu bezeichnen.

14.3.6 Endometriose

Gutartige Wucherungen von Korpusendometrium (Stroma mit uterinen Drüsen) außerhalb der anatomischen Grenzen der Gebärmutterschleimhaut werden als **Endometriose** bezeichnet: Heterotopie der Korpusschleimhaut. Endometriosen kommen nur im fortpflanzungsfähigen Lebensabschnitt der Frau vor, weil das Wachstum der ortsfremden Gebärmutterschleimhaut ebenso von der Funktion der Ovarien abhängig ist, wie das Wachstum des normalen Endometriums.

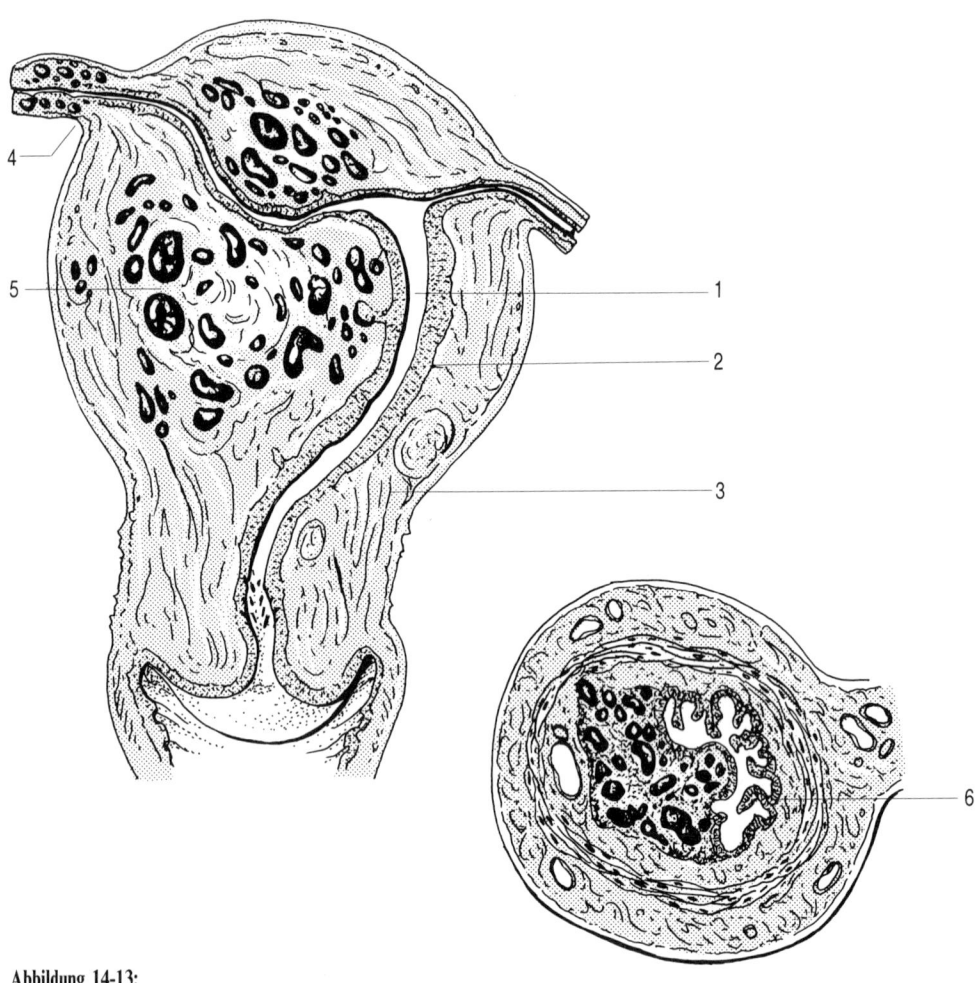

Abbildung 14-13:
Formen der Endometriose.
a) Endometriose in der Uteruswand (Adenomyosis uteri);
b) Schleimhautendometriose des Eileiters. Ein großer Teil der Tubenschleimhaut ist durch ektopes Endometrium ersetzt.
1 Cavum uteri; 2 Endometrium; 3 Myometrium;
4 Tubenwinkel; 5 Endometrioseherde; 6 Eileiterepithel.

Man unterscheidet nach der Lokalisation:
a) *Endometriosis genitalis interna*
– im Myometrium (Adenomyosis uteri, Abb. 14-13 a)
– in einem Myom
– im Eileiter (Abb. 14-13 b)
b) *Endometriosis genitalis externa*
– im Ovar (Teerzyste)
– im Douglas-Raum
– in der Fornix vaginae
– zwischen Cervix und Rektum
– in der Portio vaginalis uteri
– in der Vaginalwand
– an der Vulva
– in der Dammregion
– im Ligamentum teres uteri (Lig. rotundum)
c) *Endometriosis extragenitalis*
– im Darmbereich (Caecum, Appendix, Dünndarm)
– im großen Netz (Omentum majus)
– in der Harnblase
– in Laparotomienarben

- im Nabel
- im Leisten- oder Schenkelkanal
- in den Extremitäten
- in der Lunge.

Das Endometriosegewebe reagiert, gleichgültig wo es liegt, auf die hormonelle Stimulation während des Zyklus, d.h. es macht ebenso wie das normale Endometrium eine Proliferations-, Sekretions- und Desquamationsphase durch. Das Endometriosegewebe schwillt an und verursacht Spannungsschmerzen. Wenn die Blutung nicht abfließen kann, bilden sich Blutansammlungen im Gewebe. Bis zum Eintritt der nächsten Regelblutung kann aber das Blut meist nicht resorbiert werden, so daß sich in den Endometrioseherden immer mehr altes Blut ansammelt. Auf diese Weise entstehen Blutungszysten (z.B. Teer- oder Schokoladenzysten im Ovar), die mit beträchtlichen Massen an dunkel verfärbtem altem Menstrualblut und abgestoßenen Schleimhautresten angefüllt sind. Infolge ihrer Größe und Beschaffenheit können Endometriosezysten ein Neoplasma vortäuschen.

Die **Adenomyosis uteri** verursacht vor allem verlängerte Menstruationsblutungen (Menorrhagien), weil sich infolge der zwischen das Muskelgewebe eingestreuten Endometrioseinseln das Myometrium nur noch mangelhaft kontrahieren kann.

Die Entstehungsursachen der Endometriose sind noch nicht endgültig geklärt. Es kommen in Frage:
- Tiefenwachstum des Endometriums Einwuchern in die Muskulatur (bei der Adenomyosis uteri)
- Entstehung an Ort und Stelle aus Serosa- oder Mesenchymzellen (umstritten)
- Verschleppung von Teilchen des Endometriums während der Menstruation, z.B. retrograd in die Eileiter oder durch diese in die Bauchhöhle
- Verschleppung von Endometriumpartikeln auf dem Blut- oder Lymphweg
- Verschleppung bei operativen Eingriffen am Uterus.

14.4 Vagina und Vulva (Scheide und äußere Genitalorgane)

14.4.1 Entzündungen

Die physiologischen Bedingungen (Scheidenbakterien, saurer pH-Wert) schützen das Vaginalepithel weitgehend vor Entzündungen: **Kolpitis**. Solche treten aber häufiger beim Kind oder nach der Menopause in der atrophischen Vaginalschleimhaut der älteren Frau auf (Kolpitis senilis). In der geschlechtsreifen Phase wird die Kolpitis meistens durch Kokken, Pilze (Soor) oder Trichomonaden verursacht.

Entzündungen der äußeren Geschlechtsorgane (**Vulvitis**) kommen häufig in Kombination mit einer Kolpitis vor.

Eine Entzündung der Bartholin-Drüsen (**Bartholinitis**) kann in jedem Lebensalter auftreten. Meist kommt sie einseitig vor. Die Erreger sind vornehmlich Staphylokokken oder Gonokokken. Von der Vulva ausgehend, dringen sie in den Ausführungsgang der Drüsen vor und lösen dort eine Entzündung aus. Die Mündung des Ausführungsganges verklebt. Das Sekret der Drüsen, vermischt mit dem entzündlich-eitrigen Exsudat staut sich. Von geröteter und gespannter Haut überzogene Anschwellungen im Bereich der Schamlippen verursachen starke Schmerzen. Im Endzustand entwickelt sich eine Retentionszyste: ein bis hühnereigroßer prall-elastischer Tumor.

14.4.2 Sonstige Veränderungen

Zysten können sich an der Vorder- oder Seitenwand der Vagina als Abschnürungen des Müller-Ganges bzw. aus Resten des Wolff-Ganges bilden.

Vaginaltumoren sind relativ selten. Man kennt Fibrome, Myome und Plattenepithelkarzinome der Scheide.

Condylomata acuminata (Spitze Kondylome): Durch ausfließendes entzündliches Sekret verursacht, können an der Vulva Epithelveränderungen entstehen.

Craurosis vulvae: Diese Veränderung tritt im höheren Lebensalter auf. Sie besteht in einer ausgeprägten Atrophie mit Fibrose nach chronischen Entzündungen

und Vernarbungen. Es besteht eine erhöhte Disposition zu Verletzungen und Infekten sowie möglicherweise auch ein erhöhtes Karzinomrisiko.
Gutartige Tumoren der Vulva. Es kommen Papillome, Adenome der Schweißdrüsen, Myome und Fibrome vor.
Plattenepithelkarzinome der Vulva treten hauptsächlich erst im höheren Lebensalter (60–80 Jahre) auf. Es bestehen meist Präkanzerosen (atypisches Plattenepithel ohne infiltratives Wachstum):
- *Leukoplakie*
- *Morbus Bowen*: die intraepitheliale Schichtung ist verlorengegangen, es besteht eine unregelmäßige Epithelverhornung und eine Polymorphie der Zellkerne. Das gesamte Epithel ist mit z.T. atypischen Mitosen durchsetzt. An der Oberfläche fällt eine Hyper- und Parakeratose auf. Das Epithel ist verdickt. Es dauert etwa 10 Jahre bis zur Entstehung eines invasiven Karzinoms.
- *Morbus Paget*: Das Epithel ist verdickt, die Schichtung ebenfalls verlorengegangen. Große zytoplasmareiche Zellen, welche saure Mukopolysaccharide enthalten, durchsetzen das Epithel (Paget-Zellen).
- *Erythroplasie Queyrat*: Die Hyper- und Parakeratose fehlt. Ansonsten entspricht sie dem Morbus Bowen. Es wird aber ein schnellerer Übergang zum invasiven Karzinom angegeben, als bei diesem.

Bei endophytischem Wachstum des invasiven Vulvakarzinoms bilden sich scharf ausgestanzt erscheinende Geschwüre, die ein blutig-seröses und übelriechendes Sekret absondern. Exophytisches Wachstum ist ebenfalls möglich. Das Vulvakarzinom metastasiert frühzeitig in die Lymphknoten der Leistenbeuge und befällt später auch die femoralen und iliakalen Lymphknoten. In fortgeschrittenen Fällen greift der Tumor auf Vagina, Urethra, Blase und Rektum über (Kloakenbildung).

14.5
Pathologische Veränderungen während der Schwangerschaft

14.5.1
Hyperemesis gravidarum

Brechreiz (Nausea) ist eine häufige Begleiterscheinung der Schwangerschaft (ca. 50%). In etwa 0,3% der Fälle steigert sich dieses Symptom zu unstillbarem Erbrechen (Hyperemesis gravidarum). Bei Sektionen findet man eine Leberverfettung mit zentralen Läppchennekrosen. Mögliche Ursachen sind ein Übertritt von kindlichen Chorionzotten ins mütterliche Blut, endokrine Störungen oder eine zu hohe Stoffwechselbelastung des mütterlichen Organismus.

14.5.2
EPH-Gestose, Eklampsie

Eine weitere schwangerschaftstypische Erkrankung ist die EPH- Gestose (Edema, Proteinurie, Hypertension). Ihre Hauptsymptome sind also: Ödembildung, vermehrte Eiweißausscheidung über die Niere und Bluthochdruck. Wenn Krämpfe und Koma hinzukommen, liegt eine **Eklampsie** vor. Histopathologisch findet man: Hämorrhagische Lebernekrosen und Gefäßthrombosen, Parenchymnekrosen in der Niere, Schwellung der Glomerula und Vakuolisierung der Endothelzellen. Ödeme im Gehirn und spastische Gefäßverengungen sind wahrscheinlich die Ursache der Krämpfe.

14.5.3
Extrauteringravidität (EUG)

Nach der Befruchtung in der Ampulle des Eileiters wandert das Ei in die Gebärmutterhöhle. Dort erlangt es seine Implantationsreife und nistet sich im Korpusendometrium ein (Nidation). Wenn diese Tubenwanderung unterbleibt, nistet sich das Ei an ektoper Stelle (außerhalb des Corpus uteri) ein. Man spricht dann von einer Extrauteringravidität.

In den meisten Fällen (99%) geschieht diese Einnistung in der Tube, vor allem im ampullären Teil (*Tubargravidität, Eileiterschwangerschaft*; Abb. 14-14). Sehr selten sind Befruchtung und Einnistung des Eies schon im Ovar *(Ovarialgravidität)* oder die

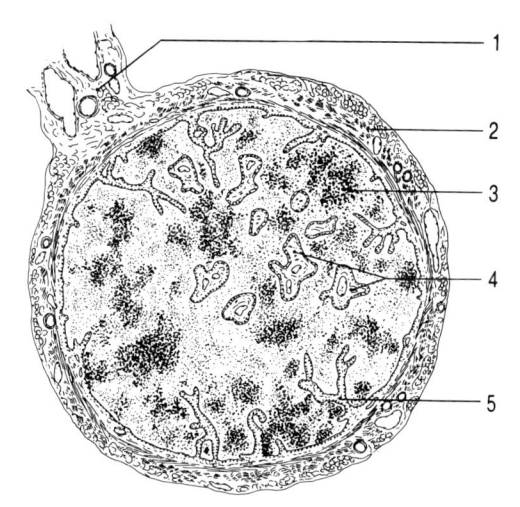

Abbildung 14-14:
Tubargravidität
1 Mesosalpinx; 2 verschmälerte Tubenwand; 3 koaguliertes Blut; 4 Plazentazotten innerhalb der Blutmassen; 5 rarefizierte Schleimhautfalten

Befruchtung zwischen Ovar und Tube, so daß das befruchtete Ei in die Bauchhöhle gelangt und sich dort einnistet *(Bauchhöhlenschwangerschaft, Graviditas abdominalis)*.

Als Ursachen einer EUG sind alle Krankheiten oder Krankheitsfolgen anzusehen, welche die Durchgängigkeit der Eileiter erschweren:
- entzündungsbedingte Verwachsungen und taschenförmige Verklebungen der Tubenschleimhaut; sie bilden „Eifallen"
- Tubenpolypen und Endometriosen in der Eileiterwand
- mangelnde Mobilität der Tuben bei äußeren Verwachsungen oder Muskelschwäche.

Verlauf einer Eileiterschwangerschaft: Der Trophoblast wächst zunächst an seiner ektopen Einnistungsstelle, findet dort aber keine ausreichenden Ernährungsmöglichkeiten. Daher gehen nahezu alle ektopen Schwangerschaftsprodukte zugrunde, gewöhnlich im 2.–3. Schwangerschaftsmonat. In der Gebärmutter wird die decidual umgewandelte Schleimhaut abgestoßen, der Trophoblast löst sich von der Tubenwand ab, es kommt zu Blutungen, welche die Tube spindelförmig auftreiben.

Bei einer Einnistung im uterusnahen engeren Teil des Eileiters durchbricht der Trophoblast die Tubenwand, es kommt zu **Tubarruptur**. Dabei werden meist auch größere Gefäße verletzt, so daß schwere, oft lebensbedrohliche Blutungen auftreten können: Blutansammlungen im Douglas-'schen Raum.

Bei Einnistung im uterusfernen weiteren Teil des Eileiters wird das unzureichend ernährte Schwangerschaftsprodukt in die Bauchhöhle abgestoßen: **Tubarabort:** Der Fruchtsack bricht gegen die Tubenlichtung auf, Embryo und Fruchthüllen gelangen in die Bauchhöhle.

Tritt der Fruchttod noch vor der Ruptur des Eileiters ein, so ist eine Demarkierung und nachfolgende Resorption des nekrotischen Schwangerschaftsproduktes möglich. Als Folge hiervon kann eine bindegewebige Verdickung der Wand zum Verschluß der Tubenlichtung führen.

14.5.4
Fruchttod, Abortus (Fehlgeburt)
Eine vorzeitige Ausstoßung der noch nicht lebensfähigen Frucht (Geburtsgewicht bis 1000 g; bis zur 28. Schwangerschaftswoche) wird als Abortus bezeichnet. Wiegt das Neugeborene über 1000 g und sind – wenn auch nur für kurze Zeit – Zeichen des Lebens nachweisbar, so spricht man von einer Frühgeburt. Man unterscheidet klinisch:
- Frühabort (bis zur 16. Woche)
- Spätabort (17.–28. Woche)

Beim Frühabort wird der Embryo unter Blutungen ausgestoßen. Im Uterus bleiben die decidual umgewandelte Schleimhaut sowie Chorionzotten als kindliche Reste zurück.

Wenn nach dem Absterben der Frucht der Abortus ausbleibt, so spricht man von verhaltenem Abort *(missed abortion)*. Bei sehr jungen Schwangerschaften wird der Embryo nicht ausgestoßen, sondern nach dem Fruchttod resorbiert. Im Bereich der Eihäute und der Plazenta kommt es zu Blutungen. Durch Gerinnung entsteht eine *Blutmole*, die nach Hämoglobinverlust in eine lehmfarbene *Fleischmole* umgewandelt wird. Autolytische Vorgänge führen zur Mazeration, Kalkeinlagerungen zur sog. *Steinmole*.

Die Aborturachen sind sehr vielfältig:
- endokrine Störungen, Ovarialinsuffizienz, Endometriuminsuffizienz
- ungünstige Nidationsbedingungen lassen defekte, nicht entwicklungsfähige Fruchtanlagen entstehen (Abortiveier, Molen)
- Chromosomenanomalien
- Spermienanomalien
- Trophoblaststörungen
- Insuffizienz der Zervix uteri (mangelhafter Verschluß der Gebärmutter, mögliche Ursache von Spontanaborten)
- uterine Störungen (Mißbildungen, Verwachsungen, Myome)
- Hypermotilität des Uterus (Progesteronmangel, psychische Ursachen)
- Infektionskrankheiten
- Verletzungen
- ionisierende Strahlen, Medikamente, Impfungen
- artefizielle Maßnahmen zur Beendigung der Schwangerschaft (Schwangerschaftsabbruch).

14.5.5 Plazenta

14.5.5.1 Lösungsstörungen. Eine **Retentio placentae** liegt vor, wenn die Plazenta (Nachgeburt) 30 min. nach der Geburt des Kindes noch nicht ausgestoßen wurde. Infolge einer Wehenschwäche kann sich die Ablösung der Plazenta verzögert haben: **Placenta adhaerens**.

Starke Kontraktionen der Gebärmutter oder auch eine gefüllte Harnblase können die Ausstoßung einer gelösten Plazenta verhindern: **Placenta incarcerata**.

Bei mangelhafter Entwicklung der Dezidua haftet die Plazenta besonders fest in der Uteruswand. Die Plazentarzotten wachsen bis zum Myometrium **(Placenta accreta)**, in dieses hinein **(Placenta increta)** oder bis zum Serosaüberzug der Gebärmutter durch **(Placenta percreta)**.

14.5.5.2 Placenta praevia. Infolge einer tiefen Einnistung des Eies ist hierbei der innere Muttermund teilweise oder ganz durch Plazentagewebe abgedeckt. Schon bei den ersten Wehen und der Eröffnung des Muttermundes treten flächenverschiebende Scherkräfte auf, die zur teilweisen Ablösung der Plazenta und somit zu starken Blutungen führen können. Bei Placenta praevia besteht eine Risikoschwangerschaft. Der falsche Plazentasitz stellt in den meisten Fällen ein Geburtshindernis dar, so daß eine operative Entbindung notwendig wird.

14.5.5.3 Plazentareifungsstörungen. Wenn die Ausreifung der Plazentarzotten auf einem frühen Stadium stehenbleibt, spricht man von einem **Maturitätsarrest**. Unter anderen Ursachen sind hierfür Infektionen oder Veränderungen der Uteruswand bzw. Einlagerungen von Fibrin oder Kalksalzen in das Zottenstroma zu nennen. Bei Maturitätsarrest ist mit einem Absterben der Frucht wegen mangelhafter Ernährung zu rechnen.

Die **Maturitas praecox placentae** ist eine vorzeitige Ausreifung der Zottenstrukturen lange vor dem Geburtstermin, weil die Plazenta insgesamt zu klein ist. Folgen: Verkürzung der regelrechten Schwangerschaftdauer, Frühgeburt.

Bei der **Maturitas retardata placentae**, der verzögerten Plazentareifung, entspricht der Reifungsgrad der Plazentazotten nicht dem Schwangerschaftsalter. Meist führt dies zu Übertragungen und den damit verbundenen perinatalen Komplikationen.

Nahezu in jeder Plazenta findet man innerhalb der Zotten Fibrinablagerungen und Hämatome (sog. Verödungsherde) von rundlicher oder keilförmiger Gestalt. Ältere Verödungsbezirke erscheinen weißlich und sind von echten Infarkten kaum zu unterscheiden. Nur bei sehr großer Zahl und Ausdehnung (gelegentlich bei Gestosen) wird die Plazentafunktion insoweit gestört, daß infolge Mangelernährung der intrauterine Fruchttod eintritt.

Vergleichsweise häufig wird in der Plazenta von vorzeitig abgestorbenen Foeten ein fibröser Verschluß der Stammzottengefäße gefunden (Endarteriitis obliterans, obliterierende Angiopathie). Als Ursache kommen vielleicht Infektionen der Mutter in einem früheren Zeitpunkt der Schwangerschaft in Frage, welche dann die Verquellung, Intimarproliferation und schließlich den Gefäßverschluß bewirken. Ähnliche Veränderungen findet man manchmal auch bei Diabetes mellitus der Mutter.

14.5.5.4 Entzündungen. Am häufigsten tritt die unspezifische eitrige **Chorionitis** (Chorioamnionitis) auf. Die **Plazentartuberkulose** ist selten, sie kommt eigentlich nur bei Miliartuberkulose der Mutter vor. Bei einer Syphilis der Plazenta findet man bindegewebige Faserbildungen und zellige Infiltrate im Zottenstroma.

Bei Toxoplasmose-Infektionen sind chronisch-entzündliche Infiltrate zu beobachten, sowie eine Fibrose der Plazentazotten. Die Lues führt zu einer Plazentavergrößerung (bis zum Dreifachen der Normalgröße); die Zotten sind teils fibrotisch verändert, teils mit Lymphozyten und Plasmazellen infiltriert.

14.5.5.5 Vorzeitige Plazentalösung (Ablatio placentae, Abruptio placentae). Die vorzeitige Plazentalösung ist die zweithäufigste Blutungsursache im letzten Schwangerschaftsdrittel (ein Fall auf 200 Geburten). Ursachen:
– Auflockerung des Implantationsgrundes durch degenerative Gefäßprozesse (z.B. bei EPH-Gestose)
– mechanisch-traumatische Lösung durch unphysiologische Zug- oder Druckkräfte.
Zwischen Plazenta und Uteruswand entwickelt sich eine Blutung: Gefäßwandnekrosen, Mikroblutungen, Zusammenfließen zu einem retroplazentaren Hämatom.

Außer für das Kind ist dies auch für die Mutter gefährlich: Durch Einschwemmung von Thrombokinase in die Blutbahn kann eine disseminierte intravasale Gerinnung eintreten, u.U. auch mit einer gesteigerten Fibrinolyse. Folge dieses erhöhten Fibrinverbrauches ist dann eine Gerinnungsstörung mit multiplen Blutungen.

14.5.5.6 Blasenmole (Mola hydatidosa). Die Chorionzotten wandeln sich in plumpe durchscheinende blasige Gebilde um: stecknadelkopf- bis taubeneigroße Blasen. Die hydropischen Zotten haben ein regelloses, z.T. hyperplastisches Epithel und ein zellarmes ödematöses oder myxomatöses Stroma, Gefäße fehlen (Farbtafel VI, 29). Das Chorionepithel ist stärker proliferiert und biologisch aktiv. Die invasiven Eigenschaften des Trophoblasten sind bei der Blasenmole oft gesteigert, so daß diese tief in das Myometrium eindringen kann *(destruierende Blasenmole)*.

Wenn die Molenbildung schon im ersten Monat beginnt, so ist die Eihülle leer, setzt sie später ein, kann ein abgestorbener Foetus angetroffen werden. In den meisten Fällen wird die Blasenmole vor dem 5. Monat als blutiger Klumpen ausgestoßen.

14.5.5.7 Chorionkarzinom (Chorionepithelioma malignum). Dieser Tumor besteht nur aus epithelialen Anteilen, er besitzt kein eigenes Stroma. Das Chorionkarzi-

Abbildung 14-15:
Chorionepitheliom.
1 dem Synzytiotrophoblasten entsprechende Tumorriesenzellen; 2 dem Zytotrophoblasten (Langhans-Zellschicht) entsprechende Tumorzellen;
3 nekrotische Massen, Blutungen, Fibrin.

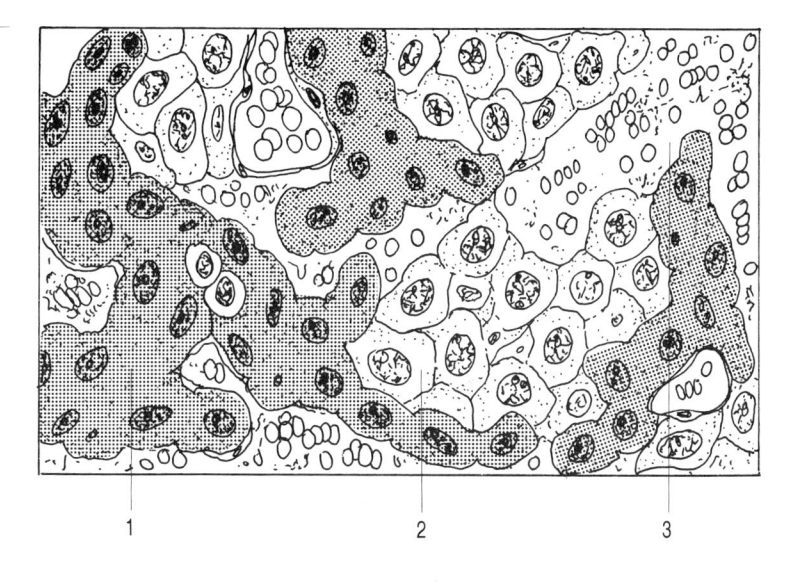

nom geht von fetalem Gewebe aus und besteht aus beiden Anteilen des Trophoblasten: Zytotrophoblast und Synzytiotrophoblast. Dazwischen liegen nekrotische von Blut und Fibrin durchsetzte Massen (Abb. 14-15). Im Unterschied zur Blasenmole enthält das Tumorgewebe keine Zotten. Es besteht eine starke Zell- und Kernpolymorphie und -atypie. Der Tumor bricht in Blutgefäße ein. Er ist auch in der Lage, Hormone zu produzieren (Choriongonadotropin). Diese stimulieren im Ovar die Follikelreifung und die Luteinisierung: Bildung zahlreicher Corpus-luteum-Zysten.

Die Metastasierung geschieht hämatogen in Vagina, Vulva und Lungen. Die Prognose des Tumors hängt von der Immunabwehr der Mutter ab. Diese ist umso stärker, je größer die Differenz der Gewebsantigene zwischen der Mutter und dem vom Foeten abstammenden Tumorgewebe ist.

14.5.6
Verletzungen der Genitalorgane während der Geburt

Der schwangere Uterus kann vor oder während der Geburt reißen **(Uterusruptur)**. Als Ursache kommen vor allem Wandveränderungen in Frage, welche zu einer Schwäche des Myometriums geführt haben:
– Tumoren
– Entzündungen
– Mißbildungen
– Placenta increta
– Narben nach Operationen.

Meist verlaufen die Risse schräg von oben nach unten; die Rupturstelle liegt häufig im unteren Teil des Uterus. Größere Einrisse können in kürzester Zeit lebensbedrohende Blutungen auslösen.

Bei starker Überdehnung der Scheide kommen Vaginaleinrisse vor. Beim Durchtritt des kindlichen Kopfes treten Verletzungen des Perineums auf: **Dammrisse**. Sie liegen in der hinteren Kommissur der Vagina und können bis zum Anus oder zur Rektumwand reichen.

Unkontrollierte Zerreißungen des Dammes und daraus folgend eine spätere Beckenbodeninsuffizienz (Überdehnungsschaden mit Senkungsbeschwerden) kann man durch eine rechtzeitige Episiotomie (Dammschnitt) vermeiden.

14.5.7
Veränderungen des Uterus nach der Geburt

Nach der Geburt befindet sich in der Uterushöhle eine große Wundfläche, welche sehr anfällig für Infekte ist. Die Erreger werden von außen eingeschleppt. Die Entzündung ist auf das Endometrium beschränkt: **Endometritis post partum**, kann aber auch auf das Myometrium und auf die Parametrien übergreifen. Möglich ist auch die Entstehung einer **Puerperalsepsis** (heute selten).

Postpartal kann es auch zur Entstehung einer glandulären oder glandulärzystischen Hyperplasie des Endometriums kommen. Ursache ist eine mangelhafte Umstellung des ovariellen Zyklus. Nach einem Abortus können grundsätzlich die gleichen Erkrankungen auftreten, wie nach einer normal beendeten Schwangerschaft.

15 Brustdrüse (Mamma)

Übersicht 15:

15.1	**Entwicklungsstörungen**	289
15.2	**Form- und Größenabweichungen**	290
15.3	**Entzündungen**	290
15.3.1	Thelitis	290
15.3.2	Mastitis	290
15.3.3	Galaktophoritis	290
15.4	**Mastopathie**	290
15.5	**Gynäkomastie**	292
15.6	**Neoplasmen**	292
15.6.1	Fibroadenome	292
15.6.2	Adenome der Mamille	293
15.6.3	Reine Adenome der Mamma	293
15.6.4	Intraduktale Papillome	293
15.6.5	Lipome, Fibrolipome, Fibroadenolipome	293
15.6.6	Mammakarzinome	293
15.6.6.1	Carcinoma lobulare in situ (CLIS)	294
15.6.6.2	Invasives lobuläres Karzinom	294
15.6.6.3	Ductales Carcinoma in situ (DCIS)	296
15.6.6.4	Invasives duktales Karzinom ohne besondere Differenzierungen	296
15.6.6.5	Invasive duktale Karzinome mit besonderen Differenzierungen	296
15.6.6.6	Pagetkarzinom der Mamille	296
15.6.6.7	Phylloidestumor	297
15.6.7	Mammakarzinom des Mannes	297
15.6.8	Sarkome der Mamma	297

15.1 Entwicklungsstörungen

Polythelie. Im Verlauf der Milchleiste kommen überzählige Brustwarzen (mamillae) vor. Zusätzliches Drüsenparenchym ist nicht vorhanden. Die Mißbildung ist klinisch bedeutungslos. Überzählige Brustwarzen werden operativ entfernt, wenn sie kosmetisch stören.

Polymastie. Im Verlauf der Milchleiste liegen überzählige Brustdrüsen mit Mamillen und einem meist kleinen aber voll ausgebildeten oder rudimentären Drüsenkörper. Während der Stillzeit können überzählige Brustdrüsen hypertrophieren (Milchstau, Gefahr der Mastitis).

Aberrierende Mamma. Dabei handelt es sich um Inseln von Brustdrüsengewebe, die vom eigentlichen Drüsenkörper losgelöst sind und keinen Anschluß an das Ausführungsgangsystem der Drüse besitzen. Es kommt zu einer prämenstruellen Schwellung und zu einem Milchstau während der Stillzeit, weil keine Abflußmöglichkeit besteht.

Mamma-Aplasie. Das angeborene Fehlen der Brustdrüse ist sehr selten und dann meist mit Fehlbildung der Thoraxwand kombiniert.

15.2
Form- und Größenabweichungen

Als **Mammahyperplasie** bezeichnet man eine das Normalmaß überschreitende Vergrößerung der Brustdrüse, welche doppelseitig oder einseitig vorkommen kann und schon in der Pubertät beginnt. Eine Brustvergrößerung während der Gravidität bildet sich nach der Geburt fast immer zurück. Bei der Mammahyperplasie zeigen alle Organbestandteile ein vermehrtes Wachstum. Durch den Zug nach unten können Spannungsschmerzen und Dehnungsgeschwüre an der Haut auftreten.

Mastoptose. Hängebrust. Der Anteil des Fettgewebes ist übernormal hoch. Man findet eine Mastoptose häufig bei Frauen, die mehrfach geboren haben (Multiparae), im Klimakterium, bei älteren und übergewichtigen Frauen sowie bei allgemeiner Bindegewebsschwäche, oft auch nach vorausgegangenem raschem Gewichtsverlust. In ausgeprägten Fällen können diffuse Brustschmerzen auftreten.

Mammahypoplasie. Zu kleine Mammae, oft auch funktionell unzureichend. In vielen Fällen besteht ein psychischer Leidensdruck. Die Hypoplasie ist hormonell kaum zu beeinflussen, eine operative Therapie (Mammaplastik) ist zwar möglich, aber keineswegs problemlos.

15.3
Entzündungen

15.3.1
Thelitis
Entzündung der Brustwarzen (Mamillen), vor allem nach der Entstehung von Rhagaden (Spalten, Schrunden in der Haut) während der Stillphase. Bei bestehendem Diabetes mellitus kommt eine Thelitis häufiger vor.

15.3.2
Mastitis
Akute Entzündung des Brustdrüsengewebes. In 90% der Fälle tritt sie während der Stillzeit auf (Mastitis puerperalis). Die Entzündung ist vorwiegend bakteriell (Staphylokokken, seltener Streptokokken) bedingt: Eigeninfektion, auch durch Pflegepersonal oder durch das Kind. Die akute eitrige Entzündung ist sehr schmerzhaft; besonders wird eine schmerzhafte Schwellung der zugehörigen Lymphknoten beobachtet. Bevorzugt wird der untere äußere Quadrant der Brust betroffen. Es kann sogar zur Bildung von intra- oder retromammären Abszessen kommen.

Bei Frauen um das 40. Lebensjahr kommt gelegentlich eine **chronische Mastitis** vor. Die Patientinnen berichten in der Anamnese über Laktationsstörungen. Ursache: Gangerweiterungen mit Sekreteindickungen. Man findet histologisch Granulationsgewebe mit zahlreichen Schaumzellen und Plasmazellen, tuberkelähnliche Granulombildungen, Nekrosen und Vernarbungen.

Fettgewebsnekrosen der Mamma sind häufig traumatisch bedingt. Um die Nekrose bildet sich eine chronische Entzündung mit Granulozyten, Plasmazellen, Schaumzellen und Lymphozyten. Gewebsverdichtung bei Resorption der Nekrose und Bildung von Granulationsgewebe; Verkalkung der Nekrose ist möglich.

15.3.3
Chronische Galaktophoritis
Diese Entzündungsform kommt meist in der Postmenopause vor. Ein- oder beidseitige Gangerweiterungen (Ektasien) der Brustdrüse mit Sekretretention können zu einer abakteriellen chronischen Mastitis führen. Oft findet man Anhäufungen von Plasmazellen im Stroma und Verhärtungen (Indurationen) im weiteren Verlauf.

15.4
Mastopathie

Schon geringere Veränderungen in der hormonellen Situation können zu Strukturveränderungen im Gewebe führen. Verstärkte Rückbildung und Hyperplasie treten in verschiedenen Stadien oft nebeneinander auf. Die Mastopathie kommt doppelseitig und multipel, aber herdförmig vor.

Häufig sind Zysten und herdförmige Fibrosefelder entwickelt. Daher wird diese dysplastische Erkrankung auch als **Mastopathia fibrosa cystica** bezeichnet (Abb. 15-1 c; Farbtafel VII, 36). Daneben finden sich auch Epithelproliferationen, welche re-

15.4 Mastopathie

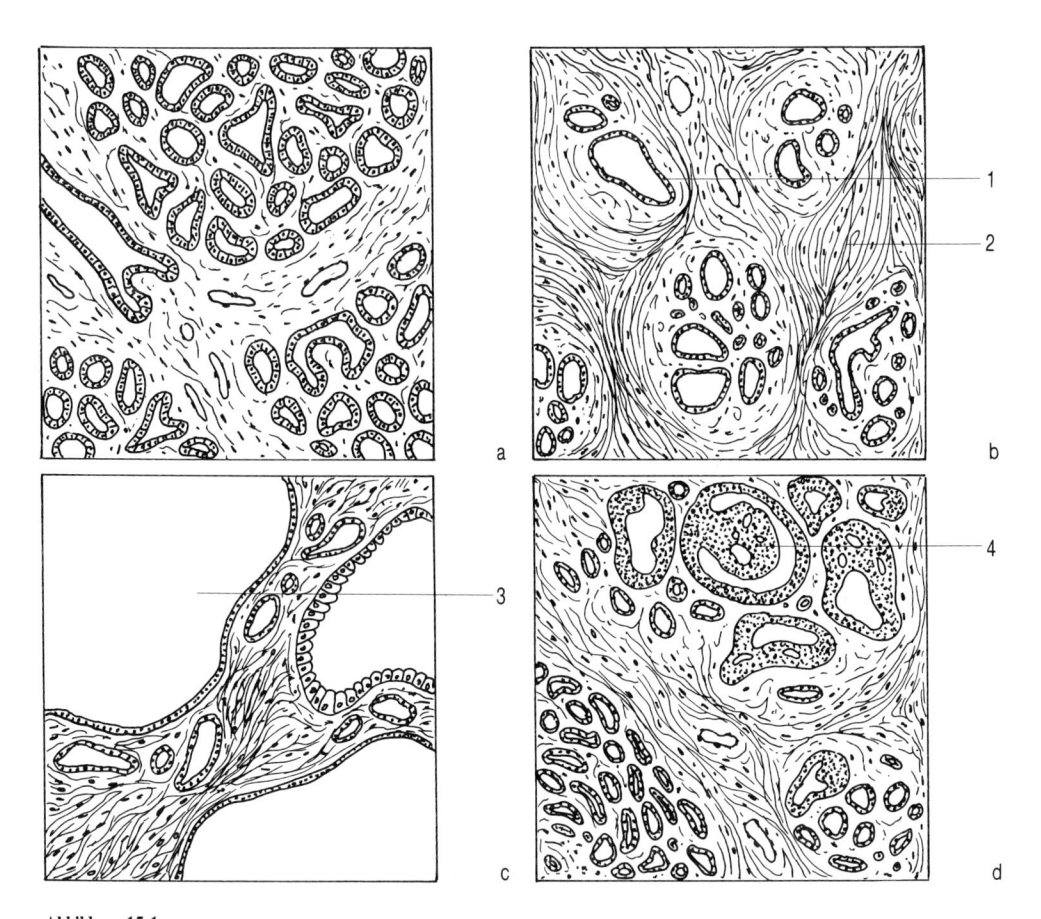

Abbildung 15-1:
Mastopathie.
a) Gesundes Brustdrusengewebe;
a) Sklerosierende Adenosis;
a) Mastopathia fibrosa cystica;
a) Ductale Hyperplasie.
1 starke Reduktion des Epithels; 2 Vermehrung des Bindegewebes; 3 zystische Gangerweiterungen; 4 knotige Proliferationen im Lumen der Endstücke.

gelmäßig in den terminalen Gängen beginnen und dann entweder die extralobulären oder die intralobulären Gänge betreffen. Demzufolge unterscheidet man:
– *Ductale Hyperplasie* (Abb. 15-1 d): Sie betrifft die extralobulären Gänge. Teils solide, teils papilläre Epithelproliferationen können die Lumina der Gänge verlegen. Wenn in den Proliferationen auch Zellatypien auftreten, ist die Mastopathie kaum vom ductalen Carcinoma in situ (siehe unten) zu unterscheiden.

– *Lobuläre Hyperplasie*: Sie tritt in zwei Formen auf: Bei der *Epitheliosis* bestehen intraductuläre Epithelproliferationen, in welchen auch Zellatypien auftreten können (atypische lobuläre Hyperplasie).
Die häufige *Adenosis* besteht in einer Ductulusproliferation. Man spricht von einer sklerosierenden Adenosis, wenn eine Vermehrung oder Hyalinisierung des Bindegewebes vorliegt (Abb. 15-1 d). Bei einer knotigen Entwicklung besteht eine auffallende Ähnlichkeit mit

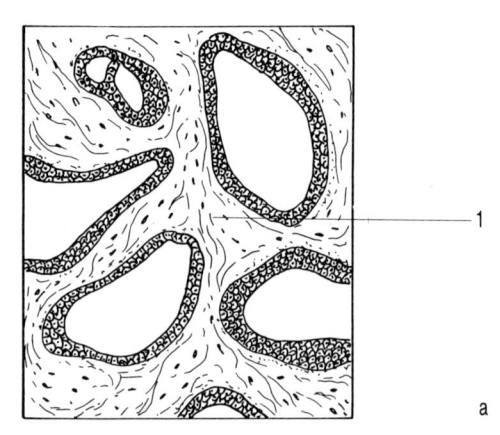

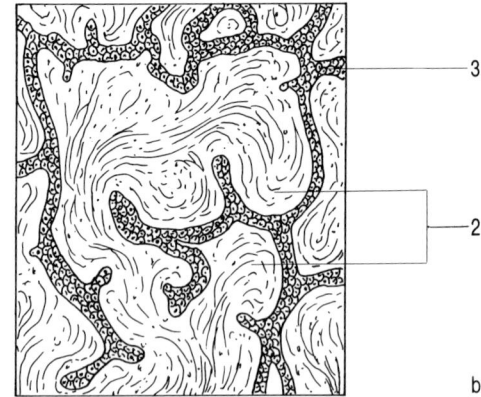

Abbildung 15-2:
Fibroadenome der Mamma,
a) Perikanalikuläre Form;
b) Intrakanalikuläre Form.
1 Bindegewebe hüllt die Gänge zystisch ein; 2 knotiges Vorwachsen des Bindegewebes gegen die Gänge; 3 zu schmalen verzweigten Strängen komprimiertes Gangepithel (Lumen vielfach nicht mehr zu sehen).

dem Gangkarzinom der Mamma. Für die Adenose ist typisch, daß das Gangepithel zweireihig bleibt und daß auch die neugebildeten Ductuli eine vollständige Basallamina besitzen.

Drüsig-tubulär proliferierende Adenosen zeigen mitunter zentral gelegene Narbenbildungen mit dichtliegenden elastischen Fasern (radiäre Narbe). Die Gangerweiterungen können mit wässeriger Flüssigkeit, Eiweißmassen oder Blut gefüllt sein. Zwischen Mastopathie und Karzinom bestehen Beziehungen: Einige Mastopathieformen gelten als Präkanzerose und bedürfen deshalb einer sorgfältigen Überwachung. Man unterscheidet:
– *Mastopathie I* (Mastopathia fibrosa cystica simplex). Es besteht kein erhöhtes Risiko einer malignen Entartung.
– *Mastopathie II* (etwa 25% aller Mastopathien). Epithelproliferationen, aber keine zellulären Atypien, etwa 2fach erhöhtes Entartungsrisiko.
– *Mastopathie III*. Atypisches Epithelhyperplasie, 5fach erhöhtes Entartungsrisiko, 11fach erhöht, wenn in der Familie Mammakarzinome vorgekommen sind.

15.5 Gynäkomastie

Als Gynäkomastie bezeichnet man die Vergrößerung der männlichen Brustdrüse. Sie kommt oft nur einseitig vor. Bindegewebe und Drüsengänge sind vermehrt, evtl. bestehen auch zystische Erweiterungen. Lobuli sind nur sehr selten entwickelt.
Ursachen:
– Östrogenüberschuß bei gestörtem Abbau der Östrogene (gehäuftes Auftreten bei Leberzirrhose)
– Östrogentherapie bei Prostatakarzinom
– östrogenproduzierende Tumoren des Mannes (Chorionepitheliom im Hoden)
– Medikamente
– Überfunktion der Hypophyse beim Klinefelter-Syndrom oder bei sekundärer Hodenatrophie (etwa nach Mumpsorchitis).

15.6 Neoplasmen

15.6.1 Fibroadenome

Das Fibroadenom ist der häufigste benigne Mammatumor. Es kommt besonders häufig im oberen äußeren Quadranten vor. Etwa in 90% aller Fälle entstehen die Tumoren einseitig und solitär. Häufigkeitsgipfel im 3. Lebensjahrzehnt. Es besteht eine Proliferation des Mantelbindegewebes der Läppchen. Die Adenome sind derbe bewegliche, gut abgrenzbare Knoten von 1–5 cm Durchmesser mit Vorwölbungen.

Bei Fibroadenomen mit **perikanalikulärem Aufbau** (Abb. 15-2 a) hüllt das Bindegewebe die Gänge zirkulär ein. Tumoren mit **intrakanalikulärem Aufbau** (Abb. 15-2 b) zeigen anfangs zystische Gangerweiterungen. Das Bindegewebe wächst dann knotig gegen die Gänge vor und preßt sie letztlich zu schmalen, verzweigt erscheinenden Strängen zusammen. Gelegentlich sieht man intraduktulär gelegene Verkalkungen. Die maligne Entartung der Adenome ist sehr selten.

15.6.2
Adenome der Mamille
Der meist gutartige Tumor tritt einseitig auf, hat einen drüsig- papillären Aufbau und wölbt die Epitheloberfläche vor. Bei Erosionen entstehen Blutungen im Mamillenbereich.

15.6.3
Reine Adenome der Mamma
Diese gutartigen Tumoren sind relativ selten; sie kommen solitär vor und bestehen aus Proliferationen von lobulärem und tubulärem gut differenziertem Drüsenepithel.

15.6.4
Intraduktale Papillome
Diese Tumoren (papilläre Adenome, Milchgangpapillome) entstehen submammillär in den großen Gängen. Feine verzweigte Epithelzotten mit wenig Bindegewebe ragen in die Gänge hinein. Reißen sie ab, entstehen Blutungen aus der Mamille („blutende Mamma"). Die differentialdiagnostische Abgrenzung des solitären submamillären Gangpapilloms gegenüber dem papillären Gangkarzinom bereitet mitunter Schwierigkeiten.

In der Peripherie des Gangsystems finden sich häufiger Gangpapillome. Große, multipel vorkommende Gangpapillome entwickeln sich gehäuft zu intraduktalen Karzinomen (Entartungsrisiko ~ 10%).

15.6.5
Lipome, Fibrolipome, Fibroadenolipome
Diese Tumoren wachsen vorwiegend brustwandnahe, also außerhalb des eigentlichen Drüsengewebes. Sie erreichen eine Größe bis zu 10 cm und darüber und sind durch eine bindegewebige Kapsel im allgemeinen gut abgegrenzt. Die maligne Entartung ist außerordentlich selten.

Lipom: kugeliger gelber Tumor des Fettgewebes, Neigung zur Verkalkung. *Fibrolipom*: Bindegewebsreichere Form des Lipoms. *Fibroadenolipom*: Fett- und Bindegewebswucherungen mit adenomartiger Proliferation der Drüsenläppchen.

15.6.6
Mammakarzinome
Das Mammakarzinom ist eine der häufigsten malignen Tumoren der Frau. Etwa 4–5% aller Frauen sind betroffen. Der Häufigkeitsspiegel liegt zwischen 45 und 55 Jahren. Vor dem 20. Lebensjahr sind Mammakarzinome sehr selten. Linke und rechte Brust sind gleich häufig betroffen, in 2% der Fälle kommt sogar ein doppelseitiger Befall vor. Der obere äußere Quadrant der Brust ist eine bevorzugte Karzinomlokalisation.

Karzinome, die sich unter der Mamille entwickeln, führen bei weiterer Infiltration und narbiger Schrumpfung zu einer **Einziehung der Mamille**, mitunter sogar unter das Oberflächenniveau. Karzinome, die oberflächennahe liegen, verursachen häufig eine porenartige Einziehung der Haut: **Orangenhaut**. Wenn sie die Epidermis erreichen, entstehen **Ulzerationen**.

Bei flächiger Ausbreitung unter der Epidermis kommt es zu entzündungsartigen Rötungen, welche zum klinischen Begriff des **inflammatorischen Karzinoms** geführt haben. Bei massiver Ausbreitung des Tumors in flächenartiger Weise liegen dicke Tumormassen an der Thoraxwand und infiltrieren sie: **Panzerkrebs**.

Metastasierung. Für die lymphogene Metastasierung ist die Lokalisation des Primärtumors in der Mamma wichtig. Mammakarzinome entstehen am häufigsten im oberen äußeren Quadranten. Etwa 75% der Lymphbahnen der Mamma führen zu den axillären und klavikulären

Lymphknoten, der Rest zu den para- und retrosternalen Lymphknotengruppen.

Bei medial gelegenen Karzinomen können lymphogen die Pleura und das Mediastinum infiltriert werden.

Bei der hämatogenen Metastasierung bestehen große Unterschiede hinsichtlich des zeitlichen Verlaufes und der Ausbreitungswege. Die ersten Metastasierungsorte liegen häufig im Skelett (Wirbelsäule, Becken); dies gilt besonders für infiltrierende lobuläre Karzinome. Lungenmetastasen (oft sehr kleine, pleuranahe Herde) sind röntgenologisch häufig nicht oder nur schwer nachweisbar.Sie entstehen durch Tumorzellen, welche nach der Passage des Lymphgefäßsystems in die herznahen großen Venen übergetreten sind.

Insgesamt gesehen sind Wachstumsverhalten und Wachstumsgeschwindigkeit der Mammakarzinome sehr unterschiedlich und damit auch die Krankheitsverläufe und die Prognosen. Leider ist auch heute trotz mancher Fortschritte (Vorsorgeuntersuchung, Mammographie, Thermographie usw.) eine echte Frühdiagnose des Mammakarzinoms mit der gleichen Treffsicherheit wie etwa beim Gebärmutterhalskarzinom, noch immer nicht möglich.

Die Stadieneinteilung der Karzinome nach dem TNM-System gründet sich auf der Beobachtung, daß zwischen Tumorgröße und Prognose eine Korrelation besteht:

Tis   nicht infiltrierende lobuläre oder duktale Karzinome
T1   Tumoren bis 2 cm Durchmesser
T2   Tumoren mit einem Durchmesser von 2–5 cm
T3   Tumoren mit einem Durchmesser von mehr als 5 cm
T4   Tumoren jeglicher Größe mit Ausbreitung auf die Brustwand oder die Haut
N1   Lymphknotenmetastasen axillär, homolateral, beweglich
N2   Lymphknotenmetastasen axillär, homolateral, untereinander oder mit der Umgebung verbacken
N3   Lymphknotenmetastasen homolateral supra- oder infraklavikulär oder Armödem (Lymphangiosis).

Man unterscheidet die nachstehend genannten Formen:
I. *Lobuläres Karzinom* (10–15% aller Mammakarzinome)
1. Carcinoma lobulare in situ (CLIS), lobuläre Neoplasie
2. Invasives lobuläres Karzinom
II. *Duktales Karzinom* (85–90% aller Mammakarzinome)
1. Ductales Carcinoma in situ (DCIS)
2. Invasives duktales Karzinom ohne besondere Differenzierungen
3. Invasive duktale Karzinome mit besonderen Differenzierungen
  a) Muzinöses Karzinom
  b) Medulläres Karzinom mit lymphoidem Stroma
  c) Papilläres Karzinom
  d) Tubuläres Karzinom
  e) Intrazystisches Karzinom
  f) Adenozystisches Karzinom

15.6.6.1 Carcinoma lobulare in situ (CLIS).
Epithelproliferationen füllen die Lobuli gleichmäßig aus. Die Basalmembran ist nicht durchbrochen, daher liegt auch keine Infiltration des Bindegewebes vor. Die Epithelzellen zeigen bei fortgeschrittener Entwicklung des CLIS eine mäßige Polymorphie. Mikroverkalkungen kommen in 20–30% vor. Etwa 75% der Fälle werden in der Postmenopause entdeckt. Das CLIS tritt in 2/3 multizentrisch auf (etwa 30% davon sogar bilateral). Die Entwicklung zu einem invasiven Karzinom dauert, wie Verlaufsuntersuchungen gezeigt haben, etwa 10–15 Jahre.

15.6.6.2 Invasives lobuläres Karzinom (Abb. 15-3 a). Typisch für diese Form sind kleine Tumorzellen, die infiltrativ wachsen und sich oft einreihig zu Zellketten formieren. Der Tumor kann dabei ringförmig Ductuli und Gefäße umwachsen. In 50–80% der Fälle ist zusätzlich ein Carcinoma lobulare in situ vorhanden und bei 90% findet man Östrogenrezeptoren an den Tumorzellen. Im Gegensatz zu den duktalen Karzinomen metastasiert dieser Tumor frühzeitig und verursacht besonders häufig Knochenmetastasen in der Wirbelsäule und im Becken sowie eine Meningealkarzinose.

15.6 Neoplasmen 295

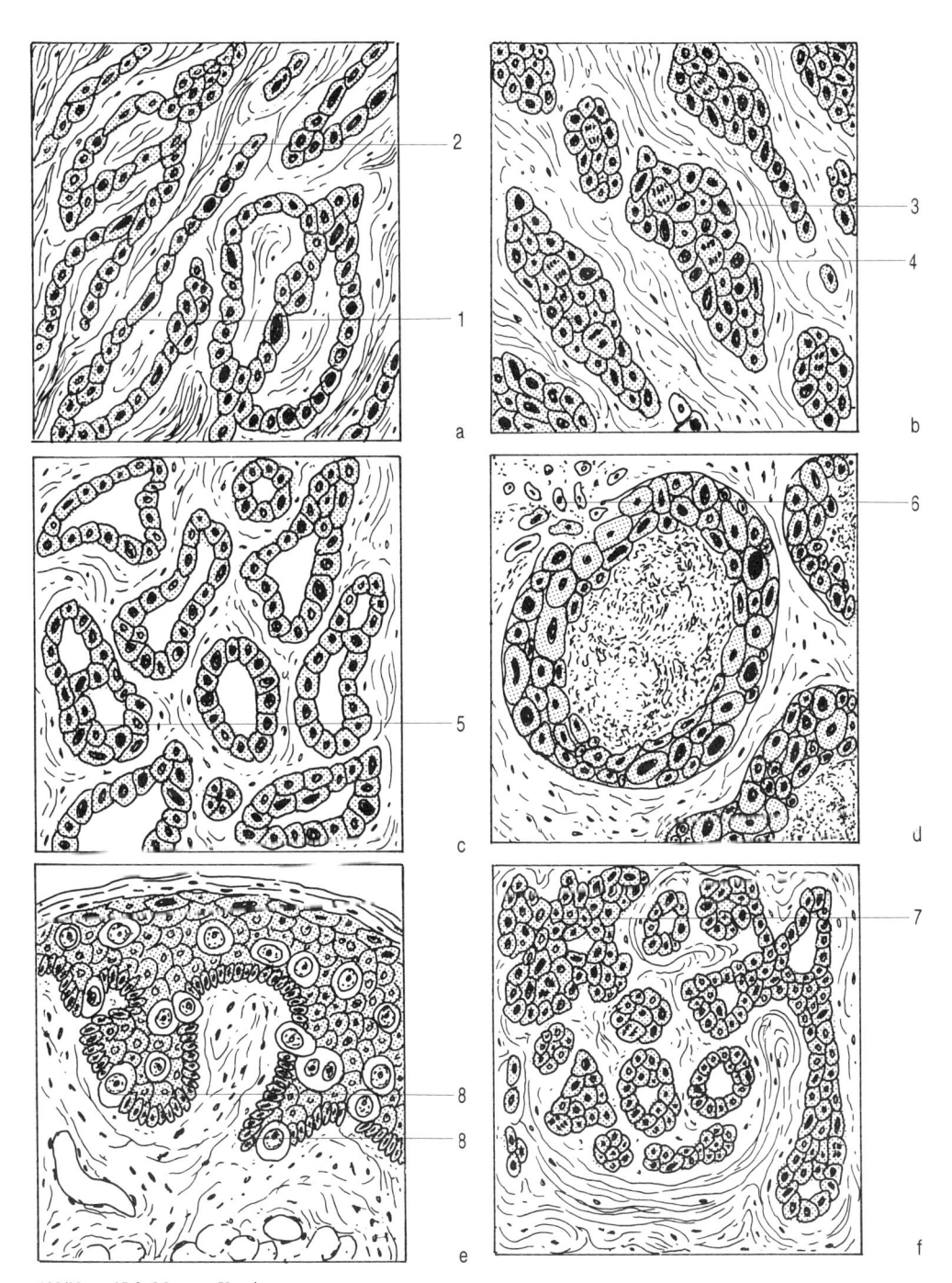

Abbildung 15-3: Mamma-Karzinom.
a) Invasives lobuläres Karzinom; **b)** Invasives ductales Karzinom (Carcinome solidum simplex); **c)** Szirrhöses Karzinom; **d)** Komedo-Karzinom; **e)** Muzinöses Karzinom; **f)** Paget-Karzinom der Mamille.
1 schmale Karzinomzellverbände; 2 faserreiches hyalines Bindegewebe mit Kalkablagerungen; 3 drei- bis sechsreihige solide Zellverbände; 4 Mitose; 5 Siegelringzelle; 6 Ausbruch des Tumors aus den Milchgängen mit Infiltration des Bindegewebes; 7 Extrazellulär gelegener Schleim; 8 große helle glykogenreiche Zellen.

15.6.6.3 Ductales Carcinoma in situ (DCIS).
Intraduktale und intraduktuläre Epithelproliferationen mit Zellatypien (aber ohne Durchbrechung der Basallamina) treten häufig multizentrisch (35%) oft in weiter Ausbreitung und in etwa 10% der Fälle sogar bilateral auf. Nach Schätzungen können etwa in der Hälfte der Fälle innerhalb von 10 Jahren invasive Karzinome auftreten.

15.6.6.4 Invasives duktales Karzinom ohne besondere Differenzierungen.
Etwa 70% aller Mammakarzinome gehören in diese Gruppe. Makroskopisch fallen bei den Tumoren Schrumpfungen im Zentrum auf, die oft eine narbige Veröldung zeigen. Die an der Peripherie weiterwachsenden Tumorzellnester verursachen dagegen ein radiär strahlenartiges Bild, welches sich auch mammographisch darstellen läßt. Histologisch beobachtet man vielfältige Formen, die häufig sogar nebeneinander auftreten können.

Carcinoma solidum simplex (Abb. 15-3 b). Der Tumor besteht aus soliden drei- bis sechsreihigen Zellverbänden. Tumorzellen und Stroma verhalten sich wie 1:1.

Szirrhöses Karzinom (Abb. 15-3 c). Schmale ein- bis dreireihige Tumorzellverbände liegen zwischen faserreichem hyalinisiertem Bindegewebe. Der Stromaanteil überwiegt eindeutig. Häufig sind Kalkablagerungen im Interstitium festzustellen.

Komedo-Karzinom (Abb. 15-3 d). In den von Tumorzellen ausgefüllten Gängen treten zentrale Nekrosen auf, welche beim Zerschneiden des Tumors aus der porösen, graugelben Schnittfläche wie Komedonenpfröpfe herausquellen. Das Komedo-Karzinom neigt zur Verkalkung (40%).

Kribriformes Karzinom. Innerhalb der intraduktalen Proliferationen entstehen zahlreiche kleine Hohlräume, so daß sich insgesamt ein siebartig durchlöchertes Bild ergibt.

15.6.6.5 Invasive duktale Karzinome mit besonderen Differenzierungen.

Papilläres Karzinom. Die langsam wachsenden Tumoren bleiben lange umschrieben. Sie kommen überwiegend zentral und submamillär in den größeren Gängen vor. Die Tumorzellnester sind deutlich papillär differenziert.

Medulläres Karzinom mit lymphoidem Stroma. Knapp 5% aller Mammakarzinome gehören zu diesem Typ. Relativ große, weiche Tumorknoten sind von wenig Stroma umgeben, welches zahlreiche Lymphozyten enthält. Der Tumor hat eine sehr günstige Prognose.

Muzinöse Karzinome (Abb. 15-3 e). Dieser seltenere Tumor (1–2%) tritt gehäuft im höheren Lebensalter auf, die Prognose ist vergleichsweise günstig. Makroskopisch hat der Tumor ein glasiges Aussehen: Gallertige Bezirke liegen in solidem Tumorgewebe, das nach außen meist glatt begrenzt ist. Der Tumor wächst langsam und wenig infiltrierend; er metastasiert erst spät. Die einzeln oder in kleinen Gruppen liegenden Tumorzellen lassen eine starke Schleimbildung erkennen. Die Schleimablagerungen geschehen auch intrazellulär (Siegelringzellen mit exzentrischem Kern), vorwiegend aber im Extrazellulärraum (PAS-positive sog. Schleimseen).

Weitere, aber sehr seltene Formen sind:
– das adenoidzystische Karzinom (mit einer günstigen Prognose)
– Karzinome mit einer apokrin-sekretorischen Aktivität
– Plattenepithelkarzinome, welche, ausgehend von der Haut oder der Mamille, das Drüsengewebe infiltrieren: Bildung von Stachelzellen mit Hornperlen
– Mammakarzinome mit Plattenepithelmetaplasien.

15.6.6.6 Pagetkarzinom der Mamille
(Abb. 15-3 f). Der langsam wachsende Tumor breitet sich intraepithelial im Bereich der Mamille aus. Die Tumorzellen liegen oft einzeln und basal in der Epidermis. Typisch sind Gruppen von großen, hellen und glykogenreichen Zellen. Die Mamillen und die umgebende Haut sind ekzemartig gerötet. Fast immer besteht zusätzlich im Milchgangsystem ein nicht invasives, intraduktales Karzinom; es können allerdings auch invasive duktale Karzinome vorkommen.

15.6.6.7 Phylloidestumor (früher Cystosarcoma phylloides). Die meisten dieser sich aus Fibroadenomen entwickelnden mesenchymalen Tumoren sind besonders zellreich: Riesenfibroadenome. Der Verlauf ist langsam, die Prognose gut. Seltener entwickeln sich im Stroma der Phylloidestumoren Sarkome, welche hämatogen metastasieren. In Phylloidestumoren können auch sekundär Karzinome entstehen.

15.6.7
Mammakarzinom des Mannes
Die Altersverteilung ist etwa wie bei der Frau. Rund 1% aller Mammakarzinome betreffen das männliche Geschlecht. Der Tumor wächst meist unter oder neben der Mamille. Histologisch handelt es sich vorwiegend um duktale Karzinome (29% gut, 54% mäßig differenziert, 17% undifferenziert). Selten kommen tubuläre Adenokarzinome, kleinzellige Karzinome und Paget-Karzinome vor. Die Prognose ist im allgemeinen schlechter als bei der Frau.

15.6.8
Sarkome der Mamma
Etwa 1% aller malignen Brustdrüsentumoren sind Mamma-Sarkome. Es kommen vor: Fibro-, Lipo- und Hämangiosarkome (letztere sind besonders bösartig und metastasieren früh), Sarkome niederer Gewebsreife und Sarkome des lymphoretikulären Typs.

Die häufigste histologische Form ist das Spindelzellsarkom, daneben kommen aber auch rund- oder polymorphzellige Sarkome vor.

16 Männliche Geschlechtsorgane

Übersicht 16:

16.1	Hoden (Testis)	298
16.1.1	Entwicklungsstörungen, Fehlbildungen, Degeneration	298
16.1.2	Entzündungen	300
16.1.3	Zysten	300
16.1.4	Neoplasmen	301
16.1.4.1	Keimzelltumoren	301
16.1.4.2	Sonstige Hodentumoren	303
16.1.4.3	Hodenmetastasen	303
16.2	**Nebenhoden (Epididymis) und Samenstrang**	**303**
16.2.1	Entwicklungsstörungen	303
16.2.2	Entzündungen	303
16.2.3	Neoplasmen	304
16.2.4	Erkrankungen des Samenstrangs (Funiculus spermaticus)	304
16.3	**Bläschendrüsen (Glandulae vesiculosae)**	**304**
16.4	**Prostata**	**304**
16.4.1	Entzündungen	304
16.4.1.1	Akute Prostatitis	304
16.4.1.2	Chronische Prostatitis	305
16.4.2	Prostata-Hyperplasie	305
16.4.3	Prostata-Karzinom	306
16.4.4	Degenerative Erscheinungen	307
16.5	**Penis**	**307**

16.1 Hoden

16.1.1 Entwicklungsstörungen, Fehlbildungen, Degeneration

Konnatale Anorchie. Beidseitiges Fehlen des Hodens. Der Samenstrang endet dann blind in fibrösem Gewebe. Nebenhodenreste können vorhanden sein. Die Patienten zeigen eine männliche Differenzierung. Die Ursachen der Nichtanlage des Hodens sind unbekannt.

Monorchie. Fehlen eines Hodens. Das Krankheitsbild ist regelmäßig auch mit einer Aplasie der Samenwege und der gesamten Nierenanlage auf der gleichen Seite verbunden. Der vorhandene Hoden kann normal entwickelt sein.

Triorchie. Bei dieser seltenen Fehlbildung sind drei Hoden vorhanden. Meist ist die linke Seite betroffen: Zwei Hoden liegen in der linken Skrotumhälfte, von denen einer stark verkleinert ist.

Kryptorchismus (Retentio testis). Der Hoden entwickelt sich in der Bauchhöhle, wandert dann nach abwärts und gelangt durch den Leistenkanal in das Scrotum (Hodensack). Bei 90% der Reifgeborenen befindet sich der Hoden zur Zeit der Geburt schon im Scrotum. Wenn dieser Hodenabstieg (Deszensus testiculorum) nicht stattgefunden hat oder unvollständig ist, bleibt der Hoden in der Bauchhöhle oder im Leistenkanal liegen. Als mögliche Ursachen werden endokrine Störungen, Dysplasie oder mechanische Hindernisse diskutiert. Die Retentio testis kommt in 10–20% der Fälle beidseitig vor.

Eine frühzeitige operative Korrektur ist angezeigt, weil sonst ein schwerer Hodenschaden droht (Verlust der Fertilität bei beidseitigem Kryptorchismus).

Ein kryptorcher Hoden ist nicht ausgereift, das Keimepithel geht verloren (Sterilität!). Die Leydigzellen sind kaum betroffen. Bei einseitiger Retention zeigt der abgestiegene Hoden in einem Drittel der Fälle ebenfalls Entwicklungsstörungen, so daß man dann den retinierten und den deszendierten Hoden histologisch nicht unterscheiden kann. Nicht abgestiegene Hoden zeigen eine erhöhte Tumorneigung.

Klinefelter-Syndrom. Abweichungen in der Zahl der Geschlechtschromosomen können pathologische Hodenveränderungen verursachen. Patienten mit Klinefelter-Syndrom haben zwei weibliche Geschlechtschromosomen (XXY-Männer): Die Hoden sind sehr klein und auf der Schnittfläche braun gefärbt. Die Tubuli sind atrophisch, meist völlig vernarbt und ohne Lumen. Daneben findet man unvollständig entwickelte Kanälchen und knotige Wucherungen großer, aber funktionell unzureichender Leydig-Zellen. Trotz der Leydigzell-Hyperplasie besteht also ein Androgendefizit: Weiblicher Behaarungstyp und Gynäkomastie sind die Folgen.

Unter 1000 Männern finden sich bis zu drei Fälle dieser Erkrankung. Bei ca. 25% der Betroffenen ist eine Oligophrenie (Schwachsinn) unterschiedlichen Schweregrades ausgeprägt.

Bei einer anderen Chromosomenabweichung, den XYY-Männern finden sich ebenfalls Reifungsstörungen der Hodentubuli. Außerdem besteht ein deutlicher Großwuchs (z.T. über 2 m); Intelligenzstörungen treten allerdings nicht gehäuft auf.

Del Castillo-Syndrom (Sertoli-cell-only-Syndrome). Die Tubuli seminiferi sind nur von Sertolizellen ausgekleidet, Keimzellen fehlen völlig. Der Tubulusdurchmesser ist verringert. Oft bestehen eine Fibrose der Tubuli und partielle Vernarbungen. Die Leydigzellen sind zytologisch unauffällig und vermehrt. Ähnliche Hodenveränderungen werden z.B. auch durch Strahlenschädigung des Hodens hervorgerufen.

Hodenatrophie (Abb. 16-1). Im Gegensatz zum Ovar unterliegt der Hoden nicht notwendigerweise einer Altersatrophie. Strahlen, thermische Schäden, hormonelle Einflüsse (Androgenmangel, Antiandrogene), Infektionskrankheiten, konsumierende Erkrankungen, Alkoholismus, Leberzirrhose und toxische Einwirkungen rufen häufig eine Hodenatrophie hervor. Man unterscheidet tubuläre, interstitielle und globale Hodenatrophie.

Die degenerativen Prozesse können diffus oder herdförmig auftreten. Zuerst wird das samenbildende Epithel atro-

Abbildung 16-1: Hodenatrophie.

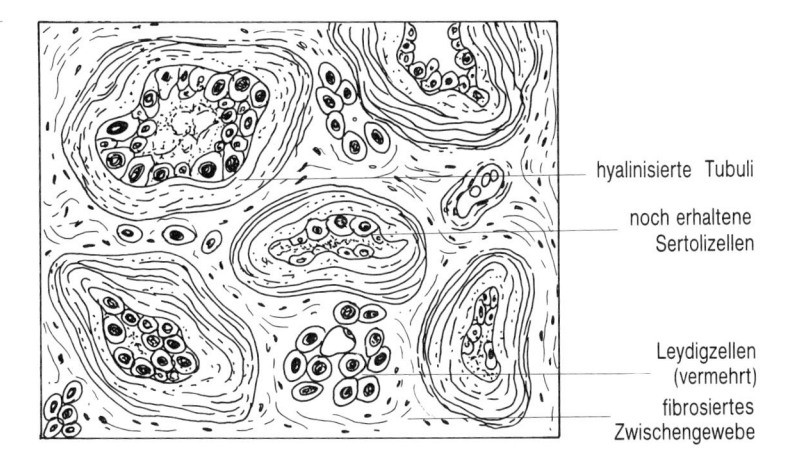

— hyalinisierte Tubuli
— noch erhaltene Sertolizellen
— Leydigzellen (vermehrt)
— fibrosiertes Zwischengewebe

phisch, die Sertolizellen bleiben länger intakt. Bei weniger schweren Schäden bleiben die Spermatogonien erhalten, so daß nach Wegfall der schädigenden Ursache die Spermatogenese wieder in Gang kommen kann. Bei der diffusen Hodenatrophie sind nur noch die Umrisse der Kanälchen erkennbar, die Basalmembran ist stark verdichtet; das Zwischengewebe erscheint lokker oder fibrosiert; manchmal ist eine Proliferation der Leydig-Zellen festzustellen. Der Hoden kann auch von einer Amyloidose betroffen werden.

Man unterscheidet nach den Ursachen drei Stufen der Hodenatrophie:
– primäre Atrophie bei direkter Schädigung des Hodens
– sekundäre Atrophie bei funktionellen Störungen in der Hypophyse
– tertiäre Atrophie bei funktionellen Störungen im Hypothalamus.

16.1.2
Entzündungen

Die Hodenentzündung (Orchitis) entsteht kanalikulär (über Ductus deferens und Nebenhoden), durch direktes Übergreifen aus dem Nebenhoden und den Hodenhüllen oder auf dem Blutweg. Nur selten ist der Hoden isoliert betroffen, meist besteht eine kombinierte Infektion des Hodens, des Nebenhodens und der Samenwege. Das Organ ist derb angeschwollen und schmerzhaft. Exsudat und Granulozyten finden sich im Zwischengewebe und in den Tubuli. Bei chronischen Entzündungen sind auch Lymphozyten und Plasmazellen vorhanden. Abszeßbildungen sind möglich. Entzündliche Prozesse zerstören in den Tubuli zuerst das samenbildende Epithel und erst später Sertolizellen und interstitielles Gewebe.

Die **Mumpsorchitis** ist eine Begleiterscheinung der Mumps (Parotitis epidemica) der Erwachsenen (in ca. 25% der Mumpsfälle). Kinder sind vor der Pubertät kaum davon betroffen. Die doppelseitige Mumpsorchitis führt in 40–60% der Fälle zur Hodenatrophie. Die Leydigzellen bleiben von der Entzündung meist verschont. Die Entzündung kann nur wenige Tubuli betreffen oder sich auf den gesamten Hoden ausdehnen. Der Befall beider Hoden kann zur Sterilität führen.

Pseudogranulomatöse Orchitis. Die Ursachen dieser chronischen unspezifischen Entzündung des Hodens sind unbekannt. Ausbreitung diffus oder herdförmig. Die Interstitien und besonders auch die Tubuli sind von entzündlichen Infiltraten (Lymphozyten, Plasmazellen, Leukozyten, Makrophagen und auch Fremdkörper-Riesenzellen) so durchsetzt, daß Granulome vorgetäuscht werden. Nekrosen sind meist nicht nachweisbar. Von der Entzündung ist immer nur ein Hoden betroffen.

Hodentuberkulose. Der Hoden wird von der Tuberkulose weitaus seltener betroffen als der Nebenhoden. Von diesem Organ kann allerdings ein tuberkulöser Prozeß auf den Hoden übergreifen. Hodentuberkulose kann allerdings auch durch hämatogene Streuung einer anderen Tuberkulose entstehen.

Syphilitische Orchitis. Sie tritt als eine mehr diffuse interstitielle oder tubulöse Entzündung auf. Eventuell kommen kleine Syphilis-Granulome vor, besonders bei der angeborenen Lues. Als Endzustand ergeben sich ausgedehnte Fibrosen des Organs. Bei einer weiteren Form (v.a. im Tertiärstadium der erworbenen Syphilis) wird der Hoden von syphilitischen Gummata durchsetzt.

16.1.3
Zysten

Am Hoden und auch am Nebenhoden finden sich oft kleinere Zysten. Dies sind Reste unvollständig zurückgebildeter embryonaler Gangsysteme. *Hydatiden*: Kleine Zysten mit wässerigem Inhalt. *Spermatozelen*: Im Skrotum gelegene größere Zysten, welche Samenflüssigkeit enthalten. Sie entstehen durch Erweiterung aberrierender Nebenhodenkanälchen.

Hydrozele. Die den Hoden umgebende seröse Höhle kann zystisch erweitert und mit wässerigem Inhalt gefüllt sein. Hydrozelen entstehen spontan, traumatisch oder sie sind Begleiterscheinungen anderer pathologischer Veränderungen.

Hämatozele. Bei Blutungen zwischen die Blätter der Tunica vaginalis testis entstehen Hämatozelen. Bei lange bestehenden Hämatozelen oder auch bei Hydrozelen sind starke Verdickungen der Wand möglich, vor allem bei gleichzeitigen Ent-

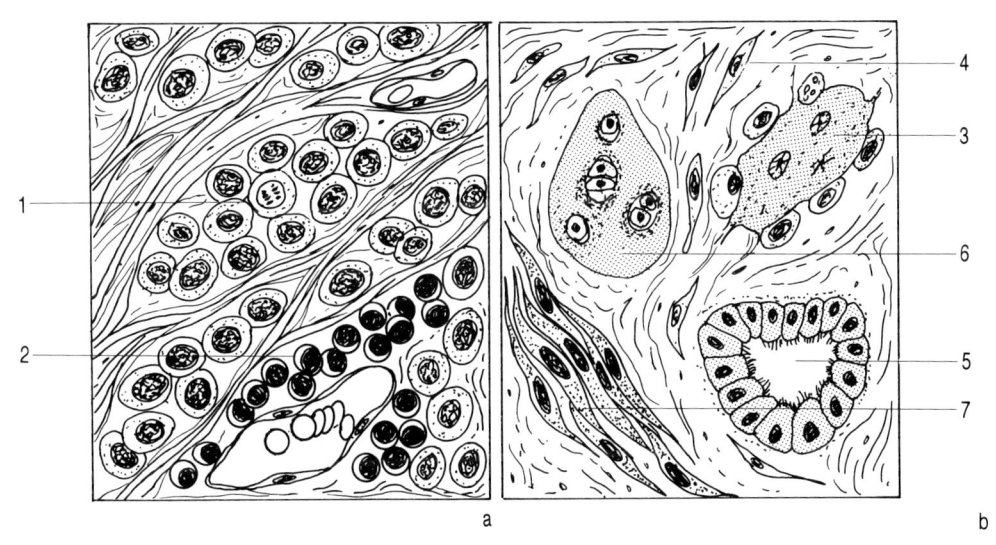

Abbildung 16-2:
Keimzelltumoren des Hodens.
a) Seminom;
b) Differenziertes Teratom.
1 dicht liegende große Tumorzellen; 2 Lymphozyten in der Umgebung eines Gefäßes; 3 Knochenbälkchen; 4 Bindegewebe; 5 Drüsenschlauch (Zylinderepithel mit Kinozilien); 6 Knorpelstück; 7 glatte Muskelzellen.

zündungen: *Periorchitis chronica fibrosa*. Verkalkungen können auftreten. Gelegentlich lösen sich stark hyalinisierte Verdikkungen an der Innenseite ab und werden zu Corpora libera. Fibromatosen treten als knotenförmige Wucherungen der Tunica vaginalis auf. Die Ursache einer Hämatozele ist meist eine Verletzung der Hodengefäße.

16.1.4
Neoplasmen
Hodentumoren sind zwar nicht sehr häufig (0,5–1% der bösartigen Tumoren beim Mann) aber meist maligne.

16.1.4.1 Keimzelltumoren. Sie machen 85% aller Hodentumoren aus und entstehen aus den Keimzellen des Hodens.

Seminome. Das Seminom (Abb. 16-2 a) ist der häufigste maligne Hodentumor (reine Seminome 40% und weitere 15% als Kombination mit nichtseminomatösen Keimzelltumoren). Seminome können beidseits vorkommen, aber auch in Kombination mit einem nichtseminomatösen Tumor im anderen Hoden. Der rechte Hoden ist häufiger betroffen als der linke. Der Altersgipfel liegt zwischen dem 30. und 50. Lebensjahr.

Das Tumorwachstum führt zu einer symmetrischen Vergrößerung des Hodens. Makroskopisch ist das Tumorgewebe homogen, scharf begrenzt und von grauweißrötlicher Farbe. Es kann von Blutungen und Nekrosen durchsetzt sein. Nicht selten sind auch Granulome mit Epitheloidzellen und Riesenzellen (vorwiegend vom Langhans-Typ) zu finden. Ballen von Tumorzellen sind durch Bindegewebe abgegrenzt und von zahlreichen Lymphozyten und Plasmazellen umgeben. Der Tumor komprimiert das übrige noch erhaltene Hodengewebe. Ballen aus großen rundlichen Tumorzellen liegen dicht beieinander; sie haben teils ein helles, teils ein basophiles Zytoplasma und einen bläschenartigen grobschollig strukturierten Kern mit plumpen Kernkörperchen.

Anaplastische Seminome zeigen eine ausgeprägte Kern- und Zellpolymorphie sowie zahlreiche Mitosen. Ihre Prognose ist deutlich schlechter. Sie sind von embryonalen Karzinomen schwer zu unterscheiden. Lymphozytäre Infiltrate und granulomatöse Reaktionen fehlen meist.

Spermatozytäre Seminome kommen seltener vor. Ihr Zellbild ist wesentlich unruhiger als beim oben geschilderten „klassischen" Seminom. Man findet neben sehr großen polyploiden, manchmal auch mehrkernigen Tumorzellen kleine bis kleinste lymphozytenähnliche Tumorzellen, welche Ähnlichkeit mit den einzelnen Stufen der Spermatogenese haben. Die Prognose dieser Tumorform ist sehr günstig. Das Durchschnittsalter der Patienten liegt bei 50 Jahren. Spermatozytäre Seminome metastasieren praktisch nie.

Bei einer weiteren Sonderform, den **Seminomen mit Riesenzellen vom trophoblastischen Typ** findet man hohe HCG-Werte im Serum.

Seminome haben insgesamt eine gute Prognose. Sie sind sehr strahlensensibel. Entzündliche Reaktionen in der Umgebung führen manchmal zu einer weitgehenden Zerstörung des Tumors und seiner Metastasen: ausgebranntes Seminom.

Das Seminom metastasiert vorwiegend in die paraaortalen und paracavalen Lymphknotengruppen des Bauchraums in Höhe der Nieren. In fortgeschrittenen Fällen gibt es auch eine hämatogene Metastasierung in Lunge, Leber und Skelettsystem.

Nichtseminomatöse Keimzelltumoren. Sie kommen öfter bei jüngeren Männern vor als das Seminom (Gipfel 20.–30. Lebensjahr). Auch diese Tumoren treten im rechten Hoden etwas häufiger auf und kommen selten auch bilateral vor, oder sie sind mit einem Seminom im anderen Hoden kombiniert. In den einzelnen Tumoren dieser Gruppe kommen häufiger auch seminomatöse Anteile vor.

Teratome sind fast immer maligne Tumoren. Beim Erwachsenen verhalten sie sich bösartiger als Seminome. Das Tumorgewebe enthält Zysten und Blutungen.

Es sind solide Tumoren mit schwammartigem Charakter: kleine Zysten mit Hornlamellen, Talgmassen und Flüssigkeit gefüllt. Mikroskopisch findet man ausgereifte Gewebe aller Keimblätter (Bronchialstrukturen, darmähnliche Gebilde, Schleimhäute, Zähne, Knochen, Knorpel, Hirngewebe usw.). Teilweise differenzierte Teratome enthalten daneben auch noch undifferenzierte Gewebsanteile. In reiner Form kommen Teratome bei Kleinkindern vor und können dann als gutartige Tumoren bezeichnet werden. Häufig enthalten Teratome kleinere Herde von embryonalen Karzinomen oder Choriokarzinomen.

Embryonale Karzinome. Sie bestehen aus undifferenzierten epithelialen Zellen mit hellem Zytoplasmasaum, welche in soliden Gruppen, aber auch in drüsenähnlicher azinöser oder papillärer Anordnung vorkommen. Die groben und häufig gelappten Kerne zeigen eine starke Polymorphie sowie eine hohe Mitoserate. Besonders auffällig sind die vergrößerten und vielgestalteten Nukleoli. Eine lymphozytäre Infiltration fehlt. Auf der Schnittfläche der Tumoren findet man Nekrosen und Blutungen.

Choriokarzinome. Die Diagnose darf nur gestellt werden, wenn das Tumorgewebe ausschließlich solche Strukturen enthält, die eine Ähnlichkeit mit Plazentazotten haben. Reine Choriokarzinome sind sehr selten, Kombinationen mit anderen nichtseminomatösen Keimzelltumoren dagegen häufig. Der Tumor zeigt zottenartige Strukturen, die der Zyto- und Synzytiotrophoblastschicht einer Plazenta entsprechen. Im Tumorgewebe finden sich ausgedehntere Blutungen, besonders an der Peripherie. Der Tumor ist besonders bösartig. Er metastasiert hämatogen und produziert große Mengen an Choriongonadotropin. Makroskopisch zeigt der Tumor ausgedehnte Blutungen.

Dottersacktumoren. Sie kommen vorwiegend bei Kindern vor. Das Tumorgewebe besteht aus netzförmigen Zellverbänden sowie tubulären und papillären Strukturen. Typisch sind die sog. Schiller-Duval-Körper: Knopfartige Epithelproliferationen mit einem zentral gelegenen Blutgefäß. Auffallend sind auch die hellen Tumorzellen sowie PAS-positive extra- und intrazelluläre Ablagerungen.

Kombinierte nichtseminomatöse Keimzelltumoren. Die häufigste dieser Kombinationen besteht aus Teratomanteilen und embryonalen Karzinomen. Am bösartigsten sind Tumoren mit chorikarzinomatösen Anteilen.

Heute hat sich die Prognose der Tumoren dieser Gruppe durch die Chemotherapie wesentlich gebessert. Man darf bei etwa 60–70% der Patienten eine komplette Remission erwarten.

Erhöhte α-Fetoproteinwerte findet man im Serum u.a. bei Tumoren, die Dottersackanteile umfassen. Hohe HCG-Werte (Humanes Choriongonadotropin) werden dagegen besonders bei Tumoren festgestellt, welche choriokarzinomatöse Anteile haben.

16.1.4.2 Sonstige Hodentumoren. Der **Leydigzell-Tumor (tubuläres Adenom, Androblastom)** ist in den meisten Fällen ein gutartiger Tumor (Durchmesser 2–5 cm). Das solide Adenom besteht aus großen trabekulär angeordneten polygonalen Zellen mit azidophilem granulärem Zytoplasma. Die Kern- und Zellgrößen variieren z.T. beträchtlich. Oft findet man kristalline Einschlüsse. Die Tumorzellen besitzen eine gewisse Ähnlichkeit mit Leydigzellen. Der Tumor produziert Androgene, kann aber auch Östrogene bilden. Es bestehen zwei Altersgipfel: um das 5. und um das 35. Lebensjahr. Im Kindesalter ist der Verlauf immer gutartig. Bei 10% der Tumorfälle im Erwachsenenalter ist allerdings ein maligner Verlauf festgestellt worden.

Der **Sertolizell-Tumor** geht von den Stützzellen der Hodentubuli aus. Er besteht aus soliden Zellsträngen, engen Kanälchen mit kubischem Epithel ohne Keimzellen. Der Tumor kann Androgene und Östrogene produzieren.

Maligne Lymphome können primär auch den Hoden befallen. Zwei Altersgipfel: Kleinkinder und Männer zwischen 60–80 Jahren.

Fast alle Hodentumoren sind maligne, manche sogar in hohem Grad. Deshalb sollten alle verdächtigen Hoden durch Semikastration entfernt werden. Hodenbiopsien bei Tumorverdacht sind kontraindiziert: Es besteht die Gefahr der Tumorzellverschleppung.

Histopathologische Stadien.
P0   kein Primärtumor nachweisbar
P1   Tumor auf den Hoden beschränkt
P2   Tumor greift auf die Tunica albuginea über
P3   Tumor betrifft auch das Rete testis und/oder den Nebenhoden
P4   Tumor hat den Samenstrang erreicht (P4a) oder das Scrotum (P4b)

16.1.4.3 Hodenmetastasen. Metastasen anderer Tumoren in den Hoden sind eher selten. Als häufigste Primärtumoren sind zu nennen: Bronchialkarzinom, Prostata-Karzinom, malignes Melanom und Leukämie.

16.2 Nebenhoden (Epididymis) und Samenstrang

16.2.1 Entwicklungsstörungen

Sie sind häufig mit Hodenfehlbildungen gekoppelt. So können z.B. der Nebenhoden und der Samenleiter fehlen (Aplasie), während der Hoden normal entwickelt ist. Andererseits ist auch ein Fehlen des Hodens bei vorhandenem Nebenhoden und Samenleiter möglich. Eine weitgehende Trennung des Nebenhodens vom Hoden kommt ebenfalls vor.

16.2.2 Entzündungen

Die Entzündung des Nebenhodens (Epididymitis) ist meist nur einseitig ausgebildet. Im Interstitium und in den Kanälchen findet man leukozytäre Infiltrate. Bei eitrigen Entzündungen können Abszesse entstehen. Fast immer sind Nebenhoden und Hoden gemeinsam betroffen.

Nebenhodenentzündungen entstehen vor allem durch kanalikuläre Ausbreitung der Erreger über den Samenstrang; es ist aber auch die hämatogene oder lymphogene Ausbreitung möglich. Gonorrhoe und Coli- Infekte sind häufigere Ursachen. Bei Tb: ausgedehnte Verkäsungen und typische Granulome; oft beidseitig als Folge einer Urogenital-Tb mit Prostatabeteiligung.

Bei der chronischen Entzündung kann das Kanälchensystem verlegt werden, es bildet sich eine knotige Fibrose des Organs. Wenn Spermien in das Interstitium austreten, entstehen granulomartige entzündliche Herde (Spermiengranulome). Entzündungen des Nebenhodens können auch zum Verschluß des Ductus deferens führen.

16.2.3
Neoplasmen

Es kommen vor: Adenome, Adenokarzinome, Lipome, Liposarkome und Rhabdomyome des Samenstranges.

Als besondere Form ist der **Adenomatoid-Tumor** zu erwähnen: Es handelt sich um einen unscharf begrenzten gutartigen Tumor, der aus derben grauweißen Knoten besteht (Durchmesser ein bis mehrere cm). Er ist vor allem am kaudalen Pol des Nebenhodens lokalisiert, kommt aber auch am Samenstrang und in der Tunica vaginalis testis vor. Histologisch sieht man viele irreguläre Spalten und drüsenartige Hohlräume, die von einem flachen Epithel ausgekleidet und deren Lichtungen von Gewebsbrücken überspannt sind. Im Interstitium findet man glatte Muskelzellen, Lymphozytenherde und Lymphfollikel.

16.2.4
Erkrankungen des Samenstrangs (Funiculus spermaticus)

Das Organ ist häufig im Rahmen einer Begleiterkrankung betroffen, wie sie bei pathologischen Prozessen an Hoden, Nebenhoden und Prostata vorkommen. Klinisch ist von Interesse:
– Fehlen beider Samenstränge als Fehlentwicklung oder frühe Rückbildung (z.B. bei Mukoviszidose)
– Verschluß der Samenleiter als Entzündungsfolge
– Varikozelen.

Die Varikozele ist eine pathologische Erweiterung und Schlängelung der Venen, die als reich verzweigtes Geflecht (Plexus pampiniformis) die gewundene Arteria testicularis im Samenstrang umgeben. 90% aller Varikozelen sind linksseitig anzutreffen, weil die linke Hodenvene (Vena testicularis) rechtwinkelig meist ohne Klappenbildung in die linke Nierenvene einmündet. Aus diesem anatomischen Grund ergibt sich ein schlechterer Abfluß des Blutes aus dem linken Hoden.

Bei der Varikozele kommt es dabei auch noch zur Strömungsumkehr in der Hodenvene, d.h. in den ohnehin schon gestauten Venenplexus fließt zusätzlich noch Blut über die Hodenvene ein. Der venöse Abfluß aus dem Stauungsgebiet über verschiedene Anastomosen ist meist funktionell unzureichend; eine Besserung tritt erst nach einer Unterbindung der Vena testicularis ein.

Die Varikozele kann zu einer langsamen Atrophie des Hodens führen. Varikozelenträger sind häufig beschwerdefrei. Treten Symptome auf, dann handelt es sich meist um schmerzhaftes Ziehen, Schweregefühl und einen dumpfen Schmerz im Hoden.

Als Tumoren des Samenstranges kommen u.a. Lipome vor, aber auch Rhabdomyosarkome und Liposarkome.

16.3
Bläschendrüsen (Glandulae vesiculosae)

Ein- oder doppelseitige Aplasien sind meist mit Fehlbildungen des Ductus deferens, des Nebenhodens oder der Nieren kombiniert.

Amyloidosen in der Wand der Bläschendrüsen (entlang der epithelialen Basalmembranen sowie um Gefäße) sind relativ häufig. Im Epithel der Drüsen treten Riesenkerne und eigenartige Kernverklumpungen auf. Dabei scheint es sich um regressive Veränderungen zu handeln.

Primäre Tumoren der Bläschendrüsen sind sehr selten. Es wurden Adenokarzinome beschrieben. Prostata- und Rektum-Karzinome können auf die Bläschendrüsen übergreifen. Entzündungen der Bläschendrüsen sind meist Begleiterscheinungen einer Entzündung benachbarter Organe, v.a. der Prostata.

16.4
Prostata

16.4.1
Entzündungen

16.4.1.1 Akute Prostatitis. Die akute Entzündung der Prostata entsteht zwar auch hämatogen, aber meist durch direkte kanalikuläre Ausbreitung von der Harnröhre her (z.B. Gonorrhoe, Katheterinfektionen, nach operativen Eingriffen). Das Organ erscheint vergrößert. Drüsenschläuche und Zwischengewebe sind leukozytär infiltriert. Die Abszeßbildung ist häufig. Die Abszesse können in die Harnröhre (Urethra), in das Rektum oder in die Bauchhöhle durchbrechen.

Abbildung 16-3:
Prostata-Hyperplasie.

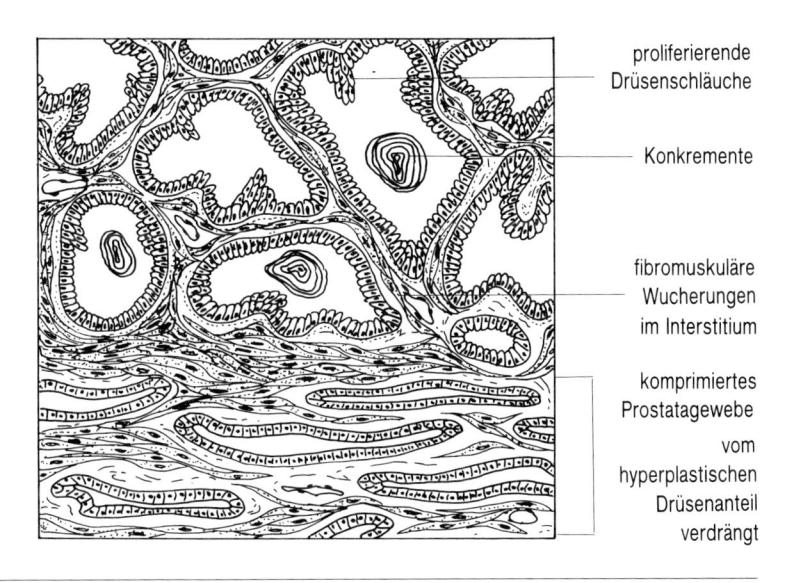

— proliferierende Drüsenschläuche
— Konkremente
— fibromuskuläre Wucherungen im Interstitium
— komprimiertes Prostatagewebe vom hyperplastischen Drüsenanteil verdrängt

16.4.1.2 Chronische Prostatitis. Bei der chronischen Entzündung der Prostata sind vor allem Infiltrate aus Lymphozyten und Plasmazellen vorhanden; auch Schaumzellen kommen häufig vor. Die Drüse ist durch Fibrosierung verhärtet. Das Drüsenepithel wird atrophisch, Plattenepithelmetaplasien kommen vor.

Bei der **eosinophilen Prostatitis** findet man Infiltrate, die hauptsächlich aus eosinophilen Granulozyten bestehen, als Ausdruck einer allergischen Reaktion.

Die **unspezifische granulomatose Prostatitis** ist eine destruierende sklerosierende Erkrankung, die auch auf Hoden und Nebenhoden übergreifen kann. Die Ursachen sind unbekannt. Stets gelangt Prostatasekret ins Interstitium. Es entstehen knötchenartige Herde mit tuberkelähnlichen Strukturen und mehrkernigen histiozytären Riesenzellen in der Umgebung eingedickter Sekretschollen. Man findet auch eosinophile Granulozyten, Makrophagen und Rundzellen.

Prostata-Tuberkulose. Das mikroskopische Bild wird bestimmt durch konfluierende Tuberkel und Käseherde, die in die Umgebung durchbrechen können. Die Ursache ist meist eine kanalikuläre Ausbreitung von Tb-Herden im übrigen Urogenitaltrakt.

16.4.2 Prostata-Hyperplasie

Als Prostata-Hyperplasie (Abb. 16-3) bezeichnet man eine Vergrößerung des Organs durch Vermehrung der Zellzahl, verbunden mit einem knotigen Umbau. Die Bezeichnung „Prostata-Hypertrophie" ist also unzutreffend. Weil auch kein eigentlicher Tumor vorliegt, sollte der Begriff „Prostata-Adenom" ebenfalls nicht verwendet werden. Die Hyperplasie geht vom inneren Anteil der Drüse aus: paraurethrale Drüsen, akzessorische Drüsen. Als Ursache wird eine Störung des hormonellen Gleichgewichts (Androgen/Östrogen) angesehen.

Das hyperplastische Gewebe zeigt Knotenbildungen, die aus proliferierenden Drüsenschläuchen und fibromuskulären Wucherungen im Interstitium bestehen. Je nach dem hauptsächlichen Anteil spricht man von einer vorwiegend **glandulären** oder von einer vorwiegend **myomatösen Hyperplasie**. Die erstere ist von weicher Gewebsbeschaffenheit, mit siebartiger Schnittfläche und reichlichem milchigem Sekret. Die letztere ist derb, faserig und glasig aussehend. Ein Teil der Prostatadrüsen ist vergrößert, nicht selten zystisch erweitert, andere enthalten ein eingedicktes, vielfach lamellär geschichtetes Sekret. Das Epithel ist hochzylindrisch, häufig zweischichtig und weist verstärkte Faltenbil-

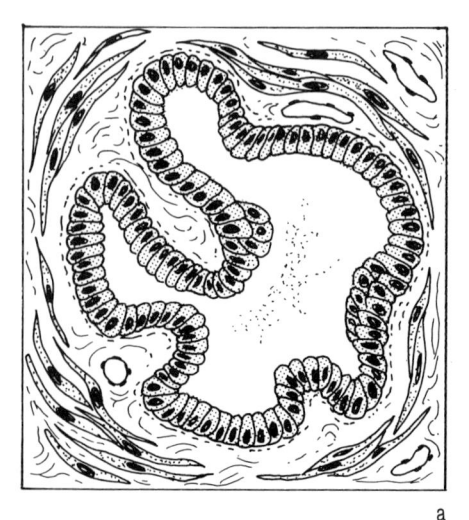

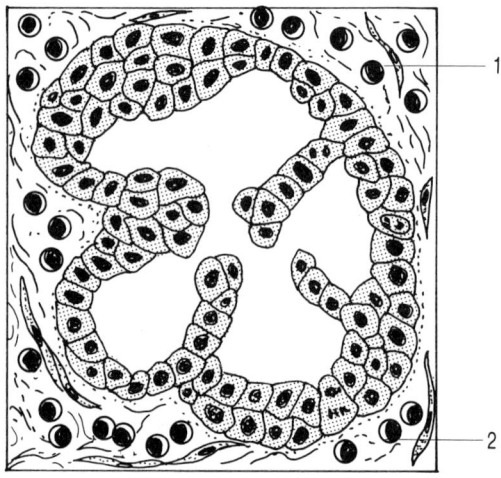

Abbildung 16-4:
Prostata-Karzinom (kribriformer Typ).
a) Normaler Drüsenschlauch zum Vergleich;
a) Karzinom mit Zellatypien im Drüsenepithel.
1 Atrophie des bindegewebig-muskulären Stromas; 2 zellige Infiltration (perifokale Entzündung).

dungen auf, so daß bäumchenartige Strukturen entstehen. Das Zytoplasma der Epithelzellen ist hell, die Kerne sind klein und nach basal verlagert.

Die hyperplastischen Anteile der Drüse komprimieren das übrige Prostatagewebe, so daß um die Hyperplasie eine kapselartige Verdichtungszone entsteht, in welcher man häufig Prostata-Infarkte (siehe unten) findet.

Folgen der Prostata-Hyperplasie: Erschwerung des Harnabflusses durch Kompression der Harnröhre oder auch durch Vorwachsen des Prostatagewebes in die Harnblase, wobei die Abgangsstelle der Harnröhre (Ostium urethrae internum) ventilartig verschlossen werden kann; Bildung von Restharn in der Blase, häufige Blasenentzündungen. Weil der Urin gegen einen erhöhten Widerstand ausgepreßt werden muß, kommt es zu einer kompensatorischen Verdickung der Blasenwand.

Schließlich entwickeln sich Harnverhaltungen, Erweiterung der Harnleiter und eine Hydronephrose. Durch eine rechtzeitige Operation (Entfernung der hyperplastischen Drüsenanteile) können die Komplikationen wirkungsvoll beseitigt werden, die sonst zur Niereninsuffizienz führen.

16.4.3
Prostata-Karzinom

Das Prostatakarzinom (Abb. 16-4) entsteht vorwiegend in den dorsalen, nahe der Organkapsel gelegenen Drüsenanteilen. Es ist ein sehr häufiger Tumor. Bei 40–80% der Männer über 80 Jahre werden kleine, klinisch stumme Karzinome gefunden. Unter den tödlich verlaufenden Krebserkrankungen nimmt das Prostata-Karzinom nach dem Bronchial- und dem Magenkarzinom die dritte Stelle ein.

Histologisch unterscheidet man mehrere Karzinom-Typen (WHO-Klassifikation):
1. *Adenokarzinome*
    a) kleindrüsig
    b) großdrüsig
    c) kribrös
    d) solid/trabekulär
    e) sonstige Formen (z.B. endometroid, papillär, verschleimend)
2. *Übergangsepithelkarzinome* (Urothelkarzinome)
3. *Plattenepithelkarzinome*
4. *Undifferenzierte Karzinome*.

In mehr als 50% der Fälle besteht eine Kombination aus den genannten Typen.

Eine schlechte Prognose haben:
- Karzinome mit kribrösen Anteilen
- gering differenzierte Adenokarzinome
- undifferenzierte Karzinome.

Bei hochdifferenzierten Karzinomen ist der hohe Fettgehalt der Tumorzellen typisch (gelbe Farbe der Karzinome) sowie das Vorwachsen der Tumorzellstränge in die Perineuralscheiden im Kapselbereich. Das **hochdifferenzierte Adenokarzinom** ahmt den Bau der Drüse relativ gut nach; es besteht eine günstigere Prognose. Sehr kleine und atypische Drüsenbildungen finden sich beim **wenig differenzierten Adenokarzinom**. Das **kribriforme Karzinom** zeigt einen soliden Bau, der gelegentlich durch kleine Drüsenlumina siebartig durchbrochen ist.

Das **solide Karzinom** besteht aus kleinen undifferenzierten Zellen, die das Organ diffus infiltrieren und seine Struktur völlig zerstören. Auch in diesem Fall ist die Prognose schlecht. Plattenepithelkarzinome und schleimbildende Karzinome kommen in der Prostata sehr selten vor.

Das Prostatakarzinom breitet sich durch direktes Vorwachsen auf die vorderen Anteile der Prostata, auf Bläschendrüsen, Harnblasenwand, Rektum und Beckenbindegewebe aus. Die Metastasierung geschieht vorwiegend in die regionären Lymphknoten und in das Skelett (osteoplastische Metastasen), vorzugsweise sind Kreuzbein, Beckenknochen und Lendenwirbelsäule betroffen.

Histopathologische Tumorstadien.
P0 kein Tumor histologisch nachweisbar
P1 umschriebene, evtl. multiple Karzinomherde
P2 diffuses Karzinom, evtl. bis zur Kapsel reichend
P3 der Tumor penetriert die Kapsel und/oder Übergreifen auf die Bläschendrüse
P4 der Tumor greift auf die benachbarten Organe über (Blase, Rektum, Beckenboden.

Wie bei der Prostatahyperplasie spielen wohl auch beim Karzinom die Androgene eine fördernde Rolle. Östrogen wirkt dagegen hemmend auf das Tumorwachstum; diese Eigenschaft wird therapeutisch genutzt.

Andere maligne Prostatatumoren sind sehr selten (evtl. Weichteilsarkome bei Jugendlichen).

16.4.4
Degenerative Erscheinungen

Eine *Atrophie der Prostata* kommt nur bei seniler Involution oder bei Ausfall der endokrinen Stimulierung vor. In den Drüsenlumina findet man Konkremente von braunschwarzer Farbe und konzentrischer Schichtung (Corpora amylacea). Sie kommen besonders im Alter vor.

Als *Prostata-Infarkte* bezeichnet man nekrotische Bezirke, die besonders im hyperplastischen Prostatagewebe vorkommen. Man findet Wucherungen des Drüsenepithels und Plattenepithelmetaplasien im Randbereich.

16.5
Penis

Hypospadie. Bei dieser Fehlbildung liegt die Mündung der Harnröhre an der Unterseite des Penisschaftes. Das Praeputium (Vorhaut) ist gespalten und der Penis ist nach unten gekrümmt. In schweren Fällen mündet die Harnröhre am Scrotum oder am Damm (Hypospadia scrotalis oder perinealis). Wesentlich seltener ist die **Epispadie**, bei welcher die Harnröhre an der Dorsalseite des Penis mündet.

Eine **Phimose** liegt vor, wenn das Praeputium (Vorhaut) nicht oder nur schwer über die Glans penis (Eichel) zurückgeschoben werden kann. Sie ist angeboren oder die Folge einer chronischen fibrosierenden Entzündung. Bei hochgradiger Phimose ist nur noch eine punktförmige Öffnung vorhanden (Harnabflußbehinderung).

Paraphimose. Eine verengte Vorhaut, die gewaltsam zurückgeschoben wurde, kann nicht mehr über den Rand der Eichel (Corona glandis) zurückgleiten. Dabei werden Venen und Lymphgefäße komprimiert, es entstehen entzündliche Schwellungen.

Induratio penis plastica (Morbus Peyronie). Knoten-, strang- oder plattenförmige Bindegewebswucherungen von harter und glatter Beschaffenheit sind vorwiegend am Penisrücken lokalisiert. Sie sind gefäßarm, enthalten Fibroblasten und kollagene Fasern; häufig Hyalinisierung, manchmal lagert sich auch Kalk ein. Die Infiltrate breiten sich langsam aus und führen zu einer Verformung des Penis, so daß die Immissio oft unmöglich gemacht wird; schmerzhafte Erektionen. Es besteht eine Ähnlichkeit mit der Dupuytren'schen Kontraktur der Handfläche und mit der Plantarfibromatose (M. Ledderhose), die oft gemeinsam mit dieser Erkrankung vorkommt.

Priapismus. Schmerzhafte maximale Dauererektion der Schwellkörper ohne sexuelle Erregung. Meist ist die Ursache nicht bekannt. Der Priapismus (benannt nach Priapus, einem antiken Fruchtbarkeitsgott, der mit erigiertem Phallus dargestellt wird) kann auch im Gefolge von Allgemeinerkrankungen auftreten: Leukämie, Gicht, Sichelzellanämie, sowie bei Tumoren, Entzündungen oder Verletzungen des Nervensystems.

Bleibt die Dauererektion länger als zwei Tage bestehen, so kann eine Thrombosierung der Schwellkörper eintreten. Nach der bindegewebigen Organisation der Thromben werden die Kavernen der Schwellkörper verlegt; es kommt zur allmählichen Erschlaffung des Penis, aber auch zum Verlust der Erektionsfähigkeit.

Balantitis (Balanoposthitis). Bei einer Entzündung der Glans penis ist meist auch die Vorhaut mitbetroffen: Schwellung, Hyperämie, Schmerzen, Juckreiz, Ödem. Die Vorhaut kann nicht mehr zurückgeschoben werden, Exsudat quillt aus der Öffnung. An der Glans penis können sich Epitheldefekte und oberflächliche Geschwüre bilden.

Chronische Veränderungen an Glans und Skrotalhaut führen zu Atrophie und Schrumpfung oder zu Proliferationen, die an der Grenze zur Bösartigkeit liegen und daher als Präkanzerosen zu betrachten sind:
- Epithelatrophie und hyaline Umwandlung des Bindegewebes bei chronischen Balanitiden, evtl. mit entzündlichen Infiltraten
- Erythroplasie: atypische Epithelwucherungen
- Morbus Paget (v.a. an der Skrotalhaut): das Epithel enthält die typischen Pagetzellen
- Leukoplakie: Hyperkeratose und Dyskeratose; zelluläre und epitheliale Atypie; vermehrte und atypische Mitosen. Die weißliche und nicht abstreifbare Epitheltrübung beruht auf einer Verdickung des Stratum corneum. Darunter ist häufig eine entzündliche Reaktion nachweisbar.

Spitze Kondylome (Condylomata acuminata). Zottige Gebilde als bindegewebigepitheliale Wucherungen an der Glans penis können bei chronischen Reizungen (Smegma) durch Virusinfektionen entstehen. Man findet eine Zellvermehrung im Stratum spinosum (Akanthose) sowie Verhornungsanomalien (Hyper- und Parakeratose).

Peniskarzinom. Dieser maligne Tumor ist, wie auch das Karzinom der Skrotalhaut, ein verhornendes Plattenepithelkarzinom. Es geht meist von der Glans penis aus und zeigt ein exophytisches oder ein exulzerierendes Wachstum mit tiefen kraterförmigen Geschwüren wobei die Vorhaut durchbrochen werden kann. Der Tumor metastasiert in die regionären Lymphknoten. Das *Skrotalkarzinom*, meist ein Plattenepithelkarzinom, entsteht bei chronischer Verschmutzung mit Öl- oder Teerprodukten (sog. Schornsteinfegerkrebs).

17
Zentrales Nervensystem, peripheres Nervensystem und Sinnesorgane

Übersicht 17:

17.1	**Mißbildungen des Nervensystems**	310
17.1.1	Ursachen	310
17.1.2	Hydrozephalus (Wasserkopf)	310
17.1.3	Perinatale und frühkindliche Hirnschäden	311
17.1.4	Hirnödem (Hirnschwellung)	311
17.1.4.1	Generalisiertes Hirnödem	311
17.1.4.2	Lokales Hirnödem	311
17.2	**Zerebrale Durchblutungsstörungen**	312
17.2.1	Hirninfarkt (Enzephalomalazie; Hirnerweichung)	312
17.2.2	Intrakranielle Massenblutung (Hämorrhagia cerebri)	312
17.3	**Entzündliche Erkrankungen des Zentralnervensystems und seiner Hüllen**	312
17.3.1	Virusenzephalitiden und transmissible Enzephalopathien	313
17.3.2	Para- und postinfektiöse Enzephalitiden	315
17.3.3	Entmarkungsenzephalomyelitiden	315
17.3.4	Bakterielle Enzephalitiden	315
17.3.5	Parasitäre Enzephalitiden: Toxoplasmose	316
17.4	**Stoffwechselstörungen im zentralen Nervensystem**	316
17.4.1	Wernicke-Enzephalopathie	316
17.4.2	Lipidstoffwechselstörungen	316
17.4.3	Störungen des Aminosäurestoffwechsels	317
17.5	**Traumatische Schäden des zentralen Nervensystems**	317
17.5.1	Offene Hirnverletzungen	317
17.5.2	Gedeckte Hirnverletzungen	317
17.5.3	Traumatisch bedingte intrakranielle Blutungen	317
17.5.3.1	Epidurale Blutungen und Hämatome	317
17.5.3.2	Subdurale Hämatome	318
17.5.3.3	Subarachnoidalblutung	318
17.6	**Tumoren des Zentralnervensystems und seiner Hüllen**	318
17.6.1	Neuroepitheliale Tumoren	319
17.6.1.1	Gliome und Glioblastome	319

17.6.1.2	Ependymome	320
17.6.1.3	Medulloblastom und primitive neuroektodermale Tumoren	321
17.6.2	Tumoren der Hirnhäute	321
17.6.3	Tumormetastasen im Zentralnervensystem	321
17.7	**Alterungsprozesse und degenerative Erkrankungen des Nervensystems**	**322**
17.7.1	Degenerative Systematrophien des ZNS	322
17.7.1.1	Alzheimer Krankheit	322
17.7.1.2	Morbus Pick	323
17.7.1.3	Morbus Parkinson (Paralysis agitans)	323
17.7.1.4	Chorea Huntington	323
17.7.1.5	Friedreich Ataxie	324
17.8	**Erkrankungen der peripheren Nerven**	**324**
17.8.1	Verletzung und Regeneration von peripheren Nerven	324
17.8.2	Nervenentzündung (Neuritis)	324
17.8.3	Polyneuropathie	325
17.8.4	Tumoren der peripheren Nerven	325
17.9	**Erkrankungen des Sehorgans**	**325**
17.9.1	Erkrankungen der Augenlider	325
17.9.2	Erkrankungen der Tränenorgane	326
17.9.3	Entzündung der Bindehaut (Konjunktivitis)	326
17.9.4	Erkrankungen der Hornhaut	326
17.9.5	Erkrankungen der Netzhaut (Retinopathien)	327
17.9.6	Grauer Star (Katarakt)	327
17.9.7	Grüner Star (Glaukom)	328
17.9.8	Intraokulare Tumoren	328
17.10	**Erkrankungen des Hörorgans**	**329**

17.1
Mißbildungen des Nervensystems

17.1.1
Ursachen

Mißbildungen des Nervensystems können *genetische Ursachen* haben oder durch *äußere Einflüsse* während der Embryonal- und Fetalentwicklung entstehen. Die Dysraphien des ZNS und seiner Hüllen werden im Kapitel „Angeborene Mißbildungen" besprochen.

Zu den wichtigsten genetisch bedingten Störungen, die auch sehr stark die Entwicklung des zentralen Nervensystems betreffen können, zählen die *Trisomie 21* (Down Syndrom) und die Trisomie 13 (Pätau-Syndrom). Bei der Trisomie 21 ist häufig eine erhebliche geistige Behinderung zu beobachten. Die *Trisomie 13* führt unter anderem zu einer Hirnverkleinerung (Mikroenzephalie) und zu einer fehlerhaften Entwicklung des Riechhirns (Arhinenzephalie).

Umweltfaktoren, die zu Mißbildungen des Gehirns führen können, sind intrauteriner Sauerstoffmangel des Feten, Strahlung, verschiedene chemische Noxen und eine Reihe von Infektionskrankheiten (Röteln; Zytomegalie; Toxoplasmose).

17.1.2
Hydrozephalus (Wasserkopf)

Das Hohlraumsystem von Gehirn und Rückenmark wird von dem Liquor cerebrospinalis ausgefüllt. Dieser wird vom

Plexus chorioideus gebildet. Seine Resorption und sein Abfluß erfolgt über Venen der weichen Hirnhäute und über die Pacchionischen Granulationen. Der Liquor cerebrospinalis befindet sich in ständiger Zirkulation zwischen den inneren (Hirnventrikel) und den damit in Verbindung stehenden äußeren Liquorräumen (Subarachnoidalraum; Zisternen).

Ein Hydrozephalus kann angeboren oder erworben sein. Es kommt dabei zu einer intrakraniellen Liquorzunahme durch eine Störung des Liquorabflußes als Folge von Mißbildungen, Tumoren oder Entzündungen oder durch ein Mißverhältnis zwischen Liquorproduktion und Resorption. Die Zunahme des Liquordruckes bedingt eine Atrophie des Hirngewebes. Da bei Neugeborenen und bei Kleinkindern die Fontanellen noch offen sind, dehnt sich bei einer Steigerung des intrakraniellen Druckes der Schädel. Es entsteht ein „Wasserkopf". Durch operative Maßnahmen, die auf eine Ableitung des überschüssigen Liquors zielen, können heute zum Teil wesentliche Verbesserungen bei Hydrozephalus erreicht werden.

17.1.3
Perinatale und frühkindliche Hirnschäden
Wesentliche Ursachen für akute Geburtsschäden des zentralen Nervensystems sind unter anderem Schädelkompression im Geburtskanal und Sauerstoffmangel während und nach der Geburt (vorzeitige Placentalösung; Atemstörungen). Sie können zu intrakraniellen und intrazerebralen Blutungen führen. Bei Überleben des akuten Traumas können als Spätfolgen Dauerschäden des zentralen Nervensystems in unterschiedlichem Ausmaß auftreten, die von Mikronarben bis zu Großraumdefekten im zentralen Nervensystem reichen können.

17.1.4
Hirnödem (Hirnschwellung)
Beim Hirnödem kommt es zu einer abnormen Wasserzunahme der Hirnsubstanz und dadurch zu einer Volumenvergrößerung des Gehirns. Das Hirnödem kann das gesamte Gehirn (generalisiertes Hirnödem) oder nur einen Teil (lokales Hirnödem) erfassen.

17.1.4.1 Generalisiertes Hirnödem. Ein generalisiertes Hirnödem tritt bei allen Formen von Sauerstoffmangel auf. Auch verschiedenste Intoxikationen, z.B. durch Bakterientoxine, toxische Chemikalien und Medikamente, Urämie etc. führen zu einem generalisierten Ödem des Gehirns. Gemeinsamer pathogenetischer Mechanismus ist das *Versagen der Natriumpumpe* der Gehirnzellen. Dadurch werden in den Zellen vermehrt Natriumionen zurückgehalten, die dann zu einem gesteigerten Wassereinstrom und zu einer gesteigerten Wasserspeicherung in den Zellen führen.

Die abnorme Flüssigkeitsvermehrung in der Gehirnsubstanz führt zu einer makroskopisch sichtbaren Volumensvergrößerung des Gehirns. Da die Schädelkapsel eine Ausdehnung verhindert, werden die Gehirnwindungen abgeplattet, die Furchen verstreichen und die Größe der Ventrikel wird eingeengt. Weiter werden die medialen Teile des Kleinhirns neben der Medulla oblongata in das Hinterhauptsloch gepreßt (Kleinhirndruckkonus). Der durch das Ödem gesteigerte Hirndruck führt zur Reizung und in der Folge zur Lähmung lebenswichtiger Zentren (Atem- und Kreislaufzentren) im Hirnstamm und im Mittelhirn.

17.1.4.2. Lokales Hirnödem. Ein umschriebenes Hirnödem (perifokales Ödem) findet sich stets *in der Umgebung von lokalen Störungen* der Gehirnstruktur, wie Blutungen, Tumoren oder Erweichungsherden. Das klinische Bild bei Gehirnerkrankungen wird oft maßgeblich durch dieses perifokale Ödem bestimmt. So kann ein perifokales Ödem, das sich beispielsweise bei einer Blutung im Rahmen eines Gehirnschlages ausbildet, zu einem Funktionsausfall des Gehirns führen, der wesentlich größer ist, als es der eigentlichen Primärschädigung entsprechen würde. Nach einiger Zeit können sich im günstigen Fall parallel mit der Rückbildung des Ödems auch zunächst ausgedehnte Funktionsstörungen wieder bessern.

17.2
Zerebrale Durchblutungsstörungen

Unter dem Begriff „*Schlaganfall*" (Apoplexie) zusammengefaßte schwere Durchblutungsstörungen des Gehirns sind mit circa 15% aller Todesfälle heute die dritthäufigste Todesursache (nach Herzerkrankungen und Tumoren).

Schwere zerebrale Durchblutungsstörungen haben vor allem folgende Ursachen:
– Unterbrechung oder Herabsetzung der normalen Gehirndurchblutung infolge von Herz-Kreislaufstillstand, Hypotonie, Schock etc.
– Krankhafte Veränderungen an den für die Versorgung des Gehirns wichtigen Blutgefäßen. Dabei kommen sowohl Erkrankungen der intrakraniellen als auch der extrakraniellen Gefäße in Betracht.
– Änderungen in der Zusammensetzung des Blutes, die zu einer Sauerstofftransportstörung führen (CO_2-Vergiftung, Anämie etc.).

17.2.1
Hirninfarkt (Enzephalomalazie; Hirnerweichung)

Ein Hirninfarkt ist eine Kolliquationsnekrose des Hirngewebes, die durch einen vollständigen Gefäßverschluß (Thrombose, Embolie) oder eine kritische Gefäßwandveränderung (z.B. bei Atherosklerose) ausgelöst wird. Besonders häufig betroffene Gefäße sind die Arteria carotis interna und die Arteria cerebri media.

Die Aufhebung oder weitgehende Einschränkung der Durchblutung führt im betroffenen Gehirnbereich zu einem anämischen Infarkt, der von einer schmalen hämorrhagischen Randzone umgeben ist. Im angrenzenden Hirngewebe tritt eine ödematöse Schwellung auf. Die nekrotischen Gehirnstrukturen werden nach und nach aufgelöst und ihr Material wird von benachbarten Gliazellen (Fettkörnchenzellen) aufgenommen. Bei Überleben entsteht nach circa 4 Wochen durch Resorption des aufgelösten nekrotischen Materials eine Erweichungshöhle (enzephalomalazische Zyste).

17.2.2
Intrakranielle Massenblutung (Hämorrhagia cerebri)

Hirnmassenblutungen sind massive intrazerebrale Blutungen mit Zerstörung von Hirngewebe. Die häufigste Form ist die hypertone Massenblutung. Dabei kommt es zur Zerreißung der durch die Hypertonie vorgeschädigten Arterienwand. Die austretenden Blutmassen führen in angrenzenden Gehirnbereichen oft zu ausgedehnten Zerstörungen. Bevorzugte Lokalisation für hypertone Massenblutungen ist das Gebiet der Stammganglien, das von der Arteria striolenticularis („Apoplexiearterie") versorgt wird.

Eine weitere häufige Ursache von spontanen Hirnmassenblutungen stellen Gefäßmißbildungen (Angiome; Hirnarterienaneurysmen, Abb. 17-1) dar.

Wesentliche Komplikation der Hirnmassenblutung, die meist auch zum Tode führt, ist der Einbruch der Blutung in das Ventrikelsystem des Gehirns.

17.3
Entzündliche Erkrankungen des Zentralnervensystems und seiner Hüllen

Als **Enzephalitis** wird eine Entzündung des Gehirns, als **Myelitis** eine Entzündung des Rückenmarkes bezeichnet. Eine gemeinsame Entzündung von Gehirn und Rückenmark heißt **Enzephalomyelitis**.

Eine **Meningitis** ist eine Entzündung der Hirnhäute. Bei der **Pachymeningitis** ist die harte Hirnhaut entzündlich verändert. Eine akute Pachymeningitis, die meist als eitrige Entzündung verläuft, kann hämatogen metastatisch (Staphylokokkensepsis), infolge von offenen Verletzungen oder fortgeleitet bei Osteomyelitis der Knochen des Schädels und der Wirbelsäule entstehen. Chronische Entzündungen der harten Hirnhaut werden selten (z.B. bei Syphilis) beobachtet.

Leptomeningitis ist eine Entzündung der weichen Hirnhaut, die entsprechend der Ursache als eitrige (bakterielle Infektionen), granulomatös-produktive (Tuberkulose; Lues; Pilze) oder als lymphozytäre Form verlaufen kann. Als Erreger einer *eitrigen Leptomeningitis (Meningitis purulenta)* kommen Meningokokken (hämato-

Abbildung 17-1
Aneurysmen des Circulus arteriosus cerebri.

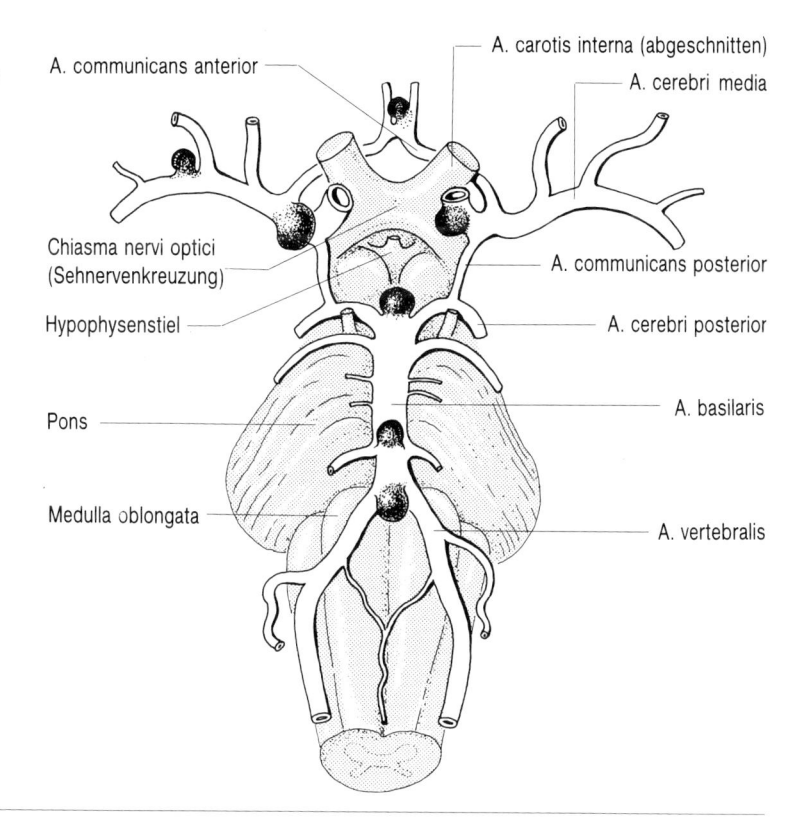

gene Infektion bei Meningokokkensepsis, besonders bei Kindern), Pneumokokken, Hämophilus influenzae (häufigste Ursache), aber auch Streptokokken, Staphylokokken und Pilze in Betracht. Eine Leptomeninigitis kann hämatogen-metastatisch, fortgeleitet (z.B von Entzündungen der Nebenhöhlen der Nase und des Mittelohrs) und als Folge von offenen Traumen entstehen. Makroskopisch fällt die grünlich-gelbliche eitrige Durchsetzung der weichen Hirnhäute über der Konvexität des Gehirns auf. Als Komplikation einer Leptomeningitis kann es zum Übergreifen der Entzündung auf die Hirnrinde kommen. Bei Abheilung der Entzündung treten gelegentlich Verwachsungen von Pia und Arachnoidea mit der Hirnoberfläche auf. Die dadurch verursachten Zirkulationsstörungen des Liquors können zur Entstehung eines Hydrozephalus führen.

Meningoenzephalomyelitis bedeutet, daß neben dem Zentralnervensystem auch seine bindegewebigen Hüllen entzündlich verändert sind.

Bei **Polioenzephalitis** und **Poliomyelitis** spielen sich die entzündlichen Prozesse vorwiegend in der grauen Substanz von Gehirn und Rückenmark ab.

Bei **Leukenzephalitis** ist bevorzugt die weiße Substanz betroffen. Wenn weiße und graue Substanz des Gehirns gleichermaßen von der Entzündung in Mitleidenschaft gezogen sind, liegt eine *Panenzephalitis* vor.

Enzephalitiden können sowohl durch Infektionserreger (Viren, Bakterien, Pilze, Protozoen) als auch durch nichtinfektiöse Ursachen (z.B. auf immunologischer Basis) hervorgerufen werden.

17.3.1
Virusenzephalitiden und transmissible Enzephalopathien

Wichtige, durch Virusinfektionen verursachte Entzündungen des zentralen Nervensystems sind die Tollwutenzephalitis, die Frühsommer-Meningoenzephalitis und die Poliomyelitis.

Das die **Tollwut** *(Rabies)* auslösende Virus wird durch den Speichel eines infi-

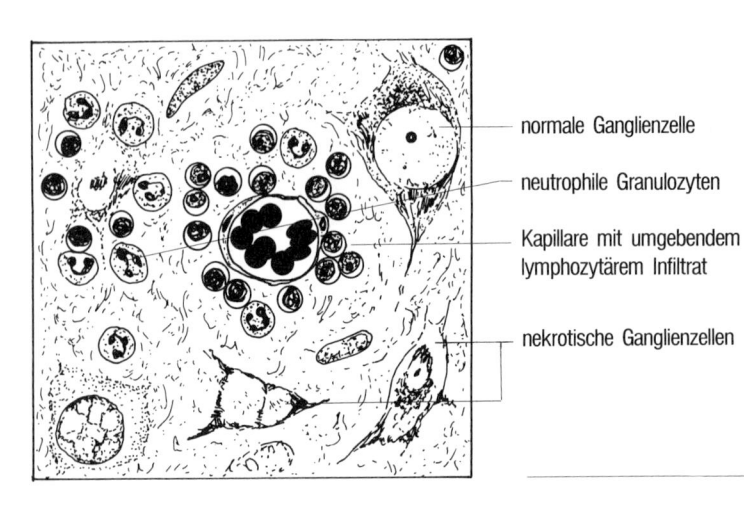

Abbildung 17-2:
Mikroskopisches Bild der Poliomyelitis (modifiziert nach HAMPERL, Pathologisch-histologisches Praktikum, 1966).

- normale Ganglienzelle
- neutrophile Granulozyten
- Kapillare mit umgebendem lymphozytärem Infiltrat
- nekrotische Ganglienzellen

zierten Tieres beim Biß (häufig Füchse) übertragen. Von der Bißstelle dringen die Rhabdo-Viren entlang der Nervenbahnen in das zentrale Nervensystem vor, wo sie dann vor allem im Mittel- und Zwischenhirn eine fleckförmige Polioenzephalitis auslösen. Die Großhirnrinde zeigt in der Regel kaum Veränderungen. Im Zytoplasma der Nervenzellen von Ammonshorn und Kleinhirn finden sich bei Tollwut charakteristische Einschlußkörperchen, die sogenannten Negrischen Körperchen, die für die pathohistologische Diagnose der Tollwut von großer Bedeutung sind.

Die **Frühsommer-Meningoenzephalitis** wird durch Arbo-Viren ausgelöst, die durch Zeckenbiß auf den Menschen übertragen werden. Im Frühsommer, wenn Zecken in verstärktem Maß auftreten, weist diese Krankheit einen Häufigkeitsgipfel auf. Die Krankheit zeigt einen zweiphasigen Verlauf. Nach einem grippeähnlichen Initialstadium und nach einem einwöchigen Intervall können meningitische (Kopfschmerzen), meningoenzephalitische (vegetative Störungen; Lähmungen der Augenmuskeln) und meningoenzephalomyelitische Symptome (schlaffe Lähmung der oberen Körperhälfte) auftreten.

Die **Poliomyelitis (Kinderlähmung)** wird durch ein Enterovirus (Picorna-Virus) verursacht und kann durch Zerstörung der motorischen Nervenzellen im Rückenmark zu ausgedehnten Lähmungen führen. Das Aufsteigen der Infektion in das verlängerte Mark (Medulla oblongata) des Gehirns kann durch Atemlähmung zum Tode führen.

Als Ursache der **Subakuten sklerosierenden Panenzephalitis (SSPE)** werden Myxoviren angesehen. Die Krankheit, die über viele Jahre verläuft, geht mit unwillkürlichen Bewegungen der Extremitäten, epileptischen Anfällen und zunehmende Demenz einher. Morphologisch ist erkennbar, daß sowohl die weiße als auch die graue Substanz verändert sind. Histologisch fallen in der weißen Substanz Entmarkung und dichte Gliose auf. In der grauen Substanz finden sich lymphoplasmazelluläre Infiltrate, sowie Mikroglia- und Astrozytenproliferationen.

Herpes-simplex-Enzephalitis (Nekrotisierende Enzephalitis). Die Herpes-Enzephalitis manifestiert sich durch hohes Fieber, Kopfschmerzen und epileptische Anfälle. Später treten Stupor und Koma auf. Die Mortalität beträgt 30 bis 70%. Morphologisch findet man eine akute nekrotisierende, teilweise auch hämorrhagische Enzephalitis, von der vor allem der temporobasale Bereich des Schläfenlappens, die Inselrinde, der Gyrus cinguli und der Gyrus rectus betroffen sind. In den Nerven- und Gliazellen lassen sich intranukleäre Einschlußkörperchen vom Typ Cowdry A nachweisen.

Transmissible Enzephalopathien. Zu diesen Krankheiten rechnet man die Scrapie Krankheit der Schafe, die übertragbare Enzephalopathie der Nerze sowie die Kuru und Jacob-Creutzfeld Erkrankung des

Menschen. Für die ersten beiden Erkrankungen ist eine slow virus-Infektion nachgewiesen. Für die menschlichen transmissiblen Enzephalopathien ist die Ursache nicht geklärt. Neben einer slow-virus Infektion werden auch Prionen (proteinacous infectious particles) als Ursache diskutiert. Die Jacob-Creutzfeld Erkrankung befällt Patienten im mittleren Lebensalter. Die Inkubationszeit beträgt meist mehrere Jahre. Sie führt dann innerhalb kurzer Zeit zum Tod (3 Monate Prodromalstadium mit neurotisch-psychotischen Symptomen, 4 Monate Voll- und Terminalstadium mit progredienter Demenz und Krampfanfällen). Histologisch läßt sich im Gehirn eine multizentrisch, mikrozystische Auflockerung der grauen Substanz (Status spongiosus) und eine sekundäre Gliose beobachten. Entzündungszeichen fehlen.

17.3.2
Para- und postinfektiöse Enzephalitiden
Diese Gehirnentzündungen treten während oder nach einer Viruserkrankung wie Mumps, Masern oder Röteln auf. Wahrscheinlich kommt es durch die Virusinfektion zur Sensibilisierung des Organismus und zu einer anschließenden hyperergischen Entzündung des zentralen Nervensystems. *Postvakzinale Enzephalitiden* wurden im Anschluß an verschiedene Impfungen (z.B. nach Pockenschutzimpfungen) beobachtet und wahrscheinlich durch pathologische Immunreaktionen ausgelöst.

17.3.3
Entmarkungsenzephalomyelitiden
Bei zahlreichen Erkrankungen des zentralen Nervensystems kommt es zur Zerstörung von Markscheiden der Nerven. Die häufigste Entmarkungskrankheit ist die **multiple Sklerose**. Ihre Ursache ist noch nicht geklärt. Möglicherweise spielen bei ihrer Entstehung vorangegangene Virusinfektionen oder Autoimmunprozesse eine Rolle. Charakteristisch ist der schubweise Verlauf dieser Erkrankung. Die Krankheitsdauer kann sich über viele Jahre hinziehen, wobei auch längerfristige Remissionen vorkommen. Allerdings wird jede vorübergehende Besserung durch einen erneuten Krankheitsanfall mit zunehmend schwereren Symptomen abgelöst.

Im zentralen Nervensystem treten bei der multiplen Sklerose scharf umschriebene rötliche Herde von unterschiedlicher Größe auf, die regellos in der grauen und weißen Substanz verteilt liegen. In diesen Bereichen kommt es zu einer von Entzündungsreaktionen begleiteten Zerstörung der Markscheiden. Die Axone der Nervenzellen bleiben zunächst noch erhalten und gehen erst allmählich zugrunde. Die angrenzenden Gliazellen reagieren auf den Zerfall der Markscheiden mit Faserbildung (Gliose). Die entmarkten Areale werden durch Glianarben (Skleroseherde) ausgefüllt.

17.3.4
Bakterielle Enzephalitiden
Durch hämatogene Streuung können Bakterien von einem Entzündungsherd, oft von bakteriell entzündeten Herzklappen aus, ins Gehirn gelangen. Dort bilden sich an zahlreichen Stellen um Kapillaren kleine Leukozyteninfiltrate, die zu größeren Herden zusammenfließen können (Bakterielle Herdenzephalitiden). Bevorzugt wird dabei die weiße Substanz des Großhirns befallen *(Markphlegmone)*. Durch Nekrose von Hirngewebe und seiner eitrigen Einschmelzung entstehen Hirnabszesse. Auch durch Übergreifen einer eitrigen Entzündung der Hirnhäute auf das Gehirn oder als Folge von offenen Schädelverletzungen kann es zu eitrigen Enzephalitiden und zu Hirnabszessen kommen.

Bei der **TBC** kann es im Rahmen einer hämatogenen Streuung zur Mitbeteiligung des ZNS und seiner Hüllen kommen *(tuberkulöse Meningoenzephalitis)*. Dabei sind vor allem die Meningen, seltener auch das Gehirn selbst betroffen. Die tuberkulöse Leptomeningitis erfaßt vor allem die basalen Leptomeningen. Man findet dabei multiple, kleine Tuberkel mit zentraler käsiger Nekrose und vorwiegend lymphomonozytären Infiltraten.

In der Tertiärform der **Lues** treten nach einer Latenzzeit von mehreren Jahren auch im ZNS schwere Veränderungen auf *(Neurolues)*. Pathogenetisch lassen sich drei Hauptformen unterscheiden, nämlich die *subakute Meningitis*, die *meningovaskuläre Syphilis* und die *parenchymatöse Syphilis*. Bei letzterer können die *Progressive*

Paralyse und die *Tabes dorsalis* unterschieden werden. Bei der Progressiven Paralyse kommt es zu einer diffusen Besiedlung des Nervensystems, vor allem der Frontal- und Temporalregion und des Neostriatums. Histologisch fällt der Verlust von Nervenzellen, die Proliferation der Mikroglia (Stäbchenzellen) und der Astrozyten auf. Außerdem findet man perivaskuläre lymphoplasmazelluläre Infiltrate und Kapillarproliferationen. Die Tabes dorsalis befällt die Hinterwurzeln und Hinterstränge, vor allem im lumbosakralen und thorakalen Bereich des Rückenmarks. Die Leptomeningen an der Dorsalseite des Rückenmarks erscheinen durch Vermehrung von Fibroblasten verdickt.

17.3.5
Parasitäre Enzephalitiden: Toxoplasmose
Die durch Toxoplasma gondii, einem Einzeller, hervorgerufene Meningoenzephalitis ist häufig eine Teilerscheinung der konnatalen Toxoplasmose. Wird eine schwangere Frau erstmals mit Toxoplasmen infiziert, die meist aus der Nahrung stammen, dann können die Toxoplasmen über den diaplazentaren Weg unter anderem das Gehirn des sich entwickelnden Kindes befallen. Die Toxoplasmen lösen dort eine nekrotisierende Entzündung der Gehirngefäße, Granulombildung und ausgedehnte Nekrosen aus. Die entzündlichen Prozesse können zur Verlegung des Ventrikelsystems im Gehirn führen, wodurch es dann zum Verschlußhydrozephalus kommen kann.

17.4
Stoffwechselstörungen im zentralen Nervensystem

17.4.1
Wernicke-Enzephalopathie.
Sie wird durch einen Mangel an Vitamin B_1 verursacht und kommt bei Patienten mit schweren Lebererkrankungen, z.B. bei chronischen Alkoholikern vor. Der Mangel an Vitamin B_1 führt zu tiefgreifenden Störungen im Pyruvatstoffwechsel. Klinisch äußert sich die Krankheit im sogenannten Korsakow-Syndrom, das durch schwere Bewußtseinsstörungen (Somnolenz), Ataxie und Nystagmus gekennzeichnet ist. Morphologisch findet man in den verkleinerten rostbraunen Corpora mamillaria, seltener auch in der Vierhügelregion und in der Umgebung des Aquaeductus cerebri, eine spongiöse Gewebsauflockerung mit Proliferation von faserbildenden Astrozyten, Kapillaren und kleinen Venen.

17.4.2
Lipidstoffwechselstörungen
Zu den angeborenen Störungen des Fettstoffwechsels, die schwere Veränderungen im zentralen Nervensystem nach sich ziehen, zählen die *Lipidspeicherkrankheiten* und die *metachromatische Leukodystrophie*. Bei den Lipidspeicherkrankheiten, zu denen unter anderem die *Gangliosidosen* und die *Glucozerebrosidose (Morbus Gaucher)* gehören, liegen genetisch bedingte Enzymdefekte der Lysosomen vor. Bei der *Tay-Sachs Krankheit (infantile GM2-Gangliosidose; amaurotischen Idiotien)* kommt es durch einen Mangel des lysosomalen Enzyms Hexosaminidase zu einer hochgradigen pathologischen Speicherung von Gangliosiden in den Nervenzellen. Die Krankheit wird klinisch zwischen dem 3. und 7. Lebensmonat manifest und führt schon während der ersten Lebensjahre zum Tode. Bei der Sektion erscheint das Gehirn dabei oft makroskopisch vergrößert und von gummiartiger Konsistenz. Mikroskopisch sind die betroffenen Nervenzellen des zentralen und vegetativen Nervensystems durch die pathologische Speicherung von Gangliosiden ballonartig aufgebläht.

Bei der **metachromatischen Leukodystrophie** führt ein angeborener Mangel an dem lysosomalen Enzym Arylsulfatase A zur intralysosomalen Speicherung von Zerebrosulfatid in Gliazellen und Schwann-Zellen. Dies führt zu einer schweren Störung der Myelinbildung und hat eine diffuse Entmarkung der Neuriten im Gehirn und in geringem Ausmaß auch im peripheren Nervensystem zur Folge. Klinisch ist diese Krankheit durch Gehunsicherheit (Ataxie), spastische Lähmungen, Krämpfe und Demenz gekennzeichnet. Bei der *Krabbe-Dystrophie* fehlt das Enzym Galactocerebrosidase. Daraus resultiert eine intrazelluläre Akkumulation von Galaktocerebrosiden, die vor allem in multinukleären Riesenzellen erfolgt. Auch hier ist die Myelinbildung schwer gestört. Diese

Krankheit führt in der Regel bis zum 2. Lebensjahr zum Tod.

17.4.3
Störungen des Aminosäurestoffwechsels

Die Phenylketonurie ist die häufigste angeborene Stoffwechselkrankheit (1 : 10 000). Bei dieser Krankheit liegt ein Mangel an dem Enzym Phenylalaninhydroxylase vor, das die Umwandlung von Phenylalanin in Tyrosin bewirkt. Dadurch werden vermehrt Phenylketone im Harn ausgeschieden. Durch den Enzymmangel kommt es unter anderem auch zu Defekten in der Myelinisierung von Nervenfasern. Im Vordergrund des Krankheitsbildes stehen schwere Störungen der geistigen Entwicklung. Die Phenylketonurie zeigt, daß ein Defekt in einem einzigen Gen ausreichen kann, um die normale geistig-seelische Entwicklung des Menschen zu verhindern. Die Diagnose dieser Krankheit erfolgt mit dem Guthrie-Test. Er wird zur Früherkennung der Phenylketonurie bei allen Neugeborenen am Ende der 1. Lebenswoche durchgeführt. Bei rechtzeitiger Diagnose und bei frühzeitig begonnener phenylalaninarmer Diät kann eine normale geistige Entwicklung erreicht werden.

17.5
Traumatische Schäden des zentralen Nervensystems

17.5.1
Offene Hirnverletzungen

Offene Hirnverletzungen entstehen meist durch lokal scharf begrenzte Gewaltanwendung, wie etwa durch Schußverletzungen oder durch das Eindringen von spitzen Gegenständen in das Gehirn. Die Knochen der Schädelkapsel werden eröffnet, die Hirnhäute verletzt und das darunter gelegene Gehirn wird in einem umschriebenen Bereich zerstört. Durch die direkte Verbindung mit der Außenwelt und durch das Eindringen von Fremdkörpern bzw. Knochensplittern, Teilen der Kopfschwarte etc. besteht für die Hirnwunde große Infektionsgefahr. Offene Hirnverletzungen führen häufig unmittelbar zum Tode.

Bei Überleben lassen sich hinsichtlich des zeitlichen Ablaufes der anschließenden Heilungsvorgänge 3 Phasen unterscheiden:

1. Eine Frühphase mit Blutungen und Nekrosen im Gehirn (bis zum 2. Tag).
2. Eine Resorptions- und Organisationsphase (2. Tag bis 4. Woche). Das zerstörte Gewebe wird enzymatisch aufgelöst und durch Gliazellen und Makrophagen phagozytiert. Nach 8 bis 10 Tagen kommt es zur Ausbildung eines gefäßreichen Granulationsgewebes, das das betroffene Areal von der Umgebung abgrenzt (Herddemarkierung).
3. Reparationsstadium und Narbenbildung: Nervenzellen verlieren bereits kurze Zeit nach der Geburt die Fähigkeit zur Zellteilung. Bei Zerstörung von Hirnsubstanz kann daher der entstandene Defekt nur durch eine Proliferation der noch teilungsfähigen Gliazellen ausgeglichen werden. Es bilden sich gliös-mesenchymale Narben aus. Diese können dann oft zum Ausgangspunkt für posttraumatische Epilepsieanfälle werden.

17.5.2
Gedeckte Hirnverletzungen

Gedeckte Hirnverletzungen entstehen durch die Einwirkung stumpfer Gewalt (Schlag, Fall, Stoß) auf den Schädel. Die Dura bleibt im Unterschied zu den offenen Hirnverletzungen erhalten, so daß die Gefahr einer Infektion des Gehirns zumindest nicht unmittelbar gegeben ist.

17.5.3
Traumatisch bedingte intrakranielle Blutungen

Traumen können auch ohne Fraktur der Schädelknochen und primärer Hirnverletzung zu massiven, raumfordernden Blutungen innerhalb des Schädels führen. Die Kompression des Gehirns und die sich einstellenden Hirnddruckfolgen können nach kürzerer oder längerer Zeit den Tod des Patienten bewirken.

17.5.3.1 Epidurale Blutungen und Hämatome. Epidurale Blutungen erfolgen zwischen der Innenseite der Schädelknochen und der Dura mater. Sie sind meist arterieller Herkunft. Häufig entstehen sie durch Verletzung der Arteria meningea media. Nach dem Trauma kann ein kurzes symptomfreies Intervall vorhanden sein.

Abbildung 17-3: Subdurales Hämatom.

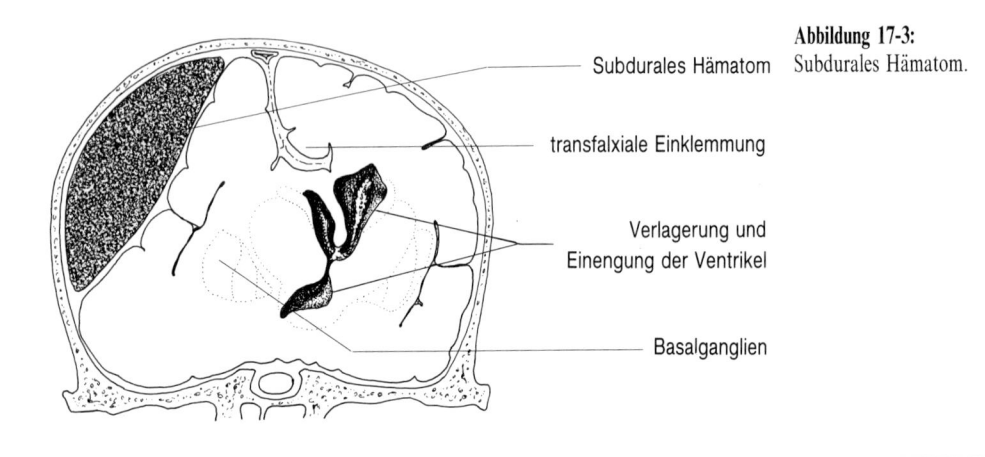

Dann entwickeln sich aber durch die Vergrößerung des Epiduralhämatoms immer deutlichere Hirndrucksymptome und der Patient kann an den Folgen der Hirnkompression sterben.

17.5.3.2 Subdurale Hämatome. Hier erfolgt die Blutung zwischen Dura mater und Arachnoidea. Sie entsteht durch den Abriß von Brückenvenen oder durch Eröffnung der Durasinus. Die Entwicklung der subduralen Hämatome geht meist langsamer als die der epiduralen vor sich und nimmt oft mehrere Tage in Anspruch. Auch bei den subduralen Hämatomen besteht die Gefahr der intrakraniellen Drucksteigerung und der Hirnkompression mit den entsprechenden Folgen.

17.5.3.3 Subarachnoidalblutung. Bei den meisten Schädeltraumen kommt es zu Blutungen aus den kleinen extrazerebralen Blutgefäßen in den Subarachnoidalraum. Die genaue Blutungsquelle ist oft nicht mehr zu ermitteln. Meist kommt es zur raschen Resorption des Blutes.

17.6
Tumoren des Zentralnervensystems und seiner Hüllen

Die Tumoren des ZNS und seiner Hüllen weisen im Vergleich zu den Neoplasmen in anderen Organsystemen einige Besonderheiten auf. Die üblichen Kriterien für gut- und bösartiges Verhalten von Tumoren lassen sich daher nur sehr eingeschränkt auf die primären Geschwülste des Zentralnervensystems anwenden. Auch langsam wachsende und histologisch differenziert erscheinende Tumoren wie das Astrozytom breiten sich infiltrierend im Hirngewebe aus. Da eine kapselartig scharfe Abgrenzung fehlt, lassen sie sich bei Operationen in vielen Fällen nicht vollständig entfernen. Sie zeigen daher eine hohe Neigung zur Rezidivbildung.

Aber auch Tumore mit verdrängendem Wachstum und scharfer Begrenzung wie Meningeome, die ihren Ursprung von den Hirnhäuten nehmen, können nur dann als gutartig eingestuft werden, wenn sie durch Operation vollständig entfernt werden können. In vielen Fällen ist die vollständige Abtragung des Tumors wegen der Gefahr der Verletzung benachbarter Hirnbereiche oder Blutgefäße nicht möglich. Dann führt auch das langsame, verdrängende Wachstum dieser Geschwulst innerhalb der unnachgiebigen knöchernen Schädelkapsel zum Tod des Patienten. Sie verhalten sich damit klinisch bösartig.

Andererseits fehlt vielen Tumoren des Zentralnervensystems, die histologisch wenig differenziert erscheinen, ein wichtiges Kriterium der Malignität, nämlich die Fähigkeit in das Gefäßsystem einzubrechen und hämatogene Fernmetastasen zu bilden.

17.6.1
Neuroepitheliale Tumoren
Für die Klassifikation der Hirntumoren werden vor allem histo- und embryogeneti-

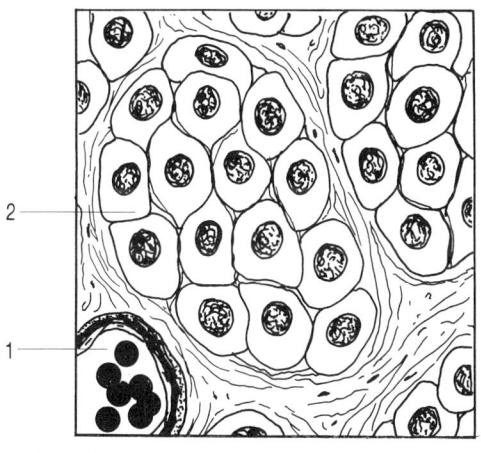

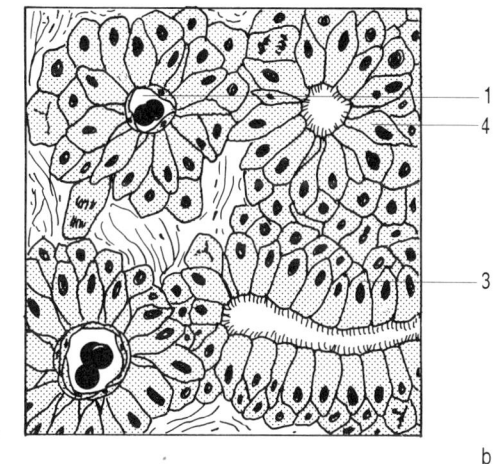

Abbildung 17-4:
Tumoren des Nervensytems.
a) Mikroskopisches Bild eines Oligodendroglioms.
b) Mikroskopisches Bild eines Ependymoms.
1 Kapillare; 2 uniforme, kleine Tumorzellen mit runden Kernen; 3 perivaskuläre Pseudorosetten (mit zentral gelegenem Gefäß); 4 tubulär angeordnete proliferierende Ependymzellen.

---

sche Kriterien herangezogen. Die Tumoren werden nach jenen normalen Zellen des ZNS, bzw. deren Stamm- und Vorläuferzellen benannt, denen die Tumorzellen hinsichtlich ihres morphologischen und antigenen Phänotyps am ehesten gleichen.

17.6.1.1 Gliome und Glioblastome zählen zu den häufigsten Tumoren des Zentralnervensystems. Sie können in differenzierte (reife) und undifferenzierte Formen unterteilt werden. Sie sind in allen Abschnitten von Gehirn und Rückenmark anzutreffen. Auch die differenzierten Gliome wachsen infiltrierend. Sie zeigen in der Regel ein langsames Wachstum.

Astrozytome kommen fast ausschließlich im Erwachsenenalter vor und machen etwa 1/4 aller intrakraniellen Tumoren in dieser Alterskategorie aus. Sie sind im Großhirn lokalisiert. Eine Ausnahme unter den Astrozytomen stellt nur das *piloide Astrozytom (= Spongioblastom)* dar, das im Kindes- und Jugendalter im Kleinhirn auftritt. Seine Prognose ist deutlich besser als jene der Astrozytome des Erwachsenenalters. Histologisch lassen sich bei den gut differenzierten Astrozytomen nach der Form der Tumorzellen fibrilläre (zahlreiche Zellfortsätze), pilozytische (ein- oder zwei Zellfortsätze) und protoplasmatische (große, fortsatzarme Tumorzellen) Formen unterscheiden. Die Tumorzellen exprimieren das saure Gliafaserprotein, ein auch für normale Astrozyten charakteristisches Intermediärfilament. Besonders bei den fibrillären und protoplasmatischen Großhirnastrozytomen des Erwachsenenalters ist häufig eine zystische Umwandlung zu beobachten. Zu den pilozytischen Astrozytomen zählt das *Optikusgliom*. Makroskopisch ist dabei eine Auftreibung des N. opticus und des Chiasma opticum zu erkennen. Diese Tumoren treten in der Regel vor dem 20. Lebensjahr auf.

Die **Oligodendrogliome** treten bevorzugt bei jüngeren Erwachsenen auf (Altersgipfel um 36 Jahre). Sie liegen bevorzugt in der weißen Substanz der Großhirnhemisphären (Häufigkeit: frontal 35%; temporal 31%; parietal 6%; okzipital 5%). Auch die Basalganglien und der Thalamus sind gelegentlich betroffen. Nicht selten werden bei den Oligodendrogliomen hirnorganische Anfälle als Erstsymptom beobachtet, die auf raumfordernde Prozesse des Tumors im betroffenen Gehirnareal zurückzuführen sind. Histologisch erscheinen die Oligodendrogliome aus kleinen Zellen mit isomorphen, runden, chromatinreichen

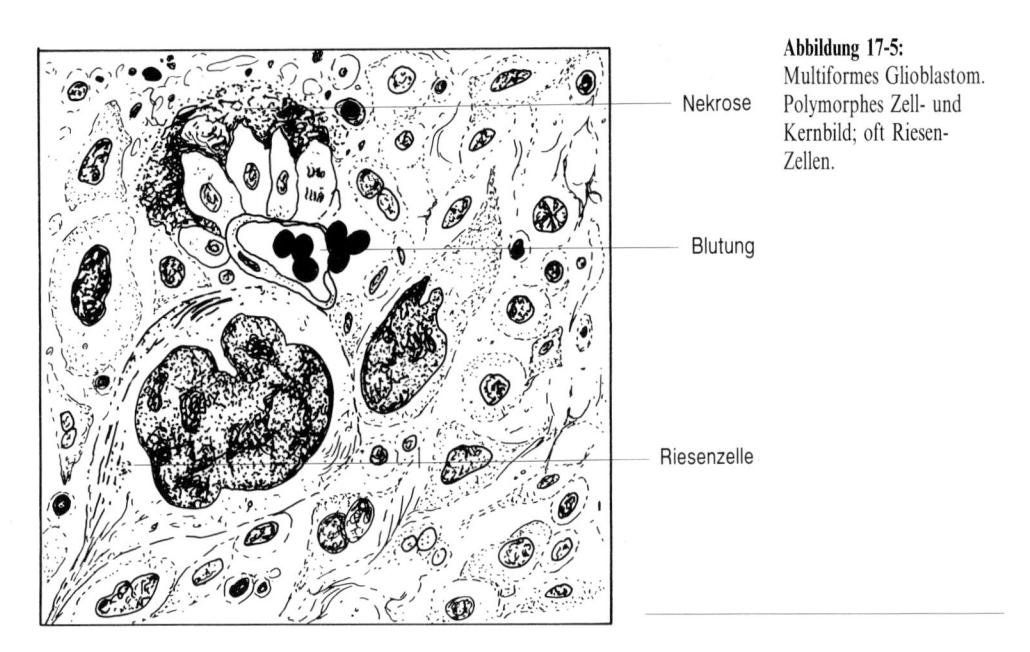

Abbildung 17-5:
Multiformes Glioblastom. Polymorphes Zell- und Kernbild; oft Riesen-Zellen.

(Bildbeschriftungen: Nekrose, Blutung, Riesenzelle)

Kernen aufgebaut. Das Zytoplasma umgibt als heller Saum den Zellkern („Honigwabenstruktur"). Die meisten (> 90%) Oligodendrogliome weisen Kalkkonkremente auf, die sich zum Teil auch röntgenologisch nachweisen lassen.

Undifferenzierte Gliome werden als **Glioblastome** bezeichnet und machen etwa die Hälfte aller Gliome aus. Sie sind die häufigsten bösartigen Gehirntumore des Erwachsenenalters. Meist sind sie in der Frontotemporalregion lokalisiert. Häufig wächst das Glioblastom entlang kompakter Faserbündel, besonders des Corpus callosum, auf die Gegenseite („Schmetterlingsgliom"). Die Schnittfläche des Tumors ist durch ein „buntes" Aussehen charakterisiert. Graurosa Tumorareale, gelbliche Nekrosepartien, rote frische und bräunliche ältere Blutungen sowie gelegentlich grüne Gallertzysten liegen nebeneinander. Histologisch erscheinen die Tumorzellen stark variabel. Spindelförmige, sternförmige, zytoplasmareiche und kleine zytoplasmaarme Varianten sind in unterschiedlichen Kombinationen anzutreffen. Zahlreiche, auch atypische Mitosen können beobachtet werden. Für das Grading und die Prognose ist das am schlechtesten differenzierte Areal maßgebend. Ausgedehnte Nekrosen, die zungenförmig das Tumorgewebe durchsetzen und von palisadenartig angeordneten Tumorzellen begrenzt werden, sind für das Glioblastom typisch. Im Tumorrandgebiet treten glomerulumähnliche Gefäßknäuel auf. Diese Gefäße können gelegentlich sarkomatös entarten („Gliosarkom").

17.6.1.2 Ependymome. Ependymome gehen von der epithelialen Auskleidung der Hirnventrikel und des Zentralkanals des Rückenmarks, den Ependymzellen, aus. Sie machen ca. 5 % aller Gliome aus und stellen bei Kindern unter 15 Jahren den dritthäufigsten Tumortyp dar. Ependymome sind weiche, rötliche Geschwülste, die meist in die Ventrikellichtung einwachsen. Dadurch kann die Zirkulation des Liquor cerebrospinalis behindert und in der Folge ein Hydrozephalus verursacht werden. Die Tumoren bestehen aus wirbelförmig angeordneten, spindelförmigen oder runden Zellen, die Nester mit konzentrischer Anordnung bilden („Zwiebelschalenstruktur"). Histologisch ist für die Ependymome weiter die Bildung von perivaskulären Pseudorosetten aus Tumorzellen typisch. Ependymome des Recessus infundibuli (Ausstülpung des 3. Ventrikels in Richtung Infundibulum) treten im Bereich der Sella turcica auf. Sie kommen bei Kindern doppelt so häufig wie bei Erwachsenen vor. Mit 4% aller intrakraniellen Tumoren sind sie nach dem Kraniopharyngeom, einem Tumor, der sich aus der Anlage der Adenohypophyse, der Rathke-Tasche, entwickelt, der zweithäufigste Tumor in dieser Lokalisation.

Das **Plexuspapillom** ist ein papillär wachsender, gutartiger Tumor, der hauptsächlich im Kindes- und Jugendalter auftritt. Er leitet sich von den Zellen des Plexus chorioideus ab. Gelegentlich wird auch die maligne Variante, das anaplastische Plexuspapillom (Plexuskarzinom) beobachtet.

17.6.1.3 Medulloblastome und primitive neuroektodermale Tumoren. Das *Medulloblastom* ist der häufigste neuroepitheliale Tumor im Kindesalter. Der Tumor ist in der hinteren Schädelgrube lokalisiert und geht wahrscheinlich von persistierenden äußeren Körnerzellen der Kleinhirnrinde aus. Histologisch besteht der Tumor aus dicht zusammenliegenden, kleinen Zellen mit rundlichem oder länglichem ("rübchenförmigem") Kern. Zum Teil liegen die Tumorzellen in Form typischer Rosetten ("Homer-Wright-Rosetten") angeordnet. In der Mitte der Rosetten liegt ein lockeres Fasernetz. Mitosen und Nekroseherde finden sich häufig. Medulloblastome zeigen eine starke Tendenz, entlang der Liquorräume zu metastasieren. Bis vor kurzem war die Prognose dieses Gehirntumors sehr schlecht. Sie hat sich erst in den letzten Jahren durch die Anwendung von Radio- und Chemotherapie etwas gebessert (5-Jahre-Überlebensrate bis 50%).

Tumoren mit ähnlichem histologischen Bau wie das Medulloblastom finden sich entlang der Mittellinie des ZNS. Sie werden als *primitive neuroektodermale Tumoren (PNET)* bezeichnet und leiten sich von primitiven neuroepithelialen Stamm und/oder Vorläuferzellen ab. Sie kommen bevorzugt im Kindesalter vor und weisen eine noch schlechtere Prognose als die Medulloblastome auf.

17.6.2
Tumoren der Hirnhäute

Meningeome sind gutartige Tumoren, die zu den häufigsten intrakraniellen Tumoren des Erwachsenen zählen, aber auch 25% aller Spinaltumoren ausmachen. Im Kindesalter sind sie selten. Sie nehmen ihren Ausgang von den Arachnoidalzellen der Leptomeningen und auch von Zellen der Dura mater. Am häufigsten sind sie an der Großhirnkonvexität und der Falx cerebri anzutreffen. An der Gehirnbasis finden sie sich vor allem in der Suprasellärregion und im Bereich der Keilbeinflügel. Makroskopisch erscheinen die Meningeome lobuliert. Häufig sind sie mit der Dura verwachsen. Meningeome wachsen expansiv unter Kompression des darunterliegenden Hirngewebes.

17.6.3
Tumormetastasen im Zentralnervensystem

Metastasen im Zentralnervensystem entstehen meist durch Absiedlung der Krebszellen von Primärtumoren, die außerhalb von Gehirn und Rückenmark gelegen sind. Besonders häufig metastasieren das Bronchialkarzinom, das Mammakarzinom und das maligne Melanom ins Gehirn. Auch Karzinome der Schilddrüse, des Magen-Darmtraktes und der Prostata führen relativ häufig zur Ausbildung von Tochtergeschwülsten im Gehirn. In der Umgebung der Hirnmetastasen bildet sich oft ein starkes perifokales Ödem aus. Dadurch entstehen neben den lokalen Ausfallserscheinungen durch Zerstörung von Hirngewebe bald auch allgemeine Bewußtseinsstörungen.

Weiter können sich alle Leukämien, besonders die akute lymphatische Leukämie (ALL) des Kindesalters zerebral manifestieren, wobei vor allem die Leptomeninx *(Meningeosis leucaemica)* diffus infiltriert wird. Von dort kann es zu einer Wiederbesiedlung des Körpers mit Leukämiezellen nach Remission kommen. Die Meningeosis leucaemica kann im Liquor cerebrospinalis durch den Nachweis von Blasten diagnostiziert werden.

Im Unterschied zum Gehirn sind Metastasen im Rückenmark relativ selten. Häufiger ist eine Metastasenbildung im Knochengewebe der Wirbelsäule zu finden, die durch Kompression des Rückenmarks zu schweren Funktionsstörungen, wie z.B. Lähmungen der Extremitäten, führen kann.

17.7
Alterungsprozesse und degenerative Erkrankungen des Nervensystems

Im höheren Alter lassen sich am Gehirn zunehmend atrophische Veränderungen wahrnehmen. Davon ist im besonderen Maße das Frontalhirn betroffen. Makroskopisch erscheinen die Hirnwindungen schmäler und die Sulci verbreitert. Histologisch fällt als typische Altersveränderung die Zunahme von Lipopigmenten, wie Lipofuszin, in den Nervenzellen auf. Lipofuszin entsteht als nicht weiter abbaubares lysosomales Produkt. Zwischen den Zellen des ZNS kommt es zur Ablagerung von Altersamyloid in Form von senilen Plaques.

17.7.1
Degenerative Systematrophien des ZNS
Verschiedene degenerative Erkrankungen befallen morphologisch und funktionell definierte Systeme des zentralen Nervensystems. Sie werden unter dem Begriff „Degenerative Systematrophien" zusammengefaßt. Die Ätiologie ist in der Regel unklar. Zu den degenerativen Systematrophien zählen der Morbus Alzheimer, der Morbus Pick, der Morbus Parkinson, die Chorea Huntigton und die Friedreich-Ataxie. Weitere degenerative Systematrophien, nämlich die spinale Muskelatrophie und die myatrophische Lateralsklerose werden in Kapitel 20 ausführlicher dargestellt.

17.7.1.1 Alzheimer-Krankheit. Die Zahl der Menschen, die zur Zeit in der Bundesrepublik Deutschland von der Alzheimer Krankheit betroffen sind, wird auf 800 000 geschätzt. Die jährlich Zahl der Neuerkrankungen dürfte bei 65 000 liegen, etwa die gleiche Zahl an Menschen stirbt jährlich an den Folgen dieser Krankheit (*Beyreuther* und *Masters*, 1990). Die Alzheimer Krankheit äußert sich klinisch durch eine progrediente Demenz, die bei der vererblichen Form der Erkrankung präsenil einsetzt. Wesentlich häufiger ist die nach dem 65. Lebensjahr einsetzende senile Form (= senile Demenz vom Alzheimer Typ). 5% der Menschen über 65 Jahren und 20% der Menschen über 80 Jahren leiden an der Alzheimer Krankheit. Die Ursache der Alzheimer Krankheit ist ungeklärt. Möglicherweise spielen transmissible proteinhaltige Agentien (Prionen) oder toxische Substanzen für die Auslösung der Krankheit eine Rolle. Genetische Faktoren sind bei der familiär gehäuften präsenilen Form involviert. Der genetische Defekt bei der familiären Form der Alzheimer Krankheit liegt auf dem Chromosom 21 (FAD-Locus) und wird autosomal-dominant vererbt.

Makroskopisch-anatomisch läßt sich am Gehirn von Alzheimer-Patienten eine fronto-temporal und parieto-okzipital akzentuierte Rindenatrophie beobachten. Die Sulci erscheinen dadurch deutlich verbreitert. Sowohl die extraventrikulären Liquorräume als auch das gesamte Ventrikelsystem des Gehirns sind erweitert (Hydrocephalus internus et externus). Histologisch läßt sich eine umfangreiche diffuse Nervenzelldegeneration im Bereich des Assoziationskortex (parietalem und temporalem Cortex) und des Hippocampus erkennen. In den Neuronen läßt sich zunächst eine Ablagerung von Silber-imprägnierbaren Fibrillen erkennen, die als parallele Stränge oder als zopfartig gewundene Strukturen im Zytoplasma liegen. Elektronenmikroskopisch kann nachgewiesen werden, daß die Neurofibrillenbündel aus spiralig verdrehten Neurofilamenten bestehen und in Form von „flammenförmigen" Faserklumpen den Zellkern verdrängen. Nach dem Absterben der Nervenzellen kommen diese Strukturen extrazellulär zu liegen.

Besonders charakteristisch sind sog. senile Drusen und Plaques, die einen Durchmesser von 15-100 μm haben und extrazellulär im Neuropil lokalisiert sind. Sie resultieren aus der fokalen Anhäufung von Alzheimer-*Amyloid*, das durch die Aggregation eines kleinen Proteins, dem „ß4-Protein, entsteht. Der Name des Proteins leitet sich davon ab, daß es ein Molekulargewicht von 4 Kilodalton besitzt und eine ß-Faltblattstruktur aufweist. Dieses Protein hat eine einer Stimmgabel ähnelnde Struktur und besitzt eine hohe Tendenz, sich zu unlöslichen Aggregaten zusammenzulagern. Die entstehenden Aggregate bilden Fibrillen. Die Fibrillen aggregieren zum Amyloid. Das ßA4-Protein ist das Abbauprodukt eines großen transmembranösen Proteins der Nervenzellen, des Amyloid-Precursor-Proteins (APP). In den letzten Jahren wurden noch weitere Amyloid-Vorläufer-Proteine identifiziert, die alle Membranproteine sind. Über die Funktion der Vorläufer-Proteine ist bekannt, daß sie offensichtlich an Reparaturprozessen der Nervenzellen beteiligt sind. Die Gene für die Amyloid-Vorläufer-Proteine sind auf dem Chromosom 21 lokalisiert und dürften bei allen Menschen exprimiert werden. Unter pathologischen Bedingungen werden sie zu Amyloid abgebaut. Die Lokalisation der Gene für die Amyloid-Vorläufer-Proteine auf dem Chromosom 21 erklärt auch, warum Menschen mit Trisomie 21 ein wesentlich höheres Risiko für die Alzheimer-Krankheit tragen als die Normalbevölkerung. Extrazelluläres Amyloid wird bei den meisten, aber nicht bei allen Alzheimer-Patienten auch noch in den Wänden der Blutgefäße des Gehirns und der weichen Hirnhäute gefunden (vaskuläres Amyloid). Weitere mikroskopisch erfaßbare Veränderungen sind die *granulovakulären Körperchen* und die *Hiranokörperchen*, die sich im Zytoplasma der Pyramidenzellen des Hippocampus nachweisen lassen. Die granulovakulären Körperchen erscheinen als optisch leere Vakuolen, die in ihrem Zentrum einen kleinen basophilen Kern aufweisen. Die Hiranokörperchen sind stäbchenförmige, eosinophile Strukturen, die aus Aktin bestehen.

17.7.1.2 Morbus Pick. Beim Morbus Pick, der klinisch durch Demenz und Distanzlosigkeit gekennzeichnet ist, läßt sich eine ausgeprägte Atrophie der Großhirnrinde im Bereich des Frontal- und Temporallappens erkennen. Histologisch sind argentophile Einschlüsse in den Nervenzellen („Pick bodies", „Silberkugeln") und ballonierte Neurone („Pick-Zellen") mit einem verminderten Gehalt an Nissl-Schollen charakteristisch. Im Unterschied zum Morbus Alzheimer finden sich keine Drusen oder Fibrillen.

17.7.1.3 Morbus Parkinson (Paralysis agitans). Klinisch ist der Morbus Parkinson, der im höheren Lebensalter auftritt, durch Störungen im extrapyramidalen System mit Akinese, Rigor und Ruhetremor gekennzeichnet. Daneben können auch vegetative Symptome, wie Salbengesicht, Speichelfluß usw. beobachtet werden. Makroskopisch findet man eine Depigmentierung der Substantia nigra und des Locus coeruleus, die sich mikroskopisch auf einen Verlust von pigmentierten, dopaminergen Neuronen in diesen Gehirnbereichen zurückführen läßt. Im Zytoplasma erhaltener Ganglienzellen findet man hyaline, eosinophile Einschlußkörperchen, die Lewy-Körperchen, die aus verbackenen Neurofilamenten bestehen. Durch den Untergang der dopaminergen Neurone in der Substantia nigra kommt es auch zur Verminderung des Dopamingehaltes im Neostriatum, zu dem die dopaminergen Bahnen der Substantia nigra ziehen. Dies hat ein relatives Überwiegen der cholinergen, hemmenden Einflüsse zur Folge, die zu einem hypokinetischen-hypertonen Krankheitsbild führen.

Ähnliche klinische Symptome wie beim Morbus Parkinson können auch bei anderen Krankheiten (postenzephalitisch, Tumoren, Intoxikationen), die zur Zerstörung dopaminerger Nervenzellen in der Substantia nigra führen, beobachtet werden. Die *Economo-Enzephalitis* (Synonyme: Encephalitis lethargica; Encephalitis epidemica) ist dabei eine der häufigsten Ursachen des Parkinson-Syndroms. Sie ist eine wahrscheinlich virusbedingte, epidemisch auftretende Krankheit, die durch Bewußtseinstrübungen, Schlafstörungen, Hirnnervensymptome und Hyperkinesen gekennzeichnet ist. Im hohen Alter können auch Durchblutungsstörungen des ZNS zu einem Parkinson-Syndrom führen (Alters-Parkinsonismus; arteriosklerotischer oder vaskulärer Parkinsonismus).

17.7.1.4 Chorea Huntington. Die Chorea Huntington ist eine autosomal-dominant vererbte Krankheit, die zwischen dem 30. und 45. Lebensjahr auftritt und zu degenerativ-atrophischen Veränderungen im Corpus striatum führt. Schon makroskopisch fällt bei der Sektion die hochgradige, symmetrische Atrophie des Striatums auf. Häufig sind auch der Nucleus subthalamicus und Teile des frontalen Cortex von den atrophischen Veränderungen betroffen. Histologisch fällt der starke Verlust von GABA-nergen und cholinergen Neuronen mit sekundärer Gliose der betroffenen Areale auf. Klinisch ist die Chorea Huntington durch ein hyperkinetisch-hypotones Syndrom charakterisiert. Durch Schädigung des Nucleus subthalamicus, der funktionell zum extrapyramidalen System gehört und in enger Beziehung zum Globus pallidus steht, kommt es zu Hemiballismus (unwillkürliche, grobe, schleudernde Bewegungen).

17.7.1.5 Friedreich-Ataxie (Spinozerebelläre Heredo-Ataxie).

Bei der Friedreich-Ataxie, der häufigsten degenerativen, spinozerebellären Krankheit, kommt es zur Störung der Bewegungskoordination und der Tiefensensibilität. Diese Krankheit wird autosomal-rezessiv vererbt. Pathologisch-anatomisch läßt sich eine Entmarkung und Degeneration der Hinterstränge des Rückenmarks, der Pyramidenseitenstränge und des Tractus spinocerebellaris feststellen.

17.8 Erkrankungen der peripheren Nerven

17.8.1 Verletzung und Regeneration von peripheren Nerven

Verletzungen eines peripheren Nerven, die zur Zusammenhangstrennung seiner Axone führen, haben zunächst sowohl im proximalen als auch im distalen Teil des Nerven degenerative Veränderungen zur Folge.
Am proximalen Stumpf kommt es zu einer rückläufigen (retrograden) Degeneration, die in Richtung auf die im Zentralnervensystem bzw. in den Spinalganglien befindlichen Zellkörper der Nervenzellen verläuft und die auch zu Veränderungen im Zytoplasma und im Zellkern dieser Neurone führt.

Die distalen, von den Nervenzellen abgetrennten Anteile der Axone zerfallen rasch *(Waller-Degeneration)*. Ihre Hüllzellen, die Schwann-Zellen bleiben allerdings erhalten und teilen sich. Sie können so eine Leitschiene (Büngner-Bänder) bilden, die wichtig für das neue zielgerichtete Auswachsen von Axonen aus den Zellkörpern in die Peripherie zu ihren Erfolgsorganen ist. Die Wachstumsgeschwindigkeit der Axone beträgt etwa 1 bis 5 mm pro Tag.

Es dauert daher in der Regel sehr lange, bis eine Neuinnervation zustande kommt. Wird das geregelte Aussprossen der Axone durch dazwischen gewachsenes Bindegewebe verhindert oder können die Nervenzellfortsätze wie z.B. bei Amputation einer Gliedmaße ihr ursprüngliches Ziel nicht mehr erreichen, dann kommt es zur Verdickung und zum knäuelförmigen Aufwickeln der Axone *(Narbenneurom; Amputationsneurom)*.

17.8.2 Nervenentzündung (Neuritis)

Entzündungsvorgänge an Nerven laufen zunächst an ihren bindegewebigen Hüllen ab und führen sekundär zur Schädigung der Axone. Als Ursachen kommen unter anderem Viren, Bakterien und pathologische Immunreaktionen in Betracht. Je nach Umfang der Nervenentzündung lassen sich Mononeuritiden mit entzündlicher Veränderung an einem Nerven und Polyneuritiden, bei denen mehrere Nerven betroffen sind, unterscheiden. Eine Entzündung der Spinalganglien und der Nervenwurzeln wird als *Ganglioradikulitis* bezeichnet. Ein typisches Beispiel dafür ist die Ganglioradikulitis bei Herpes zoster. *Herpes zoster* wird durch Befall der Ganglien von Hirnnerven und der Spinalganglien mit dem Varizellen-Zoster-Virus, das zur Gruppe der Herpesviren gehört, ausgelöst. Die Krankheit kann spontan auftreten. Häufiger wird sie jedoch bei einer schon herabgesetzten Abwehrlage des Patienten (bei malignen Tumoren, wie Leukämie; Intoxikationen) beobachtet. Am häufigsten wird bei Herpes zoster der 1. Ast des Nervus trigeminus, der Teile der Haut im Gesichtsbereich versorgt, befallen. Am Rumpf kommt es bei Befall der Spinalganglien durch die segmentale Innervation der Haut zu gürtelförmig auftretenden Hautveränderungen *(Gürtelrose)*. Die Hautsegmente der befallenen Spinalganglien zeigen stark juckende, rote Bläschen. Auch noch Wochen nach Abheilung der Bläschen können in den befallenen Hautbereichen brennende Schmerzen bestehen.

17.8.3
Polyneuropathie

Polyneuropathie ist ein Sammelbegriff für verschiedene, primär nicht entzündliche Erkrankungen von peripheren Nerven, wobei definitionsgemäß mehrere Nerven betroffen sind. Die Polyneuropathie ist häufig Teilerscheinung einer Allgemeinerkrankung und führt zu degenerativen Veränderungen an den Markscheiden der Nerven und dann auch an den Axonen selbst. Zur Polyneuropathie kann es unter anderem bei Diabetes, nach Anwendung verschiedener Medikamente wie z.B. des Isoniazids (bei der Tuberkulosebehandlung eingesetzt) oder einiger Zytostatika, bei Schwermetallvergiftungen und auch beim chronischen Alkoholismus kommen. Die klinische Symptomatik ist in Abhängigkeit der auslösenden Ursache bei den einzelnen Ursachen natürlich unterschiedlich.

Die meisten Polyneuropathien beginnen aber mit Sensibilitätsstörungen und Mißempfindungen (Parästhesien). Motorische Ausfälle sind seltener und treten häufig erst später in Erscheinung. Fehlende Reflexe gehören fast obligatorisch zum klinischen Bild. Fast immer sind auch trophische Störungen (Muskelatrophie; reduzierte Schweißsekretion; trockene, glatte Haut, etc.) nachweisbar. Die klinische Diagnose stützt sich bei den Polyneuropathien unter anderem auf das Verteilungsmuster der neurologischen Störungen, der elektroneurographischen Messung der Leitfähigkeit von peripheren Nerven, Liquoruntersuchungen sowie Muskel- und Nervenbiopsien. Letztere werden zumeist aus dem Nervus suralis entnommen. Die Schwere des klinischen Bildes stimmt nicht immer mit der Schwere der nachweisbaren morphologischen Veränderungen überein.

17.8.4
Tumoren der peripheren Nerven

Neurinome sind gutartige Geschwülste der peripheren Nerven. Sie leiten sich von den Schwann-Zellen ab. Teilweise enthalten diese Tumoren auch große Bindegewebsanteile und werden dann als *Neurofibrome* bezeichnet. Sie können in allen Körperregionen auftreten und zeigen ein langsames und verdrängendes Wachstum. Multiple Neurinome und Neurofibrome treten bei der dominant vererblichen *Neurofibromatose (Morbus Recklinghausen)* in verschiedenen Organen, unter anderem im Gehirn und in der Haut, auf.

Neuroblastome treten vorwiegend bei Kleinkindern auf. Sie können bereits bei Geburt vorhanden sein oder während der ersten Lebensjahre in Erscheinung treten. Diese Tumoren leiten sich von Neuroblasten ab. Neuroblastome finden sich relativ selten im Zentralnervensystem, viel häufiger sind sie im peripheren vegetativen Nervensystem zu finden. Dort sind vorwiegend die Ganglien des Sympathicus betroffen. Neuroblastome wachsen stark infiltrierend und vergrößern sich schnell. Sie neigen zur ausgedehnten Metastasenbildung, wobei alle Organe des Körpers betroffen sein können. Bei Lokalisation der Metastasen in der Augenhöhle kommt es zum starken Hervortreten des Augapfels (Exophthalmus).

17.9
Erkrankungen des Sehorgans

17.9.1
Erkrankungen der Augenlider

Unter einem **Hordeolum (Gerstenkorn)** versteht man eine eitrige, abzedierende Entzündung der Liddrüsen, die meist durch Staphylokokken, seltener durch Streptokokken verursacht wird.

Beim Hordeolum internum sind die Zeiss-Talgdrüsen oder Moll-Schweißdrüsen betroffen. Beim Hordeolum externum liegt eine eitrige Entzündung der im Bereich des Tarsus gelegenen Meibom-Talgdrüsen vor.

Meist erfolgt nach Perforation und Eiterentleerung aus dem Gerstenkorn relativ rasch eine Abheilung. Bleibt die Eiterentleerung aus, dann wird die eitrig eingeschmolzene Drüse bindegewebig abgekapselt und von Granulationsgewebe durchwachsen.

Ein **Chalazion (Hagelkorn)** kann sich als Folge eines Sekretstaus der Meibom-Talgdrüse und nachfolgender eitriger Entzündung oder aus einem Hordeolum internum entwickeln. Es tritt als kleiner (bis hagelkorngroßer) Knoten innerhalb des Tarsus in Erscheinung. Der gut abgekapselte Knoten besteht aus zellreichem Granulationsgewebe, in dem sich Riesenzellen vom Langhans-Typ nachweisen lassen.

Xanthelasmen sind gelbliche, am Lidwinkel gelegene Hautverdickungen. Sie finden sich am häufigsten bei Frauen jenseits des Klimakteriums. In der Subcutis der Lider finden sich in diesen Bereichen Ansammlungen von fettreichen Schaumzellen.

An gutartigen Lidtumoren werden unter anderem Atherome, oberflächlich in der Haut der Lider gelegene, stecknadelkopfgroße weiße Hornperlen (Milia) und Lidwarzen (Verrucae) beobachtet. Weiter treten im Bereich der Lider gelegentlich Papillome, Dermoide, Lipome, Fibrome, Neurofibrome, Hämangiome und Nävi auf.

Der am häufigsten vorkommende bösartige Lidtumor ist das Basalzellkarzinom. Es zeigt meist ein flächenhaftes Wachstum (Ulcus rodens). Wie auch an anderen Stellen der Haut neigt es nicht zur Metastasierung, besitzt jedoch eine große Neigung zur Rezidivbildung. Etwa 10 mal seltener werden Plattenepithelkarzinome (Spinaliome) diagnostiziert. Im Unterschied zum Basaliom metastasieren sie über den Lymphweg. Sehr selten sind Adenokarzinome der Talgdrüsen der Lider und Melanosarkome.

17.9.2
Erkrankungen der Tränenorgane

Die **Dacryoadenitis** ist eine schmerzhafte Entzündung der Tränendrüsen. Sie kommt als akute und als chronische Form vor. Die Tränenbildung ist dabei vermindert. Daraus resultieren punktförmige Trübungen der Hornhaut, kleine Blasen im Hornhautepithel und Abschilferung dieses Epithels. Am häufigsten wird die Entzündung der Tränendrüsen mit verminderter Tränenbildung im Rahmen eines Sjögren-Syndroms gesehen.

Beim **Sjögren-Syndrom** liegt eine generalisierte, sekretorische Störung der Drüsen und Schleimhäute vor. Die Krankheit manifestiert sich mit Austrocknungserscheinungen der Bindehaut und der Hornhaut (Keratokonjunktivitis sicca), sowie der Schleimhaut des Mundbereiches (Xerostomie) und der Nasenschleimhaut. Weiter werden bei dieser Erkrankung Achylie, Anämie, erhöhte Blutungsneigung und Gelenksbeschwerden festgestellt.

17.9.3
Entzündung der Bindehaut (Konjunktivitis)

Eine Konjunktivitis kann durch exogene Einflüsse (Bakterien, Viren, chemische und physikalische Reize) oder als endogene Konjunktivitis bei verschiedenen Infektionskrankheiten (Masern, Röteln, etc.) vorkommen.

Bei der **Konjunktivitis gonorrhoica (Gonoblenorrhoe)** kommt es während der Geburt zur Infektion der Schleimhäute des Kindes mit Gonokokken. Nach 2 bis 4 Tagen tritt eine eitrige Konjunktivits auf, wobei die akute Gefahr der Einschmelzung der Hornhaut besteht. Zur Vermeidung der Gonoblenorrhoe wird daher den Neugeborenen unmittelbar nach der Geburt 2% Silberacetat in den Bindhautsack beider Augen eingeträufelt (Prophylaxe nach Credé).

Das **Trachom (Conjunctivitis trachomatosa)** ist eine weltweit verbreitete, langwierig verlaufende Chlamydieninfektion des Auges, die häufig zur Erblindung führt. Besonders betroffen sind von dieser Krankheit die Länder im nördlichen Afrika, im vorderen Orient und in China. Die Erkrankung wird über das hochinfektiöse, erregerhaltige (okulotropes Virus: Chlamydia trachomatis) Bindehautsekret übertragen. Dies führt zu einer beidseitigen, chronischen Bindehautentzündung. Später kommt es dann zum Auftreten subepithelial gelegener „Trachomkörner". Dies sind Ansammlungen lymphoider Zellhaufen (Follikel), die sulzig-glasig durch die Bindehaut durchscheinen. Das Platzen der Follikel leitet eine Narbenbildung mit Schrumpfung der austrocknenden Bindehaut der Lider ein. Durch Errosionen und Ulkusbildung der Hornhaut und dem anschließenden Durchbruch der Geschwüre führt das Trachom nicht selten zur Erblindung.

17.9.4
Erkrankungen der Hornhaut

Unter **Pterygium** (Flügelfell) versteht man das Vorwachsen einer Bindegewebsfalte vom inneren, selten vom äußeren Augenwinkel, auf die Hornhaut. Bei Erreichen der Pupille kann dieses Anlaß zu Sehstörungen geben.

Beim **Pannus** (oberflächliche Hornhautvaskularisation) wächst gefäßhaltiges Granulationsgewebe zwischen Hornhautepithel und Hornhautstroma ein. Die Ausbildung eines Pannus wird bei eitrigen Hornhautentzündungen, aber auch bei degenerativen Erkrankungen der Hornhaut beobachtet.

Entzündung der Hornhaut (Keratitis). Bei Entzündungen der Hornhaut, die selbst keine Gefäße enthält, wandern Leukozyten vom Limbus aus in diese ein. Später dringen von dort auch Gefäße in die Cornea vor.

Keratitis herpetica. Nach einer, meist im frühen Kindesalter unbemerkt verlaufenen Primärinfektion mit dem Herpes-simplex-Virus, kommt es bei Rezidiven, ähnlich wie bei den Herpesinfektionen der Lippen, zur charakteristischen Bläschenbildung in der Hornhaut. Bei der *Keratitis dendritica* werden nach dem Platzen der Bläschen astförmig verzweigte Herpesgänge in den oberflächlichen Hornhautschichten ausgebildet. Bei der *Keratitis disciformis* dringt die Erkrankung tiefer in das Hornhautstroma vor. Dieses ist im Entzündungsbereich durch Quellung und lymphozytäre Infiltration deutlich verdickt.

Das **Ulcus serpens** kommt nahezu ausschließlich bei Erwachsenen vor. Dieses eitrige Hornhautgeschwür wird durch bakterielle Infektionserreger (Pneumokken, Staphylokokken, Streptokokken) hervorgerufen, die nach einer traumatischen Schädigung des Hornhautepithels in die Cornea eindringen können. Das Hornhautgeschwür (Ulkus) geht mit Eiterbildung in der vorderen Augenkammer (= Hypopyon) einher. Sie resultiert vor allem aus der chemotaktisch ausgelösten Einwanderung von Leukozyten aus den Gefäßen der Regenbogenhaut. Das Ulcus serpens gilt als eine der gefährlichsten Erkrankungen des Auges. Die Prognose ist immer ernst.

Keratitis parenchymatosa. Bei einer parenchymatösen (interstitiellen) Keratitis ist besonders das Stroma der Hornhaut betroffen. Diese Form der Keratitis findet man bei verschiedenen chronischen Infektionskrankheiten (Lues; Tbc; Lepra). Sie ist ein Teilsymptom der angeborenen Lues. Zur sogenannten „Hutchinson Trias" zählen weiter die Innenohrtaubheit und die tonnenförmig veränderten Schneidezähne.

17.9.5
Erkrankungen der Netzhaut (Retinopathien)

Durch Verschluß der Arteria centralis retinae, der aus verschiedenen Ursachen (Thromben; Arteriosklerose; Gefäßkompression bei raumfordernden Prozessen; funktionelle Spasmen bei Hypertonie) erfolgen kann, tritt ein plötzlicher, schmerzloser Sehverlust des betroffenen Auges ein.

Bei länger bestehendem Diabetes können nahezu alle Abschnitte des Auges (Cataracta diabetica; Neuritis retrobulbaris) einschließlich der Retina in Mitleidenschaft gezogen werden. Der Diabetes mellitus gilt heute als häufigste zur Erblindung führende Systemerkrankung. Bei der diabetischen Retinopathie finden sich in der Netzhaut verstreut kleinfleckige Blutungen und kapilläre Mikroaneurysmen.

Auch bei Bluthochdruck kann es zu charakteristischen Veränderungen der Netzhaut kommen. Bei benigner Hypertonie infolge von Arteriosklerose sind kleine Blutungen und fettige Degenerationsherde in der Retina zu erkennen. Bei der klinischen Untersuchung des Auges fallen am Fundus die „Kupferdrahtarterien" auf, welche an den Stellen, wo sie die Netzhautvenen überkreuzen, diese komprimieren (Kreuzungsphänomen).

Bei der malignen Hypertonie sind ebenso wie bei der sekundären Hypertonie infolge von Nierenveränderungen pathologische Veränderungen an der Netzhaut zu beobachten. In der Retina lassen sich Blutungen und Degenerationsherde nachweisen. Klinisch fällt die „ischämische Blässe" des Augenhintergrundes auf. Am Fundus zeichnen sich die veränderten Arterien durch ihre weißen Reflexstreifen (Silberdrahtarterien) aus.

17.9.6
Grauer Star (Katarakt)

Als Katarakt wird jede Trübung der Linse bezeichnet. Die Katarakt kann angeboren oder erworben sein. Angeborene Katarakte werden im Anschluß an eine intrauterine Rötelinfektion, bei Trisomie 21 (Down-Syndrom) und bei Galaktosämie beobachtet. Eine erworbene Katarakt kann aus sehr verschiedenen Ursachen resultieren (Verletzungen des Auges; Strahlen; Hitze, etc.). Zur Trübung der Linse kann es auch bei verschiedenen Stoffwechselkrankheiten wie z.B. bei Diabetes kommen. Der sogenannte Altersstar (Cataracta senilis) entwickelt sich etwa ab dem 60. Lebensjahr. Durch eine Staroperation, bei der die getrübte Linse entfernt wird, kann im gewissen Umfang das Sehvermögen wiederhergestellt werden.

17.9.7
Grüner Star (Glaukom)
Unter dem Begriff „Glaukom" werden unterschiedliche Krankheitsbilder des Auges zusammengefaßt, deren gemeinsames Symptom die Erhöhung des Augeninnendrucks ist. Die intraokuläre Druckerhöhung führt am Auge zu einer Reihe von Veränderungen (z.B. Atrophie des Nervus opticus; Degeneration der Netzhaut) und kann schließlich zur Erblindung führen.

Die Druckerhöhung ist auf ein Mißverhältnis zwischen der Bildung und dem Abfluß des Kammerwassers zurückzuführen. Die Ursachen können mannigfach sein (z.B. senile Ziliarkörperhypertrophie; intraokuläre Entzündungen; Tumoren wie das Melanom und Retinoblastom; Gefäßprozesse, etc.).

17.9.8
Intraokuläre Tumoren
Das **maligne Melanom** (Melanoblastom) gilt als der häufigste bösartige intraokuläre Tumor des Erwachsenen. Er nimmt meist seinen Ursprung von den Melanozyten der Aderhaut (Chorioidea), seltener von anderen Anteilen der Uvea (= Sammelbegriff für Aderhaut, Ziliarkörper und Iris). Abhängig vom Sitz des Tumors bildet sich eine unterschiedliche klinische Symptomatik aus. Melanoblastome der Iris und des Ziliarkörpers verursachen bald ein sekundäres Glaukom und eine Deformierung der Pupille, während peripher in der Chorioidea gelegene Melanoblastome oft lange symptomlos bleiben. Die malignen Melanome des Auges neigen zu einer frühzeitigen Metastasenbildung. Häufig finden sich Metastasen in der Leber, Lunge und im zentralen Nervensystem. Die Prognose ist ungünstig.

Das **Retinoblastom** ist ein bösartiger Tumor des Kleinkindesalters und zeigt ein familiär gehäuftes Auftreten (Morbidität: 1 : 20 000 Lebendgeburten). Die Erkrankung kann sowohl vererbt werden, als auch vereinzelt durch somatische Mutation auftreten und manifestiert sich im 1. bis 2. Lebensjahr. Mehr als 60% der Fälle mit Retinoblastom treten sporadisch auf, etwa 40% familiär gehäuft. Beim Retinoblastom wurde erstmals nachgewiesen, daß der Verlust eines Tumor-Suppressor-Gens zur Entstehung eines malignen Tumors führen kann. Bei der Chromosomenanalyse findet man beim Retinoblastom häufig eine Deletion der q14-Bande des Chromomsoms 13. Eine Veränderung am 13q14 Lokus (durch Deletion oder Mutation) führt aber erst dann zur Erkrankung, wenn beide Allele verändert sind. Solange ein Chromosom einen intakten 13q14 Lokus aufweist, wird die Tumorentstehung durch seine Wirkung unterdrückt, so daß man dieses Gen auch als „Tumor-Suppressor-Gen" bezeichnen kann. Das erbliche Retinoblastom kommt in den meisten Fällen durch zwei getrennte Mutationen zustande. Der Defekt an der 13q14-Region des einen Chromosoms wird vererbt. Durch eine zweite Mutation in den ersten beiden Lebensjahren geht dann auch am zweiten Chromosom 13 das Tumor-Suppressor-Gen verloren und das Retinoblastom wird manifest. Die Deletion von Tumorsuppressor-Genen dürfte auch bei der Entstehung von anderen malignen Tumoren, wie dem Bronchialkarzinom und dem Nieren-Karzinom, eine wichtige Rolle spielen.

Beim Retinoblastom ist in etwa 75% der Fälle nur ein Auge betroffen. Der Tumor wird oft erst im fortgeschrittenen Stadium durch gelbe Reflexe im Pupillenbereich und Schielstellung des Auges (amaurotisches Katzenauge) diagnostiziert. Die Geschwulst durchwächst destruierend den Augapfel und dringt nicht selten über den Sehnerv gegen die Hirnbasis vor. Histologisch läßt sich ein differenzierter und ein undifferenzierter Typ unterscheiden. Beim differenzierten Typ findet man eine rosettenartige Anordnung von retinalen rezeptorartigen Elementen um ein zentrales Lumen. Bei der undifferenzierten Form finden sich kleine, runde oder polygonale, chromatinreiche Tumorzellen ohne besondere Anordnung. Das Retinoblastom metastasiert hämatogen in das Skelett, den

Magen-Darm-Trakt und die Muskeln. Selten finden sich zervikale Lymphknotenmetastasen.

17.10 Erkrankungen des Hörorgans

Eine **akute Entzündung des Mittelohrs** *(akute Otitis media)* entsteht meist durch aufsteigende Infektionen vom Nasenrachenraum aus, oft im Anschluß an einen Schnupfen oder eine Erkältung. Als Erreger kommen hämolysierende Streptokokken, seltener Pneumokokken, Staphylokokken und verschiedene andere Keime in Betracht. In unkomplizierten Fällen bleibt die Entzündung auf die Schleimhaut des Mittelohrs beschränkt. Dies äußert sich in einer Hyperämie, Ödem und dem Auftreten von kleinen Ulzera in der Schleimhaut. In der Paukenhöhle sammelt sich seröses bis eitriges Exsudat an. Das Trommelfell wird durch den gesteigerten Innendruck nach außen vorgewölbt. Nach seiner Spontanperforation wird oft eine schlagartige Besserung der Ohrenschmerzen beobachtet. Nach dem Abklingen der Entzündung bleibt nicht selten eine Retraktion des Trommelfells zurück. Komplikationen einer Otitis media sind die eitrige Mastoiditis, Petrositis (eitrige Entzündung des Felsenbeins), septische Sinusthrombose und Einbruch des eitrigen Prozesses in das Innenohr (Labyrinthitis). Sie sind durch den frühzeitigen und gezielten Einsatz von Antibiotika heute selten geworden.

Cholesteatom (Perlgeschwulst). Im Anschluß an einen traumatisch oder entzündlich bedingten Trommelfelldefekt kann es zum Einwachsen des verhornten Plattenepithels des Gehörganges in das Hohlraumsystem des Mittelohrs kommen. Dort bildet es dann zwiebelschalenartig angeordnete, perlmutterartig glänzende Epidermismassen (Perlgeschwulst, Cholesteatom). Die Größenzunahme des Cholesteatoms erfolgt durch normale Zellteilungen des verlagerten Plattenepithels. Das Cholesteatom ist also keine Neoplasie. Es wächst aber expansiv und kann dadurch zur Druckatrophie und Arrosion des benachbarten Knochengewebes führen. Die Zerstörung der Gehörknöchelchen führt infolge von Schallleitungsstörungen zur Schwerhörigkeit.

18
Endokrine Drüsen

Übersicht 18:

18.1	**Wirkungsweise von Hormonen**	331
18.2	**Pathologie des Hypothalamus-Hypophysen-Systems**	331
18.2.1	Funktionen der Hormone des Hypothalamus-Hypophysen-Systems	331
18.2.2	Diabetes insipidus und die Dystrophia adiposogenitalis	333
18.2.3	Panhypopituitarismus	333
18.2.4	Tumoren der Hypophyse	334
18.2.4.1	Chromophobe Adenome	334
18.2.4.2	Eosinophile Adenome	334
18.2.4.3	Basophile Adenome	334
18.3	**Pathologie der Schilddrüse**	335
18.3.1	Entwicklungsstörungen	335
18.3.2	Entzündungen der Schilddrüse	335
18.3.2.1	Akute Thyreoiditis	335
18.3.2.2	Chronische Thyreoiditis	335
18.3.3	Struma	335
18.3.4	Hypothyreose	336
18.3.4.1	Angeborene Hypothyreose	336
18.3.4.2	Erworbene Hypothyreosen	336
18.3.5	Hyperthyreose	336
18.3.6	Autonomes Adenom (Toxisches Adenom)	337
18.3.7	Bösartige Tumoren der Schilddrüse	337
18.3.7.1	Papilläres und follikuläres Schilddrüsenkarzinom	337
18.3.7.2	Undifferenziertes (anaplastisches) Karzinom	338
18.3.7.3	Medulläres Schilddrüsenkarzinom	338
18.3.7.4	Metastasen	338
18.4	**Pathologie des Inselzellsystems des Pankreas**	338
18.4.1	Diabetes mellitus	338
18.4.1.1	Juveniler Diabetes	339
18.4.1.2	Altersdiabetes	339
18.4.1.3	Sekundärer Diabetes	339
18.4.1.4	Folgekrankheiten des Diabetes mellitus	339
18.4.2	Tumoren der endokrinen Pankreaszellen	339
18.5	**Pathologie der Nebenschilddrüsen**	340
18.5.1	Hypoparathyreoidismus	340
18.5.2	Hyperparathyreoidismus	340
18.5.2.1	Primärer Hyperparathyreoidismus	340
18.5.2.2	Sekundärer Hyperparathyreoidismus	340
18.5.2.3	Pseudohyperparathyreoidismus	340

18.6	**Pathologie der Nebennieren (Glandulae suprarenales)**	341
18.6.1	Wirkungen der Hormone der Nebennieren	341
18.6.2	Angeborene Störungen der Nebennieren	341
18.6.2.1	Aplasie und Hypoplasie	341
18.6.2.2	Hyperplasie	341
18.6.3	Atrophie der Nebennierenrinde	342
18.6.4	Störungen der Blutversorgung der Nebenniere	342
18.6.5	Überfunktion und Hyperplasie der Nebennierenrinde	342
18.6.6	Adenome und Karzinome der Nebennierenrinde	342
18.6.7	Nebennieren-Syndrome	342
18.6.7.1	Überfunktion der Nebennierenrinde	342
18.6.7.2	Unterfunktion der Nebennierenrinde (Morbus Addison)	343
18.6.8	Tumoren des Nebennierenmarkes	343
18.7	**Pathologie des peripheren disseminierten endokrinen Zellsystems (APUD-Zellsystems)**	344
18.7.1	Hormone des APUD-Zellsystems	344
18.7.2	Apudome	344
	– Zollinger-Ellison-Syndrom	344
	– Verner-Morrison-Syndrom (pankreatogene Cholera)	344
	– Karzinoide	344

18.1
Wirkungsweise von Hormonen

Die Hormone der endokrinen Drüsen dienen zusammen mit dem vegetativen Nervensystem der Konstanterhaltung (Homöostase) des inneren Milieus des Körpers, bzw. dem geordneten Zusammenspiel der Körperfunktionen. Endokrine Drüsen besitzen keine eigenen Ausführungsgänge und geben ihr Produkt (Hormon) direkt an das Blut ab.

Die Hormone gelangen mit dem Blutstrom zu ihren Zielzellen (target cells), von denen sie mit spezifischen Rezeptoren gebunden werden und wo sie dann ihre spezifische Wirkung entfalten.

Wegen der engen funktionalen Verflechtung der Hormondrüsen untereinander sowie mit den verschiedensten Stoffwechselprozessen des Gesamtorganismus führen Erkrankungen der endokrinen Drüsen häufig zur Störung des gesamten Endokriniums und zu vielfältigen pathologischen Veränderungen in zahlreichen Organen. Diese sekundär ausgelösten pathologischen Prozesse stehen dabei sowohl klinisch als auch pathologisch anatomisch im Vordergrund des Krankheitsgeschehens.

18.2
Pathologie des Hypothalamus-Hypophysen-Systems

18.2.1
Funktionen der Hormone des Hypothalamus-Hypophysen-Systems

Die Hypophyse (Gehirnanhangsdrüse) besteht aus zwei entwicklungsgeschichtlich, histologisch und funktionell verschiedenen Anteilen, dem Hypophysenvorderlappen (Adenohypophyse) und dem Hypophysenhinterlappen (Neurohypophyse).

Die Bildung und Freisetzung der Hormone des Hypophysenvorderlappens werden durch Releasing- und Inhibiting-Hormone, die im Hypothalamus synthetisiert werden, kontrolliert (Abb. 18-1). Im Hypophysenvorderlappen (Hormondrüse I. Ordnung) werden eine Reihe von Peptidhormonen gebildet (Tab. 18-1), die als glandotrope Hormone die Bildung und

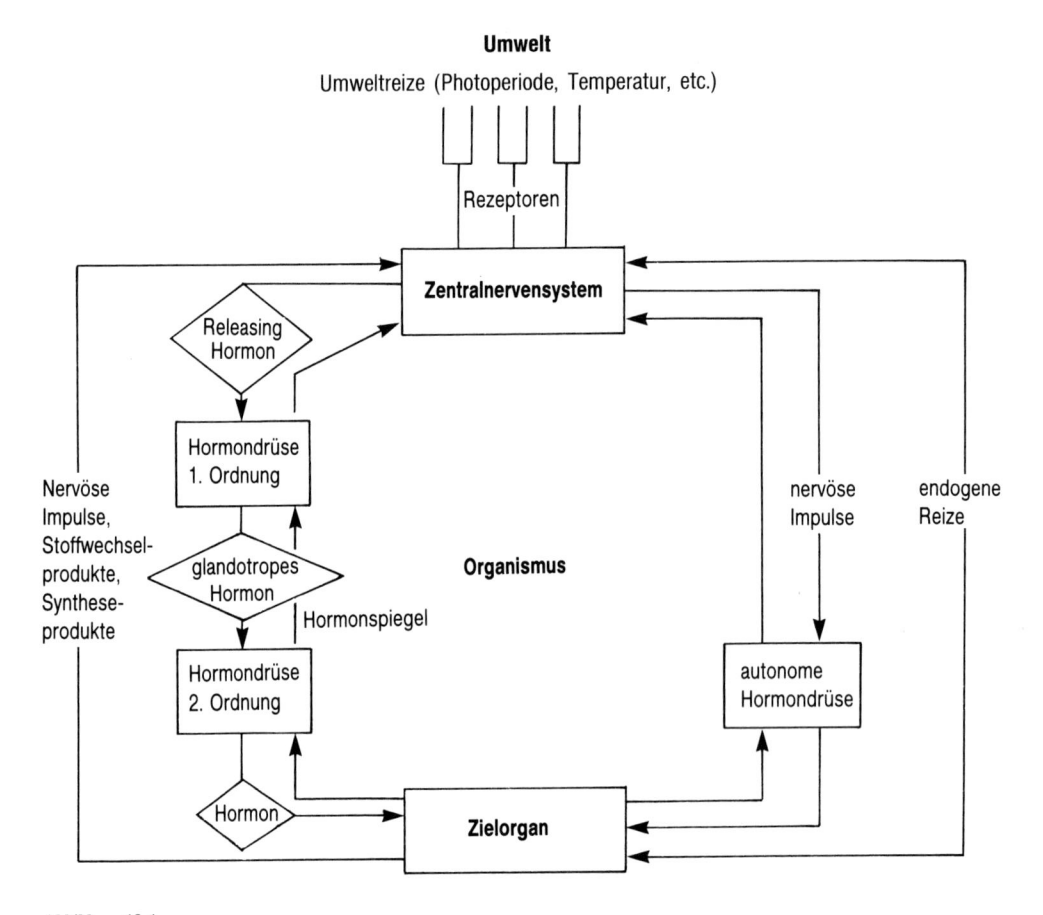

Abbildung 18-1:
Die Hierarchie der hormonalen Regulation. Reize aus der Umwelt und endogene Reize werden im ZNS verarbeitet und an Releasing- bzw. Inhibiting-Hormon-Neuronen, die vor allem im Hypothalamus lokalisiert sind, weitergegeben. Diese regulieren durch ihre Produkte die Ausschüttung glandotroper Hormone aus der Hypophyse (Hormondrüse I. Ordnung). Die Hypophysenhormone beeinflussen die Hormonbildung in den Hormondrüsen II. Ordnung (z.B. in der Nebennierenrinde, Schilddrüse, etc.). Die Hormone der Hormondrüsen II. Ordnung wirken dann auf die Zielorgane. Durch Rückkoppelungsprozesse auf jeder Ebene (→) kommt es zum Aufbau verschachtelter Regelkreise.

Abgabe von Hormonen aus peripheren Drüsen (Hormondrüsen II. Ordnung) wie der Nebennierenrinde, der Schilddrüse und der endokrinen Anteile von Hoden und Ovar beeinflussen oder wie das Wachstumshormon allgemein stimulierend auf den Stoffwechsel und das körperliche Wachstum wirken. Durch Rückkopplungsprozesse kommt es zum Aufbau fein abgestimmter Regelkreise.

Ferner werden in bestimmten Nervenzellgruppen des Hypothalamus die *effektorischen Hormone* Adiuretin (Antidiuretisches Hormon) und Oxytocin gebildet, in den Nervenfasern vom Hypothalamus zur Neurohypophyse transportiert (Neurosekretion) und dort zunächst gespeichert. Das Adiuretin wird bei Wassermangel im Organismus dann vermehrt aus der Neurohypophyse ausgeschüttet und führt zu einer vermehrten Wasserrückresorption in den Nieren. Oxytocin führt zur Kontraktion der Myoepithelzellen in der Brustdrüse und regt die glatte Muskulatur des Uterus bei der Geburt zu Kontraktionen (Wehen) an.

Pathologische Prozesse im Gehirn und Hirnanhangsdrüse (Hirntumoren, postenze-

18.2 Pathologie des Hypothalamus-Hypophysen-Systems

Tabelle 18-1:
Hormone des Hypophysenvorderlappens und ihre Hauptwirkungen

Somatotropes Hormon STH, Wachstumshormon, Somatotropin	– Stimulierung des Körperwachstums – Anabole Wirkung durch Erhöhung der Proteinsynthese – Erhöhung der Mitoserate – Förderung der Bildung von Somatomedinen (wachstumsanregenden Peptiden), die ihrerseits das Knorpelwachstum in den Epiphysenfugen steigern.
Thyreoideastimulierendes Hormon TSH, Thyreotropin	– Stimulation des Wachstums der Schilddrüse und der Produktion von Thyroxin und Thyreoglobulin Freisetzung von Thyroxin
Adrenokortikotropes Hormon ACTH, Kortikotropin	– Aktivierung der Nebennierenrinde – Stimulation der Produktion der Hormone der Nebennierenrinde (mit Ausnahme des Aldosterons) – Freisetzung von Kortikoiden
Follikelstimulierendes Hormon FSH, Follitropin	– Förderung des Follikelwachstums – Stimulation der Spermatogenese
Luteinisierungshormon LH, Luteotropin, ICSH	– Anregung zur Ovulation – Umwandlung des gesprungenen Follikels in den Gelbkörper – Förderung der Androgenbildung beim Mann – Freisetzung von Androgen in den Leydig-Zellen des Hodens
Prolactin LTH	– Wirkung vor allem während der Schwangerschaft und Laktation – Förderung des Wachstums der Milchdrüsen – Förderung der Milchsekretion

phalitische Ganglienzellnekrose im Anschluß an eine Gehirnerkrankung; geburtstraumatische Blutungen, genetische Hypoplasie von bestimmten Gehirnbereichen; Schädeltraumen) können zu schwerwiegenden Ausfällen im hormonalen System führen. Die am häufigsten beobachteten Folgen der Zerstörung hypothalamischer Zentren sind der *Diabetes insipidus* und die *Dystrophia adiposogenitalis (Morbus Fröhlich)*.

18.2.2
Diabetes insipidus und die Dystrophia adiposogenitalis (Morbus Fröhlich)

Beim **Diabetes insipidus** liegt ein Mangel an Adiuretin vor. Dies führt zu einer starken Verminderung der Wasserrückresorption durch die Nieren. Die Folgen sind eine hochgradige Polyurie (täglich werden 5 bis 20 Liter Harn ausgeschieden), ein starker Verlust an Chlorionen, die zu Hypochlorämie führen und eine Polydipsie (übermäßige Flüssigkeitsaufnahme). Werden die ausgeschiedenen großen Flüssigkeitsmengen nicht ausreichend ersetzt, dann entwickelt sich bald eine schwere Exsikkose (Austrocknung).

Bei der **Dystrophia adiposogenitalis (Morbus Fröhlich)** führt die Zerstörung des Hypothalamus-Hypophysen-Systems (z.B. durch Tumoren; Hydrozephalus; Entzündungen) zur lokalen Fettsucht der Hüften, des Gesäßes und der Oberschenkel. Die Keimdrüsen und die sekundären Geschlechtsmerkmale erscheinen unterentwickelt. Bei präpuberalem Krankheitsbeginn kommt es zum Stillstand des Wachstums und damit zu hypophysärem Zwergwuchs.

18.2.3
Panhypopituitarismus

Der Panhypopituitarismus entwickelt sich nach schwerer Schädigung des Hypophysenvorderlappens, wodurch seine Hormonsekretion reduziert oder vollständig aufgehoben wird. Die Ursachen sind unterschiedlich. Durch schwere, über längere Zeit anhaltende Schockzustände (z.B. schwere Blutungen bei der Geburt – Rhy-Shehaan-Syndrom; Verbrennungen; Insulinschock) oder durch Druckatrophie infolge raumfordernder Prozesse (Tumoren, Tbc) kann es zur Totalnekrose des Hypophysenvorderlappens kommen. Durch den Ausfall der Hypophyse kommt es dann zur Atrophie der meisten anderen peripheren Hormondrüsen (vor allem zur Atrophie der Nebennierenrinde, Schilddrüse und der Keimdrüsen). Dies führt im Wachstumsalter zum hypophysären Zwergwuchs.

Beim Erwachsenen hat der Ausfall der Hormondrüsen einen starken körperlichen Verfall (Kachexie), Hypotonie, Haarausfall und gestörte Sexualfunktion zur Folge. Dieser Symptomenkomplex wird als *Simmond-Krankheit* bezeichnet.

18.2.4
Tumoren der Hypophyse
Zu den häufigsten Tumoren der Hypophyse zählen Adenome des Hypophysenvorderlappens. Die Inzidenzrate klinisch symptomatischer Adenome ist mit 20 Fällen pro 100000 Einwohnern und Jahr zwar niedrig, allerdings weisen Autopsiestudien auf eine weitaus höhere Verbreitung von klinisch nicht symptomatischen Hypophysentumoren hin. Sie können praktisch in jedem Lebensalter auftreten. Die häufigsten Hypophysenadenome sind Mikro- und Makroprolaktinome (50%), nicht-sezernierende, hormoninaktive Adenome (23%) und somatotrope Adenome (21%). Hypophysenadenome treten bei Frauen doppelt so häufig auf wie bei Männern. Bei Mikroprolaktinomen ist der Anteil von Frauen besonders hoch.

Das klinische Erscheinungsbild der Hypophysenadenome ist sehr unterschiedlich und hängt vom örtlichen Wachstum, der Lagebeziehung des Tumors zu seiner Umgebung und von der endokrinen Aktivität der Tumorzellen ab. Als erste Symptome treten oft Sehstörungen auf, die durch die Komprimierung des Nervus opticus durch Tumorgewebe zustande kommen. Für die Klassifizierung und Diagnose von Tumoren der Adenohypophyse spielen spezielle Färbeverfahren und immunzytochemische Methoden eine wichtige Rolle. Nach der Anfärbbarkeit des Zytoplasmas der Tumorzellen können chromophobe, eosinophile und basophile Adenome unterschieden werden.

Mit Ausnahme der Prolaktinome, die in der Regel mit Dopaminagonisten erfolgreich behandelt werden können, müssen die Adenome der Hypophyse operativ entfernt werden.

18.2.4.1 Chromophobe Adenome. Chromophobe Adenome sind die häufigsten Hypophysentumoren (60%). Sie manifestieren sich im mittleren Lebensalter. Die meisten chromophoben Adenome sind hormonal inaktiv. Große Tumoren können durch Druck auf den Nervus opticus zu Gesichtsfeldausfällen führen.

18.2.4.2 Eosinophile Adenome. Bei vielen dieser Tumoren kommt es zur Überproduktion von Wachstumshormon oder von Prolaktin. Gesteigerte Sekretion von Wachstumshormon führt bei Jugendlichen zum Riesenwuchs (Gigantismus), bei Erwachsenen zur Vergrößerung der Körperakren (Akromegalie), mit groben Gesichtszügen, Vergrößerung der Zunge (Makroglossie), plumpen Hals und Vergrößerung von Eingeweiden (Splanchnomegalie).

Eosinophile Adenome mit erhöhter Prolaktinbildung lösen bei Frauen eine Amenorrhoe (Ausbleiben der Regelblutung) aus, beim Mann kommt es unter anderem zur Gynäkomastie (Vergrößerung der männlichen Brustdrüsen) und zur Impotenz. Nicht selten produzieren eosinophile Adenome sowohl vermehrt Wachstumshormon als auch Prolaktin.

18.2.4.3 Basophile Adenome. Basophile Adenome sezernieren häufig vermehrt ACTH (adreno-corticotropes Hormon). Dies bewirkt sekundär eine stark erhöhte Produktion von Glukokortikosteroiden in der Nebennierenrinde. Basophile Adenome sind etwa zu 30% die Ursache eines **Morbus Cushing**, der unter anderem durch folgende körperliche Veränderungen gekennzeichnet ist: Fettsucht am Stamm, rundes Gesicht (Vollmondgesicht), Verkrümmung der Wirbelsäule (Kyphose), Unterentwicklung der Genitalien, Hochdruck, Hyperglykämie und purpurrote Bauchstriae. Wesentlich häufiger als basophile Hypophysenadenome sind Veränderungen an der Nebennierenrinde selbst (Hyperplasie, Adenome, Karzinome) die Ursache eines Morbus Cushing.

18.3 Pathologie der Schilddrüse

18.3.1 Entwicklungsstörungen

Das völlige Fehlen (Aplasie) oder die zu geringe Entwicklung (Hypoplasie) der Schilddrüse führen zu schweren Schäden der geistigen und körperlichen Entwicklung **(Kretinismus)**.

18.3.2 Entzündungen der Schilddrüse (Thyreoiditis)

18.3.2.1 Akute Thyreoiditis. Die akute Entzündung der Schilddrüse entsteht meist durch das Übergreifen einer viral oder bakteriell bedingten Entzündung benachbarter Organe, wie der Tonsillen, des Pharynx oder des Kehlkopfes und bleiben in der Regel auf einen Lappen der Schilddrüse begrenzt.

18.3.2.2 Chronische Thyreoiditis. Die **Hashimoto-Thyreoiditis** ist eine chronische Entzündung der Schilddrüse, die vorwiegend Frauen nach der Menopause befällt. Oft sind hohe Titer von Antikörpern gegen das eigene Schilddrüsengewebe und Thyreoglobulin im Serum der Patienten nachweisbar. Die Hashimoto-Thyreoiditis ist daher als Autoimmunkrankheit einzustufen. Die Schilddrüse ist derb und oft auf das drei- bis vierfache vergrößert. Histologisch finden sich dichte lymphozytäre Infiltrate und Lymphfollikel. Das Drüsengewebe selbst wird atrophisch und geht zugrunde. Funktionell führt die Hashimoto-Thyreoiditis zu einem Mangel an Schilddrüsenhormonen (Hypothyreose) mit den entsprechenden Folgen.

Subakute Thyreoiditis de Quervain. Diese subakute, nicht eitrige Entzündung der Schilddrüse tritt bevorzugt bei Frauen auf und ist in endemischen Kropfgebieten besonders häufig. Ihre Ursache ist wahrscheinlich eine virale Infektion (Mumpsvirus). Histologisch findet man in der Schilddrüse Granulome und Riesenzellen.

„Eisenharte" Struma Riedel (Chronisch invasiv-fibröse Thyreoiditis). Diese seltene Entzündung betrifft vor allem Frauen und stellt eine in ihren Ursachen ungeklärte chronische Entzündung der Schilddrüse mit starker Vermehrung des intra- und interlobulären Bindegewebes dar. Diese Entzündung greift auf die angrenzenden Weichteile über. Dies kann zu einer schweren Kompression der Luft- und Speiseröhre führen.

18.3.3 Struma (Schilddrüsenvergrößerung, Kropf)

Eine Struma ist eine durch Hyperplasie des Schilddrüsengewebes hervorgerufene Vergrößerung der Thyreoidea. Das klinische Bild des Kropfes kommt bei sehr verschiedenen Schilddrüsenkrankheiten vor. Funktionell lassen sich eine euthyreote (normale Schilddrüsenhormonproduktion), eine hypothyreote (zu geringe Hormonproduktion) und eine hyperthyreote Struma (gesteigerte Hormonproduktion) unterscheiden.

Für eine normale Hormonbildung in der Schilddrüse müssen folgende Voraussetzungen gegeben sein:
- ein ausreichendes Jodangebot (mindestens 50 mg/Tag)
- normale Funktion der für die Hormonproduktion zuständigen Enzyme des Schilddrüsenepithels
- intakte übergeordnete Steuermechanismen im Hypothalamus und in der Hypophyse.

Sind eine oder mehrere dieser Voraussetzungen nicht erfüllt, dann kann von der Schilddrüse die Hormonproduktion nicht in ausreichendem Maße durchgeführt werden. Als Reaktion des Organismus wird dann vermehrt Thyreoidea-stimulierendes-Hormon (TSH) aus der Hypophyse ausgeschüttet, wodurch es zu einer Zunahme der Zahl und der Größe der Schilddrüsenfollikel kommt. Dies führt insgesamt zu einer Vergrößerung der Schilddrüse, die als Struma (Kropf) bezeichnet wird. Die vergrößerte Schilddrüse kann durch Kompression der Luftröhre (Säbelscheidentrachea) zu schweren Atemstörungen und zum Lungenemphysem führen. Letzteres kann die Ausbildung eines Cor pulmonale zur Folge haben.

Eine häufige Ursache einer Struma ist eine ungenügende Jodzufuhr mit dem Trinkwasser und der Nahrung. Die Jodmangelstruma kommt besonders häufig in Gebirgsgegenden vor (endemischer Kropf). Durch Jodierung des Trinkwassers, wie es z.B. in der Schweiz durchgeführt wird, kann diese Form der Struma weitgehend vermieden werden.

Gelegentlich kann auch die Aufnahme von strumigenen (kropferregenden Substanzen) mit der Nahrung (z.B. im Kohl) zu einer Vergrößerung der Schilddrüse führen. Diese Stoffe blockieren die Hormonsynthese in der Schilddrüse. Dadurch kommt es zu einer vermehrten Ausschüttung von TSH aus der Hypophyse und dadurch zu einer Stimulierung des Schilddrüsenwachstums.

18.3.4
Hypothyreose

Bei der Hypothyreose ist die Hormonbildung in der Schilddrüse stark vermindert. Dies kann durch eine Erkrankung der Schilddrüse selbst oder sekundär durch Ausfall der hypophysären Stimulierung verursacht werden.

18.3.4.1 Angeborene Hypothyreose. Der Mangel an Schilddrüsenhormon kann während der Pränatalentwicklung zu schweren, irreversiblen Organschädigungen führen, die insgesamt als Kretinismus bezeichnet werden. Die betroffenen Kinder erscheinen minderwüchsig. Ihre geistige Entwicklung ist meist nachhaltig gestört.

18.3.4.2 Erworbene Hypothyreosen. Erworbene Hypothyreosen entstehen unter anderem als Folgen einer Schilddrüsenentzündung (Thyreoiditis), nach operativen Eingriffen an der Schilddrüse oder durch eine zu geringe hypophysäre Stimulierung (Mangel an TSH). Die Schilddrüse erscheint dabei stark verkleinert. Häufig ist sie fibrös umgewandelt. Klinisch findet man bei den betroffenen Personen eine kühle, trockene Haut, Kälteüberempfindlichkeit, Bewegungsarmut, Bradykardie und Herzdilatation sowie Darmatonie und Obstipation. Die beobachteten Veränderungen lassen sich auf eine allgemeine Herabsetzung des Stoffwechsels infolge des Mangels an Schilddrüsenhormonen zurückführen.

Histologisch läßt sich im Bindegewebe der Haut, der Schleimhäute, von inneren Organen sowie der Skelett- und Herzmuskulatur eine vermehrte Einlagerung von Wasser und Mukopolysacchariden *(Myxödem)* beobachten.

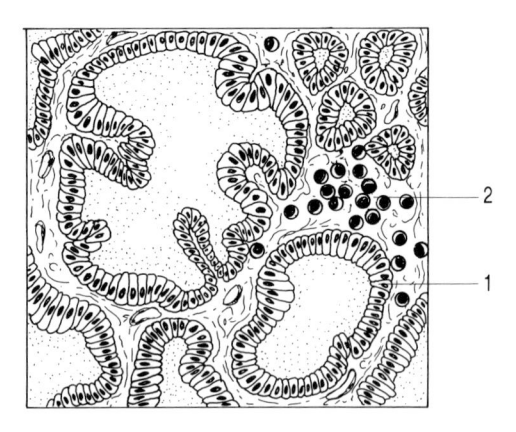

Abbildung 18-2:
Mikroskopisches Bild der Schilddrüse beim Morbus Basedow.
1 hohes, aktives Follikelepithel; 2 herdförmige Ansammlung von Lymphozyten im Stroma.

18.3.5
Hyperthyreose

Bei der Hyperthyreose werden die Schilddrüsenhormone Thyroxin und Trijodthyronin im Überschuß gebildet. Ähnlich wie bei der Hypothyreose kann das Krankheitsbild durch sehr unterschiedliche Grundkrankheiten erzeugt werden. Von den verschiedenen Formen der Hyperthyreose sollen hier zwei wichtige Krankheiten besprochen werden, nämlich der Morbus Basedow und das autonome Adenom.

Der **Morbus Basedow** (Abb. 18-2) kommt bei Frauen 5 bis 6 mal häufiger als bei Männern vor. Die klassischen Symptome (Merseburger-Trias), die aber nicht immer in typischer Ausbildung vorliegen, sind Struma, Exophthalmus (Hervortreten der Augäpfel) und Tachykardie (Beschleunigung der Herzfrequenz). Durch die gesteigerte Produktion von Schilddrüsenhormonen werden alle Stoffwechselvorgänge gesteigert. Dies äußert sich unter anderem in einer fortschreitenden Gewichtsabnahme trotz reichlicher Nahrungszufuhr und einer Erhöhung der Körpertemperatur.

Beim Morbus Basedow handelt es sich wahrscheinlich um eine *Autoimmunerkrankung*. Die Vergrößerung der Schilddrüse

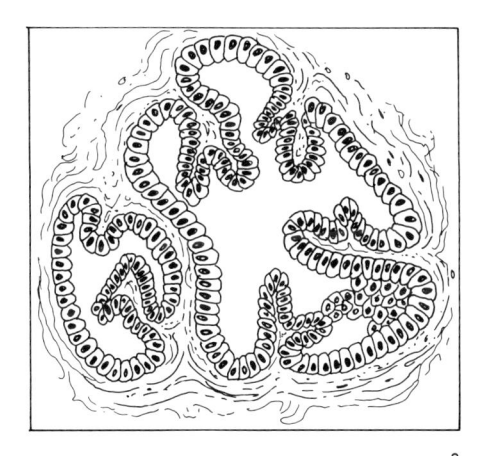

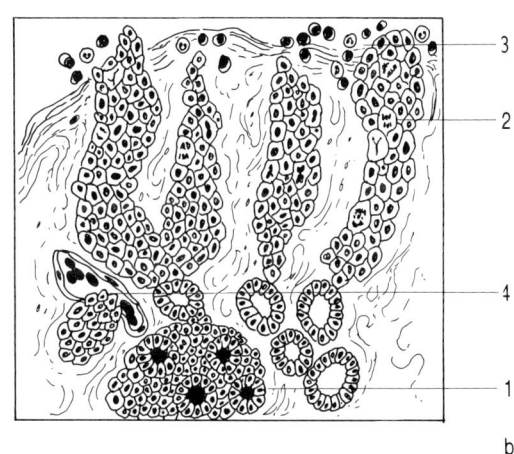

Abbildung 18-3:
Mikroskopisches Bild von malignen Schilddrüsentumoren.
a) Papilläres Schilddrüsenkarzinom.
b) Folliküläres Schilddrüsenkarzinom.
1 follikuläre Tumorbezirke; 2 anaplastische Tumorbezirke; 3 Tumorzellen durchbrechen die Organkapsel;
4 Einbruch von Tumorzellen in ein Gefäß.

wird vermutlich durch einen extrahypophysären Faktor (LATS = Long acting thyroid stimulator), der aus dem Blutserum der Patienten isoliert werden kann, hervorgerufen. LATS ist ein Immunglobulin, das vom lymphatischen System gebildet wird und eine nachhaltige Stimulation der Schilddrüse bewirkt.

18.3.6
Autonomes Adenom (toxisches Adenom)
Das endokrin autonome Adenom ist ein umschriebener, knotenförmiger Bereich innerhalb der Schilddrüse, der eine unkontrollierte (d.h. der hypophysären Regulation entzogene) Hyperaktivität der Hormonbildung aufweist. Die Überproduktion der Schilddrüsenhormone führt zu einer Hemmung der TSH-Ausschüttung. Dadurch wird das normale Schilddrüsengewebe außerhalb des Adenombereiches atrophisch.

Toxische Adenome kommen gehäuft in endemischen Kropfgebieten vor. Vorwiegend sind Frauen nach dem Klimakterium betroffen. Der klinische Verlauf ist meist wesentlich günstiger als beim Morbus Basedow.

18.3.7
Bösartige Tumoren der Schilddrüse
Die verschiedenen Formen der bösartigen Schilddrüsentumoren werden unter dem Begriff „Struma maligna" zusammengefaßt. Die einzelnen Tumoren unterscheiden sich aber wesentlich hinsichtlich ihrer Altersverteilung, therapeutischen Beeinflußbarkeit und Prognose.

18.3.7.1 Papilläres und folliküläres Schilddrüsenkarzinom (Abb. 18-3). Sie sind in der Regel hochdifferenziert und haben eine relativ günstige Prognose. Das papilläre Karzinom kommt, wie auch andere Schilddrüsenerkrankungen, bei Frauen häufiger als bei Männern vor. Es tritt auch bei Kindern und Jugendlichen auf, wobei vorausgegangene Röntgenuntersuchungen ein wichtiger Faktor für seine Entstehung sein sollen. Das papilläre Schilddrüsenkarzinom metastasiert vorwiegend lymphogen in die regionären Halslymphknoten. Da der Primärtumor in der Schilddrüse oft nur sehr klein ist, führen die Lymphknotenmetastasen oft zu den ersten klinisch faßbaren Erscheinungen.

Das folliküläre Karzinom ähnelt in seiner histologischen Struktur der normalen oder hyperplastischen Schilddrüse. Dieser Tumor metastasiert vorwiegend hämatogen. Bevorzugt werden das Skelett aber auch innere Organe, wie die Lungen, befallen.

18.3.7.2 Undifferenziertes (anaplastisches) Karzinom. Anaplastische Karzinome der Schilddrüse wachsen rasch und zeigen eine frühzeitige hämatogene und lymphogene Metastasierung. Die Prognose ist sehr schlecht. Die mittlere Überlebenszeit beträgt etwa 5 Monate.

18.3.7.3 Medulläres Schilddrüsenkarzinom. Dieser Tumor leitet sich von den C-Zellen der Schilddrüse ab. Die C-Zellen bilden normalerweise in der Schilddrüse das Hormon Calcitonin, das als Gegenspieler zum Parathormon der Nebenschilddrüsen den Kalziumspiegel im Blut senkt.

18.3.7.4 Metastasen. Neben den sich vom Schilddrüsengewebe selbst ableitenden bösartigen Tumoren finden sich in der Schilddrüse häufig Metastasen verschiedener Karzinome aus anderen Organen (z.B. des Bronchialkarzinoms, Mammakarzinoms, von malignen Melanomen). Wahrscheinlich wird die Ansiedlung der Tumorzellen durch die starke Vaskularisation der Schilddrüse begünstigt.

18.4
Pathologie des Inselzellsystems des Pankreas

18.4.1
Diabetes mellitus

Der Diabetes mellitus (Zuckerkrankheit) ist eine verbreitete Stoffwechselkrankheit, die durch einen absoluten oder relativen Insulinmangel gekennzeichnet ist. Etwa 20% der Bevölkerung sollen eine genetische Belastung aufweisen. Etwa 1 bis 2% erkranken manifest.

Der Insulinmangel führt zu einer Herabsetzung der Glukoseverwertung, zum gesteigerten Glykogenabbau und zur verstärkten Glukoseneubildung aus Nicht-Kohlehydraten (Gluconeogenese, z.B. aus Aminosäuren). Wichtige Symptome des Diabetes sind daher die Erhöhung des Blutzuckers *(Hyperglykämie)* und die dann erfolgende Zuckerausscheidung mit dem Harn *(Glukosurie)*. Die Gluconeogenese aus Aminosäuren erfolgt in der Leber. Sie führt zum Eiweißverlust mit allgemeiner Schwächung. Der Mangel an Immunglobulinen begünstigt das Auftreten von Infektionen. Weiter wird durch den Insulinmangel die Lipolyse (Mobilisierung körpereigener Fettbestände) verstärkt. Dies führt zur Lipämie, zur Zunahme der Ketonkörper im Blut (Ketonämie) und zur Azidose. Diese Prozesse führen zu artherosklerotischen Veränderungen der Gefäße, die ihrerseits für viele Folgekrankheiten des Diabetes mellitus verantwortlich sind.

Beim Diabetes lassen sich klinisch und biochemisch zwei Formen unterscheiden, der *juvenile Diabetes* und der *Altersdiabetes*. Die wichtigsten Unterschiede sind in Tabelle 18-2 zusammengestellt.

Tabelle 18-2:
Vergleich von juvenilem Diabetes mellitus und Altersdiabetes (nach Duncan, 1974)

Befunde	Juveniler Diabetes	Altersdiabetes
Manifestationsalter	Kindheit, Jugendalter	mittleres bis späteres Alter
Ausbruch	akut oder subakut	allmählich
Typische Symptome	vorhanden	können fehlen
Insulinempfindlichkeit	deutlich	relativ gering
Ketoseneigung	ausgeprägt	selten
Ansprechen auf Antidiabetika, welche die Insulinsekretion fördern	fehlt	gut
Entwicklung von Komplikationen	rasch	langsam

18.4.1.1 Juveniler Diabetes.
Beim juvenilen Diabetes liegt ein in der Regel rasch einsetzender absoluter Insulinmangel vor, der innerhalb kurzer Zeit zu schweren Stoffwechselstörungen führt. Von dieser Krankheit sind Kinder und Jugendliche (meist unter 15 Jahren) betroffen. Neben einer genetischen Disposition gibt es heute deutliche Anhaltspunkte, daß diese Erkrankung auf eine Virusinfektion mit daraus resultierenden Autoimmunprozessen, die eine Zerstörung der Inselzellen im Pankreas bewirken, zurückzuführen ist. Die schwere Schädigung der Langerhans-Inseln hat einen absoluten Insulinmangel zur Folge. Der juvenile Diabetes ist daher insulinbedürftig.

18.4.1.2 Altersdiabetes.
Der Altersdiabetes ist ein meist schleichend einsetzender Diabetes bei Personen, die in der Regel älter als 40 Jahre sind. Zu wichtigen Faktoren, die die Ausbildung eines Altersdiabetes fördern, zählen Übergewicht und streßvolle Lebensbedingungen. Im Unterschied zur juvenilen Form ist der Plasma-Insulinspiegel beim Altersdiabetes nicht stark vermindert. Die Insulinsekretion des Pankreas ist in einem bestimmten Ausmaß noch vorhanden, es besteht aber ein verändertes Sekretionsverhalten.

Möglicherweise liegt beim Altersdiabetes auch eine Störung im Bereich der Insulinrezeptoren vor. Die Stoffwechselveränderungen beim Altersdiabetes gleichen denjenigen der jugendlichen Form. Der relative Insulinmangel beim Altersdiabetes läßt sich häufig allein mit Diät und Sulfonylharnstoff, das die Insulinsekretion steigert, über Jahre erfolgreich behandeln.

18.4.1.3 Sekundärer Diabetes.
Zum sekundären Diabetes kann es nach verschiedenen Erkrankungen des Pankreas (z.B. Pankreatitis), die zum Ausfall der Inselzellen führen, kommen. Weiter kann die Verabreichung von Hormonen, die als Gegenspieler zum Insulin wirken und die den Blutzuckerspiegel erhöhen (Wachstumshormon; ACTH; Kortikosteroide) einen sekundären Diabetes (z.B. Steroiddiabetes bei Kortisontherapie) bewirken. Auch durch langes Fasten kann eine vorübergehende diabetische Stoffwechselsituation,

Tabelle 18-3:
Wichtige Spätkomplikationen beim Diabetes mellitus

Betroffene Gefäße	Organveränderung
Arteriosklerose der Koronararterien	Herzinfarkt
Zerebralsklerose	Apoplexie
Arteriosklerose der Beinarterien	Gangrän der unteren Extremität
Mikroangiopathie der Augengefäße	Retinopathie
Sklerose der Glomeruluskapillaren	Glomerulonephritis (Kimmelstiel-Wilson)

der sogenannte Hungerdiabetes, ausgelöst werden.

18.4.1.4 Folgekrankheiten des Diabetes mellitus.
Wichtige Folgekrankheiten des Diabetes mellitus haben ihre Ursache in der atherosklerotischen Veränderung der Blutgefäße (Tab. 18-3). Die daraus resultierenden Komplikationen, wie Herzinfarkt, Gehirnschlag und Gangrän sind häufige Todesursachen bei Diabetikern.

18.4.2 Tumoren der endokrinen Pankreaszellen
Adenome der B-Zellen des Pankreas führen zu einer stark gesteigerten Insulinproduktion (Hyperinsulinismus). Dabei kann es, wie es auch manchmal bei einer therapeutischen Insulinverabreichung vorkommt, durch das plötzliche Herabsetzen des Blutzuckerspiegels zu einem hypoglykämischen Koma kommen.

Glukagon produzierende A-Zelltumoren werden nur sehr selten beobachtet. Inselzelltumoren, die aus Gastrin bildenden D-Zellen entstehen, gelten als Ursache des *Zollinger-Ellison-Syndroms*. Durch die gesteigerte Gastrinsekretion kommt es zur Hypersekretion der Magenschleimhaut und in der Folge zu sehr therapieresistenten Magen- und Duodenalgeschwüren.

18.5
Pathologie der Nebenschilddrüsen (Glandulae parathyreoideae)

Grundlage für die Aufrechterhaltung eines konstanten Kalziumspiegels im Blut ist das geregelte Zusammenwirken von Parathormon aus den Nebenschilddrüsen, von Kalzitonin aus den C-Zellen der Schilddrüse und von Vitamin D.

Die Sekretion von Parathormon führt zu einem Ansteigen des Serumkalziumspiegels durch Stimulierung des osteoklastären Knochenabbaus, durch Förderung der Kalziumresorption im Darm (gemeinsam mit Vitamin D) und durch eine Steigerung der Kalziumrückresorption in den Nierentubuli. Das Kalzitonin aus der Schilddrüse wirkt dem Parathormon entgegen, das heißt es senkt den Serumkalziumspiegel.

18.5.1 Hypoparathyreoidismus

Der angeborene Hypoparathyreoidismus resultiert aus einer fehlerhaften Anlage und Ausbildung der Nebenschilddrüsen während der pränatalen Entwicklung. Dies tritt nur sehr selten auf und kommt dann oft gemeinsam mit einer Aplasie des Thymus *(DiGeorge Syndrom)* vor.

Ein postoperativer Hypoparathyreoidismus wurde gelegentlich nach der Entfernung oder Zerstörung der Nebenschilddrüsen bei Halsoperationen (insbesondere nach Strumektomien) oder nach Bestrahlungen im Halsbereich beobachtet. Das starke Absinken des Serumkalziumspiegels (Hypokalzämie) führt zu einer gesteigerten neuromuskulären Erregbarkeit und zu tetanischen Krämpfen.

18.5.2 Hyperparathyreoidismus

18.5.2.1 Primärer Hyperparathyreoidismus. Beim primären Hyperparathyreoidismus kommt es zur Vergrößerung der Nebenschilddrüsen. Dies kann durch eine Hyperplasie des endokrinen Gewebes, durch ein Adenom oder Karzinom bedingt sein. In den meisten Fällen (70%) liegt ein Adenom vor. Die gesteigerte Parathormonsekretion führt zum Ansteigen der Kalziumwerte im Blut (Hyperkalzämie), Hypophosphatämie und Hyperkaliämie. Daraus resultieren in verschiedenen Organsystemen, vor allem im Skelett und in den Nieren pathologische Veränderungen.

Im Knochengewebe wird durch das vermehrt sezernierte Parathormon der Knochenabbau durch Osteoklasten stark gesteigert. Gleichzeitig wird auch die Aktivität der Fibroblasten im Knochen erhöht. In der Folge werden die Markräume und die resorbierten Knochenbereiche durch fibröses Gewebe erfüllt (dissezierende Fibroosteoklasie). Bei weiterem Fortschreiten der Erkrankung kommt es zur **Ostitis fibrosa generalisata (Morbus Recklinghausen)**, die durch multiple Zysten mit Blutungen, die mit riesenzellhaltigen Granulomen gefüllt sind („braune Tumoren"), gekennzeichnet ist. Die Ostitis fibrosa generalisata führt zu starken Knochenschmerzen und Spontanfrakturen.

18.5.2.2 Sekundärer Hyperparathyreoidismus. Er entsteht als Reaktion auf eine langdauernde Hypokalzämie, die durch chronische Nierenerkrankungen (Glomerulonephritis; Pyelonephritis), durch Osteomalazie oder osteoplastische Knochenmetastasen ausgelöst werden kann. Auch nach operativer Entfernung der für die Kalziumresorption wichtigen oberen Dünndarmbereiche kann sich eine Hypokalzämie und dann ein sekundärer Hyperparathyreoidismus ausbilden. Trotz einer Überfunktion der Nebenschilddrüsen (regulative Hyperplasie) kann die Hypokalzämie meist nicht kompensiert werden.

18.5.2.3 Pseudohyperparathyreoidismus. Bei verschiedenen Tumoren (Bronchialkarzinom; Leberkarzinom) kann ein dem Parathormon ähnlicher Wirkstoff gebildet werden, der zu einem Krankheitsbild führt, das einem Hyperparathyreoidismus gleicht. Die Nebenschilddrüsen selbst sind dabei aber unverändert.

18.6 Pathologie der Nebennieren (Glandulae suprarenales)

18.6.1 Wirkungen der Hormone der Nebennieren

Die Nebennieren setzen sich aus zwei nach Herkunft, Morphologie und Funktion verschiedenen Anteilen zusammen, nämlich aus dem zentral gelegenen Nebennierenmark und der dieses allseitig umgebenden Nebennierenrinde. Die Nebennierenrinde ist mesodermalen Ursprungs. Histologisch lassen sich an ihr von innen nach außen folgende Zonen unterscheiden: Zona reticularis, Zona fasciculata, Zona glomerulosa.

Die Nebennierenrinde bildet verschiedene Steroidhormone und zwar werden die Mineralkortikoide vor allem in der Zona glomerulosa, die Glukokortikoide in der Zona fasciculata und androgene Geschlechtshormone in der Zona reticularis synthetisiert. Die wichtigsten Funktionen der verschiedenen Steroidhormone der Nebennierenrinde sind in Tabelle 18-4 dargestellt.

Die Steuerung der Hormonsekretion in der Nebennierenrinde erfolgt für die Glukokortikoide und die Androgene durch das ACTH der Hypophyse. Die Regulation der Mineralkortikoide unterliegt vor allem dem iuxtaglomerulären Apparat der Nieren.

Das Nebennierenmark stammt von Zellen der Neuralleiste ab und ist damit ektodermalen Ursprungs. Seine chromaffinen Zellen (Zellen, die sich mit Chromsalzen besonders anfärben lassen) produzieren Adrenalin und Noradrenalin.

18.6.2 Angeborene Störungen der Nebennieren

18.6.2.1 Aplasie und Hypoplasie.
Fehlen (**Aplasie**) oder zu geringe Entwicklung (**Hypoplasie**) sind selten. Ihr Auftreten ist dann meist mit schweren Herzmißbildungen kombiniert. Eine Aplasie der Nebenniere ist nur dann mit dem Leben vereinbar, wenn durch ektopisches Nebennierenrindengewebe (z.B. in den Nieren, Hoden oder im Pankreas) eine hinreichende Kortikosteroidproduktion gesichert ist.

Tabelle 18-4:
Wirkung der Nebennierenrindenhormone

Hormon	Wirkung
Glukokortikoide (z.B. Kortisol; Hydrokortison)	Hemmung von Entzündungsvorgängen; Eosinopenie; Lymphopenie; Glukoneogenese = Neubildung von Glukose aus Eiweiß; Wachstumshemmung
Mineralkortikoide (z.B. Aldosteron)	Förderung der Natriumresorption in der Niere, der ein Wasserrückstrom folgt; steigert die Sekretion von Kaliumionen in der Niere
Androgene	Stickstoff retinierend; wachstumsfördernd; Ausbildung der Sexualbehaarung in der Pubertät

18.6.2.2 Hyperplasie.
Die angeborene Hyperplasie der Nebennierenrinde ist auf verschiedene, genetisch bedingte Enzymdefekte zurückzuführen. Am häufigsten ist der Mangel an C_{21}-Hydroxylase, einem Enzym, das für die Produktion von Glukokortikosteroiden wichtig ist. Bei Mangel an diesem Enzym werden zuwenig Glukokortikoide gebildet, der normale Hemmeffekt dieser Hormone auf die Freisetzung von ACTH aus der Hypophyse fällt weg und es wird mehr ACTH ausgeschüttet. Dies führt in der Nebennierenrinde zu einer gesteigerten Bildung von Androgenen, deren Synthese durch den C_{21}-Hydroxylase-Mangel ja nicht betroffen ist. Durch die vermehrte Androgensekretion der Nebennieren kommt es zu charakteristischen Veränderungen (Adrenogenitales Syndrom).

Beim weiblichen Geschlecht sind Zeichen einer Vermännlichung zu sehen (Pseudohermaphroditismus). Die äußeren weiblichen Genitalorgane sind durch eine penisartige Vergrößerung der Clitoris und eine skrotumähnliche Umwandlung der großen Schamlippen in die männliche Richtung verändert. Die inneren Genitalorgane sind weiblich ausgebildet.

Beim männlichen Geschlecht kommt es zur Vergrößerung der äußeren Genitalorgane (Makrogenitosomie) und zu einem stark verfrühten Einsetzen der Pubertät (Pubertas praecox).

18.6.3
Atrophie der Nebennierenrinde

Eine ungenügende Stimulierung der Nebenniere durch das übergeordnete Hypothalamus-Hypophysensystem (zu geringe ACTH- Produktion) führt zur Atrophie der Nebennierenrinde. Ähnliche Veränderungen werden auch bei länger dauernder Therapie mit Kortikosteroiden (z.B. bei chronischer Polyarthritis) beobachtet. Durch die dabei therapeutisch eingesetzten Hormone wird über den negativen Rückkoppelungsmechanismus die Freisetzung von ACTH aus der Hypophyse gehemmt. Die Folge ist eine mangelnde Stimulierung und Atrophie der Nebennierenrinde.

18.6.4
Störungen der Blutversorgung der Nebenniere

Blutungen in der Nebenniere werden im Kindesalter vorwiegend durch Traumen bei der Geburt oder als Folge von Infektionen und Intoxikationen beobachtet. Bei der Meningokokkensepsis der Säuglinge und Kleinkinder kommt es infolge des Endotoxinschocks und der daraufhin erfolgenden Verbrauchskoagulopathie zu einer beidseitigen hämorrhagischen Nebennierennekrose, die meist innerhalb von ein bis zwei Tagen zum Tode führt (Waterhouse-Friderichsen-Syndrom).

Bei Erwachsenen sind traumatische oder spontane Blutungen in der Nebenniere selten. Ursache kann eine besondere Blutungsneigung (hämorrhagische Diathese) sein, wie sie etwa bei Leberzirrhose, Leukämie, Antikoagulantia-Therapie oder als Folge von Verbrennung auftritt.

18.6.5
Überfunktion und Hyperplasie der Nebennierenrinde

Eine **Überfunktion** der Nebennierenrinde stellt sich im allgemeinen als Reaktion auf das Einwirken belastender Faktoren (Stressoren) ein. Beim Streß kommt es durch unterschiedliche exogene und endogene Belastungsreize neben den spezifischen Abwehrreaktionen zu einer massiven Steigerung der Ausschüttung von Glukokortikoiden aus der Nebennierenrinde.

Die **Hyperplasie** der Nebennierenrinde ist die häufigste pathologische Veränderung dieser endokrinen Drüse und ist in der Regel an beiden Nebennieren ausgebildet. Meist ist dabei die Zona fasciculata stark verbreitet. Zur begleitenden Hyperplasie der Nebennierenrinde kann es bei vielen Krankheiten kommen, z.B. bei Hypertonie, Akromegalie, Diabetes mellitus oder bei krankhaften Veränderungen, die eine längerdauernde gesteigerte ACTH-Ausschüttung zur Folge haben.

18.6.6
Adenome und Karzinome der Nebennierenrinde

Die **Adenome** treten als umschriebene, kugelige Tumoren auf, die expansiv wachsen und das umgebende Rindengewebe komprimieren (Pseudokapsel). Größere Adenome zeigen häufig Blutungen, Verkalkungen und zystische Degenerationsherde.

Die sehr seltenen **Karzinome** der Nebennierenrinde sind schnell wachsende, bösartige Tumoren, die durch ihr infiltratives Wachstum rasch die Nebennieren zerstören. In manchen Fällen allerdings sind die Karzinome erst durch den Nachweis von Gefäßeinbrüchen und durch die Metastasierung sicher von Adenomen zu unterscheiden. Die Metastasierung erfolgt hämatogen, wobei vor allem die Lungen und die Leber betroffen sind.

Die Mehrzahl der Adenome der Nebennierenrinde geht nicht mit hormonalen Störungen einher. Größere Adenome und die Karzinome entfalten nicht selten starke endokrine Aktivitäten, die zu unterschiedlichen klinischen Krankheitsbildern (Cushing-Syndrom; Adrenogenitales Syndrom; Conn-Syndrom) führen können.

18.6.7
Nebennieren-Syndrome
18.6.7.1 Überfunktion der Nebennierenrinde. Hyperaldosteronismus (Conn-Syndrom).

Das klassische Conn- Syndrom (primärer Aldosteronismus) wird durch ein autonom wachsendes, Aldosteron produzierendes Adenom der Nebennierenrinde verursacht. Dabei kommt es zur starken Hypertonie, die auf die Stimulation des Renin-Angiotensin-Mechanismus beruht. Weitere wichtige Symptome sind Polyurie, Polydipsie und Ödemneigung. Die auftretende Hypokaliämie führt zur Muskelschwäche.

Die sekundäre Form des Hyperaldosteronismus ist eine Folge der Hyperaktivität des Renin-Angiotensin-Systems. Sie ist z.B. bei renalen Durchblutungsstörungen, bei Hypokaliämie infolge schwerer Durchfälle oder nach übermäßiger Gabe von Diuretika anzutreffen. Die Symptome gleichen denen des Conn-Syndroms und erklären sich aus der vermehrten Aldosteronausschüttung.

Cushing-Syndrom (Hyperkortisolismus). Als Ursachen eines Cushing-Syndroms kommen neben einer vermehrten ACTH-Produktion der Hypophyse (z.B. bei Adenomen des Hypophysenvorderlappens) Adenome und Karzinome der Nebennierenrinde und gelegentlich auch eine ektopische ACTH Bildung, z.B. durch bestimmte Bronchialkarzinome in Betracht. Eine länger dauernde Therapie mit Glukokortikoiden oder mit ACTH, etwa bei allergischen oder rheumatischen Erkrankungen kann ebenfalls zu einem Cushing-Syndrom führen. Dabei kommt es durch die erhöhten Glukokortikoidkonzentrationen zum Muskelschwund und zur Osteoporose. Weiteres sind für das Cushing-Syndrom die Stammfettsucht, das Vollmondgesicht sowie blaurote Striae im Bereich des Bauches und der Oberschenkel typisch. Als weitere Befunde ergeben sich Hypertonie und Veränderungen des Blutbildes (Eosinopenie; Lymphopenie).

Adrenogenitales Syndrom (Hyperandrogenismus). Das *angeborene* adrenogenitale Syndrom, dem ein genetisch bedingter Defekt verschiedener Enzyme von Nebennierenrindenzellen zugrunde liegt, wurde schon bei der Besprechung der angeborenen Veränderungen der Nebenniere besprochen. Das *erworbene* adrenogenitale Syndrom beruht in der Mehrzahl der Fälle auf ein Androgen sezernierendes Adenom oder Karzinom der Nebennierenrinde. Die Auswirkungen treten vorrangig beim weiblichen Geschlecht in Erscheinung und bestehen unter anderem in einer verstärkten Behaarung (Hypertrichose), Vermännlichung (Virilismus) und einer Amenorrhoe. Beim männlichen Geschlecht kommt es zur Makrogenitosomie und zur Pubertas praecox.

18.6.7.2 Unterfunktion der Nebennierenrinde (Morbus Addison).
Beim Morbus Addison kommt es durch Zerstörung der Nebennieren zu einem weitgehenden Fehlen aller Nebennierenrindenhormone. Früher galt als wichtigste Ursache eines erworbenen Morbus Addison eine beidseitige Zerstörung der Nebennieren durch tuberkulöse Prozesse. Heute stehen schwere Schädigungen der Nebennieren durch Autoimmunprozesse (lymphozytäre Adrenalitis) sowie geburtstraumatisch bedingte Nebennierenblutungen ätiologisch im Vordergrund.

Die Symptome des Morbus Addison erklären sich durch das weitgehende oder völlige Fehlen aller Rindenhormone. Durch den Ausfall der *Mineralkortikoide* kommt es zu einer Störung im Wasser- und Mineralhaushalt. Die stark verminderte Rückresorption von Natrium und Chlor führt zum Konzentrationsabfall dieser Ionen im Blut (Hyponatriämie; Hypochlorämie). Der Kaliumgehalt dagegen ist deutlich erhöht (Hyperkaliämie) und verursacht Muskelkrämpfe oder Paresen.

Der Ausfall der *Glukokortikoide* bedingt Störungen im Kohlehydrat-, Eiweiß- und Fettstoffwechsel. Es kommt zur Hypoglykämie, zum Fettschwund und durch die allgemeine Beeinträchtigung des Energiestoffwechsels auch zum Absinken der Körpertemperatur (Hypothermie).

Da der hemmende Einfluß der Glukokortikoide auf den Thymus und die anderen lymphatischen Organe wegfällt, ist eine Hyperplasie des lymphatischen Systems zu beobachten. Das Fehlen der Glukokortikoide bewirkt weiter eine verstärkte Ausschüttung von ACTH und MSH (Melanozytenstimulierendem Hormon) aus der Hypophyse. Die durch das vermehrte MSH induzierte Aktivitätssteigerung der Melanozyten führt in der Haut und den Schleimhäuten zu einer deutlich vermehrten Pigmentierung.

18.6.8 Tumoren des Nebennierenmarkes
Vorrangig beim Kleinkind kommt das sehr bösartige **Neuroblastom** vor. Die Tumorzellen sind weitgehend undifferenziert. Sie sehen lymphozytenähnlich aus, mit einem kleinen, dunklen Zellkern und einem schmalen Zytoplasmasaum. Durch frühzei-

tige hämatogene Metastasierung in Lunge, Leber und Knochen führt der Tumor rasch zum Tode.

Klinisch in Erscheinung tretende **Phäochromozytome** sind mindestens kirschgroß. Das charakteristische Merkmal dieser Tumoren ist die Produktion großer Mengen von Katecholaminen (Noradrenalin, Adrenalin). Das anfallsweise oder kontinuierlich freigesetzte Noradrenalin führt zur Blutdruckkrise (Blutdrucksteigerung bis auf 300 mm Hg) oder zu Dauerhochdruck mit den entsprechenden Hypertoniefolgen. Das vermehrt produzierte Adrenalin bewirkt durch Abbau von Glykogen eine Hyperglykämie.

18.7
Pathologie des peripheren disseminierten endokrinen Zellsystems (APUD-Zellsystems)

18.7.1
Hormone des APUD-Zellsystems

In der Schleimhaut des Magendarmtraktes aber auch in einigen anderen Organen (Lunge, Pankreas) kommen verschiedene endokrin aktive Zellen vor. Sie enthalten biogene Amine (Adrenalin, Noradrenalin, 5- Hydroxytryptamin, Dopamin), die sie durch Dekarboxylierung der entsprechenden Aminosäuren bilden. Unter bestimmten Bedingungen können sie auch die Vorstufen von biogenen Aminen aufnehmen. Diese Eigenschaften ergeben die englische Abkürzung „APUD" („**A**mine and **P**recursor **U**ptake **D**ecarboxylation").

Mit immunzytochemischen Methoden konnte nachgewiesen werden, daß die APUD-Zellen verschiedene Peptidhormone (z.B. Gastrin; Cholezystokinin; Somatostatin etc.) produzieren. Insgesamt umfaßt das APUD-System derzeit etwa 40 verschiedene Zelltypen. Die APUD-Zellen sind einerseits durch Hormonabgabe in die Blutbahn endokrin tätig, andererseits beeinflussen sie durch parakrine Sekretion (Gewebshormone) die Zellen in ihrer unmittelbaren Nachbarschaft. Sie wirken daher oft entscheidend an der funktionellen Steuerung derjenigen Organe mit, in denen sie gebildet werden. So sind sie etwa im Magendarmtrakt maßgeblich an der Regulation der Enzymsekretion und der Motilität dieser Organe beteiligt.

18.7.2
Apudome

Aus jeder der vielen unterschiedlichen APUD-Zellgruppen kann ein Tumor (Apudom) hervorgehen. Die Apudome sind häufig endokrin aktiv und führen dadurch zu verschiedenen charakteristischen Krankheitsbildern.

Das **Zollinger-Ellison-Syndrom** wird durch ein Gastrin sezernierendes Apudom verursacht. Es führt zu einer ausgeprägten Hypersekretion der Magenschleimhaut und zur Hyperazidität des Magensaftes. Ausgedehnte Magen- und Duodenalgeschwüre sind die Folge.

Das **Verner-Morrison-Syndrom (pankreatogene Cholera)** wird durch einen VIP (vasodilatierendes intestinales Polypeptid) produzierenden Tumor, der vor allem im Pankreas lokalisiert ist, ausgelöst. Dadurch wird der enterale Wasser- und Elektrolyttransport schwer gestört. Leitsymptome der Erkrankung sind Diarrhöen, Hypokaliämie und Anazidität. Unter anhaltenden Durchfällen kann es durch Exsikkose, Elektrolyt- und Eiweißverlusten zu lebensbedrohlichen Zuständen kommen.

Auch die **Karzinoide** des Gastrointestinaltraktes (Appendix) und der Bronchien werden zu den Apudomen gerechnet. Sie wachsen lokal infiltrierend, metastasieren aber selten. Von den Tumorzellen wird Serotonin und eine ACTH-ähnliche Substanz gebildet. Durch ihre Freisetzung aus den Karzinoidzellen kommt es zu anfallsweiser flächenhafter Hautrötung (Flush), wäßrigen Durchfällen, Tachykardie und Spasmen der Bronchien.

19 Knochen und Gelenke

Übersicht 19:

19.1	Einleitung	346
19.2	Angeborene Knochenkrankheiten	346
19.3	**Knochenatrophie**	346
19.3.1	Osteoporose	346
19.3.1.1	Altersosteoporose	346
19.3.1.2	Steroidosteoporose	347
19.3.1.3	Inaktivitätsosteoporose	347
19.3.2	Druckatrophie	347
19.3.3	Sudeck-Knochendystrophie	347
19.4	**Knochenkrankheiten durch Vitamin-D-Mangel**	347
19.4.1	Rachitis	347
19.4.2	Osteomalazie	347
19.5	**Osteofibrosen und Osteosklerosen**	348
19.5.1	Ostitis deformans Paget	348
19.5.2	Fibröse Dysplasie (Jaffe-Lichtenstein)	348
19.5.3	Osteopetrosis Albers-Schönberg (Marmorknochenkrankheit)	349
19.6	**Osteomyelitis**	349
19.7	**Tumoren des Skelettsystems**	350
19.7.1	Knorpeltumoren	350
19.7.1.1	Benigne Knorpeltumoren	350
19.7.1.2	Maligne Knorpeltumoren	350
19.7.2.	Knochentumoren	351
19.7.2.1	Benigne Knochentumoren	351
19.7.2.2	Maligne Knochentumoren	351
19.7.3	Tumoren des Markgewebes	351
19.7.3.1	Plasmozytom (multiples Myelom)	351
19.7.3.2	Ewing-Sarkom	351
19.7.4	Metastasen in das Skelettsystem	352
19.8	**Nicht neoplastische, tumorartige Veränderungen**	352
19.8.1	Fibröse Dysplasie	352
19.8.2	Knochenzysten	352
19.8.3	Eosinophiles Granulom (Histiozytose X)	353

19.9	**Erkrankungen der Gelenke**	353
19.9.1	Arthrosis deformans	353
19.9.2	Aseptische Epiphysennekrosen	354
19.9.3	Arthritis	354
19.9.3.1	Bakterielle Entzündungen	354
19.9.3.2	Primär chronische Polyarthritis (PCP)	355
19.10	**Schäden und Entzündungen der Wirbelsäule**	355
19.10.1	Formveränderungen der Wirbelsäule	355
19.10.2	Bandscheibenvorfall	355
19.10.3	Zervikobrachialgie	355
19.10.4	Morbus Bechterew (Spondylitis ankylopoetica)	355
19.11	**Krankhafte Veränderungen am Meniskus des Kniegelenks**	356
19.12	**Erkrankungen der Sehnen, Sehnenscheiden, Schleimbeutel und Faszien**	356

19.1 Einleitung

Ein intakter passiver (Knochen, Gelenke, Sehnen und Bänder) und aktiver (Skelettmuskulatur) Bewegungsapparat stellen die Voraussetzung für die normale physiologische Beweglichkeit des Körpers dar. Das Knochengewebe ist der größte Kalziumspeicher des Körpers. Etwa 1 kg Kalzium sind im Skelettsystem gespeichert, während der Kalziumgehalt der gesamten extrazellulären Flüssigkeit nur 1 g beträgt. Dieser Kalziumpool des Knochengewebes ist einem ständigen Austausch unterworfen. Es bestehen vielfältige Wechselbeziehungen zwischen dem Skelettsystem und anderen Organsystemen. Erkrankungen von anderen Organen, wie der endokrinen Drüsen, der Niere oder des Darmtraktes können durch Störung der Kalziumbilanz des Körpers zu schweren Veränderungen im Skelettsystem führen.

19.2 Angeborene Knochenkrankheiten

Die **Osteogenesis imperfecta** ist eine erbliche Störung des Kollagenstoffwechsels, welche zur hochgradigen Osteoporose und zu stark erhöhter Brüchigkeit des Knochens führt.

Bei der dominant vererbten **Achondroplasie (Chondrodystrophie)** kommt es zum dysproportionierten Zwergwuchs. Die Extremitäten und die Schädelbasis sind verkürzt, das Rumpfskelett ist weitgehend unverändert. Histologisch läßt sich erkennen, daß in der Epiphysenfuge die Proliferationszone und die Zone des Säulenknorpels kaum entwickelt sind. Die periostale Ossifikation verläuft dagegen ungestört.

19.3 Knochenatrophie

19.3.1 Osteoporose

Bei der Osteoporose handelt es sich um eine Knochenatrophie, die meist diffus das ganze Skelettsystem betrifft. Dabei wird die Knochensubstanz durch den Abbau von Osteonen in ihrer mechanischen Festigkeit gemindert. Die chemische Zusammensetzung des noch erhaltenen Knochenmaterials, insbesondere sein Kalziumgehalt, sind dagegen weitgehend unverändert. Bei der Osteoporose lassen sich verschiedene Formen unterscheiden, von denen hier nur einige besonders wichtige vorgestellt werden können.

19.3.1.1 Altersosteoporose. Durch die veränderte Stoffwechsellage im Alter (negative Eiweiß- und Kalziumbilanz) und die hormonalen Umstellungen kommt es zu einem zunehmenden Abbau von Knochengewebe. Bei Frauen entwickelt sich die Osteoporose meist nach der Menopause, wenn die

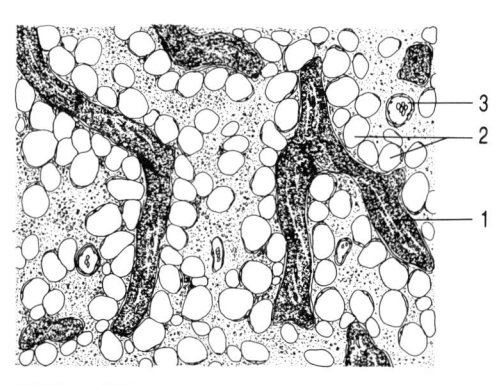

Abbildung 19-1:
Osteoporose
1 Verschmälertes Knochenbälkchen; 2 Fettmark; 3 Kapillare.

schützende Wirkung der Östrogene wegfällt (Abb. 19-1).

Beim Mann wird die Osteoporose in der Regel etwas später, meist nach dem 60. Lebensjahr, beobachtet. Als wesentliche Veränderungen am Skelettsystem ist die zunehmende kyphotische Krümmung der Brustwirbelsäule (runder Buckel) zu erkennen. Durch osteoporotische Veränderungen an den Oberschenkelknochen kann es im Alter oft schon durch geringfügige Traumen zu Frakturen des Schenkelhalses des Femurs kommen.

19.3.1.2 Steroidosteoporose. Sie entsteht beim Morbus-Cushing und bei einer längerdauernden Therapie mit Glukokortikoiden. Durch eine gestörte Kollagensynthese kommt es zur Osteoporose des Stammskeletts (Wirbelsäule, Becken, Rippen).

19.3.1.3 Inaktivitätsosteoporose. Nach schweren Verletzungen führt die Ruhigstellung des gesamten Körpers oder der Extremitäten zu einem generellen oder lokalen Abbau von Knochengewebe, da die normalen Belastungsreize fehlen.

19.3.2
Druckatrophie

Eine längerdauernde, umschriebene Druckeinwirkung (z.B. durch einen gutartigen Tumor, eine Zyste oder ein Gewebsaneurysma) führt zu umschriebenem Knochenschwund an der exponierten Stelle.

19.3.3
Sudeck-Knochendystrophie

Sie ist eine lokalisierte Knochenumbaustörung, die gelegentlich nach Frakturen, Nervenverletzungen, Osteomyelitis oder Weichteilentzündungen auftritt. Der auslösende Faktor dürfte ein erhöhter Sympathicotonus im betroffenen Gebiet sein. Histologisch finden sich distal der Läsion Anzeichen eines überstürzten Knochenumbaus.

19.4
Knochenkrankheiten durch Vitamin-D-Mangel

19.4.1
Rachitis

Rachitis ist eine Erkrankung im Kleinkindesalter, die durch einen Vitamin-D-Mangel hervorgerufen wird. Es kommt zu einem mangelhaften Einbau von Mineralstoffen in das Knochengewebe. Ursachen des Vitamin-D-Mangels können eine ungenügende Sonnenbestrahlung der Kleinkinder („*Englische Krankheit*") oder ein unzureichendes Angebot und eine mangelhafte Aufnahme von Vitamin D mit der Nahrung sein. Normalerweise wird durch den ultravioletten Anteil des Sonnenlichtes das in der Oberhaut angereicherte Provitamin D in das Vitamin D_3 umgewandelt.

Mangel an Vitamin D führt zu einer verminderten Aufnahme von Kalzium im Darm und in der Folge zu einer herabgesetzen Kalziumeinlagerung in das Skelett. Die Veränderungen im Skelett betreffen vor allem Bereiche mit schnellem Knochenwachstum. Typisch sind bei der Rachitis die Verdickungen der Knorpel-Knochengrenze der Rippen (Abb. 19-2) durch überschießende Wucherung von Knorpelgewebe und nicht mineralisiertem Osteoid (rachitischer Rosenkranz), die „Hühnerbrust" und die Ausbildung von X- oder O-Beinen.

19.4.2
Osteomalazie

Bei der Osteomalazie handelt es sich um eine der Rachitis ähnliche Erkrankung der Erwachsenen. Infolge von Vitamin-D-Mangel und daraus resultierendem mangelhaften Einbau von Mineralstoffen kommt es zu einer diffusen Knochenent-

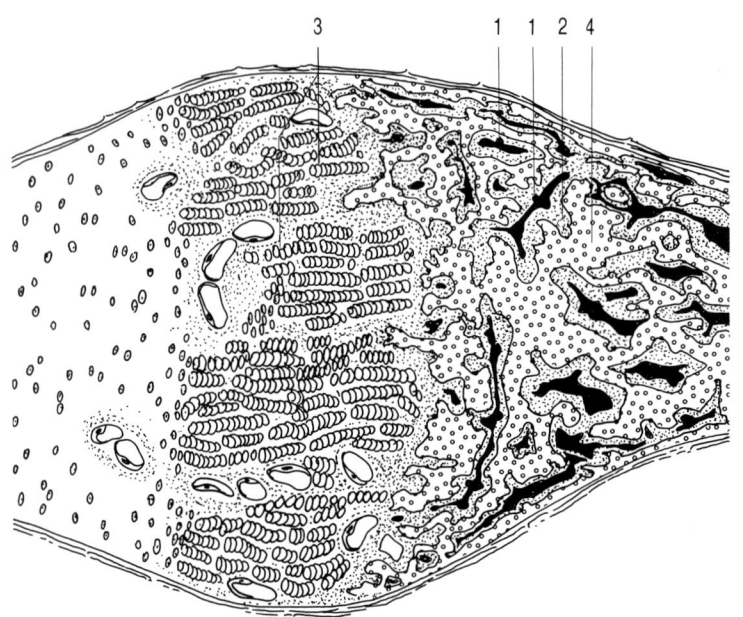

Abbiludng 19-2:
Rachitits.
Mikroskopisches Bild der aufgetriebenen Knorpel-Knochengrenze einer Rippe („Rachitischer Rosenkranz").
1 unregelmäßig geformte Knochenbälkchen; 2 breite, nicht mineralisierte osteoide Säume; 3 unregelmäßig proliferierter Knorpel; 4 fibrosiertes Knochenmark.

kalkung und Erweichung (Malazie). Dies führt oft zu sehr starken Verformungen am Skelett. Zu den häufigsten Veränderungen zählen dabei eine pathologisch verstärkte Kyphose der Brustwirbelsäule, Fischwirbelbildung im Lendenbereich sowie eine Glockenform des Brustkorbes.

19.5
Osteofibrosen und Osteosklerosen

19.5.1
Ostitis deformans Paget
Die Ostitis deformans Paget ist eine Erkrankung, die einen oder mehrere Knochen betrifft und durch überstürzten Umbau zur Verdickung und Formänderung der befallenen Knochen führt. Sie tritt meist bei Patienten, die älter als 40 Jahre sind, auf. Sie kann eine monostotische Manifestation (nur ein Knochen betroffen), bei der häufig Becken, Femur oder Tibia verändert sind, oder polyostotische Manifestation, bei der Schädel, Wirbelsäule, Becken, Femur und Tibia gemeinsam erkranken, aufweisen. Als Ursache wird eine Virusinfektion mit protrahiertem Verlauf (Slow-virus-Infektion) angesehen. Histologisch erscheint die Kortikalis der veränderten Knochen verdickt und schwammartig verändert („Spongiosierung"). An der Spongiosa sind sowohl atrophische Prozesse (Abbau der Querbalken und teilweise auch der Strebepfeiler, ausgeweitete Havers-Kanäle, vermehrte Anzahl von Osteoklasten) als auch hypertrophische Vorgänge (vor allem an den subkortikalen Längspfeilern) zu erkennen (Abb. 19-3). An die erst zum Teil abgebauten Osteone werden unmittelbar neue angebaut. Sie sind kalkarm, wodurch die unregelmäßigen Kittlinien zwischen ihnen besonders deutlich erkennbar sind (Mosaikstruktur). Die Markräume enthalten als Folge des chronisch entzündlichen Geschehens Fasermark. Nicht selten kommt es zur Fraktur der veränderten Knochen. In weniger als 1% entwickelt sich in einer Osteodystrophia Paget ein Osteosarkom.

19.5.2
Fibröse Dysplasie (Jaffe-Lichtenstein).
Die fibröse Dysplasie ist eine anlagebedingte Knochenentwicklungsstörung, bei der es herdförmig zu einem Ersatz von Knochensubstanz durch zellarmes, faserreiches Bindegewebe kommt. Auch die ausgeweitete Markhöhle enthält grauweißes, festes Bindegewebe, in dem gelegentlich Knorpelinseln eingelagert sind.

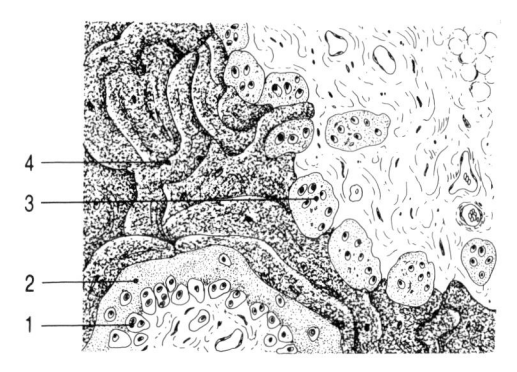

Abbildung 19-3:
Ostitis deformans Paget
1 Vergrößerte Osteoblasten; 2 neugebildetes Osteoid; 3 Riesenosteoklast; 4 verbreitertes Knochenbälkchen.

Von der fibrösen Dysplasie sind vor allem die langen Röhrenknochen (besonders Femur) betroffen, deren Schaft und Metaphyse befallen und verkrümmt sind. Die fibröse Dysplasie setzt im Kindesalter ein (Manifestationsalter der Erkrankung: 5.–13. Lebensjahr) und entwickelt sich schubweise bis zum Abschluß des Wachstums. Die Erkrankung kommt bei frühem Erkrankungsbeginn manchmal nach der Pubertät zum Stillstand. Als Folge der Knochenveränderungen kann es zu pathologischen Frakturen kommen.

19.5.3
Osteopetrosis Albers-Schönberg (Marmorknochenkrankheit)

Die Marmorknochenkrankheit ist eine hereditäre Erkrankung, die sich im Kindesalter manifestiert. Die autosomal-rezessive Form führt meist schon bis zum 20. Lebensjahr zum Tode. Infolge einer Insuffizienz der Osteoklasten wird Knochengewebe nicht oder nur ungenügend abgebaut, so daß sich massenhaft Restknorpelgewebe nachweisen läßt. Durch die veränderte Knochenstruktur sind Spontanfrakturen häufig.

19.6
Osteomyelitis

Die Osteomyelitis ist eine durch Infektionserreger (Bakterien, Pilze) hervorgerufene Entzündung des Knochenmarks und des angrenzenden Knochengewebes. Sie kann durch Einschleppen von Erregern auf dem Blutweg, durch Infektionen bei offenen Knochenbrüchen und durch Übergreifen von Entzündungen aus benachbarten Weichteilen entstehen. Zu den häufigsten Erregern der Osteomyelitis zählt Staphylococcus aureus.

Die hämatogen entstandene Osteomyelitis tritt vorwiegend im Kindes- und Jugendalter auf. Die eitrige Entzündung kann zu Knochennekrosen führen. Solche abgestorbenen Knochenstücke (Sequester) können nach außen über Fistelkanäle abgegeben werden oder durch noch erhaltenes Knochengewebe eingeschlossen werden (Totenlade). An den Fistelgängen entwickelt sich unter Umständen ein Fistelgangkarzinom. Abbau und Abstossung der nekrotischen Knochenteile können Jahre dauern (Abb. 19-4).

Bei Kindern und Jugendlichen verhindert der wachsende Epiphysenfugenknorpel ein Übergreifen der Infektion von der Metaphyse auf die Epiphysen und umgekehrt. Wird allerdings der Knorpel durch die Osteomyelitis angegriffen, so kommt es zu schweren Wachstumstörungen des betroffenen Knochens.

Im Erwachsenenalter ist die Osteomyelitis seltener. Da aber die Epiphysenfugen

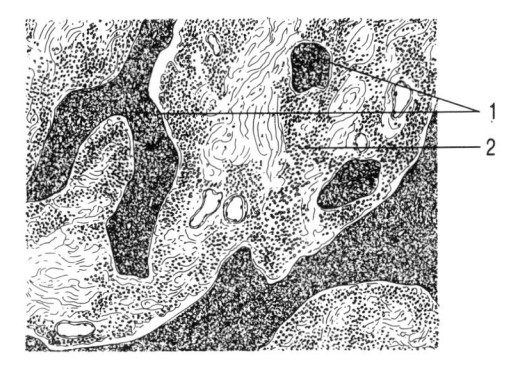

Abbildung 19-4:
Akute Osteomyelitis
1 Zerstörte Knochentrabekel; 2 granuläre Infiltrate.

geschlossen sind, kann nun eine Osteomyelitis der Diaphyse oder Metaphyse verhältnismäßig leicht auf die Epiphyse und das Gelenk übergreifen. Es kann dadurch zu einem Empyem und anschließend auch zur Versteifung des Gelenks (Ankylose) kommen.

Als Folgen einer generalisierten Osteomyelitis kann es auch zur Sepsis sowie zu einer sekundäre Amyloidose kommen.

19.7
Tumoren des Skelettsystems

Ausgangspunkt von gut- oder bösartigen Tumoren des Skelettsystems können das Knochengewebe (Osteom; Osteosarkom, Abb. 19-5), das Knorpelgewebe (Chondrom; Chondrosarkom), aber auch das Knochenmark (Plasmozytom, Ewing-Sarkom, Leukämie), Bindegewebe und Fettgewebe sein.

Primäre Knochentumoren entstehen häufig in Gebieten mit besonders intensivem Knochenwachstum (Epiphysenfugenbereich) und treten daher bevorzugt im jugendlichen Alter auf.

19.7.1
Knorpeltumoren

19.7.1.1 Benigne Knorpeltumoren. **Chondrome** sind Geschwülste aus hyalinem Knorpelgewebe oder unreifem myxoidem knorpeligem Gewebe. Sie bilden lappige Knoten. Prädilektionsstellen sind das Hand- und Fußskelett, Femur, Becken und Rippen. Bei den Chondromen des Skelettsystems lassen sich die nach außen am Knochen vorwölbenden *Ekchondrome* und die in das Knocheninnere wachsenden *Enchondrome* unterscheiden. Die Enchondrome entstehen wahrscheinlich aus knorpeligen Resten der Epiphysenfuge und bauen sich aus reifem hyalinen Knorpel auf. Eine angeborene Krankheit mit zahlreichen Enchondromen (bis zu mehreren hunderten) an vielen Stellen einer Körperseite wird als *Morbus Ollier* bezeichnet.

Bei den **Osteochondromen** sitzt eine hyaline Knorpelkappe, die den eigentlichen Tumor darstellt, einem durch enchondrale Verknöcherung wachsenden Knochenstiel auf. Sie finden sich am häufigsten an der Metaphyse der Röhrenknochen und nehmen von metaplastisch entstandenen Knorpelherden im Periost der Epiphysenfuge ihren Ursprung.

19.7.1.2 Maligne Knorpeltumoren. Die meisten **Chondrosarkome** entstehen als primäre maligne Neoplasmen und werden meist erst nach dem 30. Lebensjahr beobachtet. Ein kleiner Teil geht durch maligne Transformation eines gutartigen Tumors, z.B. eines Enchondroms hervor. Chondrosarkome finden sich bevorzugt in den zentralen Bereichen des Skelettsystems (Becken, Rippen, stammnahe Knochen der Extremitäten). Sie zeigen in der Regel ein langsames Wachstum (Monate bis Jahre) und erreichen oft eine beträchtliche Größe. Die Metastasierung (in regionale Lymphknoten; Lunge) erfolgt relativ spät. Im Röntgenbild findet sich ein umschriebener raumfordernder Prozess von knorpelähnlicher, wabig-blasiger Transparenz, der verkalkte Areale aufweisen kann. Histologisch finden sich atypische, proliferierende Chrondrozyten mit unterschiedlich ausgeprägter Kern- und Zellpolymorphie. Die Grundsubstanz ist häufig myxoid umgewandelt. Daneben finden sich Areale mit Verkalkung und Knochenbildung. Hochdifferenzierte Chondrosarkome sind oft schwer von benignen Chondromen abzugrenzen.

19.7.2
Knochentumoren

19.7.2.1 Benigne Knochentumoren. **Osteome** kommen bevorzugt an den Deckknochen des Schädels und in den Nebenhöhlen des Schädels vor. Histologisch bauen sich die Osteome vorwiegend aus lamellärem Knochengewebe auf.

Osteoid-Osteome (Osteoblastome) kommen vor allem an den langen Röhrenknochen vor. Bei diesen Tumoren können eine zentrale Form in spongiösen Knochen, eine kortikale Form in der Substantia compacta und eine subperiostale Form unterschieden werden. Histologisch bestehen die Osteoid-Osteome aus netzartig angeordneten Knochenbälkchen, zwischen denen stark gefäßhaltiges Bindegewebe liegt. In der Umgebung des Tumors kommt es oft zu starker reaktiver Knochenbildung.

Dies führt zu einer Verdickung und Sklerosierung des befallenen Knochens, die oft weit über den eigentlichen Tumor hinausreicht. Osteoid-Osteome sind in der Regel sehr schmerzhaft.

19.7.2.2 Maligne Knochentumoren. Der häufigste maligne Knochentumor ist das **Osteosarkom**. Es tritt vorwiegend zwischen dem 10. und dem 25. Lebensjahr auf. Der distale Bereich des Femur (Knieregion) wird bevorzugt befallen. Danach folgen proximales Femur, proximaler Humerus und distaler Bereich von Radius und Tibia. Dieser sehr bösartige Tumor wächst rasch und bildet dadurch lokal große Tumormassen. Weiter zeigt er eine Neigung zur frühzeitigen hämatogenen Metastasierung, vor allem in die Lungen und in andere Skelettbereiche. Im Röntgenbild lassen sich ein osteolytischer, ein osteosklerotischer und, am häufigsten, ein gemischt osteolytisch-osteosklerotischer Typ des Osteosarkoms unterscheiden.

In der Arteriographie ist das begleitende atypische Gefäßnetz darstellbar. Histologisch läßt sich beim Osteosarkom ein buntes Bild mit atypischen osteoblastenähnlichen Zellen, unregelmäßiger Osteoidbildung sowie chondrosarkomatösen und fibrosarkomatösen Gewebsstrukturen beobachten (Abb. 19-5). Daneben findet man Areale mit verstärktem Knochenabbau durch Osteoklasten.

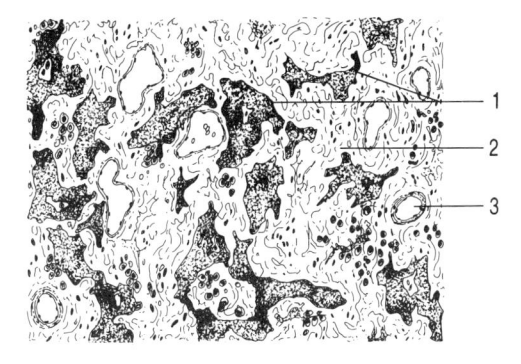

Abbildung 19-5:
Osteosarkom
1 unregelmäßige, ungleichmäßig mineralisierte Osteoidbälkchen; 2 kollagenfaserreiches, sarkomatöses Stroma; 3 Gefäß.

Das **Osteoklastom (Riesenzelltumor)** tritt meist erst nach dem 20. Lebensjahr auf. Es befällt bevorzugt die Epiphysen der langen Röhrenknochen, vor allem um das Kniegelenk und das distale Radiusende. Makroskopisch imponiert es als ein den Knochen zerstörender, weicher, grauroter Tumor, der stark vaskularisiert ist. Radiologisch beobachtet man oft eine blasige Auftreibung des Knochens infolge der exzentrischen Entwicklung des Tumors in die Metaphyse. Histologisch ist das Osteoklastom aus dicht gelagerten, rundlichen bis spindeligen Zellen, zahlreichen Kapillaren sowie reichlich mehrkernigen Riesenzellen, die dem Tumor seinen Namen geben, aufgebaut. Das Osteoklastom ist morphologisch von unsicherer Dignität und muß stets als potentiell maligne angesehen werden. Der Übergang zwischen gut- und bösartig erscheint beim Osteoklastom fließend. Je nach dem Ausmaß der Kernpolymorphie und der Mitoserate klassifiziert man den Tumor von Grad I bis III, wobei Grad III als maligne eingestuft wird. Das Osteoklastom rezidiviert häufig. Nach chirurgischer Entfernung werden in bis zu 60% der Fälle Rezidive beobachtet.

19.7.3
Tumoren des Markgewebes
19.7.3.1 Plasmozytom (multiples Myelom). Das Plasmozytom ist ein maligner Tumor des Knochenmarks. Er ist durch eine multizentrisch auftretende, unkontrollierte Wucherung von Plasmazellen gekennzeichnet. Im Knochen kommt es dadurch zu unregelmäßig geformten Osteolyseherden. Die Zerstörung der Spongiosa und die Arrodierung der Innenseite der Compacta verursachen ein charakteristisches radiologisches Bild. Das Knochengewebe erscheint wie „angenagt". Die tumorös entarteten Plasmazellen produzieren in großer Menge pathologisch verändertes Immunglobulin (IgG oder IgA) und geben es an das Blut ab. Im Urin werden die leichten Ketten der Immunglobuline als Bence-Jones-Proteine oder im Falle einer „Schwerkettenkrankheit" als abnorme H-Kettenproteine (sog. Paraproteine) nachgewiesen.

19.7.3.2 Ewing-Sarkom. Die Manifestation dieses malignen Knochenneoplasmas erfolgt im Kindes- und frühen Erwachsenenalter (10-30 Jahre), wobei das männliche Geschlecht etwas häufiger befallen ist. Das Ewing-Sarkom findet sich hauptsächlich in der Markhöhle der Diaphyse der großen Röhrenknochen, kommt gelegentlich aber auch im Stammskelett, im Schädel, in den Rippen und im Beckengürtel vor. Das Sarkom besteht aus dicht liegenden, kleinen bis mittelgroßen, undifferenziert erscheinenden Rundzellen. Diese besitzen eine relativ großen, runden Kern und einen schmalen Zytoplasmasaum, in dem sich mit der PAS-Reaktion Glykogen in größerer Menge nachweisen läßt. Die Tumorzellen sind zum Teil pseudorosettenartig angeordnet. Interzellularsubstanz ist im Tumorgewebe nicht ausgebildet. Auch Retikulinfasern fehlen. Das Ewing-Sarkom geht mit Destruktion des Knochengewebes und Infiltration der benachbarten Weichgewebe einher. In vielen Fällen ruft es eine charakteristische Periostreaktion hervor, die zur Bildung zwiebelschalenartig angeordneter dünner Knochenlamellen führt. Der Tumor ist sehr bösartig, da er früh in andere Knochen und in die Lunge metastasiert. Die Behandlung erfolgt (alternativ zur Amputation) durch lokale Bestrahlung in Verbindung mit Chemotherapie.

19.7.4
Metastasen in das Skelettsystem
Wesentlich häufiger als primäre Tumoren finden sich im Skelettsystem Tumormetastasen, die durch hämatogene Verschleppung von Tumorzellen aus anderen Organsystemen resultieren. Zu den häufigsten Tumoren, die in das Knochengewebe metastasieren, gehören das Mamma- und Prostatakarzinom, weiter Karzinome der Schilddrüse, der Nieren und das Bronchialkarzinom.

Die Metastasen führen entweder zur Zerstörung des Knochens *(osteolytische Metastasen)* oder verursachen eine pathologische Zubildung von Knochengewebe *(osteoplastische Metastasen)*. Zu osteolytischen Metastasen führen vor allem die Karzinome der Schilddrüse und der Nieren. Durch Zerstörung des Knochengewebes kommt es zu einer wesentlich erhöhten Frakturneigung der befallenen Knochen. Osteoplastische Metastasen kommen häufig beim Prostatakarzinom vor.

19.8
Nicht neoplastische, tumorartige Veränderungen im Skelett

Für eine Reihe von Knochenerkrankungen ist die Art des Wachstums nicht geklärt. Sie werden als nicht neoplastische, tumorartige Veränderungen bezeichnet. Zu ihnen zählen die fibröse Dysplasie, die verschiedenen Formen der Knochenzysten und die Histiozytose X.

19.8.1
Fibröse Dysplasie
Die fibröse Dysplasie ist eine relativ seltene Knochenkrankheit, die sich im jugendlichen Alter manifestiert. Nach der Pubertät kommt der krankhafte Prozess in vielen Fällen zum Stillstand. Als Ursache der fibrösen Dysplasie werden Störungen der Skelettdifferenzierung oder ein genetischer Defekt diskutiert, die zu einer lokalen Fehldifferenzierung des knochenbildenden Mesenchyms führen. Radiologisch finden sich Auftreibungen und Deformierungen der betroffenen Knochen, die durch glattwandige, seifenblasenartige Osteolysen bedingt sind. Das histologische Bild der veränderten Knochenbezirke ist recht charakteristisch: In einem Bindegewebe mit mäßigem Gehalt an kollagenen Fasern finden sich unregelmäßig verteilte, metaplastisch entstandene, feine Knochenbälkchen. Ein sekundärer osteoblastischer Umbau fehlt.

Beim *McCune-Albright-Syndrom* liegt eine Kombination von einer polyostotischen fibrösen Dysplasie und ausgedehnten Pigmentflecken (Café-au-lait-Flecken), die oft nur auf einer Körperseite vorkommen, vor.

19.8.2
Knochenzysten
Die **solitär (juvenile) Knochenzyste** ist eine Veränderung, die typischerweise (> 90%) in den ersten beiden Lebensjahrzehnten beobachtet wird und meist auf dem Boden einer Blutung in das Knochenmark entstehen dürfte. Sie wird bei männlichen Patienten etwa dreimal häufiger als bei weiblichen beobachtet. Die juvenile Knochenzyste ist metaphysär, in der Regel dicht unter der Epiphysenfuge lokalisiert, wobei

in zwei Dritteln der Fälle Humerus und Femur betroffen sind. Im Bereich der Zyste erscheint der Knochen aufgetrieben und weist eine verdünnte Corticalis auf. Die solitäre Knochenzyste enthält zumeist seröse Flüssigkeit und ist von einer dünnen Schicht aus fibrosiertem Granulationsgewebe begrenzt. Darin eingelagert finden sich Hämosiderinpigmente, Cholesteringranulome und unterschiedlich viele Osteoklasten. Eine maligne Entartung tritt bei der solitären Knochenzyste nicht auf. Therapeutisch ist die Kürettage des Defektes ausreichend. Gelegentlich werden allerdings Rezidive beobachtet.

Aneurysmatische Knochenzysten werden bei weiblichen und männlichen Patienten etwa gleich oft diagnostiziert. Sie kommen bevorzugt an den langen Röhrenknochen der unteren Extremität, in der Wirbelsäule und im Becken vor und entstehen wahrscheinlich als sekundäre, überschießende Reaktion auf eine Blutung oder eine Nekrose. Gelegentlich zeigt die aneurysmatische Knochenzyste ein sehr rasches Wachstum und kann dann mit einem malignen Knochentumor verwechselt werden. Histologisch findet man fibrosiertes Granulationsgewebe, das blutgefüllte Räume unterschiedlicher Größe umgibt.

19.8.3
Eosinophiles Granulom (Histiozytose X)
Das Charakteristikum der unter der Bezeichnung „Histiozytose X" zusammengefaßten Krankheitsbilder ist die Proliferation einer Zellart (Histiozytosezellen), die in ihren zytologischen, histochemischen und elektronenmikroskopischen Eigenschaften viele Ähnlichkeiten mit den Langerhans-Zellen der Epidermis (z.B. die Birbeck-Granula, Expression von S-100 Antigen), bzw. den interdigitierenden Reticulumzellen der Lymphknoten aufweist. Die akute Verlaufsform mit disseminiertem Organbefall wird als *Abt-Letterer-Siwe-Syndrom* bezeichnet. Sie betrifft Säuglinge und Kleinkinder und führt oft rasch zum Tode.

Das *eosinophile Granulom* ist eine chronische Form der Histiozytose X, die vor allem die Knochen betrifft. Seltener wird eine isolierte Organmanifestation in Haut, Lymphknoten und Lunge beobachtet. Das eosinophile Granulom, das Männer doppelt so oft wie Frauen betrifft, tritt in der Regel in den ersten drei Jahrzehnten des Lebens auf. Die bevorzugten Lokalisationen sind dabei Schädel, Femur, Wirbelsäule, Rippen, Schulterblatt und Becken. In der Anfangsphase ist das eosinophile Granulom durch zellreiches Granulationsgewebe aus mono-histiozytären Elementen charakterisiert. Daneben kommen zahlreiche Plasmazellen, Lymphozyten, Granulozyten und abgerunde Riesenzellen vor, die wahrscheinlich aus den Histiozyten entstanden sind. Später wandern zahlreiche eosinophile Granulozyten ein, die der Erkrankung den Namen geben. Schließlich kommt es zur verstärkten Faserbildung, zum Auftreten von Schaumzellen und zur Lockerung der leukozytären Infiltrate.

19.9
Erkrankungen der Gelenke

19.9.1
Arthrosis deformans
Arthrosen sind degenerative Gelenkserkrankungen, die besonders den Gelenkknorpel in Mitleidenschaft ziehen und oft zu einer erheblichen Beeinträchtigung der Gelenksbeweglichkeit und Funktion führen. Initial sind Veränderungen der Knorpelgrundsubstanz zu erkennen. Proteoglykane gehen verloren und es kommt zur Demaskierung der kollagenen Fasern des hyalinen Gelenkknorpels. Nachfolgend entstehen Usuren und tiefe Fissuren, die das Strukturgefüge des Knorpelgewebes zerstören. Sekundär kommt es häufig auch zu krankhaften Veränderungen an dem unter dem Gelenkknorpel gelegenen Knochengewebe (Freilegung der knöchernen Deckplatte; Pseudozystenbildung bei Einbrüchen der Deckplatte) und zur Deformation des betroffenen Gelenks (subkartilaginäre Hyperostosen; Randexostosen).

Die Arthrosis deformans kann zum Teil auf die physiologischen Alterungsprozesse des Gelenkknorpels zurückgeführt werden, zum Teil ist sie die Folge einer lokalen Überbeanspruchung. Besonders häufig sind Arthrosen im Bereich des Hüftgelenkes *(Coxarthrose, Abb. 19-6)*, des Kniegelenkes *(Gonarthrose)* und des Schultergelenkes *(Omarthrose)*. Als *Spondylosis*

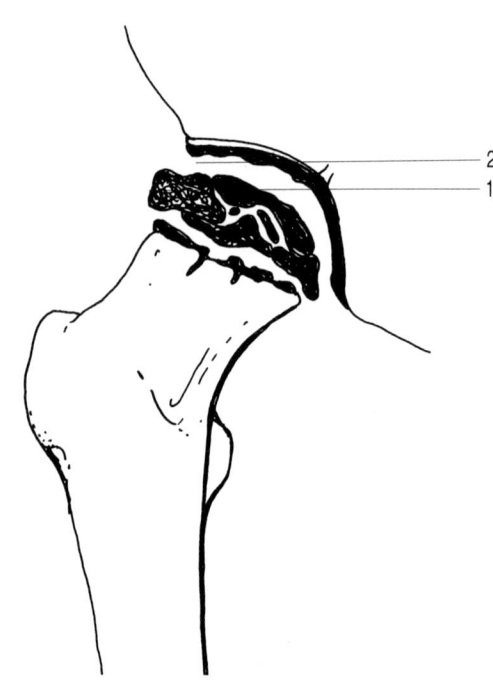

Abbildung 19-6:
Sekundär deformierende Arthrose des Hüftgelenks beim Morbus Calvé-Legg-Perthes.
1 Zusammensintern des nekrotischen Femurkopfes;
2 arthrotische Veränderung an der Pfanne des Hüftgelenks.

deformans wird die Arthrose der kleinen Wirbelgelenke bezeichnet.

19.9.2
Aseptische Epiphysennekrosen
Im Wachstumsalter kann es zu einer Reihe von aseptische Nekrosen an den Epiphysen, Metaphysen und Apophysen kommen. Ihre Ätiologie ist noch weitgehend ungeklärt. Diskutiert werden unter anderem eine familiäre Disposition, entwicklungsbedingte, temporäre, vaskuläre Minderversorgung und traumatische Schädigung. Für die Bedeutung von Zirkulationsstörungen bei der Pathogenese dieser Erkrankungen spricht, daß die Nekrosen in Knochenherden auftreten, die ringsum von Knorpelgewebe umschlossen sind und bis zum Schluß der Epiphysenfuge nur von wenigen Gefäßen versorgt werden.

Eine wichtige Erkrankung aus dieser Gruppe ist der *Morbus Calvé-Legg-Perthes*, welcher die häufigste spontane Osteonekrose im Wachstumsalter ist. Als Ursache wird eine arterielle oder venöse Zirkulationsstörung angesehen. Es kommt zur aseptischen Nekrose des Femurkopfes, die zu seiner schweren Deformation und zur Arthrose im Hüftgelenk führen kann. Weitere aseptische Epiphysennekrosen sind die *Lunatummalazie*, der *Morbus Osgood-Schlatter*, bei dem die Tibiaapophyse verändert ist und der *Morbus Köhler*, bei dem das Os naviculare bzw. die Metatarsalköpfchen des Fußskeletts betroffen sind.

19.9.3
Arthritis
19.9.3.1 Bakterielle Entzündungen. Eine eitrige Entzündung der Gelenke wird in den meisten Fällen durch Staphylokokken und Streptokokken verursacht. Sie kann durch eine unmittelbare Infektion des Stratum synoviale bei traumatischen oder operativen Gelenkseröffnungen hervorgerufen werden. Weiter kann eine eitrige Arthritis durch Übergreifen einer Entzündung aus der Nachbarschaft (eitrige Enzündung benachbarter Knochen, Muskeln oder Hautpartien) und durch Verschleppung von Keimen auf dem Blutweg (hämatogen) von einem weiter entfernt gelegenen Eiterherd entstehen. Am betroffenen Gelenk ist eine Schwellung, Rötung und Schmerzhaftigkeit zu beobachten. Im Gelenkspalt findet sich eitriges Exsudat. Durch Granulationsgewebe, das von dem entzündlich veränderten Stratum synoviale her einwächst, kann

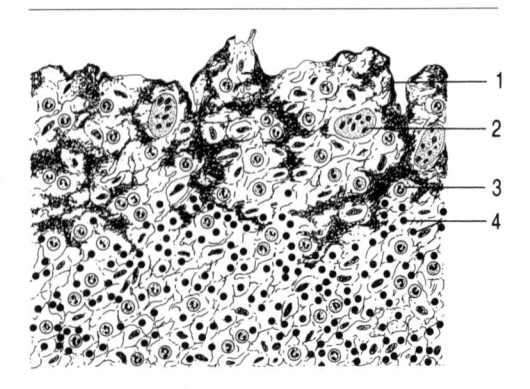

Abbildung 19-7:
Primär chronische Polyarthritis, akuter Schub
1 Fibrin; 2 synoviale Riesenzelle; 3 neutrophile Granulozyten; 4 Lymphozyten.

es zur Zerstörung des Gelenkknorpels kommen. Ein Übergreifen der Entzündung vom Gelenk auf die umgebenden Weichteile ist möglich (Abb. 19-7).

19.9.3.2 Primär chronische Polyarthritis (PCP). Die PCP ist eine in Schüben oder kontinuierlich verlaufende, sich progredient verschlimmernde, entzündlich Erkrankung des rheumatischen Formenkreises. Sie ist wahrscheinlich eine Autoimmunkrankheit, an deren Entwicklung sowohl äußere Reize und innere Faktoren sowie eine bestimmte genetische Disposition beteiligt sind. Die PCP, die bevorzugt (70%) Frauen befällt, führt vor allem zu Schäden am Gelenkknorpel. Aber auch Sehnenscheiden und das Periost sind von den Veränderungen stark betroffen. Die PCP ist aber nicht auf die Gelenke beschränkt, sondern ist als eine Allgemeinerkrankung anzusehen, die verschiedene Organe und Gewebe, wie Skelett- und Herzmuskulatur, Lymphknoten etc. in Mitleidenschaft zieht.

Bei der Mehrzahl der Fälle von PCP kann das Vorhandensein der sogenannten Rheumafaktoren serologisch diagnostiziert werden. Hierbei handelt es sich um Autoantikörper gegen Immunglobuline G, deren Bedeutung für den Krankheitsprozess noch nicht restlos geklärt ist. In der Regel beginnt die PCP schleichend an den kleinen Gelenken und führt im weiteren Verlauf zu schweren arthrotischen Gelenksveränderungen. Im späteren Stadium können dann auch die großen Gelenke, wie z.B. Ellbogen-, Schulter- und Fußgelenke betroffen sein. Die Gelenkschäden können unter zunehmender Einschränkung der Beweglichkeit zur Deformierung und Versteifung (Ankylose) der betroffenen Gelenke führen.

19.10 Schäden und Entzündungen der Wirbelsäule

19.10.1 Formveränderungen der Wirbelsäule

Bei pathologischen Formabweichungen der Wirbelsäule ist die normale Krümmung der Wirbelsäule verändert. Sie können einerseits als noch korrigierbare Haltungsfehler oder schon als fixierte Fehlstellungen ausgebildet sein.

Bei einer **pathologischen Kyphose** ist die schon normalerweise im Bereich der Brustwirbelsäule vorhandene dorsal konvexe Krümmung deutlich verstärkt. Eine rundliche oder bogenförmige Kyphose tritt im Alter auf *(Alterskyphose)* und kann auch bei jungen Menschen, die an Rachitis leiden, vorhanden sein. Spitzwinkelige Kyphosen *(Gibbus)* werden bei tuberkulösen Veränderungen an den Wirbeln oder bei Tumoren in der Wirbelsäule beobachtet.

Eine Sonderform der Kyphose ist die *Adoleszentenkyphose*, die als Folge einer Osteochondrosis juvenilis Scheuermann auftreten kann. Die Ursache dieser Erkrankung ist noch ungeklärt. Die Grund- und Deckplatten der unteren thorakalen und der lumbalen Wirbelkörper erscheinen unregelmäßig verformt und ausgebuchtet.

Unter **Skoliose** versteht man eine seitliche Wirbelsäulenverkrümmung. Meistens geht eine Skoliose mit einer Drehung des gesamten Achsenskeletts einher.

19.10.2 Bandscheibenvorfall

Degenerative Veränderungen der Bandscheiben können zu einem Hervorquellen und Austreten des Anulus fibrosus einer Bandscheibe und schließlich zum Vorfall ihres gallertigen Kerns, des Nucleus pulposus führen. Von besonderer klinischer Bedeutung ist der Bandscheibenvorfall nach dorsal in Richtung Wirbelkanal. Dadurch können schwere Reizungen der Spinalnervenwurzeln ausgelöst werden und unter Umständen auch das Rückenmark durch Kompression in Mitleidenschaft gezogen werden.

19.10.3 Zervikobrachialgien

Zervikobrachialgien sind Nacken-, Schulter- und Armschmerzen, die auf degenerative Veränderungen im Bereich der Halswirbelsäule zurückzuführen sind.

19.10.4 Morbus Bechterew (Spondylitis ankylopoetica)

Der Morbus Bechterew ist eine chronisch entzündliche, rheumatoide Erkrankung der Knochen und Gelenke, die wahrscheinlich als eine Sonderform der PCP mit bevorzugtem Befall der Wirbelsäule aufzufassen ist. Es kommt zu einer ossifizierenden Entzündung der kleinen Wirbelgelenke (Wirbelbogen- und Rippenbogengelenke) und später zu ihrer Ankylose. Weiter sind auch die Zwischenwirbelscheiben entzündlich verändert. Insgesamt erscheint die Wirbelsäule knöchern versteift (Bambuswirbelsäule).

19.11
Krankhafte Veränderungen am Meniskus des Kniegelenks

Verletzungen sind am medialen Meniskus infolge seiner festen Verbindung mit den Bändern der Gelenkskapsel 10mal häufiger zu beobachten als am lateralen. Sie sind in der Regel die Folge von sportlichen Aktivitäten (Fußball; Skilauf). Dabei kann es zum Abreißen des Meniskus von der Gelenkskapsel oder zur Abtrennung eines Teils des Faserknorpels kommen.

Bei der **Meniskusdegeneration** (fettige sowie mukoide Degeneration) liegt ein ausgedehnter Zerfall von Zellen und Grundsubstanz im Faserknorpel der Meniski vor. Die mukoide (schleimige) Degeneration wird als Folge von Meniskuseinrissen (z.B. infolge von beruflicher Überbeanspruchung bei Bergarbeitern, Plattenlegern) mit Eindringen von Synovialflüssigkeit angesehen.

19.12
Erkrankungen der Sehnen, Sehnenscheiden, Schleimbeutel und Faszien

Eine **akute Tendovaginitis (Tendovaginitis crepitans)** wird meist durch eine mechanische Überbelastung ausgelöst. Prädilektionsstellen sind die Sehnenscheiden der Flexoren von Hand und Finger (häufig bei Sekretärinnen). Seröse Exsudation führt zur ödematösen Schwellung von Sehnen, Sehnenscheiden und peritendinösem Gewebe. Das Gleiten der Sehnen ist behindert, schmerzhaft und nicht selten von einem knarrenden Geräusch („Hirschlederreiben") begleitet.

Bei **chronischer Tendovaginitis** ist das Exsudat vorwiegend fibrinös. Das Fibrin wird in der Regel nicht bindegewebig organisiert, sondern lagert sich zu kleinen, gelblichen Kugeln („Reiskörner") zusammen, die innerhalb des Gleitkanals der Sehne liegen. Bei Fortbestehen des auslösenden Reizes ist ein Übergang in eine zottig-hyperplastische Tendovaginitis möglich. Dabei treten durch Proliferation in der Synovialis zottenartige Wucherungen auf. Sie enthalten massenhaft Makrophagen, die Hämosiderin, das von kleineren, rezidivierenden Blutungen in die Sehnenscheide stammt, gespeichert haben. Daneben kommen Plasmazellen, Lymphozyten und Riesenzellen vor. Viele Autoren halten diese Veränderungen für Granulationsgewebe. Andere sind der Meinung, daß es sich dabei um einen gutartigen Riesenzelltumor handelt, der von den synovialen Deckzellen seinen Ausgang nimmt (Xanthomatöser Riesenzelltumor).

Tuberkulöse Tendovaginitiden treten bevorzugt im palmaren Handbereich und bei den Sehnenscheiden der Peronaeusmuskulatur am Bein auf. Die Infektion entsteht entweder hämatogen oder geht von einem benachbarten Krankheitsherd (Tuberkulose des Skeletts) aus. Bei der serofibrinösen Form einer tuberkulösen Tendovaginitis ist eine starke Exsudation zu finden, während bei der fungösen Form die proliferativen Prozesse mit Knötchenbildung im Vordergrund stehen. Das tuberkulöse Granulationsgewebe kann vor allem bei der fungösen Form auf die Sehnen übergreifen und sie zerstören.

Über vorspringenden Knochenteilen sind zum Schutz der benachbarten Weichteile (Sehnen, Muskulatur, Haut) besondere Einrichtungen, die Schleimbeutel *(Bursae)*, ausgebildet. Sie stellen Gewebsspalten dar, die von einer Synovialmembran ausgekleidet sind und eine schlüpfrige Flüssigkeit, die Synovia, enthalten. Außen werden sie durch eine Bindegewebskapsel gegen die Umgebung abgegrenzt. Wie bei den Sehnenscheiden kann es auch an den Schleimbeuteln durch Überbelastung oder Traumatisierung zu einer abakteriellen Entzündung *(Bursitis)* kommen. Prädilektionsstellen dafür sind die Bursa praepatellaris (häufig bei Putzfrauen, Fließenlegern) und die Bursa olecrani, die durch langdauerndes Aufstützen der Ellenbogen überbeansprucht wird.

Als **Hygrom** wird ein zystisch erweiterter Schleimbeutel mit fibrös verdickter

Wand oder eine schwielig verdichtete Ausstülpung einer Gelenkskapsel mit umgebender Muskulatur bezeichnet. Das Hygrom hat in der Regel einen dünnflüssigen, klaren Inhalt. Seltener enthält es blutige oder eitrige Flüssigkeit. Entzündungsvorgänge sind häufig, aber nicht obligatorisch. Bevorzugt werden Hygrome im Bereich der Kniekehle gesehen.

Ganglien treten in Sehnenscheiden, in Menisken und im Gelenksknorpel auf. Über 80% der Ganglien entwickeln sich im Bereich des Handgelenks. Weitere Prädilektionsstellen sind die Finger, die Fußwurzel und das Kniegelenk. Durch degenerative Veränderungen im Bindegewebe kommt es dort zur Auflockerung des Gewebes. Mukoide (schleimartige) Flüssigkeit tritt zwischen den Zellen und Bindegewebsfasern auf und sammelt sich zu zystischen Gebilden (= Ganglien). Diese können ein- oder mehrkammerig sein. Gelegentlich stehen die Ganglien mit Sehnenscheiden und Gelenken in direkter Verbindung.

Fibromatosen umfassen eine Gruppe von tumorartigen, fibrösen Wucherungen, die gegen ihre Umgebung nicht scharf abgekapselt sind und keine Metastasenbildung aufweisen. Teilweise zeigen sie ein infiltratives Wachstum und Rezidivbildung. Zu den Fibromatosen zählen die *Fasciitis nodularis*, die *Palmar- (Morbus Dupuytren)* und *Plantarfibromatose (Morbus Ledderhose)* sowie das semimaligne *Desmoid*.

Für den *Morbus Dupuytren* wird eine hereditäre Komponente angenommen. Oft wird das Auftreten einer Palmar- bzw. Plantarfibromatose auch beim Alkoholismus und beim Diabetes mellitus gesehen. In den Aponeurosen von Handfläche bzw. Fußsohle erscheinen knotige oder diffuse, derbe Verdickungen. Histologisch läßt sich dort eine Vermehrung der kollagenen Fasern, zum Teil auch eine Hyalinisierung des Gewebes, nachweisen. Stellenweise treten Proliferationsherde von Bindegewebszellen mit zahlreichen, normalen Mitosen auf. Die veränderten Bezirke sind, ähnlich wie beim Desmoid, nur unscharf von der Umgebung abgegrenzt. Im Unterschied zu diesem handelt es sich aber beim Morbus Dupuytren um keine echte Tumorbildung.

Bei der seltenen *Fasciitis nodularis* handelt es sich um knotige, derbe, tumorartige Wucherungen, die in der Regel von einer Faszie ihren Ursprung nehmen. Sie wachsen dann in das umgebende Fettgewebe oder die benachbarte Muskulatur ein. Mikroskopisch zeichnen sich die Knoten durch einen relativ geringen Zell- und Fasergehalt, starke Vaskularisation und das Auftreten myxoider Herde aus. Die Fasciitis nodularis gilt als gutartig.

Das **Desmoid** ist ein infiltrativ wachsender, semimaligner Tumor, der von einer Faszie ausgeht. Am häufigsten ist er an den Faszien der Bauchdecke zu beobachten (bei jungen Frauen im Anschluß an eine Geburt), kommt aber auch an Faszien von Arm, Bein und Beckenmuskulatur vor. Makroskopisch erscheint das Desmoid in Form von derben, oft mehrere Zentimeter großen, weißlichen Knoten. Mikroskopisch sind herdförmige Spindelzellproliferationen typisch. Die Zellkerne sind polymorph. Da die Tumorzellen hochdifferenziert sind, verhält sich das Desmoid gegenüber Bestrahlung weitgehend resistent. Obwohl es infiltrativ wächst, kommt es nicht zum Einbruch in das Gefäßsystem. Da der Tumor eine starke Neigung zur Rezidivbildung aufweist, muß er bei der Operation sicher im Gesunden entfernt werden.

20
Skelettmuskulatur

Übersicht 20:

20.1	**Einleitung**	358
20.2	**Primäre Myopathien**	359
20.2.1	Muskeldystrophien	360
20.2.1.1	Progressive Muskeldystrophie Erb	360
20.2.1.2	Muskeldystrophie vom Typ Duchenne	360
20.2.1.3	Myotone Muskeldystrophie (Curschmann-Steinert)	360
20.2.2	Kongenitale Myophatien	360
20.2.3	Metabolisch-toxische und endokrin bedingte Myopathien	360
20.2.3.1	Glykogenosen	360
20.2.3.2	Lipidstoffwechselstörungen	361
20.2.3.3	Myopathien als Folge von endokrinen Krankheiten	361
20.2.3.4	Rhabdomyolyse	361
20.3	**Neurogene Muskelatrophien**	361
20.3.1	Spinale Muskeldystrophie (SMA)	362
20.3.2	Amyotrophe Lateralsklerose (ALS)	362
20.3.3	Poliomyelitis acuta anterior (spinale Kinderlähmung)	363
20.4	**Myositis und Polymyositis**	363
20.5	**Myasthenia gravis**	363

20.1
Einleitung

Zwischen der Skelettmuskulatur, dem Bindegewebe und dem Nervensystem bestehen enge morphologische und funktionelle Beziehungen. Die Erregungsübertragung von einer motorischen Nervenfaser auf die quergestreifte Skelettmuskulatur erfolgt an einer besonders differenzierten Kontaktstelle, der „motorischen Endplatte".

Krankheiten, die primär die Skelettmuskulatur befallen, werden als **Muskeldystrophien** oder **Myopathien** im engeren Sinn bezeichnet. Weiter gibt es eine Reihe von Muskelerkrankungen, die durch eine Schädigung der den Muskel versorgenden motorischen Nervenzellen entstehen und durch die die Muskulatur erst sekundär verändert wird. Sie werden unter dem Begriff **neurogene Muskelerkrankungen** zusammengefaßt. Schließlich gibt es krankhafte Prozesse, die zuerst das interstitielle Bindegewebe der Muskeln erfassen und dann erst auf die Muskelzellen selbst übergreifen. Zu diesen gehört die große Gruppe der **Myositiden** und **Polymyositiden**.

Für die Diagnose der Muskelerkrankungen stellt die Entnahme von Gewebeproben aus der veränderten Skelettmusku-

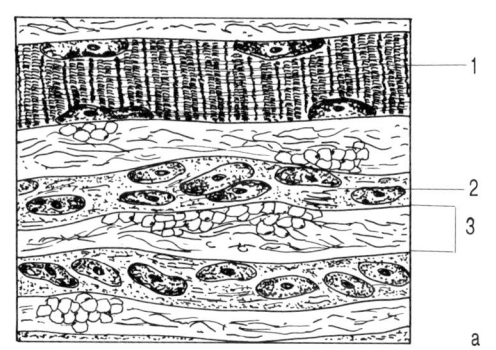

Abbildung 20-1
Mikroskopisches Bild der Skelettmuskulatur bei der progressiven Muskeldystrophie Erb.
a) Längsschnitt
b) Querschnitt
1 normale quergestreifte Skelettmuskelfaser; 2 atrophische Muskelfaser mit zentralen Kernen; die Querstreifung ist verlorengegangen; kompensatorische Hypertrophie benachbarter Muskelfasern; 3 vermehrte Einlagerung von Fettgewebe zwischen den Muskelfasern.

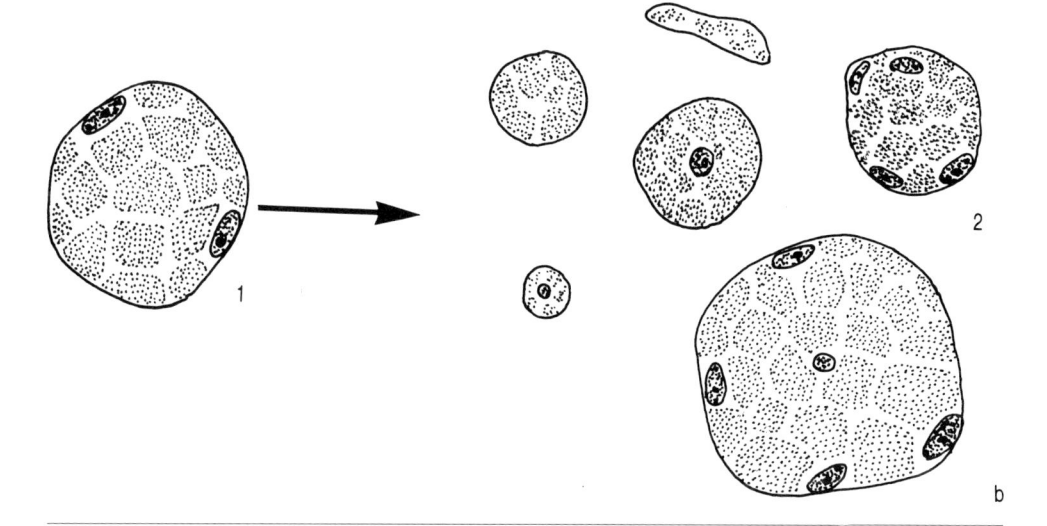

latur *(Muskelbiopsien)* und ihre histologische und enzymhistochemische Untersuchung ein wichtiges Verfahren dar. Die Biopsien werden in der Regel aus jenen Muskeln entnommen, bei denen im Elektromyogramm eine deutliche Veränderung ihrer elektrischen Aktivität nachzuweisen ist, d.h. die makroskopisch noch nicht zu sehr verändert erscheinen. Für die enzymhistochemischen Untersuchungen werden die entnommenen Gewebeproben in flüssigem Stickstoff schockgefroren und mittels eines Gefriermikrotoms geschnitten. Wichtige diagnostische Enzymnachweise am Gefrierschnitt sind unter anderem der Nachweis der ATPase, der Succinatdehydrogenase und der Laktatdehydrogenase, die Aufschluß über Veränderungen in bestimmten Stoffwechselwegen geben können.

Muskelfasern können aufgrund ihres enzymhistochemischen Musters, ihrer Kontraktionsgeschwindigkeit und ihres Glykogen- und Mitochondriengehaltes in 2 Typen unterschieden werden: Rote, mitochondrienreiche Typ-I-Fasern und weiße, mitochondrienarme Typ II-Fasern. Ein normaler Muskel zeigt ein mosaikartiges Verteilungsmuster der einzelnen Muskelfasertypen.

20.2
Primäre Myopathien

Die primären Myopathien lassen sich in genetisch determinierte, progressive Formen (Muskeldystrophien), metabolische Myopathien und entzündliche Myopathien unterteilen.

20.2.1
Muskeldystrophien

Muskeldystrophien sind genetisch determinierte, progressiv verlaufende Krankheiten der Skelettmuskulatur. Ihre Klassifikation wird nach genetischen, klinischen und morphologischen Kriterien durchgeführt.

20.2.1.1 Progressive Muskeldystrophie Erb.
Die progressive Muskeldystrophie Erb ist eine X-chromosomal vererbte, degenerative Muskelerkrankung, die durch einen noch nicht näher charakterisierten Enzymdefekt im Muskelstoffwechsel entsteht. Bei dieser Krankheit und einer Reihe von ähnlichen Formen der Myopathie findet sich eine weitgehende Atrophie der Muskelfasern. Sie geht mit einer starken Zunahme des interstitiellen Bindegewebes und der Fettzellen einher (lipomatös-sklerotischer Umbau der Muskeln). Häufig sind die Wadenmuskeln befallen und erscheinen trotz Abnahme der Muskulatur hypertrophisch. Bei der histologischen Untersuchung (Abb. 20-1) wird erkennbar, daß es sich dabei um eine Pseudohypertrophie handelt, die nur durch die Zunahme an Fettgewebe bei gleichzeitiger Atrophie der Muskulatur zustande kommt.

20.2.1.2 Muskeldystrophie vom Typ Duchenne.
Sie gilt als die häufigste Form unter den Muskeldystrophien (4 : 100 000). Auch sie zeigt einen X-chromosomalen rezessiven Erbgang und manifestiert sich erstmals bei Knaben in einem Alter von 3 bis 7 Jahren. Die Krankheit verläuft progredient. Die Patienten werden nur etwa 20 bis 30 Jahre alt. Als verantwortliches Gen für die Muskeldystrophie vom Typ Duchenne wurde Xp21 auf dem X-Chromosom identifiziert. Dieses kodiert für ein Protein mit einer molaren Masse von 400 kD, dem Dystrophin. Dystrophin ist an der Innenseite der Zellmembran lokalisiert und trägt durch seine Verbindung mit dem Zytoskelett zur Stabilisierung der Zellmembran bei. Bei defektem Dystrophin-Gen wird kein Dystrophin gebildet. Dadurch kommt es zu Veränderungen in der Zellmembran der Skelettmuskelzellen, die zu einem myopathischen Gewebssyndrom führen. Im histologischen Bild sind eine disseminierte Muskelfaserdegeneration, viele atrophische und hypertrophe Muskelfasern sowie basophile Muskelfaserregenerate zu erkennen. Als typisch gilt das Vorkommen von abgerundeten hyalinen Muskelfasern, die durch lokale Hyperkontraktionen (infolge eines unkontrollierten Einstroms von Ca^{++}-Ionen) resultieren.

20.2.1.3 Myotone Muskeldystrophie (Curschmann-Steinert).
Die myotone Dystrophie von Curschmann-Steinert ist eine autosomal-dominant vererbte Bewegungsstörung (Gendefekt am Chromosom 19), die durch myotone Reaktionen des Gesichts, der Unterarme und der Hände gekennzeichnet ist. Nach einer längeren Pause geht die erste Bewegung nur zäh vonstatten. Ein flüssiger Bewegungsablauf ist erst nach mehreren trägen Bewegungen möglich. Histologisch ist unter anderem die pathologische, zentrale Lage der Zellkerne in der quergestreiften Muskelfaser („internalisierte Zellkerne") typisch. Die Muskelspindeln erscheinen fragmentiert. Die myotonische Dystrophie von Curschmann-Steinert ist häufig verbunden mit Störungen endokriner Organe, Katarakt und krankhaften Veränderungen der Knochen.

20.2.2
Kongenitale Myopathien

Kongenitale Myopathien sind eine heterogene Gruppe teils genetischer, teils wahrscheinlich aber auch neurogen bedingter Muskelerkrankungen, welche schon bei Geburt vorhanden sind und langsam progredient verlaufen. Klinisch sind sie durch Hypotonie gekennzeichnet. Zu ihnen zählen die *nemaline Myopathie* (charakterisiert durch stäbchenförmige Einschlüsse in den Muskelfasern, den fuchsinophilen „nemaline bodies"), die *„central core"-Krankheit* und die *zentronukleäre Myopathie*.

20.2.3
Metabolisch-toxisch und endokrin bedingte Myopathien

20.2.3.1 Glykogenosen.
Bei einer Reihe von Stoffwechselstörungen ist auch die Skelettmuskulatur betroffen. Bei der **Glykogenose Typ II** führt das Fehlen der sauren alpha-

Glukosidase in den Lysosomen zur intralysosomalen Akkumulation von Glykogen (lysosomale Speicherkrankheit). Es entstehen membranbegrenzte Speichervakuolen, die mit monopartikulärem Glykogen gefüllt sind. Dadurch werden vor allem Herz- und Skelettmuskulatur geschädigt. Lichtmikroskopisch zeigen viele Muskelfasern Vakuolen mit PAS-positiven Ablagerungen. Bei der *infantilen Form (Morbus Pompe)* kommt es zur allgemeinen Muskelschwäche, Kardiomegalie, Hepatomegalie und Makroglossie. Bei der adulten Form sind die Symptome ähnlich wie bei der Dystrophie der Schulter- und Beckengürtel-Muskulatur.

Die **Glykogenose Typ V** kann in jedem Alter auftreten, am häufigsten sind aber junge Erwachsene betroffen. Hier liegt ein Mangel an Myophosphorylase vor. Morphologisch läßt sich eine subsarkolemmale Glykogenablagerung in der Skelettmuskulatur feststellen. Die Herzmuskulatur erscheint nicht verändert.

20.2.3.2 Lipidstoffwechselstörungen. Bei bestimmten Störungen des Lipidstoffwechsels läßt sich eine Speicherung von Neutralfetten in den Muskelfasern beobachten. Elektronenmikroskopisch sind Veränderungen an den Mitochondrien zu sehen. Bei der infantilen Form des *Karnitin-Mangelsyndroms* kommt es neben den Veränderungen an der Skelettmuskulatur zur Hepatomegalie, Kardiomyopathie und zur metabolischen Azidose. Bei der adulten Form ist ausschließlich die Skelettmuskulatur betroffen.

Der Mangel an dem Enzym Karnitin-Palmityl-Transferase führt gleichfalls zur Speicherung von Neutralfetten in den Muskelfasern. Weitere histopathologische Veränderungen sind aber an Muskelbiopsien nicht zu erkennen. Klinisch äußert sich der *Karnitin-Palmityl-Transferase-Mangel* durch Muskelkrämpfe und Myoglobinurie.

20.2.3.3 Myopathien als Folge von endokrinen Krankheiten. Viele Störungen des Endokriniums und des Stoffwechsels führen auch zum Auftreten von Myopathien. So läßt sich z.B. beim Cushing-Syndrom eine Schädigung und eine dadurch bedingte Schwächung der Extremitäten-, Becken- und Schultermuskulatur beobachten. Auch beim Diabetes mellitus, beim Hyperparathyreoidismus und beim Myxödem stellt die Muskelschwäche ein wichtiges Frühsymptom dar. Bei der Hyperthyreose werden gelegentlich Myopathien mit Schmerzen und Schwächeanfällen beobachtet.

20.2.3.4 Rhabdomyolyse. Eine Auflösung von quergestreiften Muskelfasern kann durch viele unterschiedliche Ursachen ausgelöst werden. Neben den schon erwähnten metabolischen Ursachen (Glykogenose Typ V; Karnitin-Palmityl-Transferase-Mangel) kann es unter anderem auch durch toxische Einflüsse (Insekten- und Schlangengifte; Chloroquin; Amphotericin B; Heroin) und traumatische Schädigung der Muskulatur (Crush-Syndrom bei Verschüttung oder bei Verkehrsunfällen) zur Rhabdomyolyse kommen. Das aus den zerstörten Muskelfasern freigesetzte Myoglobin wird von den Nieren ausgeschieden (Myoglobinurie) und dadurch der Urin braun verfärbt. Ein Teil des Myoglobins wird von den Nierentubuli resorbiert und gespeichert. Dies kann zu schweren Nephrosen führen.

20.3 Neurogene Muskelatrophien

Neurogene Muskelatrophien werden durch Schädigung der sie versorgenden motorischen Nervenzellen verursacht. Dabei können die motorischen Vorderhornzellen im Rückenmark selbst (spinale Muskelatrophien, myatrophische Lateralsklerose, Poliomyelitis), die Nervenwurzeln oder die peripheren motorischen Nerven betroffen sein. Diese Krankheiten gehen mit Muskelschwäche, Schmerzen und Sensibilitätsstörungen einher.

Histologisch findet man bei der neurogenen Muskelatrophie charakteristische Veränderungen, die unter der Bezeichnung „neurogenes Gewebssyndrom" zusammengefaßt werden können. Typisch ist, daß Gruppen von atrophischen Muskelfasern neben normalen, teilweise sogar hypertrophisch veränderten Muskelfasergruppen („felderförmige Muskelfaseratrophie") liegen. Die atrophischen Muskelfasern besitzen einen mehr oder weniger viereckigen („angulären") Querschnitt, ihre Querstreifung bleibt erhalten. Enzymhistochemisch können bei neurogener Muskelatrophie sogenannte „target fibers" beobachtet werden. Das sind Muskelfasern, bei denen nur mehr in den peripheren Bereichen eine Enzymaktivität nachweisbar ist, während ihre zentralen Anteile durch das Fehlen von Enzymen mikroskopisch als helle Bereiche erscheinen. Während die felderförmige Atrophie, die angulär konfigurierten atrophischen Muskelfasern und das Auftreten von „target fibers" die Folge eines Denervationsprozesses sind, spiegelt die gleichfalls zu beobachtende „Fasertypengruppierung" gleichzeitig ablaufende kollaterale Reinnervationsvorgänge wieder. Infolge des Zugrundegehens von Muskelfasern kommt es nach einiger Zeit zur Vermehrung des interstitiellen Bindegewebes und Fettgewebes. Dies wird als Ersatz- oder Vakatwucherung bezeichnet.

20.3.1
Spinale Muskelatrophie (SMA)
Die Hauptsymptome der SMA sind fortschreitende Muskelschwäche und Muskelschwund. Das neuropathologische Substrat der genetisch determinierten SMA ist die Degeneration motorischer Vorderhornzellen bzw. der motorischen Hirnnervenkerne des Hirnstamms. Aufgrund des unterschiedlichen Manifestationsalters und der Lokalisationsschwerpunkte sowie der unterschiedlichen klinischen Progredienz können bei der SMA verschiedene Formen unterschieden werden. Je früher die SMA dabei auftritt, desto ungünstiger ist im allgemeinen die Prognose. Die schwerste und häufigste Form ist die *Werdning-Hoffmann- Krankheit (infantile progressive spinale Muskelatrophie)*. Die Krankheit wird autosomal rezessiv vererbt. In ihrer akuten Form *(SMA Typ 1)* setzt sie bei etwa 90% der Kranken bereits während des ersten Lebensjahrs (in der Regel schon vor dem 3. Monat) ein. Sie führt meist innerhalb des Kindesalters zum Tode. Die erkrankten Säuglinge zeigen eine generelle Hypotonie und verminderte Spontanaktivität. Die Muskelatrophie ist besonders deutlich in der Becken-, Schulter- und Halsmuskulatur ausgeprägt. Die chronische Form der *Werdnig-Hoffmann-Krankheit (SMA-Typ 2)* befällt Kinder im Alter von 6 bis 12 Monaten. Die Prognose ist etwas besser und die durchschnittliche Lebenserwartung liegt bei 10 Jahren. Die *Kugelberg-Welander-Krankheit (SMA Typ III)* tritt im Alter von 3 bis 18 Jahren auf. Diese Form der spinalen Muskelatrophie zeigt ein langsames Fortschreiten. Sie beginnt im Beckengürtel und im Bereich der Oberschenkel und aszendiert später zum Schultergürtel. Das durchschnittliche Todesalter liegt bei etwa 50 Jahren.

Weiter kennt man bei der spinalen Muskelatrophie *„distale Formen"*. Sie machen etwa 10% aller Muskelatrophien aus. Erkrankungsalter (zwischen dem 2. und 40. Lebensjahr), Schwere und Verlaufsintensität variieren stark. Beim *„Peronäaltyp"* betrifft die Muskelatrophie die Unterschenkel, beim Typ *„Aran-Duchenne"* kommt es zur Atrophie der Hand- und Unterarmmuskulatur. Weitere distale Formen sind der *skapulo-humerale Typ (Vulpian-Bernhard)*, der *fazio-skapulohumerale Typ* und der *skapulo-peronäale Typ*.

20.3.2
Amyotrophe Lateralsklerose (ALS)
Die amyotrophe Lateralsklerose ist eine Systemkrankheit mit einer vorwiegenden Degeneration von motorischen Neuronen im Rückenmark und von Betz-Zellen in der motorischen Großhirnrinde. Die Skelettmuskulatur zeigt das histologische Bild des neurogenen Gewebssyndroms. Da die Krankheit relativ rasch voranschreitet, sind Anzeichen einer Reinnervation, wie z.B. die Fasertypengruppierung nur schwach ausgeprägt. Klinisch ist eine Kombination von Paresen, Muskelatrophie, Faszikulieren und spastischer Tonuserhöhung charakteristisch.

Die Ursache der ALS ist noch nicht geklärt. Verschiedene Hypothesen über die Entstehung der ALS (Intoxikation mit Beta-Methylamino-Alanin; pathologische Immunphänomene; Virustheorie; gestörte DNA-Repair-Mechanismen; Veränderungen neuronaler Rezeptoren und Transmitter; Antikörper gegen Ganglioside) werden zur Zeit diskutiert. Es gilt als gesichert, daß die ALS keine rein motorische Systemerkrankung ist. Morphologische, neurobiochemische und elektrophysiologische Befunde weisen auf eine Mitbeteiligung anderer kortikaler und subkortikaler Areale hin, die aber gewöhnlich klinisch inapparent bleiben.

20.3.3
Poliomyelitis acuta anterior
(spinale Kinderlähmung)

Bei der Kinderlähmung, einer durch Enteroviren hervorgerufenen Erkrankung, sind besonders die motorischen Nervenzellen des Rückenmarkes und der Medulla oblongata befallen. Allerdings erkrankt nur ein kleiner Teil der infizierten Personen mit neurologischen Krankheitssymptomen. Viele der Betroffenen zeigen einen „inapparenten" Krankheitsverlauf. Das Vollbild der Krankheit ist durch folgende Symptome gekennzeichnet: Proximal betonte schlaffe Paresen; Lähmungen der Atemmuskulatur; eventuell Störungen der motorischen Hirnnerven (Augenmuskel-, Fazialis-, Schlucklähmungen). Da eine wirksame Therapie bei diesem Verlauf der Kinderlähmung nicht möglich ist, muß der Prophylaxe dieser Erkrankung durch aktive Immunisierung besonderes Augenmerk geschenkt werden.

20.4
Myositis und Polymyositis

Die entzündlichen Muskelkrankheiten (Myositiden) lassen sich in Autoimmun-Myositiden und infektiöse Myositiden unterteilen. Zu den Autoimmun-Myositiden zählen unter anderem die Polymyositis, die Dermatomyositis, Myositis bei Bindegewebserkrankungen, Einschlußkörperchen-Myositis und die Myositis bei Sarcoidose.

Infektiöse Myositiden können durch Viren (HIV-Myositis), Bakterien, Pilze oder Parasiten (z.B. Trichinen) hervorgerufen werden. Sie verlaufen zunächst im gefäßführenden Bindegewebe des Muskels. Sekundär können sie dann auf die Muskelfasern übergreifen und zu ihrer Zerstörung führen. Da die Skelettmuskulatur nur in sehr geringem Maße zur Regeneration fähig ist, bleibt dann im Falle einer Ausheilung eine bindegewebige Narbe zurück.

20.5
Myasthenia gravis

An dieser nicht allzu seltenen Krankheit (circa 100 Fälle/Million) erkranken Frauen dreimal häufiger als Männer. Die Myasthenia gravis manifestiert sich meist zwischen dem 20. und 40 Lebensjahr. Sie ist vor allem durch Muskelschwäche und rasche Ermüdbarkeit bei körperlicher Belastung gekennzeichnet. Bei Ruhe kommt es zur raschen Erholung der Muskelkraft. Bei der Myasthenia gravis ist die Erregungsübertragung im Bereich der motorischen Endplatten, wahrscheinlich durch eine postsynaptische Blockierung der Acetylcholinrezeptoren durch Antikörper gestört. In den meisten Fällen lassen sich Antikörper gegen das Acetylcholinrezeptorprotein nachweisen, so daß diese Krankheit heute als eine Autoimmunkrankheit angesehen wird. Bei vielen Patienten werden Veränderungen im Thymus (Folliküläre Hyperplasie; Thymom) gefunden. In der quergestreiften Muskulatur fallen histologisch perivaskuläre Lymphozytenmanschetten sowie Schwellung und Nekrosen der Muskelfasern auf.

21 Haut

Übersicht 21:

21.1	**Aufbau und Funktion der Haut**	365
21.2	**Störungen des Verhornungsprozesses**	365
21.3	**Hautkrankheiten durch infektiöse Ursachen**	366
21.3.1.	Veränderungen der Epidermis nach Virusbefall	366
21.3.1.1	Vesikuläre Veränderungen	366
21.3.1.2	Virusakanthome	366
21.3.1.3	Feigwarzen (Condylomata acuminata)	366
21.3.2	Hautveränderungen durch Bakterien	367
21.3.3	Hautveränderungen durch Pilze	367
21.3.4	Hautveränderungen durch Protozoen	367
21.3.5	Hautveränderungen durch Milben	367
21.4	**Infektiöse Granulome**	367
21.4.1	Tuberkulose der Haut	368
21.4.1.1	Primäre Inokulationstuberkulose	368
21.4.1.2	Tuberculosis verrucosa	368
21.4.1.3	Lupus vulgaris	368
21.5	**Nichtinfektiöse Granulome**	368
21.6	**Dermoepidermale Krankheiten**	368
21.6.1	Hautveränderungen bei Bindegewebskrankheiten (Kollagenosen)	368
21.6.1.1	Lupus erythematodes (LE)	368
21.6.1.2	Sklerodermie	369
21.6.2	Weitere dermoepidermale Krankheiten	369
21.6.2.1	Lichen planus	369
21.6.2.2	Psoriasis (Schuppenflechte)	369
21.6.2.3	Ekzem (Dermatitis)	370
21.7	**Gutartige Tumoren und Nävi**	370
21.7.1	Virusbedingte Warzen (Verruca vulgaris)	370
21.7.2	Seborrhoeische Warzen	370
21.7.3	Muttermal (Nävuszellnävus)	370
21.7.4	Blauer Nävus (Mongolenfleck)	370
21.8	**Präkanzerosen**	370
21.8.1	Aktinische Keratose	370
21.8.2	Morbus Bowen	371

21.9	**Semimaligne Tumoren**	371
21.9.1	Basaliom (Carcinoma basocellulare, Basalzellkarzinom)	371
21.10	**Bösartige Tumoren**	372
21.10.1	Plattenepithelkarzinom	372
21.10.2	Mycosis fungoides	372
21.10.3	Malignes Melanom	372
21.10.3.1	Lentigo-maligna Melanom (LMM)	372
21.10.3.2	Superfiziell spreitendes Melanom (SSM)	373
21.10.3.3	Noduläres Melanom (NM)	373
21.10.3.4	Akrales lentiginöses Melanom (ALM)	373
21.10.4	Mesenchymale Tumoren	373
21.10.4.1	Dermatofibrom (Histiozytom)	373
21.10.4.2	Angiome	373

21.1
Aufbau und Funktion der Haut

Die Haut stellt mit circa 1,8 m² beim Erwachsenen das flächenmäßig größte Organ des menschlichen Körpers dar. Ihr Gewicht kann bis zu 20 kg betragen, wobei etwa 0.5 kg auf die Epidermis, 3,5 kg auf das Corium und der Rest auf die Subcutis entfällt. Durch Kontakt mit der äußeren Umwelt ist die Haut vielfältigen schädigenden Einflüssen, wie z.B. einer extensiven Sonnenbestrahlung ausgesetzt.

An der Haut lassen sich folgende Schichten unterscheiden:
- Epidermis (Oberhaut)
- Corium (Lederhaut)
- Subkutis (Unterhaut)

Die **Epidermis** wird von einem mehrschichtigen, verhornten Plattenepithel gebildet. Sie stellt eine wirkungsvolle Barriere dar, die den Organismus vor dem Eindringen schädlicher Einflüsse (Mikroorganismen; chemische und physikalische Noxen) schützt und den Flüssigkeitsverlust nach außen in engen Grenzen hält.

Das unter der Epidermis gelegene **Corium** besteht aus faserigem Bindegewebe und verleiht der Haut mechanische Festigkeit. In der Lederhaut, wie auch in der darunter gelegenen Subcutis befinden sich die sogenannten Hautanhangsgebilde wie Schweiß- und Talgdrüsen und die Versorgungsbahnen (Nerven und Gefäße) der Haut.

Die **Subkutis** bildet in den einzelnen Körperregionen eine unterschiedlich stark entwickelte Schicht. Durch ihren meist reichlichen Gehalt an Fettgewebe dient sie als Polsterung und ist für die thermische Isolierung des Körpers wichtig.

Die Haut enthält zahlreiche freie Nervenendigungen und Sinnesrezeptoren und stellt damit in ihrer Gesamtheit ein wichtiges Sinnesorgan für die Kommunikation mit der Außenwelt dar.

Aus der Vielzahl pathologischer Veränderungen der Haut bei Haut- und Allgemeinerkrankungen können hier nur einige besonders wichtige erwähnt werden.

21.2
Störungen des Verhornungsprozesses

Hyperkeratose ist eine Verdickung des Stratum corneum der Epidermis, die durch eine vermehrte Hornbildung bei meist gleichzeitiger Verzögerung der Abschilferung zustande kommt. Sie kann unter anderem durch verschiedene chemische Substanzen hervorgerufen werden.

Parakeratose tritt bei fehlerhafter, überstürzter Verhornung auf. Die Hornschicht enthält noch Kerne und ist in ihrer Struktur nicht kompakt. Parakeratose wird z.B. bei der Psoriasis vulgaris und Präkanzerosen der Haut beobachtet.

Ichthyosen sind genetisch bedingte Verhornungsstörungen, die von einer überschießenden Verhornung mit Schuppenbildung bis zu panzerartigen Hornauflagerungen reichen können. Dabei können nur einzelne Hautbezirke oder auch die gesamte Körperoberfläche betroffen sein.

21.3
Hautkrankheiten durch infektiöse Ursachen

21.3.1
Veränderungen der Epidermis nach Virusbefall

Die Diagnose der Hautveränderung erfolgt zunächst auf Grund der vorliegenden klinischen Befunde. Durch elektronenmikroskopische und immunologische Techniken kann das verursachende Virus identifiziert werden. Bei Virusbefall können die Zellen der Epidermis grundsätzlich mit zwei Reaktionsmustern antworten:
- Durch Auflösung der Epidermiszellen *(Zytolyse)* kommt es zur Hohlraumbildung in der Oberhaut und zum Auftreten von Bläschen *(Vesiculae)*. Die mikroskopisch erkennbaren intraepidermialen Veränderungen werden als „ballonierende" Degeneration bezeichnet.
- Viren können auch solide, tumorartige Wucherungen der Epidermiszellen *(Virusakanthome)* verursachen.

21.3.1.1 Vesikuläre Veränderungen. Das Herpesvirus ist in der Bevölkerung weit verbreitet. Die meisten Personen erkranken jedoch nur selten, während bei anderen immer wieder auftretende Herpesrezidive beobachtet werden können. Es entstehen, mit Juckreiz und Brennen der betroffenen Haut oder Schleimhautstellen verbunden, intraepitheliale Bläschen, die leicht vereitern und schließlich unter Krustenbildung abheilen. Bevorzugte Lokalisation sind Übergangsbereiche der Haut und Schleimhaut (Lippen; Genitalregion).

21.3.1.2 Virusakanthome. Warzen (Verruca vulgaris). Sie werden durch Papovaviren verursacht. Diese rufen kleine, tumorartige Knötchen in der Epidermis hervor. Die verdickte Epidermis zeigt zumindest abschnittsweise Verhornungsstörungen. Virusaggregate können als eosinophile, zytoplasmatische Einschlußkörperchen erkannt werden. Warzen kommen vor allem bei Kindern und Jugendlichen an Händen und Füßen, aber auch an andern Körperstellen vor. Spontane Rückbildung der Warzen (infolge von Immunprozessen) werden nicht selten gesehen (Abb. 21-1).

21.3.1.3 Feigwarzen (Condylomata acuminata = spitze Condylome). Sie sind induziere Epithelhyperplasien, bilden sich bevorzugt im Analbereich (anokutaner Bereich) und in der Genitalregion aus und werden durch Viren der Papova-Gruppe (Human papilloma virus Typ 6 = HPV-Typ 6) verursacht. Sie werden häufig durch sexuellen Kontakt übertragen. Die weichen Gebilde haben blumenkohl- oder hahnenkammartiges Aussehen. Die Epidermis der befallenen Haut weist fingerför-

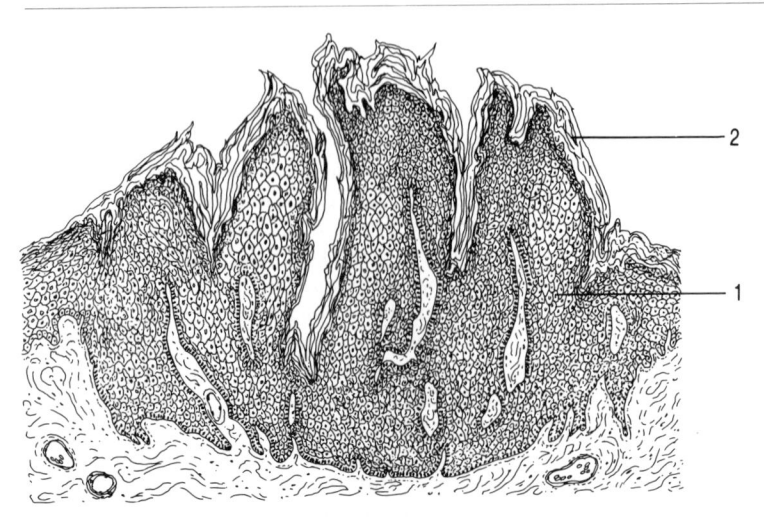

Abbildung 21-1:
Verruca vulgaris
1 Starke Verbreitung des Epithels (Akanthose); 2 Hyperkeratose.

mig verzahnte Epithelhyperplasien mit feinzottiger Oberfläche auf. An der Epitheloberfläche lassen sich Zellen mit pyknotischen und unregelmäßig hyperchromen Kernen und deutlichen perinukleären Aufhellungen des Zytoplasmas (= Ballonzellen oder Koilozyten) erkennen.

Von den spitzen Condylomen müssen die **Condylomata lata** (breite Condylome) unterschieden werden, die im Sekundärstadium der Syphilis an Penis, Vagina und Portio auftreten. Die breiten Condylome erscheinen als plateauartige Erhebungen mit feuchten, oberflächlichen Nekrosen. Im abpreßbaren Gewebswasser finden sich reichlich Spirochäten. Mikroskopisch fallen plasmazelluläre Infiltrate auf.

21.3.2
Hautveränderungen durch Bakterien
Bakterielle Eitererreger (z.B. Staphylokokken, Streptokken) führen vor allem zu Entzündungen im Bereich des Coriums.

Die **Follikulitis** ist eine eitrige Entzündung der Haarfollikel und des parafollikulären Gewebes, die mit Pusteln und Knötchen einhergeht.

Furunkel werden durch Staphylokokken ausgelöst, die von der Oberfläche der Haut aus die Haarfollikel und die damit in Verbindung stehenden Talgdrüsen befallen und dort eine eitrige, abszedierende Entzündung auslösen. Besonders gefährlich gelten Furunkel im Nasen- und Oberlippenbereich. Sie können zu einer eitrigen Gehirnhautentzündung und zu einer septischen Sinusthrombose führen, da eine unmittelbare Verbindung über Blut- und Lymphgefäße zwischen diesen Hautbereichen und den Gehirnhäuten besteht.

Durch das Zusammenfließen mehrerer benachbarter Furunkel können **Karbunkel** entstehen.

Die bei verschiedenen bakteriellen Erkrankungen auftretenden infektiösen Granulome werden in Abschnitt 21.4 besprochen.

21.3.3
Hautveränderungen durch Pilze
Mykosen werden durch verschiedene Faden- und Hefepilze verursacht. Epidermophyten befallen bevorzugt die Zwischenzehenräume und die Nägel. Trichophyten führen zu meist kreisförmigen Veränderungen an den behaarten Körperstellen. Die Pilzmyzelien und -sporen lassen sich mikroskopisch an Hautgeschabseln nachweisen.

21.3.4
Hautveränderungen durch Protozoen
Von den verschiedenen Hautveränderungen, die durch Protozoen ausgelöst werden, soll hier nur die Leishmaniasis cutis („Orientbeule") erwähnt werden. Erreger dieser Krankheit, die in den tropischen und gelegentlich auch in subtropischen Regionen vorkommt, sind Protozoen der Klasse Magistophora (Leishmania donovani). Sie werden durch den Stich von infizierten Sandmücken übertragen. Zunächst treten rötliche Hautknötchen auf, die sich innerhalb von 6 bis 8 Wochen zu einem furunkelähnlichen Knoten mit zentralem Ulkus entwickeln können. Mikroskopisch sind die Hautveränderungen durch eine diffuse dermale Infiltration mit Plasmazellen und Makrophagen gekennzeichnet. In den Makrophagen lassen sich, nach Giemsa-Färbung, die Erreger als „Donovan-Körperchen" nachweisen.

21.3.5
Hautveränderungen durch Milben
Die weibliche Krätzmilbe gräbt zentimeterlange Gänge in die Epidermis und deponiert dort ihre Eier. Bevorzugt betroffen ist die Haut von Händen und Füssen, des Ellbogens, der vorderen Achselfalte und des Penis. Die Hautveränderungen lösen in der Regel starken Juckreiz aus.

21.4
Infektiöse Granulome

Epitheloidzellige Granulome kommen bei verschiedenen Erkrankungen (Tuberkulose, Lepra, Schwimmbadgranulom) als Folge einer bakteriellen Infektion vor. Der Nachweis der Granulome, die sich aus knötchenförmig angeordneten Epitheloidzellen und Makrophagen zusammensetzen, allein erlaubt oft noch keine exakte Diagnose der jeweiligen Erkrankung. Im folgenden soll die Tuberkulose der Haut näher besprochen werden. Der histologische Aufbau der verschiedenen infektösen und nichtinfektiösen Granulome ist im Abschnitt 4.5 eingehend dargestellt.

21.4.1
Tuberkulose der Haut
21.4.1.1 Primäre Inokulationstuberkulose.
Die tuberkulöse Erstinfektion der Haut ist selten. An den Stellen des Eindringens von Mykobakterium tuberculosis kommt es zur Knötchenbildung und später zur Ulzeration. Die regionären Lymphknoten schwellen 6 bis 8 Wochen später an. Die Inokulationsstelle in der Haut und die zugehörigen Lymphknoten werden, wie auch bei der Tuberkulose anderer Organe, als Primärkomplex bezeichnet.

21.4.1.2 Tuberculosis verrucosa. Sie tritt bei erneutem Kontakt mit Tuberkelbakterien bei bereits vorhandener Hypersensibilität auf. Die granulomatöse Entzündung läuft zunächst im Corium ab und löst dann häufig eine massive Hyperplasie der darüber gelegenen Epidermis aus.
Die bei Pathologen, Ärzten und Metzgern gelegentlich zu beobachtenden „Leichentuberkel" gehören dazu.

21.4.1.3 Lupus vulgaris. Die relativ häufigste Form der Hauttuberkulose ist der Lupus vulgaris. Sie kann bei allen Formen der Tuberkulose auftreten. Die Entstehung einer Organtuberkulose des Coriums der Haut erfolgt meist durch lymphogene Streuung. Das klinische Erscheinungsbild des Lupus vulgaris ist vielfältig. Häufig wird das Gesicht befallen, wobei das Auftreten braunroter Flecken mit stecknadelkopfgroßen Knötchen typisch ist. Histologisch findet man im Corium der betroffenen Hautareale kleine Knötchen, die sich in typischer Weise aus Epitheloidzellen, Langhans Riesenzellen und Lymphozyten zusammensetzen und nicht selten zentrale Nekrosen aufweisen.

21.5
Nichtinfektiöse Granulome

Nichtinfektiös bedingte Granulome werden in der Haut unter anderem durch unbelebte, von außen in das Gewebe gelangte korpuskuläre Gebilde ausgelöst. Sie werden als *Fremdkörpergranulome* bezeichnet und sind in Abschnitt 4.5.2.6 näher beschrieben. Auch bei der *Sarkoidose* (= *Morbus Boeck*, Abschnitt 10.7.3.5) lassen sich bei verschieden Patienten Granulome in der Haut beobachten, die häufig stark sklerosiert erscheinen und denen im Unterschied zu den tuberkulösen Granulomen die zentrale Verkäsung fehlt.

21.6
Dermoepidermale Krankheiten

Zu den dermoepidermalen Krankheiten der Haut lassen sich neben den Hautveränderungen, die als Folge verschiedener Bindegewebskrankheiten auftreten, auch Krankheiten wie die Psoriasis, das Ekzem und die Chondrodermatitis chronica helicis, die ausschließlich die Ohrmuschel befällt, rechnen.

21.6.1
Hautveränderungen bei Bindegewebskrankheiten (Kollagenosen)

21.6.1.1 Lupus erythematodes (LE). Beim LE werden Autoantikörper gegen DNS und andere Kernbestandteile ausgebildet. Die Immunkomplexe können zu Entzündungen von Bindegeweben und Blutgefäßen führen und außer in inneren Organen auch in der Haut charakteristische Veränderungen nach sich ziehen. In der Haut lagern sich die Immunkomplexe vor allem an der Grenze zwischen Epidermis und Corium an. Die Ablagerungen sind zunächst granulär und können bei längerem Verlauf der Krankheit ein durchgehendes, eosinophiles Band in diesem Bereich bilden.
Beim chronischen LE discoides kommt es zu umschriebenen Hautläsionen in Hautbezirken, die dem Licht ausgesetzt sind. Sie imponieren als unterschiedlich große rote Flecken mit deutlicher Hyperkeratose, die oft nur unter Narbenbildung und Pigmentstörung abheilen. Die mikroskopischen Veränderungen in der Haut sind bei den verschiedenen LE-Formen gleichartig. Mikroskopisch fällt die hydropische Degeneration der Basalzellen in der Epidermis auf. Hierzu kommen Veränderungen des Bindegewebes (Ödem; Hyalinisierung; fibrinoide Nekrosen; starke lym-

phozytäre Infiltrate, vor allem um die Haarfollikel). Die Öffnungen der Haarfollikel zeigen häufig starke hyperkeratotische Veränderungen.

Beim systemischen LE werden in 80% der Fälle Hautveränderungen beobachtet. Als besonders charakteristisch gilt ein schmetterlingförmiges Erythem der Gesichtshaut. Auch diskoide Veränderungen, teilweise mit Haarausfall, treten auf. Mikroskopisch entsprechen die Veränderungen in der Haut jenen der chronisch diskoiden Form. Werden tiefere Hautschichten in das Krankheitsgeschehen einbezogen, dann spricht man von einem LE profundus oder tumidus.

21.6.1.2 Sklerodermie. Bei der Sklerodermie lassen sich eine lokalisierte (zirkumskripte) Form (Morphea), die auf die Haut beschränkt bleibt, und eine systemische Form, bei der innere Organe betroffen sind, die Haut aber intakt bleibt, unterscheiden. Neuere Befunde deuten darauf hin, daß sie unterschiedliche Ursachen haben. Als Ursache für die lokalisierte Sklerodermie wird eine Reaktion auf eine Infektion mit Borrelia burgdorferi infolge eines Zeckenbisses angenommen. Um die Bißstelle tritt ein runder, indurierter Hautbereich, dessen Durchmesser zwischen 2 bis 15 cm betragen kann, auf. Außen wird der veränderte Hautbezirk durch einen schmalen, braunen bis lilafarbenen Ring („lilac ring"), umgeben, in dem die Haut nicht verhärtet erscheint. Bei der histologischen Untersuchung der veränderten Hautareale fällt auf, daß die Reteleisten deutlich reduziert sind. Die kollagenen Fasern in der Dermis erscheinen geschwollen und stark eosinophil. Im Bereich des „lilac rings" finden sich ausgeprägte leukozytäre Infiltrate. In fortgeschrittenen Stadien wirkt der Grenzbereich zwischen Corium und Subcutis durch Kollagenzubildung stark sklerosiert. Elastische Fasern und Hautanhangsgebilde (Haarfollikel, Schweißdrüsen) gehen zunehmend verloren.

Gelegentlich werden weite Bereiche der Haut von der Erkrankung betroffen. Dies wird als „generalisierte Sklerodermie" bezeichnet. Ihre Ursache ist noch nicht bekannt. Im Unterschied zur systemischen Sklerodermie kommt es dabei nicht zu Veränderungen innerer Organe. Histologisch entspricht der Befund den Hautveränderungen der zirkumskripten Sklerodermie.

21.6.2 Weitere dermoepidermale Krankheiten

21.6.2.1 Lichen planus. Als Prototyp dieser Erkrankung kann der Lichen ruber planus (Lichen = Flechte), eine chronische, entzündliche Dermatose, angesehen werden. Dabei bilden sich im betroffenen Hautareal kleine, flache, glänzende Papeln von dunkelroter Farbe, die stark jucken und eine glasig glänzende Oberflächenzeichnung aufweisen (Wickham-Phänomen). Eine typische Lokalisation ist die Haut über den Handgelenken. Histologisch sind die Hautveränderungen durch Hyperkeratose, sägezahnartige Akanthose (Verbreiterung der nicht verhornten Teile der Epidermis infolge einer Hyperplasie der Stachelzellen) und dichte, subepitheliale lymphozytäre Infiltrate gekennzeichnet. Zu einer lichenoiden Dermatitis kann es z.B. bei der chronischen Form der „graft versus host reaction" kommen.

21.6.2.2 Psoriasis (Schuppenflechte). Die Schuppenflechte ist eine chronisch entzündliche, erythematös squamöse Dermatose, die beide Geschlechter gleich häufig befällt. Eine genetische Disposition der Schuppenflechte gilt als wahrscheinlich. Durch traumatische Einflüsse (exzessive Sonnenbestrahlung, Medikamente, Infekte) wird die Erkrankung dann manifest. Die Hautveränderungen treten bevorzugt auf der Streckseite der Extremitäten (Ellbogen, Knie) auf. Sie bestehen aus scharf begrenzten, lachsroten Plaques, die wachstropfenartige Schuppen aufweisen. Mikroskopisch ist das Bild der Hautveränderungen durch Hyperkeratose und ausgeprägte Parakeratose (kernhaltige Hornschicht; Verlust des Stratum granulosum) der Epidermis gekennzeichnet. Die Zahl der Mitosen in der Epidermis ist stark erhöht. Dies führt zur Verdickung der Epidermis und zur Akanthose. Leukozyten wandern in die veränderte Epidermis ein und führen zu spongiformen Pusteln (Munroe-Mikroabszesse).

Bei der pustulösen Form konfluieren die Mikroabzesse zu Pusteln. Auch im ödematisiertem Bindegewebe des Coriums und der Subcutis finden sich zahlreiche Granulozyten.

21.6.2.3 Ekzem (Dermatitis). Das Ekzem, das in akuter, subakuter oder chronischer Verlaufsform auftreten kann, entsteht häufig als Unverträglichkeitsreaktion nach Hautkontakt mit bestimmten Stoffen. Man kann zwischen exogenen Ekzemen, wie der *Kontaktdermatitis* und endogenen Ekzemen, die aus einer „konstitutionellen" Überempfindlichkeit resultieren, unterscheiden. Die verschiedenen klinischen Formen lassen sich dabei aber nicht mikroskopisch voneinander abgrenzen. Als primäre Läsionen lassen sich ein Ödem im Corium (Stratum papillare) und eine Spongiose der Epidermis mit intraepidermaler Bläschenbildung beobachten. An das akute Stadium schließen sich subakute Veränderungen, wie Zunahme der Spongiose und Akanthose mit Bildung parakeratotischer Schuppen an. Beim chronischen Ekzem kommt es dann zur Lichenifikation (Hyperkeratose, epidermale Hyperplasie, papilläre dermale Fibrose). Sekundär lassen sich häufig Erosionen und Blutungen feststellen.

21.7
Gutartige Tumoren und Nävi

21.7.1
Virusbedingte Warzen (Verruca vulgaris).
Warzen erscheinen als knötchenförmige Veränderungen der Epidermis, vor allem an Händen und Füßen. Wie schon früher erwähnt, werden sie durch Papovaviren hervorgerufen. Nicht selten zeigen sie eine spontane Rückbildung.

21.7.2
Seborrhoeische Warzen
Sie sind flach erhaben, braun bis schwarz, und kommen bevorzugt am Stamm vor. Ihr vermehrtes Auftreten wird meist erst nach dem 50. Lebensjahr festgestellt. Maligne Entartung dieser Hautveränderungen ist nicht zu erwarten. Histologisch ist die Ausbildung von „Pseudohornzysten" charakteristisch. Das sind Hornkegel, die tief in die Epidermis eindringen können. Im Unterschied zu gewöhnlichen Warzen finden sich bei den seborrhoeischen Warzen keine vakuolisierten Zellen im Stratum spinosum und keine Parakeratosen.

21.7.3
Muttermal (Nävuszellnävus).
Muttermale gelten als die häufigsten gutartigen Tumoren der Haut. Ihre Zahl nimmt mit zunehmendem Lebensalter zu. Die Nävuszellen sind Abkömmlinge von pigmenthaltigen Melanozyten der Haut. Ihr Zytoplasma enthält daher in unterschiedlicher Menge das Pigment Melanin. Muttermale kommen angeboren vor (kongentiale Nävi) oder bilden sich im Laufe des Lebens aus. Bei beiden Formen lassen sich intradermale, junktionale und gemischte (compound) Nävi unterscheiden. Beim „ausgereiften" Naevus naevocellularis liegen die Nävuszellverbände intradermal. Beim junktionalen Nävus konzentrieren sie sich im Bereich basale Epidermis/Papillarkörper.

21.7.4
Blauer Nävus (Mongolenfleck)
(Naevus coeruleus, Mongolenfleck) tritt als graublaue Verfärbung der Haut in Erscheinung. Die pigmenthaltigen Melanozyten liegen tief im Corium. Ihr braunschwarzes Pigment erscheint durch die darüber gelegenen Schichten des Coriums und der Epidermis blau. Blaue Nävi sind schon bei Geburt ausgebildet. Bei Lokalisation eines blauen Nävus über dem Kreuzbein wird dieser als Mongolenfleck bezeichnet.

21.8
Präkanzerosen

Präkanzerosen der Haut sind Erkrankungen, die gelegentlich *(fakultative Präkanzerosen)* oder immer *(obligate Präkanzerosen)* in ein invasives Karzinom der Haut übergehen.

21.8.1
Aktinische Keratose
Die aktinische Keratose ist die häufigste Präkanzerose der Haut. Sie tritt meist bei älteren Menschen an jenen Körperstellen auf, die besonders intensiver Sonnenbestrahlung über lange Zeit ausgesetzt waren.

Die aktinische Keratose wird besonders bei hellhäutigen Menschen, die in Regionen mit starker Sonneneinwirkung (z.B. Australien) leben, beobachtet. In etwa 25% der Fälle geht sie in ein invasives Karzinom über.

21.8.2
Morbus Bowen

Der Morbus Bowen wird als obligate Präkanzerose eingestuft, da nach einigen Jahren regelmäßig ein Übergang in ein invasives Hautkarzinom festzustellen ist. Die vom Morbus Bowen betroffenen Hautstellen zeigen ekzemartige Veränderungen und zeichnen sich durch rote bis bräunliche, schuppende Flecken aus. Die Hautveränderungen treten im Unterschied zur aktinischen Keratose vor allem an jenen Körperstellen auf, die nicht dem Licht ausgesetzt sind. Mikroskopisch liegt beim Morbus Bowen ein Carcinoma in situ vor, in dem man pathologische Mitosefiguren und mehrkernigen Riesenzellen erkennen kann. Aus einem Morbus Bowen kann sich ein invasiv wachsendes Plattenepithelkarzinom (Bowen-Karzinom) entwickeln (Abb. 21-2).

21.9
Semimaligne Tumoren

21.9.1
Basaliom (Carcinoma basocellulare, Basalzellkarzinom)

Zu den semimalignen Tumoren der Haut zählt das Basaliom. Besonders häufig ist von diesem Tumor das Gesicht betroffen.

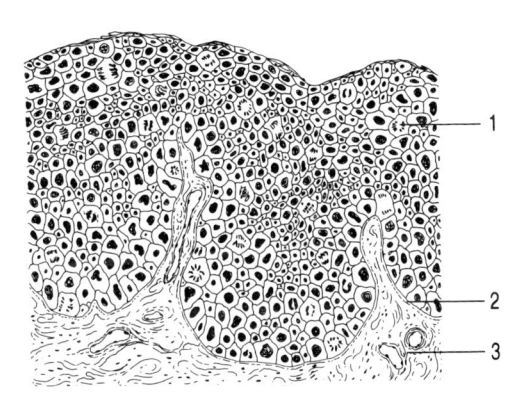

Abbildung 21-2:
Morbus Bowen
Die normale Schichtung der Epidermis ist weitgehend aufgehoben. Die Epidermiszellen weisen deutliche Zell- und Kernpolymorphie auf.
1 Mitosen; 2 Intakte Basalmembran; 3 Bindegewebe des Coriums mit Gefäßen.

Eine Sonderform des Basalioms ist der „Pinkus-Tumor", der bevorzugt in der Rückengegend auftritt. Basaliome wachsen ähnlich wie Karzinome lokal infiltrierend in die Tiefe. Sie setzen jedoch im Unterschied zu diesen in der Regel keine Metastasen und werden daher als „semimaligne" eingestuft. Sie müssen operativ radikal entfernt werden, da ihre Neigung zu infiltrativem Wachstum zu tiefgreifenden Defekten führen kann. Makroskopisch erscheinen die Basaliome nodulär oder plan. Mikroskopisch fällt die relativ regelmäßige Struktur der stark basophilen Tumorzell-

Abbildung 21-3:
Mikroskopisches Bild eines Basalioms.
1 infiltratives Wachstum von fischzugartig angeordneten Strängen aus kleinen Tumorzellen;
2 oberflächliche Ulkusbildung; 3 Epidermis;
4 entzündliche Reaktion des Bindesgewebes auf die vordringenden Tumorzellen.

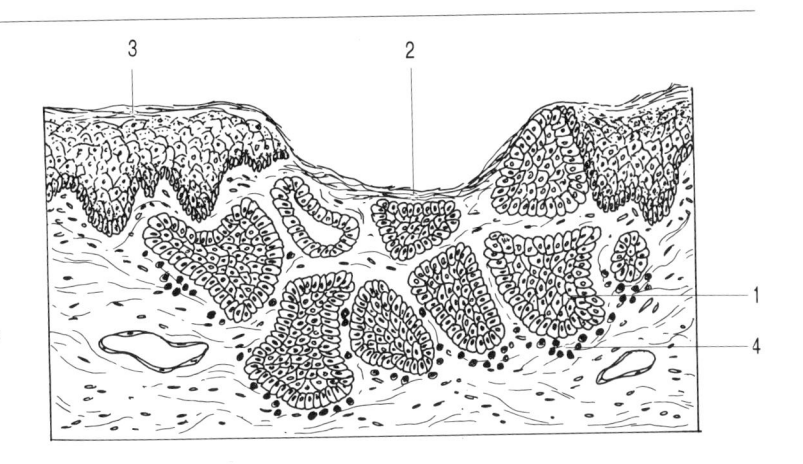

verbände auf. Sie setzen sich aus hochprismatischen, palisadenförmig angeordneten Tumorzellen zusammen, die zentral gelegene, polygonale, nicht verhornte Tumorzellen umschließen (Abb. 21-3).

21.10
Bösartige Tumoren

21.10.1
Plattenepithelkarzinom

Der überwiegende Teil der bösartigen Tumoren der Haut sind verhornende Plattenepithelkarzinome *(Spinaliome)*. Für ihre Entstehung scheinen chronische Reize, wie das wiederholte Einwirken von Ruß, Teer, Arsen etc. auf die Haut von großer Bedeutung zu sein. Da Plattenepithelkarzinome der Haut in der Regel früh erkannt und behandelt werden, treten bei ihnen im Unterschied zu Plattenepithelkarzinomen anderer Provenienz nur selten Metastasen auf. Das Grading der Plattenepithelkarzinome erfolgt nach definierten Kriterien, wobei auch Invasionsniveau und Tumordicke berücksichtigt werden.

Histologisch können gut differenzierte, stark verhornende Plattenepithelkarzinome kaum von den sogenannten *Keratoakanthomen* unterschieden werden. Keratoakanthome entwickeln sich bei älteren Patienten innerhalb weniger Wochen in sonnenexponierten Hautstellen. Sie bilden sich aber häufig ohne Behandlung spontan zurück, d.h. sie zeigen einen klinisch benignen Verlauf.

21.10.2
Mycosis fungoides

Die Mycosis fungoides ist ein malignes T-Zell-Lymphom der Haut. Es kann in Spätstadien auch die Lymphknoten und innere Organe befallen. Bei Vorliegen eines leukämischen Blutbildes spricht man von einem „Sézary Syndrom". Mikroskopisch läßt sich ein polymorphzelliges Infiltrat (Lymphozyten, Granulozyten, darunter eosinophile Formen, neoplastische Zellen mit vielfach eingekerbtem Kern) in der Haut erkennen, das sich vor allem auf die Epidermis konzentriert und dort intraepidermale Mikroabszesse (Pautrier-Mikroabszesse) ausbildet.

21.10.3
Malignes Melanom

Das maligne Melanom wies in den letzten Jahren in vielen Ländern (vor allem in solchen mit starker Sonnenbestrahlung wie Australien, aber auch in Europa) hohe Zuwachsraten auf. Betroffen ist die hellhäutige Bevölkerung. Das maligne Melanom nimmt mit dem Alter zu (Inzidenz bei 5jährigen: 0,1/100 000, bei 85jährigen (17,6/100 000). Bei Kindern und Jugendlichen vor der Pubertät sind maligne Melanome sehr selten. Die absolut größte Zahl an malignen Melanomen findet sich aber zwischen dem 40. und 50. Lebensjahr, wobei Frauen fast doppelt so oft (1,7mal) wie Männer betroffen sind.

Das maligne Melanom nimmt seinen Ausgang von den pigmenthaltigen Zellen der Epidermis, den Melanozyten. Melanome können aus schon viele Jahre bestehenden Pigmentflecken hervorgehen. Verdächtig sind dabei eine rasche Vergrößerung eines Pigmentfleckes oder Nävus, seine plötzliche Farbänderung und die entzündliche Abwehrreaktion der Haut, die zu einem roten Hof um den Tumor und zu Juckreiz führt.

Eine entscheidende Rolle für die Diagnose eines malignen Melanoms spielt die genaue Inspektion der Hautläsion. In den USA findet dabei die sogenannte ABCDE-Regel Verwendung. Folgende Befunde sprechen für das Vorliegen eines malignen Melanoms: A = Asymmetrie der Hautläsion; B = Begrenzung unregelmäßig; C = Color (Farbe) unterschiedlich; D = Durchmesser > 6 mm; E = Erhabenheit, d.h. die Oberfläche erscheint unregelmäßig.

Nach klinischen Kriterien (Einteilung nach *Clark* und *Mihm*) werden die malignen Melanome folgendermaßen eingeteilt:

21.10.3.1 Lentigo-maligna Melanom

(LMM). Nach anfänglichem flächenförmigen Wachstum (melanotische Präkanzerose) treten unterschiedlich stark pigmentierte Tumorknoten auf. Lentigo-maligna Melanome finden sich vor allem in der sonnenexponierten Haut. Zu mehr als 90% sind sie im Gesichtsbereich lokalisiert. Aufgrund des langsamen Wachstums ist die Prognose besser als bei den anderen Melanomvarianten.

21.10.3.2 Superfiziell spreitendes Melanom (Superficial spreading melanoma = SSM). Die Prädilektionsstellen dieses häufigsten Melanomtyps sind beim Mann der Rücken, bei der Frau die Unterschenkel. Makroskopisch handelt es sich dabei um meist münzgroße (nicht selten aber auch mehrere Zentimeter große) flach erhabene Herde mit unregelmäßiger Begrenzung und Pigmentierung. Im Unterschied zur Lentigo maligna ist die Epidermis verdickt. Atypische Melanozytennester finden sich in allen Etagen der Epidermis, inklusive dem Stratum corneum. Es kommt beim SSM wesentlich schneller als beim Lentigo-maligna-Melanom zum infiltrativen Wachstum (Abb. 21-4).

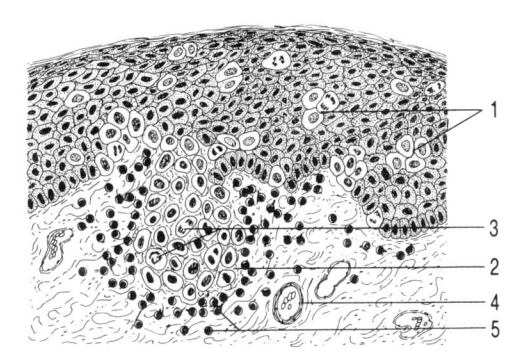

Abbildung 21-4:
Superfiziell spreitendes Melanom (SSM)
1 Atypische Melanozyten; 2 beginnende Invasion von Tumorzellen in das Korium; 3 Mitosen; 4 Bindegewebe des Koriums mit Gefäßen; 5 Lymphozyten

21.10.3.3 Noduläres Melanom (NM). Es bilden sich breitbasig aufsitzende, unregelmäßig begrenzte, blauschwarze Knötchen, die meistens einen Durchmesser von mehr als 5 mm aufweisen. Anfangs ist die Oberfläche glatt, später aber nach Ulzeration von Krusten bedeckt. Gelegentlich kommen auch amelanotische Formen vor, die keine Pigmentierung aufweisen und deshalb diagnostische Schwierigkeiten bereiten können.

21.10.3.4 Akrales lentiginöses Melanom (ALM). Neben den Akren (Fingern, Zehen) können diese Melanome auch palmar oder plantar auftreten. Sie wachsen anfangs flächenförmig. Später kommt es zu knotenförmigen Veränderungen, die eine schlechtere Prognose aufweisen.

**21.10.4
Mesenchymale Tumoren**

21.10.4.1 Dermatofibrom (Histiozytom). Diese Tumoren kommen relativ häufig vor und treten mitunter auch in größerer Zahl auf. Es handelt sich dabei um linsenförmige, bräunliche Knötchen mit einem Durchmesser von weniger als 1 cm. Mikroskopisch findet man intradermal gelegene Knötchen mit spindelzelliger, wirbeliger Textur, die in unterschiedlichem Maße Einlagerungen von Lipiden und Hämosiderin (aber kein Melanin) aufweisen können. Die Unterscheidung von Melanin und Hämosiderin läßt sich mit Spezialfärbungen, wie der Berliner-Blau-Färbung treffen. Um das Knötchen läßt sich eine ausgeprägte reaktive Verdickung der Dermis und eine verstärkte Pigmentierung der überlagernden Epidermis beobachten.

21.10.4.2 Angiome. Der *Naevus flammeus* ist ein angeborener, meist kapillärer Gefäßnävus. Er imponiert als hell- bis blaurotes, diffuses Erythem, welches durch Druck kurzfristig verschwindet. Er kann mit Gefäßnävi innerer Organe vergesellschaftet sein (Klipple-Trenaunay Syndrom). *Kapilläre und kavernöse Hämangiome* treten schon in den ersten Lebensmonaten auf. Später bilden sie sich häufig vollständig zurück.

Farbtafeln

Farbtafel I (zu Kapitel 8: Tumore)

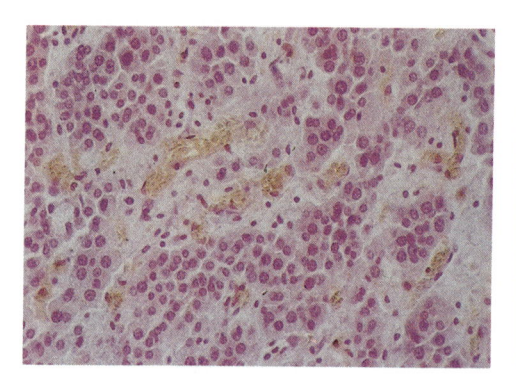

Abbildung 1: Nebennierenrindenadenom; Kernechtrot-Fbg. Das Adenom besteht aus kleinen Ballen von Zellen mit eosinophilem Zytoplasma und mäßiger Kernpolymorphie.

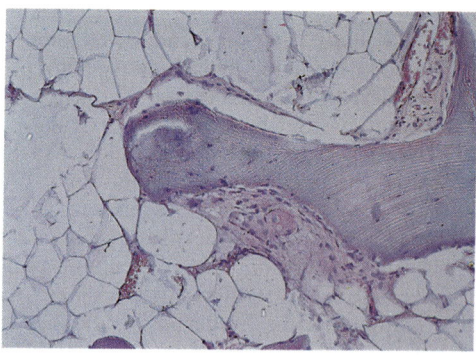

Abbildung 2: Ossifizierendes Lipom; HE-Fbg. Gutartiger, läppchenförmig aufgebauter Tumor, der sich vom reifen Fettgewebe ableitet. Die Tumorzellen unterscheiden sich von normalen Fettzellen durch ihre unterschiedliche Größe.

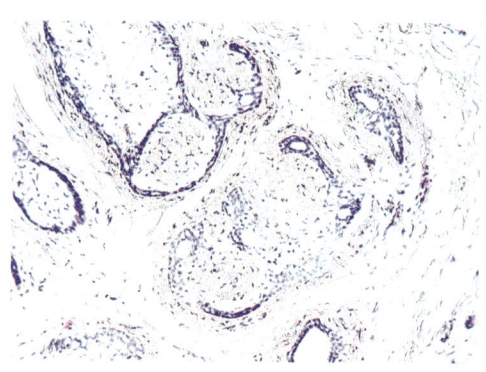

Abbildung 3: Fibroadenom der Mamma; HE-Fbg. Die Abbildung zeigt ein intrakanalikulär wachsendes Fibroadenom mit schlauchförmig verzweigten Epithelien, die eine spaltförmige Lichtung einschließen.

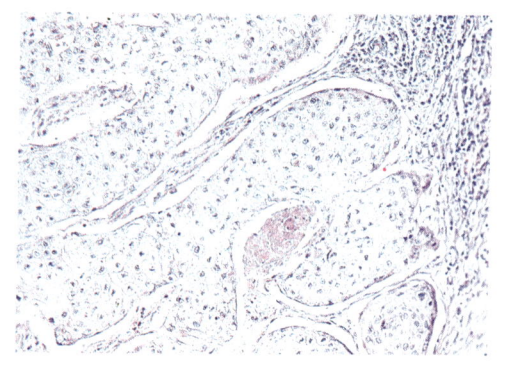

Abbildung 4: Plattenepithelkarzinom eines Bronchus; HE-Fbg.

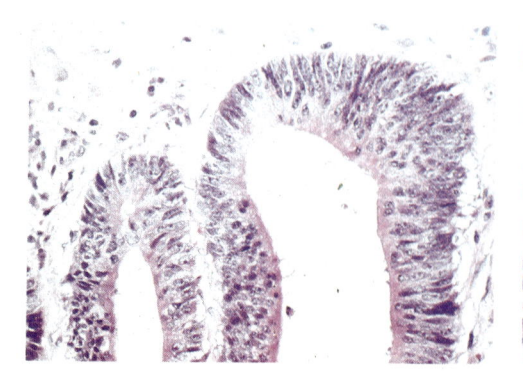

Abbildung 5: Adenokarzinom des Endometriums; HE-Fbg.

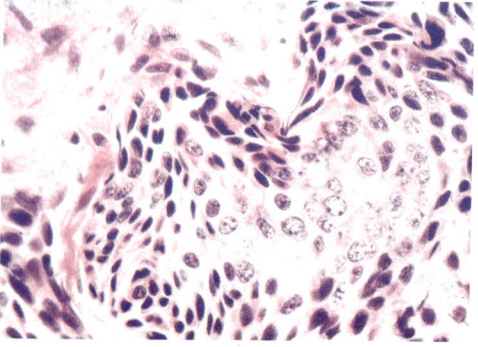

Abbildung 6: Szirrhöses Karzinom; HE-Fbg.

Farbtafeln

Farbtafel II (zu Kapitel 10: Blut, Knochenmark und lymphatisches Gewebe)

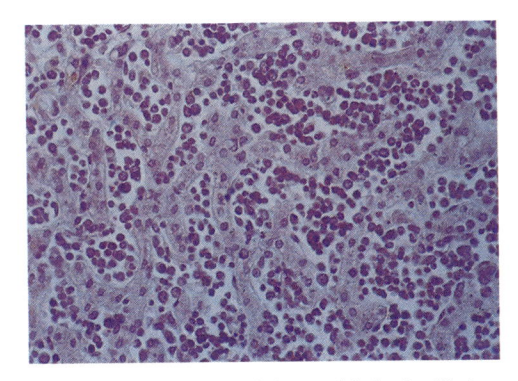

Abbildung 7: Leber bei chronischer myeloischer Leukämie; HE-Fbg. Die Sinusoide sind erweitert und prall mit Myelozyten und Myeloblasten gefüllt.

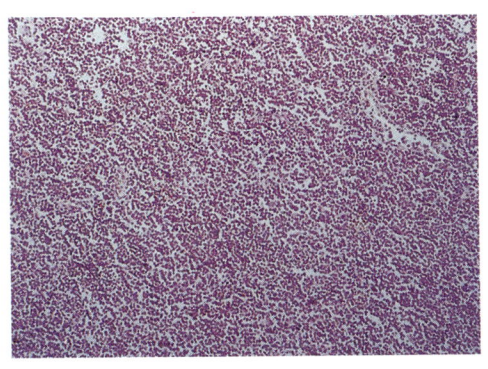

Abbildung 8: Leber bei lymphatischer Leukämie; HE-Fbg.

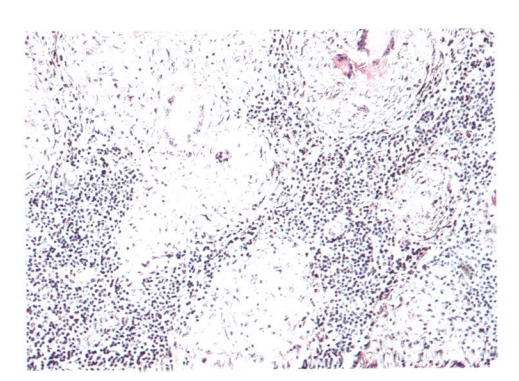

Abbildung 9: Tuberkulöser Lymphknoten; HE-Fbg. Pfeil: Langhans-Riesenzelle.

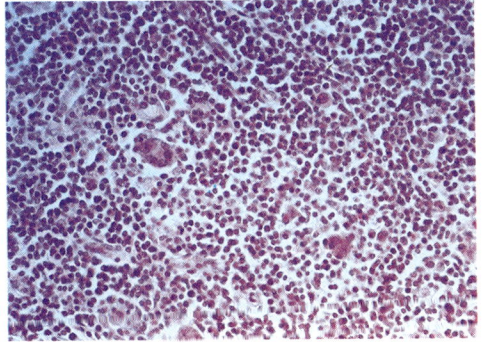

Abbildung 10: Lymphknoten bei Morbus Hodgkin; HE-Fbg. Pfeil: Sternberg-Riesenzelle.

Farbtafel III (zu Kapitel 13: Niere und Harnwege)

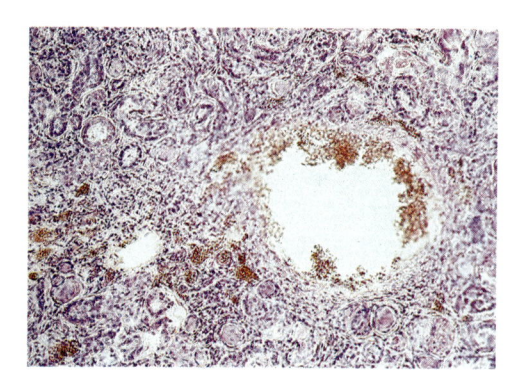

Abbildung 11: Nierenzyste (Pfeil); HE-Fbg.

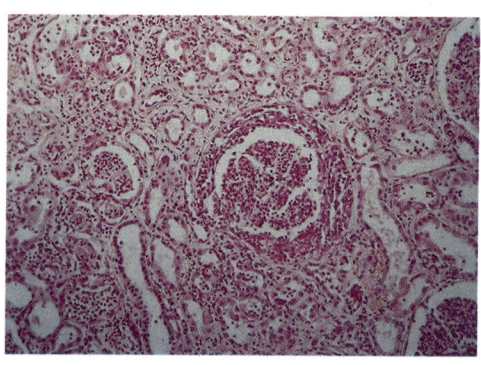

Abbildung 12: Proliferative Glomerulonephritis; HE-Fbg. Die gewucherten, parietalen Epithelzellen der Bowman-Kapsel bilden einen zellulären Halbmond. Die Tubuli sind durch ein interstitielles Ödem auseinander gedrängt.

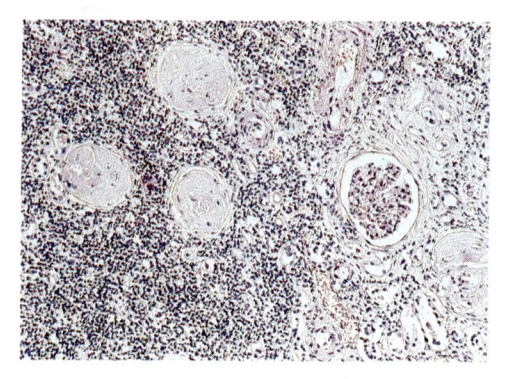

Abbildung 13: Schrumpfniere bei Amyloidose; HE-Fbg. Die verödeten Glomerula stellen sich als runde, eosinophile und teilweise konzentrisch geschichtete Gebilde dar, in denen einzelne erhaltene Zellkerne erkennbar sind. Bei der Kongorot-Färbung färbt sich das Amyloid orangerot an.

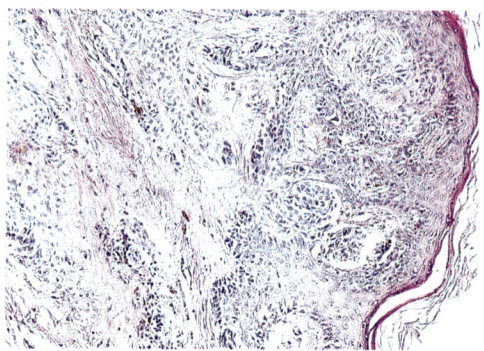

Abbildung 14: Plattenepithelkarzinom der Harnblase; HE-Fbg.

Farbtafel IV (zu Kapitel 17: Zentrales und peripheres Nervensystem)

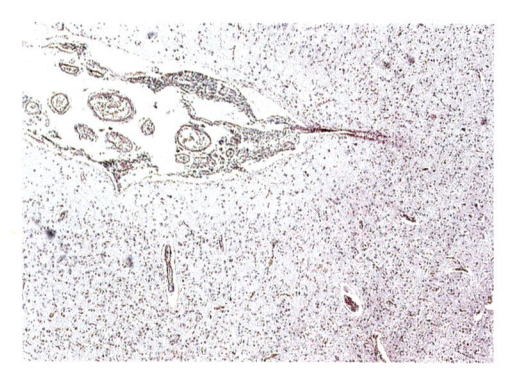

Abbildung 15: Eitrige Meningitis; HE-Fbg.

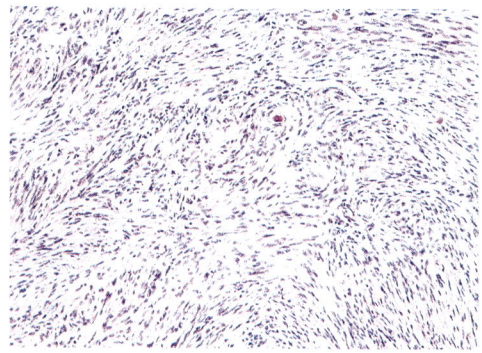

Abbildung 16: Meningeom; HE-Fbg.

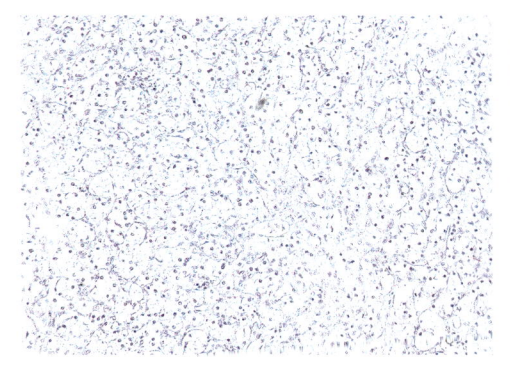

Abbildung 17: Oligodendrogliom; HE-Fbg. Die Tumorzellen weisen einen runden Kern, ein helles Zytoplasma und eine deutlich erkennbare Zellmembran auf.

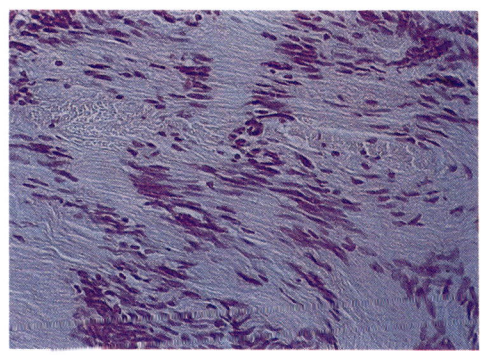

Abbildung 18: Neurinom des 8. Hirnnerven (Akustikusneurinom), HE-Fbg. Fischzugähnliche Anordnung der länglichen Tumorzellen.

Farbtafeln

Farbtafel V (zu Kapitel 19: Knochen und Gelenke, Kapitel 20: Muskulatur und Kapitel 21: Haut)

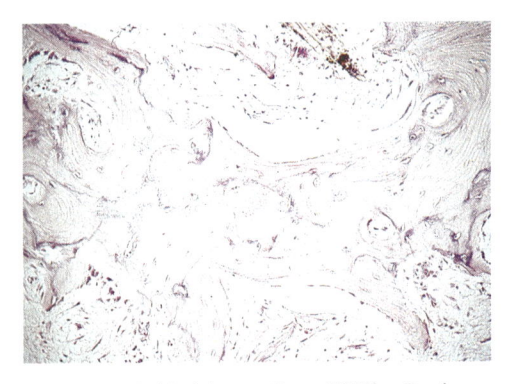

Abbildung 19: Ostitis deformans Paget; HE-Fbg. Durch Knochenabbau und gleichzeitig erfolgenden verstärkten, ungeordneten Knochenaufbau entstehen verdickte Knochentrabekel mit neuen Kittlinien (Mosaikstruktur).

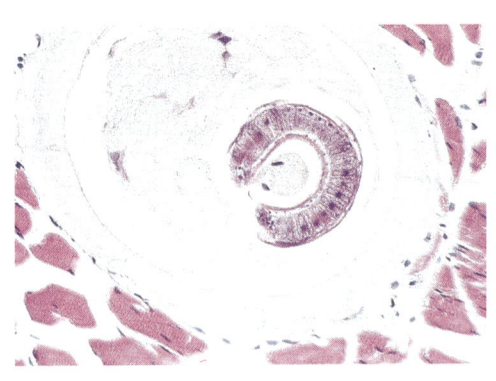

Abbildung 20: Trichine in der Skelettmuskulatur; HE-Fbg.

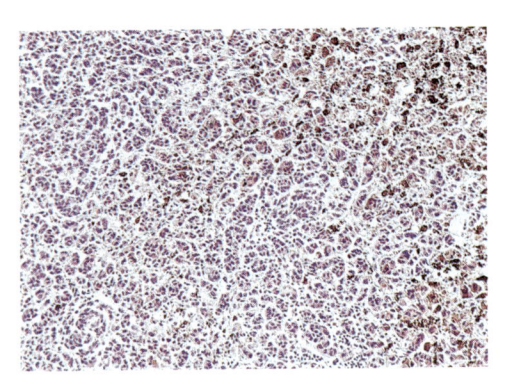

Abbildung 21: Intradermaler Nävuszellnävus; HE-Fbg. Nestförmige Anordnung der Tumorzellen im Korium.

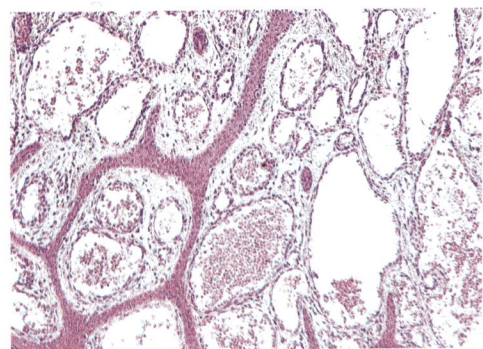

Abbildung 22: Hämangiom der Haut; HE-Fbg.

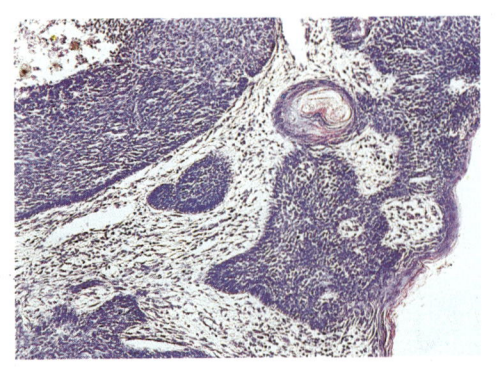

Abbildung 23: Basalzellenkarzinom HE-Fbg. Solide Tumorzellkomplexe aus dunklen, zytoplasmaarmen Zellen dringen von der Epidermis in das Korium vor.

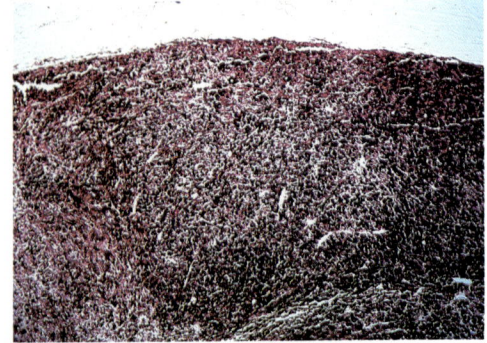

Abbildung 24: Malignes Melanom mit polymorphen, Melanin-enthaltenden Tumorzellen; HE-Fbg.

Farbtafeln

Farbtafel VI

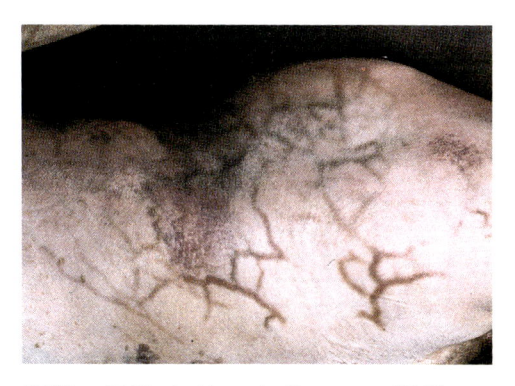

Abbildung 25: Durchschlagen des Venennetzes; HE-Fbg. Leichenflecken.

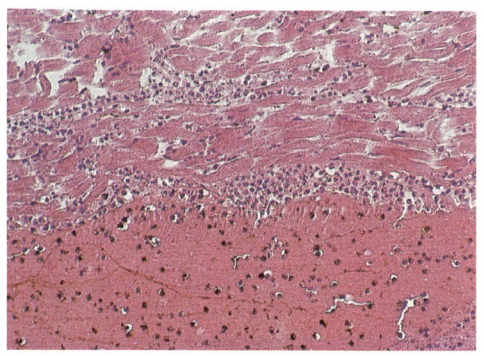

Abbildung 26: Frischer Herzinfarkt; HE-Fbg. Oben: normales Gewebe; unten: Nekrosen.

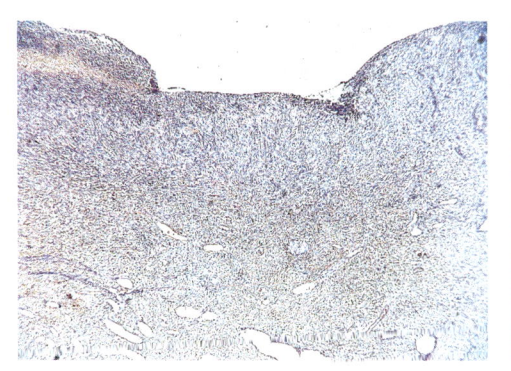

Abbildung 27: Granulationsgewebe; HE-Fbg.

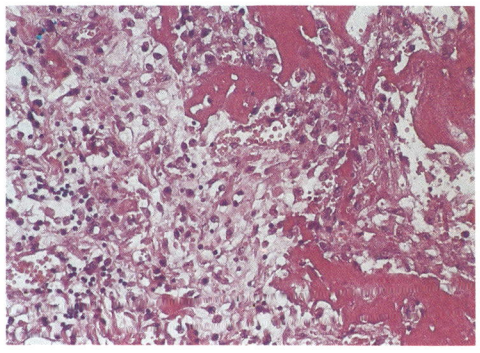

Abbildung 28: Akute fibrinose Perikarditis; Azan-Fbg.

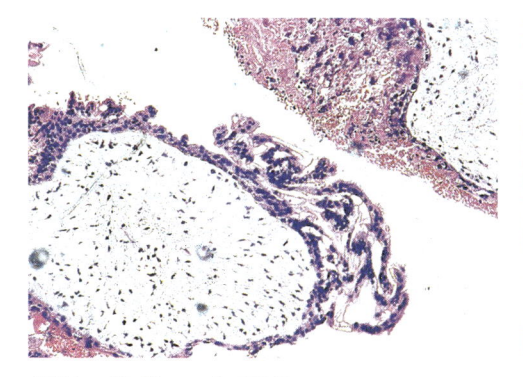

Abbildung 29: Blasenmole; HE-Fbg.

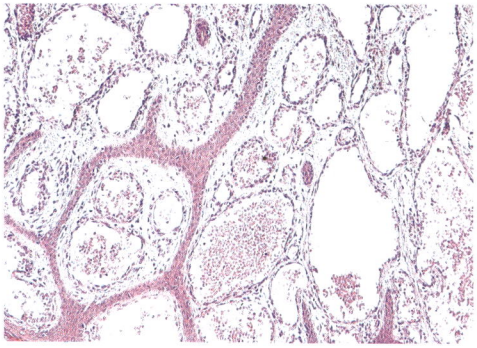

Abbildung 30: Kapilläres Hämangiom; HE-Fbg.

Farbtafel VII

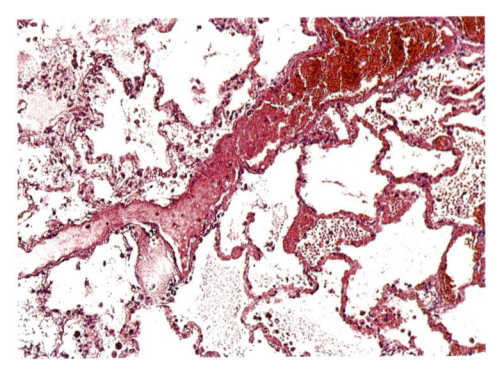

Abbildung 31: Stauungslunge.

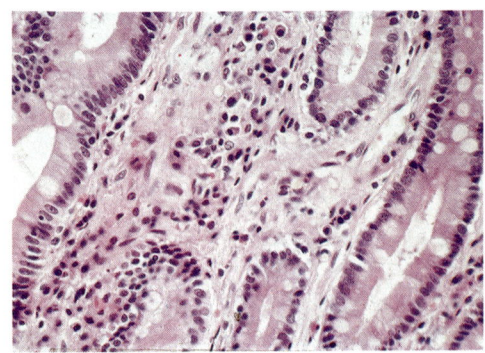

Abbildung 32: Chronisch-atrophische Gastritis mit intestinaler Metaplasie; HE-Fbg.

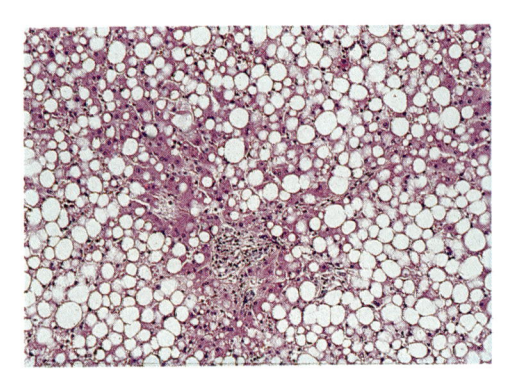

Abbildung 33: Fettleber; HE-Fbg.

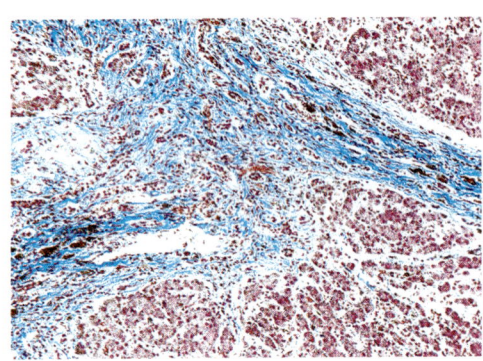

Abbildung 34: Pigmentzirrhose; HE-Fbg.

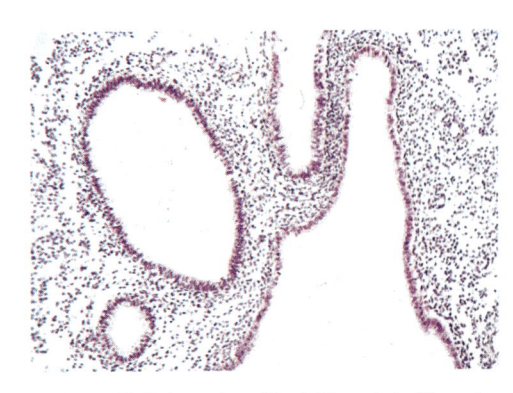

Abbildung 35: Endometrium: Glandulär-zystische Hyperplasie; HE-Fbg.

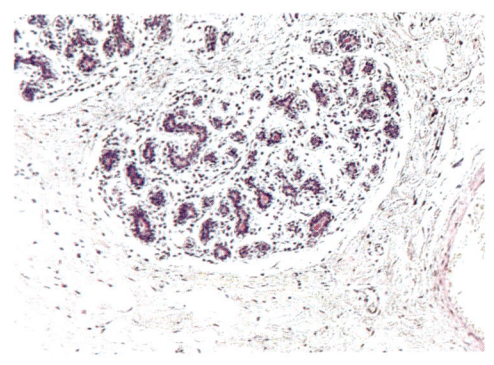

Abbildung 36: Masthopathia fibrosa cystica; HE-Fbg.

Weiterführende Literatur (Auswahl)

CURRAN R.C.:
Farbatlas der Histopathologie. 4. Auflage, Springer, Berlin 1986
DAIL D.H., HAMMAR S.P (Hrsg.):
Pulmonary Pathology. Springer, Berlin 1987
DOERR W., SCHUMANN G., ULE G.:
Atlas der pathologischen Anatomie. Thieme, Stuttgart 1975
DOERR W., UEHLINGER R. (Hrsg.):
Spezielle pathologische Anatomie Band 1–21. Springer, Berlin 1966–1991
EDER M., GEDIGK P. (Hrsg.):
Lehrbuch der Allgemeinen Pathologie und der pathologischen Anatomie. 33. Auflage, Springer, Berlin 1990
FEICHTINGER H., MAIER H., SCHMID K.W.:
Histopathologischer Kurs. Deutscher Ärzte-Verlag, Köln 1992
FENOGLIO-PREISER C.M. et al.:
Gastrointestinal Pathology. Raven Press, New York 1985
HEPINSTALL R.H.:
Pathology of the Kidney. 3 Bände, 4. Aufl., Little, Braun and Cy., Bosten 1992
HUME ADAMS J., DUCHEN L.W. (Hrsg.):
Greenfield's Neuropathology. 5. Auflage, Arnold, London 1992
KISSANE J.M.:
Anderson's Pathology. 9. Auflage, 2 Bände, Mosby, St. Louis 1990
KURMANN R.J. (Hrsg.):
Blaustein's Pathology of the Femal Genital Tract. 3. Auflage, Springer, Berlin 1987
NAVARRO C. (Hrsg.):
Klinische Neuropathologie Thieme, Stuttgart 1989
REMMELE W. (Hrsg.):
Pathologie. Ein Lehr- und Nachschlagebuch, 4 Bände, Springer, Heidelberg 1984
RIEDE U.-N., SCHAEFER H.-E., WEHNER H.:
Allgemeine und spezielle Pathologie. Thieme, Stuttgart 1989
ROASI, J. (Hrsg.):
Ackerman's Surgical Pathology. 2 Bände, Mosby, St. Louis 1989
SANDRITTER W.:
Allgemeine Pathologie. Lehrbuch für Studierende und Ärzte, 2. Auflage, Schattauer, Stuttgart 1981
SANDRITTER W., THOMAS C.:
Makropathologie. 6. Auflage, Schattauer, Stuttgart 1983
SHAFER W.G. et al.:
A Textbook of Oral Pathology. 4. Auflage, Saunders, Philadelphia 1983
SILVER M.D. (Hrsg.):
Cardiovascular Pathology. 2 Bände. Churchill Livingstone, New York 1991
THOMAS C.:
Histopathologie. 11. Auflage, Schattauer, Stuttgart 1992

Abkürzungsverzeichnis

ACTH	Adrenocorticotropes Hormon
BCG	Bacille Calmette-Guérin: apathogene Variante von Mycobacterium tuberculosis
CCl_4	Tetrachlorkohlenstoff
DNS	Desoxyribonucleinsäure
ER	Endoplasmatisches Retikulum
HE	Hämatoxylin-Eosin
KOD	kolloidosmotischer Druck
Ln (Lnn)	Lymphknoten (Mehrzahl)
m-RNS	messenger-(Boten-) Ribonukleinsäure
PAS	periodic acid Schiff reaction; Periodsäure-Schiff-Reaktion
rem	rad equivalent man: Bezeichnung der Äquivalentdosis. 1 rem = 0,01 J/kg
RNS	Ribonukleinsäure
WBZ	Wiederbelegungszeit
WHO	World Health Organization; Welt-Gesundheits-Organisation
ZNS	Zentralnervensystem

Anhang

Vorbemerkung: Wenn sich der Text zu einem Stichwort über mehrere Seiten erstreckt, so ist jeweils nur die erste Seite angegeben

1. Auszug aus dem Gegenstandskatalog für Studierende der Medizin

GK 2: Pathologie

1	**Allgemeine Ätiologie und Pathogenese von Krankheiten**	**4**	**Tumoren**
1.1	Krankheit, 12	4.1	Definition des Tumorbegriffes, 119
1.2	Resistenz (GK Medizinische Mikrobiologie)	4.2	Merkmale und Unterscheidungskriterien gut- und bösartiger Tumoren, 119
1.3	Disposition, 13	4.3	Metastasierung, 122
1.4	Tod, 16	4.4	Tumorrezidiv und Regression von Tumoren, 122, 126
1.5	Obduktion, 21	4.5	Kanzerogenese, 127
1.6	Intravitale Diagnostik von Krankheiten mit morphologischen Methoden, 20	4.6	Lokale und allgemeine Wirkungen des Tumors auf den Organismus, 132
2	**Zell- und Gewebsschäden**	4.7	Mögliche Abwehrmechanismen des Organismus gegen Tumorzellen, 85
2.1	Morphologische Veränderungen bei angeborenen Stoffwechselkrankheiten, 33, 40, 43	4.8	Geschwulstsystematik, 134
2.2	Sauerstoffmangel, 52	4.9	Grundlagen der zytologischen und histologischen Methoden zum Nachweis eines Tumors, 119
2.3	Veränderungen durch Giftwirkung, 51	4.10	Wichtige maligne Tumoren
2.4	Veränderungen durch Hitze, 52	4.10.1	Bronchialkarzinom, 199
2.5	Veränderungen durch Einwirkung von Strahlen, 51	4.10.2	Magenkarzinom, 221
2.6	Veränderungen durch Einwirkung von Mikroorganismen und Parasiten, 13 (siehe auch GK Medizinische Mikrobiologie)	4.10.3	Dickdarmkarzinom, 231
		4.10.4	Mammakarzinom, 293
		4.10.5	Prostatakarzinom, 306
2.7	Arten von Zell- und Gewebsschäden	4.10.6	Portiokarzinom, 277
		4.10.7	Leukosen, 170
2.7.1	Hydropische Zellschwellung, 33	4.10.8	Lymphogranulomatose, 176
2.7.2	Verfettung, 34	**5**	**Entzündung**
2.7.3	Nekrose, 47	5.1	Definition und Phänomenologie, 70
2.7.4	Atrophie, 46	5.2	Einteilung der Entzündungen, 70
2.7.5	Hypertrophie, 46	5.3	Ausbreitung der Entzündung, 71
2.7.6	Ödem, 63	5.4	Biochemie die Entzündung, 74
2.7.7	Fibrose, Fasergliose, 37	5.5	Teilkomponenten der exsudativen entzündlichen Reaktion, 71
2.7.8	Fibrinoid, 37	5.6	Exsudative entzündliche Reaktionen, 75
2.7.9	Hyalin, 38		
2.7.10	Amyloid (Amyloidose), 41	5.7	Folgen der exsudativen entzündlichen Reaktionen und ihre Heilung, 79
3	**Störungen der Differenzierung und des Wachstums**	5.8	Granulationsgewebe, 80
3.1	Störungen des Entwicklungswachstums, 107	5.9	Granulomatöse Reaktionen, 81
		5.10	Grippe (Virusgrippe), 184
3.2	Zellersatz und Regeneration, 113	5.11	Hepatitis, 235

5.12	Appendicitis, 228	12	**Erkrankungen der Nieren, der ableitenden Harnwege und der Prostata**
5.13	Colitis ulcerosa, 227		
5.14	Streptokokkenangina, 186	12.1	Glomerulonephritis, 251
5.15	Lobärpneumonie, 192	12.2	Pyelonephritis, 257
5.16	Bronchopneumonie, 193	12.3	Nephrotisches Syndrom, 258
5.17	Leptomeningitis, 312	12.4	Noduläre Hyperplasie der Prostata, 305
5.18	Tuberkulose, 195		
5.19	Bakterielle Sepsis, 148		
5.20	Rheumatisches Fieber, 154	13	**Morphologische Veränderungen bei Stoffwechselkrankheiten**
6	**Immunpathologie, 96 –100**	13.1	Diabetes mellitus, 338
6.1	Überempfindlichkeitsreaktionen, 100	13.2	Gicht, 41, 260
		13.3	Hämochromatose, 44
7	**Wichtige Erkrankungen der Kreislauforgane**	**14**	**Morphologische Grundlagen bei Funktionsstörungen endokriner Organe** (siehe GK Pathophysiologie), 330
7.1	Atherosklerose, 144		
7.2	Arteriosklerose bzw. Artierolohyalinose, 142		
7.3	Aneurysma, 148	**15**	**Erkrankungen des Bewegungsapparates**
7.4	Relative Koronarinsuffizienz, 156		
7.5	Herzinfarkt, 156	15.1	Rheumatoide Arthritis (chronische Polyarthritis), 355
7.6	Endokarditis, erworbene Herzklappenfehler, 153		
		15.2	Grundmuster einiger Muskelerkrankungen, 358
7.7	Herzhypertrophie, 158		
7.8	Herzinsuffizienz, 66		
7.9	Hypertonie, 142	**16**	**Pathologie des Nervensystems**
7.10	Schock und Schockorgane, 67	16.1	Charakteristische Reaktionsformen des zentralen und peripheren Nervensystems, 309
7.11	Thrombose, 55		
7.12	Thromboembolie, 57		
7.13	Periphere arterielle Durchblutungsstörungen, 61	16.2	Kreislaufstörungen des ZNS, 312
		16.3	Traumatische Schädigung des Nervensystems, 317, 324
8	**Blutungen**	16.4	Entzündliche Erkrankungen, 312, 324
8.1	Blutungstypen, 58		
		16.5	Tumoren des Nervensystems, 318, 325
9	**Anämien, 167**		
10	**Erkrankungen der Atemwege**		
10.1	Chronische Bronchitis, 187		
10.2	Lungenemphysem, 192	**GK 3**	**Spezielle Pathologie**
10.3	Atelektase, 191		
		1	**Gehirn und Rückenmark (ZNS)**
11	**Erkrankungen der Verdauungsorgane**	1.1	Fehlbildungen und Entwicklungsstörungen, 310
11.1	Gastritis, 219	1.2	Systematrophien, 322
11.2	Ulcus pepticum ventriculi et duodeni, 220	1.3	Stoffwechselstörungen, 316
		1.4	Kreislaufstörungen, 312
11.3	Leberzirrhose, 239	1.5	Entzündungen, 312
11.4	Fettleber, 234	1.6	Gehirn- und Rückenmarkstumoren, 318
11.5	Akute Pankreatitis, 245		
		1.7	Leukämien und Karzinommetastasen, 321

1.8	Dysontogenetische Tumoren und Phakomatosen, 309	**8**	**Verdauungstrakt**
1.9	Präsenile und senile Veränderungen, 322	8.1	Mundhöhle, 209
		8.2	Pharynx und Tonsillen, 216
		8.3	Speicheldrüsen, 214
2	**Periphere Nerven**	8.4	Ösophagus, 217
2.1	De- und Regeneration, 324	8.5	Magen, 219
2.2	Polyneuropathien, 325	8.6	Duodenum, Dünndarm, 224
2.3	Entzündung, 324	8.7	Dickdarm, Appendix, 224
2.4	Geschwülste, 325	8.8	Pankreas, 245
		8.9	Leber, 232
		8.10	Extrahepatische Gallenwege, 243
3	**Auge und Ohr**		
3.1	Entzündungen der Lider, 325	**9**	**Peritoneum,** 247
3.2	Entzündungen der Tränenorgane, 326		
3.3	Tumoren der Netzhaut und Uvea, 327	**10**	**Endokrine Organe**
		10.1	Hypophyse, 331
3.4	Cholesteatom, 329	10.2	Schilddrüse, 335
		10.3	Ephithelkörperchen, 340
4	**Haut**	10.4	Inselzellsystem, 338
4.1	Infekte und Infektionskrankheiten, 366	10.5	Nebennierenrinde, 341
		10.6	Nebennierenmark, 341
4.2	Gutartige Tumoren und Nävi, 370		
4.3	Präkanzerosen, 370	**11**	**Nieren**
4.4	Basaliom, 371	11.1	Fehlbildungen, 250
4.5	Maligne Tumoren, 372	11.2	Erkrankungen der Nierengefäße, 251
		11.3	Kreislaufstörungen, 251
5	**Atemtrakt**	11.4	Akute nephrotoxische Tubulusnekrose, 258
5.1	Nase und Nebenhöhlen, 184		
5.2	Kehlkopf, 186	11.5	Entzündungen, 251
5.3	Trachea, 187	11.6	Nephrokalzinose, 259
5.4	Bronchien, 187	11.7	Amyloidnephrose, 261
5.5	Lunge, 188	11.8	Gichtnephropathie, 260
5.6	Pleura, 204	11.9	Nephropathien bei Systemkrankheiten, 258
		11.10	Urämie, 258
6	**Mediastinum**	11.11	Tumoren, 261
6.1.1	Mediastinitis, 205		
6.1.2	Mediastinaltumoren und Zysten, 206	**12**	**Ableitende Harnwege,** 263
6.2	Thymus, 181	**13**	**Männliche Geschlechtsorgane**
		13.1	Prostata, 304
7	**Herz und Gefäße**	13.2	Hoden und Nebenhoden, 298, 303
7.1	Mißbildungen, 162	13.3	Penis, 307
7.2	Adaptive Formveränderungen bei angeborenen und erworbenen Herzfehlern und Gefäßmißbildungen, 154, 162		
		14	**Weibliche Geschlechtsorgane**
		14.1	Ovar, 266
7.3	Endokard, 152	14.2	Tube, 269
7.4	Myokard, 156	14.3	Uterus, 270
7.5	Perikard, 161	14.4	Vagina und Vulva, 283
7.6	Koronararterien, 156	14.5	Mamma, 289
7.7	Arterien, 142		
7.8	Venen, 148, 150	**15**	**Pathologie der Schwangerschaft**
7.9	Lymphgefäße, 152	15.1	Extrauteringravidität, 284

15.2 Abort, 285
15.3 Plazenta, 286

16 Knochenmark
16.1 Aufbau und Funktion, 166
16.2 Erythropoetisches System, 167
16.3 Granulopoetisches System, 170
16.4 Thrombopoetisches System, 162
16.5 Pathologie der Erkrankung aller drei Marksysteme, 166
16.6 Plasmozyten (multiples Myelom), 178
16.7 Knochenmarksmetastasen, 124

17 Lymphknoten
17.1 Funktionelle immunologische Gliederung, 173
17.2 Defektimmunopathien, 105
17.3 Unspezifische reaktive Lymphknotenhyperplasie, 174
17.4 Banale eitrige Lymphadenitis, 174
17.5 Sonderformen der Lymphadenitis, 174
17.6 Maligne Lymphome, 175
17.7 Proliferative Erkrankungen des retikulohistocytären Systems, 176
17.8 Lymphknotenmetastasen, 180

18 Milz
18.1 Struktur und Funktion, 180
18.2 Kreislaufstörungen, 180
18.3 Splenomegalie, 181

19 Skelettmuskulatur
19.1 Fasertypen, 358
19.2 Primäre Myopathien, 359
19.3 Neurogene Muskelkrankheiten, 361
19.4 Myasthenia gravis, 363
19.5 Entzündliche Erkrankungen, 363

20 Bindegewebskrankheiten (früher Kollagenosen), 36

21 Knochen und Knorpel, 346

22 Gelenke, 353

23 Sehnen, Sehnenscheiden, Schleimbeutel und Faszien, 356

2. Auszug aus dem Lehrinhaltskatalog für die Ausbildung Technischer Assistenten in der Medizin

Histopathologie

14 Degeneration, Seite 47
14.1 Wasserstoffwechselstörungen, 33
14.2 Eiweißstoffwechselstörungen, 36, 40, 41 – 43
14.3 Fettstoffwechselstörungen, 34
14.4 Kohlenhydratstoffwechselstörungen, 35, 338
14.5 Pigmente: exogene, endogene, 43
14.6 Nekrose, 47

15 Kreislaufstörungen
15.1 Kardiale Kreislaufstörungen, 66
15.2 Vaskuläre Kreislaufstörungen, 54
15.2.1 Thrombosen, 55
15.2.2 Arteriosklerosen, 142

16 Entzündung
16.1 Akute Entzündung, 70
16.2 Chronische Entzündung, 79
16.3 Spezifische Entzündung (alte Bezeichnung)
16.4 Unspezifische Entzündung (alte Bezeichnung)

17 Progressive Veränderung
17.1 Hypertrophie, 46
17.2 Hyperplasie, 46
17.3 Regeneration, 113

18 Geschwulstlehre
18.1 Tumorkennzeichen, 119
18.2 Merkmale gutartiger Tumoren, 119
18.3 Merkmale bösartiger Tumoren, 119
18.4 Metastasierungen, 122

Sachverzeichnis

Vorbemerkung: Bei Stichwörtern, deren Text mehr als eine Seite umfaßt, ist jeweils nur die erste Seitenzahl angegeben.

A

Aberrierende Mamma 289
Ablatio placentae. 287
Abortiver Zyklus 130
Abortus 285
Abruptio placentae 287
Abscheidungsthrombus 55
Abszesse 79
Abt-Letterer-Siwe-Syndrom 353
Abtropfmetastasen 125
Achondroplasie 346
Acquired Immune Deficiency Syndrom 105
Actinomykose der Lunge 195
Adamantinom 214
Adenoide Vegetationen 217
Adenoidzystisches Karzinom 216
Adenokarzinome 134
Adenokystome 134
Adenome 134
Adenomyosis uteri 283
Adipositas 35
Adnexitis 266
Adoleszentenkyphose 35
Adrenogenitales Syndrom 341
Agammaglobulinämie 181
Agenesie 110
Agranulozytose 170
AIDS 105
Akanthose 396
Akrales lentiginöses Melanom 373
Akromegalie 334
Aktinische Keratose 370
Aktive Immunisierung 96
Akute Blutungsanämien 167
Akute Entzündungen 70
Akute Erkrankung 14
Akute lymphatische Leukämie (ALL) 172
Akute myeloische Leukämie (AML) 171
Alkoholische Hepatitis 238
Allergie 100
Alterskyphose 355
Altersamyloid 42
Altersdiabetes 338
Altersosteoporose 346
Alterung 19
Aluminiumstaublunge 204
Alzheimer-Amyloid 322
Amelie 108
Ameloblastom 214
Amelogenesis imperfecta 212
Amputationsneurom 117
Amyloid 41
Amyloidnephrose 261
Amyotrophische Lateralsklerose (ALS) 362
Analfisteln 232
Anämie 167
Anamnestische Reaktion 85
Anaphylaktischer Schock 100
Androblastome 269
Anenzephalie 110
Aneurysmen 148
Aneurysmatische Knochenzysten 353
Angina 216
Angina pectoris 156
Ankylose 350, 355
Ann-Arbor-Klassifikation 176
Anorchie 298
Anthrakose 203
Antigene 85
Antigenpräsentation 96
Antikörper 89
Antikörper-Kreuzreaktivität 85
Aorteninsuffizienz 155
Aortenisthmusstenose 164
Aortenstenose 155
Aplasie 110
Aplastische Anämien 169
Apoplexie 312
Apoptose 92
Appendizitis 228
Apudome 344
Arterielle Embolie 58
Arteriitis 146
Arteriolonekrose 142
Arteriolosklerose 142
Arteriosklerose 142
Arthritis 354
Arthritis urica 260
Arthrosis deformans 353
Arzneimittelhepatitis 238
Asbestose 204
Aspirationspneumonie 193
Asthma bronchiale 100, 188
Astrozytome 319
Aszites 241
Ataxia teleangiectatica 182
Atelektase 191
Atherosklerose 144
Ätiologie 12
Atriumseptumdefekt 162
Atrophie 46
Auer-Stäbchen 177
Autoantikörper 103
Autoimmunerkrankung 85, 95, 103
Autolyse 19
Autoimmunhämolytische Anämien 103
Autopsie 21
Azinuszelltumor 216

B

Bakterielle Endokarditis 153
Bakterielle Enzephalitis 315
Balanitis 308
Bambusstabform der WS 356
Bandscheibenvorfall 355
Basaliom 371, 378
Basalmembranen (Schäden) 39
Basalzellkarzinom 326, 371, 378
Basophile Adenome 334
Benigne Tumoren 119
Berylliumlunge 204
Bilirubin 44
Biliverdin 44
B-Immunoblasten 87
Bindegewebiges Hyalin 38
Bindegewebskrankheiten 368
Biologischer Tod 16
Blasenmole 287
Blasse Infarkte 63
Blastopathien 110
Blutstillung 60
Blutung 58
B-Lymphozyten 86
Bösartige Tumoren 119
Bowen-Karzinom 371
Bradykinin 75
Brand 50

Bronchialtumoren 199
Bronchialtuberkulose 188
Bronchiektasien 187
Bronchitis 187
Bronchopneumonie 193
Bronchuszysten 188
Bruch 248
Büngner-Bänder 324
Burkitt-Lymphom 130, 179
Bursitis 356

C

Café-au-lait-Flecken 352
Calor 70
Carcinoma basocellulare 371
Carcinoma lobulare in situ 294
Caro luxurians 116
Central-Core-Krankheit 360
Chalazion 325
Charakteristische Symptome 12
Cheilitis 209
Cheiloschisis 209
Choanalatresie 184
Cholangiokarzinom 242
Cholangiolitis 242
Cholangitis 242
Cholelithiasis 244
Cholera 225
Cholesteatom 329
Cholezystitis 243
Chondrodystrophie 346
Chondrome 135, 350
Chondrosarkome 136, 350
Chorea Huntington 323
Chorionepithelioma malignum 287
Chorionkarzinom 287
Chromophobe Adenome 334
Chromosomenaberrationen 109
Chronische Blutungsanämien 167
Chronische Entzündung 70, 79
Chronische Erkrankungen 14
Chronische lymphatische Leukämie (CLL) 173, 178
Chronische myeloische Leukämie (CML) 172
Chronische Myelose 172
Chronische Polyarthritis (CP) 355
Coarctatio aortae 164
Colitis ulcerosa 227
Condylomata acuminata 283, 308, 366
Conjunctivitis 326
Conn-Syndrom 342
Corpus-luteum-Zysten 266
Coxarthrose 353

Craurosis vulvae 283
Crush-Syndrom 361
Cushing-Syndrom 342

D

Dacryoadenitis 326
Dammrisse 288
Darmtumoren 229
Darmverschluß 225
Defektheilung 15
Degeneration 47
Degenerative Systematrophien im ZNS 322
Del Castillo-Syndrom 299
Dentinkaries 213
Dentinogenesis imperfecta 212
Dentinom 214
Dermatitis 370
Dermatofibrom 373
Dermatomyositis 104
Dermatosen 369
Descensus uteri 271
Desmoid 357
Diabetes insipidus 333
Diabetes mellitus 95, 101, 338
Diabetische Angiopathie 144
Diabetische Fetopathie 109
Diapedesisblutungen 59
Dilatative Kardiomyopathien 159
Diphtherische Entzündungen 76
Disposition 13
Divertikel 224
Dolor 70
Doppelmißbildungen 112
Down-Syndrom 109, 111, 310
Ductales Carcinoma in situ 296
Ductus Botalli apertus 162
Durchtrittsblutung 59
Dyschylie 214
Dysgerminom 269
Dysmelie 110
Dysraphien 110
Dystrophia adiposogenitalis 333

E

Economo-Enzephalitis 323
Edwards-Syndrom 109
Eileiterschwangerschaft 284
Eisenharte Struma Riedel 335
Eisenmangelanämie 169
Eitrige Entzündungen 77
Ekchondrome 350

Eklampsie 284
Ekzem 370
Elastin (Störungen) 39
Elektrolythaushalt (Störungen) 33
Elliptozytose 167
Embolie 57
Embryopathien 110
Emphysem 192
Empyem 77
Enchondrome 350
Endarteriitis obliterans 146
Endokardfibroelastose 152
Endokarditis 153
Endometriose 281
Endometritis 272
Englische Krankheit 347
Endokrines Amyloid 42
Enteritis 225
Enterokolitis 225
Entmarkungsenzephalomyelitiden 315
Entwicklungsstörungen 181
Entzündliche Ödeme 65
Entzündungen 69
Entzündungsreaktionen 71
Enzephalitis 312
Enzephalomalazie 312
Enzephalomyelitis 312
Enzymatische Nekrose 50
Eosinopenie 343
Eosinophile Adenome 334
Eosinophile Granulome 353
Eosinophile Knochengranulome 180
Ependymome 320
EPH Gestose 284
Epididymitis 303
Epiduralhämatome 317
Epiphysennekrosen 354
Epitope 85
Epulis 211
Ersatzgewebe 114
Erythro-Leukämie 172
Ewing-Sarkom 351
Exacerbation 15
Exfoliativzytologie 20
Exophthalmus 325, 336
Exsudative Entzündungen 79
Extrauteringraviditäten 284

F

Fakultative Präkanzerosen 370
Fallot-Tetralogie 163
Familiäres Amyloid 42
Farmerlunge 102
Fascitis nodularis 357
Fäulnis 19

Fehlgeburt 285
Feigwarzen 366
Feinknotige Zirrhose 240
Fetale Erythroblastose 168
Fetopathien 110
Fettembolie 57
Fettgewebsnekrosen 51
Fettige Degeneration 47
Feuchte Gangrän 50
Fibrinoide Degeneration 37
Fibrinoide Nekrose 51
Fibrinöse Entzündungen 76
Fibroadenome der Mamma 292
Fibroma molle 134
Fibromatosen 357
Fibrome 135
Fibrosarkom e 136
Fibröse Dysplasie 348, 352
Fibrosen 37
Flügelfell 326
Follikulitis 367
Fraktur 116
Fremdkörper-Granulome 82, 368
Friedreich-Ataxie 324
Fruchttod 168, 285
Fruchtwasserembolie 57
Frühsommer-Meningoenzephalitis 314
Frühsymptome 12
Functio laesa 70
Furunkel 367

G

Galaktophoritis 290
Gallenblasenkarzinom 244
Gallengangsadenome 241
Gallenwegskarzinome 245
Ganglioradikulitis 324
Gangrän 50
Gangräneszierende Entzündungen 79
Gebärmutterhalskarzinom 277
Gebärmutterpolypen 274
Gefäßtumoren 150
Gelatinöse Pneumonie 198
Gemischter Thrombus 56
Generalisiertes Hirnödem 371
Gerinnungsthrombus 56
Gerstenkorn 325
Geschwulst 119
Geschwüre 80
Gesundheit 11
Gewebsdiagnostik 20
Gicht 260
Gigantismus 334
Gingiva-Hyperplasie 214

Gingivitis 209
Glandulär-zystische Hyperplasie (Endometrium) 272
Glattes endoplasmatisches Reticulum (Schäden) 30
Glaukom 327
Glioblastome 320
Gliome 319
Gliose 315
Glomeruläre Minimalveränderungen 256
Glomerulonephritis 101, 251
Glossitis 209
Glottiskarzinom 186
Glucosurie 338
Glucozerebrosidose 316
Glykogen 35
Glykogenosen 360
Glykosaminoglykane 36
Golgi-Apparat (Schäden) 31
Gonarthrose 353
Gonoblenorrhoe 326
Goodpasture-Syndrom 101
Graft-versus-host-reaction 369
Granulationsgewebe 72, 114
Granulierende Reaktion 80
Granulomatöse Entzündung 81
Granulomatöse Hepatitis 239
Granulome 81, 367
Granulosazelltumoren 269
Granulozytopenien 170
Granulozytose 170
Grauer Star
Grobknotige Zirrhose 240
Grundzytoplasma (Schäden) 33
Grüner Star 328
Gürtelrose 324
Gutartige Tumoren 119
Gynäkomastie 292, 334

H

Haarzell-Leukose 178
Haferzell-Karzinom 260
Hagelkorn 325
Hämangioendotheliom 151
Hämangiom 136, 150, 378
Hämangioperizytom 151
Hämatin 44
Hämatogene Metastasierung 123
Hämatidin 44
Hämatokrit 167, 170
Hämatome 59
Hämatothorax 204
Hämatozele 300
Hämodialyse-Amyloid 42
Hämoglobin 44, 168
Hämolytische Anämien 167

Hämoperikard 161
Hämorrhagie 58
Hämorrhagische Diathese 171
Hämorrhagische Entzündung 79
Hämorrhagische Infarkte 63
Hämorrhoiden 232
Hämosiderin 44
Hämopigmente 44
Haptene 85, 102
Harnsteine 263
Hasenscharte 110, 209
Hashimoto-Thyreoiditis 103, 335
Hautamyloid 42
Hautwunden 115
Heilung 15
Herdpneumonie 193
Hernien 248
Herpes-simplex-Enzephalitis 314
Herpes zoster 324
Herzatrophie 158
Herzbeuteltumoren 162
Herzfehler 162
Herzhypertrophie 158
Herzinfarkt 156
Herzinsuffizienz 66
Herzklappenfehler 154
Herztumoren 161
Heubner-Endangiitis 148
Hexadaktylie 109
Hiatus leucaemicus 172
High zone - Toleranz 98
Hiranokörperchen 323
Hirnerweichung 312
Hirninfarkt 312
Hirnödem 321
Hirnschwellung 311
Hirnverletzungen 317
Hirntod 17
Histamin 74
Histiozytom 373
Histiozytose X 179, 353
Histokompatibilität 94, 98
Histopathologie 20
Hitzschlag 52
HLA-Antigene 94
Hodenatrophie 299
Hodentumoren 301
Hodgkin-Lymphome 136
Hordeolum 325
Hufeisenniere 250
Humorale Immunität 88
Hungerödeme 65
Hunter-Glossitis 167
Hyalin 38
Hyaline Membranen 191
Hyaline Thromben 56
Hydrozephalus 108, 322

Hydromeningozele 110
Hydronephrose 263
Hydroperikard 161
Hydropische Degeneration 47
Hydrothorax 204
Hydrozele 300
Hydrozephalus 310
Hygrom 356
Hyperaldosteronismus 342
Hyperämie 60
Hyperandrogenismus 343
Hyperdontie 211
Hyperemesis gravidarum 284
Hyperglykämie 344, 338
Hyperinsulinismus 339
Hyperkalzämie 20, 260
Hyperkeratose 365
Hyperkortisolismus 343
Hypernephrom 261
Hyperparathyreoidismus 260, 263
Hyperplasie 46, 341
Hypersplenismus 180
Hyperthermie 52
Hypertrichose 343
Hypertrophe Kardiomyopathien 159
Hypertrophie 46
Hypodontie 211
Hypokalzämie 340
Hypoparathyreoidismus 340
Hypophysenadenome 334
Hypospadie 307
Hypothyreose 336
Hypoxydose 52

I

Ichthyosen 365
Ileus 225
Immunamyloid 42
Immundefekte 105
Immun-escape-Mechanismus 132
Immunglobuline 89
Immunkomplexe 256, 368
Immunreaktionen 85
Immunsuppression 98
Immuntoleranz 103
Inaktivitätsosteoporose 347
Induration 37
Induratio penis plastica 307
Infarkt 62
Infiltratives Wachstum 122, 132
Interstitielle Pneumonien 193
Intimafibrose 257
Intrakranielle Blutungen 312, 317

Intraokuläre Tumoren 327
Intraorale Tumoren 211
Intrinsic factor 169
Invasives lobuläres Karzinom der Mamma 294
Invertes Papillom 185
Inzidenz 21
Ischämische Infarkte 63
Ischämische Tubulopathien 258
Jacob Creutzfeld-Erkrankung 315
Juvenile Nasen-Rachen-Fibrome 185

K

Kachexie 334
Kallus 116
Kälteagglutinine 168
Kalziumablagerungen 40
Kammerscheidewanddefekt 162
Kanzerogene 128
Kapilläre Thromben 56
Kaposi-Sarkom 106, 151
Karbunkel 367
Kardiomyopathien 158
Karies 212
Karyolyse 26
Karyopyknosis 25
Karyorrhexis 25
Karzinogene 126
Karzinoide 133
Karzinome 119
Käsige Nekrose 50
Käsige Pneumonie 198
Katarakt 327
Katzenkratzkrankheit 175
Kavernen 49
Kavernöse Lungenphthise 198
Kehlkopftumoren 186
Keimepithelzysten 266
Keratitis 327
Keratoakanthom 372
Kerneinschlüsse 26
Kernpolymorphie 120
Kernveränderungen 25
Ketonämie 336
Kieler Klassifikation 177
Killer cells 93
Kinozilien (Schäden) 33
Klassisches Amyloid 41
Klinefelter Syndrom 109
Klinischer Tod 16
Knochenbrüche 116
Knochenmarksinsuffizienz 166
Knochenmetastasen 124
Knochentumoren 351
Knochenzysten 357
Knorpeltumoren 350

Koagulationsnekrose 50
Kohlestaublunge 203
Kollagen (Störungen) 36
Kollagenosen 368
Kolliquationsnekrosen 50
Kollumkarzinom (Uterus) 277
Kolpitis 283
Komplementsystem 93
Konjunktivitis 324
Kontaktdermatitis 103, 370
Koronarinsuffizienz 156
Korpuskarzinom (Uterus) 277
Korpuspolypen (Uterus) 274
Korsakow-Syndrom 316
Krabbe-Dystrophie 316
Krankheit 12
Krankheitsursachen 13
Krätzmilbe 367
Kretinismus 335
Kropf 335
Krukenberg-Tumoren 269
Kryptorchismus 298
Kugelzellanämie 167
Kupferablagerungen 44
Kupferdrahtarterien 327
Kveim-Test 175
Kyphose 334

L

Labyrinthitis 329
Lambert-Eaton-Syndrom 133
Langhans-Riesenzellen 175, 368
Large granular lymphocytes 93
Laryngitis 186
Larynx-Karzinom 186
Latenzzeit 127
Lebendimpfstoffe 96
Leberabszesse 238
Leberatrophie 234
Lebermetastasen 242
Leberstauung 232
Lebertumoren 241
Leberverfettung 234
Leberzelladenome 241
Leberzellkarzinom 241
Leberzirrhose 239
Leberzysten 243
Leichenöffnung 21
Leiden 15
Leiomyome 135, 274
Leiomyosarkom 136
Lentigo-maligna-Melanom 372
Leptomeningitis 312
Letalität 22
Leukämien 170
Leukoenzephalitis 313
Leukosen 170

Sachverzeichnis

Leukozytenemigration 71
Leydigzelltumor 303
Libmann-Sacks-Endokarditis 104
Lichen planus 369
Lidwarzen 326
Light chains (L-Ketten) 89
Linksherzinsuffizienz 67
Lipidspeicherkrankheiten 316
Lipidstoffwechselstörungen 316, 361
Lipomatosis 35
Lipomatosis cordis 159
Lipome 135
Lipophagen 35
Lipopigmente 43
Liposarkome 136
Lippenkarzinom 211
Lippenspalte 209
Livores 18
Lobärpneumonie 192
Long acting thyroid stimulator (LATS) 337
Louis-Bar-Syndrom 182
Low-Zone-Toleranz 98
Luftembolien 58
Lunatummalazie 354
Lungenabszeß 195
Lungenembolie 191
Lungenemphysem 192
Lungenfibrosen 193
Lungengangrän 195
Lungenmetastasen 202
Lungenmykosen 195
Lungenödem 190
Lungenphthise 198
Lungenschwindsucht 198
Lungenstauung 190
Lungentuberkulose 195
Lupus erythematodes (LE) 95, 101, 256, 368
Lupus vulgaris 368
Luteinzysten 188, 266
Lymphadenitis 174
Lymphadenopathie-Syndrom 105
Lymphangiitis 152
Lymphangiosis 123
Lymphatische Leukämien 375
Lymphgefäßtumoren 152
Lymphödem 65
Lymphogene Metastasierung 122
Lymphogranulomatose 136, 176
Lymphokine 74
Lysosomen (Schäden) 32

M

Magengeschwür 220
Magentumoren 221
Makroangiopathie 144
Makrogenitosomie 341
Makroglossie 334
Makroprolaktinome 334
Malabsorption 231
Maligne Tumoren 119
Maligne Lymphome 175
Maligne Melanome 372, 278
Mallory-Körperchen 234
Mamma-Aplasie 289
Mamma-Hyperplasie 290
Mamma-Hypoplasie 290
Mammakarzinome 127, 293
Mammatumoren 292
Markphlegmone 315
Marmorknochenkrankheit 349
Mastitis 290
Mastoiditis 329
Mastopathie 290
Mastoptose 290
Maturitätsarrest (Placenta) 286
McCune-Albright-Syndrom 352
Mediasklerose 142
Mediastinaltumoren 206
Mediastinitis 205
Mediatorstoffe (Entzündung) 74
Medulloblastom 321
Megacolon 224
Megalozyten 169
Megamitochondrien 27
Megaösophagus 217
Mehrkernige Riesenzellen 81
Meibom-Talgdrüsen 325
Meiose 109
Melanin 43
Melanoblastom 327
Melanom 328
Membranangriffskomplexe 94
Membranös-nekrotische Entzündungen 76
Membranschäden 27
Meningeom 321, 377
Menigeosis leucaemica 321
Menigitis 312, 377
Meningozele 110
Meniskus 356
Meromelie 108
Merseburger Trias 336
Mesaortitis luica 148
Mesenchymale Tumoren 373
Metachromatische Leukodystrophie 316
Metastasen 122
Mikroangiopathie 144

Mikrobodies 32
Mikrophthalmie 107
Mikroprolaktinome 334
Mikrozephalie 310
Milch-Alkali-Syndrom 260
Milia 326
Miliartuberkulose 197
Mißbildungen 107, 110
Mitochondrien (Schäden) 27
Mitralinsuffizienz 154
Mitralstenose 154
MHC-Antigen 96
MHC-Determinanten 95
Mola hydatidosa 287
Mongolenfleck 370
Mongolismus 109
Monomorphe Adenome 216
Mononucleosis infectiosa 17
Mononucleose 181
Monorchie 298
Monozyten-Leukämie 172
Morbidität 21
Morbus Addison 343
Morbus Alzheimer 322
Morbus Basedow 101, 336
Morbus Bechterew 95, 355
Morbus Biermer 168
Morbus Boeck 175, 199, 368
Morbus Bowen 371
Morbus Calvé-Legg-Perthes 354
Morbus Crohn 226
Morbus Cushing 334
Morbus Dupuytren 357
Morbus Fröhlich 333
Morbus Gaucher 316
Morbus haemolyticus neonatorum 101, 168
Morbus Hand-Schüller-Christian 179
Morbus Hodgkin 175, 354, 375
Morbus Köhler 354
Morbus Kugelberg-Welander 362
Morbus Ledderhose 357
Morbus Menetrier 224
Morbus Ollier 350
Morbus Osgood-Schlatter 354
Morbus Paget 348, 378
Morbus Parkinson 323
Morbus Peyronie 307
Morbus Pick 323
Morbus Pompe 361
Morbus Recklinghausen 325, 340
Morbus Scheuermann 355
Morbus Sudeck 347
Morbus Tay-Sachs 316
Morbus Vaquez-Osler 169
Morbus Werdnig-Hoffmann 362

Mortalität 21
Mukoepidermoidtumoren 216
Mukopolysaccharide 36
Multiple Sklerose 315
Multiples Myelom 351
Mumpsorchitis 300
Mundhöhlentumoren 211
Munroe-Mikroabszesse 369
Muskelatrophie 362
Muskeldystrophien 358
Myasthenia gravis 101, 133, 182, 363
Mycosis fungoides 178, 372
Myelitis 312
Myeloblastenleukämie 171
Myelomonozytäre Leukämie 172
Mykosen 367
Myoglobin 44
Myokarditis 160
Myome 134
Myometritis 272
Myopathien 358
Myositis 363
Myotone Muskeldystrophie 360

N

Naevus 370
Narbenbildung 48
Narbengewebe 114
Narbenneurom 117, 324
Nebenlunge 189
Nebennierenrindentumoren 374
Negative Selektion 92
Negri-Körperchen 314
Nekrose 47
Nekrotisierende Entzündungen 77
Nemaline-Myopathie 360
Neoplasma 119
Nephroblastom 262
Nephrokalzinose 259
Nephrolithiasis 263
Nephroptose 251
Nephrosklerose 251
Nephrotisches Syndrom 258
Nervenentzündung 324
Neurinome 325, 377
Neuritis 324
Neuritis retrobulbaris 327
Neuroblastome 325, 343
Neuroepitheliale Tumoren 319
Neurofibrome 325
Neurofibromatose 325
Neurolues 315
Neuromyopathie 133
Nierenentzündungen 252

Niereninfarkte 251
Nierenzysten 250, 376
Noduläres Melanom 373
Noma 210
Non-Hodgkin-Lymphome 136, 175

O

Obduktion 21
Obesitas 35
Obliterative Kardiomyopathie 159
Ödem 63
Odontom 214
Oligämie 167
Oligodendrogliome 319, 377
Oligodontie 211
Omarthrose 353
Opsonierung 94
Orchitis 300
Organtransplantationen 98
Organtuberkulose 198
Orientbeule 367
Ösophagitis 218
Ösophagus-Atresie 217
Ösophagustumoren 218
Ösophagusvarizen 218
Ossifizierendes Lipom 374
Osteoblastome 351
Osteochondrome 350
Osteochondrosis juvenilis 355
Osteogenesis imperfecta 346
Osteoid-Osteome 351
Osteoklastom 351
Osteomalazie 347
Osteome 135, 350
Osteomyelitis 116, 349
Osteomyelosklerose 170
Osteopetrose 37, 349
Osteoporose 343, 346
Osteosarkome 136, 350
Osteosynthese 116
Ostitis deformans Paget 348, 378
Ostitis fibrosa generalisata 340
Otitis 329
Ovarialgravidität 285
Ovarialtumoren 267
Oxytalanfasern 39
Ozäna 185

P

Pagetkarzinom der Mamille 296
Panarteriitis nodosa 102, 147, 251

Pancreas accessorium 245
Pancreas anulare 245
Panenzephalitis 313
Panhypopituitarismus 333
Pankreasatrophie 245
Pankreaskarzinom 246
Pankreasnekrose 246
Pankreaszysten 247
Pankreatitis 245
Pannus 327
Pansinusitis 185
Panzerherz 161
Papillome 134
Parakeratose 365, 369
Parametritis 272
Paranephritis 257
Paraneoplastische Syndrome 133
Paraphimose 307
Paraproteine 351
Paraesthesien 325
Parodontitis 213
Parodontose 213
Parotitis 214
Passive Hyperämie 60
Passive Immunisierung 98
Pâtau-Syndrom 310
Pathogenese 12
Pathognomonische Symptome 12
Pathologie 11
Pendelgallenblase 243
Penetranz 21
Perakute Entzündung 70
Perifokale Entzündung 132
Perikarditis 161
Perimetritis 272
Perinephritis 257
Peritonealmesotheliom 247
Peritonitis 247
Perniziöse Anämie 168
Perlgeschwulst 329
Peroxisomen (Schäden) 32
Petechien 59
Peutz-Jeghers-Polyp 229
Pfeiffer-Drüsenfieber 175, 181
Phäochromozytom 344
Phenylketonurie 317
Philadelphia-Chromosom 172
Phimose 307
Phlebektasie 150
Phlebitis 148
Phlegmone 77
Phylloidestumor 297
Pick-Zellen 323
Pigmente 43
Pigmentzirrhose 241
Pinkus-Tumor 371
Placenta adhaerens 286
Placenta incarcerata 286

Sachverzeichnis

Placenta praevia 286
Plantarfibromatose 357
Plasmazellen 86, 351
Plasmoblasten 88
Plasmozytom 351
Plattenepithelkarzinom 116
Plaut-Vincent-Angina 217
Plazentareifungsstörungen 286
Pleomorphe Adenome 215
Pleurmesotheliom 205
Pleuritis 205
Plexuspapillom 321
Plummer-Vinson-Syndrom 167
Pneumokoniosen 203
Pneumonie 192
Pneumothorax 204
Podagra 261
Poikilozytose 169
Polioenzephalitis 313
Poliomyelitis anterior acuta 313
Polycythaemia vera rubra 169
Polyglobulie 170
Polymastie 289
Polymorphzelliges Sarkom 137
Polymyositis 363
Polyneuropathie 325
Polyploidisierung 25
Polythelie 289
Polyzythämie 169
Portale Zirrhose 240
Porphyrine 44
Portiokarzinom 277
Präkanzerosen 370
Prävalenz 21
Priapismus 308
Primär chronische Polyarthritis (PCP) 355
Primäre Wundheilung 115
Primärfollikel 173
Primärkomplex
Primärreaktion 88
Primärtumor 123
Primitive neuroektodermale Tumoren (PNET) 321
Prionen 315
Progressive Muskeldystrophie Erb 360
Progressive Paralyse 316
Prolaktinome 334
Prolapsus uteri 271
Proliferative Entzündungen 83
Promyelozyten-Leukämie 172
Prostaglandine 74
Prostata-Hyperplasie 305
Prostata-Karzinom 306
Prostatitis 304
Proteine (Stoffwechselstörungen) 36
Proteinurie 258

Proteoglykane (Störungen) 40
Pseudohermaphroditismus 341
Pseudohyperparathyreodismus 340
Pseudomembranöse Entzündungen 76
Psoriasis 95
Pterygium 326
Pubertas praecox 341
Puerperalsepsis 288
Pulmonalstenose 164
Pulpahyperplasie (Milz) 173
Pulpitis 213
Purpura 59
Purpura anaphylactoides 256
Pyelonephritis 257
Pyonephrose 263

R

Rabies 313
Rachitis 347
Ranula 210
Rauhes endoplasmatisches Reticulum (Schäden) 29
Reanimation 16
Rechtsherzhypertrophie 67
Reflux-Ösophagitis 218
Regeneration 113
Rektozele 272
Remission 15, 126
Renales Ödem 65
Reparation 114
Resistenz 85
Restitutio ad integrum 15
Retentio placentae 286
Retentio testis 298
Retinoblastom 328
Retinopathien 327
Rezidiv 15, 122
Rhabdomyolyse 361
Rhabdomyome 135
Rheumafaktoren 104
Rheumaknoten 82, 104
Rheumatoide Arteriitis 147
Rheumatoide Arthritis 104
Rhexisblutung 58
Rhinitis 184
Riesenzellen 25
Riesenzelltumor 351
Rigor mortis 19
Röteln (Rubeola) 107
Rubor 70
Ruhr 225
Rundzellsarkom 137
Russel-Körperchen 179
Rye-Klassifikation 176

S

Säbelscheidentrachea 335
Sagomilz 181
Salpingitis 269
Sanatio 15
Sängerknötchen 186
Sarkoidose 175, 199, 260, 368
Sarkome 136
Sauerstoffmangel 52
Schaumzellen 51, 326
Scheintod 17
Schilddrüsentumoren 337
Schleimvakuolen 32
Schmelzkaries 213
Schnellschnittdiagnostik 21
Schock 67
Schrumpfniere 257, 376
Schwangerschaftsödeme 65
Seborrhoische Warzen 370
Sektion 21
Sekundärfollikel 173
Semimaligne Tumoren 371
Seminome 301
Septumdeviation 184
Seröse Entzündungen 75
Serös-schleimige Entzündungen 76
Serotonin 74
Sertoli-cell-only-Syndrom 299
Sertolizell-Tumoren 303
Sézary-Syndrom 372
Sheehan-Syndrom 333
Sialadenose 214
Sialadenitis 215
Siamesische Zwillinge 112
Sichelzellanämie 168
Sideroachrestische Anämie 169
Siderose 181
Silberdrahteraterien 327
Silikatosen 204
Silikose 203
Singulärer Ventrikel 163
Sinusitis 185
Sjögren-Syndrom 104, 326
Sklerodermie 104, 369
Sklerosen 37
Skoliose 355
Slow reacting substance of anaphylaxis (SRA) 75
Slow-virus-infection 348
Soor-Stomatitis 210
Spannungs-Pneumothorax 205
Speckmilz 181
Speicheldrüsentumoren 215
Spärozyten 167
Spina bifida 110
Spinale Kinderlähmung 363

Sachverzeichnis

Spinaliome 326, 372
Spindelzellsarkome 137
Spinozerebelläre Heredo-Ataxie 324
Spitze Kondylome 308, 366
Splanchnomegalie 334
Splenomegalie 167, 181
Spondylitis ankylopoietica 355
Spondylosis deformans 353
Spontanfrakturen 340
Spontanpneumothorax 205
Stammzellen-Leukose 177
Stase 54
Staubkrankheiten der Lunge 203
Stauung 60
Stauungsödeme 65
Steinerkrankungen der Gallenwege 244
Steinstaublunge 203
Steroidosteoporose 347
Stomatitis 209
Strahlenschäden 51, 108
Struma 335
Subakute Entzündung 70
Subakute sklerosierende Panenzephalitis (SSPE) 314
Subakute Thyreoiditis de Quervain 335
Subarachnoidealblutung 318
Subglottische Karzinome 187
Sudeck-Knochendystrophie 347
Suffusionen 59
Sugillation 59
Superficial spreading melanoma (SSM) 373
Supraglottische Karzinome 187
Supravitalzeit 17
Symmelie 111
Symptome 12
Syndrom 12

T

Tabes dorsalis 316
Tachykardie 336
Takayashu-Arteriitis 147
Taubenzüchterkrankheit 102
Tendovaginitis 356
Teratome 112
Thalassämien 168
Thalidomid 108, 111
Thekazelltumoren 269
T-Helferzellen 105
Thelitis 290
Thermische Schäden 52
Thrombembolien 58
Thrombose 55
Thymome 182

Thymusaplasie 105
Thymushypoplasie 180
Thymushyperplasie 182
Thymus-Involution 182
Thyreoiditis 335
T-Immunoblasten 173
TNM-System 125
Tod 16
Todesursachen 17
Todeszeichen 18
Tollwut 313
Tonsillitis 217
Totenflecke 18
Totenstarre 19
Totimpfstoffe 96
Toxische Tubulopathien 258
Toxoidimpfstoffe 96
Toxoplasmose 108, 316
Trachom 326
Transmissible Enzephalopathien 313
Transplantatabstoßung 98, 103
Transposition der großen Arterien 163
Trikuspidalatresie 163
Triorchie 298
Triple-X-Syndrom 110
Trisomie 13 109, 310
Trisomie 18 109
Trisomie 21 109, 310, 327
Trockene Gangrän 50
Truncus arteriosus communis 163
Tubargravidität 284
Tuberkulin-Reaktion 102
Tuberkulose (Haut) 368
Tuberkulose (Lunge) 195
Tuberkulose (Lymphknoten) 175
Tuberkulöse Meningoenzephalitis 315
Tuberkulosepsis 197
Tuboovarialzysten 270
Tubulopathien (Niere) 258
Tumor (Entzündungssymptom) 70
Tumoren 119
Tumorantigene 131
Tumorfolgen 132
Tumorimmunogenität 131
Tumormetastasen 180
Tumorprogression 126
Tumorregression 126
Tumorrezidiv 122
Tumor-Suppressor-Gene 128, 328
Turner-Syndrom 109, 111
Typhus abdominalis 225
T-Zell-Lymphom 372
T-Zell-Rezeptor 89, 91

U

Überempfindlichkeitsreaktionen 100
Ulcus rodens 326
Ulcus serpens 327
Ulcus ventriculi 220
Ulzera 80
Ulzerierende Entzündungen 77
Unspezifische Lymphadenitis 174
Urämie 258
Uratablagerungen 41
Urat-Nephropathie 260
Urolithiasis 263
Urtikaria 100
Uterusfehlbildungen 270

V

Vaginaltumoren 283
Varizen 150
Vaskuläres Hyalin 38
Venenentzündungen 148
Venöse Embolie 58
Ventrikelseptumdefekt 162
Verbrennungen 52
Vergiftungen 51
Verkalkungen 50
Verner-Morrison-Syndrom 344
Verruca vulgaris 366, 370
Verschmelzungsniere 250
Verschorfende Entzündungen 77
Villöse Adenome 134
Virchow-Drüse 123
Virilismus 343
Virusakanthome 366
Virusenzephalitiden 313
Virushepatitis 235
Viruspneumonien 193
Vitamin-B12-Mangel 168
Volvulus 225
Vorhofscheidewanddefekt 162
Vorzeitige Plazentalösung 287

W

Waller-Degeneration 117, 324
Wanderniere 251
Warzen 266
Wasserhaushalt (Störungen) 33
Wasserkopf 310
Waterhouse-Friderichsen-Syndrom 342
Wegenersche Granulomatose 102

Wernicke-Enzephalopathie 316
Wickham-Phänomen 369
Wilms-Tumor 262
Wolfsrachen 110
Wundheilung 114

X

Xanthelasmen 326
Xanthomatöser Riesenzelltumor 356
Xeroderma pigmentosum 126
Xerostomie 104

Z

Zellgebundene Immunreaktionen 91
Zellkern (Schäden) 24
Zellödem 47
Zellpolymorphie 120
Zelltod 47
Zellverbindungen (Schäden) 36
Zellverfettung 34
Zementkaries 213
Zementom 214
Zentriolen (Schäden) 33
Zentronukleäre Myopathie 360
Zentrozyten 87
Zerebrale Durchblutungsstörungen 312
Zerreißungsblutungen 58
Zervikobrachialgien 355
Zervixkarzinom 277
Zervixpolypen 274
Zollinger-Ellison-Syndrom 224, 339, 344
Zottenherz 161
Zuckerkrankheit 338
Zystadenokarzinome 267
Zystadenome 267
Zysten 49
Zystennieren 250
Zystitis 264
Zystozele 272
Zytolithiasis 263
Zytolyse 366
Zytoskelett (Schäden) 33
Zytostatika 98
Zytotoxische Immunreaktionen 100

Herbert Hees / Fred Sinowatz

Histologie

Kurzlehrbuch
der Zytologie und mikroskopischen Anatomie

2. völlig neu bearbeitete Auflage 1992, 415 Seiten,
178 Abbildungen, 3 Tabellen, 13 Schemata, broschiert
ISBN 3-7691-0257-6

Dieses Kurzlehrbuch wendet sich in der erweiterten 2. Auflage sowohl an Studenten der Medizin und der Zahnmedizin als auch an Medizinischtechnische Assistenten und andere medizinische Assistenzberufe. Es wurde unter Berücksichtigung des Gegenstandskataloges für die Ärztliche Vorprüfung und des Lehrinhaltskatalogs für die Ausbildung Technischer Assistenten in der Medizin verfaßt.

Der klar gegliederte Text mit Inhaltsübersichten und zusammenfassendem Basiswissen zu den einzelnen Kapiteln wurde ebenso wie die Abbildungen, welche besonders die Strukturen betonen, vorwiegend unter didaktischen Gesichtspunkten gestaltet.

Deutscher Ärzte-Verlag
Köln

HESS / SINOWATZ: ALLGEMEINE UND SPEZIELLE PATHOLOGIE

2. erweiterte Auflage 1993
ISBN 3-7691-0289-4
DM 54,–

Ihre Meinung über dieses Buch ist für Autoren und Verlag wichtig, um sie bei Neuauflage berücksichtigen zu können. Bitte beantworten Sie uns folgende Fragen, trennen diese Seite heraus und senden sie an

Deutscher Ärzte-Verlag GmbH
Buchverlag-Programmbereich
Dieselstraße 2
50859 Köln

Wie ist das Thema abgehandelt?
☐ angemessen   ☐ zu ausführlich   ☐ zu kurz   ☐ _____

Welche Einzelthemen fehlen? _____
Welche Einzelthemen sind zu ausführlich? _____
Welche Einzelthemen sind verzichtbar? _____

Wie ist der Inhalt dargestellt?
☐ gut verständlich   ☐ schwer verständlich   ☐ zu kompliziert formuliert   ☐ einprägsam

Wie beurteilen Sie die Qualität und Anzahl der Abbildungen?
☐ gut   ☐ ausreichend   ☐ ungenügend

Wo haben Sie das Buch eingesetzt?
☐ vorlesungsbegleitend   ☐ kursbegleitend   ☐ zum Selbststudium

Ist dieses Buch gegenüber Titeln anderer Verlage
☐ besser   ☐ gleich gut   ☐ schlechter

Mit welchen Büchern haben Sie verglichen? _____

Ist der Preis des Buches
☐ zu hoch   ☐ angemessen   ☐ günstig

Wo sind Sie auf dieses Buch aufmerksam geworden?
☐ Buchhandel   ☐ Werbung   ☐ Bibliothek   ☐ Kommilitonen
☐ Dozenten   ☐ andere _____

Wieviele Bücher aus dem Deutschen Ärzte-Verlag kennen Sie schon?
☐ 1–3   ☐ 4–10   ☐ mehr

Davon benutze ich für mein Studium (Titel) _____
Für welches Fach vermissen Sie ein Lehrbuch aus dem
Deutschen Ärzte-Verlag? _____

Name, Vorname _____   Studienfach _____
Anschrift _____   Semesterzahl _____
_____

(Bitte mit Briefporto frankieren.)